Ciências Nutricionais
Aprendendo a Aprender

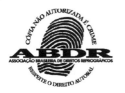

Ciências Nutricionais
Aprendendo a Aprender

J. E. Dutra-de-Oliveira
J. Sérgio Marchini

Sarvier, 1ª edição, 1998
1ª reimpressão, janeiro de 2000
2ª reimpressão, maio de 2001
3ª reimpressão, fevereiro de 2003
4ª reimpressão, abril de 2006
Sarvier, 2ª edição, 2008

Projeto Gráfico/Capa
CLR Balieiro Editores Ltda.

Fotolitos/Impressão/Acabamento
Bartira Gráfica e Editora

Apoio cultural
Danone Research, Pesquisa e Informação
sobre Alimentação e Nutrição e
Fundação Simpósio Brasileiro de Alimentação
e Nutrição (Fundação SIBAN)

Direitos Reservados
Nenhuma parte pode ser duplicada ou
reproduzida sem expressa autorização do Editor

sarvier
Sarvier Editora de Livros Médicos Ltda.
Rua dos Chanés 320 – Indianópolis
CEP 04087-031 Telefax (11) 5093-6966
E-mail: sarvier@uol.com.br
São Paulo – Brasil

Dados Internacionais de Catalogação na Publicação (CIP)
(Câmara Brasileira do Livro, SP, Brasil)

Oliveira, José Eduardo Dutra de
  Ciências nutricionais : aprendendo a aprender /
J. E. Dutra-de-Oliveira, J. Sérgio Marchini. --
2. ed. -- São Paulo : SARVIER, 2008.

  Vários colaboradores.
  Bibliografia.
  ISBN 978-85-7378-183-0

  1. Alimentos 2. Nutrição 3. Nutrição – Aspectos
fisiológicos 4. Nutrição – Aspectos sociais
I. Marchini, J. Sérgio. II. Título.

08-00615
CDD-612.3
NLM-WB 400

Índices para catálogo sistemático:
1. Nutrição : Fisiologia humana : Ciências médicas   612.3

Ciências Nutricionais
Aprendendo a Aprender

J. E. Dutra-de-Oliveira

Professor Titular Sênior, Departamento de
Clínica Médica, Divisão de Nutrologia,
Faculdade de Medicina, USP, Ribeirão Preto.
Professor Colaborador da Faculdade de
Ciências Farmacêuticas da UNESP, Araraquara
E-mail: jeddoliv@fmrp.usp.br

J. Sérgio Marchini

Professor Titular, Departamento de Clínica
Médica, Chefe da Divisão de Nutrologia,
Faculdade de Medicina, USP, Ribeirão Preto
E-mail: jsmarchi@fmrp.usp.br

2ª edição

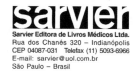

Sarvier Editora de Livros Médicos Ltda.
Rua dos Chanés 320 – Indianópolis
CEP 04087-031   Telefax (11) 5093-6966
E-mail: sarvier@uol.com.br
São Paulo – Brasil

APOIO CULTURAL

2ª edição

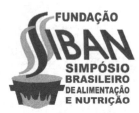
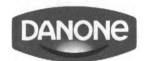

Danone Research,
Pesquisa e Informação sobre
Alimentação e Nutrição

Colaboradores

Aderbal Garcia Júnior, Médico nutrólogo
Membro da Equipe de Terapia Nutricional, Hospital-Escola, Universidade Federal do Triângulo Mineiro, Uberaba, MG.

Alceu Afonso Jordão Júnior, Biólogo
Professor Doutor, Departamento de Clínica Médica, Faculdade de Medicina de Ribeirão Preto, USP, Ribeirão Preto, SP.

Alfredo Lam-Sanchez, Agrônomo
Professor Titular, Aposentado, Departamento de Genética e Melhoramento Vegetal, Faculdade de Agronomia e Veterinária, UNESP, Jaboticabal, SP.

André Schmidt, Médico
Professor Doutor, Divisão de Cardiologia, Departamento de Clínica Médica, Faculdade de Medicina, USP, Ribeirão Preto, SP.

Anne Lise Dias Brasil, Médica
Departamento de Pediatria, Nutrologia, Faculdade de Medicina, UNIFESP, São Paulo.

Annete Bressan Rente Ferreira Marum, Nutricionista
Programa de Pós-Graduação da Faculdade de Medicina da UNIFESP, São Paulo.

Aureluce Demonte, Bióloga
Professora Assistente Doutora, Departamento de Alimentos e Nutrição, Faculdade de Ciências Farmacêuticas, UNESP, Araraquara, SP.

Avany Corrêa Santos, Economista Doméstica
Professora Doutora, Aposentada, Curso de Economia Doméstica, Escola Superior de Agricultura "Luiz de Queiroz", USP, Piracicaba, SP.

Beatriz Miranda da Cruz, Farmacêutica-Bioquímica
Mestre em Ciências, Massachusetts Institute of Technology. Doutor, Nutrition Biology, Universidade de Viena. Consultor da Agência Internacional de Energia Atômica – IAEA – United Nation, Viena, Áustria.

Betzabeth Slater Villar, Nutricionista
Professora Doutora, Departamento de Nutrição, Faculdade de Saúde Pública, USP, São Paulo.

Camila Aparecida João, Nutricionista
Membro Colaborador, Projeto do CESNI, Universidade de Ribeirão Preto, Ribeirão Preto, SP.

Carla Barbosa Nonino-Borges, Nutricionista
Professora Doutora, Departamento de Clínica Médica, Faculdade de Medicina de Ribeirão Preto, Universidade de São Paulo, Ribeirão Preto, SP.

Carlos Alberto Nogueira de Almeida, Médico
Mestre e Doutor em Pediatria pela Faculdade de Medicina de Ribeirão Preto da USP. Nutrólogo pela Associação Brasileira de Nutrologia/Associação Médica Brasileira ABRAN/AMB. Professor do curso de Medicina da Universidade de Ribeirão Preto, SP.

Carlos Alberto Werutzky, Médico
Professor Doutor, Titular do Centro de Estudos "Atendimento e Pesquisa de Grupos", Mestre, Ciências do Movimento Humano – UFRS, Especialista em Nutrologia – ABRAN e CFM, Porto Alegre, RS.

Carolina Regina João, Nutricionista
Membro Colaborador do CESNI, Universidade de Ribeirão Preto, Ribeirão Preto, SP.

Cristiane Cominetti, Nutricionista
Mestre, Ciências dos Alimentos, USP. Doutoranda, Ciências dos Alimentos, Nutrição Experimental, FCF-USP, São Paulo.

Daniel Ferreira da Cunha, Médico
Professor Associado, Departamento de Clínica Médica, Disciplina de Nutrologia, Faculdade de Medicina do Triângulo Mineiro, Uberaba, MG.

Diogo Fleury Azevedo Costa, Engenheiro Agrônomo
Mestre em Agronomia, Ciências de Animais e Pastagens, ESALQ, USP, Piracicaba, SP. Doutorando na Universidade de Queensland, Campus de Gatton.

Edson Watanabe, Engenheiro de Alimentos
Mestre, Tecnologia de Alimentos, UNICAMP, Campinas, SP. Doutor, University of Reading, Inglaterra. Pesquisador EMBRAPA, Rio de Janeiro.

Eduardo Ferriolli, Médico
Professor Doutor, Departamento de Clínica Médica, Divisão de Clínica Médica Geral e Geriatria, Faculdade de Medicina, USP, Ribeirão Preto, SP.

Eliana Bistriche Giuntini, Nutricionista
Mestre e Doutora em Nutrição Humana Aplicada, Programa de Pós-Graduação Interunidades, PRONUT, FCF/FEA/FSP, USP, São Paulo.

Elizabete Wenzel de Menezes, Nutricionista
Professora Doutora, Laboratório de Química, Bioquímica e Biologia Molecular, Departamento de Alimentos e Nutrição Experimental, Faculdade de Ciências Farmacêuticas, USP, São Paulo. Coordenadora da Tabela Brasileira de Composição de Alimentos (TBCA-USP).

Elza Daniel de Mello, Médica
Professora Adjunta, Pediatria, Chefe do Serviço de Nutrologia, Hospital de Clínicas de Porto Alegre, Universidade Federal do Rio Grande do Sul, Porto Alegre, RS.

Enio Roberto Pietra Pedroso, Médico
Professor Titular, Departamento de Clínica Médica, Faculdade de Medicina, UFMG, Belo Horizonte, MG.

Ennio Leão, Médico
Professor Emérito, Departamento de Pediatria, Faculdade de Medicina, UFMG, Belo Horizonte, MG.

Eny K. Uemura Moriguti, Nutricionista
Nutricionista Encarregada, Unidade de Emergência, Hospital das Clínicas, Faculdade de Medicina de Ribeirão Preto, Universidade de São Paulo, Ribeirão Preto, SP.

Érika Bernadete Jung, Médica
Professora Doutora, Divisão de Clínica Médica Geral e Geriatria, Departamento de Clínica Médica, Faculdade de Medicina de Ribeirão Preto, Universidade de São Paulo, Ribeirão Preto, SP.

Estela Iraci Rabito, Nutricionista
Mestre e Doutoranda, Universidade de São Paulo. Professor Adjunto, Universidade Evangélica do Paraná.

Eva Donelson Wilson, Economista Doméstica
Professora Visitante, Curso de Economia Doméstica, Escola Superior de Agricultura "Luiz de Queiroz", USP, Piracicaba. Professora Emérita, Ohio State University, USA.

Fabíola Rainato Gabriel, Nutricionista
Mestre e Doutoranda em Investigação Biomédica, Divisão de Nutrologia, Departamento de Clínica Médica, Faculdade de Medicina de Ribeirão Preto, Universidade de São Paulo, Ribeirão Preto, SP.

Fernanda Rodrigues de Oliveira Penaforte, Nutricionista
Mestranda em Ciências Biomédicas, Faculdade de Medicina de Ribeirão Preto, USP. Especialização em Nutrição Hospitalar, HCFMRP-USP, Ribeirão Preto, SP.

Flávio Augusto Portela Santos, Engenheiro Agrônomo
Professor Associado, Departamento de Zootecnia, Escola de Agricultura "Luis de Queirós", USP, Piracicaba, SP.

Franco Maria Lajolo, Farmacêutico-Bioquímico
Professor Titular, Departamento de Alimentos e Nutrição Experimental, Faculdade de Ciências Farmacêuticas, USP, São Paulo. Vice-Reitor da Universidade de São Paulo, SP.

Guilherme Pádua Rodrigues, Engenheiro de Alimentos
Mestre em Ciências e Tecnologia de Alimentos, Doutorando em Ciências dos Alimentos. DANONE Research – Centre Daniel Carrasso

Hélio Vannucchi, Médico
Professor Titular, Departamento de Clínica Médica, Divisão de Nutrologia, Faculdade de Medicina, USP, Ribeirão Preto.

Heloisa Bettiol, Médica
Professor Doutor, Departamento de Puericultura e Pediatria, Faculdade de Medicina de Ribeirão Preto, USP. Pós-Doutorado King's College London.

Inês Tomita, Química
Professora Doutora, Química Analítica, Universidade Federal, São Carlos, SP e Uppsala University, UPSSALA, Suécia.

Isac Jorge Filho, Médico
Professor Doutor, Especialista em Cirurgia Geral, Faculdade de Medicina de Ribeirão Preto, USP. Presidente da Câmara Técnica de Nutrologia, Conselho Regional de Medicina do Estado de São Paulo. Especialista em Nutrição Parenteral e Enteral, SBNPE, Ribeirão Preto, SP.

Jaime Amaya Farfan, General Sciences
Professor Titular, Engenharia de Alimentos, UNICAMP, Campinas. Coordenador do Núcleo de Estudos em Pesquisas em Alimentação (NEPA), Campinas, SP.

J. E. Dutra-de-Oliveira, Médico

Professor Titular Sênior, Departamento de Clínica Médica, Divisão de Nutrologia, Faculdade de Medicina, USP, Ribeirão Preto, SP. Professor Colaborador da Faculdade de Ciências Farmacêuticas, UNESP, Araraquara, SP.

Joel A. Lamounier, Médico

Professor Titular, Departamento de Pediatria, Faculdade de Medicina, UFMG, Belo Horizonte. Coordenador do Programa de Pós-Graduação em Ciências da Saúde – Saúde da Criança e Adolescente, FMUFMG, Belo Horizonte, MG.

José Augusto de Aguiar Carrazedo Taddei, Médico

Professor Livre-Docente, Nutrologia e Metabolismo, Departamento de Pediatria, Faculdade de Medicina, UNIFESP, São Paulo, SP.

José Carlos Tartaglia, Economista

Professor Doutor, Aposentado, UNESP, Araraquara, SP. Professor, Instituto de Educação, Joinville, Santa Catarina.

José Luiz Viana de Carvalho, Engenheiro Agrônomo

Mestre em Ciências e Tecnologia de Alimentos, UFRRJ, RJ. Pesquisador da EMBRAPA Agroindústria de Alimentos, Rio de Janeiro, RJ.

Júlio Sérgio Marchini, Médico

Professor Titular, Departamento de Clínica Médica, Divisão de Nutrologia, Faculdade de Medicina, USP, Ribeirão Preto, SP.

Júlio Cesar Moriguti, Médico

Professor Associado, Departamento de Clínica Médica, Divisão de Clínica Médica Geral e Geriatria, Faculdade de Medicina, USP, Ribeirão Preto, SP.

Julio Tirapegui, Bioquímico

Professor Associado, Departamento de Alimentos e Nutrição Experimental, Faculdade de Ciências Farmacêuticas, USP, São Paulo.

Junio Cesar Martinez, Agrônomo

Mestre, Aluno Pesquisador, Departamento de Zootecnia-Nutrição e Alimentação Animal, Escola Superior de Agricultura "Luiz de Queiróz", USP, Piracicaba, São Paulo.

Karina Pfrimer, Nutricionista

Mestre e Doutoranda, Departamento de Clínica Médica, Faculdade de Medicina de Ribeirão Preto, USP, Ribeirão Preto, SP.

Lina Maria de Oliveira Azoubel, Nutricionista

Professora Doutora, Aposentada, Departamento Materno-Infantil e Saúde Pública, Escola de Enfermagem, USP, Ribeirão Preto, SP.

Luiz Antonio Del Ciampo, Médico

Professor Doutor, Departamento de Puericultura e Pediatria, Faculdade de Medicina de Ribeirão Preto, USP, Ribeirão Preto, SP.

Luiz Eduardo Arantes de Almeida, Médico

Mestre, Departamento de Puericultura e Pediatria, Faculdade de Medicina de Ribeirão Preto, USP, Ribeirão Preto SP.

Lusânia Maria Greggi Antunes, Ciências Biológicas

Professora Doutora, Laboratório de Bromatologia e Nutrição, Departamento de Análises Clínicas Toxicológicas, Faculdade de Ciências Farmacêuticas, USP, Ribeirão Preto, SP.

Manoel Romeu Gutierrez, Médico

Doutorado, Pediatria, USP. Secretaria de Estado da Saúde do Estado de São Paulo. Médico Assistente da FAEPA-HCFMRP-USP, Ribeirão Preto, SP.

Marcelo Macedo Rogero, Nutricionista

Mestre, Doutorando em Ciências dos Alimentos, Nutrição Experimental, Faculdade de Ciências Farmacêuticas, USP, São Paulo, SP.

Marco Antonio Barbieri, Médico

Professor Titular, Departamento de Puericultura e Pediatria, Faculdade de Medicina de Ribeirão Preto, USP, Ribeirão Preto, SP.

Maria Célia Mendes, Médica

Especialista em Saúde Comunitária e Saúde Materno-Infantil, Docente, Colaborador da Fundação de Apoio ao Ensino, Pesquisa e Assistência ao Hospital das Clínicas da Faculdade de Medicina de Ribeirão Preto, USP, SP.

Maria de Lourdes Pires Bianchi, Farmacêutica-Bioquímica

Professora Titular, Departamento de Análises Clínicas, Toxicológicas e Bromatológicas, Faculdade de Ciências Farmacêuticas, USP, Ribeirão Preto, SP.

Maria José Roncada, Nutricionista e Farmacêutica-Bioquímica

Professora Titular, Aposentada, Departamento de Nutrição, Faculdade de Saúde Pública, USP, São Paulo, SP. Professora da Universidade de Brasília.

Maria Margareth Veloso Naves, Nutricionista

Professora Adjunta em Ciências dos Alimentos, Universidade Federal de Goiás. Assessora Técnica na Área de Nutrição do INEP/MEC.

Mariana de Senzi Zancul, Ciências Biológicas
Mestre em Saúde Pública, Doutoranda em Alimentos e Nutrição, Faculdade de Ciências Farmacêuticas, UNESP, Araraquara, SP.

Marília Regini Nutti, Engenheira de Alimentos
Mestre em Ciências de Alimentos pela UNICAMP. Especialização em Planejamento Alimentar (Universidade de Ghent, Bélgica). Pesquisadora da EMBRAPA Agroindústria de Alimentos, Rio de Janeiro, RJ.

Marise Bandeira, Nutricionista
Pós-Graduanda, Nutrição Clínica. Aprimoranda, Hospital de Base, Faculdade de Medicina, São José do Rio Preto, São Paulo.

Marta Edna Holanda Diógenes Yazlle, Médica
Professora Doutora, Departamento de Ginecologia e Obstetrícia, Faculdade de Medicina, USP, Ribeirão Preto, SP.

Nelson Iucif Jr., Médico
Mestre pela Faculdade de Medicina de Ribeirão Preto, USP. Especialista em Geriatria e Nutrologia Associação Médica Brasileira, Diretor do Departamento de Geriatria e Nutrologia, ABRAN. Professor, UNAERP e FMRP-USP, Ribeirão Preto, SP.

Nereida Kilza da Costa Lima, Médica
Professora Doutora, Geriatria, Departamento de Clínica Médica, Faculdade de Medicina de Ribeirão Preto, USP, Ribeirão Preto, SP.

Paula Garcia Chiarello, Nutricionista
Professora Doutora, Escola de Nutrição e Metabolismo, Faculdade de Medicina de Ribeirão Preto, USP, SP.

Paula Pileggi Vinha, Médica
Pós-Graduanda, Nutrologia, Departamento de Clínica Médica, Faculdade de Medicina de Ribeirão Preto, USP, Ribeirão Preto, SP.

Rafael Deminice, Educador Físico
Mestrando, Investigação Biomédica, Departamento de Clínica Médica, Faculdade de Medicina de Ribeirão Preto, USP. Especialização em Fisiologia do Exercício e Nutrição. Ribeirão Preto, SP.

Rebeca C. de Angelis, Química (*in memorian*)
Professora Associada, Aposentada, Departamento de Fisiologia e Biofísica, Instituto de Ciências Biomédicas, USP, São Paulo.

Ricardo Martins Borges, Médico
Mestre, Nutrologia, Departamento de Clínica Médica, Faculdade de Medicina de Ribeirão Preto, USP, Ribeirão Preto, SP.

Roberta Soares Lara Cassani, Nutricionista
Mestre, Investigação Biomédica. Doutorado, Clínica Médica, Faculdade de Medicina de Ribeirão Preto, Universidade de São Paulo, Ribeirão Preto, SP.

Rosane Pilot Pessa Ribeiro, Nutricionista
Professora Titular, Departamento Materno-Infantil e Saúde Pública, Escola de Enfermagem, USP, Ribeirão Preto, SP.

Rosa Wanda Diez Garcia, Nutricionista
Professora Doutora em Nutrição Clínica e Educação Nutricional, Departamento de Clínica Médica, Faculdade de Medicina de Ribeirão Preto – USP. Mestre e Doutora em Psicologia Social pela USP.

Sebastião de Sousa Almeida, Psicólogo
Professor Associado, Departamento de Psicologia e Educação, Faculdade de Filosofia, Ciências e Letras de Ribeirão Preto, USP, Ribeirão Preto, SP.

Selma Freire de Carvalho da Cunha, Médica
Professora Adjunta – RDIDP, Departamento de Clínica Médica, Disciplina de Nutrologia, Faculdade de Medicina de Ribeirão Preto, USP, Ribeirão Preto, SP.

Silvia M. F. Cozzolino, Nutricionista
Professora Titular da Faculdade de Ciências Farmacêuticas da USP. Coordenadora da Pós-Graduação Interunidades de Nutrição Humana Aplicada, FCF/FEA/FSP-USP, São Paulo.

Sinézio Inácio da Silva Júnior, Farmacêutico-Bioquímico
Mestre, Departamento de Alimentos e Nutrição, Faculdade de Ciências Farmacêuticas, UNESP, Araraquara, SP.

Tasso Moraes e Santos, Farmacêutico-Bioquímico
Professor Titular, Departamento de Nutrição, Faculdade de Farmácia, Universidade Federal de Minas Gerais, Belo Horizonte, MG.

Tatiana Elias de Pontes, Médica
Departamento de Pediatria, Faculdade de Medicina, Universidade Federal de São Paulo, SP.

Thalita Feitosa Costa, Médica
Nutrição e Metabolismo, Departamento de Pediatria, Faculdade de Medicina, Universidade Federal de São Paulo, SP.

Vivian M. Miguel Suen, Médica
Doutor, Departamento de Clínica Médica, Divisão de Nutrologia, Faculdade de Medicina, USP, Ribeirão Preto, SP.

Prefácio

**CIÊNCIAS NUTRICIONAIS – APRENDENDO A APRENDER
ALIMENTAÇÃO E NUTRIÇÃO
APRENDENDO – INCORPORANDO – APLICANDO**

Este é um livro didático, destinado a estudantes e a pessoas interessadas em aprender alimentação e nutrição no seu sentido amplo: conhecerem e se familiarizarem com todos os mecanismos por meio dos quais os seres vivos recebem os nutrientes dos alimentos e como essas substâncias são vitais para a boa nutrição e a boa qualidade de vida. O conhecimento dos nutrientes, de suas funções e de suas interações biológicas, genéticas e sociais são fundamentais para a área de nutrição.

Inicio assim este prefácio fazendo um convite a todas as pessoas que tenham acesso a este livro para que leiam com atenção estas informações iniciais que ajudarão a entender muito bem as múltiplas características interprofissionais e multissetoriais dos nutrientes, dos alimentos e das Ciências Nutricionais. É de fundamental importância que os leitores tomem consciência das estratégias de aprender a aprender conhecimentos e habilidades na área. Assim, tornar-se-ão cada vez mais aprendizes contínuos e especialistas nesta área profissional. Quem aprende ou deixa de aprender são os próprios estudantes, eles devem compreender que são os principais responsáveis pelo seu aprendizado. Outros fatores importantes são os professores, as pesquisas, os colegas, o ambiente e o próprio mundo em que vivem.

Todos os seres vivos estão vivos por que se alimentam. Nós nascemos, crescemos, ficamos adultos e velhos porque recebemos alimentos. Conforme a quantidade e a qualidade da nossa alimentação, teremos uma melhor ou pior nutrição e correspondente qualidade de vida. Esta se traduzirá por um adequado e desejável desenvolvimento físico e mental, por boa capacidade de aprender, pela disponibilidade de energia para se movimentar e trabalhar e, assim muito importante, teremos boa saúde e maior proteção e resistência às doenças. É bom sempre lembrar que a boa nutrição precede a boa saúde, ela é uma garantia de vida saudável.

As Ciências Nutricionais, devido a sua ampla área de ação, abrangem vários aspectos interprofissionais e multidisciplinares. Elas são biológicas e sociais nos seus fundamentos e nas suas aplicações. Incluem várias áreas, subáreas e especialidades biológicas, ao lado de aspectos antropológicos, sociais, econômicos, educacionais, administrativos e políticos. Conhecimentos básicos de alimentação e nutrição envolvendo aspectos relacionados aos nutrientes dos alimentos como proteínas, hidratos de carbono, lipídios, vitaminas, minerais e outras substâncias biologicamente ativas são essenciais. Eles ajudarão na interação com todos os seres vivos, sejam animais, sejam vegetais, macro ou microrganismos vivos ou invisíveis.

Os profissionais da área estudam, pesquisam e trabalham com todos os aspectos que envolvem as substâncias nutritivas e os nutrientes dos alimentos. Ligada à natureza, ao meio ambiente, a agricultura é nossa grande fonte de nutrientes/alimentos e toda a cadeia de distribuição e consumo de alimentos. O agrônomo, o médico, o educador, o tecnólogo, o nutricionista e vários outros profissionais, cada um em sua área específica, relacionam-se direta ou indiretamente com a alimentação e a conseqüente nutrição. É preciso salientar que, além dos macros e micronutrientes anteriormente apontados, certamente existem ainda outras substâncias nutritivas que exercem funções importantes no nosso organismo. O macro meio ambiente e os mais recentes estudos dos efeitos dos nutrientes na expressão gênica mostram também a importância dos nutrientes e seus metabolitos na nutrição celular e molecular.

Este mais amplo enfoque das ciências nutricionais fez com que, além dos capítulos básicos de compêndios tradicionais de nutrição, vários outros fossem introduzidos em nosso livro mostrando a plurissetorialidade da área e ao mesmo tempo sua maior e mais ampla identidade. Além disso, quero salientar que, embora muitos profissionais de alimentos e nutrição se liguem muito à doença, é preciso que todos se conscientizem de que a nutrição precede e garante a saúde e ao mesmo tempo colabora efetivamente com a prevenção e tratamento das doenças. A Nutrição Médica ao lado da Nutrição Pública dirigida à prevenção de problemas nutricionais ligados a nutrientes são especialidades da área de nutrição.

O presente livro quer também continuar a ser uma experiência prática e objetiva da utilização de novos métodos pedagógicos no ensinar e aprender. Espera-se que ele não seja somente uma obra básica de referência, mas também uma estratégia de auto-aprendizagem que estimule, provoque e desafie o aluno a aprender, que ele ganhe conhecimentos, habilidades e atitudes mais críticas e reflexivas a respeito da matéria. Com maior interação e "diálogo livro- leitor", buscamos maior e mais ativa participação dos estudantes visando aos diferentes aspectos como:

1. Conscientização de conhecimentos latentes: uma série de perguntas no início de cada capítulo chamando à atenção do leitor para os aspectos importantes do assunto.
2. Apresentação gráfica não ocupando a página inteira e com chamadas laterais em muitos parágrafos, sobre tópicos relevantes.
3. Relação do que o aluno deve ter aprendido no estudo do capítulo. Afirmações curtas e objetivas sobre o assunto. Elas servem para fixar o conhecimento e despertar o interesse para traduzi-las em habilidades ou ações.
4. Agora você deve saber, questões para reflexão e aplicando o que você aprendeu, levando-o a aplicações do conhecimento aprendido.
5. Bibliografia utilizada para a preparação do texto cuja referência não é incluída diretamente no texto, para estimular que o aluno procure os artigos originais na Biblioteca ou Banco de Dados. Leituras adicionais que incluem citações básicas históricas ou também outras atuais sobre o mesmo assunto.
6. Focus: reprodução de um aspecto, uma opinião ou pontos questionáveis ou discutíveis sobre o assunto do capítulo.
7. Um CD-ROM está sendo projetado que permitirá ao leitor localizar todo o conteúdo do livro, capítulos, alimentos, nutrientes, dados específicos sobre os diferentes temas e assuntos abordados, permitindo que o estudante ou profissional possa visualizar e reforçar o seu aprendizado dos vários aspectos teóricos e práticos das ciências nutricionais.

Agradecimentos

Esta nova edição do livro Ciências Nutricionais não seria possível sem a participação, a colaboração e a dedicação dos nossos Colegas Professores, reconhecidas autoridades ligadas ao assunto e todas exercendo atividades de ensino, pesquisa e extensão de serviços à comunidade. Tenho também a satisfação de dizer que vários deles foram meus alunos, o que muito me alegra. O meu muito obrigado e gratidão a todos. Um destaque todo especial ao Dr Júlio Sérgio Marchini que comigo planejou, reviu e preparou o livro para ser encaminhado à Editora. É hoje Professor Titular de Clínica Médica, Chefe da Divisão de Nutrologia do Departamento de Clínica Médica e Presidente da Comissão de Pós-Graduação da nossa

Faculdade, além de ser membro da CAPES. Quero também assinalar com pesar e tristeza o falecimento da Dra. Rebeca de Angelis, nossa colega e autoridade na área da Nutrição na USP que prontamente aceitou o convite inicial que lhe fizemos para atualizar o seu capítulo, mas veio a falecer no final de 2007. Nossa homenagem especial a ela que dedicou sua vida à pesquisa e ao ensino de nutrição. Na organização e preparação do material para ser publicado quero agradecer especialmente a participação da Enfermeira Maria José Rossato Stopa, bolsista da Fundação SIBAN, também nossa colaboradora desde o tempo da implantação do Curso de Medicina de Botucatu, UNESP, e mais recentemente do Centro de Educação e Aperfeiçoamento Profissional em Saúde do Hospital das Clínicas da FMRP-USP.

Não posso deixar de agradecer a minha esposa Maria Helena, sempre presente e fiel companheira, estimulando minhas atividades de ensino e pesquisa, pelas sugestões e apoio que sempre prestou na preparação de muitos dos meus estudos e pesquisas.

Um agradecimento especial à DANONE Research, respeitável indústria internacional de alimentos e que dentro de desejáveis princípios de relacionamento ético, indústria e ciência, mais uma vez colaborou conosco para que a publicação da presente edição do nosso livro se tornasse mais accessível aos estudantes.

À Fundação Simpósio Brasileiro de Alimentação e Nutrição (SIBAN), pelo incentivo e apoio na publicação do livro.

E ao terminar este prefácio não podemos deixar de agradecer a atenção, a dedicação e o cuidadoso trabalho da equipe da Editora SARVIER que permitiu sua rápida publicação no alto padrão que caracterizam seus livros.

Prof. Dr. J. E. Dutra-de-Oliveira
Professor Titular e Colaborador da Faculdade
de Medicina de Ribeirão Preto, USP

Ribeirão Preto, janeiro 2008

Índice Geral

CAPÍTULO 1
Digestão e Absorção de Nutrientes 3
Nelson Iucif Jr., Rebeca C. de Angelis

Introdução 4
Fatores intrínsecos e extrínsecos para o
aproveitamento dos nutrientes 4
Destino dos alimentos ingeridos 4
Alimentos ingeridos e os locais distantes do
trato digestório 5
Sistema digestório torna a comida ingerida
aproveitável pelo organismo 5
Digestão nas diversas partes do intestino 7
A lactose e a lactase 8
Fluidos no trato digestório 9
Absorção intestinal 9
Etapas dos nutrientes do lúmen intestinal
para a circulação 9
Processos de absorção 10
Absorção do sódio e glicose 10
Absorção de nutrientes 11
O processamento dos alimentos e a absorção ... 14
Concentração do nutriente no fluido
gastrintestinal 14
A vitamina B_{12} é absorvida por um mecanismo
ativo 14
Influência do estômago vazio 14
    Absorção do álcool 14
    A aspirina e os alimentos alcalinos 14
Interação dos nutrientes com a saúde e a
qualidade de vida 15
As doenças crônico-degenerativas e seu
controle 16
Focus – Consumo de arroz e feijão pela
população brasileira. Absorção de nutrientes
como ferro e zinco 19

CAPÍTULO 2
Seleção de uma Alimentação Saudável 21
Rosane Pilot Pessa Ribeiro

Introdução 22
Seleção de alimentos 22
Fatores culturais, sociais e emocionais 22

Aspectos nutricionais 23
Necessidades e de recomendações 23
Aplicação das DRIs 24
Nutrição e alimentação saudável 26
Atributos de uma alimentação saudável 32
Orientações ou metas dietéticas 33
Guias alimentares 34
Valor calórico das porções alimentos 35
Pirâmide alimentar brasileira 36
Ministério da Saúde – Guia Alimentar 37
Diretrizes para alimentação saudável 38
Guia Alimentar Infantil 47
Dez passos para alimentação saudável 48
Focus – A transição nutricional no Brasil:
um desafio para todos 51

CAPÍTULO 3
Proteínas e Aminoácidos 53
*Julio Tirapegui, Marcelo Macedo Rogero,
Franco Maria Lajolo*

Introdução 54
Composição, estrutura e classificação das
proteínas 54
Problemas de classificação das proteínas 55
Função das proteínas no organismo 55
Aminoácidos – Aminoácidos essenciais 56
Metabolismo protéico: anabolismo e
catabolismo 64
Aminoácidos de cadeia ramificada e
regulação da síntese protéica muscular 68
Glutamina: aspectos fisiológicos e
nutricionais 70
Metabolismo protéico e de aminoácidos 72
Fontes alimentares de proteínas 75
Qualidade da proteína 75
O valor biológico representa a fração de
aminoácidos absorvidos e retida 76
Influência do processamento no valor
nutricional das proteínas 77
    Processamento e valor biológico das
    proteínas 78
    Principais alterações dos aminoácidos 79

Desnutrição protéica e protéico-calórica (DPC) ... 80
    Conceito de desnutrição protéico-calórica 80
Proteínas e exercício físico 84
Metabolismo protéico e exercício de força 85
    Balanço protéico muscular no repouso e
    exercício 86
    Influência hormonal na hipertrofia
    muscular do exercício de força 87
Considerações finais 88
Focus – Necessidades de proteínas e
aminoácidos 91

CAPÍTULO 4
Carboidratos 93
Aureluce Demonte

A origem dos carboidratos 94
Carbono, água e energia solar produzem
carboidratos 94
Carboidratos presentes nos alimentos 94
Descrição das classes de carboidratos 94
Monossacarídeos 94
Açúcares duplos 97
Rafinose, estaquiose 98
Prebiótico 98
Polissacarídeos 98
Amido 98
Reserva de energia através dos carboidratos 100
A alimentação usual fornece em média 300g
de carboidrato/dia 100
Funções especiais dos carboidratos nos
tecidos corporais 100
Carboidratos e sistema digestório 101
Intestino delgado 102
Secreções pancreáticas 102
Secreções intestinais 102
Digestão e absorção dos carboidratos 102
Metabolismo: distribuição e regulação 102
Metabolismo carboidratos 102
Biodisponibilidade de carboidratos e índice
glicêmico dos alimentos 103
A substituição do açúcar na alimentação 103
Cárie dentária 103
Focus – Frutose e glicose: um metabolismo
de contrastes 105

CAPÍTULO 5
Lipídios 107
Tasso Moraes e Santos

Introdução 108
Os lipídios fornecem energia ao organismo 108
Classificação dos lipídios 108
Ácidos graxos 109
Ácidos graxos saturados 109
Ácidos graxos insaturados 110
Ácidos graxos essenciais 111
Gorduras e óleos 112
Triglicerídeos são ésteres de ácidos graxos
do glicerol 112
Hormônios regulam utilização de
triglicerídeos 112
Propriedades dos triglicerídeos 113
Digestão, absorção e transporte de gorduras 114
Lipídios dietéticos são digeridos no trato
gastrintestinal 114
Transporte de lipídios 114
Lipídios dos alimentos são transportados
pelos quilomícrons 114
Esteróides e esteróis 116
Fosfolipídios 116
Esfingolipídios 117
Prostaglandinas 117
Gordura corporal 117
Doenças cardiovasculares 118
Focus – Alimentos funcionais e lipídios 121

CAPÍTULO 6
Balanço Energético no Homem 123
*Vivian M. Miguel Suen, Hélio Vannucchi,
J. E Dutra-de-Oliveira, J. Sérgio Marchini*

Avaliação do metabolismo energético 124
Quilocaloria 124
Metabolismo basal 125
Efeito da altura, peso, idade e sexo no
metabolismo basal 125
Atividade física 126
Atividades moderadas a intensas 126
Efeito térmico dos alimentos 126
Aumento, após as refeições, da taxa
metabólica 126
Gasto energético durante estados patológicos .. 126
O traumatismo aumenta o gasto energético 126
Gasto energético total 127
Avaliação do gasto energético total 127
Exemplo real de cálculo do gasto energético 127
Focus – Gasto energético e necessidades
nutricionais 129

CAPÍTULO 7
Água e Eletrólitos 131
Enio Roberto Pietra Pedroso

Água e eletrólitos 132
Água e interação 132
Distribuição da água no organismo 134
Líquido intracelular 134
Água e envelhecimento 135
Funções da água 137
Dinâmica da água 137
Balanço hídrico 140

Regulação das soluções corpóreas	142
Sangue	147
Líquor	147
Líquor e plasma	147
Composição dos líquidos do organismo	147
Eletrólitos	148
Gasto energético e eletrólitos	149
Sódio	149
Composição de água e eletrólitos dos líquidos digestivos	149
Distúrbios hidroeletrolíticos	151
Potássio	155
Cálcio e fósforo	157
Fósforo	159
Magnésio	162
Focus – A água e a vida	167

CAPÍTULO 8
Macrominerais 169

*Carla Barbosa Nonino-Borges,
Ricardo Martins Borges*

Cálcio no organismo	170
Cálcio e albumina	170
Cálcio e crescimento	170
Absorção e metabolismo	171
Vitamina D e exposição ao sol	171
Cálcio e paratireóide	171
Cálcio em alimentos	172
Hipo e hipercalcemia	173
Fósforo	173
Fósforo nos ossos	173
Metabolismo e vitamina D	174
Fósforo nos alimentos	174
Deficiência de fósforo é rara	174
Hipo e hiperfosfatemia	174
Magnésio	175
Magnésio é armazenado nos ossos	175
Funções ligadas a enzimas	175
Sinais clínicos de hipomagnesemia	176
Enxofre	177
Fontes na alimentação	177
Focus – Osteoporose: prevenção a ser iniciada nos jovens	179

CAPÍTULO 9
Microminerais 181

*Daniel Ferreira da Cunha, Selma Freire de
Carvalho da Cunha, Aderbal Garcia Junior*

Introdução – Conceito	182
Elementos-traços	182
Ultratraço	182
Essenciais	182
Biologia molecular	183

Ferro	183
Distribuição, funções, absorção e metabolismo, necessidades e recomendações, fontes e biodisponibilidade, deficiência e toxicidade	184
Zinco	188
Distribuição, funções, absorção e metabolismo, necessidades e recomendações, fontes e biodisponibilidade, deficiência e toxicidade	188
Selênio	192
Distribuição, funções, absorção e metabolismo, necessidades e recomendações, fontes e biodisponibilidade, deficiência e toxicidade	192
Cobre	194
Distribuição, funções, absorção e metabolismo, necessidades e recomendações, fontes e biodisponibilidade, deficiência e toxicidade	194
Iodo	196
Distribuição, funções, absorção e metabolismo, necessidades e recomendações, fontes e biodisponibilidade, deficiência e toxicidade	196
Cromo	199
Distribuição, funções, absorção e metabolismo, necessidades e recomendações, fontes e biodisponibilidade, deficiência e toxicidade	199
Flúor	201
Distribuição, funções, absorção e metabolismo, necessidades e recomendações, fontes e biodisponibilidade, deficiência e toxicidade	201
Focus – Geofagia: suplementação de microminerais?	207

CAPÍTULO 10
Vitaminas Lipossolúveis 209

Maria José Roncada

Introdução	210
Vitamina A	210
Carotenóides	213
Função da vitamina A	214
Necessidades nutricionais	215
Recomendações da FAO/OMS	215
Fontes, metabolismo, função	219
Necessidades nutricionais	220
Recomendações diárias para vitamina D	220
Deficiência em seres humanos	221
Hipervitaminose D	222
Vitamina E	222
Substâncias com atividade de vitamina E	222
Deficiência em seres humanos	224

Avaliação do estado vitamínico	224
Toxicidade	224
Vitamina K	224
Fórmula, nomenclatura e atividade vitamina K	225
Metabolismo, função, necessidades nutricionais	225
Deficiência em seres humanos	226
Avaliação do estado vitamínico	226
Toxicidade	226
Focus – Vitamina A e vegetais folhudos verde-escuros	229

CAPÍTULO 11
Vitaminas Hidrossolúveis 231

Alceu Afonso Jordão Júnior, Rafael Deminice, Hélio Vannucchi

Introdução	232
Definição de vitaminas	232
Classificação	232
As necessidades de suplementação de vitaminas	232
Os idosos precisam de mais vitaminas?	233
Vitaminas e resfriados	233
Suplementação vitamínica em altas doses	233
Tiamina (vitamina B$_1$)	233
Função	234
Fontes alimentícias	234
Deficiência e toxicidade	234
Riboflavina	234
Absorção, metabolismo e excreção	235
Função, recomendações	235
Fontes alimentícias	235
Deficiência e toxicidade	235
Niacina	236
Função, recomendações	236
Fontes alimentícias	236
Deficiência e toxicidade	237
Piridoxina (vitamina B$_6$)	237
Função, recomendações	237
Fontes alimentícias	238
Deficiência e toxicidade	238
Ácido pnatotênico	238
Função, recomendações	239
Fontes alimentícias	239
Deficiência e toxicidade	239
Biotina	239
Função, recomendações	240
Fontes alimentícias	240
Deficiência e toxicidade	240
Folacina (ácido fólico ou pteroilmonoglutamato)	240
Função, recomendações	241
Fontes alimentícias	241
Deficiência e toxicidade	241

Vitamina B$_{12}$ (cobalamina)	242
Função, recomendações	242
Fontes alimentícias	243
Deficiência e toxicidade	243
Vitamina C	243
Função, recomendações	243
Fontes alimentícias	244
Deficiência e toxicidade	244
Focus – Eficácia de altas doses de vitamina C contra gripes e resfriados	247

CAPÍTULO 12
Fibra Alimentar 249

Elizabete Wenzel de Menezes, Eliana Bistriche Giuntin

Introdução	250
Definições	250
Fibra alimentar: açúcar complexo	250
Polissacarídeos não-amido	250
Métodos analíticos da FA	251
Componentes da fibra alimentar	253
Frutanos – prebióticos	253
Propriedades da fibra alimentar e suas ações fisiológicas e metabólicas	255
Fermentação colônica	257
Índice glicêmico – glicemia pós-sobrecarga	258
Participação da FA na prevenção de DCNT	259
Prevenção de doenças crônicas	259
Resoluções da Anvisa e alimentos funcionais	260
Prebióticos	261
Focus – Fibra alimentar e efeitos fisiológicos	263

CAPÍTULO 13
Nutrição na Infância 265

Joel A. Lamounier, Ennio Leão

Introdução	266
Importância do aleitamento	266
Fisiologia da lactação	268
O processo da amamentação	269
Composição do leite humano	271
Necessidades nutricionais na infância	276
Energia	277
Proteína	277
Lipídios	277
Carboidratos	278
Minerais	279
Vitaminas	279
Água	279
Desmame	279
Suplementação vitamínica e mineral	282
Recém-nascidos	282
Lactentes de termo e leite materno	282
Lactentes alimentação mista/artificial	283
Vitaminas e minerais no 1º ano de vida	283

Focus – Leite materno e proteção contra
obesidade e doenças crônicas do adulto 289

CAPÍTULO 14
Nutrição no Idoso 291
*Julio Cesar Moriguti, Eny K. Uemura Moriguti,
Eduardo Ferriolli, Érika Bernadete Jung,
Nereida Kilza da Costa Lima*

Considerações iniciais 292
Alimentação e envelhecimento 292
Peso e envelhecimento 293
Atividade física e alterações do gasto
energético 293
Avaliação nutricional do idoso 294
Índice de massa corporal 296
Avaliação da composição corporal 296
Bioimpedância 297
Inquérito alimentar e ingestão de alimentos 298
Miniavaliação nutricional (MAN) 298
Necessidade de energia no envelhecimento 299
Constipação intestinal nos idosos 300
Fibras solúveis e insolúveis 300
Metabolismo de proteínas no envelhecimento .. 301
Água e balanço hídrico 302
Minerais e vitaminas 302
Vitaminas em geriatria 304
Vitamina C 306
Desnutrição no idoso 307
Prevalência da desnutrição no idoso
no Brasil 308
Prevenção de doenças dos idosos e nutrição 308
Longevidade e nutrição 309
Considerações finais 309
Focus – Antioxidantes e longevidade 313

CAPÍTULO 15
Nutrição na Gestação e Lactação 315
*Marta Edna Yolanda Diógenes Yaslle, Maria Célia
Mendes*

Introdução 316
Modificações que ocorrem no organismo
materno durante a gestação 316
Correlação entre características da gestante e
características do recém-nascido 316
Entre os glicídios, a glicose atravessa a
placenta e é rapidamente utilizada pelo feto 316
Vitamina D e o metabolismo do cálcio e
do fósforo 317
A importância do cálcio e do iodo 318
Cretinismo no recém-nascido 318
Orientação alimentar 319
Ganho de peso materno e crescimento fetal 319
A importância do controle de peso materno 319
Pré-eclâmpsia e restrição de líquido 319

O alcoolismo na gravidez e os distúrbios
neurológicos no recém-nascido 320
Recomendações nutricionais no puerpério 320
Ingestão de calorias e proteínas 320
Lactação 320
Modificações mamárias, nutrição e lactação 320
Consumo de calorias e produção de leite 320
Focus – Gravidez, alimentação e
circunstâncias especiais 323

CAPÍTULO 16
Nutrição, Atividade Física e Exercício 325
Carlos Alberto Werutzky

Introdução 326
Atividade física regular 326
Graus de atividade física 326
Atividade física e saúde pública 326
Demanda nutrológica dos exercícios 326
Nutrologia e demanda para exercício 326
Recomendações de calorias e
macronutrientes 327
Nutrientes utilizados pelas fibras musculares .. 328
Propriedades metabólicas das fibras
musculares 328
Ajustes na composição do plano alimentar em
atletas 328
Relação proteína-calorias 328
Regulação nutrológica da ressíntese de
proteína muscular 329
Catabolismo e anabolismo musculares 329
Proteômica 330
A influência genética na função muscular 330
Focus – Nutriente e exercício na era
pós-genômica 333

CAPÍTULO 17
Interações Alimentos e Medicamentos 335
*Maria de Lourdes Pires Bianchi, Lusânia Maria
Greggi Antunes*

Introdução 336
Medicamentos *vs.* alimentos 336
Medicamentos e estado nutricional 336
Medicamentos e absorção de nutrientes 336
Medicamentos e metabolismo de nutrientes 337
Excreção de nutrientes 337
Leite materno 337
Alimentos *vs.* medicamentos 337
Alimentos e absorção de medicamentos 337
Alimentos diminuem ou aumentam a
absorção de medicamentos 337
Medicamentos e mucosa gástrica 338
Meio ácido destrói diversas drogas 339
Alimentos e a metabolização de
medicamentos 339

Alguns medicamentos têm sua absorção aumentada por alimentos ... 339
Fármacos e o pH urinário ... 339
Alimentos e pH urinário ... 340
Reações adversas causadas por alimentos ... 340
Alimentos e fármacos ... 340
Conclusão ... 341
Focus – Anti-retrovirais e problemas nutricionais ... 343

CAPÍTULO 18
Terapia Nutricional ... **345**
*Selma Freire de Carvalho da Cunha,
Paula Pileggi Vinha, Daniel Ferreira da Cunha*

Introdução ... 346
Aspectos históricos ... 346
Definições ... 346
Aspectos humanitários da terapia nutricional .. 346
Suplementos nutricionais ... 346
Terapia nutricional enteral ... 346
Fator trófico intestinal ... 348
Fístulas entéricas ... 348
Ostomias ... 348
Nutrição parenteral ... 349
Infusão endovenosa de nutrientes ... 350
Cálculo das necessidades nutricionais ... 351
Necessidades energéticas ... 351
Necessidades protéicas ... 351
Balanço hídrico ... 352
Água e eletrólitos ... 352
Necessidades de vitaminas, minerais e micronutrientes ... 353
Fórmulas farmacêuticas ... 353
Formulações enterais ... 353
Formulações parenterais ... 355
Misturas nutritivas via parenteral ... 355
Complicações da TNP ... 355
Recursos humanos em terapia nutricional ... 358
Focus – Os suplementos nutricionais devem ser empregados de rotina em pacientes hospitalizados? ... 361

CAPÍTULO 19
Economia e Nutrição ... **363**
Sinézio Inácio da Silva Júnior

Introdução ... 365
Renda ... 365
Pesquisa nacional de saúde e nutrição ... 366
Orientação da política alimentar e nutricional ... 367
Produção mundial de grãos ... 367
Transição nutricional ... 368
Fome, desnutrição e renda ... 370
Nutrição e desenvolvimento ... 372
Política de alimentação e nutrição no Brasil ... 371
Produção e consumo ... 371
Políticas alimentares e nutricionais ... 372
Prevalência mundial da desnutrição ... 372
Custo-benefício de programas de fortificação e suplementação ... 373
Planos e programas em nutrição ... 374
Políticas sociais no Brasil ...
Comissão Nacional de Alimentação – PRONAN ... 374
Criação do Instituto Nacional de Alimentação e Nutrição ... 374
Nutrologia, Ecologia e Cidadania ... 375
Segurança alimentar ... 375
Focus – O desafio dos 3 "F" ... 378

CAPÍTULO 20
Industrialização, Alimentação e Segurança Alimentar no Brasil ... **381**
José Carlos Tartaglia

Introdução ... 382
Reprodução da força de trabalho e alimentação ... 383
Qualidade de vida ... 383
O mercado de trabalho e o nível salarial no Brasil ... 384
Mapa da fome no Brasil ... 384
Alimentação. Educação. Salário ... 384
Agricultura ... 392
Desenvolvimento agrícola e a produção de alimentos no mundo ... 392
Crescimento econômico ... 392
Poder de compra dos assalariados e padrões de gastos e consumo ... 392
Crescimento do setor agropecuário ... 393
O papel da agricultura na economia brasileira .. 393
Crescimento da agricultura e da população ... 393
Distribuição de renda e alimentação ... 393
Produção de alimentos e comercialização ... 397
Circulação de alimentos ... 397
Abastecimento ... 397
Reformas institucionais e abastecimento ... 400
Segurança alimentar ... 400
Reforma urbana ... 401
Focus – A produção de alimentos no século XXI ... 405

CAPÍTULO 21
Ingestões Dietéticas de Referência ... **407**
Cristiane Cominetti, Silvia M. F. Cozzolino

Características e definições atuais ... 408
Valores de referência ... 408
DRIs na avaliação do consumo por indivíduos ... 409

Necessidade 411
Ingestão habitual 411
Adequação alimentar aparente 412
Consumo alimentar 413
AI na avaliação do consumo individual 413
UL na avaliação do consumo individual 414
DRIs na avaliação do consumo populacional ... 415
Abordagem probabilística 415
Método do ponto de corte da EAR 417
Calcular a prevalência de ingestão
inadequada 418
Cálculo de prevalência de ingestões
inadequadas 420
Erros na avaliação do consumo alimentar 422
Avaliação do consumo por grupos de
indivíduos 422
Focus – Fome e alimentos 425

CAPÍTULO 22
Tabelas e Bancos de Dados de Composição de Alimentos 429
Elizabete Wenzel de Menezes,
Eliana Bistriche Giuntini

Conteúdo de nutrientes dos alimentos 430
Estudo de composição de alimentos 430
O papel da FAO, UNU e INFOODS 431
BRASILFOODS 432
Banco de dados e tabelas de alimentos 433
Valor energético dos alimentos 434
Discutindo variações de valores de
composição 435
Principais tabelas utilizadas no Brasil 437
Tabela Brasileira de Alimentos
TBCA/FCF/USP 437
Virtual Nutri FSP/USP 438
Composição de alimentos TACO-UNICAMP ... 438
Tabelas internacionais 438
TBCA FCF-USP 439
Como enviar dados 439
Dados de alimentos e produtos 439
Focus – Segurança alimentar, biodiversidade
e composição de alimentos 441

CAPÍTULO 23
Uso de Isótopos Leves em Ciências Nutricionais 443
Eduardo Ferriolli, Beatriz Miranda da Cruz,
Karina Pfrimer

Introdução 444
Técnicas analíticas nucleares 444
Traçadores metabólicos 444
Isótopos estáveis em nutrição 444
Espectrometria de massa de razão isotópica 447

Aplicações de isótopos estáveis leves em
ciências nutricionais 450
Método da diluição de deutério 450
Composição corporal 451
Água duplamente marcada 451
Glicina marcada nitrogênio 15 460
Avaliação do metabolismo protéico 460
Focus – Isótopos estáveis de heme usados para
medir absorção de ferro em crianças 465

CAPÍTULO 24
Avaliações de Segurança Alimentar de Alimentos Transgênicos 467
Edson Watanabe, Marília Regini Nutti,
José Luiz Viana de Carvalho

Estudos de composição do alimento 468
Segurança alimentar 468
Compostos antinutricionais 468
O efeito do processamento 468
Alimentos transgênicos e alergias alimentares ... 468
Hipersensibilidade 469
Estudos de alergenicidade 469
Testes com animais (estudos toxicológicos) 470
Laboratórios 471
Outros aspectos da avaliação de segurança 471
Focus – Biofortificação 473

CAPÍTULO 25
Probióticos 477
Guilherme Pádua Rodrigues

Introdução 478
Mudança da microbiótica após desmame 478
Conceito de probióticos 478
Estudos iniciais de Metchnikoff 478
Os probióticos 478
Classificação dos alimentos probióticos 479
Efeito da ação de probióticos sobre os
nutrientes 479
Intolerância à lactose 479
Açúcares 479
Proteínas e seus hidrolisados 479
Gorduras nos alimentos fermentados 480
Produção de micronutrientes 480
Produtos fermentados são fontes de cálcio 480
Produção de micronutrientes 480
Outros efeitos associados ao consumo de
probióticos 480
Diarréia associada a antibióticos 480
Gastroenterites e rotavírus 481
Hiperproliferação bacteriana 481
Doença de Crohn e colite ulcerativa 482
Pouchite e alergia 482
Síndrome de cólon irritável e probióticos 483
Câncer de cólon e bactéria probiótica 483

H. pilori, gastrite, úlceras gástricas e câncer gástrico 483
Probióticos e vírus 484
Dislipidemias e bactérias ácido-lácticas 484
Constipação intestinal e os lactobacilos 485
Trânsito intestinal e as bifidobactérias 485
Focus – O papel das autoridades regulatórias 487

CAPÍTULO 26
Ciências Nutricionais e Agricultura 489
Alfredo Lam-Sánchez

Introdução 490
Agricultura e avanços da civilização 490
Interface agricultura x nutrição 490
Fontes alimentares vegetarianas 490
Como e onde surgiram as espécies vegetais? 490
Centros de origem das plantas cultivadas 490
Relação entre o homem e o meio ambiente 492
Preservação de biodiversidade 493
Que é uma variedade comercial ou cultivar? 494
Genética 494
Como se reproduzem as plantas cultivadas? 495
Quais são as principais características que uma cultivar deve possuir? 496
Produtividade e suas implicações 496
Implicações da agricultura de alta produtividade 499
Eficiência agrícola e produtividade 499
Focus – Embrapa vai testar arroz dourado grão geneticamente modificado tem alta concentração de betacaroteno 501

CAPÍTULO 27
Nutrição de Ruminantes 505
Junio Cesar Martinez, Flávio Augusto Portela Santos, Diogo Fleury Azevedo Costa

Ruminantes 506
Anatomia e fisiologia do trato digestório 506
Manutenção do ambiente ruminal 507
Microbiota ruminal 508
Degradação de proteína e carboidratos no rúmen 508
Degradação dos carboidratos pelas bactérias ruminais 510
Degradação dos lipídios pelas bactérias ruminais 511
Digestão e absorção intestinal 511
Papel da fermentação no intestino grosso 511
Exigências nutricionais 512
Energia do alimento de vacas leiteiras 512
Necessidade nutricional para bovinos de leite 515
Balanceamento de dietas para ruminantes 516
Fontes de proteína para o balanceamento de rações 519
Fontes de energia para balanceamento de rações 521
Necessidades de mantença 522
   Crescimento 522
   Gestação 522
   Lactação 526
Focus – Utilização de ionóforos para maximizar o desempenho de bovinos 530

CAPÍTULO 28
Nutrição na Adolescência 533
Carlos Alberto Nogueira de Almeida, Elza Daniel de Mello

Particularidades da adolescência 534
A alimentação do adolescente normal 534
Problemas nutricionais mais comuns 535
Anorexia nervosa e bulimia 535
Ortorexia e vigorexia 536
Epidemia da obesidade 536
Menstruação, gravidez e lactação 536
Guia alimentar para adolescência 538
Focus – Educação e direito à alimentação 541

CAPÍTULO 29
Transição Nutricional e Desenvolvimento de Hábito de Consumo Alimentar na Infância 543
Thalita Feitosa Costa, Tatiana Elias de Pontes, Anne Lise Dias Brasil, Annete Bressan Rente Ferreira Marum, José Augusto de Aguiar Carrazedo Taddei

Propaganda de alimentos 544
O *marketing* alimentício 544
Publicidade televisiva 544
A participação do *marketing* no novo padrão de consumo alimentar 545
A qualidade nutricional dos alimentos veiculados na TV 546
Marketing infanto-juvenil 546
Regulamentações estatais 546
Auto-regulamentação: o CONAR 547
Brincadeiras e atividades físicas 548
Embalagens de alimentos 549
O apelo visual 550
O design das embalagens 550
A praticidade das embalagens 551
A embalagem é um elo de comunicação 551
A percepção das informações 551
Rótulo é toda e qualquer informação 552
As necessidades nutricionais 552
Rotulagem nutricional 552
Componentes fundamentais e obrigatórios dos rótulos 553
Informação nutricional complementar 556
Focus – Depoimento de um publicitário 563

CAPÍTULO 30
Educação Alimentar e Nutricional **566**

Fabíola Rainato Gabriel, Mariana de Senzi Zancul, J. E. Dutra-de-Oliveira

Introdução 566
Educação e educação nutricional 566
Comportamento alimentar 567
Programas de educação alimentar 567
Políticas alimentares 568
Modificação do comportamento 569
Educação em grupos específicos 571
Abordagem problematizadora 571
Conhecimentos e hábitos saudáveis 572
Proposta de um programa 573
Proposta de curso 574
Módulos 574
Focus – Educação nutricional 578

CAPÍTULO 31
Valor Nutritivo dos Alimentos Processados ... **581**

Jaime Amaya Farfan

Por que industrializar alimentos? 582
Valor nutritivo do alimento 582
Processos de processamento de alimentos 583
Branqueamento e congelamento 583
Lixiviação 584
Fracionamento, moagem, refino 585
Outros tratamentos térmicos 589
Fermentação 591
Salga 592
Irradiação 592
Defumação 592
Aditivos 593
Considerações finais 595
Focus – Processos recentes de industrialização de alimentos 599

CAPÍTULO 32
Epidemiologia Nutricional: Uma Nova Disciplina **601**

Betzabeth Slater Villar

Evidências históricas 602
Epidemiologia nutricional 602
Metodologia de estudo 602
Consumo alimentar e estudos epidemiológicos 602
Alimentação atual e alimentação habitual 603
Métodos de avaliação alimentar 603
Inquéritos populacionais 603
Recordatório 24 horas 603
Medidas caseiras 604
Indivíduos culturalmente diferentes 604
Diário alimentar ou registro diário 605
Alimentos e bebidas consumidos 605
Questionário de freqüência alimentar 606
Entrevista da história alimentar 608
Focus – Epidemiologia nutricional 611

CAPÍTULO 33
Avaliação Antropométrica e Estado Nutricional **613**

Roberta Soares Lara Cassani, André Schmidt, Estela Iraci Rabito, J. E. Dutra-de-Oliveira, J. Sérgio Marchini

Subnutrição e obesidade 614
Pré-obesidade e obesidade 614
Avaliação do estado nutricional 614
Avaliação subjetiva global 615
Avaliação alimentar 615
Avaliação nutricional objetiva 617
Avaliação antropométrica 617
Índice de massa corporal 619
Pregas cutâneas 620
Pregas cutâneas e fatores de risco 621
Dimensões das pregas cutâneas 623
Circunferências corporais 625
Circunferência abdominal 628
Prevenção do risco cardiovascular 631
Síndrome metabólica 631
Fatores de risco em idosos 631
Considerações finais 632
Focus – Transição nutricional e avaliação do estado nutricional 634

CAPÍTULO 34
Antioxidantes, Vitaminas e Dietas **637**

Fernanda R. de Oliveira Penaforte, Alceu Afonso Jordão Júnior, Paula Garcia Chiarello

Estresse oxidativo 638
Radical livre 638
Dietas de frutas e verduras 639
Vitaminas na doença cardiovascular 640
LDL e desenvolvimento de aterosclerose 640
Acido fólico e homocisteína 641
Niacina em dislipidemias 641
Vitaminas e câncer 642
Vitaminas e doenças neurológicas 643
Doença de Parkinson 643
Doença de Alzheimer 643
Idosos 645
Nutrodermatologia 645
Vitamina D: riscos e benefícios 646
Conclusão 646
Focus – A suplementação de β-caroteno aumenta o risco de câncer de pulmão? 649

CAPÍTULO 35
Nutrição, Cérebro e Comportamento 651
Sebastião de Sousa Almeida

Nutrição e desenvolvimento cerebral 652
Efeito de dieta deficiente em proteína 652
Alterações neurofisiológicas 653
Alterações neuroquímicas 653
Alterações comportamentais 653
Alterações de exploração do meio ambiente 655
Capacidade locomotora e desnutrição 656
Alterações em modelos de ansiedade 656
Alterações em modelos de memória 659
Memória e desnutrição 659
Focus – Deficiência de ferro, comportamento e aprendizagem 661

CAPÍTULO 36
Crescimento e Avaliação do Estado Nutricional 663
Marco Antonio Barbieri, Manoel Romeu Gutierrez, Heloisa Bettiol, Inez Tomita, Luiz Eduardo Arantes de Almeida, Luiz Antonio Del Ciampo

Avaliação do crescimento 665
Técnicas antropométricas. Tabelas e curvas de crescimento 665
Métodos de investigação 667
Indicações e usos das curvas 667
Apresentação das tabelas, das curvas e dos resultados das pesquisas 668
Aceleração e desaceleração compensatórias 670
Acompanhamento do crescimento nos diferentes grupos etários 670
Problemas de crescimento a baixa estatura 679
Classificação das baixas estaturas 681
Focus – Curva de crescimento 689

CAPÍTULO 37
Ética, Bioética e Nutrição 691
Isac Jorge Filho

Nutrição e alimentos 692
Agricultura e indústria 692
A nutrição clínica 692
Viagem pelo código de ética médica 693
Câmaras técnicas de nutrologia 695
Denúncias mais comuns em nutrologia 695
Dilemas e debates bioéticos em nutrologia 696
Focus – Degradação do solo 701

CAPÍTULO 38
Nutrologia – Nutrição Clínica 703
J. E. Dutra-de-Oliveira, Julio Sérgio Marchini

Nutrologia – especialidade clínica 704
Ensino universitário 704
Associação Médica Brasileira 704
Associação Brasileira de Nutrologia 704
Conselho Federal de Medicina 704
Nutropediatria 704
Dietologia 705
Nutrogenômica 705
Nutrólogo 705
Focus – Nutrogenômica e nutrologia molecular 707

ANEXOS
I – Sinonímia Brasileira de Alimentos 709

II – Glossário 727

III – Normas da Boa Alimentação – Fundação SIBAN 743

IV – Tabelas de Composição de Alimentos ... 747

Mensagem aos Alunos

A alimentação e a nutrição garantem uma boa qualidade de vida. Delas resultam crescimento normal e um adequado desenvolvimento físico e mental das crianças. A boa nutrição é fundamental para o aprender, como é o caso de vocês estudantes, e para uma boa capacidade de trabalho físico e mental. Ela precede a saúde e é básica na prevenção de doenças como a obesidade e de várias moléstias crônicas degenerativas como as do coração, o diabetes, a hipertensão e até certos tipos de câncer.

As ciências nutricionais, como multidisciplinares, são biológicas e sociais nos seus fundamentos e nas suas aplicações. Isto faz despertar o interesse dos professores e alunos para o trabalho interprofissional. Cada um se especializando em determinado setor e todos juntos garantindo para todos os direitos à boa alimentação e à boa nutrição.

Estudem, aprendam, apliquem seus conhecimentos e se tornem aprendizes contínuos para estarem sempre atualizados. Levanto agora uma bandeira para todos os alunos que lerem este livro, fruto do trabalho e da dedicação de muitos especialistas e como eu lhes disse na 1ª edição deste livro em 1998, agora nós lhes dizemos:

Estudem. Quem aprende ou quem deixa de aprender são vocês.

É preciso estudar de maneira metódica, sistemática, crítica e continuada.

Professores, colegas, livros, revistas, bibliotecas, computadores, instituições, enfim a vida precisa ser mais utilizada como meio eficaz de aprender. Procurem aproveitar ao máximo as oportunidades que lhes são oferecidas.

Esperamos que este livro possa ajudá-los nesse desafio e nessa caminhada.

Que vocês se tornem curiosos, críticos, construtivos, sempre humanistas e estudantes interessados pelo resto de suas vidas.

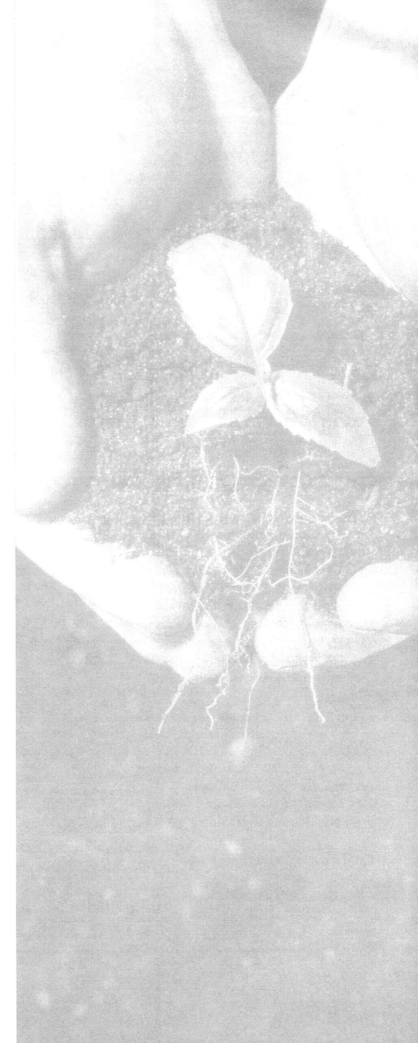

Avaliando seus conhecimentos

- Após ingerir alimentos, estes imediatamente alcançam o estômago e são utilizados para fornecer energia e nutrientes?
- A comida ingerida vai da boca para o estômago somente por ação da gravidade?
- A absorção intestinal é um processo de filtração?
- A capacidade de absorver os nutrientes depende dos outros ingredientes da alimentação?
- Se um indivíduo tiver que ser submetido a uma ressecção de parte do intestino delgado, poderá, assim mesmo, apresentar uma digestão adequada, ou, nessas condições, a sobrevida é difícil?
- A parede do trato digestório é um tubo liso?
- Qual é a função da colecistoquinina?

CAPÍTULO 1

Digestão e Absorção de Nutrientes

Nelson Iucif Jr.
Rebeca C. de Angelis

· · · · · · · · · · · · · · · · ·

Os alimentos ingeridos devem percorrer o trato digestório para ser digeridos e liberar os nutrientes numa forma disponível para sua absorção e para a circulação, de onde serão distribuídos aos diferentes órgãos, tecidos e células.
O trânsito dos alimentos consumidos não é como uma queda no interior do trato digestório, mas, sim, o de um percurso direcionado, regulado pelo sistema nervoso e por peptídeos ativos, que regem a seqüência de movimentos. Assim, o bolo alimentar misturado com a saliva entra no trato digestório e vai progredindo no sentido orocaudal. Ao longo desse percurso, secreções digestivas, ajudadas pelas contrações, vão modificando os alimentos, tanto mecânica quanto quimicamente, até partículas pequenas e moléculas que, agora, conseguem transpor as membranas que as separam da circulação. Ocorre, então, a absorção e a passagem dos nutrientes para a circulação. Isso não é apenas uma filtração, mas são envolvidos processos, às vezes, passivos e, em outros casos, ativos. O sistema nervoso central e, em especial, o sistema nervoso autônomo, sistema nervoso entérico e numerosos hormônios do trato gastrintestinal são os reguladores de todo o processo. Também não é um comportamento rígido e sempre igual, mas diversos fatores o modificam. Esses dependem da qualidade dos alimentos, da composição da dieta, de situações locais, do estado de nutrição, de distúrbios digestivos, de doenças concomitantes, da idade e de fatores emocionais.

· · · · · · · · · · · · · · · · ·

Fatores intrínsecos e extrínsecos para o aproveitamento dos nutrientes

INTRODUÇÃO

O ser humano, assim como outros animais, precisa obter dos alimentos a energia e os nutrientes necessários para a manutenção da vida, bem como fazer frente a todos os processos fisiológicos como labor, crescimento, reprodução e outros. A alimentação deve ainda, por meio da adequação em quantidade e qualidade, manter a saúde, evitar as doenças e prolongar a existência. Entretanto, o simples consumo adequado de alimentos pode não representar um estado nutricional saudável. Para que os nutrientes alcancem sua eficiência dentro do corpo, devem ser absorvidos para a circulação e ainda utilizados pelas células. Diversos fatores interferem no aproveitamento dos nutrientes, que podem ser classificados como extrínsecos e intrínsecos. Os primeiros dependem dos alimentos ingeridos, como o teor de nutrientes, as proporções entre eles, a adequação às necessidades e o tipo de processamento para o seu preparo. Já os fatores intrínsecos dependem da capacidade digestiva, da absorção intestinal e da utilização de nutrientes pelas células.

Pode-se, então, deduzir que não deve ser considerado apenas a ingestão alimentar para estimar o valor nutricional de um regime alimentar, pois é necessário muito mais. É preciso conhecer as interferências entre os componentes da alimentação, o funcionamento do sistema digestório, a eficiência do processo absortivo, o aproveitamento de nutrientes pelos tecidos e as influências externas e internas sobre o processo.

Neste capítulo serão analisados os principais aspectos dessas inter-relações (Tabela 1.1).

TABELA 1.1 – Visão global da digestão.

DIGESTÃO: local do trato digestório, enzimas digestivas e produtos			
Na cavidade oral	**No estômago**	**No intestino delgado (ID)**	**No intestino grosso (IG)**
Glândulas salivares secretam amilase salivar que inicia digestão de amido. Há também uma lipase. Esta função enzimática é pequena, mas há importante ação lubrificadora da saliva e a trituração pela mastigação	Secreção de ácido hidroclorídrico (glândulas parietais), de pepsinogênio, de gastrina, fator intrínseco, muco e uma lipase gástrica. Inicia a digestão das proteínas e também a mistura, homogeneização e emulsificação do bolo alimentar. O piloro regula a passagem para o duodeno	Chegada da secreção pancreática e biliar. A bile secretada pelo fígado é armazenada na vesícula biliar e liberada para o ID quando há estímulo. A lipase ataca a gordura emulsificada pelos sais biliares e digere até ácidos graxos e monoglicerídeos. Precursores de enzimas, secretados do pâncreas (tripsinogênio e quimotripsinogênio), são ativados por ação de enzimas intestinais até tripsina e quimotripsina. Ocorre digestão de proteínas até aminoácidos, di e tripeptídeos. A amilase pancreática digere carboidratos até monossacarídeos, di e trissacarídeos. Enzimas da parede intestinal digerem os carboidratos até monossacarídeos os di e tripeptídeos, até os aminoácidos	Intensa ação da flora bacteriana, carboidratos não-digeridos no ID e fibras, em parte, são fermentados pelas bactérias do intestino com formação de gases e AGCC. Água e sais são absorvidos. Nas fezes saem restos epiteliais, bactérias mortas, água e resíduos da digestão não-absorvidos

DESTINO DOS ALIMENTOS INGERIDOS

Os alimentos ingeridos alcançam o estômago pela cavidade oral. O trato digestório compreende um tubo tortuoso, de forma e diâmetro completamente irregulares e variáveis, em momentos diferentes, de cerca de 9m de comprimento, que vai da boca até o ânus. Em todo o percurso dos alimentos, desde sua ingestão, o bolo alimentar vai sendo impulsionado, esmagado e metabolizado. Fazem também parte do sistema digestório os órgãos que secretam substâncias que, de alguma forma, participam dos processos de digestão e absorção.

> O sistema digestório torna a comida ingerida aproveitável pelo organismo

Na cavidade oral os alimentos ingeridos são misturados com a saliva secretada pelas glândulas salivares. Após a mastigação, os alimentos são deglutidos, e a epiglote protege para que não passem para as vias aéreas, enquanto a traquéia permite a troca de ar com os pulmões. Através do esôfago, a mistura alimentos-saliva alcança o estômago. O esfíncter do cárdia, na entrada do estômago, tem por função permitir a passagem ao estômago e, ao mesmo tempo, impedir o refluxo para o esôfago. O esfíncter pilórico regula o fluxo do estômago para o intestino delgado. O bolo alimentar permanece no estômago, no qual vão sendo secretados ácido hidroclorídrico (HCl) e outros componentes, ao mesmo tempo que o conjunto vai sendo esmagado e tornado isotônico. O resultado é o quimo que prossegue para o intestino delgado. A bile sintetizada no fígado é armazenada na vesícula e esta, quando estimulada contrai-se, fazendo a bile chegar ao intestino através do colédoco, enquanto a secreção pancreática, através dos ductos pancreáticos, desemboca no intestino delgado na ampola de Vater.

> O papel da boca, do estômago e do intestino na utilização dos alimentos

A parede do trato digestório é revestida por músculos, inicialmente voluntários (na cavidade oral), seguidos por musculatura de controle involuntário, a partir do esôfago. A musculatura interna é formada por músculos anulares e longitudinais. Os primeiros comprimem o bolo alimentar facilitando a mistura com as secreções, enquanto os longitudinais, por sua capacidade de atuar como um elástico, empurram o bolo alimentar. O resultado é um movimento complexo, comprimindo e empurrando no sentido orocaudal. Esse conjunto é dependente de estímulos nervosos. Embora esse processo seja independente da posição da pessoa, a gravidade o facilita e mesmo evita o retorno do bolo alimentar ou de parte dele.

Assim, deve-se evitar ingerir alimentos na posição supina pelo risco de aspiração para as vias aéreas, causando pneumonia aspirativa. Tal cuidado é essencial, principalmente em pessoas idosas e debilitadas, devendo-se ter a mesma precaução ao se administrar medicamentos pela boca com a ajuda de líquidos.

COMO OS ALIMENTOS INGERIDOS IRÃO ALCANÇAR OS LOCAIS DISTANTES DO TRATO DIGESTÓRIO

O conjunto alimentos-saliva é mastigado e deglutido, passando para o esôfago. Daí o bolo é impulsionado por movimentos peristálticos, involuntários, até o estômago.

> Peristalse são as contrações da musculatura lisa gastrintestinal

Observar que a chegada do alimentos-saliva ao estômago ocorre aos poucos, entrando do centro para a periferia. O correto é uma deglutição lenta para que haja tempo suficiente para a entrada no estômago sem provocar desequilíbrio.

A chegada de alimentos nos diferentes locais do trato digestório, aumentando o volume e induzindo modificações da osmolaridade e do pH, é fator que estimula o sistema nervoso central, principalmente o sistema nervoso autônomo através das vias parassimpática e simpática, e o sistema neuroendócrino do trato digestório, estimulando suas funções e secreções.

> O pH normal no estômago é menor do que 2

Todo o funcionamento do sistema digestório vai ser regulado em função da chegada e características dos alimentos: odor, paladar, aparência, sons, composição, textura, mas também por emoções e dor, com influências inter-relacionadas e complexas. Esse conjunto de estímulos é ampliado pelas modificações ocasionadas pelo contato do bolo alimentar com o trato gastrintestinal com suas características como acidez, osmolaridade e variação de volume, e acionarão os receptores na parede do trato digestório, que acionarão os plexos nervosos e as glândulas endócrinas, que regularão as funções pertinentes como motilidade e secreções.

Na tabela 1.2 apresentam-se alguns dos hormônios secretados no trato digestório com os estímulos para sua secreção, principais efeitos e desempenho.

Hormônios gastrintestinais

TABELA 1.2 – Hormônios gastrintestinais.

Hormônio	Estímulo	Efeito	Ação
Gastrina	Aminoácidos Distensão pH > 3	Aumenta a produção de HCl e de enzimas digestivas e de bile	Melhora a digestibilidade
Secretina	Quimoácido	Aumenta a secreção de bicarbonato pancreático. Reduz pH e motilidade	Retarda o esvaziamento gástrico
Colecistoquinina, CCK	Gorduras, aminoácidos	Aumenta a secreção enzimática	Estimula a produção de bile, a contração da vesícula e a secreção pancreática. Retarda o esvaziamento gástrico
Incretinas (GLP-1)	Glicose	Estimula a secreção de insulina, reduz o glucagon	Efeito trófico nas células β-pancreáticas, retarda o esvaziamento gástrico

DIGESTÃO NA BOCA

Na boca ocorre o importantíssimo processo da mastigação que tritura os alimentos em partículas pequenas, propiciando a deglutição e o contato com as secreções digestivas. A secreção de saliva, em adultos, é de aproximadamente 1.500ml/dia, sendo controlada pelo sistema nervoso autônomo das glândulas salivares. Com pH ao redor de 6,9, a saliva contém a ptialina, que é uma amilase ativa em pH maior que 4,0.

A saliva contém mucinas que são carboidratos ligados aos aminoácidos da cadeia protéica

O pH gástrico é ácido, inibindo a ação da ptialina. Assim, mesmo que possa ainda manter alguma atividade logo que o alimento adentre ao estômago, com o início dos movimentos gástricos, o conteúdo mistura-se e a ação da ptialina é inibida. Assim, a ação da amilase salivar é bastante modesta devido ao pouco tempo de permanência do alimento na boca. Entretanto, essa amilase parece ser importante para a higienização oral pela digestão dos resíduos alimentares que permanecem nos dentes. Outro aspecto da digestão oral é a presença de uma lipase não específica, secretada pelas glândulas serosas sublinguais. É particularmente importante para os lactentes pelo seu papel na digestão da gordura do leite. Este processo pode continuar no estômago, mas parece não ter função significativa no adulto.

Em crianças pequenas, a lipase lingual é importante para a digestão da gordura do leite que contém ácidos graxos de cadeia longa

Entretanto, a saliva em si é extremamente importante pelo seu papel solvente e lubrificante. O primeiro solubiliza os alimentos facilitando seu reconhecimento pelas papilas gustativas e o segundo, realizado pelas mucinas, facilita a mastigação e a deglutição. Pela sua irrigação e algumas substâncias, mantém a cavidade oral limpa e a protege de germes.

DIGESTÃO NO ESTÔMAGO

No estômago, os alimentos sólidos são esmagados e triturados. As proteínas começam a ser digeridas por ação da pepsina, que é secretada pelas glândulas principais do estômago, na forma de um precursor inativo, o pepsinogênio. Por ação do HCl, o pepsinogênio perde parte da cadeia protéica, transformando-se em sua forma ativa, a pepsina, que digere as proteínas em polipeptídeos menores. A presença de HCl e enzimas proteolíticas confere uma forte proteção contra microrganismos ingeridos com a dieta. Ocorre a emulsificação mecânica das gorduras. O estômago também secreta uma lipase mas, semelhante à lipase da boca, é insuficiente para, por si, realizar a digestão das gorduras. Assim, salvo em crianças pequenas, a digestão de gordura acima do intestino é pequena. Além do HCl, pepsinogênio e lipase, que possuem ações digestivas, o estômago secreta outras substâncias. Secreta uma proteína (fator intrínseco) essencial para a absorção da vitamina B_{12}, um hormônio gastrintestinal denominado gastrina que estimula a secreção de HCl e de pepsinogênio, além de estimular a motilidade gástrica e tonificar o esfíncter esofágico inferior. Secreta ainda muco para proteger suas paredes e histamina, que estimula a secreção de HCl. Ao todo, as secreções gástricas atingem 2.000-25.000ml/dia. As secreções gástricas misturadas com alimentos triturados, parcialmente digeridos ou emulsificados formam uma suspensão chamada quimo, que gradativamente passa para o intestino delgado através do piloro. O esfíncter pilórico regula esta passagem contraindo e relaxando, de modo a reter as partículas maiores e permitir a passagem das menores. O conteúdo das refeições influi na velocidade de esvaziamento gástrico. Quanto mais gordurosa, mais lenta é a passagem. As refeições líquidas são esvaziadas mais rapidamente.

Em todo o trato gastrintestinal, células produtoras de hormônios estão dispersas entre as células epiteliais

DIGESTÃO NO INTESTINO DELGADO

O intestino delgado, composto do duodeno, jejuno e ílio, é o principal sítio de digestão de nutrientes. Participam do processo a bile, as secreções pancreáticas e intestinais. O quimo ácido oriundo do estômago entra em contato com essas secreções no intestino, sendo diluído e seu pH neutralizado principalmente pelo bicarbonato secretado pelo pâncreas. Os ácinos pancreáticos secretam várias substâncias, com destaque para as enzimas digestivas. São amilases, proteases, lipases, DNAases e muitas outras que atuarão para completar a digestão de carboidratos, proteínas e gorduras, auxiliadas por enzimas secretadas pelo intestino e pelo importante papel da bile. A bile hepática contém sais biliares, colesterol, fosfolipídios (principalmente lecitina), esteróides, bilirrubina e outras substâncias. Atuam como solubilizantes dos lipídios pouco hidrossolúveis e formam micelas, facilitando a digestão e absorção das gorduras. A secreção intestinal contém enzimas com atividades capazes de hidrolisar os di e tripeptídeos, assim como os dissacarídeos até seus monômeros (Fig. 1.1).

A bile tem função emulsificante e solubiliza a gordura em meio aquoso que, assim, pode ser hidrolisada pela lipase

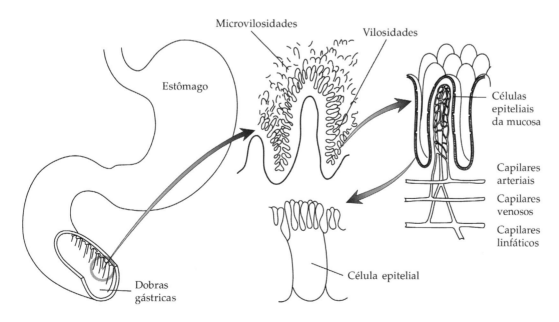

FIGURA 1.1 – Estrutura das vilosidades da mucosa do trato digestório.

Enzimas proteolíticas

As enzimas proteolíticas pancreáticas também são secretadas em forma de seus precursores (tripsinogênio, quimotripsinogênio). Por ação da enterocinase são transformadas em sua forma ativa no lúmen intestinal (tripsina, quimotripsina) que vão hidrolisar os polipeptídeos até di ou tripeptídeos e aminoácidos.

A amilase quebra os grandes carboidratos em oligo ou dissacarídeos. As enzimas da borda em escova dos enterócitos os transformam nos monossacarídeos glicose, galactose e frutose. Os triglicerídeos são metabolizados até ácidos graxos ou monoglicerol.

O trato gastrintestinal e particularmente o intestino delgado secretam vários peptídeos e aminas com efeitos importantes na fisiologia do trato digestório. Gastrina, colecistocinina (CCK), secretina, incretinas, enteroglucagon, somatostatina, neuropeptídeo Y e outros fazem parte deste grupo. Merecem aqui destaque a gastrina, CCK, secretina e incretinas. A gastrina, secretada pelo estômago e duodeno em resposta principalmente à presença de proteínas, além da ação trófica sobre a mucosa dessas vísceras, estimula a secreção de HCl, as secreções digestivas pancreáticas, a produção da bile e a contração da vesícula biliar. A CCK tem sua secreção estimulada pela presença de gorduras e peptídeos ou aminoácidos no duodeno. Incita as secreções digestivas pancreáticas, a produção da bile e a contração da vesícula e ainda promove a liberação dos hormônios pancreáticos. A secretina, produzida no duodeno (principalmente) e ílio em resposta ao quimo mais ácido no primeiro, estimula as secreções alcalinas pancreáticas, aumenta o pH da bile e retarda o esvaziamento gástrico. As incretinas são hormônios liberados pelo trato gastrintestinal em resposta à ingestão de nutrientes, particularmente à presença de glicose, e que, dentre suas funções, aumentam a secreção de insulina pelo pâncreas. As principais incretinas são a GLP-1 (*glucagon-like peptide 1*) e GIP (*glucose-dependent insulinotropic polypeptide*). Por sua ação na produção da insulina glicose-dependente, indução de proliferação nas células β-pancreáticas e resistência à apoptose, as incretinas, particularmente a GLP-1 tem sido bastante estudadas na fisiopatologia do *diabetes mellitus* tipo 2 e, inclusive, utilizada com propósitos terapêuticos nestes pacientes. Os principais efeitos da GLP-1 são: estimula a secreção de insulina, inibe a secreção de glucagon, retarda o esvaziamento gástrico regulando assim, a glicemia, possui efeito trófico nas células β-pancreáticas, ajuda no controle de peso. O GIP, além de estimular a produção de insulina e o trofismo nas células β-pancreáticas, promove o armazenamento de energia e melhora a formação óssea.

As incretinas, particularmente a GLP-1, têm importantes ações na homeostase da glicemia

DIGESTÃO NO INTESTINO GROSSO

No intestino grosso não ocorre propriamente a digestão, conforme a acepção da palavra. Entretanto, é neste local que ocorre a maior atividade bacteriana do trato digestório. As bactérias colônicas podem continuar a digestão de alguns alimentos que resistiram às fases anteriores e produzir alguns nutrientes como vitamina B_{12}, K, riboflavina e tiamina, porém esta contribuição para o estado nutricional é mínima. Os carboidratos não-digeríveis que chegam ao cólon sofrem a fermentação bacteriana, produzindo ácidos graxos de cadeia curta (AGCC) como ácido acético, butírico, propiônico e láctico, além de gases (H_2, CO_2, CH_4, H_2S e outros). Esta fermentação de carboidratos residuais, fibras e aminoácidos é um aporte adicional de energia. Os AGCC, sendo rapidamente absorvidos, aumentam a reabsorção de sódio e reduzem a carga osmótica do cólon. Os AGCC servem de combustível para as células do cólon, estimulando sua proliferação e diferenciação.

Em casos de obstrução do colédoco, há risco para a digestão e absorção intestinal de gordura

A produção excessiva de gases pode levar ao aumento do volume no cólon, e isso causa transtornos como flatulência, desconforto abdominal, dores e ocasionalmente fezes amolecidas. Isto ocorre em quem ingere grande quantidade de fibras, devendo, nestes casos, ser tentada a adaptação gradativa.

Esse mesmo desconforto, porém por vezes muito mais acentuado, pode ocorrer após ingestão de lactose (açúcar do leite), quando não há suficiência da enzima lactase (uma β-galactosidase que hidrolisa a lactose em glicose e galactose). A lactose normalmente é hidrolisada e absorvida no intestino delgado. Quando esta enzima se encontra em quantidade insuficiente, este açúcar não é digerido e segue para o intestino grosso, onde é fermentado pelas bactérias produzindo CO_2, H_2 e ácidos graxos de cadeia curta. Em muitos casos a insuficiência de lactase é relativa, devendo ser tateada a dose tolerada.

ABSORÇÃO INTESTINAL

Até aqui seguimos o percurso dos alimentos ingeridos através do trato digestório e os processos digestivos. Deste percurso originam-se produtos e nutrientes em formas isoladas. Todo este conjunto deve agora sair do trato digestório para alcançar a circulação sistêmica e integrar-se em células específicas e ser utilizado como nutrientes. Não se trata de um filtrado, mas de processos fisiológicos complexos, com efeitos tanto estimuladores como inibidores. O órgão principal da absorção é o intestino delgado, ficando para os cólons apenas água e eletrólitos principalmente. Mas mesmo a água é principalmente absorvida no intestino delgado. Ao longo de um dia, além do material que chega ao intestino delgado, como resultado da ingestão dos alimentos, incluindo os líquidos, cerca de 7-8 litros de secreções são adicionados a esse conjunto. Ao intestino grosso chegam de 500 a 1.500ml (Fig. 1.2).

Fluidos no trato digestório

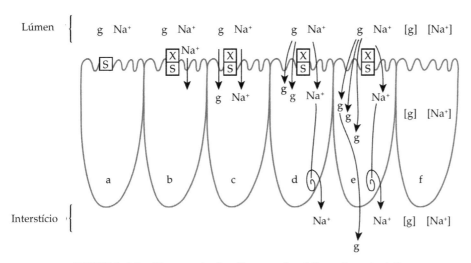

Transporte de glicose

FIGURA 1.2 – Transporte de glicose e de sódio pelo enterócito.

ETAPAS PARA QUE OS NUTRIENTES PASSEM DO LÚMEN INTESTINAL PARA A CIRCULAÇÃO

A mucosa do trato digestório é uma estrutura com muitas dobras, o que aumenta a superfície interna em relação ao comprimento. No intestino delgado essas dobras são intensificadas por projeções, as vilosidades, que por sua vez são revestidas por paliçada de células epiteliais. Estas são ainda mais aumentadas por projeções, que constituem as microvilosidades ou borda em escova. Esse conjunto faz com que a superfície total de absorção aumente cerca de 600 vezes em relação à superfície inicial, criando uma superfície absortiva de cerca de 200 a 250m². O intestino delgado possui também grande reserva funcional e grande capacidade adaptativa. Desta forma, mesmo após consideráveis ressecções ou perdas intestinais, é capaz de manter suas funções absortivas.

As vilosidades aumentam em altura, amadurecem e descamam a cada 24-48 horas

As células epiteliais que revestem toda esta superfície se unem entre si por junções firmes na bordadura apical. Portanto, para que as moléculas sejam absorvidas devem necessariamente atravessar as membranas que envolvem as células epiteliais.

Após refeições de maior ingestão de alimentos, recomenda-se evitar exercícios intensos

O tecido epitelial reveste internamente as dobras da parede gastrintestinal que, por sua vez, revestem internamente o tubo digestório. Observar que na parte central das vilosidades existem capilares de arteríolas e vênulas e um vaso linfático. Pela distensão, durante o processo de digestão, a circulação é estimulada pelo aumento da atividade metabólica. No topo das vilosidades há maior concentração de microvilosidades do que na base.

Durante o processo de maior atividade, a musculatura da mucosa (*muscularis mucosae*) aumenta o número de dobras e sua motilidade, facilitando o trabalho da absorção.

O aumento do volume de sangue que flui para a área mesentérica no período de absorção é expressivo. Assim, devem-se evitar exercícios no período pós-prandial, pois a solicitação muscular de oferta sangüínea para fazer frente á atividade física pode causar problemas circulatórios.

PROCESSOS DE ABSORÇÃO

Os caminhos de passagem podem ser:

O sódio é absorvido por processo ativo primário e a glicose por processo ativo secundário ao sódio

- Atravessando a célula intestinal: passagem transcelular.
- Passando entre as células: passagem paracelular.
- Englobando os nutrientes na membrana celular: por pinocitose.

O caminho principal é o transcelular e um complexo mecanismo envolve esse processo. O transporte pode ocorrer sem gasto energético (difusão), ou com gasto de energia celular (transporte ativo). O mecanismo de difusão pode ser "simples" (a favor de gradiente de concentração e sem necessidade de "carreador") ou difusão facilitada, quando são utilizados canais de proteína (Fig. 1.3).

O transporte ativo básico, fundamental para a maioria dos mecanismos absortivos é o transporte de sódio e glicose

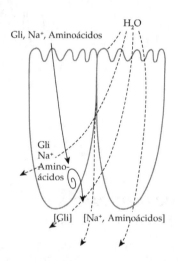

FIGURA 1.3 – Interstício hipertônico dragando a água do lúmen.

O transporte ativo de sódio, favorecendo o transporte ativo secundário de glicose e de L-aminoácidos, torna o meio interno hipertônico em relação ao externo

Outro fator regulador do transporte é a necessidade, ou não, de um veículo "carreador" (ou "transportador") para transpor a membrana da célula. Sempre que há participação de um ou mais carreadores, haverá limitação da velocidade absortiva por saturação dos transportadores, por competitividade entre os nutrientes absorvidos com a ajuda do mesmo transportador. Quando a absorção é por mecanismo ativo, há gasto de energia e necessidade de transportador. Nesse caso, os nutrientes podem ser absorvidos mesmo contra gradiente de concentração. A absorção de glicose, bem como a de outros monossacarídeos, expõe o principal mecanismo básico de absorção.

CARBOIDRATOS

A absorção de glicose, bem como dos outros principais monossacarídeos frutose e galactose, ocorre por meio de três carreadores existentes na membrana luminal das células absortivas intestinais. O primeiro é o co-transporte com o íon sódio, SGLT-1 (*sodium glucose transporter 1* – transportador de glicose e sódio 1) para o qual competem glicose e galactose.

A glicose é transportada para dentro da maioria das células contra um grande gradiente de concentração, processo mediado por um transportador, no qual o movimento da glicose é acoplado ao gradiente de concentração do sódio, que é transportado para o interior da célula ao mesmo tempo. A proteína carreadora responsável pelo transporte tem dois locais de fixação em seu lado externo, um para o sódio e outro para a glicose. A concentração dos íons sódio é muito alta no exterior e muito baixa no interior, o que proporciona a energia para o transporte (proveniente do gradiente de concentração do sódio). O gradiente de concentração do íon sódio é mantido pela Na/K-ATPase.

Em casos de subnutrição prolongada, por falta de matéria-prima, pode ocorrer redução da síntese de carreadores

Essa absorção do sódio, junto com a glicose, explica o porquê, em casos de diarréia sem comprometimento dos mecanismos de absorção, a reidratação oral deve basear-se em soluções isotônicas com sódio e glicose, o que estimula a absorção de fluido. O mesmo ocorre para a hidratação de atletas.

Os dois outros carreadores da borda em escova são independentes do sódio e denominados de GLUT-2 e GLUT-5 (*glucose transporter 2 e 5*) e também são utilizados pela frutose (transporte passivo), principalmente este último. O GLUT-2 também é o responsável pela passagem desses monossacarídeos do enterócito para a circulação sangüínea.

PROTEÍNAS

A absorção de proteínas efetua-se de forma semelhante. Após sofrerem ação da pepsina no estômago, da tripsina, quimotripsina e outras no quimointestinal, os oligopeptídeos são digeridos pelas oligopeptidases da borda em escova. Os aminoácidos são então absorvidos por mecanismo similiar ao dos monossacarídeos, ou seja, com um carreador acoplado ao sódio, em transporte ativo secundário. Existem diferentes proteínas carreadoras para os diferentes aminoácidos.

Absorção de proteínas

GORDURAS

As gorduras, em sua maioria, são formadas por triglicerídeos (cerca de 90%), e o restante, por fosfolipídios, colesterol, esfingolipídios e vitaminas lipossolúveis. Após sofrerem ação das lipases da boca, estômago e, principalmente, intestino, os ácidos graxos e monoglicerídeos são transportados para o interior dos enterócitos, aparentemente também por carreadores. A bile, pela solubilização, desempenha papel fundamental na digestão e absorção das gorduras. A emulsificação favorece a ação das lipases e, uma vez digeridas, os sais biliares formam micelas com os produtos da lipólise. Nas micelas, a parte hidrossolúvel fica voltada para a água e a parte hidrofóbica para seu interior. No interior situam-se monoglicerídeos, colesterol, fosfolipídios e vitaminas lipossolúveis. As micelas então se ajustam às membranas plasmáticas e a gordura passa para o interior da célula. No enterócito, o colesterol é reesterificado, a maior parte dos ácidos graxos livres e monoglicerídeos são transformados em triglicerídeos e juntamente com fosfolipídios e apoproteínas formarão os quilomícrons, uma lipoproteína que transportará as gorduras da dieta para o interior do organismo através da linfa e porteriomente circulação. Na alimentação normal, a quase totalidade das gorduras (acima de 95%) é composta por ácidos graxos de cadeia longa. Os ácidos graxos de cadeia média (8-12 carbonos), por serem menores e mais solúveis, não necessitam dos sais biliares e podem ser absorvidos sem a formação de micelas, sendo que os do enterócito vão para circulação e fígado. Por tais características, podem ser uma opção em certas doenças.

A bile desempenha papel fundamental na digestão e absorção de gorduras

VITAMINAS

Algumas vitaminas são absorvidas por transporte ativo e outras por difusão

As vitaminas lipossolúveis, A, D, E e K, são absorvidas por mecanismo similar ao das gorduras. As hidrossolúveis também são absorvidas no intestino delgado, a maioria por carreadores ou receptores na membrana plasmática da borda em escova. Algumas vitaminas são absorvidas por transporte ativo e outras por difusão facilitada. A vitamina B_{12}, cianocobalamina, necessita estar acoplada a uma glicoproteína secretada pelo estômago (fator intrínseco) para ser absorvida, através de endocitose.

MINERAIS

Enquanto no lúmen intestinal, os minerais sofrem influências das características físico-químicas locais e da composição da dieta, como pH, interação com outros minerais, com outros nutrientes e com ligantes como aminoácidos e açúcares orgânicos (ver adiante fatores que interferem). Alguns são absorvidos via transporte ativo, outros por difusão simples ou difusão facilitada.

Em casos de subnutrição grave, a altura das vilosidades reduz-se por falta de matéria-prima para sua formação e desenvolvimento normal das vilosidades, formando uma estrutura quase plana. Essa situação compromete a absorção normal (Fig. 1.4).

Absorção de minerais pelos enterócitos

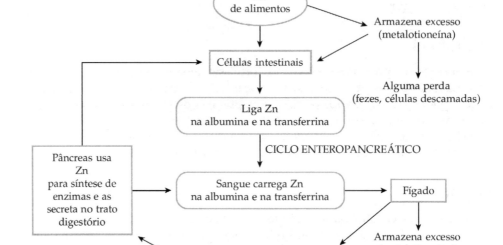

FIGURA 1.4 – Regulação de absorção pelo enterócito.

INTESTINO GROSSO

Fibras e carboidratos não-digeríveis escapam dos processos digestórios

Alguns alimentos, como certas proteínas, carboidratos e peptídeos, escapam dos processos digestivos e, como tal, alcançam o cólon principalmente fibras e carboidratos não-digeríveis e cerca de 500-1.000ml de líquido. Grande parte dessa água é reabsorvida nas porções proximais dos cólons, sendo que 100-200ml são eliminadas nas fezes. O cloreto de sódio é absorvido e o potássio e o bicarbonato são excretados. Se as secreções gástricas e particularidades do quimo conferem uma proteção antibacteriana e uma relativa esterilidade, o intestino grosso é extensamente colonizado. O conteúdo da flora bacteriana pode ser influenciado pelos hábitos alimentares, sendo que vários estudos indicam efeitos salutares na modificação da flora por influência da dieta, fibras, prebióticos e probióticos. Uma dieta baixa em fibras tende a estimular o crescimento de bactérias putrefativas. A ação da flora bacteriana na fermentação dos substratos produz os característicos gases intestinais, os quais também variam de acordo com a alimentação. As fezes são formadas de água (geralmente a maior proporção) e material sólido. Deste, cerca de 1/3 é bactéria morta, e o restante, resíduos orgânicos, material não-digerido e células epiteliais inativas.

ABSORÇÃO INTESTINAL DEPENDE DE OUTROS FATORES

A intensidade de absorção intestinal depende de fatores reguladores que podem tanto favorecer quanto prejudicar a absorção. São eles: a) intraluminais; b) da mucosa; c) corporais.

a) Fatores intraluminais: dependem da forma na qual o nutriente a ser absorvido está no lúmen intestinal, se solúvel ou ligado. Dependem do pH do lúmen e da presença de outros componentes da dieta.
b) Fatores da mucosa: por alterações funcionais ou tróficas da mucosa, da motilidade intestinal; dependem, também, da reserva de nutrientes nas células epiteliais (por saturação na circulação); dependem de receptores do nutriente nas membranas das células epiteliais.
c) Fatores corporais: pelo armazenamento do nutriente e necessidade corporal.

O ferro na forma hemínica passa pela membrana da célula epitelial diretamente do lúmen para o intracelular

Exemplo de fator intraluminal: o HCl do estômago estimula a absorção de ferro por favorecer a solubilidade dos sais de ferro e manter o ferro na forma ferrosa (Fe^{2+}). O Fe na forma hemínica é mais bem absorvido do que quando não ligado ao heme.

Os alimentos contêm substâncias que estimulam ou inibem a absorção.

Como estimulantes podemos citar:

- Vitamina C, favorece a absorção de ferro, por sua ação redutora, transformando Fe^{+3} em Fe^{2+} e também por se ligar ao ferro (quelação) e assim ambos serem absorvidos. A lactose favorece a absorção do cálcio.

Como inibidores podemos citar:

- Presença de oxalatos e fitatos dos alimentos consumidos que podem inibir a absorção de cálcio, de zinco ou de ferro não-heme.

Os vegetarianos ingerem principalmente o ferro não-heme, cuja absorção é menor do que a do ferro heme e também sofre mais interferências relacionadas a outros componentes da alimentação

O mecanismo dessa inibição é a redução da biodisponibilidade, pela formação de complexos pouco solúveis, diminuindo sua disponibilidade e reduzindo o tempo de trânsito intestinal.

Exemplo de fator da mucosa: alterações da mucosa por defeitos anatômicos ou histológicos – redução da superfície absortiva, modificações no tecido epitelial ou da motilidade intestinal.

Exemplo de fatores corporais: quando o ferro corporal está normal, há redução da capacidade de absorver mais ferro por saturação da ferritina, o que impede que mais ferro seja absorvido. Por outro lado, nas anemias por deficiência de ferro, há aumento na capacidade de absorção do ferro.

A absorção de um nutriente pode depender de vários fatores. Um exemplo é o cálcio, que apresenta absorção variável, dependente das necessidades orgânicas, da presença de vitamina D, da idade, além da composição da dieta (fitatos e oxalatos).

Em casos de insuficiência da produção gástrica do fator intrínseco, pode ocorrer deficiência de vitamina B_{12}

FATORES PSICOLÓGICOS

Vimos que todo o processo de digestão e absorção de nutrientes está coordenado por uma complexa interação neuroendócrina disgestiva. Odor, cheiro, aparência, estado emocional, medo, raiva, dor e outros estímulos influenciam os diferentes sistemas, afetando as sensações provocadas pelo alimento, bem como interferindo nas várias funções e secreções fisiológicas do trato digestório.

O PROCESSAMENTO DOS ALIMENTOS MODIFICA A ABSORÇÃO

Processamento de alimentos e absorção

O ferro hemínico apresenta biodisponibilidade maior do que a do ferro não-heme. Entretanto, a cocção prolongada da carne libera parte do ferro da ligação heme, reduzindo sua absorção ao nível de ferro não-heme.

Durante o cozimento, o fitato, potente inibidor da absorção de nutrientes, vai perdendo ligações – fosfato –, transformando-se de hexafosfato de inositol (fitato) em penta, tetra, ou trifosfato, perdendo a capacidade de inibidor.

Outro efeito do processamento de alimentos que pode ser citado é, por exemplo, a gelatinização que facilita a digestão dos carboidratos de massa e grãos cozidos, quando comparados aos crus.

IMPORTÂNCIA DA CONCENTRAÇÃO DO NUTRIENTE NO FLUIDO GASTRINTESTINAL

Veja alguns exemplos:

A vitamina B_{12} é absorvida por um mecanismo ativo

- No caso de insuficiência do fator intrínseco, como veículo do transporte da vitamina B_{12} através da membrana absortiva, ainda é possível ocorrer sua absorção, desde que sua concentração no fluido intestinal seja elevada. Nesse caso, a vitamina consegue ser absorvida por dragagem com a água, a favor de gradiente de concentração. Obviamente que, nesse caso, esta quantidade de B_{12} não virá somente da alimentação, mas de doses extras consumidas como suplemento.
- A vitamina C, amplamente suplementada, tem sua absorção diminuída à medida que se aumenta muito sua administração oral. Com a administração de 100mg, 80-90% é absorvido. Com 1.000mg, cerca de 55% é absorvido, e com 10g, apenas cerca de 20%.

Dessa forma, é importante conhecer a fisiologia do trato gastrintestinal e os mecanismos de digestão/absorção para fazer uma orientação segura ao paciente.

INFLUÊNCIA DO ESTÔMAGO VAZIO

Ingerir substâncias químicas com estômago cheio ou vazio faz diferença? Citaremos dois exemplos: absorção de álcool e de salicilatos (Fig. 1.5).

Absorção do álcool no estômago vazio

O álcool começa a ser absorvido já no estômago. Se a ingestão ocorre com o estômago vazio, cerca de 20% do etanol é rapidamente absorvido para a circulação e alcança o cérebro. Caso contrário, as moléculas pequenas do etanol têm tempo para se misturar com os alimentos e não entram em contato direto com a mucosa gástrica, o que retarda a sua absorção. O consumo de álcool e de gordura em quantidade moderada, tal como a usada em aperitivos, estimula hormônios gástricos e pancreáticos, favorecendo a secreção de HCl e de enzimas digestivas, melhorando as condições da digestão. No estômago, o álcool é metabolizado pela

A aspirina e os alimentos alcalinos

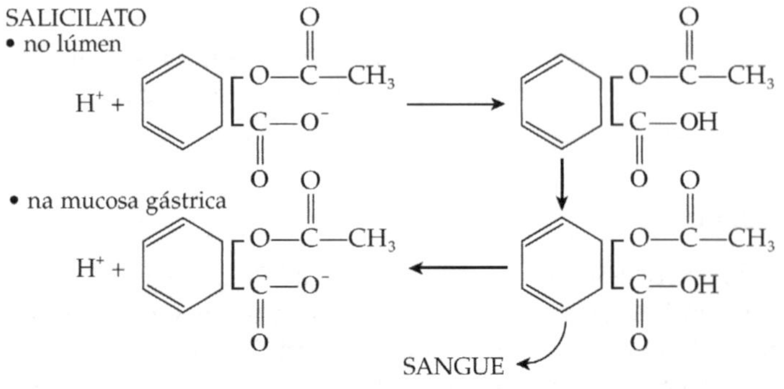

FIGURA 1.5 – Estômago vazio e salicilato.

enzima álcool desidrogenase até acetaldeído e acetil Co-A, reduzindo a quantidade de etanol absorvido diretamente para a corrente sangüínea. Mulheres têm menor capacidade de produzir a enzima álcool desidrogenase e, por isso, geralmente toleram menos o álcool.

Por sua importância, incluímos alguns comentários sobre a absorção de salicilatos usados como analgésicos e para distúrbios cardiovasculares. O salicilato é um ácido fraco insolúvel na mucosa gástrica. Entretanto, em pH ácido, como é o meio gástrico, o ácido salicílico penetra na mucosa gástrica. Lá, pelo pH local se dissocia, liberando íons H^+, que lesarão a mucosa. Entretanto, se o pH gástrico estiver neutro (como após as refeições), o salicilato não consegue penetrar na mucosa passando para o duodeno, onde ele é neutralizado pelo bicarbonato que chega com a secreção pancreática. Por esse motivo, o ácido acetilsalicílico deve ser ingerido com alimentos alcalinos ou com substâncias que tamponem o ácido do estômago.

Ácido acetilsalicílico deve ser ingerido com alimentos alcalinos

INTERAÇÃO DOS NUTRIENTES COM A SAÚDE E A QUALIDADE DE VIDA

O impacto da ciência da nutrição sobre a saúde há muito é reconhecido, porém, nos dias atuais, ganha destaque pela sua importância não só para a saúde, mas também para a sociedade, para os governos e para a economia. Classicamente as ciências nutricionais se voltaram para os quadros carenciais, com o estudo da desnutrição e a identificação dos nutrientes que originam a manifestação principal, cuja administração previne ou cura a doença, como ácido ascórbico e escorbuto, niacina e pelagra e muitos outros. Determinações das quantidades mínimas de nutrientes e recomendações foram postuladas e freqüentemente revisadas de acordo com novos estudos. Paralelamente, houve uma gradativa, porém consistente mudança nos hábitos dietéticos e na atividade física, principalmente nas populações ocidentais. As dietas com grande conteúdo vegetal foram substituídas por alimentos ricos em gorduras, de alta densidade calórica, com grande conteúdo de alimentos de origem animal e gordura saturada. A atividade física foi bastante reduzida. Houve um aumento nas chamadas doenças crônico-degenerativas como obesidade, *diabetes mellitus*, infarto do miocárdio, hipertensão arterial, acidente vascular cerebral e alguns tipos de câncer. Tais doenças não são problemas apenas dos países desenvolvidos, sendo que os países em desenvolvimento também apresentam taxas expressivas e crescentes dessas afecções, segundo a Organização Mundial da Saúde (OMS). Na verdade, tais nações convivem com a dualidade de que parte de sua população tem problemas com a fome e a subnutrição, conquanto aumentam os casos de obesidade e suas co-morbidades, como hipertensão, diabetes e doenças cardiovasculares. Há projeções de que em 2020 quase $1/4$ das mortes ao redor do mundo será proveniente de doenças crônico-degenerativas. Estima-se que o número de diabéticos nos países em desenvolvimento aumentará acima de 2,5 vezes entre 1995 e 2025, saltando de 84 milhões para 228 milhões. O elo entre as mudanças no padrão alimentar e as doenças degenerativas tem sido muito estudado e muitas evidências estabelecidas. Níveis elevados de LDL-colesterol são fator de risco importante para aterosclerose e doença coronariana e estão associados principalmente à maior ingestão de gorduras saturadas e em menor grau à ingestão de colesterol. Ambas as substâncias são encontradas em produtos de origem animal como carnes e laticínios com gordura, sendo seus efeitos geralmente proporcionais à quantidade ingerida. A obesidade abdominal, intimamente relacionada a essa mudança no padrão alimentar e à menor atividade física, está associada a vários efeitos nefastos ao metabolismo e doenças como diabetes tipo 2, hipertensão arterial, aterosclerose, maior incidência de doenças cardiovasculares e mesmo certos tipos de câncer. Com relação ao câncer, existem estudos relacionando determinados alimentos com a maior incidência de doenças neoplásicas, todavia é mais relevante em âmbito populacional e já é bastante consistente, que um padrão alimentar rico em frutas verduras e legumes oferece um efeito protetor

Nutrientes, saúde e qualidade de vida

Projeção para 2020 de que um quarto das mortes no mundo estariam ligadas, direta ou indiretamente, à má alimentação

Câncer e fatores nutricionais

contra essas doenças. A explicação fundamenta-se no fato de o câncer possuir várias fases como ativação, iniciação, promoção e progressão tumoral. Substâncias bioativas nos alimentos vegetais, principalmente antioxidantes, podem interferir nestas fases, impedindo por exemplo que carcinógenos iniciem o processo. Adicionalmente, as pessoas que possuem hábitos dietéticos ricos nestes alimentos tendem a ingerir menos alimentos com potencial nocivo. Acredita-se que fatores alimentares sejam responsáveis por cerca de 30% dos cânceres em países desenvolvidos. Vale ressaltar, com propósitos preventivos, que este efeito só é inferior ao do tabagismo, o hábito de maior poder carcinogênico que existe. Nos países em desenvolvimento, esta influência é de 20%, todavia, é estimado pela OMS que entre 2000 e 2020 o número total de câncer se eleve 29% nos países desenvolvidos e 73% nos países em desenvolvimento.

Essa relação nítida entre hábitos de vida, principalmente padrão alimentar, aliada à menor atividade física, com as doenças crônico-degenerativas (DCD), surge numa fase da humanidade caracterizada por aumento na expectativa de vida e envelhecimento da população mundial. Como exemplo, 30 anos foram acrescentados à expectativa média de vida dos norte-americanos no século passado, sendo esperado para este século que esta expectativa atinja 100 ou mais anos. O aumento na expectativa de vida desse e da maioria dos países acarretará maior concentração de idosos da história da humanidade, com algumas conseqüências óbvias para a saúde e para a sociedade como um todo. Com o envelhecer, naturalmente se eleva a incidência de doenças crônico-degenerativas, algumas de forma exponencial. A natureza dessas doenças, como o nome indica – degenerativas –, prenuncia que não tem cura, necessitando de cuidados e controles constantes ao longo da vida, além de colocar em risco o bem-estar, a auto-independência, a autonomia

As doenças crônico-degenerativas não são passíveis de cura e sim de controle

física, a saúde como um todo e a própria vida. Isso implica alto ônus para o paciente, para a família, para as instituições, para os governos e a sociedade. Assim, a melhor perspectiva para tais doenças são sua prevenção, evitando sua ocorrência ou que ocorra o mais tardiamente possível e, quando isto ocorrer, que seja bem controlada, prevenindo as complicações. Neste aspecto, por todo o acima exposto, ganha destaque o papel dos nutrientes, do hábito alimentar em conjunto com atividade física, na prevenção dessas doenças e no seu melhor controle, quando existentes. A dieta adequada, auxiliada pela movimentação física, é a chave mestra da prevenção da obesidade, do diabetes, da hipertensão arterial, das doenças cardiovasculares, que são as doenças responsáveis pelo maior número de óbitos e de incapacidade física em nosso meio, da osteoporose e do câncer. Esta prevenção

A população mundial está envelhecendo e as doenças crônico-degenerativas aumentam de incidência com o envelhecimento

deve ter início o mais cedo possível, pois estudos indicam que a predisposição para as DCD já se inicia na vida intra-uterina e perdura por toda a vida. Um vez que a alteração ou doença se instala (por exemplo, hipertensão arterial), medicamentos para prevenção ou tratamento (por exemplo, hipotensores) devem ser iniciados, porém jamais deve ser negligenciada a dieta adequada, como muitas vezes acontece na prática clínica. Tal enfoque nutrológico, ou seja, a interação entre medicamento e nutrientes, auxiliados pela atividade física, maximiza o efeito farmacológico propiciando melhores efeitos com menores doses, reduzindo a ocorrência de efeitos adversos e resultando em tratamento mais eficiente, pois melhora a doença e o paciente como um todo.

Nutrogenômica, gene e nutriente

Finalmente, deve ser lembrado um novo campo bastante promissor nas ciências da nutrição, que é a nutrogenômica. Esta ciência estuda a interação entre os nutrientes e a expressão gênica. Os genes definem as oportunidades de saúde e a suscetibilidade às doenças. Fatores ambientais definem qual indivíduo suscetível geneticamente adquirirá a doença. Os nutrientes fazem parte destes fatores ambientais, sendo que em muito casos, talvez na maioria deles, a interação gene-nutriente é o fator crucial. Um exemplo são as DCD. A inflamação é o mecanismo central de muitas DCD, estando presente na aterosclerose, na doença coronariana, na doença de Alzheimer e outras. Diferenças na resposta inflamatória parecem influenciar o curso da doença e, assim, diferenças na expressão genética das proteínas que regulam a interleucina-1 parecem modificar a apresentação de DCD. Alguns nutrientes possuem efeitos na expressão gênica e, assim, a possibilidade de regular a inflamação nas pessoas suscetíveis à DCD, através da modulação da resposta inflamatória de alguns genes, oferece à ciência da nutrição uma das mais promissoras perspectivas na prevenção e controle das doenças crônicas que tendem acometer e prejudicar, muitas vezes gravemente, as pessoas agraciadas com uma sobrevida maior. Talvez, em um futuro não muito distante, mais do que nunca, uma frase, em parte já proferida, será tão verdadeira:

A dieta que as pessoas comem define, em larga extensão, sua saúde e sua qualidade de vida. Hábitos como tabagismo e atividade física modificam esse resultado para pior ou para melhor.

Doenças crônico-degenerativas

AGORA VOCÊ JÁ DEVE SABER

- Os alimentos são processados no trato digestório.
- As enzimas digerem as macromoléculas de carboidratos, proteínas e gorduras.
- Os nutrientes liberados das macromoléculas passam do trato digestório para a circulação.
- Minerais e vitaminas podem ser aproveitados como estão nos alimentos.
- Diversos fatores interferem na absorção intestinal, diminuindo-a ou estimulando-a.
- A digestão e a absorção são fases do complexo sistema de utilização dos nutrientes.

QUESTÕES PARA REFLEXÃO

1. Como os alimentos ingeridos se deslocam ao longo do trato digestório?
2. Como é a digestão dos alimentos ao longo do trato digestório? Descreva.
3. O que vai ser absorvido para a circulação?
4. A absorção, o que é e como procede?
5. Quais os mecanismos de absorção conhecidos?
6. Por que é importante conhecer os mecanismos de absorção dos nutrientes?
7. Quais os fatores que podem modificar a absorção de nutrientes?
8. O que são as incretinas?
9. Você acha que os fitatos dos alimentos tiram seu valor nutricional? Em todos os casos?

APLICANDO O QUE VOCÊ APRENDEU

1. Anote sua ingestão de alimentos de um dia, incluindo todas as refeições. Consulte uma tabela de composição de alimentos e analise:
    - Seqüência da digestão.
    - Fatores estimulantes e inibidores da absorção.
2. Prepare uma lista das principais enzimas digestivas, substratos e produtos.
3. Prepare uma lista de hormônios gastrintestinais, local de secreção, estímulos e principais efeitos (para um trabalho mais completo, consultar livros atualizados de fisiologia).

BIBLIOGRAFIA UTILIZADA PARA EDIÇÃO DO TEXTO

- Alvarez-Leon EF et al. Dairy products and health: a review of the epidemiological evidence. Br J Nutr 2006;96(Suppl 1):S94-9.
- Baggio LL, Drucker DJ. Biology of incretins: GLP-1 and GIP. Gastroenterology 2007;132(6):2131-57.
- Baggio LL, Drucker DJ. Therapeutic approaches to preserve islet mass in type 2 diabetes. Annu Rev Med 2006;57:265-81.
- Beyer PL. Digestion, Absorption, Transport, and Excretion of Nutrients in Krause's Food, Nutrition, and Diet Therapy. 11th Elsevier; 2003.
- Bondareto VM et al. Microecological aspects of small intestinal bacterial overgrowth syndrome. Zh Mikrobiol Epidemiol Immunobiol 2006;(6):57-63.
- Chen J et al. Mechanisms and kinetics of uptake and efflux of L-methionine an intestinal epithelial model. J Nutr 1994;124(10):1907-16.
- De Angelis RC et al. Enhanced active transport of glutamic acid by the isolated small intestine of protein deprived rats. J Ind Nutr Dietetic 1983;16:377-83.
- De Angelis RC. Cassava action on protein retention in calcium supplied diets. Nutrition International 1987;3:1-5.
- De Angelis RC. Modelos experimentais para estudo da desnutrição – Tese para Livre Docente. Fac. Enfermagem, USP (São Paulo); 1975.
- De Angelis RC. Nutrition – physiology link – need to increase the basic research. Arch Gastroent 1995;32(1): 35-9.
- De Angelis RC. A kinetic study of the intestinal absorption of calcium in rats. Brazilian J Med Biol Res 1991;24:215-7.
- De Angelis RC. Contribuição ao estudo dos mecanismos de absorção intestinal. Tese Doutorado, Fac. Medicina, USP (São Paulo, SP); 1968.
- De Angelis RC. Realidade lactose versus lactase – Ciência e Tecnologia 1987;7:58-9.
- De Angelis RC et al. Mineral elements in the basic Brazilian food. Nutr Res 1981;5: 969-81.
- De Angelis RC. The effect of maturation and source of dietary protein on the capacity of small intestine to hydrolyse lactose in rats. Nutr Res 1988;8:413-20.
- De Angelis RC et al. Biodisponibilidade de ferro – Temas de Pediatria, 1993;52(9):1-53. Nestlé – Informação Científica.
- De Angelis RC. Vitaminas. In: Valle LBS et al. Farmacologia Integrada. vol. 2. São Paulo: Atheneu; 1991. p 1071-88.
- Drucker DJ. Enhancing incretin action for the treatment of type 2 diabetes. Diabetes Care 2003;26(10):2929-40.
- Dutra-de-Oliveira JE, Marchini JS. Drinking water as an iron carrier in Brazil. Arch Latinoam Nutr 2006;56:304-5.
- Dutra-de-Oliveira JE, Marchini JS. Drinking water as an iron carrier to control iron deficiency. Nutrition 2006;22: 7592-853.
- Dwyer J. Starting down the right path: nutrition connections with chronic diseases of later life. Am J Clin Nutr 2006;83(2):415S-20S.
- Ellis PR et al. A physico-chemical perspective of plant polyssacharides in relation to glucose absorption, insulin secretion and the entero-insular axis. Proc Nutr Soc 1996;55:881-98.
- Erickson RH, Kim YS. Digestion and absorption of dietary protein. Annu Rev Med 1990;41:133-9.
- Young JA et al. Função do Trato Gastrintestinal in Tratado de Fisiologia. 4ª ed. Rio de Janeiro: Guanabara Koogan; 2003 (trad 2006).
- Hernell O et al. Physical-chemical behaviour of dietary biliary lipids during intestinal digestion and absorption. Biochemistry 1990;29(8):2041-56.
- Kien CL. Digestion absorption and fermentation of carbohydrates in the newborn (Humans). Clin Perinatol 1996;23(2): 211-28.
- Kornman KS. Interleukin 1 genetics, inflammatory mechanisms, and nutrigenetic opportunistic modulate diseases of aging. Am J Clin Nutr 2006;83(2):475S-83S.
- Lentze MJ. Molecular and cellular aspects of hydrolysis and absorption. Am J Clin Nutr 1995;4(Suppl.):946-51.
- Levin RJ. Digestion and absorption of carbohydrates. Am J Clin Nutr 1994;59(Suppl 3):690-8.
- Marteau P et al. Intestinal absorption of lactose. Br J Nutr 1990;64(1):71-9.
- Norman AW. Intestinal calcium absorption. Am J Clin Nutr 1990;51(2):290-300.
- Nuñez MT et al. Role on redox systems on Fe^{3+} uptake. Am J Physiol 1994;267(6Pt 1):1582-8.
- Oguido A. Estudo cinético da absorção intestinal de cálcio – Tese Doutorado. Fac. Ciências Farmacêuticas, USP. São Paulo; 1989.
- Orozco GA. Estudo clínico do ar pulmonar expirado após ingestão de lactulose. Tese de Mestrado, apresentada no Instituto de Ciências Biomédicas, USP, São Paulo; 1987.
- Pappenheimer JR. On coupling of membrane digestion with intestinal absorption of sugars and aminoacids. Am J Physiol 1993;265(3,1):409-17.
- Rastall RA. Bacteria in the gut: friends and foes and how to alter the balance. J Nutr 2004;134(8 Suppl):2022S-6S.
- Silva CE. Transportadores de Glicose: Tecidos Dependentes e Independentes de Insulina. 2005. www6.ufrgs.br/bioquimica/posgrad/BTA/transp_glicose.pdf.
- Tejchmann R, Stremmel W. Iron uptake by human upper small intestine facilitated transport. J Clin Invest 1990;86(6):2145-53.
- Terra ICM. Estudo e características cinéticas da atividade lactase intestinal de animais jovens mantidos com dietas diferentes. Tese de Doutorado. Instituto de Ciências Biomédicas. São Paulo: USP; 1989.
- Thompson AB et al. Lipid absorption passing trough the unstirred layers. Can J Physiol Pharmacol 1993;71(8):531-44.
- Wilson FA. Modern approaches to bilis transport proteins. Hosp Pract 1990;25(4):95-9.
- World Health Organization. Diet, Nutrition and the Prevention of Chronic Diseases, Report of a Joint WHO/FAO Expert Consultation. Geneva; 2003.

LEITURAS ADICIONAIS

- Bjorck I et al. Food properties affecting the digestion and absorption of carbohydrates. Am J Clin Nutr 1994/59(Suppl. 3):699-705.
- Geriieke D et al. Calcium excretion, apparent calcium absorption and calcium balance in young and elderly subjects. Bri J Nutr 1997;77(5):703-20.
- Johnson LR. Physiology of the gastrintestinal tract. New York: Raven Press; 1994.
- Molla AM. Effect of antibiotics on food intake and absorption for children with diarrhea due to Shigella. Rev Infect Dis 1991;13(Suppl. 4):347-50.
- Norman AW. Intestinal calcium absorption: a vitamin D-hormone-mediated adaptive response. Am J Clin Nutr 1990;51(2):290-300.
- Oliveira JED et al. Methionine supplementation of soya products: effects on nitrogen balance parameters. Arch Latinoam Nutr 1998;48:35-9.
- Pappenheimer JR. On coupling of membrane digestion with intestinal absorption of sugars and aminoacids. Am J Physiol 1993;265(3):409-17.
- Spiller RC. Intestinal absortive function. Gut 1994;35(Suppl. 1):5-9.
- Teichmann R, Stremmel W. Iron uptake by human upper small intestine. J Clin Inv 1990;86(6):2145-53.

FOCUS

CONSUMO DE ARROZ E FEIJÃO PELA POPULAÇÃO BRASILEIRA. ABSORÇÃO DE NUTRIENTES COMO FERRO E ZINCO

Sabe-se que a presença de inibidores da absorção intestinal nos alimentos pode prejudicar a absorção intestinal de alguns nutrientes, como zinco e ferro. Habitualmente, a população brasileira costuma ingerir arroz e feijão, ricos em fibras e fitatos. É de se presumir um comprometimento significativo da biodisponibilidade do ferro e do zinco.

Entretanto, como esses alimentos são cozidos, em especial o feijão que é preparado por tempo prolongado e, geralmente, após um período de imersão em água, o hexafosfato de inositol (fitato) vai perdendo suas ligações fosfatídicas, transformando-se de hexafosfato para penta, tetra e trifosfato. Essas formas vão reduzindo o poder de inibição da absorção intestinal.

Um outro fator a considerar, geralmente negligenciado, é o poder de adaptação do ser humano às diferentes situações nutricionais. Em investigação da absorção intestinal de ferro em humanos, foi verificado que as fibras tinham atuação prejudicial na absorção de ferro, especialmente entre indivíduos não habituados a seu consumo. A explicação para isso é a adaptação fisiológica ao consumo de fibra.

O fato é que nossa população, desde que tenha um consumo adequado, em quantidade e qualidade de nutrientes, responde bem. Portanto, apesar de ingerir muita fibra e fitatos, seja pelo processamento dos alimentos, seja por uma adaptação fisiológica, os efeitos inibidores pela fibra e fitato acabam desaparecendo e também são compensados pela composição global da dieta.

Os efeitos inibidores serão maiores em dietas limitantes em quantidade ou qualidade.

de Angelis R. Ciências Nutricionais. 1ª ed.; 1998.

Avaliando seus conhecimentos

• As recomendações alimentares foram definidas para indivíduos sadios e doentes?
• Necessidades nutricionais podem ter o mesmo significado de recomendações nutricionais?
• Quais são as diferenças entre os diversos valores de referência para a ingestão de nutrientes?
• Quais são os objetivos de se criar guias de alimentação?
• Devemos ingerir que quantidade dos alimentos e de quais alimentos?
• Quantas refeições deveremos fazer ao longo do dia?

CAPÍTULO 2

Seleção de uma Alimentação Saudável

Rosane Pilot Pessa Ribeiro

Como devemos selecionar os alimentos que precisamos ingerir para obter uma alimentação saudável? Essa seleção não deve basear-se apenas nos tipos de alimentos, mas também na quantidade necessária para suprir nosso organismo de todos os nutrientes que ele precisa para funcionar adequadamente.
Pensando nessas questões, as recomendações nutricionais foram definidas para orientar as pessoas sadias nas quantidades necessárias dos vários nutrientes. Porém, só isso não basta. Precisamos saber de quais alimentos tirar ou obter esses nutrientes e, para isso, foram criados os guias alimentares. Estes consistem de normas e orientações para conseguir uma alimentação quantitativa e qualitativamente saudável. Além disso, eles apontam aspectos importantes da alimentação como o local das refeições, a prática de atividade física e até o custo para se obter os melhores alimentos do ponto de vista nutricional e que não necessariamente implique gastar mais para isso. Ao longo deste capítulo são abordados todos esses aspectos com a finalidade de mostrar como deve ser a seleção de uma alimentação saudável.

Aspectos gerais

A seleção dos alimentos depende de fatores culturais, sociais, emocionais, além dos aspectos nutritivos

A população, de forma geral, tem-se interessado mais pela Nutrição e pela Alimentação

INTRODUÇÃO

Antes mesmo de se descobrir a influência dos alimentos na manutenção da nutrição/saúde, algumas regras simples foram traçadas a fim de se fazer escolhas alimentares apropriadas. Hoje, com a obtenção de conhecimentos mais profundos sobre a necessidade de vitaminas e minerais e a interação entre eles com o balanço de carboidratos, proteínas e gorduras na alimentação, a orientação alimentar tornou-se um assunto mais complexo.

Os guias para a obtenção de uma alimentação saudável são baseados no consenso sobre nossas necessidades de vários nutrientes, a disponibilidade de dados sobre composição de alimentos e o conhecimento da prevalência de práticas alimentares e a influência que as suporta.

No entanto, o que e quanto comer não são decisões simples para muitas pessoas. Fatores como preferências, hábitos familiares e culturais, relações psicológicas, custo e disponibilidade dos alimentos, processos de doença e função gastrintestinal afetam o consumo de alimentos em um indivíduo.

Uma ampla relação de assuntos sobre nutrição veiculados na mídia – rádio, TV, jornais, revistas e anúncios – reflete a clara evidência do interesse público sobre o que deve ser ingerido para se obter uma boa nutrição. Curiosidade sobre o conteúdo calórico dos alimentos, sódio, cálcio, colesterol, gordura e açúcar e como eles exercem influência sobre o estado nutricional estão sendo mais discutidos e divulgados.

Neste texto, abordaremos o papel da educação nutricional no auxílio das seleções alimentares mais adequadas e saudáveis e, entendendo o porquê da necessidade de vários nutrientes, compreenderemos algumas questões básicas como:

1. Quanto de um nutriente particular nós necessitamos?
2. Onde poderemos obter esse nutriente?
3. Quanto as pessoas relacionam seus alimentos a fim de encontrar suas necessidades nutricionais?

Para auxiliar na melhor compreensão das discussões sobre essas questões, será necessário familiarizar-se com recomendações, guias alimentares e orientações nutricionais gerais, para garantir uma alimentação saudável e adequada, melhor nutrição e, conseqüentemente, melhores condições de educação, saúde e trabalho.

DETERMINAÇÃO DAS RECOMENDAÇÕES NUTRICIONAIS

Segurança alimentar nacional

Uma vez estabelecido que os nutrientes desempenhem papel fundamental no organismo e que, portanto, é essencial à nutrição humana, uma questão importante é determinar o quanto cada pessoa necessita de um nutriente específico. O primeiro passo para responder a essa pergunta veio em meados da década de 1940, com o crescente reconhecimento de que a ciência da nutrição, por fornecer a base científica na qual se podem fazer escolhas alimentares, poderia contribuir para a segurança alimentar e nutricional.

Comitê de alimentação e nutrição dos Estados Unidos

Em 1941, 25 cientistas americanos compuseram o primeiro Comitê de Alimentação e Nutrição do Conselho de Pesquisa Nacional (*Food and Nutrition Board of the National Research Council*). A eles foi requisitado examinar a informação disponível sobre necessidades nutricionais, para decidir se poderiam ser feitas recomendações para o público sobre a qualidade de vários nutrientes necessários para manter a nutrição da maioria da população.

Uma vez decidido que havia informação disponível adequada, esse grupo iniciou o estabelecimento de padrões alimentares que pudessem ser usados para avaliar a ingestão alimentar de grandes grupos populacionais e fornecer um guia racional para a prática alimentar e para o planejamento da produção agrícola. Eles concordaram que não havia base científica sobre as necessidades nutricionais para propor recomendações específicas e que o padrão deveria refletir necessidades mínimas. Os membros do Comitê acreditavam que era necessário fazer a melhor estimativa possível, mesmo que os padrões que eles propusessem pudessem ser considerados imprecisos.

A deliberação do Grupo de Estudos dos Estados Unidos resultou na publicação das Quantidades de Nutrientes Sugeridas na Alimentação – QNSA (*Recommended Dietary Allowances* – RDA, 1943). Eles fizeram sugestões a respeito da quantidade de energia de oito nutrientes para a população saudável americana. O termo "quantidades recomendadas" foi propositadamente escolhido (em vez de "necessidades") para enfatizar que as QNSA não são decisões finais, necessitando de atualizações periódicas, quando mais dados se tornarem disponíveis. Desde sua criação, as QNSA foram revistas nove vezes, a mais recente ocorrida em 1989. Essas recomendações representam as quantidades de certos nutrientes que se acredita serem suficientes para satisfazer as necessidades nutricionais conhecidas para praticamente todas as pessoas saudáveis dos Estados Unidos.

Quando aconteceram, pela primeira vez, as sugestões nutricionais. QNSA-RDA

Devido às variações nas necessidades em relação à idade, sexo e tamanho corporal, os cientistas classificaram a população maior de 10 anos de idade de acordo com o sexo, incluindo gestantes e lactantes. As recomendações não representam a média das necessidades, que seria adequada apenas para a metade da população, mas foram estabelecidos aproximadamente dois desvios-padrão acima da necessidade média, que atende 97,5% da população.

Critérios definidos para se chegar às quantidades dos nutrientes que devem ser ingeridos

A figura 2.1 inclui também uma margem de segurança para levar em conta perdas de nutrientes que podem ocorrer no cozimento e armazenamento de alimentos e a variação das necessidades na população. Outros fatores considerados foram a estabilidade dos nutrientes, a capacidade corporal de armazenar (reservas) o nutriente, a faixa das necessidades observada, a disponibilidade dos nutrientes na dieta norte-americana, os perigos de uma ingestão excessiva e as dificuldades envolvidas no estabelecimento de valores exatos.

A quem se destinam as recomendações nutricionais

Essas recomendações foram usadas para planejar campanhas nutricionais americanas para grupos populacionais. Obviamente, se a ingestão alimentar de um grupo supre as QNSA, a quantidade disponível poderia ser um excesso das necessidades de praticamente todos do grupo.

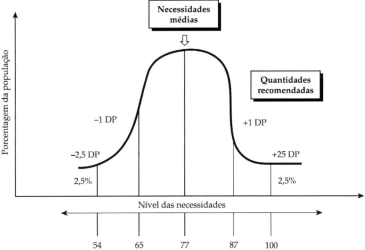

Margem da segurança das quantidades recomendadas

FIGURA 2.1 – Determinação das necessidades nutricionais.

Similarmente quando elas são usadas para avaliar a ingestão usual de um indivíduo, deve ser lembrado que podem ser altas para a maioria das pessoas de mesmo sexo e idade. Assim, uma pessoa que não tenha ingestão no nível recomendado, não será necessariamente deficiente em um nutriente. Contudo, quanto mais a ingestão cair abaixo do nível estipulado pelas QNSA, maior será o risco de

Variação de necessidades e de recomendações

haver uma deficiência marginal. É possível também que um pequeno segmento da população possa ter necessidades maiores do que as quantidades sugeridas, contudo, isso é raro, a menos que haja um problema de nutrição que provoque aumento das necessidades, perdas excessivas ou baixa absorção de um nutriente.

A tarefa de determinar padrões alimentares não é tão fácil e, para alguns nutrientes, poucas informações estão disponíveis, especialmente para avaliar diferentes necessidades de acordo com a idade e o sexo. Para outros nutrientes, os cientistas não estão certos sobre como interpretar a informação, ainda, para outros, há ampla variedade das necessidades individuais, o que torna difícil chegar a um valor (curva) aceitável. Os dados nos quais os julgamentos são baseados foram obtidos de:

Como foram obtidos os dados

1. Pesquisas sobre alimentos e nutrientes ingeridos por um grande número de indivíduos aparentemente normais.
2. Pesquisas que incluíram tanto a ingestão alimentar quanto a avaliação do estado nutricional.
3. Experimentos metabolicamente controlados com número limitado de indivíduos.
4. Estudos relevantes em várias espécies de animais.
5. Informações epidemiológicas sobre alimentação e doenças na população.

INGESTÕES DIETÉTICAS DE REFERÊNCIA – DRIs

A partir de 1990, iniciou-se uma série de discussões e adaptações das recomendações nutricionais, com a Sociedade Brasileira de Alimentação e Nutrição, adaptando esses parâmetros para a população brasileira.

Revisão das recomendações nutricionais

Em 1997, o *Food and Nutrition Board/Institute of Medicine* deu início ao desenvolvimento de um conjunto de valores de referência para a ingestão de nutrientes (*Dietary Reference Intakes – DRIs*) a serem utilizados no planejamento e na avaliação de dietas de indivíduos e populações saudáveis em substituição as RDAs publicadas até então. Constituem-se, assim, na mais recente revisão dos valores recomendados para nutrientes e energia adotados pelos Estados Unidos e Canadá, publicados na forma de relatórios parciais elaborados por comitê de especialistas. Além da atualização de cotas dietéticas recomendadas, esse conjunto de publicações apresenta um novo sistema de aplicação das quatro categorias de valores de referência para avaliação e planejamento de consumo, além de rotulagem e fortificação de alimentos. Os novos conceitos foram elaborados a partir da incorporação dos resultados acerca do aumento do risco de desenvolvimento de doenças crônicas não-transmissíveis, sob influência da alimentação, além da abordagem clássica sobre os efeitos de carência. Essas categorias são:

Novos valores de referências para as recomendações nutricionais

Estimated Average Requirement – **EAR (Necessidade Média Estimada – NME)**: representa o valor mediano de ingestão de um nutriente estimado para cobrir a necessidade de 50% dos indivíduos saudáveis em determinada faixa etária, estado fisiológico e sexo. Coincide com a média de ingestão quando a distribuição é simétrica.

Recommended Dietary Allowances – **RDA (Quota Diária Recomendada – QDR)**: nível de ingestão alimentar suficiente para cobrir as necessidades de quase todos os indivíduos saudáveis (97 a 98%) em determinada faixa etária, estado fisiológico e sexo. Não deve ser utilizada para o planejamento e avaliação da alimentação de indivíduos ou grupos, mas sim como meta de ingestão alimentar.

Quando o desvio-padrão da necessidade média estimada (EAR) é conhecido e apresenta distribuição normal, é possível obter o valor da RDA da seguinte forma:

$$RDA = EAR + 2DP_{EAR}$$

Se os dados sobre a variabilidade nas necessidades são insuficientes para o cálculo do desvio-padrão (DP), utiliza-se o coeficiente de variação (CV EAR) de 10 a 15% no cálculo do RDA, ou seja:

$$\text{RDA} = \text{EAR} + 2\,(\text{EAR} \times 0{,}1) \text{ ou } \text{RDA} = 1{,}2 \times \text{EAR ou}$$
$$\text{RDA} = \text{EAR} + 2\,(\text{EAR} \times 0{,}15) \text{ ou } \text{RDA} = 1{,}3 \times \text{EAR}$$

Adequate Intake – **AI (Ingestão Adequada)**: nível de ingestão de nutrientes a ser utilizado quando não houver dados suficientes para estabelecer a EAR e, portanto, a RDA. Esse valor é baseado em níveis de ingestão derivados experimentalmente ou por aproximações da média de ingestão do nutriente por um grupo (ou grupos) de indivíduos aparentemente saudáveis, que mantêm o estado nutricional definido ou determinado critério de adequação. Espera-se que a AI exceda a RDA para um critério específico de adequação e, na ausência de RDA, a AI é utilizada como meta de ingestão individual, salientando-se sua limitação para avaliação de dietas.

> Ingestão adequada

Tolerable Upper Intake Level **(UL)**: nível mais alto de ingestão diária de nutrientes isento de risco de efeitos adversos à saúde para quase todos os indivíduos de uma população. Esse valor, portanto, não é um nível de ingestão recomendável, uma vez que os benefícios do consumo de nutrientes acima das RDAs ou AIs são questionáveis. Na utilização do UL para averiguar a suspeita de ingestão excessiva de nutriente, os profissionais devem considerar alguns parâmetros, tais como fonte do nutriente, estado fisiológico do indivíduo e período de tempo de ingestão habitual elevado do nutriente.

> Nível mais alto de ingestão isenta de riscos

Na figura 2.2 está representado o modelo para os valores de referência da alimentação. Nota-se que a necessidade média estimada (EAR) é o nível de ingestão cujo risco de inadequação é de 0,5 (50%). Já a quota dietética recomendada (RDA) é o nível de ingestão cujo risco de inadequação é muito pequeno (2 a 3%). Os riscos de inadequação ou excesso aproximam-se de zero quando o nível de ingestão se situa entre a RDA e o nível de ingestão máxima tolerável (UL). Quanto mais o nível de ingestão ultrapassar o máximo recomendado (UL), maior será o risco de efeitos adversos. A ingestão adequada (AI) pode não ter uma relação consistente com o EAR ou a RDA, uma vez que é estabelecida quando não se conhece a necessidade, mas estima-se que seu valor esteja próximo ou acima da RDA.

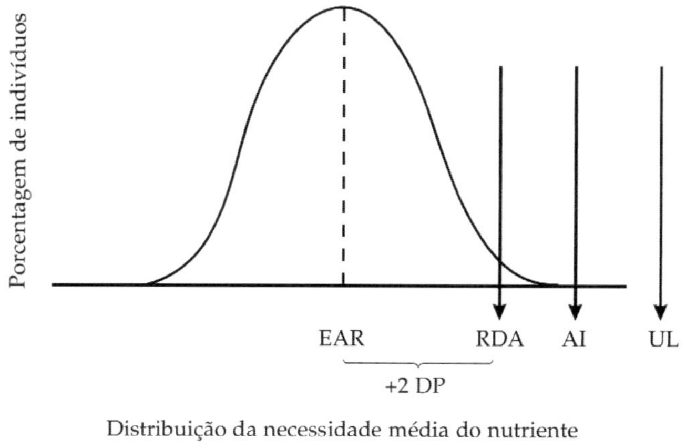

> EAR, RDA, AI e UL

FIGURA 2.2 – Modelo para os valores de referência. EAR = necessidade média estimada; RDA = ingestão dietética recomendada; AI = ingestão adequada; UL = nível máximo tolerável de ingestão.

APLICAÇÃO DAS DRIs PARA AVALIAÇÃO DA ADEQUAÇÃO DE INGESTÃO DOS NUTRIENTES

Apesar do enorme avanço no estabelecimento desses novos parâmetros para a avaliação da ingestão de nutrientes, sua utilização, na prática, não tem sido uma tarefa tranqüila. A incorporação do conceito de risco, visto como medida de incerteza originada pelas fontes de variabilidade decorrente de qualquer levantamento

> Novos micronutrientes incluídos nas recomendações nutricionais

dietético, suscita para o cuidado na interpretação de resultados tanto individuais como populacionais. Outras novidades incorporadas incluem a substituição do termo "faixas etárias" por "estágios da vida", a definição de antioxidante alimentar e a modificação de algumas unidades para a vitamina E, folato e vitamina A. Além disso, micronutrientes como arsênico, boro, níquel e vanádio foram incluídos, mesmo que de forma incipiente e com níveis de recomendação ainda desconhecidos.

Assim, o valor correto de referência deve ser usado para o propósito a que se destina, quer para o planejamento, quer para a avaliação da alimentação, tanto de maneira individual como coletiva.

Considerações dos valores de referência para análise individual

Para indivíduos, considerar:

EAR – utilizada para determinar a probabilidade de a ingestão habitual do nutriente estar inadequada.

RDA – a ingestão habitual do nutriente neste nível ou acima dele tem pequena probabilidade de estar inadequada.

AI – a ingestão habitual do nutriente neste nível ou acima dele tem pequena probabilidade de estar inadequada.

UL – a ingestão habitual neste nível coloca o indivíduo em risco de ocorrência de efeitos nocivos à saúde.

Considerações dos valores de referência para análise populacional

Para grupos de indivíduos, considerar:

EAR – utilizada para determinar a prevalência de inadequação de ingestão do nutriente em determinado grupo de indivíduos.

RDA – não deve ser utilizada para avaliar a ingestão de grupos.

AI – a ingestão habitual do nutriente neste nível ou acima dele significa provavelmente baixa porcentagem da população com ingestão inadequada do nutriente.

UL – utilizada para estimar a porcentagem da população em risco potencial de efeitos adversos decorrentes do excesso de ingestão do nutriente.

Para fazer a estimativa quantitativa da adequação da ingestão habitual do nutriente, deve ser considerado o valor do EAR quando estiver disponível. Apesar de o valor de RDA ser a meta de ingestão individual, seu uso é recomendado para esta finalidade. No caso de apenas o valor de AI ser conhecido, a análise da ingestão ficará limitada apenas se este valor estiver acima da AI ou não, com determinado nível de confiança. Se a ingestão estiver abaixo da AI, nenhuma conclusão poderá ser feita.

Diante dessas considerações, a análise da adequação da ingestão alimentar utilizando os métodos propostos baseados nas DRIs deve ser feita com bastante cautela e com critérios metodológicos bem definidos e apropriados. É importante que a avaliação nutricional do indivíduo inclua, sempre que possível, outros parâmetros de natureza clínica ou bioquímica para um diagnóstico nutricional mais confiável.

A análise da ingestão alimentar deve ser complementada com outros parâmetros de avaliação para um diagnóstico mais abrangente e efetivo

As tabelas 2.1 a 2.7 mostram os valores de referência das quatro categorias publicadas entre 1997 e 2005, reunindo valores de EAR e RDA (ou AI*, em negrito e com asterisco), além dos valores de UL. Vale lembrar que *Dietary Reference Intakes* e *Adequate Intake* podem ser usadas indistintamente como metas de ingestão para indivíduos. Já as *Recommended Dietary Allowances* foram estabelecidas para atender à necessidade de praticamente todos os indivíduos do mesmo sexo e estágios de vida.

NUTRIÇÃO E ALIMENTAÇÃO SAUDÁVEL: ALGUMAS CONSIDERAÇÕES

Nutrição é a ciência que estuda os alimentos, seus nutrientes, bem como sua ação, interação e balanço em relação à saúde e à doença, além dos processos pelos quais o organismo ingere, absorve, transporta, utiliza e excreta os nutrientes.

TABELA 2.1 – Recomendações nutricionais[a,b] destinadas para a manutenção da boa nutrição de pessoas saudáveis nos EUA.

Categoria ou condição	Idade (anos)	Peso[c] kg	Peso[c] (lb)[h]	Altura[c] (cm)	Altura[c] (in)[i]	Proteína (g)	Vitamina A (µg RE)[d]	Vitamina D (µg)[e]	Vitamina E (mg α-TE)[f]	Vitamina K (µg)	Vitamina C (mg)	Tiamina (mg)	Riboflavina (mg)	Niacina (mg NE)[g]	Vitamina B₆ (mg)	Folato (µg)	Vitamina B₁₂ (µg)	Cálcio (mg)	Fósforo (mg)	Magnésio (mg)	Ferro (mg)
Lactentes	0-0,5	6	13	60	24	13	375	7,5	3	5	30	0,3	0,4	5	0,3	25	0,3	400	300	40	6
	0,5-1	9	20	71	28	14	375	10	4	10	35	0,4	0,5	6	0,6	35	0,5	600	500	60	10
Crianças	1-3	13	29	90	35	16	400	10	6	15	40	0,7	0,8	9	1,0	50	0,7	800	800	80	10
	4-6	20	44	112	44	24	500	10	7	20	45	0,9	1,1	12	1,1	75	1	800	800	120	10
	7-10	28	62	132	52	28	700	10	7	30	45	1	1,2	13	1,4	100	1,4	800	800	170	10
Homens	11-14	45	99	157	62	45	1.000	10	10	45	50	1,3	1,5	17	1,7	150	2	1.200	1.200	270	12
	15-18	66	145	176	69	59	1.000	10	10	65	60	1,5	1,8	20	2	200	2	1.200	1.200	400	12
	19-24	72	160	177	70	58	1.000	10	10	70	60	1,5	1,7	19	2	200	2	1.200	1.200	350	10
	25-50	79	174	176	70	63	1.000	5	10	80	60	1,5	1,7	19	2	200	2	800	800	350	10
	51+	77	170	173	68	63	1.000	5	10	80	60	1,2	1,4	15	2	200	2	800	800	350	10
Mulheres	11-14	46	101	157	62	46	800	10	8	45	50	1,1	1,3	15	1,4	150	2	1.200	1.200	280	15
	15-18	55	120	163	64	44	800	10	8	55	60	1,1	1,3	15	1,5	150	2	1.200	1.200	300	15
	19-24	58	128	164	65	46	800	10	8	60	60	1,1	1,3	15	1,6	150	2	1.200	1.200	280	15
	25-50	63	138	163	64	50	800	5	8	65	60	1,1	1,3	15	1,6	150	2	800	800	280	15
	51+	65	143	160	63	50	800	5	8	65	60	1	1,2	13	1,6	150	2	800	800	280	10
Gestantes						60	800	10	10	65	70	1,5	1,6	17	2,2	400	2,2	1.200	1.200	320	30
Lactantes	1ᵃˢ 6 meses					65	1.300	10	12	65	95	1,6	1,8	20	2,1	250	2,6	1.200	1.200	355	15
	2ᵃˢ 6 meses					62	1.200	10	11	65	90	1,6	1,7	20	2,1	250	2,6	1.200	1.200	340	15

(a) A partir do *Food and Nutrition Board*, *National Research Council*, *National Academy of Sciencies*: *Recommended Dietary Allowances*, 10ª ed. Washington. DC, National Academy Press, 1989.

(b) Ofertas de nutrientes expressos como ingestão diária média ao longo do tempo destinam-se a abranger as variações individuais entre a maioria das pessoas normais, desde que vivam nos Estados Unidos, submetidas aos desgastes ambientais habituais. As dietas devem ser baseadas em uma variedade de alimentos comuns para fornecer outros nutrientes, para os quais as necessidades humanas não estão bem definidas.

(c) As alturas e os pesos dos adultos de referência são médias reais para a população norte-americana de idade indicada, como descritas pelo *National Health and Nutrition Examination Survey I*, alturas e pesos médios para indivíduos abaixo de 19 anos de idade foram baseados em Hamill et al. (1979). A utilização desses dados não quer dizer que essas proporções entre peso e altura são ideais.

(d) RE = Equivalente de retinol; 1 equivalente de retinol = 1µg de retinol ou 6µg de β-caroteno.

(f) α-TE = Equivalentes de α-tocoferol; 1mg de α-tocoferol = 1 α-TE.

(g) NE = Equivalente de niacina; 1 NE = 1mg de niacina ou 60mg de triptofano na dieta.

(h) lb = Libra; 1lb = 453,59g.

(i) in = Polegada; 1in = 2,54cm.

TABELA 2.2 – Evolução das Recomendações Nutricionais de 1943 a 1989.

Nutrientes	QNSA*	Nutrientes	QNSA*
Proteína Vitamina A Vitamina D Tiamina Riboflavina Niacina Cálcio Ferro	Recomendadas em 1943	Ácido pantotênico Biotina Cobre Flúor Cromo Manganês Molibdênio	Não-recomendado, mas a IADSA** estabeleceu em 1980 e reviu em 1989
Vitamina E Folacina Vitamina B$_6$ Vitamina B$_{12}$ Fósforo Magnésio Iodo	Recomendadas em 1968	Sódio Potássio Cloro	Necessidades mínimas estabelecidas em 1989
Zinco	Recomendadas em 1974	Ácidos graxos essenciais Carboidratos Colina Outros oligominerais	Ainda não-estabelecido pelas QNSA ou IADSA
Vitamina K Selênio	Recomendadas em 1989		

*QNSA = Quantidades de Nutrientes Sugeridas na Alimentação.
**IADSA = Ingestão Alimentar Diária Segura e Adequada.

TABELA 2.3 – Ingestões alimentares diárias seguras e adequadas de vitaminas e minerais selecionados*.

Categoria	Idade (anos)	Vitaminas	
		Biotina (µg)	Ácido pantotênico (mg)
Lactentes	0-0,5	10	2
	0,5-1	15	3
Crianças e adolescentes	1-3	20	3
	4-6	25	3-4
	7-10	30	4-5
	11+	30-100	4-7
Adultos		30-100	4-7

Categoria	Idade (anos)	Oligoelementos**				
		Cobre (mg)	Manganês (mg)	Flúor (mg)	Cromo (µg)	Molibdênio (µg)
Lactentes	0-0,5	0,4-0,6	0,3-0,5	0,1-0,5	10-40	15-30
	0,5-1	0,6-0,7	0,6-1	0,2-1	20-60	20-40
Crianças e adolescentes	1-3	0,7-1	1-1,5	0,5-1,5	20-80	25-50
	4-6	1-1,5	1,5-2	1-2,5	30-120	30-75
	7-10	1-2	2-3	1,5-2,5	50-200	50-150
	11+	1,5-2,5	2-5	1,5-2,5	50-200	75-250
Adultos		1,5-3	2-5	1,5-4	50-200	75-250

*Modificado a partir das *Recommended Dietary Allowances*. 10ª ed., c. 1989 pela *National Academy of Sciences*. Publicado pela Academy Press.
**Como os níveis tóxicos para muitos oligoelementos podem ser apenas algumas vezes maiores do que os da ingestão habitual, os níveis superiores para os oligoelementos dados nesta tabela não devem ser ultrapassados.

TABELA 2.4 – Necessidades mínimas estimadas de sódio, cloro e potássio para pessoas saudáveis[a,b].

Idade	Peso (kg)	Sódio (mg)[b,c]	Cloro (mg)[b,c]	Potássio (mg)[d]
Meses				
0-5	4,5	120	180	500
6-11	8,9	200	300	700
Anos				
1	11,0	225	350	1.000
2-5	16,0	300	500	1.400
6-9	25,0	400	600	1.600
10-18	50,0	500	750	2.000
> 18[e]	70,0	500	750	2.000

(a) Modificado a partir de *Recommended Dietary Allowances*. 10ª ed., c. 1989 pela *National Academy of Sciences*. Publicado pela Academy Press.
(b) Não foi incluída oferta para perdas grandes e prolongadas a partir da pele pelo suor.
(c) Não existe nenhuma evidência de que ingestões maiores possam conferir qualquer benefício à saúde.
(d) Ingestões desejáveis de potássio podem exceder consideravelmente estes valores (~3.500mg para adultos).
(e) Não está incluída oferta para crescimento. Os valores para indivíduos menores de 18 anos de idade consideram uma taxa de crescimento no percentil 50, descritos pelo *National Center for Health Statistics* e feita a média para mulheres e homens.

TABELA 2.5 – Comparação das sugestões nutricionais dos Estados Unidos (1980), Inglaterra (1980), Canadá (1983) e FAO/WHO (1957-1985) para adultos.

Classificação	kcal	Proteína (g)	Cálcio (g)	Ferro (mg)	Vitamina A (ER)[a]	Tiamina (mg)	Riboflavina (mg)	Vitamina C (mg)
Estados Unidos								
mulher (55kg, 1,63m)	2.000	44	0,8	18	800	1,1	1,3	60
homem (70kg, 1,73m)	2.700	56	0,8	10	1.000	1,4	1,6	60
Inglaterra								
mulher	2.150-2.500	54-62	0,5	12	750	1	1,3	30
homem	2.500-3.350	63-84	0,5	10	750	1-1,3	1,6	30
Canadá								
mulher (55,8kg)	2.100	41	0,7	14	800	1,1	1,3	30
homem (71,1kg)	3.000	56	0,8	10	1.000	1,5	1,8	30
FAO/WHO								
mulher	2.300	39	0,4-0,5	18	750	0,9	1,3	30
homem	3.200	46	0,4-0,5	10	750	1,3	1,8	40

(a) ER = equivalentes de retinol; 1 ER = 1µg de retinol ou 6µg de β-caroteno.

TABELA 2.6 – Exemplo de padrões alimentares para um dia em três níveis calóricos.

	Muitas mulheres sedentárias e alguns idosos	A maioria das crianças, adolescentes mulheres, mulheres ativas e muitos homens sedentários. Gestantes ou lactantes podem necessitar mais	Adolescentes homens, muitos homens ativos, algumas mulheres muito ativas
Porções	Aproximadamente 1.600kcal	Aproximadamente 2.200kcal	Aproximadamente 2.800kcal
Grupo do pão	6	9	11
Grupo dos vegetais	3	4	5
Grupo das frutas	2	3	4
Grupo do leite	2-3*	2-3*	2-3*
Grupo das carnes	2, para um total de 140g	2, para um total de 170g	3, para um total de 200g
Total de gordura (gramas)**	53	73	93
Total de açúcar adicionado (colher das de chá)**	6	12	18

Fonte: Departamento de Agricultura dos EUA, 1992.
*Mulheres grávidas ou amamentando, adolescentes e adultos jovens até a idade de 24 anos precisam de três porções.
**Valores para gordura total e açúcares incluem gordura e açúcares adicionados que estão nas escolhas alimentares dos cinco maiores grupos, assim como gordura e açúcares de alimentos na categoria das gorduras, óleos e doces (ponta da Pirâmide).

TABELA 2.7 – Exemplo de padrão alimentar para um dia de 2.000kcal.

Porções	Aproximadamente 2.000 calorias
Grupo do pão	8
Grupo dos vegetais	4
Grupo das frutas	2
Grupo do leite	2-3*
Grupo das carnes	2, para um total de 170g
Total de gorduras (gramas)**	65
Total de açúcar adicionado (colher das de chá)**	10

Fonte: Departamento de Agricultura dos EUA, 1992.
 * Mulheres grávidas ou amamentando, adolescentes e adultos jovens até a idade de 24 anos precisam de três porções.
 ** Valores para gordura total e açúcares incluem gordura e açúcares adicionados que estão nas escolhas alimentares dos cinco maiores grupos, assim como gordura e açúcares de alimentos na categoria das gorduras, óleos e doces (ponta da Pirâmide).

A nutrição, os nutrientes e os alimentos

Nutrientes são substâncias ingeridas nos alimentos e possuem funções variadas no organismo. São eles: proteínas, gorduras, carboidratos, vitaminas, minerais, fibras e água. Podem ser encontrados em diferentes alimentos e em diferentes quantidades, por isso, deve-se variar ao máximo a alimentação diária.

O quadro 2.1 mostra os tipos de nutrientes com suas principais características e suas principais fontes alimentares.

Alimentação saudável: o que significa?

Para que a alimentação seja saudável e equilibrada é preciso que haja a seleção de alimentos dos diferentes grupos de alimentos, levando-se em conta a renda familiar e a disponibilidade de alimentos locais. Nenhum alimento é completo (exceto o leite materno para crianças até seis meses), ou seja, nenhum possui todos os nutrientes em quantidade suficiente para atender às necessidades do organismo.

A seleção de alimentos é muito complexa e influenciada por vários fatores. Embora se saiba que quando os alimentos não estão disponíveis é bem provável que ocorram deficiências, por outro lado, a abundância por si só não assegura ótima nutrição devido ao componente comportamental que determina a escolha dos alimentos e a forma como esses são ingeridos.

Mediante uma alimentação variada em quantidades adequadas, pode-se obter uma dieta equilibrada, ou seja, a que proporciona os nutrientes necessários para atender as necessidades do organismo.

Podemos considerar que a ciência da nutrição possui três grandes objetivos: 1. disponibilizar alimentos mais saudáveis; 2. fazer com que a população tenha escolhas alimentares mais saudáveis e, conseqüentemente; 3. que haja consumo de alimentos mais saudáveis.

Os padrões de consumo de alimentos podem tornar-se mais saudáveis por dois caminhos: pela alteração dos alimentos colocados em disponibilidade e passíveis de serem custeados ou pela alteração das escolhas dos alimentos a serem consumidos e a forma de prepará-los. De forma ideal, o que é necessário como fundamento da educação nutricional e da política nacional de alimentação e nutrição é um conjunto de recomendações nutricionais ou de orientações dietéticas que sejam baseadas em evidências, oficiais e compreensíveis.

Fatores que influenciam as escolhas alimentares

Não devemos nos esquecer que o ato da alimentação deve estar inserido no cotidiano das pessoas como um evento agradável e de socialização e as práticas alimentares saudáveis devem ter como enfoque prioritário o resgate de hábitos alimentares regionais inerentes ao consumo de alimentos *in natura*, produzidos em âmbito local, culturalmente referenciados e de elevado valor nutritivo, como frutas, legumes e verduras, grãos integrais, leguminosas, sementes e castanhas, que devem ser consumidos a partir dos seis meses de vida até a velhice, considerando sua segurança sanitária.

QUADRO 2.1 – Tipos de nutrientes e grupos de alimentos que os contêm.

Nutrientes	Características	Alimentos que os contêm
Proteínas	Molécula complexa composta de aminoácidos unidos por ligações peptídicas Envolvidas na formação e manutenção das células e tecidos do corpo e órgãos	Leite, queijo, iogurte, aves, peixes, carnes, ovos, feijão
Gorduras	Grupo de compostos químicos orgânicos que compreendem os triglicerídeos, fosfolipídios e esteróides São fontes alternativas de energia Influem na manutenção da temperatura corporal Transportam vitaminas lipossolúveis Dão sabor às preparações e sensação de saciedade	Azeite, óleos, manteiga, alimentos de origem animal
Carboidratos	Grupo de compostos formados por carbono, hidrogênio e oxigênio Uma das fontes de energia mais econômica Asseguram a utilização eficiente de proteínas e lipídios	Arroz, milho, farinhas, pães, verduras, legumes e frutas
Vitaminas	Substâncias orgânicas necessárias em pequenas quantidades para o crescimento e manutenção da vida Segundo sua solubilidade, classificam-se em hidrossolúveis: vitaminas do complexo B (B_1, B_2, B_6, B_{12}), ácido fólico e vitamina C; e lipossolúveis: vitaminas A, D, E e K Essenciais na formação de energia, ainda que não sejam fontes Intervêm na regulação do metabolismo Favorecem as respostas imunológicas, dando proteção ao organismo	Frutas, verduras, legumes e alguns alimentos de origem animal (leite, manteiga, carnes, fígado)
Minerais	Compostos químicos inorgânicos necessários em pequenas quantidades para o crescimento, conservação e reprodução do ser humano Contribuem na formação dos tecidos Intervêm na regulação dos processos corporais Favorecem a transmissão dos impulsos nervosos e a contração muscular Participam na manutenção do equilíbrio acidobásico Os mais conhecidos são: cálcio, ferro, magnésio, zinco, iodo	Frutas, verduras, legumes e alguns alimentos de origem animal (leite, carnes, frutos do mar)
Água	Solvente universal, passivo, que participa ativamente de reações bioquímicas e fornece forma e estrutura para as células através do turgor Proporciona um meio de estabilizar a temperatura corpórea É um componente essencial para todos os tecidos do organismo	Água, leite e frutas (melancia, melão, laranja)

Extraído das pág 49-50 do Livro Nutrição – UNIFESP.

ALGUNS ATRIBUTOS BÁSICOS DE UMA ALIMENTAÇÃO SAUDÁVEL

Acessibilidade física e financeira: ao contrário do que se tem construído socialmente, por meio de informação equivocada, veiculada principalmente pela mídia, uma alimentação saudável não tem alto custo, pois se baseia em alimentos *in natura* e produzidos regionalmente. O apoio e o fomento aos agricultores familiares e às cooperativas para a produção e a comercialização de produtos saudáveis como grãos, leguminosas, frutas, legumes e verduras são importantes alternativas, não somente na melhoria da qualidade da alimentação, mas também para estimular a geração de renda em pequenas comunidades, além de sinalizar para a integração com as políticas públicas de produção de alimentos.

Alimentação saudável

Atributos básicos de uma alimentação saudável

Uma alimentação saudável deve contemplar os seguintes atributos básicos

Sabor: o argumento da ausência de sabor da alimentação saudável é outro tabu a ser desmistificado, pois uma alimentação saudável é e precisa ser pragmaticamente saborosa. O resgate do sabor como atributo fundamental é um investimento necessário à promoção da alimentação saudável. As práticas de *marketing* muitas vezes veiculam a alimentação saudável ao consumo de alimentos industrializados especiais e não privilegiam os alimentos naturais e menos refinados, como, por exemplo, tubérculos, frutas, legumes e verduras e grãos variados.

Variedade: o consumo de vários tipos de alimentos fornece os diferentes nutrientes, evitando a monotonia alimentar, que limita a disponibilidade de nutrientes necessários para atender às demandas fisiológicas e garantir uma alimentação adequada.

Cor: a alimentação saudável contempla uma ampla variedade de grupos de alimentos com múltiplas colorações. Sabe-se que quanto mais colorida é a alimentação, mais rica é em termos de vitaminas e minerais. Essa variedade de coloração torna a refeição atrativa, o que agrada os sentidos e estimula o consumo de alimentos saudáveis como frutas, legumes e verduras, grãos e tubérculos em geral.

Harmonia: esta característica da alimentação refere-se especialmente à garantia do equilíbrio em quantidade e em qualidade dos alimentos consumidos para o alcance de uma nutrição adequada, considerando fatores como estado nutricional, estado de saúde, idade, sexo, grau de atividade física e estado fisiológico. Vale ressaltar ainda que entre os vários nutrientes ocorrem interações que podem ser benéficas, mas também prejudiciais ao estado nutricional, o que implica a necessidade de harmonia e equilíbrio entre os alimentos consumidos.

Segurança sanitária

Segurança sanitária: os alimentos devem ser seguros para o consumo, ou seja, não devem apresentar contaminantes de natureza biológica, física ou química ou outros perigos que comprometam a nutrição/saúde do indivíduo ou população. Assim, para a redução dos riscos à saúde, medidas preventivas de controle, incluindo as boas práticas alimentares, devem ser adotadas em toda a cadeia de alimentos, desde sua origem até o preparo para o consumo em domicílio, restaurante e em outros locais que comercializam alimentos. A vigilância sanitária deve executar ações de controle e fiscalização para verificar a adoção dessas medidas por parte das indústrias de alimentos, dos serviços de alimentação e das unidades de comercialização de alimentos. Além disso, a orientação da população sobre práticas adequadas de manipulação dos alimentos deve ser uma das ações contempladas nas políticas públicas de promoção da alimentação saudável.

A estratégia para a promoção da alimentação saudável também deve levar em consideração modificações históricas importantes que contribuíram para a transição nutricional atual, tais como:

- O papel do gênero nesse processo, quando a mulher assume uma vida profissional extradomicílio, continua acumulando a responsabilidade sobre a alimentação da família. A atribuição de atividades à mulher no ambiente de trabalho remunerado e no espaço doméstico coloca-se como um novo paradigma da sociedade moderna, que não tem criado mecanismos de suporte social para a desconcentração dessa atribuição como exclusivamente feminina.
- A modificação dos espaços físicos para o compartilhamento das refeições e nas práticas cotidianas para a preparação dos alimentos.
- As mudanças ocorridas nas relações familiares e pessoais com a diminuição da freqüência de compartilhamento das refeições em família (ou grupos de convívio).
- A perda da identidade cultural no ato das preparações e receitas com a chegada do "evento social" da urbanização/globalização.

- O crescente consumo de alimentos industrializados, pré-preparados ou prontos que respondem a uma demanda de praticidade.
- A desagregação de valores sociais e coletivos que vêm culturalmente sendo perdidos em função das modificações acima referidas.

Estratégias e consideração para colocar em prática o conceito de alimentação saudável

O principal desafio na formulação e na implementação de estratégias para a promoção da alimentação saudável passa, portanto, necessariamente, por torná-la viável em um contexto no qual os papéis, os valores e o sentido do tempo estão em constante mudança.

Assim, a promoção de uma alimentação saudável, de modo geral, deve prever um escopo amplo de ações que contemplem a formação de hábitos alimentares saudáveis desde a primeira infância, favorecendo o deslocamento do consumo de alimentos pouco saudáveis para aqueles mais saudáveis entre grupos populacionais com o hábito alimentar já estabelecido, respeitando a identidade cultural e alimentar de indivíduos e populações.

ORIENTAÇÕES OU METAS DIETÉTICAS

As orientações ou metas da alimentação têm como objetivo reduzir o risco de desenvolvimento de doenças crônico-degenerativas, além de fornecer quantidades suficientes de nutrientes essenciais (que é o propósito das DRIs). As metas alimentares ou orientações não partem do zero de ingestão, mas da alimentação habitual média estimada atual. As metas lidam com as proporções ótimas de macronutrientes que geram energia: quanto de carboidratos? gorduras? proteínas? e de que tipo? Elas não são usualmente expressas como nutrientes, mas como componentes de alimentos, grupos de alimentos ou mesmo como comportamento alimentar. Portanto, as metas são freqüentemente um conjunto híbrido de recomendações, expressas como um conselho semiquantitativo sobre o consumo de alimentos de um componente alimentar ou sobre o comportamento alimentar das pessoas. Quando são expressas quantitativamente, são apresentadas como porcentagem da energia total, isto é, como densidade de nutriente (por exemplo, a ingestão de gorduras totais deveria ser de 30 a 35% da energia total).

Diferenças entre DRIs e orientações dietéticas

As orientações dietéticas são metas que a população deve alcançar dentro de algum tempo, no futuro. Em alguns conjuntos, é dado o ano ou as metas são progressivas. Ao contrário, as DRIs são necessárias agora e todos os dias, embora haja reservas no organismo – grandes para alguns, pequenas para outros. Embora muitas IDRs estejam relativamente bem estabelecidas cientificamente, as orientações são mais provisórias, sendo baseadas em evidências diretas sobre o papel complexo dos componentes alimentares como causadores de doenças multifatoriais, com períodos de incubação muito longos. As metas alimentares e orientações, que examinam essencialmente os macronutrientes, têm maior fundamento nos dados epidemiológicos do que as IDRs. Além disso, elas dependem dos padrões de consumo de alimentos em uso.

Diferentemente das DRIs, que fornecem números separados para homens, mulheres e para grupos etários e estados fisiológicos distintos, as orientações da alimentação parecem usualmente ser as mesmas para todos os homens, mulheres e crianças, ressaltando-se a necessidade de se fazer ajustes no estágio de implementação.

Embora sejam mais recentes que as DRIs, espera-se que as orientações alimentares sejam bem mais compreendidas pelo público em geral e as recomendações resumidas devem ser escritas em linguagem deliberadamente simples sobre os principais comportamentos ou hábitos alimentares. Elas apresentam impacto maior na vida das pessoas quando são incorporadas em políticas, livros de educação nutricional, rotulagem de alimentos e alegações de benefícios à nutrição/saúde.

GUIAS ALIMENTARES

Os guias alimentares são um conjunto de recomendações e normas dirigidas à população geral com a finalidade de promover uma alimentação saudável. Têm como base os conhecimentos científicos sobre nutrição, os problemas nutricionais da população, os hábitos de consumo e o contexto socioeconômico e cultural.

Objetivos dos guias alimentares

No Plano de Ação para a Nutrição, adotado por 159 países na Conferência Internacional de Nutrição (OMS/FAO) ocorrida em Roma em 1992, houve o compromisso destes em realizar esforços para alcançar metas nutricionais e de segurança alimentar. Este plano identificou a elaboração de guias alimentares como instrumento para melhorar os padrões de consumo alimentar mediante orientação ao público, levando em consideração a realidade e os costumes de cada país. A Organização Panamericana da Saúde (OPS/OMS), o Instituto de Nutrición de Centroamérica y Panamá (INCAP), a Organização das Nações Unidas para a Agricultura e Alimentação (FAO) e o Instituto de Nutrición y Tecnologia de los Alimentos (INTA) vêm promovendo os Guias Alimentares como uma das estratégias de ação para adoção de comportamentos e práticas saudáveis no processo da promoção da saúde.

O desenvolvimento de Guias Alimentares permite o aproveitamento dos recursos existentes, possibilitando maior impacto sobre a saúde e bem-estar da população. Os Guias Alimentares devem ser desenvolvidos em um enfoque participativo, multissetorial e interdisciplinar, baseado nas metas e nas recomendações nutricionais de cada país e a partir de um diagnóstico de saúde, alimentação e nutrição.

Objetivos nutricionais da OMS

No quadro 2.2 estão esquematizados os principais objetivos nutricionais da Organização Mundial da Saúde (OMS).

QUADRO 2.2 – Objetivos nutricionais.

Peso corporal	Índice de massa corporal
Cordura total (% energia)	20-25
Proporção de gorduras poliinsaturadas	1/3
Proporção de gorduras monoinsaturadas	1/3
Proporção de gorduras saturadas	1/3
Colesterol (mg/1.000kcal)	< 100
Açúcares simples (% energia)	10
Carboidratos complexos (% energia)	55-60%
Fibra (g/dia)	30
Sal (g/dia)	5
Proteínas (% energia)	12-13
Flúor na água (mg/l)	0,7-1,2
Fortificação de alimentos com iodo	Sal iodado
Álcool	Consumo limitado

Fonte: Adaptado de Guias Alimentación. Bases para su desarrollo em América Latina. Informe da reunião UNU/Fundatión Cavendes, 1998. Extraído da p 238 do livro Inquéritos Alimentares.

Para alcançar os objetivos nutricionais estabelecidos e capacitar a população para sua aplicação prática, é necessário traduzir esses objetivos em mensagens simples, fáceis de compreender. Essa é a função característica dos Guias Alimentares, ferramenta básica de trabalho em saúde comunitária e mais concretamente em educação nutricional, com a qual se pretende reorientar hábitos e costumes alimentares saudáveis e corrigir erros da alimentação mais freqüentes na população.

GUIAS ALIMENTARES BASEADOS EM ALIMENTOS

Os principais motivos para a elaboração dos guias alimentares baseados em alimentos, segundo a FAO/OMS, foram:

- Os alimentos são compostos por outros elementos como flavonóides e fitoestrógenos, e não só por nutrientes tradicionais de grande importância para o funcionamento normal do organismo.
- O valor nutritivo dos alimentos depende, em parte, de sua composição química e, em outra, dos processos tecnológicos aos quais são submetidos: preparação prévia, métodos de cocção, conservação, armazenamento, transporte e distribuição.
- As recomendações expressas em nutrientes são pouco práticas, pois a maioria da população não tem os conhecimentos básicos necessários para seu entendimento.
- Os alimentos e os padrões alimentares são o reflexo de fatores sociais, culturais e étnicos, entre outros, que os nutrientes isolados não podem explicar.

Guias baseados em alimentos

A primeira classificação simples dos guias alimentares é a diferença entre quantitativos e qualitativos. Os quantitativos informam as quantidades a serem consumidas de cada um dos grupos de alimentos expressas na maioria das vezes, como porções ou número de porções. Os qualitativos orientam somente sobre os alimentos a serem consumidos ou evitados.

Diversos países têm apresentado seus guias de acordo com seus hábitos alimentares, disponibilidade de alimentos e necessidades nutricionais dos diferentes grupos populacionais (Figs. 2.3 e 2.4).

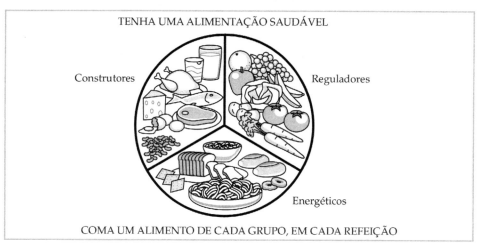

FIGURA 2.3 – A Roda dos Alimentos.

GRUPO	PORÇÕES/DIA	
LEITE 1 xícara de leite ou 1 xícara de iogurte ou 2 fatias de queijo ou ½ xícara de sorvete	2	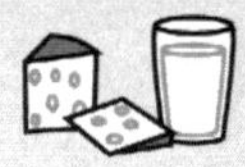
CARNES 60 gramas de carne ou 1 ovo ou ½ xícara de leguminosas cozidas ou 2 colheres de manteiga de amendoim	2	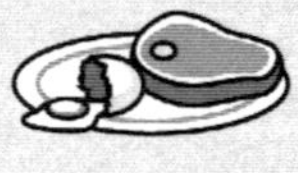
FRUTAS-VEGETAIS ½ xícara de vegetal, 1 fruta média ou ½ xícara de suco ou ¼ xícara de fruta seca	4	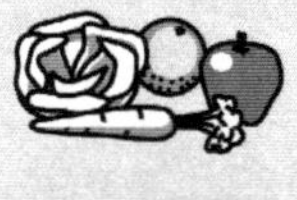
GRÃOS 1 fatia de pão ou 30 gramas de cereal instantâneo ou ½ xícara de massa, arroz ou cereal	4	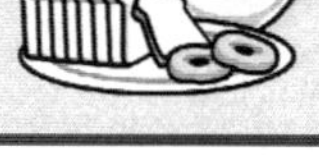

FIGURA 2.4 – Os Quatro Grupos Básicos.

O GUIA BRASILEIRO: A PIRÂMIDE ALIMENTAR ADAPTADA

Visando promover a nutrição/saúde e hábitos alimentares saudáveis, as principais orientações sobre alimentação foram reunidas em um guia alimentar na forma gráfica de uma pirâmide (Fig. 2.5), com o estabelecimento de níveis e porções de alimentos.

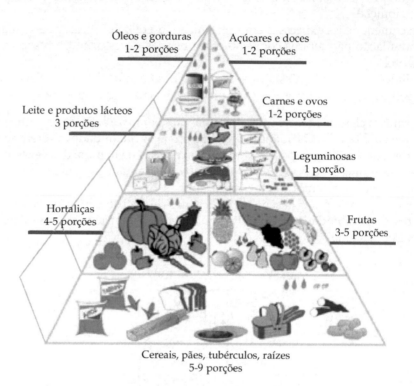

FIGURA 2.5 – Pirâmide alimentar adaptada: guia para a escolha dos alimentos. Philipp ST et al. 1 Ilustração: Graziela Mantoanelli. Dados de Porções: software "Virtual Nutri".

Grupos e porções da pirâmide alimentar brasileira: o que considerar

A apresentação dos alimentos em grupos permite uma associação mais fácil dos alimentos por nomes populares e respectivas porções em unidades ou medidas caseiras, ou seja, na forma como o indivíduo costuma comer o alimento considerando o nutriente-fonte principal (por exemplo, uma fatia de mamão: grupo das frutas – fonte de vitaminas e minerais). A adoção das medidas usuais de consumo, para cada um dos alimentos, está sempre veiculada à informação do respectivo peso em gramas, proporcionando uma dimensão não só do tamanho, como também do peso médio do alimento.

Os alimentos estão distribuídos na pirâmide em oito níveis, sugerindo a maior participação e importância dos alimentos nos grupos de base para o topo da pirâmide: cereais, pães, tubérculos e raízes (fonte de carboidratos), 5 a 9 porções; hortaliças (fonte de vitaminas e minerais), 4 a 5 porções; frutas (fonte de vitaminas e minerais), 3 a 5 porções; carnes e ovos (fonte de proteínas, ferro e vitaminas), 1 a 2 porções; leguminosas (fonte de proteína vegetal), 1 porção; leite e produtos lácteos (fonte de proteínas, cálcio e vitaminas), 3 porções; óleos e gorduras (fonte de gorduras), 1 a 2 porções; açúcares e doces (fonte de carboidratos), 1 a 2 porções.

Os óleos e gorduras, assim como os carboidratos derivados dos açúcares e doces estão no topo da pirâmide mas também fazem parte da composição e preparação dos alimentos. Daí, a presença destes alimentos em todos os níveis da pirâmide, em maior ou menor quantidade, dependendo do grupo alimentar.

A forma piramidal categoriza os alimentos e auxilia as pessoas a planejar suas refeições. Alimentos no primeiro nível (arroz, farinha, massas, pães e batata), fontes de carboidratos, encontram-se na base e devem estar em maior quantidade na hora de compor a refeição, uma vez que são as principais fontes de energia. A seguir, tem-se o feijão e a carne, fontes de proteína, em proporções menores, considerando que as necessidades de energia provenientes desses alimentos também são menores. Os grupos que podem ser consumidos com maior flexibilidade são as verduras, os legumes e as frutas. Os óleos e os açúcares também devem fazer parte das refeições, porém em menor quantidade. Por esse motivo, encontram-se no topo da pirâmide.

Os alimentos estão apresentados na pirâmide em forma de porções. Entende-se por porção a quantidade do alimento em sua forma de consumo (unidade, xícaras, fatias, colheres) ou em gramas. Esta quantidade é estabelecida a partir das necessidades nutricionais, das dietas específicas e dos grupos de alimentos. Portanto, para cada nível da pirâmide foram estabelecidas as porções dos alimentos que são equivalentes de energia (kcal), conforme ilustrado abaixo, sendo que os dados foram obtidos a partir do programa de informática "Virtual Nutri".

> **Grupo dos cereais, pães, tubérculos e raízes**: 1 porção = 150kcal e equivale a 1 pão francês ou 4 colheres (sopa) de arroz ou macarrão ou 4 biscoitos salgados.
>
> **Grupo das hortaliças**: 1 porção = 15kcal e equivale a 15 folhas de alface ou 2 folhas de acelga ou 2 colheres (sopa) de cenoura ralada ou 1 tomate.
>
> **Grupo das frutas**: 1 porção = 35kcal e equivale a $1/2$ banana-nanica ou $1/2$ fatia de abacaxi ou $1/2$ copo de suco de laranja ou $1/2$ maçã.
>
> **Grupo do leite e produtos lácteos**: 1 porção = 120kcal e equivale a 1 xícara de leite ou 1 copo de iogurte ou 1 fatia de queijo-de-minas.
>
> **Grupo das carnes e ovos**: 1 porção = 190kcal e equivale a 1 fatia de carne assada ou 1 filé de frango grelhado ou 1 ovo frito.
>
> **Grupo das leguminosas**: 1 porção = 55kcal e equivale a 4 colheres (sopa) de feijão ou 2 colheres (sopa) de grão-de-bico ou 2 colheres (sopa) de lentilha ou soja.
>
> **Grupo dos óleos e gorduras**: 1 porção = 73kcal e equivale a 1 colher (sopa) de óleo vegetal ou $1/2$ colher (sopa) de margarina.
>
> **Grupo dos açúcares e doces**: 1 porção = 110kcal e equivale a 1 colher (sopa) de açúcar refinado ou $2^1/_2$ colheres (sopa) de mel ou 1 colher (sopa) de doce de leite cremoso ou geléia de frutas.

Para facilitar a aplicação prática deste guia, foram calculadas três dietas com níveis calóricos diferentes visando atender os grupos populacionais mais comuns, considerando a idade, o sexo, o peso, a altura e o nível de atividade física. Para cada dieta foram estabelecidos o número de porções de cada grupo em função do seu valor calórico, de acordo com o quadro 2.3.

A pirâmide alimentar representa um guia flexível e pessoal. Traz informações gerais sobre como escolher alimentos saudáveis e um resumo dos alimentos que devem ser ingeridos todos os dias. Apresenta os alimentos na quantidade adequada de calorias e os nutrientes necessários para manter o peso ideal.

Em 2006, o Ministério da Saúde, por meio da Coordenação-Geral da Política de Alimentação e Nutrição, publicou o **Guia Alimentar para a População Brasileira** contendo as primeiras diretrizes oficiais para a nossa população com mensagens centrais para a promoção da saúde. O documento é o resultado de uma construção coletiva em que houve consulta pública por meio da Internet e recolhimento de contribuições de diversos participantes. Contou ainda com a colaboração da rede de alimentação e nutrição constituída pelas coordenações estaduais, centros colaboradores e de referência na área. O guia foi concebido para contribuir para a prevenção das doenças causadas por deficiências nutricionais,

Níveis calóricos e grupos de alimentos

QUADRO 2.3 – Exemplo de três níveis calóricos de dieta com suas respectivas porções dos grupos de alimentos, p 54 do livro Nutrição – UNIFESP.

Grupos	Dieta 1.600kcal (a) Porções	Dieta 2.200kcal (b) Porções	Dieta 2.800kcal (c) Porções
Cereais	5	7	9
Verduras e legumes	4	4$^{1}/_{2}$	5
Frutas	3	4	5
Leite	3	3	3
Carnes	1	1$^{1}/_{2}$	2
Feijões	1	1	1
Óleos	1	2	2
Açúcares	1	1$^{1}/_{2}$	2

Exemplos:
(a) 1.600kcal – para mulheres com atividade física sedentária e adultos idosos.
(b) 2.200kcal – para crianças, adolescentes do sexo feminino, mulheres com atividade física intensa, homens com atividade física sedentária. As gestantes e nutrizes às vezes podem precisar de mais kcal.
(c) 2.800kcal – para adolescentes do sexo masculino, homens com atividade física intensa e mulheres com atividade física muito intensa.
(d) As necessidades no grupo do leite podem ser maiores para adolescentes, adultos e idosos.

As diretrizes para uma alimentação saudável

para reforçar a resistência orgânica a doenças infecciosas e para reduzir a incidência de doenças crônico-degenerativas não-transmissíveis, por meio da alimentação saudável.

De forma pioneira, esse material é destinado a todas as pessoas envolvidas com a saúde pública e para as famílias. Dá-se destaque aos profissionais de saúde da atenção básica, incluindo os vinculados à Estratégia de Saúde da Família, que receberão informações sobre alimentação saudável a fim de subsidiar abordagens específicas no contexto familiar, bem como se explicitam as atribuições esperadas do setor produtivo de alimentos. Outro público-sujeito deste guia são os formuladores e implementadores de ações de governo em áreas correlacionadas.

As orientações deste guia estão expressas em sete diretrizes mais duas diretrizes especiais, que serão detalhadas a seguir.

DIRETRIZ 1 – **Os alimentos saudáveis e as refeições**

Consuma diariamente alimentos como cereais integrais, feijões, frutas, legumes e verduras, leite e derivados e carnes magras, aves ou peixes.

Diminua o consumo de frituras e alimentos que contenham elevada quantidade de açúcares, gorduras e sal.

Valorize sua cultura alimentar e os alimentos regionais.

Saboreie refeições variadas, ricas em alimentos regionais saudáveis e disponíveis na sua comunidade.

Escolha os alimentos mais saudáveis, lendo as informações nutricionais nos rótulos dos alimentos.

Alimente a criança somente com leite materno até à idade de seis meses e depois complemente com outros alimentos, mantendo o leite materno até os dois anos ou mais.

Dê preferência aos alimentos de origem vegetal, *in natura* e cultivados na sua região

Procure nos serviços de saúde orientações a respeito da maneira correta de introduzir alimentos complementares e refeições quando a criança completar seis meses de vida.

E...

Nas refeições, monte o seu prato com pelo menos dois terços dos alimentos de origem vegetal.

Faça as refeições em local apropriado e confortável. Encontre oportunidades para que a família se reúna na hora da refeição.

Aproveite o tempo e desfrute as refeições; elas são o centro da convivência social e familiar.

Desligue a televisão na hora das refeições e as coma em volta da mesa – as crianças também! Quando você come assistindo à televisão perde a noção de quantidade, não mastiga suficientemente e, em geral, nem sabe o que está comendo!

Faça, ao menos, três refeições principais por dia, sempre que possível em casa. O café da manhã deve ser suficiente para não ter fome até a próxima refeição.

Evite que as crianças "belisquem" e substituam as refeições por *fast food*, biscoitos ou salgadinhos, comam na rua ou decidam sozinhas sobre suas refeições. A criança deve participar, na medida de sua possibilidade e com segurança, da decisão e elaboração das refeições junto com um adulto para que vá construindo práticas alimentares saudáveis.

Faça refeições regulares e variadas, em local apropriado e com companhia agradável

Comece a refeição com uma quantidade grande de salada, com folhas verdes e variedade de legumes, temperados com um molho de ervas frescas feito em casa.

Beba muita água entre as refeições; sempre tenha água em locais de fácil acesso, principalmente das crianças.

Os melhores lanches, entre as refeições, são frutas frescas ou sucos de frutas frescas sem açúcar adicionado.

Nos mercados e nos restaurantes por quilo, escolha muitas frutas, legumes e verduras, e grãos em geral (cereais e feijões).

Prefira os alimentos frescos. Se for possível, faça compras pelo menos duas vezes por semana de alimentos frescos da estação que são mais baratos e nutritivos.

Alimentos ou bebidas coloridos ou aromatizados artificialmente em geral são más escolhas, por possuírem muito açúcar e nenhum outro nutriente.

Entre os alimentos processados prefira aqueles nos quais foi utilizado secagem, fermentação, engarrafamento ou congelamento.

Escolha formas de preparação de alimentos na sua casa que preservem o valor nutricional dos alimentos. Cozinhar os alimentos no vapor ou em pouca água e/ou óleo são os melhores métodos.

Mantenha os alimentos adequadamente conservados em refrigeração, quando for o caso, e protegidos de insetos, poeira e animais caseiros.

Conserve os alimentos em lugar adequado e prefira as preparações cozidas, assadas ou grelhadas

Por segurança, lave, esfregue as frutas, legumes e verduras. Higienize muito bem esses alimentos, mesmo aqueles que não são consumidos com casca.

Descarte alimentos mofados ou com bolor ou que pareçam estragados ou que cheirem mal ou estejam com sabor estranho.

Grande parte dos cereais industrializados destinados à refeição matinal são, quase sempre, feitos com milho refinado, trigo ou arroz, com quantidades variáveis de açúcar adicional, sal e outros ingredientes e, muitas vezes, fortificados com vitaminas e minerais. Leia a informação nutricional no rótulo dos produtos e prefira aqueles integrais e com menor quantidade de açúcar e gordura.

Leia as informações contidas nos rótulos dos alimentos industrializados para saber melhor sua composição

Evite usar margarina, manteiga ou maionese nos sanduíches. Para substituir, experimente um pouco de óleo vegetal temperado com ervas, casca de limão e/ou alho. Você mesmo pode temperar o óleo, em casa.

DIRETRIZ 2 – Cereais, tubérculos e raízes

Coma diariamente 6 porções do grupo do arroz, pães, massas, tubérculos e raízes. Dê preferência aos grãos integrais.

E...

Preencha mais da metade do seu prato com esses alimentos, ricos em amido, nas refeições principais.

Procure consumir alimentos na sua forma natural. Quanto mais próximo o alimento ou bebida for da sua forma original na natureza, melhor para a saúde.

Produtos como sopas em pó, conservas de vegetais, biscoitos, salgadinhos e refeições congeladas, em geral, contêm altas concentrações de sal e/ou gorduras e/ou açúcar, o que não é saudável para a sua família.

Prefira os alimentos integrais para maior consumo de fibras

Pão e arroz integrais são fontes de fibra, vitaminas e minerais e substâncias bioativas que ajudam a proteger a sua saúde.

No Brasil, as farinhas de trigo e milho são fortificadas com ferro e ácido fólico (veja no rótulo do alimento). Estes nutrientes ajudam a prevenir anemia e outras doenças. Use-as para preparar pães, bolos ou outras receitas em sua casa.

Se preferir o arroz branco, escolha o parboilizado; é mais nutritivo.

Consuma com maior freqüência as raízes tradicionais brasileiras como mandioca, inhame, cará e batata-doce.

Alimentos com amido quando preparados com pouca ou nenhuma gordura ou açúcar são mais saudáveis e ajudam a manter o peso adequado.

Para qualquer tipo de alimento, prefira as preparações assadas e cozidas às fritas.

O valor nutritivo de muitos alimentos como batatas, inhame, beterraba e outros ricos em amido pode ser preservado quando cozidos com casca. Lave-os muito bem antes de colocá-los na panela para cozimento.

Pães crocantes e biscoitos *cracker* são opções de lanches, mas leia os rótulos para ver a quantidade de gordura total, gordura saturada, gordura trans e sódio. Escolha os tipos e as marcas com teores menores desses componentes.

Experimente todos os tipos de massa e prefira os molhos de ervas e tomate que são muito saborosos e menos calóricos. Cuidado com a adição excessiva de gordura nos molhos.

Prefira as pizzas elaboradas com legumes e verduras ou frutas e pouco queijo.

Controle a quantidade de sobremesas que levam coberturas à base de gorduras hidrogenadas

Pastéis, bolos e biscoitos são também considerados alimentos ricos em gorduras e açúcares. Evite consumi-los diariamente. Quando fizer ou comprar bolos prefira os mais simples, de frutas sem cobertura ou recheio. Deixe os bolos mais elaborados para comemorações eventuais e especiais.

DIRETRIZ 3 – Frutas, legumes e verduras

Coma diariamente pelo menos 3 porções de legumes e verduras como parte das refeições e 3 porções ou mais de frutas nas sobremesas e lanches.

Valorize os produtos da sua região e varie o tipo de frutas, legumes e verduras consumidos na semana. Compre os alimentos da estação e esteja atento para a qualidade e o estado de sua conservação.

E...

Para alcançar o número de porções recomendadas de frutas e de legumes e verduras é necessário que estes alimentos estejam presentes em todas as refeições e lanches realizados no decorrer do dia.

Acrescente sempre uma fruta e uma verdura e legume em cada refeição

Consuma saladas com variedade de tipos de verduras no almoço e no jantar; outros vegetais em preparações assadas ou cozidas durante as refeições principais; frutas como sobremesa e nos lanches e sucos de fruta fresca sem açúcar.

Experimente colocar frutas em preparações salgadas como carnes, peixes, molhos e saladas.

Use legumes e verduras todos os dias acompanhando arroz, cozidos no feijão.

Cuide da higienização adequada desses produtos em sua casa, bem como de sua conservação. Mesmo aqueles que são consumidos cozidos ou sem casca devem ser bem lavados antes da preparação.

As refeições ficam mais bonitas, nutritivas e atrativas quando são utilizados legumes e verduras de diferentes cores, além de aumentar a quantidade de diferentes vitaminas e minerais e de fibras.

Sempre que possível, consuma frutas, legumes e verduras com casca ou retire o mínimo possível; em grande parte dos alimentos, a maior quantidade de vitaminas e minerais encontra-se na casca.

Ao cozinhar frutas, legumes e verduras, faça-o no menor tempo possível e use pouca quantidade de água. Algumas vitaminas se perdem com o calor e se diluem na água. O sabor e a textura também ficarão melhores.

Escolha vegetais e frutas frescas da época, pois são mais baratos e bonitos

Coloque estes alimentos na água já em fervura e sempre utilize a panela tampada para o tempo de cozimento ser o menor possível.

A água do cozimento dos vegetais pode ser utilizada na preparação de outros alimentos como arroz, ensopados e molhos. As vitaminas e minerais diluídos são reaproveitados.

Não utilize bicarbonato de sódio para deixar os vegetais mais verdes. Este composto destrói algumas vitaminas.

Use muito tomate, pimentão e cebola frescos, cozidos ou como molhos.

Redescubra o valor e o sabor das sopas. Um prato grande de sopa de vegetais, com caldo bem grosso, pode ser considerado uma refeição, complementada por salada e fruta.

Conheça novos sabores; experimente frutas, legumes e verduras brasileiros de cada época do ano e experimente novas receitas com esses alimentos.

Ao utilizar frutas, legumes e verduras industrializados, dê preferência àqueles conservados no próprio suco, água ou vinagre. Fique atento: leia no rótulo a quantidade de sal e/ou açúcar e escolha os que têm menor teor desses componentes.

Abuse das ervas frescas para o tempero dos alimentos

Coma frutas frescas no café da manhã, nas refeições principais, como sobremesa, ou nos lanches, entre as principais refeições.

Sempre que possível, dê frutas frescas às crianças todos os dias para levarem para a escola. Para variar também podem ser usadas frutas secas como banana, abacaxi e outras disponíveis. Prefira aquelas que foram feitas sem açúcar adicionado; procure essa informação na lista de ingredientes no rótulo dos alimentos.

Sucos de fruta feitos na hora são os melhores; a polpa congelada perde alguns nutrientes, mas é uma opção melhor do que sucos artificiais ou refrigerantes.

Sempre que possível, ofereça suco natural de frutas variadas todas as manhãs para todas as pessoas da família e não adicione açúcar. Se precisar adicionar um líquido, prefira suco de laranja ou água de coco.

Se você tem um quintal ou qualquer lugar adequado, faça uma horta, plante frutas, legumes, verduras e ervas (manjericão, orégano, salsa, cebolinha, coentro) para a família e amigos. Além dos benefícios alimentares, pode ser uma fonte de lazer e movimento.

Dê cestas de frutas e não bolos ou chocolates como presentes. Esta é uma maneira simpática e diferente de contribuir para uma vida mais saudável de todas as pessoas a quem você quer bem!

DIRETRIZ 4 – Feijões e outros alimentos vegetais ricos em proteínas

Coma 1 porção de feijão por dia. Varie os tipos de feijões usados (preto, carioquinha, verde, de-corda, branco e outros) e as formas de preparo. Use também outros tipos de leguminosas (soja, grão-de-bico, ervilha seca, lentilha, fava).

Coma feijão com arroz na proporção de 1 parte de feijão para 2 partes de arroz cozidos. Esse prato brasileiro é uma combinação completa de proteínas e bom para a saúde.

Arroz com feijão: a combinação perfeita

E...

O prato favorito e típico do Brasil – arroz e feijão – é uma excelente combinação e escolha. Adote-o com base de sua alimentação!

O feijão deve ser preparado com quantidades pequenas de gordura, preferencialmente óleos vegetais.

Não use a água em que o feijão ficou de remolho para cozinhá-lo.

Feijoada e outros pratos feitos com feijão com carnes gordas, embutidos, toucinho e outros tipos de carnes têm alto teor de gordura saturada e de sal, o que não é saudável. Consuma esse tipo de preparação ocasionalmente.

Acrescente feijão, ervilha ou lentilha aos ensopados e cozidos.

Acrescente feijões, oleaginosas (castanhas, nozes, amendoim) e sementes às saladas para torná-las mais nutritivas.

As sementes (de girassol, gergelim, abóbora e outras) e as castanhas (do-brasil, de-caju, nozes, nozes-pecan, amêndoas e outras) são fontes complementares de proteínas e gorduras de boa qualidade. Se possível, consuma-as com mais freqüência. Utilize-as como ingrediente de saladas, sopas, no iogurte, salada de frutas, molhos, pães e bolos.

Utilize com maior freqüência outras leguminosas, além do feijão

Tenha sempre em casa uma quantidade de feijões e lentilhas secos e sementes (girassol, abóbora). Se for possível, tenha também castanhas e nozes.

Nos restaurantes por quilo (*self-service*) e cantinas inicie a montagem do seu prato pelas saladas (verduras e legumes) e feijões. Tempere a salada com pequena quantidade de azeite ou limão. Evite servir-se de frituras, salgadinhos, empanados, molhos brancos e à base de maionese ou de queijo.

Para o lanche das crianças, nas viagens ou se sentir fome entre as refeições, uma boa alternativa é comer um pouco de nozes, castanhas ou sementes (oleaginosas) sem sal, ou frutas secas sem açúcar adicionado.

DIRETRIZ 5 – **Leite e derivados, carnes e ovos**

Consuma diariamente:

- 3 porções de leite e derivados. Os adultos, sempre que possível, devem escolher leite e derivados com menores quantidades de gorduras. Crianças, adolescentes e mulheres gestantes devem consumir leite e derivados na forma integral.
- 1 porção de carnes, peixes ou ovos. Prefira as carnes magras e retire toda a gordura aparente antes da preparação.

Dê preferência às carnes de frango e peixe por apresentarem baixo teor de gordura

Coma mais frango e peixe e sempre prefira carne com baixo teor de gordura. Os derivados de carne (charque, salsicha, lingüiça, presuntos e outros embutidos) contêm, em geral, excesso de gorduras e sal e devem ser consumidos ocasionalmente.

E...

Coma pelo menos uma vez por semana vísceras e miúdos, como fígado bovino, coração de galinha, entre outros. Essas carnes são excelente fonte de ferro, nutriente essencial para evitar anemia, em especial em crianças, jovens, idosos e mulheres em idade fértil.

E...

Carne fresca de aves e peixes é sempre melhor.

Procure comer peixe fresco pelo menos duas vezes por semana; tanto os peixes de rio como de mar são saudáveis.

Descarte, antes de preparar, toda a gordura aparente das carnes e a pele das aves.

Cada tipo de corte de carne possui diferentes quantidades de energia e gordura. Prefira aqueles de menores valores. Por exemplo, a cada 100g: acém (121kcal, 4,3g de gordura total); contra-filé (192kcal, 12,8g de gordura total); patinho (118kcal, 4,02g de gordura total); coxa de frango (161kcal, 9,32g de gordura total); peito sem pele (110kcal, 1,84g de gordura total).

Não existem diferenças importantes no valor nutritivo de carnes denominadas "de primeira" ou "de segunda". O que é importante é optar por aqueles cortes com menor teor de gordura.

Prefira carnes, peixes ou aves assados ou preparados com pouca gordura.

Prepare as carnes com pouco sal e evite o uso de temperos prontos, que são ricos em sódio.

Evite produtos com carne processada tipo hambúrgueres e salsichas, que geralmente têm alta porcentagem de gordura e de sal. Consulte as informações nutricionais dos rótulos de alimentos (gordura total, gordura saturada) para ajudá-lo a selecionar alimentos com menores teores de gorduras e sódio.

Coma somente ocasionalmente alimentos de origem animal curados, defumados, grelhados ou churrasco.

Quando fizer um churrasco, ofereça frango e peixe grelhados, acompanhados de saladas e frutas como opção.

Carnes e leite, apesar da alta quantidade de proteína, contêm muita gordura e sódio

Prefira iogurtes desnatados e queijos com pouca gordura. Em geral, os queijos brancos, como a ricota e o de-minas têm menos gordura. Consulte os rótulos nutricionais e escolha os produtos com menos gordura e sódio.

Iogurte desnatado temperado com ervas, como manjericão, salsa, tomilho e coentro frescos, é uma excelente opção para sanduíches e molho de saladas em substituição à maionese, manteiga ou margarina.

Os ovos são nutritivos. Prefira-os cozidos, escaldados, mexidos ou como omelete, preparados com pouco ou nenhum óleo.

Dois copos de leite por dia contribuem para um adulto atingir suas recomendações de cálcio. O iogurte pode ser também uma opção para garantir o fornecimento de cálcio. Prefira os caseiros.

Garanta a quantidade mínima de leite por dia para prevenir a osteoporose

Crianças, adolescentes, gestantes e idosos devem consumir mais leite e derivados, para atender as suas necessidades de cálcio.

Caso você ou sua família adote uma alimentação que não contenha nenhum tipo de carne ou leite e derivados, procure nos serviços de saúde a orientação de nutricionista para assegurar-se que sua alimentação seja saudável.

DIRETRIZ 6 – Gorduras, açúcares e sal

Reduza o consumo de alimentos e bebidas concentrados em gorduras, açúcar e sal. Consulte a tabela de informação nutricional dos rótulos dos alimentos e compare-os para ajudar na escolha de alimentos mais saudáveis; escolha aqueles com menores percentuais de gorduras, açúcar e sódio.

Use pequenas quantidades de óleo vegetal quando cozinhar. Prefira formas de preparo que utilizam pouca quantidade de óleo como assados, cozidos, ensopados, grelhados. Evite frituras.

Dê preferência aos óleos de origem vegetal e diminua a ingestão de gorduras animais

Consuma não mais que 1 porção por dia de óleos vegetais, azeite ou margarina sem ácidos graxos trans.

Consuma não mais que 1 porção do grupo dos açúcares e doces por dia.

Reduza a quantidade de sal nas preparações e evite o uso do saleiro na mesa. A quantidade de sal por dia deve ser, no máximo, 1 colher das de chá rasa, por pessoa, distribuídas em todas as preparações consumidas durante o dia.

Valorize o sabor natural dos alimentos reduzindo o açúcar ou o sal adicionado a eles. Acentue o sabor de alimentos cozidos e crus utilizando ervas frescas ou secas ou suco de frutas como tempero.

Utilize somente sal iodado. Não use sal destinado ao consumo de animais. Ele é nutricionalmente adequado à nutrição/saúde humana.

E...

Quanto menos gordura, gordura saturada, sal e açúcar você consumir, melhor para sua nutrição/saúde.

Leia os rótulos dos alimentos. Evite alimentos com alto teor de gordura total, de gordura saturada, gordura *trans*, de sódio (sal) ou de açúcar.

Lembre-se: você pode estranhar o sabor inicial, mas depois de um tempo você irá preferir o sabor dos alimentos preparados com pouca gordura, sal e açúcar. Dê o tempo necessário para seu paladar se acostumar com isso. Seja persistente. Sua saúde agradece!

Os óleos vegetais são melhor escolha que a manteiga ou margarina. Use-os para cozinhar. Escolha entre os de canola, milho, algodão, girassol ou soja.

Uma lata de 900ml é suficiente para o preparo de alimentos de uma família de quatro pessoas, durante um mês. Se você usa mais que essa quantidade por mês, tente reduzir o óleo das preparações até que seu consumo atinja essa quantidade.

Diminua o consumo de óleo, substituindo-o por preparações cozidas e assadas

O azeite de oliva é uma ótima opção, principalmente para temperar saladas. É saboroso e nutritivo. Observe no rótulo do produto se ele é puro, pois muitos são adicionados de outros tipos de óleo vegetal. Use-o com moderação, pois também tem alto teor de energia.

Use ervas ou temperos e não sal para tornar os alimentos mais saborosos. Evite temperos prontos que contêm alta concentração de sal.

Mantenha os molhos de saladas e de alimentos separados das preparações. Acrescente-os apenas quando montar seu prato, em quantidade pequena, apenas para realçar o sabor.

As gorduras saturadas, presentes nos alimentos de origem animal, e as gorduras *trans*, presentes em alimentos industrializados, fazem mal ao organismo

Evite consumir alimentos industrializados que contêm altos teores de sal como embutidos (salsichas, lingüiças, salames, presuntos, mortadela), queijos, conservas de vegetais, sopas, molhos e temperos prontos. Além disso, geralmente têm alto teor de gordura.

Cozinhar com muito óleo e fritar tornam qualquer alimento rico em gorduras e, portanto, não-saudável.

Se for consumir, prefira os salgadinhos assados e também aqueles que não são preparados com gordura vegetal hidrogenada (veja na lista de ingredientes no rótulo). Somente os consuma ocasionalmente. Atenção com os folhados e empadinhas de massa "podre" que são assados, mas também ricos em gorduras.

Evite bolos, biscoitos doces, sobremesas e doces como regra da alimentação. Coma-os menos que três vezes por semana. Prefira aqueles preparados em casa, com óleos vegetais.

Prefira sobremesas à base de frutas e diminua o consumo de refrigerantes

Refrigerantes, bebidas industrializadas, doces e produtos de confeitaria contêm muito açúcar e favorecem o aparecimento de cáries, além de sobrepeso e obesidade e não são nutritivos. Evite o consumo diário desses produtos e explique às crianças e aos adolescentes que esses alimentos não são saudáveis, podendo ser consumidos apenas eventualmente, em ocasiões especiais.

Quando consumir qualquer tipo de alimento com açúcar escove os dentes imediatamente depois. Esta prática é particularmente importante para as crianças para a prevenção de ocorrência da cárie dental.

Procure não adicionar açúcar ao café ou a outras bebidas. Em caso de dificuldade, faça uma redução progressiva; após um tempo seu paladar se adaptará e as bebidas em geral terão um gosto melhor.

Diminua progressivamente o consumo de refrigerantes; a maioria contém corantes, aromatizantes, açúcar ou edulcorantes Sucos industrializados também são ricos em açúcar. Consuma-os moderadamente, diluídos com água, ou escolha os *diet* ou *light*.

Evite alimentos engarrafados, enlatados ou empacotados com adição de açúcar ou sal ou que contêm muita gordura ou óleos hidrogenados (gorduras trans).

DIRETRIZ 7 – Água

Use água tratada ou fervida e filtrada para beber e para preparar refeições e sucos ou outras bebidas.

Tome, pelo menos, de 6 a 8 copos de água por dia

Beba pelo menos de 2 litros (6 a 8 copos) de água por dia. Dê preferência ao consumo de água nos intervalos das refeições.

Ofereça água para as crianças e idosos ao longo de todo o dia. Eles precisam ser estimulados ativamente a ingirerem água.

E...

Beba água de boa qualidade, tratada ou fervida e filtrada, entre as refeições, ou sucos naturais de frutas sem adição de açúcar.

A água usada para preparar os alimentos ou higienizá-los deve merecer o mesmo cuidado da água para beber.

Use sempre um filtro. Procure limpar freqüentemente o filtro, principalmente se for do tipo que usa vela que pode ser substituída. Fique atento ao prazo de validade das velas.

Lembre-se de tomar água nos intervalos das refeições mesmo se não sentir sede

Se não for possível ter um filtro de água em casa, mantenha a água a ser utilizada na cozinha em recipientes limpos, devidamente protegidos do ar e do contato com insetos.

Mantenha sempre disponível uma garrafa de água no seu ambiente de trabalho.

Leve consigo água engarrafada nas viagens e beba muito.

Quando consumir bebidas alcoólicas lembre-se que deve também beber muita água.

Os refrigerantes e sucos industrializados não devem ser considerados como água, pois esses tipos de bebidas contêm muita caloria.

Não consuma mais do que duas a três xícaras de café por dia. Você pode substituí-lo por chás de diferentes ervas frescas sem açúcar. O café deve ser evitado por crianças, adolescentes e idosos, além das pessoas que têm dificuldade de dormir.

DIRETRIZ ESPECIAL 1 – Atividade física

Torne seu dia-a-dia e seu lazer mais ativos. Acumule pelo menos 30 minutos de atividade física todos os dias.

Procure os serviços de saúde para ser orientado sobre alimentação saudável e atividade física.

Movimente-se! Descubra um tipo de atividade física agradável! O prazer é também fundamental para a saúde. Caminhe, dance, ande de bicicleta, jogue bola, brinque com as crianças.

Aproveite o espaço doméstico e espaços públicos próximos a sua casa para se movimentar. Convide vizinhos e amigos para acompanhá-lo.

E...

Movimente-se. Procure uma atividade física que lhe dê prazer.

Caminhe em ritmo acelerado para o trabalho ou, pelo menos, caminhe durante parte do percurso.

O trabalho de casa é fisicamente ativo. Faça a família colaborar!

Faça intervalos durante o dia para uma rápida caminhada. Cada 10 minutos contam.

Suba e desça escadas em casa e no trabalho.

O ciclismo é tão bom quanto a caminhada. Pedale nos finais de semana.

Dance com o(a) seu(ua) companheiro(a) ou dance sozinho(a) quando sentir vontade.

Participe de um clube, academia ou aula de ginástica nos quais você desfrute de companhia e de lazer ativo.

Corrida, ciclismo, natação e academias são escolhas para exercícios vigorosos; jogos de equipe como o futebol, voleibol, basquetebol e tênis são também excelentes formas de exercício físico.

Certifique-se de que as crianças na família têm tempo para fazer esportes e jogos. Brinque com elas e faça-as descobrir e adotar as brincadeiras de sua infância, feitas preferencialmente ao ar livre: pular corda, esconde-esconde; subir em árvores; brincar em parquinhos não-eletrônicos; pega-pega; cabra-cega; jogar bola, queimada, amarelinha. Elas vão se divertir e você também!!!

Diminua o tempo em frente ao televisor e computador nas suas horas de lazer.

Se você tem algum histórico de doença cardíaca, ou se você tem mais de 50 anos, é prudente submeter-se a um exame médico antes de iniciar qualquer esporte ou atividade física.

Verifique, nos serviços de saúde, o seu peso e a medida da cintura regularmente. Essas informações são importantes para a saúde.

DIRETRIZ ESPECIAL 2 – Qualidade sanitária dos alimentos

Ao manipular os alimentos, siga as normas básicas de higiene, na hora da compra, da preparação, da conservação e do consumo de alimentos.

E...

No momento da compra:

Verifique se o supermercado ou estabelecimento comercial apresenta condições adequadas de conservação dos alimentos oferecidos. Para escolher esses estabelecimentos, não utilize apenas critérios como a proximidade do domicílio e o preço dos produtos; verifique também a limpeza e a organização do ambiente.

Os atendentes e manipuladores devem estar com vestimenta adequada à atividade que exercem e, quando necessário, de touca, luvas, máscara de proteção e botas. A vestimenta deve estar limpa e conservada.

Os produtos devem estar acondicionados em prateleiras limpas, organizadas e nunca sobre o piso. Os alimentos congelados e refrigerados devem estar armazenados sob temperatura recomendada pelo fabricante.

Crie uma rotina diária que inclua atividade física

Escolha uma atividade física que lhe dê mais prazer

Observe atentamente as condições de higiene do local onde você compra os alimentos

Certifique-se da qualidade do produto

Certifique-se da qualidade dos produtos. Verifique os selos de inspeção, o prazo de validade, a identificação da fabricante e as condições da embalagem.

Observe a embalagem do produto: ela não deve estar violada ou rasgada. No caso das latas, não compre nem utilize aquelas com ferrugem, que estiverem amassadas, estufadas ou com qualquer outra alteração.

Nos produtos não-embalados ou acondicionados em embalagens transparentes que permitem visualizar seu conteúdo, observe se os alimentos apresentam alteração na cor, na consistência, no aspecto e se há presença de matérias estranhas.

Siga a ordem correta de compra dos alimentos: primeiro, os produtos não-comestíveis, como utensílios e materiais de limpeza; segundo, os alimentos não-perecíveis e depois os perecíveis (carnes e outros produtos conservados sob refrigeração). Organize-se para que o tempo entre a compra dos alimentos perecíveis e seu armazenamento no domicílio não ultrapasse 2 horas.

Carnes pré-embaladas e congeladas, encontradas normalmente em supermercados, devem ser mantidas em balcão ou câmara frigorífica. *Freezer* ou balcão frigorífico fora da temperatura correta, ou quando desligados à noite, formam água no chão, o que indica que os produtos não foram conservados em temperatura ideal.

Os alimentos congelados devem estar firmes e sem sinais de descongelamento, como acúmulo de líquido.

Procure na embalagem do alimento data de validade e carimbo de fiscalização

No caso de carnes e aves, verifique se a embalagem não está gotejando. No caso de ovos, confira se não estão quebrados ou rachados.

Produtos de origem animal embalados somente devem ser comprados com o selo do Serviço de Inspeção Federal (SIF) do Ministério da Agricultura, Pecuária e Abastecimento, ou do serviço de inspeção estadual ou municipal.

Ao escolher peixes, observe se possuem pele firme, bem aderida, úmida e sem a presença de manchas. Os olhos devem ser brilhantes e salientes. As escamas devem estar unidas e fortemente aderidas à pele e devem estar brilhantes. As brânquias (guelras) devem possuir cor em tons que variam do rosa ao vermelho intenso, ser brilhantes e sem viscosidade.

No transporte dos alimentos, evite colocá-los em locais quentes, como, por exemplo, próximo ao motor do carro ou expostos ao sol.

Guarde os alimentos perecíveis na geladeira ou *freezer* o mais rápido possível, quando chegar ao domicílio.

No domicílio:

As mãos devem sempre ser lavadas com água e sabão antes do início da preparação dos alimentos. As unhas devem estar curtas e limpas.

Lave as mãos antes de manipular os alimentos e após ir ao banheiro, limpar o nariz, fumar, mexer com dinheiro, atender ao telefone, carregar o lixo e outras atividades. Também se lembre de lavar as mãos após manipular alimentos crus, principalmente se for manusear alimentos já prontos.

O local de preparo e armazenamento dos alimentos (cozinha, despensa, bancadas e equipamentos) deve ser mantido sempre limpo e organizado.

Conserve a higiene do local onde você prepara os alimentos em casa

As superfícies que entram em contato com os alimentos, como bancadas de cozinhas, devem ser mantidas em bom estado de conservação, sem rachaduras, trincas e outros defeitos que favoreçam o acúmulo de líquido e sujidades.

Todos os utensílios, como facas e tábuas de corte e superfícies que entram em contato com os alimentos como bancadas, devem estar limpos. Lave os utensílios usados para manipular alimentos crus (carnes, pescados e vegetais não-lavados) antes de utilizá-los em alimentos prontos.

Os utensílios devem secar naturalmente. Se utilizar panos de prato, eles devem estar limpos. Não utilize o mesmo pano de prato usado para secar utensílios para secar as mãos. Os panos de prato, panos de pia e esponjas devem ser trocados freqüentemente.

Caso retire pequenas porções para experimentar o alimento que está sendo preparado, lave a colher ou outro utensílio que usou antes de utilizá-lo novamente.

Cozinhe bem os alimentos, especialmente carne, aves, ovos e peixes. No caso de carnes e aves, para saber se o cozimento foi completo, o suco deve estar claro e não rosado e a parte interna também não deve estar vermelha ou rosada. Os ovos devem ser cozidos até a clara e a gema estarem firmes e os peixes devem ficar opacos (sem brilho) e desmancharem-se facilmente.

A água utilizada no preparo dos alimentos deve ser potável. Use a mesma água que é ingerida pela família.

Alimentos preparados que não serão imediatamente consumidos devem ser conservados no refrigerador em vasilhas tampadas. Sempre que possível, prepare os alimentos em quantidade suficiente para consumo imediato. Não deixe os alimentos cozidos à temperatura ambiente por mais de 2 horas.

Mantenha a geladeira, o congelador e o *freezer* nas temperaturas adequadas. A temperatura da geladeira deve ser inferior a 5°C. Limpe periodicamente e verifique a data de validade dos produtos armazenados.

A geladeira não deve ficar muito cheia de alimentos e as prateleiras não devem ser cobertas por panos ou toalhas, porque isso dificulta que o ar frio circule. Verifique regularmente se a geladeira está funcionando de forma adequada e se as borrachas das portas estão em boas condições, garantindo o isolamento térmico.

Abra a geladeira somente quando necessário e mantenha a porta aberta pelo menor espaço de tempo para evitar flutuações de temperatura.

Armazene adequadamente os alimentos na geladeira: prateleiras superiores para alimentos preparados e prontos para o consumo; prateleiras do meio para produtos pré-preparados e prateleiras inferiores para alimentos crus.

Não guarde alimentos por muito tempo, mesmo que seja na geladeira. O alimento preparado não deve ser conservado na geladeira por mais de cinco dias.

Não descongele os alimentos à temperatura ambiente. Use o forno microondas se for prepará-lo imediatamente ou deixe o alimento sob refrigeração em tempo suficiente para descongelá-lo. Alimentos fracionados em pequenas porções podem ser cozidos diretamente sem prévio descongelamento.

Nunca utilize alimentos após a data de validade. Para alimentos que necessitam de condições especiais de conservação depois de abertos, observe as recomendações do fabricante quanto ao prazo máximo para consumo.

Proteja os alimentos e as áreas da cozinha contra insetos, animais de estimação e outros animais.

Os alimentos devem ser mantidos em sua embalagem original, exceto os enlatados, ou em recipientes plásticos, de vidro ou de inox, limpos e fechados. Não devem ser utilizados recipientes de alumínio para armazenamento de alimentos.

Lave os vegetais, especialmente quando forem consumidos crus, e guarde-os em geladeira depois de limpos, de preferência em sacos plásticos secos e próprios para esta finalidade. Os vegetais folhosos devem ser lavados folha por folha, como, por exemplo, alface e espinafre. Não use detergente ou sabão.

O local de armazenagem de produtos secos deve ser sempre limpo e arejado (com ventilação apropriada).

Alimentos e produtos de limpeza devem ser armazenados separadamente.

Armazene corretamente o lixo em sacos, cestos ou latas com tampa, em local separado da área de preparo dos alimentos. Após o manuseio do lixo, lave as mãos.

O GUIA ALIMENTAR INFANTIL

O Ministério da Saúde e a Organização Mundial da Saúde (OPS/OMS) elaboraram, em 2005, um conjunto de recomendações apresentadas em um guia contendo: Os Dez Passos para a Alimentação Saudável, gráfico ilustrado em forma de Pirâmide de Alimentos e Sugestões de Dietas para os grupos de idade de 6 a 11 meses e 12 a 23 meses. A justificativa para a criação deste material deveu-se ao fato de que, apesar da melhoria do estado nutricional das crianças atingida nos últimos anos, a desnutrição infantil continua a ser um problema de saúde pública nessa faixa etária, em que a alimentação tem papel relevante. A prevalência de aleitamento materno é baixa, sua duração é curta e o aleitamento materno exclusivo até o sexto mês de vida é raro. Alimentos complementares são precocemente introduzidos para uma grande maioria de crianças e freqüentemente deficientes em conteúdo energético e de nutrientes.

Conheça os dez passos para a alimentação saudável para crianças até 2 anos de idade

> **Os dez passos para a alimentação saudável**
>
> **Passo 1** – Dar somente leite materno até os seis meses, sem oferecer água, chás ou qualquer outro alimento.
>
> **Passo 2** – A partir dos seis de meses, oferecer de forma lenta e gradual outros alimentos, mantendo o leite materno até os 2 anos de idade.
>
> **Passo 3** – A partir dos seis meses, dar alimentos complementares (cereais, tubérculos, carnes, frutas e legumes) três vezes ao dia se a criança receber leite materno e cinco vezes ao dia se estiver desmamada.
>
> **Passo 4** – A alimentação complementar deve ser oferecida sem rigidez de horários, respeitando-se sempre a vontade da criança.
>
> **Passo 5** – A alimentação complementar deve ser espessa desde o início e oferecida de colher; começar com consistência pastosa (papas/purês), e gradativamente aumentar sua consistência até chegar à alimentação da família.
>
> **Passo 6** – Oferecer à criança diferentes alimentos ao dia. Uma alimentação variada é uma alimentação colorida.
>
> **Passo 7** – Estimular o consumo diário de frutas, verduras e legumes nas refeições.
>
> **Passo 8** – Evitar açúcar, café, enlatados, frituras, refrigerantes, balas, salgadinhos e outras guloseimas nos primeiros anos de vida. Usar sal com moderação.
>
> **Passo 9** – Cuidar da higiene no preparo e manuseio dos alimentos; garantir seu armazenamento e conservação adequados.
>
> **Passo 10** – Estimular a criança doente e convalescente a se alimentar, oferecendo sua alimentação habitual e seus alimentos preferidos, respeitando sua aceitação.

A Pirâmide Alimentar Infantil proposta nesse Guia está composta por oito grupos de alimentos, distribuídos em quatro níveis da base ao topo da pirâmide, considerando sua participação na dieta em quantidades respectivamente maiores ou menores de porções.

Os grupos estabelecidos para o Guia Alimentar Infantil na Pirâmide foram os seguintes, da base para o topo:

Nível 1 – Grupo 1: cereais, pães e tubérculos (3 a 5 porções; 75kcal)

Nível 2 – Grupo 2: verduras e legumes (3 porções; 8kcal)
Grupo 3: frutas (3 a 4 porções; 35kcal)

Nível 3 – Grupo 4: leites, queijos e iogurtes (3 porções; 120kcal)
Grupo 5: carnes e ovos (2 porções; 65kcal)
Grupo 6: feijões (1 porção; 20kcal)

Nível 4 – Grupo 7: óleos e gorduras (2 porções; 37kcal)
Grupo 8: açúcares e doces (1 porção; 55kcal)

Para cada um desses grupos, foram calculados os equivalentes em energia (caloria) e os nutrientes substitutos dos componentes de uma dieta equilibrada, baseada na Pirâmide Alimentar adaptada para a população brasileira. O quadro 2.3 mostra esses equivalentes.

Como orientação geral e sempre que possível, na alimentação diária das crianças, devem ser incluídos os alimentos das regiões onde vivem, respeitando-se os hábitos alimentares e estimulando-se o uso de todos os alimentos-fonte de nutrientes que são importantes para o crescimento e o desenvolvimento infantis e para a prevenção das carências específicas.

Espera-se que essas recomendações sirvam de material de consulta para grande número de profissionais de diversas instituições como aqueles ligados à saúde e nutrição dos serviços de saúde e educação, seus gestores, professores da rede de ensino e de universidades, planejadores de saúde e agroindústria e demais pessoas da sociedade.

AGORA VOCÊ JÁ DEVE SABER

- O conceito de alimentação saudável está baseado nas recomendações nutricionais e traduzidas nos guias alimentares desenvolvidos para a população saudável.
- As recomendações nutricionais representam dois desvios-padrão acima das necessidades médias da população, para garantir que variações individuais possam ser cobertas com segurança.
- A ingestão temporária de certo nutriente abaixo da recomendação não significa, necessariamente, que haverá deficiência orgânica. Porém, se ela for permanente, o indivíduo poderá apresentar déficit nutricional, ainda mais quando associada a perdas excessivas desse nutriente ou dificuldade de absorção.
- O conhecimento das necessidades nutricionais tem aumentado a cada década pelo aprimoramento das pesquisas sobre a nutrição humana.
- Em 1997, os Estados Unidos deram início ao desenvolvimento de um conjunto de valores de referência para a ingestão de nutrientes a serem utilizados no planejamento e na avaliação de dietas de indivíduos e populações saudáveis em substituição às recomendações nutricionais publicadas até então.
- No Brasil, órgãos científicos que trabalham em nutrição adaptaram as recomendações internacionais para a população brasileira e lançaram diretrizes para uma alimentação saudável, tanto para adultos quanto para crianças menores de 2 anos.

QUESTÕES PARA REFLEXÃO

1. Como começou o interesse em se determinar a ingestão que devemos ter dos nutrientes?
2. Quando foi composto o primeiro Comitê de cientistas americanos encarregado de estabelecer as recomendações dos nutrientes?
3. Qual é a diferença entre necessidades nutricionais e recomendações nutricionais?
4. A quem se destinam as recomendações nutricionais?
5. Por que não existem recomendações para todos os nutrientes conhecidos?
6. Quais são os objetivos nutricionais estabelecidos pela FAO/OMS?
7. Quais são as características básicas que um guia alimentar deve conter? Quais são os conceitos e idéias principais que o Guia Alimentar Brasileiro mostra?
8. Como está a situação brasileira em termos do estado nutricional da população e ingestão alimentar?

APLICANDO O QUE VOCÊ APRENDEU

Os grupos alimentares e os equivalentes de cada porção

1. Baseado nos valores de referência de ingestão alimentar (ver Tabelas 2.1 a 2.7), calcule as recomendações nutricionais para sua idade e sexo.
2. De acordo com o Guia Alimentar da Pirâmide, defina qual é sua necessidade calórica (ver Quadro 2.2) e calcule um cardápio, baseado no número de porções necessárias de cada grupo.
3. Faça uma análise crítica da sua alimentação atual e proponha mudanças viáveis a fim de torná-la mais adequada e saudável, segundo as diretrizes definidas pelo Ministério da Saúde.

BIBLIOGRAFIA UTILIZADA PARA EDIÇÃO DO TEXTO

- Beaton GH. Ingestão dietética recomendada: indivíduos e populações. In: Shils ME. (org.). Tratado de Nutrição Moderna na Saúde e na Doença. 9ª ed. Barueri-SP: Manole; 2003. p 1829-69.
- Bengoa JM et al. Metas nutricionais e guias de alimentação para America Latina. Bases para su desarollo. Arch Latinoam Nutr 1998;38:375.
- Brasil. Ministério da Saúde. Secretaria de Atenção à Saúde. Departamento de Atenção Básica. Organização Panamericana da Saúde. Brasília: Ministério da Saúde, Série A. Normas e Manuais Técnicos; 2005. p 152.
- Brasil. Ministério da Saúde. Secretaria de Atenção Básica. Departamento de Atenção Básica. Coordenação Geral da Política de Alimentação e Nutrição. Guia alimentar para a população brasileira: promovendo a alimentação saudável. Série A. Normas e Manuais Técnicos; 2006. p 210.
- Dutra-de-Oliveira JE, Addison EMM. Normas e guias alimentares para população brasileira: delineamento metodológico. Revista Médica de Minas Gerais 2002;12:116-7.
- Dutra-de-Oliveira JE. Normas e guias da boa alimentação para a população brasileira. Nutrição em Pauta 2000;8:8-11.
- Fisberg RM et al. Alimentação equilibrada na promoção da saúde. In: Cuppari L. (org.). Guia de Nutrição: nutrição clínica no adulto. Barueri-SP: Manole; 2002. p 47-54.
- Fisberg RM et al. Recomendações nutricionais. In: Fisberg RM et al. (org.) Inquéritos alimentares: métodos e bases científicas. Barueri-SP: Manole; 2005. p 190-263.
- Gutherie HA. Recommended dietary allowances 1989: changes, consensus and challenges. Nutr Today 1994;29:6.
- Harper AE. Transitions in health status: implications for dietary recommendations. Am J Clin Nutr 1987;45:1094.
- Institute of Medicine. Recommended dietary allowances. 10th ed. Washington, D.C.: National Academic Press; 1989.
- Marchioni DML et al. Aplicação das Dietary Reference Intakes na avaliação da ingestão de nutrientes para indivíduos. Campinas: Rev Nutr 2004;17(2):207-16.
- Padovani RM et al. Dietary reference intakes: aplicabilidade das tabelas em estudos nutricionais. Rev Nutr Campinas 2006;19(6):741-60.
- Philippi ST et al. Pirâmide alimentar adaptada: guia para escolha dos alimentos. Campinas: Rev Nutr 1999;12(1):65-80.
- Philippi ST et al. Pirâmide alimentar para crianças de 2 a 3 anos. Campinas: Rev Nutr 2003;16(1):65-80.
- Sanabria MC et al. Guias alimentares. In: Fisberg RM et al. (org.). Inquéritos alimentares: métodos e bases científicas. Barueri-SP: Manole; 2005. p 237-2255.
- US. Department of Agriculture and Department of Health and Human Services. Nutrition and your health. Dietary guidelines for Americans. 2 ed., Washington; 1985.
- Vanucchi H et al. Aplicações das Recomendações Nutricionais Adaptadas à População Brasileira. Sociedade Brasileira de Alimentação e Nutrição – SBAN, Ribeirão Preto; 1990.

LEITURAS ADICIONAIS

- Barbosa RMS et al. Guias alimentares para crianças: aspectos históricos e evolução. Campinas: Rev Nutr 2006;19(2):255-63.
- Barr SL et al. Interpreting and using the dietary reference intakes in dietary assessment of individual and groups. J Am Diet Assoc 2002;102:780-8.
- Batista Filho M, Rissin A. A transição nutricional no Brasil: tendências regionais e temporais. Rio de Janeiro: Cad Saúde Pública 2003;19(Suppl):1.
- Bosi MLM. A Face Oculta da Nutrição: Ciência e Ideologia. Rio de Janeiro: Ed. UFRJ e Ed. Espaço e Tempo; 1988.
- Brasil. Ministério da Saúde. Guia alimentar para crianças brasileiras menores de dois anos. Brasília; 2002. p 152.
- Brasil. Ministério da Saúde. Política Nacional de Alimentação e Nutrição. 2ª ed. Rev. Brasília; 2003. p 144.
- Campana AO et al. Population surveys in Brazil: data on energy and protein intakes and on anthropometric measurements of adult people. World Rev Nutr Diet 1987;52:209.
- Dutra-de-Oliveira JE, Vannuchi H. The protein requirements of Brazilian rural workers: studies with a rice and bean diet. Food Nutr Bull 1984:10:111.
- Dutra-de-Oliveira JE et al. Normas e guias alimentares para a população brasileira – Delineamentos metodológicos e critérios técnicos. São Paulo: Instituto Danone; 2002. p 182.
- Food and Agricultural Organization/World Health Organization/u.n. University. Energy and Protein Requirements, Food Agricultural Orgnization. Rome; 1985.
- Guthrie H. Principles and issues in translating dietary recommendations to food selection: a nutrition educator's point of view. Am J Clin Nutr 1987;45:1394.
- Hegsted DM. Dietary guidelines for prevention of deficiency or prescription for total health? J Nutr 1986;116:482.
- Institute of Medicine. Dietary Reference Intakes: applications in dietary assessment. Washington (DC): National Academy Press; 2000. p 306.
- Institute of Medicine. Dietary Reference Intakes: applications in dietary planning. Washington (DC): National Academy Press; 2003.
- Institute of Medicine. Dietary Reference Intakes: the essential guide to nutrient requirements. Washington (DC): National Academy Press; 2006.
- Instituto Brasileiro de Geografia e Estatística (IBGE). Pesquisa de Orçamentos Familiares 2002-2003. Análise da disponibilidade domiciliar de alimentos e do estado nutricional do Brasil. Rio de Janeiro; 2004.
- Mertz W. Three decades of dietary recommendations. Nutr Rev 2000;58(10):324-31.
- Monteiro CA et al. Da desnutrição para a obesidade: a transição nutricional no Brasil. In: Monteiro CA (ed.). Velhos e novos males na saúde no Brasil: a evolução do país e suas doenças. 2ª ed. São Paulo: HUCITEC/NUPENS/USP; 2000. p 248-55.
- Núcleo de Estudos e Pesquisas em Alimentação (NEPA). Estudo multicêntrico sobre consumo alimentar. Campinas: NEPA/UNICAMP; 1997.
- Oliveira JED et al. Desnutrição dos ricos e dos pobres: dados sobre a alimentação no Brasil. São Paulo: Sarvier; 1996.
- Rogan A, Glaros G. Food irradiation: the process and implications for dietitians. J Am Diet Assoc 1988;88:833.
- Sichieri R et al. Recomendações de alimentação e nutrição saudável para a população brasileira. São Paulo: Arq Bras Endocrinol Metab 2000;44(3):227-32.
- Souza N, Dutra de Oliveira JE. Estudo experimental sobre o valor nutritivo de misturas de arroz e feijão. Rev Bras Pesq Med Biol 1969;2:175.

FOCUS

A TRANSIÇÃO NUTRICIONAL NO BRASIL: UM DESAFIO PARA TODOS

As questões alimentares são uma das grandes preocupações atuais em saúde pública brasileira, por mais que se fale sobre alimentação saudável nos meios de comunicação e se tenham tantos produtos alimentícios como jamais visto no mercado, chamando a atenção para efeitos benéficos de seu consumo.

Vários são os estudos que apontam para as mudanças que a alimentação vem sofrendo ao longo das últimas décadas e suas conseqüências no estado nutricional da população. O mais recente deles, realizado pelo Instituto Brasileiro de Geografia e Estatística (IBGE) entre 2002 e 2003, mostrou que, ao mesmo tempo que se observa o aumento de calorias *per capita* e da participação dos alimentos de origem animal na mesa do brasileiro, constata-se a substituição de cereais, frutas, verduras e legumes por gorduras em geral e açúcares. Chama a atenção, nesse contexto, o consumo do arroz e feijão, que desde a década de 1970 caiu 46% para o arroz e 37% para o feijão. Paralelamente a isso, o consumo de alimentos industrializados cresceu 217% entre 1974 e 2003.

Esse panorama exemplifica, claramente, o processo denominado de "transição nutricional", típico de países em desenvolvimento, caracterizando-se pela substituição do consumo de alimentos tradicionais, *in natura*, por alimentos altamente processados, produzidos por grandes indústrias de alimentos, boa parte deles de alta densidade energética e pobres em nutrientes. Ou seja, maior quantidade e menor qualidade. O aumento do consumo de alimentos fora de casa ou em casa, mas por um "disque alguma coisa", e as estratégias agressivas de *marketing* provavelmente são eixos complementares do mesmo fenômeno. As famílias deixaram de realizar certos rituais de preparo dos alimentos e o "dever" de sentar-se à mesa, que, na verdade, era mais que isso: um momento de união e prazer por saborear pratos tão apetitosos e nutritivos.

A conseqüência dessa situação não podia ser diferente: 38,8 milhões de brasileiros adultos estão acima do peso; destes, 10,5 milhões são obesos. Mais: 16,7% da população ainda muito jovem (entre 10 e 19 anos) tem excesso de peso e 2,3% apresenta obesidade. As evidências são mais preocupantes quando se nota que a obesidade em adultos cresce mais entre famílias brasileiras de baixa renda, principalmente nas mulheres. Somando-se a isso, há diminuição da atividade física, maior estresse social e baixa qualidade ambiental.

Mas o quadro nutricional do País fica ainda pior quando, aliado aos crescentes casos de obesidade que passam a chamar mais a atenção que a desnutrição, o aumento dos casos de transtornos alimentares despontam neste cenário, alertando para os riscos de um novo padrão estético que interfere na maneira como o indivíduo se relaciona com sua alimentação e seu próprio corpo. Não por acaso, a taxa de consumo *per capita* de anorexígenos no Brasil é quase 40% superior à dos Estados Unidos – 12,5 por 1.000 habitantes entre os brasileiros contra 4,9 dos americanos. Como estimulam o sistema nervoso central, seu uso indiscriminado pode provocar crises de pânico, comportamento agressivo e violento, alucinações, depressão respiratória, convulsões, coma e até a morte.

O enfrentamento dessa situação para uma possível reversão desse caos deve contemplar ações que envolvam: estratégias de educação alimentar e nutricional, principalmente junto aos jovens; orientação adequada para a manutenção do peso saudável; estabelecimento de diretrizes técnicas para facilitar a compreensão sobre alimentação saudável e a capacitação dos profissionais de saúde da Atenção Básica em nutrição e transtornos alimentares. Nesse sentido, o alerta está dado e o convite feito para que a sociedade se comprometa como um todo, incluindo os profissionais de saúde e os gestores das políticas de saúde pública para se engajarem nessa força-tarefa.

Ribeiro RPP. EERP-USP; 2007.

Avaliando seus conhecimentos

- A proteína mais abundante em nosso organismo é o colágeno?
- Os aminoácidos essenciais são sintetizados a partir dos não-essenciais?
- O excesso de ingestão de proteína é convertido em gordura?
- *Turnover* protéico é o contínuo estado de síntese e degradação de proteínas?
- A digestão das proteínas começa no estômago?
- Os aminoácidos de cadeia ramificada são metabolizados principalmente pelo tecido muscular e renal?
- A absorção dos aminoácidos se dá no intestino delgado?
- As necessidades de proteína de um adulto correspondem a 0,8g por quilo de peso corporal?
- As melhores fontes protéicas de origem vegetal são os cereais?
- O teor de proteína de um alimento pode ser obtido pela análise do seu teor de N?
- As proteínas da alimentação podem ser fornecidas apenas por cereais e leguminosas?

CAPÍTULO 3

Proteínas e Aminoácidos

Julio Tirapegui
Marcelo Macedo Rogero
Franco Maria Lajolo

Proteína foi o primeiro nutriente considerado essencial para o organismo. À semelhança de gorduras e carboidratos, contém carbono, hidrogênio e oxigênio. No entanto, é o único que possui nitrogênio (16%) junto com enxofre e alguns outros minerais como fósforo, ferro e cobalto. As proteínas são formadas por combinações dos 20 aminoácidos em diversas proporções e cumprem funções estruturais, reguladoras, de defesa e de transporte nos fluidos biológicos. Alguns aminoácidos denominados essenciais ou indispensáveis devem ser fornecidos pela dieta; sua falta ocasiona alterações nos processos bioquímicos e fisiológicos e na síntese protéica. Os aminoácidos livres estão em equilíbrio dinâmico na célula e nos fluidos biológicos decorrentes do anabolismo e catabolismo, processo denominado *turnover* protéico. Os principais tecidos responsáveis por esse equilíbrio são o muscular e as vísceras, estas últimas responsáveis pela síntese de várias proteínas sangüíneas fundamentais na homeostase celular. As melhores fontes protéicas são as de origem animal, no entanto, a ingestão de misturas de cereais e leguminosas também propicia o fornecimento de quantidades adequadas de aminoácidos para a síntese protéica. Diferentes tipos de processamentos afetam a estrutura e a qualidade nutricional das proteínas. A deficiência de ingestão de proteínas em crianças durante o crescimento provoca a doença conhecida como kwashiorkor, que acarreta profundas alterações bioquímicas, fisiológicas e anatômicas.

INTRODUÇÃO

Composição, estrutura e classificação das proteínas

As proteínas são macromoléculas presentes em todas as células dos organismos vivos. No fígado e no músculo, a concentração de proteínas corresponde a 20% do peso úmido; com a eliminação da água, essa porcentagem sobe para 50%. Similarmente aos carboidratos e lipídios, as proteínas contêm carbono, hidrogênio e oxigênio, contudo, estas também contêm nitrogênio (16%) e enxofre, sendo que algumas proteínas têm ainda fósforo e metais na sua estrutura. Quanto à origem, as proteínas podem ser exógenas, provenientes das proteínas ingeridas pela dieta, ou endógenas, derivadas da degradação das proteínas celulares do próprio organismo. Como as proteínas têm em média 16% de nitrogênio na sua estrutura, costuma-se obter seu teor de um alimento dosando o teor de nitrogênio e multiplicando-o por 6,25 para transformá-lo em teor de proteína. Contudo, este fator representa apenas um valor médio. Nesse contexto, verifica-se que proteínas vegetais apresentam percentual de nitrogênio na molécula inferior a 16%, o que acarreta utilização de diferentes fatores de conversão do teor de nitrogênio em teor de proteína. Para carne, leite e proteínas animais, pode-se utilizar como fator de conversão o valor de 6,25, enquanto para leguminosas e arroz, os valores são de 5,70 e 5,95, respectivamente. Na tabela 3.1 são apresentados os fatores de conversão de nitrogênio em proteínas de alguns alimentos.

Fatores de conversão de N em proteínas

Nitrogênio e proteínas

TABELA 3.1 – Fatores de conversão de nitrogênio em proteínas em alguns alimentos.

Alimentos	Fator
Farinha de trigo	5,83
Milho	6,25
Arroz	5,95
Cevada	5,83
Soja	5,70
Amendoim	5,30
Leite e derivados	6,38
Gelatina	5,55

Adaptado de Tirapegui (2006).

Ligação peptídica

Os aminoácidos unem-se para formar uma proteína por meio da ligação peptídica que une o grupo carboxílico de um aminoácido ao grupo amino de outro aminoácido. O composto resultante tem em suas extremidades um grupo carboxílico e um grupo amino livres. Esses grupos carboxílicos e amínicos, conforme o pH do meio e sua ionização, fornecem características básicas ou ácidas, respectivamente. A união de dois aminoácidos forma um dipeptídeo, três aminoácidos, um tripeptídeo, podendo uma proteína ter 400 ou mais aminoácidos. Os aminoácidos das proteínas unem-se um ao outro em uma seqüência predeterminada geneticamente.

Estrutura primária e secundária da molécula protéica

Proteínas biologicamente ativas são polímeros que consistem de aminoácidos unidos por ligações peptídicas co-valentes. Muitas conformações (estruturas tridimensionais) diferentes são possíveis para uma molécula grande como uma proteína. A estrutura primária diz respeito ao tipo e à seqüência de aminoácidos na molécula protéica. A secundária é formada por associação de membros próximos da cadeia polipeptídica e mantida à custa das pontes de hidrogênio. Na terciária, a molécula protéica arranja-se em estruturas globulares, utilizando diversos tipos de ligações como pontes de hidrogênio, hidrofóbicas, iônicas, eletrostáticas e co-valentes. Estas últimas são representadas pelas pontes de dissulfetos entre os resíduos de cisteína. Finalmente, a forma como diversas estruturas terciárias ou subunidades se associam é chamada estrutura quaternária.

A desnaturação da proteína pode ser reversível ou não e consiste na alteração da estrutura tridimensional da molécula, causada pelo calor ou por diversos agentes químicos ou físicos. Esta propriedade é usada na indústria de alimentos para a inativação de enzimas indesejáveis que impediriam sua conservação e permite que no cozimento a proteína seja mais bem utilizada pelo organismo. A cor branca da clara do ovo cozido deve-se, por exemplo, à desnaturação de sua proteína, que é a ovoalbumina.

No tocante à classificação das proteínas, estas podem ser agrupadas em: simples, quando por hidrólise fornecem apenas aminoácidos, e conjugadas, quando dão origem a outros compostos além dos aminoácidos. As proteínas conjugadas são combinações de uma molécula não-protéica unida a uma molécula protéica. Entre as primeiras podemos citar, como exemplo, albuminas, globulinas, glutelinas, prolaminas, ovoalbumina entre outras. Em relação às conjugadas, temos as proteínas, ligadas aos ácidos ribonucléico (RNA) e desoxirribonucléico (DNA) no núcleo formando a cromatina; as mucoproteínas e glicoproteínas que combinam a proteína com polissacarídeos complexos, tais como a mucina, encontrada nas secreções gástricas, e a ovoalbumina; as lipoproteínas, encontradas no plasma, que se unem com triacilgliceróis, colesterol e fosfolipídios; as fosfoproteínas, nas quais o ácido fosfórico forma ligação éster com as proteínas, como, por exemplo, na caseína do leite; e, ainda, as metaloproteínas, como a ferritina, em que o metal ferro está unido a essa proteína.

Problemas de classificação das proteínas

As proteínas também podem ser divididas em fibrosas e globulares. As fibrosas incluem a queratina, que é a proteína do cabelo e das unhas, a fibrina do sangue, a miosina do músculo, e o colágeno, principal componente do tecido conjuntivo e que é usado na fabricação da gelatina. Cerca de 30% das proteínas totais dos mamíferos são constituídas de colágeno, uma proteína de baixa qualidade nutricional, pois praticamente não contém triptofano, apesar de ser uma proteína animal e amplamente utilizada na alimentação humana na forma de gelatina. As proteínas globulares encontram-se principalmente nos fluidos orgânicos e nos tecidos. Essas proteínas são solúveis e facilmente desnaturadas. Exemplos de proteínas globulares de interesse em nutrição são a caseína do leite, a albumina no ovo e a hemoglobina e albumina no sangue, bem como as globulinas presentes em leguminosas como o feijão e a soja.

Proteínas fibrosas e globulares

FUNÇÃO DAS PROTEÍNAS NO ORGANISMO

As proteínas da dieta pela digestão e subseqüente absorção pelo intestino fornecem aminoácidos ao organismo que terão três destinos principais: 1. anabolismo (síntese de proteínas e polipeptídeos); 2. catabolismo ou degradação; e 3. produção de energia e síntese de compostos de pequeno peso molecular. Por essas vias, os aminoácidos servirão na construção e manutenção dos tecidos, formação de enzimas, hormônios, anticorpos, no fornecimento de energia e na regulação de processos metabólicos. Além do nitrogênio, os aminoácidos fornecem compostos sulfurados ao organismo. Como fonte de energia, as proteínas são equivalentes aos carboidratos, fornecendo 4kcal/g ou 16,7kJ/g.

Os aminoácidos são usados no catabolismo (degradação) e anabolismo (síntese)

Na forma de lipoproteínas, as proteínas participam no transporte de triacilgliceróis, colesterol, fosfolipídios e vitaminas lipossolúveis. As vitaminas e os minerais estão unidos a transportadores protéicos específicos para o seu transporte no sangue. Por exemplo, a albumina carrega ácidos graxos livres, a bilirrubina e também medicamentos que são ingeridos. Na tabela 3.2 é apresentada a classificação das proteínas, segundo sua função biológica.

As proteínas também contribuem para a homeostasia, mantendo o equilíbrio osmótico entre os diferentes fluidos do organismo, como evidenciado no edema decorrente da hipoproteinemia (diminuição da concentração plasmática de proteínas), que é observada nas crianças com deficiência protéica ou kwashiorkor, sendo a albumina particularmente importante nessa função. Devido a sua estrutura,

As proteínas e o equilíbrio osmótico entre os fluidos orgânicos

Proteínas e função biológica

TABELA 3.2 – Classificação das proteínas de acordo com a função biológica.

Classe	Exemplo
Enzimas	Ribonuclease, tripsina, lipase, amilase
Proteínas transportadoras	Hemoglobina, albumina do soro, mioglobina, lipoproteínas
Proteínas contráteis ou de movimento	Actina, miosina
Proteínas estruturais	Queratina, colágeno, elastina, proteoglicanas
Proteínas de defesa	Anticorpos, fibrinogênio, toxina botulínica, toxina diftérica
Hormônios	Insulina, hormônio de crescimento, corticotrofina, hormônios peptídicos
Proteínas nutritivas ou de reserva	Gliadina (trigo), ovoalbumina (ovo)

as proteínas são capazes de se combinar a compostos ácidos ou básicos e, dessa forma, manter o equilíbrio acidobásico entre o sangue e os diferentes tecidos do organismo.

AMINOÁCIDOS

Aminoácidos essenciais

O primeiro aminoácido a ser descoberto foi a asparagina, em 1806, e o último, a treonina, em 1938. Os aminoácidos apresentam nomes triviais ou comuns, em alguns casos derivados da fonte a partir da qual foram inicialmente isolados. A asparagina foi primeiramente isolada do aspargo; o glutamato do glúten de trigo; a tirosina do queijo (do grego *tyros*, que significa queijo); e a glicina, do grego *glycos*, que significa doce, devido ao seu sabor adocicado.

Aminoácidos são formados por carbono, hidrogênio, oxigênio, nitrogênio e, ocasionalmente, enxofre. Os aminoácidos são as unidades estruturais básicas de todas as proteínas. Os aminoácidos incorporados nas proteínas de mamíferos são α-aminoácidos, com exceção da prolina, que é um α-iminoácido. Um α-aminoácido consiste de um grupo amino, um grupo carboxila, um átomo de hidrogênio e um grupo R (cadeia lateral), sendo que todos estão ligados a um átomo de carbono, denominado carbono α (Fig. 3.1).

Os aminoácidos são as unidades estruturais básicas de todas as proteínas

Embora existam muitos aminoácidos na natureza (> 300), apenas 20 estão presentes na composição das proteínas, sendo que cada um deles apresenta uma cadeia lateral diferente ligada ao átomo do carbono α. Os mesmos 20 L-α-aminoáci-

Estrutura de um aminoácido

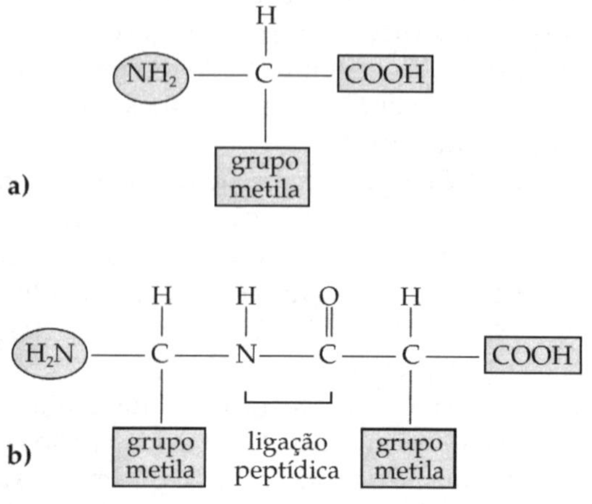

FIGURA 3.1 – Estrutura de um aminoácido (a) e de um dipeptídeo (b).

dos ocorrem várias vezes nas proteínas, incluindo aquelas produzidas em bactérias, plantas e animais, sendo que para cada um desses aminoácidos existe ao menos um códon no código genético. Apesar de a escolha desses 20 aminoácidos ter ocorrido provavelmente ao acaso no curso da evolução, a versatilidade química que eles fornecem é vital. Por exemplo, cinco dos 20 aminoácidos possuem cadeias laterais que podem apresentar uma determinada carga, enquanto os demais não são carregados, porém são reativos de maneira específica. Cabe ressaltar que as propriedades das cadeias laterais dos aminoácidos, quando agregadas, determinam as propriedades das proteínas constituídas por esses aminoácidos, e são a base de todas as funções diversas e complexas das proteínas.

Aminoácidos em soluções com pH neutro são predominantemente íons dipolares; apenas ocasionalmente são moléculas não-ionizadas. Na forma dipolar de um aminoácido, o grupo amino está protonado ($-NH_3^+$) e o grupo carboxila está dissociado ($-COO^-$). O estado de ionização de um aminoácido varia com o pH. Em solução ácida (por exemplo, pH = 1), o grupo carboxila está não-ionizado ($-COOH$) e o grupo amino está ionizado ($-NH_3^+$). Em soluções alcalinas (por exemplo, pH = 11), o grupo carboxila está ionizado ($-COO^-$) e o grupo amino está não ionizado ($-NH_2$) (Fig. 3.2).

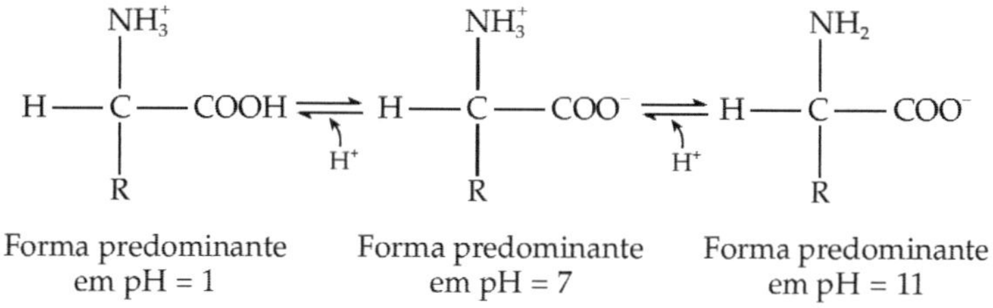

FIGURA 3.2 – Estados de ionização de um aminoácido de acordo com o pH.

Em proteínas, quase todos estes grupos carboxila e amino combinam-se por ligação peptídica e não estão disponíveis para reação química (exceto para a formação de pontes de hidrogênio). Desse modo, é a natureza das cadeias laterais que fundamentalmente determina o papel que um aminoácido desempenha em uma proteína.

Aminoácidos em soluções com pH neutro são predominantemente íons dipolares

Para representar seqüências de aminoácidos em proteínas, abreviações de uma e de três letras para aminoácidos têm sido estabelecidas. Cabe ressaltar que as abreviações de três letras do ácido aspártico (Asp) e do ácido glutâmico (Glu) não devem ser confundidas com aquelas referentes aos aminoácidos asparagina (Asn) e glutamina (Gln), respectivamente. A determinação experimental de aminoácidos presentes em uma proteína por procedimentos químicos não consegue facilmente diferenciar entre Asn e Asp, ou entre Gln e Glu, devido aos grupos amida presentes na Asn e na Gln serem hidrolisados e gerarem Asp e Glu, respectivamente. Os símbolos Asx para Asp ou Asn, e Glx para Glu ou Gln indicam esta ambigüidade. Um esquema similar é utilizado com abreviações com uma letra para Asp ou Asn, e Glu ou Gln.

Para representar seqüências de aminoácidos em proteínas, abreviações de uma e de três letras têm sido estabelecidas

BIOSSÍNTESE DE AMINOÁCIDOS DISPENSÁVEIS

Os aminoácidos dispensáveis podem ser sintetizados no organismo por vias que são compartilhadas, em parte, pelo catabolismo de aminoácidos. Glutamato, aspartato e alanina são sintetizados por meio de reações de transaminação. O aminoácido serina é sintetizado a partir de um intermediário da via glicolítica, o 3-fosfoglicerato, que é oxidado para 3-fosfoidroxipiruvato, por uma enzima que utiliza NAD. O 3-fosfoidroxipiruvato é então transaminado para gerar 3-fosfosserina que, por meio de uma fosfatase, é hidrolisado para produzir serina. A glicina é sintetizada a partir da serina pela ação da enzima serina hidroximetiltransferase.

O aminoácido arginina é designado como dispensável em humanos

Os aminoácidos cisteína, tirosina e prolina são sintetizados no organismo a partir dos aminoácidos metionina, fenilalanina e glutamato, respectivamente. O aminoácido arginina é designado como dispensável em humanos. Evidências sugerem que este aminoácido é sintetizado no organismo a partir do aminoácido glutamato. O grupo carboxila terminal do glutamato é inicialmente fosforilado e, em uma etapa subseqüente, reduzido, o que gera glutamato γ-semialdeído e fosfato. Esta etapa é seguida por uma reação de transaminação, acarretando a formação de ornitina, que é convertida para arginina por meio das enzimas do ciclo da uréia.

A enzima glutamina sintetase catalisa a síntese dependente de ATP do aminoácido glutamina, a partir do glutamato e da amônia. Nessa reação, o ATP é convertido em ADP mais fosfato inorgânico (P_i). A enzima asparagina sintetase catalisa a síntese dependente de ATP do aminoácido asparagina a partir do aspartato, utilizando a glutamina como fonte de grupo amino. Sendo assim, ao doar o grupo amino, a glutamina é convertida para glutamato. Nessa reação, o ATP é convertido em AMP mais pirofosfato inorgânico (PP_i).

AMINOÁCIDOS: FUNÇÕES E CLASSIFICAÇÃO NUTRICIONAL

Além de participarem na síntese protéica e no metabolismo energético, quase todos os aminoácidos apresentam funções específicas no organismo. O triptofano, por exemplo, é um precursor da vitamina niacina e do neurotransmissor serotonina; a metionina é o principal doador de grupos metílicos para a síntese de determinados compostos, tais como colina e carnitina. A metionina é também um precursor de cisteína e de outros compostos que contêm enxofre. A fenilalanina é precursora da tirosina, a qual é responsável pela formação de tiroxina e epinefrina. Arginina e citrulina estão envolvidas especificamente na síntese da uréia no fígado. A glicina, o mais simples dos aminoácidos, combina-se com alguns tipos de compostos tóxicos, convertendo essas substâncias em compostos não-tóxicos, que são excretados pela urina. É também usada na síntese do núcleo porfirínico da hemoglobina e constituinte de um dos ácidos biliares. A histidina é essencial para a síntese de histamina, composto que causa vasodilatação no sistema circulatório. Arginina, glicina e metionina unem-se a um grupo fosfato para formar o fosfato de creatina, um importante reservatório de ligação fosfato de alta energia na célula. A glutamina é o aminoácido livre mais abundante no plasma e no tecido muscular e é utilizada em altas taxas por células de divisão rápida, incluindo leucócitos e enterócitos, para fornecer energia e favorecer a biossíntese de nucleotídeos. Além disso, o ácido glutâmico é precursor do neurotransmissor denominado ácido gama-aminobutírico (Figs. 3.3 e 3.4).

Aminoácidos podem ser classificados nutricionalmente em dois grupos: indispensáveis (essenciais) e dispensáveis (não-essenciais). Os nove aminoácidos indispensáveis são aqueles cujos esqueletos de carbono não podem ser sintetizados pelo organismo, necessitando ser obtidos pela dieta. Contudo, os diversos dados reportados recentemente sobre o metabolismo intermediário e as características nutricionais dos aminoácidos dispensáveis têm contribuído para uma discussão acerca da definição desses compostos (Tabela 3.3).

Segundo Laidlaw e Kopple, os aminoácidos dispensáveis podem ser divididos em duas classes: verdadeiramente dispensáveis e condicionalmente indispensáveis (Tabela 3.3). Cinco aminoácidos (alanina, ácido aspártico, asparagina, ácido glutâmico e serina) são denominados dispensáveis, uma vez que esses podem ser sintetizados no organismo a partir de outros aminoácidos ou de outros metabólitos de complexos nitrogenados. Além disso, seis aminoácidos (arginina, cisteína, glutamina, glicina, prolina e tirosina) são considerados condicionalmente indispensáveis, uma vez que são sintetizados a partir de outros aminoácidos e/ou sua síntese é limitada sob condições fisiopatológicas especiais. Portanto, a designação aminoácido condicionalmente essencial caracteriza que em condições normais o

A metionina é também um precursor de cisteína

Histidina

Glutamina

Alanina

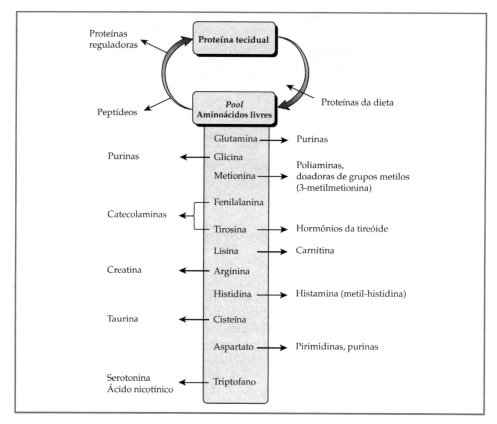

FIGURA 3.3 – Formação de compostos fisiologicamente importantes derivados de aminoácidos.

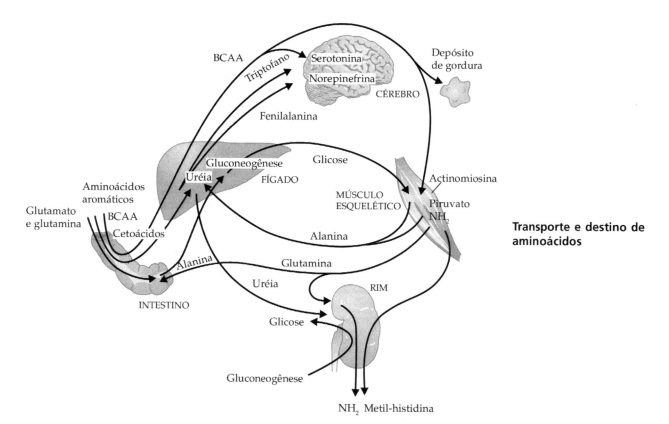

FIGURA 3.4 – Vias principais do transporte e destino de vários aminoácidos entre órgãos. BCAA = aminoácidos de cadeia ramificada. Modificado de Young e Marchini (1990).

TABELA 3.3 – Aminoácidos indispensáveis, dispensáveis e condicionalmente indispensáveis na dieta humana. Modificado de Laidlaw e Kopple (1987).

Indispensáveis	Dispensáveis	Condicionalmente indispensáveis*	Precursores de condicionalmente indispensáveis
Histidina	Alanina	Arginina	Glutamina/glutamato, aspartato
Isoleucina	Acido aspártico	Cisteína	Metionina, serina
Leucina	Asparagina	Glutamina	Ácido glutâmico, amônia
Lisina	Ácido glutâmico	Glicina	Serina, colina
Metionina	Serina	Prolina	Glutamato
Fenilalanina		Tirosina	Fenilalanina
Treonina			
Triptofano			
Valina			

* Aminoácidos condicionalmente indispensáveis são definidos como aqueles que necessitam ser ingerido por meio de uma fonte dietética quando a síntese endógena não alcança a necessidade metabólica.

Os aminoácidos dispensáveis podem ser divididos em duas classes

organismo pode sintetizar estes aminoácidos para alcançar a necessidade metabólica. De outra parte, em condições fisiológicas ou fisiopatológicas específicas ocorre a necessidade de ingestão desses aminoácidos, necessidade esta que ainda não foi determinada com exatidão e que, presumivelmente, varie em grande extensão de acordo com a condição específica. Além disso, a designação condicionalmente indispensável indica, em princípio, que esses aminoácidos podem ser necessários na dieta, a menos que quantidades suficientes de seus precursores estejam disponíveis e/ou as atividades de enzimas envolvidas em vias metabólicas relevantes sejam suficientes para promover a síntese desses aminoácidos em uma taxa metabólica significativa.

DIGESTÃO DE PROTEÍNAS

A proteína ingerida diariamente – somada à proteína proveniente do intestino na forma de enzimas digestivas, células descamadas e mucinas – é quase completamente digerida e absorvida. Esse processo é muito eficiente e garante o fornecimento contínuo de aminoácidos para o *pool* de aminoácidos corporal. Menos de 10% da proteína total que passa através do trato digestório aparecem nas fezes. Sendo assim, se a alimentação contribuir com cerca de 70-100g de proteína e a proteína endógena contribuir com aproximadamente 100g (variação entre 35 e 200g), então é esperado que aproximadamente de 1 a 2g de nitrogênio sejam encontrados nas fezes, o que equivale a aproximadamente 6-12g de proteína.

O objetivo da digestão de proteínas é liberar aminoácidos, dipeptídeos e tripeptídeos

O objetivo da digestão de proteínas é liberar aminoácidos, dipeptídeos e tripeptídeos a partir da proteína consumida na dieta. Com exceção de um período relativamente curto após o nascimento, o enterócito não consegue absorver proteínas intactas. Dentre as proteínas que o recém-nascido consegue absorver, destacam-se as imunoglobulinas (leite materno), que fornecem a imunização passiva para ele. Posteriormente a esse período, apenas aminoácidos, dipeptídeos e tripeptídeos são absorvidos pelos enterócitos.

As enzimas responsáveis pela digestão das proteínas da dieta são denominadas peptidases e classificadas em duas categorias: 1. endopeptidases, que atuam sobre ligações internas e liberam grandes fragmentos de peptídeos para a subseqüente ação de outras enzimas; 2. exopeptidases, que atuam sobre as extremidades da cadeia peptídica e liberam um aminoácido em cada reação. As exopeptidases são subdivididas de acordo com a posição que atuam, ou seja, aquelas que agem na extremidade carboxila (COOH) são denominadas carboxipeptidases, enquanto aquelas que atuam sobre a extremidade amino (NH_2) são denominadas aminopeptidases. Inicialmente, as endopeptidases agem sobre a proteína intacta ingerida, enquanto as exopeptidases atuam no processo final da digestão.

Diferentemente da digestão de lipídios e carboidratos – que é iniciada na boca pela lipase lingual e amilase salivar, respectivamente – a digestão das proteínas inicia-se no estômago, onde o alimento é acidificado com o ácido clorídrico (HCl), o qual apresenta diversas funções, como morte de alguns organismos potencialmente patogênicos e desnaturação de proteínas, que permite que essas se tornem mais vulneráveis à ação da pepsina (endopeptidase). A enzima pepsina é liberada dentro da cavidade gástrica na forma de pepsinogênio (enzima inativa). No momento em que o alimento entra no estômago ocorre a estimulação da liberação de HCl pelas células parietais, e a conseqüente diminuição do pH intragástrico para cerca de 2, o que provoca a perda de 44 aminoácidos da estrutura do pepsinogênio. Uma vez que esses 44 aminoácidos atuam como um fragmento inibidor da pepsina, por meio da sua ligação ao sítio catalítico da enzima, a clivagem desse fragmento de 44 aminoácidos, além de propiciar a ativação da pepsina, também atua como um peptídeo sinalizador para a liberação de colecistocinina (CCK) no duodeno. A CCK estimula a liberação de enzimas digestivas tanto pelo pâncreas exócrino quanto pelas células da mucosa intestinal. A ativação da pepsina também pode ocorrer por meio do processo denominado autocatálise, que ocorre quando a pepsina atua sobre o pepsinogênio, ativando-o.

A enzima pepsina é liberada dentro da cavidade gástrica na forma de pepsinogênio

Uma das importantes características da digestão pela pepsina reside na sua capacidade de digerir o colágeno, um albuminóide que é pouco afetado por outras enzimas digestivas. O colágeno é um importante constituinte do tecido conjuntivo intercelular das carnes. Para que as enzimas digestivas do trato digestório penetrem nas carnes e possam digerir as proteínas celulares, é necessário que as fibras de colágeno sejam inicialmente digeridas. Por conseguinte, nas pessoas com deficiência de atividade péptica no estômago, as carnes ingeridas não sofrem tanto a ação das enzimas digestivas e, conseqüentemente, podem ser mal digeridas. Contudo, cabe ressaltar que a ação da pepsina é responsável por cerca de 10 a 20% da digestão total das proteínas. A atividade da pepsina termina quando o conteúdo gástrico se mistura com o suco pancreático alcalino no intestino delgado.

O quimo no intestino estimula a liberação de secretina e CCK, que acarretam na secreção de bicarbonato e de enzimas pelo pâncreas, respectivamente. No suco pancreático, verifica-se a presença de proteases pancreáticas, que são secretadas dentro do duodeno como precursores inativos (zimogênios). O tripsinogênio, que não apresenta atividade proteolítica, é ativado pela enteropeptidase, uma enzima localizada na membrana apical de enterócitos da região duodenal. A atividade da enteropeptidase é estimulada pelo tripsinogênio, enquanto sua liberação da membrana apical dos enterócitos é provocada pelos sais biliares. A enteropeptidase ativa o tripsinogênio por meio da liberação de um hexapeptídeo a partir do N-terminal dessa molécula. Posteriormente, a tripsina, além de atuar sobre as proteínas alimentares, também ativa outras pré-proteases liberadas pelo pâncreas exócrino, ou seja, a tripsina atua sobre o quimiotripsinogênio, liberando a quimiotripsina; sobre a pró-elastase, liberando a elastase; e sobre a pró-carboxipeptidase, liberando a carboxipeptidase. Tripsina e quimiotripsina clivam as moléculas de proteínas em pequenos peptídeos; a seguir, a carboxipeptidase cliva os aminoácidos das extremidades carboxila dos polipeptídeos. Não obstante, posteriormente à ativação das proteases pancreáticas no intestino, estas sofrem rápida inativação devido ao processo de autodigestão, sendo a tripsina a enzima primariamente responsável por essa inativação.

A enteropeptidase ativa o tripsinogênio por meio da liberação de um hexapeptídeo

Quimiotripsina

Os produtos finais da digestão de proteínas da dieta no lúmen intestinal não são exclusivamente aminoácidos livres, mas uma mistura de aminoácidos livres (40%) e pequenos peptídeos (60%), os quais consistem principalmente de 2 a 8 resíduos de aminoácidos. Esses peptídeos são, posteriormente, hidrolisados por enzimas (aminopeptidases, dipeptidil aminopeptidase e dipeptidase) presentes na superfície luminal, o que acarreta liberação de aminoácidos livres, dipeptídeos e tripeptídeos.

ABSORÇÃO INTESTINAL DE AMINOÁCIDOS, DIPEPTÍDEOS E TRIPEPTÍDEOS

Até o início da década de 1950, os produtos da digestão de proteínas foram simplesmente aceitos como aminoácidos livres, para os quais foram designados diversos mecanismos de transporte. Porém, a partir de estudos de digestão protéica em intestino delgado de humanos, concluiu-se que os principais produtos da digestão de proteínas no lúmen intestinal não são aminoácidos, mas dipeptídeos e tripeptídeos. Subseqüentemente, estudos de absorção de aminoácidos, de dipeptídeos e de tripeptídeos demonstraram que o transporte de pequenos peptídeos intactos ocorria no intestino delgado. Doses orais de glicina nas formas de glicina, glicil-glicina e glicil-glicil-glicina apresentaram mais rápida absorção nas formas de dipeptídeo e de tripeptídeo quando comparadas à absorção do aminoácido livre. Estudos de perfusão jejunal em humanos demonstraram que a competição entre aminoácidos livres durante o processo de captação foi evitada ou reduzida quando os mesmos aminoácidos estiveram na forma de dipeptídeos, sendo que em muitos estudos verificou-se aumento da absorção de aminoácidos a partir de soluções de dipeptídeos quando comparadas a soluções contendo aminoácidos livres de equivalente composição. A existência de mecanismos distintos de transporte para aminoácidos e dipeptídeos foi observada em doenças associadas a defeitos no transporte de aminoácidos (cistinúria e doença de Hartnup), devido aos aminoácidos afetados serem pouco absorvidos quando estavam na forma livre, mas de absorção normal quando estavam presentes na forma de pequenos peptídeos. Desse modo, foi sugerida a existência de um sistema de transporte exclusivo para a absorção de dipeptídeos e tripeptídeos. Esta hipótese foi validada em estudos realizados em animais experimentais e humanos, por meio da clonagem do transportador de oligopeptídeos intestinal.

Estudos moleculares e fisiológicos têm demonstrado que o transportador de oligopeptídeos intestinal, o qual foi designado PepT-1, está presente na membrana apical (ou luminal) de enterócitos, sendo ausente na membrana basolateral dessas células. Cabe ressaltar que o PepT-1 é um transportador exclusivo de dipeptídeos e tripeptídeos, que são os principais produtos da digestão de proteínas no lúmen intestinal.

Diferentemente de outros transportadores, o PepT-1 apresenta enorme extensão de substratos, que inclui 400 dipeptídeos e 8.000 tripeptídeos, que podem ser produzidos a partir da digestão das proteínas da dieta. Além disso, o PepT-1 apresenta uma característica singular, que se refere a sua dependência pelo gradiente de prótons no momento da absorção dos oligopeptídeos pelo enterócito, enquanto outros transportadores comumente dependem de um gradiente de sódio. De fato, o PepT-1 é um co-transportador de peptídeos e de íons H^+, pertencendo a uma família de transportadores de oligopeptídeos encontrada em todas as espécies, desde bactérias até humanos.

Os processos celulares envolvidos no transporte de dipeptídeos e tripeptídeos através das células epiteliais intestinais incluem as seguintes características (Fig. 3.5): 1. um trocador Na^+/H^+ localizado na membrana luminal, que mantém o pH intracelular alcalino; 2. presença da enzima Na^+/K^+-ATPase localizada na membrana basolateral, que mantém o potencial de membrana negativo no interior celular; e 3. diversas peptidases citoplasmáticas, que previnem o acúmulo dos peptídeos absorvidos. Estas enzimas convertem a maioria dos dipeptídeos e tripeptídeos para aminoácidos, que são utilizados pelos enterócitos ou liberados dentro da circulação portal por meio de transportadores de aminoácidos presentes na membrana basolateral dessas células. Os dipeptídeos e tripeptídeos que escapam da hidrólise pelas peptidases citoplasmáticas são transportados através da membrana basolateral para dentro da circulação portal por meio de um transportador de oligopeptídeos, o qual difere caracteristicamente do PepT-1.

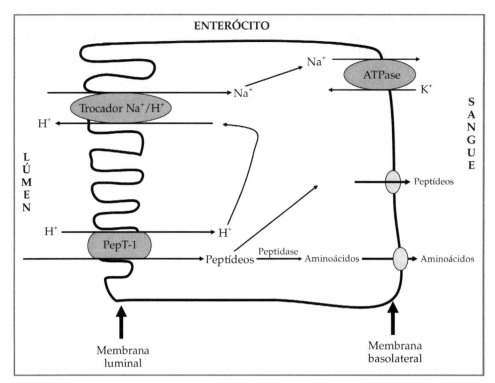

FIGURA 3.5 – Transportador de dipeptídeos e tripeptídeos intestinal (PepT-1). Modificado de Yang et al. (1999).

A utilização de duas forças motrizes, gradiente de Na^+ e gradiente de H^+, para a absorção ativa de aminoácidos e dipeptídeos, respectivamente, é vantajosa para o organismo por manter uma nutrição protéica adequada, devido à ausência de competição entre aminoácidos e dipeptídeos pela origem de energia e por permitir que estes processos absortivos ocorram paralelamente.

Em relação à absorção de aminoácidos na membrana luminal, verifica-se que alguns aminoácidos são absorvidos por meio de mecanismos mediados por carreadores em um processo sódio (Na^+) dependente. A transferência do Na^+ para o compartimento extracelular caracteriza-se, dessa forma, como um transporte ativo secundário. Outros aminoácidos e alguns daqueles absorvidos por transporte ativo podem também ser absorvidos por difusão facilitada, que não necessita de Na^+. Certos aminoácidos competem entre si, durante a absorção, pelos transportadores presentes na membrana luminal.

Dentro do intestino delgado existem variações regionais das capacidades absortivas de aminoácidos, dipeptídeos e tripeptídeos. A capacidade absortiva de dipeptídeos e tripeptídeos é maior no intestino delgado proximal em relação ao intestino delgado distal. Aliado a este fato observa-se que peptidases citosólicas, que atuam sobre dipeptídeos e tripeptídeos, apresentam mais alta atividade no segmento proximal do intestino delgado, local onde a capacidade absortiva desses peptídeos é muita elevada. Por outro lado, a capacidade absortiva de aminoácidos é maior no intestino delgado distal do que no intestino delgado proximal.

Na membrana basolateral dos enterócitos verifica-se a presença de sistemas de transportes de aminoácidos, que são responsáveis pela saída de aminoácidos para a corrente sangüínea. Ao menos cinco sistemas de transporte de aminoácidos na membrana basolateral foram identificados, sendo dois dependentes de sódio (Na^+) e três independentes de Na^+. Os mecanismos independentes de Na^+ são responsáveis pelo transporte de aminoácidos da célula para a circulação sangüínea, caracterizando a absorção transcelular de aminoácidos a partir do lúmen intestinal, enquanto os sistemas dependentes de Na^+ apresentam um papel relevante no fornecimento de aminoácidos para as células intestinais.

Em síntese, dentre os mecanismos de absorção de aminoácidos e de dipeptídeos e tripeptídeos provindos da alimentação, destacam-se: 1. aminoácidos livres liberados pela digestão no trato digestório ou na membrana luminal são absorvidos via sistemas de transporte específicos para aminoácidos livres; 2. hidrólise de oligopeptídeos na membrana luminal com subseqüente liberação de aminoácidos livres, que são transportados por diferentes sistemas específicos de transporte de aminoácidos. Dipeptídeos e tripeptídeos que permanecem após a digestão por peptidases luminais e ligados à membrana luminal, ou seja, que não foram clivados em aminoácidos livres por hidrolases de peptídeos presentes nesta membrana podem ser absorvidos íntegros pelo intestino delgado, sendo clivados por peptidases intracitoplasmáticas (dipeptidases e tripeptidases) de enterócitos. Peptidases localizadas no citosol de enterócitos são capazes de hidrolisar somente dipeptídeos e tripeptídeos; 3. peptídeos com quatro ou mais aminoácidos necessitam ser hidrolisados pela membrana luminal previamente ao processo de absorção de seus produtos hidrolisados.

Peptidases localizadas no citosol de enterócitos são capazes de hidrolisar somente dipeptídeos e tripeptídeos

Cabe ressaltar que estudos em animais e humanos têm demonstrado que a oferta por via oral, a partir de uma mistura de aminoácidos livres, difere em relação à mistura de dipeptídeos de composição aminoacídica equivalente. Algumas razões são apresentadas a seguir:

a) Absorção mais rápida de aminoácidos quando fornecidos na forma de dipeptídeos do que na forma livre.
b) Maior aparecimento de aminoácidos no sangue após absorção de dipeptídeos do que a partir de aminoácidos livres.
c) Ausência de competição entre a absorção de aminoácidos livres e de dipeptídeos.
d) Conservação de energia metabólica no transporte de aminoácidos na forma de dipeptídeos em relação à forma monomérica.
e) Relativa manutenção do transporte de dipeptídeos comparado ao transporte de aminoácidos em diversas situações, tais como jejum, desnutrição protéico-calórica, deficiência de vitaminas e doenças intestinais.
f) Vantagens físico-químicas pela substituição de aminoácidos instáveis e pouco solúveis em solução por dipeptídeos altamente estáveis e solúveis em solução.
g) Dipeptídeos estimulam seu próprio transporte por meio da indução da expressão de PepT-1.

Transporte de aminoácidos

METABOLISMO PROTÉICO: ANABOLISMO E CATABOLISMO

Após a absorção intestinal, os aminoácidos são transportados diretamente ao fígado por meio do sistema porta. Esse órgão exerce papel importante como modulador da concentração de aminoácidos plasmáticos. Aproximadamente 20% dos aminoácidos captados pelo fígado são liberados para a circulação sistêmica, enquanto cerca de 50% são transformados em uréia e 6% em proteínas plasmáticas (Fig. 3.6). Os aminoácidos liberados na circulação sangüínea, especialmente os de cadeia ramificada (ACR) (isoleucina, leucina e valina), são depois metabolizados pelo músculo esquelético, pelos rins e por outros tecidos.

Os aminoácidos absorvidos são metabolizados principalmente no fígado e nos músculos

O fígado é o órgão regulador do catabolismo de aminoácidos essenciais, com exceção dos ACR, que são degradados principalmente pelo músculo esquelético. No fígado, parte dos aminoácidos é usada na síntese de proteínas que são secretadas, como, por exemplo, a albumina e fibrina, e na síntese de proteínas de vida média mais curta, como enzimas, necessárias ao catabolismo dos aminoácidos que ficam na própria célula hepática (Fig. 3.7).

O fígado e a regulação do catabolismo de aminoácidos

O destino do aminoácido em cada tecido varia de acordo com as necessidades de cada tecido, as quais estão relacionadas ao estado fisiológico do indivíduo – estado alimentado ou jejum –, havendo um equilíbrio dinâmico entre as proteínas teciduais com os aminoácidos ingeridos pela dieta e os aminoácidos circulantes. Há um contínuo processo dinâmico de síntese e catabolismo protéico, específico em cada tecido, que é denominado *turnover* protéico. Cabe também assinalar que

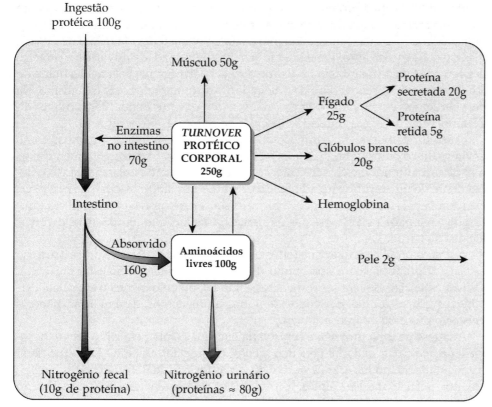

FIGURA 3.6 – *Turnover* protéico diário corporal em um indivíduo de 70kg.

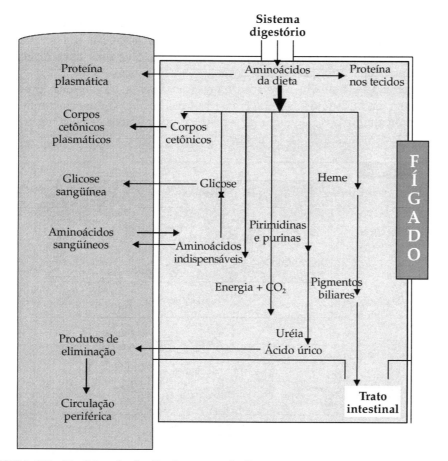

FIGURA 3.7 – Participação do fígado no metabolismo protéico.

A taxa diária de proteína renovada em indivíduos adultos é de cerca de 3%

a vida média de uma proteína corresponde ao tempo que o organismo leva para renovar a metade da quantidade dessa proteína. Certas enzimas intracelulares têm vida média de algumas horas, enquanto a hemoglobina tem vida média de 110-120 dias e o colágeno de aproximadamente 365 dias. A velocidade do *turnover* protéico depende da função da proteína e do tipo do tecido ou órgão. A taxa média diária do adulto, de proteína renovada, é da ordem de 3% do total protéico do organismo. Na pele perdem-se e renovam-se 5g de proteínas por dia; no sangue, 25g; no trato digestório, cerca de 70g; e no tecido muscular, ao redor de 75g por dia.

Os aminoácidos e a síntese de proteínas

O uso fundamental dos aminoácidos diz respeito à síntese de proteínas como enzimas, hormônios, vitaminas e proteínas estruturais. O desenvolvimento normal de um indivíduo é caracterizado por um anabolismo (síntese) intenso e dependente de um suprimento adequado de nutrientes, entre os quais as proteínas exercem papel fundamental, pois a forma essencial de desenvolvimento é padronizada e regulada pela síntese das diferentes proteínas que compõem os diversos tecidos do corpo.

A síntese protéica requer que todos os aminoácidos necessários nesse processo estejam disponíveis ao mesmo tempo. Todos os essenciais devem estar presentes. Os não-essenciais devem ser fornecidos como tal, ou pelo menos o esqueleto carbônico e grupos amino, derivados de outros aminoácidos, devem estar disponíveis pelo processo de transaminação.

A síntese de todas as proteínas do corpo é controlada pelos genes específicos para cada uma

A síntese de uma proteína é controlada em cada célula pelo DNA (ácido desoxirribonucléico), o material genético (genes) do núcleo celular. O DNA funciona como molde ou modelo para a síntese de várias formas de RNA (ácido ribonucléico), que participaram na síntese protéica (Fig. 3.8). A energia para a realização desse mecanismo é fornecida pelo ATP obtido do metabolismo intermediário na célula.

Com relação ao catabolismo de proteínas e de aminoácidos, antes da oxidação do esqueleto carbônico do aminoácido, o grupo amino deve ser separado. A remoção do nitrogênio a partir de aminoácidos e sua conversão para uma das formas que possam ser excretadas pelos rins devem ser consideradas um processo de duas etapas. A primeira etapa a ser considerada envolve dois tipos de reações enzimáticas: transaminação e deaminação.

Transaminases, também chamadas aminotransferases, são enzimas presentes no citosol e na mitocôndria e que têm a piridoxal-fosfato como coenzima, que é derivada da vitamina B_6, a qual pode ser encontrada na natureza sob três formas:

Síntese protéica

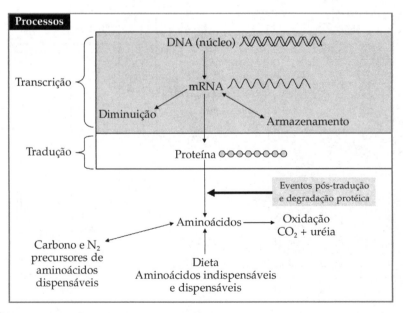

FIGURA 3.8 – Esquema da síntese protéica.

piridoxina, piridoxal e piridoxamina. Em tecidos de mamíferos, o nitrogênio amínico dos aminoácidos é transferido para o α-cetoglutarato (aceptor) para produzir glutamato, restando os esqueletos de carbono. O destino dos esqueletos carbonados e do nitrogênio dos aminoácidos podem ser considerados separadamente. O glutamato é, portanto, um produto comum às reações de transaminação, constituindo um reservatório temporário de grupos amino, provenientes de diferentes aminoácidos.

O glutamato é um produto comum às reações de transaminação

O nitrogênio é também removido a partir dos aminoácidos por reações de deaminação, que resultam na formação de amônia. Um determinado número de aminoácidos pode ser deaminado diretamente (histidina), por desidratação (serina, treonina), pelo ciclo da purina nucleotídeo (aspartato) e por deaminação oxidativa (glutamato). Esses dois últimos processos são relevantes, uma vez que o aspartato e o glutamato são aminoácidos formados em reações de transaminação a partir de outros aminoácidos. O glutamato é também formado em vias específicas de degradação de arginina e lisina. Desse modo, o nitrogênio de qualquer aminoácido pode ser transferido em um dos dois precursores da síntese de uréia, ou seja, amônia e aspartato.

Nitrogênio

A maioria dos aminoácidos, particularmente a alanina, é glicogênica. O piruvato proveniente da oxidação da glicose no músculo é aminado (recebe o grupo amino) para formar alanina, esta é transportada ao fígado onde é desaminada e o esqueleto carbônico reconvertido em glicose. Esse ciclo da alanina é uma importante fonte de glicose durante um fornecimento exógeno deficiente desse carboidrato. É também um método de transportar nitrogênio do músculo ao fígado sem a formação de amônia. O ciclo glicose-alanina funciona com uma dupla finalidade: transportar grupos amino do músculo esquelético ao fígado, para serem convertidos em uréia, e fornecer ao músculo em trabalho a glicose sangüínea sintetizada pelo fígado a partir do esqueleto carbônico de alanina.

Os aminoácidos podem também ser transformados em carboidratos ou em gorduras

Ciclo glicose-alanina

O grupo amino, pelo processo de desaminação, é liberado como amônia, a qual é usada em reações de sínteses ou transportada ao fígado, onde será convertida em uréia e, dessa forma, eliminada pela urina. Pelo fato de a amônia ser altamente tóxica, ela é transportada combinada com ácido glutâmico, formando a glutamina.

A síntese de uréia é realizada no fígado, por meio do ciclo da uréia ou ciclo de Krebs-Henseleit. O CO_2 e a amônia unem-se com a ornitina por meio de uma série de reações bioquímicas para produzir arginina, a qual será hidrolisada para produzir uréia e ornitina. Assim, a molécula de ornitina é repetidamente usada, formando arginina e uréia.

Todo esse processo é controlado por hormônios que participam tanto no mecanismo de síntese quanto na degradação protéica. O hormônio de crescimento estimula a síntese protéica, aumentando assim a concentração de proteína nos tecidos. No período de intenso crescimento em crianças, o hormônio de crescimento é regulado pelo fator de crescimento, semelhante à insulina-1 (IGF-1), sintetizado por vários órgãos, especialmente pelo fígado. A insulina também estimula a síntese protéica acelerando o transporte de aminoácidos através da membrana celular, enquanto a diminuição da concentração de insulina acarreta redução da síntese protéica.

Os hormônios participam com os genes na regulação do metabolismo protéico

A testosterona é outro hormônio que estimula a síntese protéica durante o período de crescimento, enquanto os glicocorticóides estimulam a degradação protéica muscular fornecendo substrato para a gliconeogênese e cetogênese. A tiroxina, indiretamente, afeta o metabolismo protéico, aumentando sua velocidade em todas as células, e assim, conseqüentemente, a velocidade das reações anabólicas e catabólicas das proteínas. Em doses fisiológicas e com ingestão energética adequada e de aminoácidos, a tiroxina aumenta a síntese protéica. No entanto, em situações de deficiência energética ou em grandes doses não-fisiológicas, a tiroxina tem um efeito contrário, ou seja, catabólico, no metabolismo protéico (Tabela 3.4).

A testosterona e a síntese protéica

TABELA 3.4 – Resumo da digestão, absorção e utilização de proteínas.

Estrutura	Proteína
Boca	Tritura os alimentos
Estômago	Ácido clorídrico desnatura proteínas e a pepsina, inicia hidrólise
Intestino delgado	No lúmen intestinal, as enzimas pancreáticas digerem a proteína ingerida (e a endógena) a dipeptídeos e tripeptídeos; dipeptidases e tripeptidases nas bordaduras "em escova" das células da mucosa digerem dipeptídeos e tripeptídeos até aminoácidos. Em condições de desnutrição existem evidências da absorção de di e tripeptídeos com mais eficiência do que os próprios aminoácidos
Fígado	Mantém o balanço dos aminoácidos plasmáticos, sintetiza proteínas essenciais, enzimas, lipoproteínas e albumina. Converte esqueleto carbônico do aminoácido em glicose. É responsável pela síntese de 95% da uréia
Sistema circulatório	Sangue transporta aminoácidos absorvidos e proteínas sintetizadas
Rim	Sintetiza uréia em condições especiais e a elimina pela urina
Intestino grosso	Elimina material não-digerido que pode ser fermentado pela flora intestinal

AMINOÁCIDOS DE CADEIA RAMIFICADA (ACR) E REGULAÇÃO DA SÍNTESE PROTÉICA MUSCULAR

Leucina, isoleucina, valina

ACR são essenciais na dieta e, portanto, relevantes na regulação da síntese protéica muscular. A administração por via intravenosa de glicose e de várias misturas de aminoácidos, por 1 hora, em ratos previamente privados de alimentação, demonstrou que a infusão de ACR e glicose aumenta a síntese protéica no músculo esquelético tão eficientemente quanto uma mistura contendo glicose e todos os aminoácidos. Esse fato sugere que o efeito anabólico de uma mistura completa de aminoácidos pode ser reproduzido pelo fornecimento de uma mistura contendo apenas os três ACR. Contudo, o efeito da mistura dos três ACR sobre a síntese protéica muscular pode ser atribuído ao aminoácido leucina, uma vez que, em estudo com músculo esquelético perfundido, foi verificado que o fornecimento de leucina isoladamente estimula a síntese protéica muscular tão efetivamente como a mistura dos três ACR.

A leucina exerce os seus efeitos mais comumente durante a fase de iniciação da tradução do RNA mensageiro em proteína

A leucina exerce seus efeitos em nível pós-transcricional e mais comumente durante a fase de iniciação da tradução do RNA mensageiro em proteína. O mecanismo pelo qual a leucina estimula a tradução de proteínas está relacionado ao fato de o aumento da concentração intracelular desse aminoácido promover a ativação de uma proteína quinase denominada alvo da rapamicina em mamíferos (*mammalian Target of Rapamycin* – mTOR). O mTOR estimula a síntese protéica principalmente por meio de três proteínas regulatórias-chave: a proteína quinase ribossomal S6 de 70kDa (p70^{S6k}); a proteína 1 ligante do fator de iniciação eucariótico 4E (4E-BP1); e o fator de iniciação eucariótico 4G (eIF4G) (Fig. 3.9).

A 4E-BP1 e o início da tradução protéica

A 4E-BP1 é uma inibidora do fator de iniciação da tradução protéica conhecida como eIF4E. Quando a 4E-BP1 é fosforilada, o eIF4E é liberado e pode unir-se ao eIF4G – o qual está também sob o controle do mTOR – e ao eIF4A, o que forma o complexo eIF4F. A montagem desse complexo é necessária para a continuação da etapa de iniciação da tradução do RNA mensageiro em proteína. A mTOR também ativa a p70^{S6k}, que estimula a iniciação da tradução, bem como a elongação da síntese protéica por diferentes mecanismos. A p70^{S6k}, quando ativada, fosforila e inativa a enzima quinase do fator de elongação 2 (eEF2K), fato este que permite que o eEF2 seja ativado, o que promove a elongação. Consistente com esses fatos, a administração de leucina para ratos induz hiperfosforilação da 4E-BP1, promove a formação do complexo eIF4F, causa hiperfosforilação da p70^{S6k} e estimula a síntese protéica. Similarmente, dietas para ratos contendo 20% de proteína estimulam a síntese protéica hepática e muscular, que é associada ao aumento da fosforilação da 4E-BP1 e à conseqüente redução da ligação do eIF4E para a 4E-BP1, além do aumento da formação do complexo eIF4F. Esses fatos permitem rela-

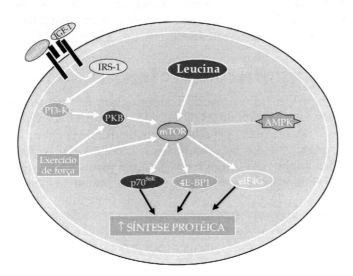

FIGURA 3.9 – Sinalização envolvida na síntese protéica mediada por leucina, insulina, fator de crescimento semelhante à insulina (IGF-1) e exercício de força. Modificado de Deldicque et al. (2005). mTOR = proteína quinase denominada alvo da rapamicina em mamíferos; p70^{S6k} = proteína quinase ribossomal S6 de 70kDa; eIF4G = fator de iniciação eucariótico 4G; 4E-BP1 = inibidor do fator de iniciação da tradução protéica denominada eIF4E; AMPK = proteína quinase ativada por adenosina monofosfato (AMP); PKB = proteína quinase B; IRS-1 = substrato do receptor de insulina 1; PI3-K = fosfatidil-inositol-3-quinase (→ indica ativação; ⊤ indica inibição).

cionar a resposta anabólica sobre a síntese protéica muscular induzida pela ingestão de proteínas, por meio da capacidade do mTOR detectar alterações na concentração intracelular de leucina.

LEUCINA, INSULINA E SÍNTESE PROTÉICA MUSCULAR

A leucina influencia o controle de curto prazo da etapa de tradução da síntese protéica e este efeito é sinérgico com a insulina, que é um hormônio anabólico, com papel crítico na manutenção da síntese protéica muscular. Contudo, a insulina de modo isolado não é suficiente para estimular a síntese protéica muscular no estado pós-absortivo, sendo necessária a ingestão de proteínas ou de aminoácidos para restaurar completamente as taxas de síntese protéica. É proposto que o efeito da insulina na síntese protéica muscular esteja relacionado ao papel desse hormônio em potencializar o sistema de tradução de proteínas, em vez de regular diretamente tal processo, ou seja, a insulina exerce um efeito permissivo sobre a síntese protéica na presença de aminoácidos. Aliado a isto, cabe ressaltar que a administração por via oral de leucina produz um ligeiro e transitório aumento na concentração de insulina sérica, fato que age também de modo permissivo para a estimulação da síntese protéica induzida por este aminoácido.

Em estudos sobre a interação entre os efeitos estimulatórios da leucina e da insulina sobre a síntese protéica no músculo esquelético, verifica-se que a administração de somatostatina – a qual inibe a secreção de insulina – atenua o aumento induzido pela leucina sobre a fosforilação da 4E-BP1 e da p70^{S6k}, porém não tem efeito sobre a associação do eIF4E e eIF4G. Além disso, estudos em ratos diabéticos demonstram que parte da resposta da leucina sobre a síntese protéica no músculo esquelético ocorre tanto por meio de mecanismos independentes de insulina quanto dependentes de insulina. Portanto, conclui-se que os efeitos estimulatórios da leucina sobre a síntese protéica muscular ocorrem por mecanismos dependentes de insulina, que incluem a sinalização mediada pela proteína mTOR para a 4E-

BP1 e a p70^{S6k}, enquanto os efeitos independentes de insulina são mediados por um mecanismo ainda não totalmente esclarecido, que envolve a fosforilação do eIF4G e/ou sua associação com o eIF4E.

GLUTAMINA: ASPECTOS FISIOLÓGICOS E NUTRICIONAIS

A glutamina é um L-α-aminoácido de 5 carbonos, com peso molecular de 146,15 e composição elementar de carbono (41,09%), hidrogênio (6,90%), oxigênio (32,84%) e nitrogênio (19,17%), sendo em pH fisiológico classificada como um aminoácido neutro e, nutricionalmente, como um aminoácido não-essencial. A glutamina apresenta dois grupos amino: um grupo α-amino e um grupo amida terminal facilmente hidrolisável, sendo que estas características ressaltam as funções da glutamina como um veículo de transporte de nitrogênio e carreadora de amônia. Este é o aminoácido livre mais abundante no músculo e no plasma humano, sendo também encontrado em concentrações relativamente altas em muitos tecidos.

No músculo, seu conteúdo intracelular corresponde a 50-60% do total de aminoácidos livres. Aproximadamente 80% da glutamina corporal se encontra no músculo esquelético, e esta concentração é superior 30 vezes a do plasma. Neste, a glutamina constitui aproximadamente 20% do total de aminoácidos livres e, após um jejum de 12 horas, a concentração plasmática encontra-se entre 500 e 750µmol/l, sendo esta dependente do equilíbrio entre a liberação e a captação de glutamina pelos vários órgãos e tecidos do corpo. No estado pós-absortivo, glutamina e alanina correspondem a 48 e 32% dos aminoácidos liberados pelo músculo esquelético, respectivamente, sendo que a glutamina com 2 átomos de nitrogênio por molécula é a principal fonte de liberação de nitrogênio a partir do músculo.

A glutamina apresenta diversas funções no organismo, o que reforça o papel relevante deste aminoácido tanto em estados normais como fisiopatológicos (Tabela 3.5). A diminuição das concentrações plasmáticas de glutamina aliada ao aumento do metabolismo deste aminoácido ocorre, de modo marcante, em muitas doenças catabólicas. Estas características indicam que a classificação da glutamina de um aminoácido não-essencial para um nutriente essencial deva ser considerada.

TABELA 3.5 – Principais funções da glutamina no organismo.

Transferência de nitrogênio entre órgãos	Promove melhora na permeabilidade e integridade intestinal
Detoxificação de amônia	
Manutenção do equilíbrio acidobásico durante a acidose	Aumenta a resistência à infecção por aumento da função fagocitária
Possível regulador direto da síntese e degradação protéica	
Precursora de nitrogênio para a síntese de nucleotídeos	Fornece energia aos fibroblastos, aumentando a síntese de colágeno
Necessária para o crescimento e diferenciação celular	
Veículo de transporte de cadeia carbônica entre os órgãos	Substrato para a produção de glutation
Fornece energia para células de rápida proliferação, como enterócitos e células do sistema imune	Estimula a síntese de glicogênio
	Substrato para a síntese de citrulina e arginina
Age como precursora da ureogênese e gliconeogênese hepática, e de mediadores, como GABA e glutamato	

As duas principais enzimas intracelulares envolvidas no metabolismo da glutamina são: glutamina sintetase e glutaminase. A primeira é responsável pela reação que sintetiza glutamina a partir de amônia e glutamato, na presença de ATP (Fig. 3.10), enquanto a segunda é responsável pela hidrólise da glutamina, convertendo-a em glutamato e amônia (Fig. 3.11). Quanto à localização intracelular, verifica-se que a glutamina sintetase é encontrada primariamente no citossol, enquanto a glutaminase, na sua forma ativa, apresenta-se principalmente na mitocôndria. Essas localizações são compatíveis com as funções dessas enzimas: glutamina sintetase produzindo glutamina para síntese de proteínas citoplasmáticas e nucleotídeos e glutaminase catalisando a utilização de glutamina como fonte de energia.

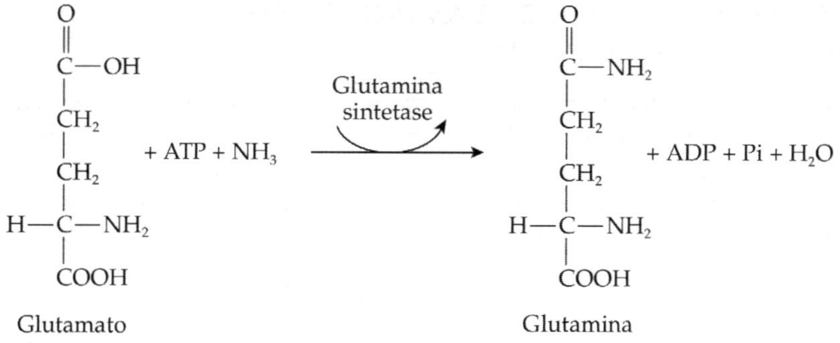

Síntese da glutamina

FIGURA 3.10 – Síntese de glutamina catalisada pela enzima glutamina sintetase.

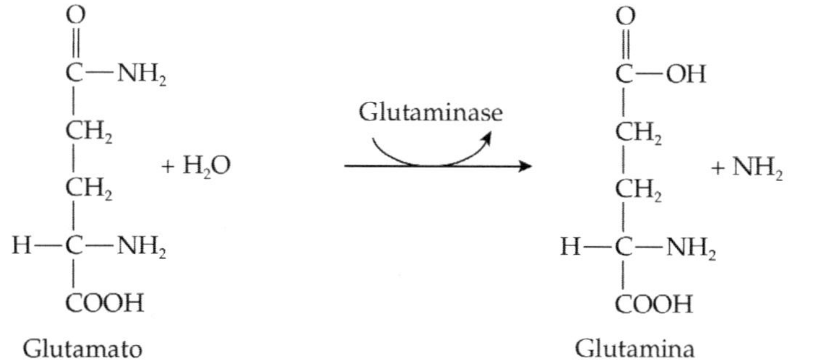

Hidrólise da glutamina

FIGURA 3.11 – Hidrólise da glutamina pela enzima glutaminase.

Dentre os órgãos envolvidos na síntese de glutamina incluem-se músculo esquelético, pulmões, fígado, cérebro e possivelmente tecido adiposo, os quais contêm atividade da enzima glutamina sintetase. Por outro lado, tecidos primariamente consumidores de glutamina – células da mucosa intestinal, leucócitos e células do túbulo renal – contêm elevada atividade da enzima glutaminase. Sob certas condições, tal como reduzida oferta de carboidratos, o fígado pode tornar-se um sítio consumidor de glutamina (Fig. 3.12).

Dentre os órgãos envolvidos na síntese de glutamina incluem-se músculo esquelético, pulmões, fígado e cérebro

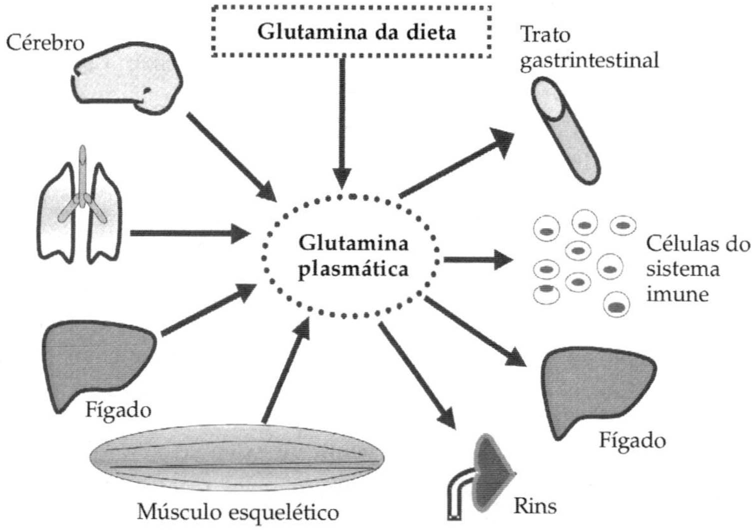

Produção e utilização de glutamina

FIGURA 3.12 – Produção e utilização de glutamina por diversos tecidos e órgãos do organismo. Modificado de Rowbottom et al. (1996).

METABOLISMO PROTÉICO E DE AMINOÁCIDOS NO CICLO JEJUM-ALIMENTADO

Poderia supor-se que a ingestão de uma refeição contendo proteínas causasse elevado e significativo aumento da concentração de todos os aminoácidos na circulação sistêmica, porém, por diversas razões, este fato não ocorre. Após a digestão e absorção das proteínas da dieta no trato digestório, a maioria dos aminoácidos é transportada por meio do sangue portal até o tecido hepático. Todavia, as células intestinais metabolizam os aminoácidos aspartato, asparagina, glutamato e glutamina e liberam alanina, lactato, citrulina e prolina no sangue portal. Além disso, as células da mucosa intestinal, que representam células de rápida divisão, necessitam de glutamina como um aminoácido doador de nitrogênio para a síntese de bases nitrogenadas, que são incorporadas nos ácidos nucléicos.

Um segundo tecido que apresenta um papel relevante no controle da concentração plasmática de aminoácidos é o fígado

Um segundo tecido que apresenta papel relevante no controle da concentração plasmática de aminoácidos é o fígado. Após uma refeição, cerca de 20% dos aminoácidos que entram no tecido hepático são liberados para a circulação sistêmica, enquanto aproximadamente 50% dos aminoácidos são catabolizados, com a concomitante liberação de uréia, e 6% são incorporados em proteínas plasmáticas.

O fígado é relativamente ineficiente em oxidar tirosina, lisina e ACR (leucina, isoleucina e valina). Em relação aos ACR, este fato é devido à baixa atividade catalítica da enzima aminotransferase de ACR, que transfere o grupo α-amino desses aminoácidos para o α-cetoglutarato e, desse modo, inicia o catabolismo dos ACR. Portanto, os ACR são pouco metabolizados no fígado, sendo captados principalmente pelo músculo esquelético, o qual apresenta a enzima aminotransferase de ACR tanto no compartimento citosólico quanto no mitocondrial. Alguns α-cetoácidos de cadeia ramificada formados a partir da enzima citosólica muscular podem ser transferidos para o compartimento mitocondrial para serem oxidados. Porém, a atividade do complexo enzimático desidrogenase de α-cetoácidos de cadeia ramificada (DCCR) no tecido muscular apresenta baixa atividade. Essa segunda etapa da oxidação de ACR no músculo esquelético é considerada a limitante desse processo. Nessa etapa, ocorre uma descarboxilação oxidativa não reversível do α-cetoácido de cadeia ramificada pelo complexo enzimático DCCR, que está localizado na superfície interna da membrana mitocondrial interna.

O conteúdo da enzima DCCR é maior no fígado em relação ao tecido muscular. Sob condição de repouso, estão ativas no músculo esquelético 4% da enzima DCCR. Por outro lado, sob a mesma condição, 97% da enzima DCCR presente no fígado está na forma ativa. A atividade da DCCR é regulada por fosforilação reversível, uma vez que essa enzima é inativada pela enzima DCCR quinase e ativada pela DCCR fosfatase. A atividade da enzima DCCR é elevada em resposta ao aumento da concentração de leucina, H^+, ADP mitocondrial e, possivelmente, pela elevação da razão $NAD^+/NADH$. Por outro lado, a atividade da enzima DCCR é inibida pelo aumento da concentração de ATP, acetil-CoA, piruvato, ácidos graxos livres e corpos cetônicos. A regulação da enzima DCCR é sensível tanto às alterações em substratos e produtos intracelulares, quanto ao estado energético da célula.

Os α-cetoácidos de cadeia ramificada apresentam muitas vias metabólicas

Os α-cetoácidos de cadeia ramificada apresentam muitas vias metabólicas; alguns podem ser liberados para a circulação sangüínea a partir da célula muscular, enquanto outros podem ser oxidados em outros tecidos, particularmente no fígado.

No início do estado de jejum, a glicogenólise hepática é relevante para a manutenção da glicemia. A lipogênese é diminuída, e lactato (ciclo de Cori) e aminoácidos são utilizados para a formação de glicose (gliconeogênese). Cabe ressaltar que o ciclo glicose-alanina, no qual o carbono e nitrogênio retornam ao fígado na forma de alanina, torna-se uma via metabólica importante.

Com o prolongamento do estado de jejum, uma vez que nenhum alimento é ingerido, ao mesmo tempo que ocorre diminuição acentuada da concentração de glicogênio hepático, o organismo torna-se dependente da gliconeogênese hepática, primariamente a partir de glicerol, de lactato e de aminoácidos. O ciclo de Cori e o ciclo alanina-glicose (Fig. 3.13) desempenham um papel relevante, porém não

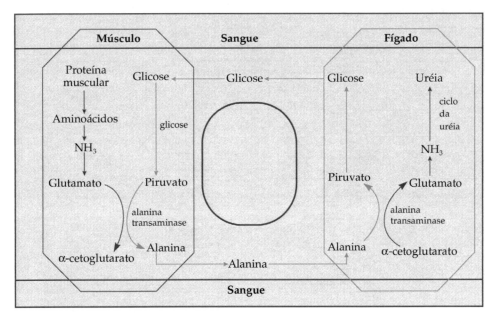

FIGURA 3.13 – Ciclo alanina-glicose.

fornecem carbonos para o saldo de síntese de glicose. Este fato é devido à glicose formada a partir de lactato e alanina pelo fígado meramente repor àquela que foi convertida para lactato e alanina pelos tecidos periféricos. Na verdade, estes ciclos transferem energia a partir da oxidação de ácidos graxos no fígado para tecidos periféricos que não conseguem oxidar o triacilglicerol. O cérebro oxida glicose completamente a CO_2 e água. Em conseqüência, o saldo de síntese de glicose a partir de alguma outra fonte de carbono é obrigatório no estado de jejum. Todavia, ácidos graxos não podem ser utilizados para a síntese de glicose, porque não há uma via pela qual o acetil-CoA produzido a partir da oxidação de ácidos graxos possa ser convertido em glicose. O glicerol, um subproduto da lipólise no tecido adiposo, representa um substrato para a síntese de glicose. Contudo, em resposta ao jejum, verifica-se aumento da degradação protéica no organismo – que ocorre em alguns tecidos na fase inicial da privação alimentar –, o que permite que os aminoácidos liberados sejam utilizados para a oxidação ou para a gliconeogênese. É dentre as proteínas corporais, especialmente as do músculo esquelético, que se obtém a maioria do carbono necessário para o saldo de síntese de glicose.

As proteínas são hidrolisadas dentro da célula muscular e a maioria dos aminoácidos é parcialmente metabolizada. Alanina e glutamina são os aminoácidos liberados em maiores quantidades a partir do tecido muscular para o sangue. Os demais aminoácidos são, na sua maior parte, metabolizados para a obtenção de intermediários (piruvato e α-cetoglutarato), os quais podem gerar alanina e glutamina. ACR são a principal fonte de nitrogênio para a síntese de alanina e glutamina no tecido muscular. Os α-cetoácidos de cadeia ramificada produzidos a partir dos ACR por transaminação são parcialmente liberados no sangue para a captação pelo fígado, que sintetiza glicose a partir do α-cetoácido da valina, corpos cetônicos a partir do α-cetoácido da leucina, e glicose e corpos cetônicos a partir do α-cetoácido da isoleucina (Fig. 3.14).

Estima-se que os aminoácidos contribuam para a síntese de cerca de 60g de glicose por dia na fase inicial do jejum. Igualmente importante é a disponibilidade de aminoácidos indispensáveis, liberados pela degradação protéica tecidual e potencialmente utilizáveis para a manutenção da função de outros tecidos. O músculo esquelético e os tecidos intestinais são as principais fontes de aminoácidos indispensáveis durante os períodos de jejum. Se a privação alimentar perdurar além de alguns dias, a taxa de degradação protéica diminui rapidamente. Após duas ou três semanas sem ingestão alimentar, a gliconeogênese dos aminoácidos não fornece mais que 15 a 20g de glicose por dia.

Transaminação

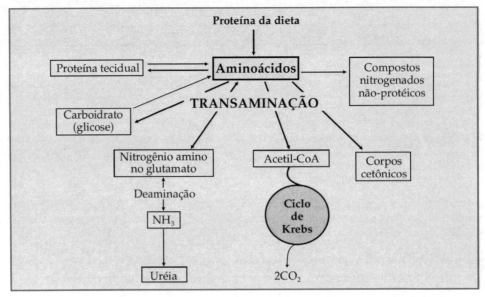

FIGURA 3.14 – Visão geral do metabolismo de aminoácidos e papel da transaminação. Adaptado de Murray et al. (1990).

Nucleotídeos

Igualmente no estado de jejum, as células da mucosa intestinal necessitam de glutamina para a síntese de nucleotídeos e, nessa condição, parte do glutamato formado pode ser oxidado para o fornecimento de energia, fato este que está relacionado com a concomitante liberação de alanina pelo enterócito para o sangue portal hepático. Cabe ressaltar que, durante o jejum, o intestino remove aproximadamente dois terços dos aminoácidos circulantes, sendo que o aminoácido glutamina responde por mais da metade do total dos aminoácidos captados. Ao mesmo tempo, o intestino libera sete aminoácidos, sendo o aminoácido alanina responsável por mais da metade do total de aminoácidos liberados.

A síntese de glicose no fígado durante o jejum é intimamente ligada à síntese de uréia. A maioria dos aminoácidos pode doar o seu nitrogênio amínico por transaminação com o α-cetoglutarato, o que forma glutamato e o novo α-cetoácido, que freqüentemente pode ser utilizado para a síntese de glicose.

A gliconeogênese hepática fornece glicose-6-fosfato para a glicogênese

No início do período de realimentação, o fígado inicialmente capta pouca glicose, ou seja, o tecido hepático permanece ainda realizando gliconeogênese por algumas horas após o início da realimentação. Preferivelmente do que fornecer glicose sangüínea, a gliconeogênese hepática fornece glicose-6-fosfato para a glicogênese. Isto significa que o glicogênio hepático não é ressintetizado após um jejum pela síntese direta a partir da glicose sangüínea. Preferivelmente, a glicose é catabolizada em tecidos periféricos para lactato, o qual é convertido no fígado para glicogênio, por meio da via indireta da síntese de glicogênio (gliconeogênese). A gliconeogênese a partir de aminoácidos específicos que são absorvidos pela mucosa intestinal também exerce um papel relevante em restabelecer a concentração normal de glicogênio hepático por meio da gliconeogênese. Após a taxa de gliconeogênese declinar, o glicogênio hepático é mantido pela via direta de síntese, ou seja, a partir da glicose sangüínea. Ao mesmo tempo, verifica-se que os aminoácidos presentes no sangue oriundos da dieta são também utilizados para a síntese de proteínas no fígado e nos demais tecidos do organismo.

FONTES ALIMENTARES DE PROTEÍNAS

As proteínas estão amplamente distribuídas na natureza. No entanto, poucos alimentos contêm proteínas com quantidades adequadas de todos os aminoácidos essenciais, como as de origem animal consideradas como referência (ovo e leite). Os alimentos de origem animal, como carnes, aves, peixes, leite, queijo e ovo, possuem proteínas de boa qualidade, suficientes para torná-los as melhores fontes de aminoácidos essenciais. Segundo o Departamento de Agricultura dos Estados Unidos (USDA, 1985 e 1987), os alimentos de origem animal fornecem 65% da proteína consumida, enquanto no Brasil, dependendo do poder econômico da população, esse valor é de cerca de 40%. Os alimentos de origem vegetal também são fontes significativas de proteínas. As leguminosas são as mais ricas, contendo de 10 a 30% de proteínas. No entanto, é necessário assinalar que as leguminosas são deficientes em metionina. Os cereais, por sua vez, têm conteúdo protéico menor – cerca de 6 a 15% – em comparação àquele das leguminosas, e são principalmente deficientes em lisina. O número de espécies de cereais utilizados na alimentação humana é de pelo menos 10. As frutas e hortaliças fornecem pouca proteína, cerca de 1 a 2% do seu peso. Apesar de as proteínas vegetais apresentarem deficiências de determinados aminoácidos essenciais, deve-se enfatizar que a alimentação e as dietas incluem vários tipos de alimentos que se complementam entre si. Assim, as misturas de cereais (arroz, trigo, milho etc.) com leguminosas (feijão, soja, ervilha etc.) ingeridas na mesma refeição e em proporções balanceadas apresentam valor nutricional adequado, do ponto de vista protéico, similarmente ao observado em proteínas de origem animal. Os cereais e as leguminosas são importantes na dieta, uma vez que essa mistura tem suprido as necessidades de ingestão de proteínas de grandes massas populacionais em muitos países em desenvolvimento, como no Brasil. No entanto, para realizar essas misturas protéicas, é necessário o conhecimento da composição de aminoácidos de cada um dos alimentos para promover o equilíbrio adequado da mistura de proteínas ingeridas na dieta.

As principais fontes alimentares de proteína no Brasil são: carnes, pescados, ovos, laticínios, leguminosas e cereais

O teor de proteína das carnes é de 20 a 25%; do leite materno, de 1 a 1,2%; do leite de vaca, de 3 a 3,5%; a soja contém 40%; o feijão, entre 20 e 25%; e o arroz polido e cru, 6 e 7%. Todavia, estes valores variam grandemente na preparação dos alimentos, desde que se aumente ou diminua a quantidade de água na preparação do alimento.

Teor de proteína de diferentes alimentos

Outro aspecto relevante no tocante à ingestão de proteínas é sua relação com a ingestão energética. No Brasil, atualmente, e em muitos outros países em desenvolvimento, a maior deficiência alimentar não é de proteína, mas de energia ou de micronutrientes (nesse caso chamada de fome oculta). É prioritário e de fundamental importância garantir o suprimento energético e de outros micronutrientes no organismo, para que se possam usar adequadamente os nutrientes e, especificamente, as proteínas.

QUALIDADE DA PROTEÍNA

A qualidade de uma proteína refere-se a sua capacidade de fornecer os aminoácidos necessários para o organismo. Alguns alimentos contêm altos teores de proteína, enquanto outros contêm baixos teores. O fato de um alimento específico ser uma fonte rica de proteínas não implica que seja suficiente para sustentar o crescimento ou a manutenção do organismo. A gelatina, por exemplo, é uma proteína que pode ser obtida pura e na forma de pó; contudo, a utilização de gelatina como alimento e como única fonte de proteína não fornece os aminoácidos necessários ao organismo. Conseqüentemente, uma dieta baseada em gelatina como única fonte de proteína, excluindo outras fontes protéicas, não permite a manutenção da vida devido à gelatina ser uma proteína de baixa qualidade, uma vez que é deficiente no aminoácido triptofano.

A gelatina é uma proteína de baixa qualidade, uma vez que é deficiente no aminoácido triptofano

A qualidade de uma proteína pode ser expressa de acordo com o escore químico, a razão de eficiência protéica (PER), o valor biológico (VB) e o saldo de utilização protéica (NPU). Esses parâmetros referem-se a diferentes testes utilizados para definir a qualidade de uma proteína. O escore químico refere-se somente à propriedade da proteína em questão, enquanto a PER, o VB e o NPU referem-se à relação entre a proteína da dieta e o consumidor. Os valores de PER, VB e NPU dependem das propriedades tanto da proteína em questão quanto da necessidade do indivíduo.

A quantidade de lisina presente na proteína da aveia é 51% daquela presente na proteína do ovo

A determinação do valor do escore químico é dependente da comparação entre o conteúdo de aminoácidos indispensáveis presentes na ovalbumina (ovo), que é utilizada como proteína de referência, e da proteína do alimento em questão. A ovalbumina é considerada ideal e nutricionalmente completa. O teste apresenta diversas etapas. As proteínas devem ser purificadas e hidrolisadas em aminoácidos, sendo estes submetidos à análise por meio de um analisador de aminoácidos. Sendo assim, o conteúdo dos vários aminoácidos presentes nas duas proteínas é então comparado. O aminoácido na proteína teste que está presente na menor concentração, em uma base percentual, é denominado aminoácido limitante da proteína. O valor da porcentagem é o escore químico. Por exemplo, a quantidade de lisina presente na proteína da aveia é 51% daquela presente na proteína do ovo. Portanto, o escore químico da proteína da aveia é de 51.

As condições para a determinação da PER devem ser padronizadas. Estudos para a determinação da PER exigem animais em fase de crescimento. Os animais utilizados devem ser recém-desmamados; a proteína é utilizada em uma concentração de 10% do peso seco da ração. A PER da proteína teste deve ser sempre comparada com aquela da ovalbumina, a qual deve ser utilizada na ração dos animais do grupo controle. O ganho de peso e o consumo de ração são verificados durante o período de três semanas. Por exemplo, a PER para a proteína do ovo (3,92) é aproximadamente duas vezes aquela da proteína da soja (2,32). Cabe ressaltar que um dos problemas relativos à determinação da PER é a impossibilidade de distinguir entre o peso ganho como gordura e como massa magra. A PER é definida pela fórmula:

$$PER = \frac{\text{Ganho de peso}}{\text{Quantidade de proteína consumida}}$$

Valor biológico de uma proteína

O VB representa a fração de aminoácidos absorvidos pelo intestino que é retida no organismo. O VB de uma proteína é determinado pela medida da quantidade de nitrogênio consumida e aquela excretada. Inicialmente, as perdas obrigatórias de nitrogênio pela urina e fezes devem ser determinadas, o que necessita de um ensaio biológico envolvendo dietas isentas de nitrogênio. Posteriormente, é realizada a determinação da quantidade de nitrogênio urinário e fecal com o consumo da proteína teste. As diferenças no nitrogênio excretado entre as duas condições dietéticas são expressas como o [Δ nitrogênio (N) fecal] e o [Δ N urinário], sendo que a letra maiúscula grega delta (Δ) convencionalmente significa variação. A fórmula do VB é:

$$VB = \frac{\text{N retido}}{\text{N absorvido}} = \frac{[\text{N ingerido}] - [\Delta \text{ N fecal}] - [\Delta \text{ N urinário}]}{[\text{N ingerido}] - [\Delta \text{ N fecal}]}$$

O NPU visa avaliar a retenção de nitrogênio em relação à quantidade de nitrogênio consumida. Isto difere do VB, uma vez que verifica a quantidade de nitrogênio retida em relação àquela absorvida. A fórmula do NPU é:

$$NPU = \frac{\text{N retido}}{\text{N consumido}} = \frac{[\text{N ingerido}] - [\Delta \text{ N fecal}] - [\Delta \text{ N urinário}]}{[\text{N ingerido}]}$$

É aceito que o valor nutricional de proteínas possa diferir substancialmente de acordo com a composição de aminoácidos (indispensáveis) e a digestibilidade. Por muitos anos, ensaios biológicos, principalmente com ratos, foram os métodos de escolha para avaliar o valor nutricional de proteínas. Este valor foi expresso como PER, VB e NPU. Em 1989, a FAO/OMS concluiu que a qualidade da proteína poderia ser avaliada adequadamente por meio da avaliação do conteúdo do primeiro aminoácido indispensável limitante das proteínas a serem testadas, que é expresso como uma porcentagem do conteúdo do mesmo aminoácido em um modelo de referência de aminoácidos indispensáveis. Este modelo de referência foi baseado nas necessidades de aminoácidos indispensáveis de crianças pré-es-

O valor biológico representa a fração de aminoácidos absorvida pelo intestino que é retida no organismo

colares, conforme publicado pela FAO/OMS (1985). Subseqüentemente, esta porcentagem é corrigida de acordo com a digestibilidade verdadeira da proteína teste, conforme avaliação realizada por ensaio biológico realizado com ratos. Esse método de escore, conhecido como digestibilidade protéica corrigida pelo escore aminoacídico (do inglês, *protein digestibility-corrected amino acid score* – PDCAAS) foi adotada como método preferencial para a avaliação do valor protéico na nutrição humana. Proteínas com valores da PDCAAS que excedem 100% não contribuem com benefícios adicionais em humanos e, desse modo, os valores são truncados em 100%.

A fórmula da PDCAAS é demonstrada abaixo:

$$\text{PDCAAS}(\%) = \frac{\text{mg do AA limitante em 1g da proteína teste}}{\text{mg do mesmo AA em 1g da proteína de referência}} \times \text{digestibilidade verdadeira (\%)} \times 100$$

AA = aminoácidos.

Em humanos, a digestibilidade aparente corresponde à diferença entre o nitrogênio ingerido (NI) e o nitrogênio fecal (NF), enquanto a digestibilidade verdadeira corresponde a NI – (NF – nitrogênio endógeno metabólico – NEM), onde NEM corresponde à perda obrigatória, a qual é da ordem de 20mg de nitrogênio/kg/dia.

A tabela 3.6 apresenta os valores para PER, digestibilidade fecal real, escore de aminoácidos e PDCAAS (não-truncado) para algumas proteínas, enquanto a tabela 3.7 apresenta todas as etapas envolvidas no cálculo da PDCAAS de uma proteína alimentar.

TABELA 3.6 – Razão de eficiência protéica (PER), digestibilidade verdadeira, escore aminoacídico (AAS) e digestibilidade protéica corrigida pelo escore aminoacídico (PDCAAS).

Proteína	PER	Digestibilidade	AAS	PDCAAS
Ovo	3,8	98	121	118
Leite de vaca	3,1	95	127	121
Carne de vaca	2,69	98	94	92
Soja	2,1	95	96	91
Trigo	1,5	91	47	42

Razão de eficiência protéica (PER)

TABELA 3.7 – Cálculo para obtenção da digestibilidade protéica corrigida pelo escore aminoacídico (PDCAAS). Adaptado de De Angelis (1995).

1. Analisar o conteúdo de nitrogênio (N) da amostra
2. Calcular o conteúdo de proteína (N × 6,25 ou um fator de conversão específico da AOAC)
3. Analisar o perfil de aminoácidos indispensáveis (AI)
4. Determinar o escore aminoacídico (EA) (não-corrigido):
   EA = mg do AI em 1g da proteína teste ÷ mg de AI em 1g da proteína de referência
   Referência de perfil de AI de uma proteína = FAO/OMS (1985) recomendação para crianças pré-escolares (2-5 anos de idade)
5. Analisar a digestibilidade (D)
6. Calcular o PDCAAS = menor EA não-corrigido X

INFLUÊNCIA DO PROCESSAMENTO SOBRE O VALOR NUTRICIONAL DAS PROTEÍNAS

As proteínas podem perder parte de seu valor biológico pela deterioração ou transformação dos aminoácidos presentes no alimento. Isso pode ocorrer em conseqüência das alterações físicas, químicas e enzimáticas nos alimentos em função

O processamento mal conduzido pode reduzir o valor biológico das proteínas

do armazenamento e das condições a que são submetidos no processamento industrial e no preparo doméstico para o consumo da população. Essa degradação dependerá de uma série de fatores, tais como composição do alimento, se o alimento se encontra *in natura* ou processado, tipo do processamento, condições e tempo de armazenamento.

Os principais agentes físicos e químicos responsáveis pela degradação de proteínas em alimentos são:

a) Tratamentos térmicos, que causam reações de desnaturação (inativação de enzimas, inativação de proteínas tóxicas e antinutricionais) e de complexão com carboidratos, lipídios, substâncias fenólicas, pigmentos, entre outras.
b) Acidez ou alcalinidade elevada (extremos de pH), provocando reações de degradação, de adição, de desnaturação e de racemização (transformação da forma L em forma D).
c) Oxigênio do ar e outros oxidantes, que catalisam reações de oxidação diretamente em grupos oxidáveis das cadeias laterais de proteínas e, também, de oxidações de lipídios insaturados que, por sua vez, formam derivados complexos com as proteínas.
d) Ação da luz, provocando reações de oxidação e/ou decomposição de alguns radicais nas cadeias protéicas.
e) Atividade de água que influencia as reações de decomposição, de complexão e de oxidação de grupos funcionais na cadeia polipeptídica.

O processamento térmico dos alimentos é necessário para impedir a ação de microrganismos, ou de fatores tóxicos como fito-hemaglutininas e, ainda, para melhorar as condições de palatabilidade e digestibilidade. Em geral, os tratamentos térmicos, como a pasteurização e a esterilização ou a cocção de um alimento protéico de origem animal, promovem a reação de Maillard, a conversão do colágeno em gelatina e a desnaturação das proteínas.

A influência negativa do calor aumenta de maneira proporcional ao tempo de exposição. No entanto, podemos assinalar que são menos prejudiciais os processos que usam altas temperaturas por tempos curtos do que aqueles que usam baixas temperaturas por tempos longos. Alterações podem ocorrer também durante o armazenamento prolongado daqueles produtos (especialmente os que contêm glicídios), nos quais a atividade de água permite reações de escurecimento não-enzimático ou oxidação lipídica.

Aquecimento das proteínas que inativa substâncias tóxicas e antinutricionais e aumenta a digestibilidade

O aquecimento em meio alcalino de proteínas também promove a formação de grupamentos altamente reativos dos aminoácidos que se ligam às cadeias laterais de outros aminoácidos, alguns deles são tóxicos, como no caso da lisina-alanina, que parece ser nefrotóxica.

Nos alimentos, quando ocorrem oxidações lipídicas, formam-se peróxidos e carbonilas que, por mecanismo de radicais livres, produzem também oxidações e polimerizações da cadeia protéica e, conseqüentemente, diminuição do valor nutricional da proteína.

Os métodos mais utilizados para essa avaliação de digestibilidade são realizados *in vitro* ou *in vivo*

Outras modificações das proteínas podem ser obtidas, especialmente para melhorar suas propriedades físico-químicas, nutricionais e de conservação. Exemplos desse tratamento são: o uso de proteases para aumentar a solubilidade; a introdução de grupos hidrofílicos para modificar a capacidade emulsionante, de formação de espumas ou de texturização; a ligação de aminoácidos limitantes etc. Para avaliação do comprometimento das proteínas, após esses diversos tratamentos, é necessário fazer ensaios biológicos e bioquímicos em animais. Os métodos mais utilizados para essa avaliação de digestibilidade são realizados *in vitro* ou *in vivo*, ou mesmo por meio do valor nutricional dessas proteínas. Além da diminuição da biodisponibilidade da proteína, pelos diversos tratamentos mencionados, o armazenamento, sob condições inadequadas, também pode ser um fator dessa perda.

Em resumo, podemos assinalar quatro tipos de alterações nos aminoácidos em conseqüência do processamento:

1. Perda de lisina biodisponível pode ocorrer após aquecimento moderado na presença de açúcares redutores, tal como no processamento do leite e, nesse caso, a lactose reage com as cadeias laterais dos resíduos de lisina, resultando em compostos não-aproveitáveis. Essa reação é denominada de Maillard ou escurecimento não-enzimático e pode resultar na perda de lisina sob altas temperaturas. O total da lisina não-aproveitável pode ser medido pela reação da lisina disponível como o fluordinitrobenzeno e subtraindo o número de ligações do fluordinitrobenzeno da lisina total.
2. Sob condições de aquecimento com elevadas temperaturas, na presença de açúcares ou lipídios oxidados, as proteínas dos alimentos podem ser resistentes à digestão e, conseqüentemente, a biodisponibilidade de todos os aminoácidos é reduzida.
3. Quando a proteína é exposta a tratamento com álcalis, a lisina e a cisteína podem reagir entre si formando lisino-alanina, composto que pode ser tóxico.
4. Em condições de oxidação, como o uso de dióxido de enxofre, resulta na perda de metionina da proteína.

Principais alterações dos aminoácidos durante o processamento dos alimentos

Além da perda de aminoácidos essenciais da dieta, por reações químicas, a utilização desses pode ser afetada pela presença em excesso de outros aminoácidos essenciais e não-essenciais produzindo efeitos negativos na sua utilização, denominados de toxicidade, antagonismo e desequilíbrio. Esses efeitos têm sido observados em animais jovens que respondem ao excesso de aminoácidos na dieta com diminuição da velocidade do crescimento.

A toxicidade dos aminoácidos refere-se aos efeitos adversos da ingestão em grande quantidade de um único aminoácido. Os mais tóxicos são a metionina e a tirosina, além da treonina que, em excesso, também provoca redução moderada do crescimento em animais. Essa redução do crescimento cessa só quando se elimina esse aminoácido que causa a toxicidade no organismo. O mecanismo desse processo permanece desconhecido.

Toxicidade dos aminoácidos

Antagonismo de aminoácidos é a denominação usada quando o excesso de um aminoácido na dieta causa diminuição da velocidade de crescimento; esse fato pode ser revertido pela adição de outro aminoácido com uma estrutura similar. O melhor exemplo observado é o antagonismo entre os aminoácidos de cadeia ramificada (leucina, isoleucina e valina). Na literatura há dois exemplos clássicos: 1. o excesso de leucina; e 2. o excesso de lisina.

Cabe destacar que a ingestão de leucina é tóxica quando o consumo desse aminoácido é feito desproporcionalmente em relação à ingestão de valina e isoleucina, uma vez que esse fato promove a depleção das concentrações intracelulares de valina e isoleucina, sendo que a diminuição da concentração desses dois aminoácidos inibe a síntese protéica. A conseqüência é que a leucina não deve ser consumida em grandes quantidades sem a concomitante ingestão de isoleucina e valina, independentemente de estudos demonstrarem que apenas a leucina atue estimulando a síntese protéica.

Desequilíbrio é o termo usado para descrever as alterações nas proporções de aminoácidos da dieta que causam diminuição da ingestão de alimentos e do crescimento. Essa alteração é corrigida por meio da ingestão do aminoácido presente na dieta em menor quantidade em relação as suas necessidades de ingestão diária. Cabe ressaltar que o aminoácido que causa o desequilíbrio geralmente é o segundo limitante.

Desequilíbrio e antagonismo de aminoácidos

A diferença entre desequilíbrio e antagonismo deve-se ao fato de que, no primeiro, a diminuição do crescimento cede com o fornecimento do aminoácido mais limitante, enquanto, no segundo, cede pela ingestão dos aminoácidos antagônicos e estruturalmente semelhantes e, originalmente, não-limitantes.

DESNUTRIÇÃO PROTÉICA E PROTÉICO-CALÓRICA

Conceito de desnutrição protéico-calórica

O Comitê de Peritos em Nutrição da FAO/OMS definiu a desnutrição protéico-calórica (DPC) como o "espectro de situações patológicas que provêm da falta, em várias proporções, de proteínas e calorias ocorrendo, mais freqüentemente, em pré-escolares e comumente associado a infecções". Nesse conceito são compreendidas, além das formas graves de DPC, como o marasmo e o kwashiorkor, suas formas intermediárias ou moderadas e a deficiência de outros nutrientes (vitaminas e minerais) muitas vezes associada ao déficit calórico-protéico.

A DPC pode, quanto à origem, ser primária (dietética) ou secundária (condicionada). Na desnutrição primária o consumo inadequado de nutrientes é o determinante. A forma secundária é causada por outros fatores, diferentes da ingestão alimentar deficiente, como interferência na ingestão, absorção e utilização dos nutrientes devido a alguma afecção ou de necessidades nutricionais aumentadas.

A desnutrição protéico-calórica é mais comum na criança

A DPC primária é muito menos comum e menos grave em adultos. Já sua ocorrência em crianças compromete a velocidade de crescimento e desenvolvimento, muitas vezes com alterações irreversíveis se a deficiência nutricional ocorrer durante a gestação, lactação ou nos primeiros anos de vida.

O período entre a gestação e os 5 anos de idade é nutricionalmente o mais vulnerável segmento do ciclo da vida do homem. O crescimento rápido, a perda da imunidade passiva e o desenvolvimento do sistema imunitário contra infecções determinam necessidades dietéticas mais específicas e menor flexibilidade em relação a períodos mais tardios da vida. Estados patológicos como infecção e parasitismo são situações agravantes. O sinergismo entre desnutrição e infecção é bem conhecido: a infecção acarreta desnutrição por vários mecanismos, sendo, talvez, o efeito mais relevante o aumento do catabolismo.

Em relação à metodologia de avaliação do estado nutricional, esta pode ser subdividida em quatro níveis: 1. inquérito socioeconômico e de hábitos alimentares; 2. inquérito alimentar ou dietético; 3. inquérito bioquímico; 4. inquérito clínico.

Para o estabelecimento do estado nutricional protéico em uma população, usam-se desde técnicas antropométricas, inquéritos, até ensaios bioquímicos e clínicos

Os inquéritos socioeconômico e dietético analisam o problema no período pré-patogênico, avaliam os fatores que existem na população e o risco a que ela está exposta. Essa metodologia apenas descreve o risco de essa população estar desnutrida. É necessário complementar-se com os demais componentes da avaliação nutricional, ou seja, os inquéritos bioquímicos e clínicos. A avaliação bioquímica é particularmente útil no que concerne ao metabolismo protéico. Este estudo pode indicar diferentes condições clínicas por meio da análise das concentrações sangüíneas ou da excreção urinária de vários nutrientes ou de seus metabolitos, podendo assinalar a situação das "reservas orgânicas". No entanto, é necessário lembrar que a maior contribuição dos estudos bioquímicos se observa para as carências específicas de micronutrientes, como, por exemplo, na hipovitaminose A e na anemia ferropriva. O inquérito clínico, incluindo a antropometria, visa verificar a existência de alterações anatômicas, ou seja, sinais clínicos bem definidos e característicos das doenças nutricionais.

Um adulto de 70kg tem de 10 a 13kg de proteína

O corpo de um adulto de 70kg contém por volta de 10 a 13kg de proteína, que estão distribuídos nos diferentes tecidos do organismo. Não há reservas de proteínas em humanos, portanto, sua perda resulta em alterações da estrutura celular e prejuízo de diferentes funções teciduais. A maior parte da proteína do organismo é encontrada no músculo esquelético e, em menor parte, no *pool* de proteínas viscerais. Esta última compreende tanto as proteínas do soro, eritrócitos, granulócitos e linfócitos, como também as provenientes do fígado, rins, pâncreas e coração. As proteínas do músculo esquelético, denominadas também de proteína somática, e as proteínas das vísceras constituem as proteínas disponíveis do organismo. As outras proteínas componentes do organismo são encontradas no tecido conjuntivo intracelular e na estrutura não-celular da cartilagem.

Para avaliação do estado nutricional protéico são utilizados quatro métodos principais: 1. proteína somática; 2. proteína visceral; 3. alterações metabólicas; e 4. função muscular e função imune.

Na avaliação da proteína somática são usadas a excreção urinária de creatinina (freqüentemente expressada como índice creatinina/altura) e a de 3-metil-histidina. Esta última é utilizada para avaliar a depleção protéica da massa muscular em crianças com marasmo e o grau de repleção, após longo tempo de recuperação nutricional. Também é utilizado esse parâmetro em condições de sepse generalizada e traumatismos.

Para avaliar o estado da proteína visceral, são medidas as concentrações de uma ou mais proteínas plasmáticas. As mais utilizadas são a albumina, a transferrina, a proteína transportadora de retinol e a pré-albumina unida à tiroxina. As determinações de albumina e transferrina são as mais freqüentes em pacientes hospitalizados, contudo, essas dosagens não são recomendadas para verificação das alterações agudas do estado nutricional protéico. Na figura 3.15 é apresentada a avaliação bioquímica do estado nutricional protéico.

Na avaliação da proteína somática são usadas a excreção urinária de creatinina

As proteínas plasmáticas são usadas para medir as proteínas viscerais

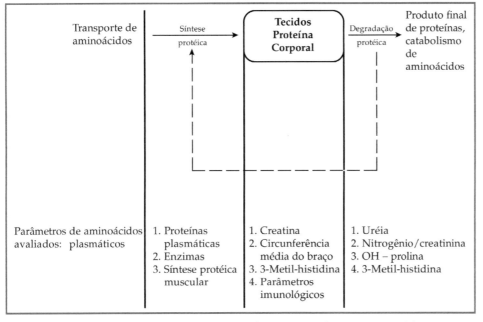

Avaliação bioquímica do estado nutricional

FIGURA 3.15 – Avaliação bioquímica do estado nutricional protéico em diferentes etapas metabólicas. Adaptado de Young et al. (1990).

Para acompanhar as alterações agudas da proteína visceral, durante a convalescença, determina-se a concentração plasmática da proteína transportadora de retinol e da pré-albumina unida à tiroxina. Essas proteínas plasmáticas existem em pequena quantidade no organismo, têm meia-vida curta e especificidade relativamente alta, quando comparadas com a albumina e a transferrina. A determinação da concentração plasmática do fator de crescimento semelhante à insulina (IGF-I) é útil também na avaliação do estado nutricional protéico. Existem evidências de que é um dos métodos mais sensíveis para determinar as alterações agudas do estado nutricional protéico quando comparado com as outras proteínas plasmáticas.

Para diferenciar kwashiorkor do marasmo, alguns parâmetros bioquímicos podem ser usados (Tabela 3.8).

O índice hidroxiprolina combinado com a razão de aminoácidos essenciais e não-essenciais no plasma (NE/E) têm sido utilizados, apesar de serem determinações de baixa sensibilidade e especificidade. Em pacientes hospitalizados, a excreção de uréia na urina de 24 horas e os dados da ingestão de nitrogênio são necessários para estimar o balanço nitrogenado (Fig. 3.16), os quais são determinações importantes na avaliação de pacientes em recuperação nutricional.

Algumas proteínas medem alterações agudas nas vísceras

Kwashiorkor x Marasmo

TABELA 3.8 – Principais diferenças entre marasmo ou subnutrição global grave e kwashiorkor ou má nutrição protéica grave em crianças.

Dados	Marasmo ou subnutrição grave	Kwashiorkor ou má nutrição
Dieta:		
Tipo	Carência global com déficit calórico de substâncias histoplasmáticas e de elementos protetores: conservação das relações normais quantitativas entre os diferentes nutrientes	Carência predominante de proteínas com ingestão calórica pouco alterada. Perda do equilíbrio quantitativo entre os diferentes nutrientes
Ingestão	Contínua	Intermitente
Dados clínicos:		
Idade prevalente	0 a 12 meses	24 a 48 meses
Edema clínico	Ausente	Presente
Atrofia muscular	Presente	Presente
Gordura subcutânea	Ausente	Presente
Lesões de pele	Raras	Freqüentes
Alterações de cabelos	Raras	Freqüentes
Alterações bioquímicas	Menos intensas	Mais intensas
Esteatose hepática	Mínima	Intensa

Nitrogênio na urina

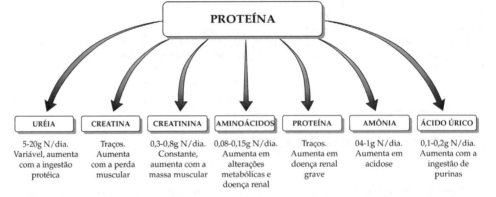

FIGURA 3.16 – Eliminação de nitrogênio (N) na urina normal e circunstâncias nas quais aumenta a excreção.

Imunocompetência e função das proteínas

Os índices funcionais do estado nutricional protéico referem-se à função muscular e às determinações imunológicas. A função muscular diz respeito à determinação da contratilidade muscular e à velocidade de relaxação. Testes de imunocompetência são algumas vezes usados como índices funcionais de estado protéico, apesar de sua baixa especificidade e sensibilidade. Todos os parâmetros do sistema imune podem ser prejudicados na deficiência nutricional. Essas determinações imunológicas incluem contagem de linfócitos, teste de hipersensibilidade cutânea do tipo tardio, contagem de linfócitos T-CD4+ e CD8+ no sangue periférico etc.

Ingestão protéico-calórica e balanço nitrogenado

A ingestão de dietas hipoprotéicas promove diminuição do nitrogênio urinário, o que indica um mecanismo de adaptação do organismo. Após 4 a 5 dias de balanço nitrogenado negativo, o equilíbrio é restabelecido em um nível menor. Se continuar o balanço nitrogenado negativo, o organismo não consegue adaptar-se, e a deficiência de ingestão protéica é acompanhada por edema, perda da massa muscular, fígado gorduroso, dermatose, diminuição da resposta imune e debilidade geral. A deficiência protéica atinge principalmente crianças, devido ao fato de as necessidades de ingestão de proteínas e energia por quilograma de peso corporal estarem aumentadas e existir elevada suscetibilidade a fatores como infecção, o que aumenta a necessidade de ingestão de proteínas. A DPC revela uma variedade de alterações clínicas decorrentes da deficiência de ingestão protéica e energética, sendo essas alterações normalmente agravadas por infecções acompanhadas por outras deficiências nutricionais, como a de vitamina A e a de ferro. As formas mais graves de DPC são o marasmo ou deficiência energética; o kwashiorkor, caracterizado por deficiência protéica; e o marasmo-kwashiorkor com deficiências de proteína e energia.

Marasmo é uma deficiência crônica de energia. Em estados avançados é caracterizado por perda da massa muscular e ausência de gordura subcutânea. Pode ser observado em crianças de todas as idades e, usualmente, devido à deficiência de alimentação durante o período de lactação ou por uso de fórmulas infantis muito diluídas.

O kwashiorkor é encontrado em crianças no último período de lactação, desmame e após desmame, geralmente com 1 a 4 anos de vida. Está associado com deficiência crônica de ingestão de proteínas, que provoca hipoalbuminemia, edema e fígado gorduroso. A gordura subcutânea é geralmente preservada; no entanto, a perda muscular é mascarada pelo edema. O marasmo-kwashiorkor apresenta sintomas que são observados nos dois estados comentados anteriormente.

A DPC pode ser encontrada em todas as partes do mundo e em todas as idades, ocorrendo, principalmente, em crianças pobres dos países em desenvolvimento. No Brasil, segundo o Instituto Nacional de Alimentação e Nutrição (INAN), em uma pesquisa realizada em 1989, comprovou-se que a prevalência de desnutrição em crianças menores de 5 anos atingia 30,7%, sendo a desnutrição leve de 25,6% e o índice de desnutrição moderada ou grave de 5,1%. Esse mesmo estudo demonstrou que crianças com desnutrição crônica se encontram em famílias com renda abaixo de dois salários mínimos. O cenário mais dramático é o da zona rural nordestina, onde 50,8% das crianças vivem em famílias chefiadas por trabalhadores com renda de até meio salário mínimo.

A desnutrição protéica no Brasil foi gradualmente reduzida. Hoje, a desnutrição energética e de micronutrientes (fome oculta) ao lado da obesidade são problemas de saúde pública

As crianças brasileiras estão apresentando baixa estatura, sem contudo apresentarem magreza excessiva, a qual pode ser causada pela ingestão de uma alimentação desbalanceada. Os dados do INAN, para a população infantil de zero a 5 anos, indicam que o déficit crônico de crescimento e cumulativo, aliado ou não ao baixo peso, é o principal problema nutricional. Cerca de 2,5 milhões de crianças brasileiras dessa faixa etária têm altura abaixo do valor mínimo aceitável para as respectivas idades.

Crianças brasileiras têm baixa estatura

A prevalência de baixa estatura por idade é maior no sexo masculino, entre crianças de famílias de rendas menores e predomina na população rural, principalmente no Nordeste. O déficit de estatura crônico gera alta prevalência de "nanicos" entre os adultos jovens. Calcula-se que um em cada cinco brasileiros de 20 a 26 anos tenha altura inferior ao mínimo aceitável para sua idade. A maior gravidade desse fenômeno encontra-se novamente nas Regiões Norte e Nordeste e nas populações menos favorecidas economicamente.

Na recuperação do desnutrido, em geral, é necessário tratar o episódio agudo, suprimir outras doenças associadas como, por exemplo, infecção e, finalmente, uma dieta adequada. Com a recuperação nutricional desaparecem as lesões anatômicas, há normalização das funções, correção das alterações bioquímicas plasmáticas e finalmente o acúmulo normal das reservas de nutrientes. Nesse caso, todos os parâmetros bioquímicos analisados voltarão aos valores normais (Fig. 3.17).

Recuperação nutricional

Reabilitação do desnutrido

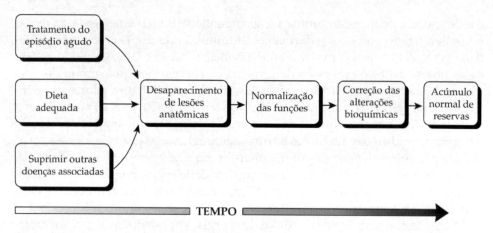

FIGURA 3.17 – Reabilitação do desnutrido.

PROTEÍNAS E EXERCÍCIO FÍSICO

Ainda é bastante discutida a recomendação protéica para atletas, mas já é estabelecido que esta é superior àquela recomendada para indivíduos sedentários, ou seja, 0,8g/kg.

Uma grande variedade de fatores interage para aumentar a necessidade protéica de indivíduos que se exercitam regularmente. Embora estudos futuros sejam necessários para determinar precisamente as recomendações de proteínas nesses indivíduos, pesquisas indicam que, quando a ingestão energética é adequada, a ingestão protéica de 1g de proteína/kg de massa corporal/dia (aumento de ~25%) seria adequada para indivíduos bem treinados, que praticam exercícios de endurance durante 4-5 dias por semana e por um tempo superior a 60 minutos por treino, ao mesmo tempo que atletas de endurance de elite devem consumir 1,6g de proteína/kg de massa corporal/dia. Apesar desse aumento das necessidades de ingestão de proteínas para atletas de endurance de elite, verifica-se que as quantidades necessárias de proteína são obtidas por meio de uma dieta mista, adequada em energia e que contenha de 10-15% do valor calórico na forma de proteínas. Por exemplo, uma ingestão energética de aproximadamente 3.500kcal/dia propiciaria a ingestão de cerca de 125g de proteínas, ou aproximadamente 1,7g de proteína/kg de massa corporal/dia. Para garantir a obtenção desse aumento de ingestão protéica, é relevante o consumo de uma dieta que contenha adequado valor calórico total e seleção de alimentos fontes de proteína de alto valor biológico.

Contudo, o exercício de endurance de intensidade leve e moderada não afeta a necessidade diária de proteínas. No início de um programa de treinamento de endurance ou durante um aumento na demanda de treinamento ocorre aumento transitório na necessidade protéica; todavia, o organismo rapidamente adapta-se para o aumento da necessidade por meio de um aumento da eficiência protéica corporal.

O consumo de 1,7-1,8g de proteína/kg de massa corporal/dia é recomendado para indivíduos que estão iniciando um programa de treino de força vigoroso. A atividade contrátil aumenta as respostas anabólicas, tanto que o treinamento habitual torna o metabolismo protéico mais eficiente diante da ingestão de proteínas, ou seja, a necessidade protéica de atletas de força, com longo período de treinamento e engajados na manutenção da massa muscular diminui para 1,2g de proteína/kg de massa corporal/dia. A ingestão de 0,9g de proteína/kg de massa corporal/dia é recomendada para indivíduos engajados em treino de força, mas que não são atletas.

É fundamental ressaltar que a ingestão em excesso de proteínas não implica maior síntese protéica. Um estudo investigou os efeitos da ingestão de proteína na

Uma grande variedade de fatores interage para aumentar a necessidade protéica de indivíduos que se exercitam regularmente

dieta sobre a força e a composição corporal em indivíduos treinados e sedentários. Ambos os grupos ingeriram 0,86, 1,4 e 2,4g de proteína/kg/dia durante 13 dias, com um período de 8 dias de *washout*. Os atletas de força apresentaram maior necessidade protéica (1,4g/kg/dia), contudo o aumento da ingestão protéica (2,4g/kg/dia) não acarretou em elevação da síntese protéica. Embora esse resultado demonstre maior necessidade de ingestão protéica em atletas de força, também se observa um platô para a elevação da taxa de síntese protéica, apesar do aumento da ingestão de proteínas pela dieta.

De acordo com as recomendações citadas acima, tanto para indivíduos engajados em exercícios de endurance quanto de força, é relevante ressaltar que essas quantidades protéicas podem ser obtidas a partir de uma dieta mista, que contenha de 10-15% de energia na forma de proteína. Aliado a este fato, o aumento do gasto energético imposto pelo exercício acarreta aumento da ingestão calórica total, o que favorece o consumo de proteínas em valores superiores àqueles recomendados para indivíduos sedentários.

É fundamental ressaltar que a ingestão em excesso de proteínas não implica maior síntese protéica

METABOLISMO PROTÉICO E EXERCÍCIO DE FORÇA

Proteínas estão constante e simultaneamente sendo sintetizadas e degradadas. A reparação de proteínas lesadas e o remodelamento de proteínas estruturais parecem ocorrer como um resultado do estímulo induzido pelo exercício de força, que representa um potente estímulo para a ocorrência de hipertrofia na fibra muscular em humanos. O processo de hipertrofia ocorre quando a taxa de síntese protéica muscular excede a taxa de degradação, acarretando em um saldo positivo do balanço protéico muscular.

O exercício de força pode induzir alterações no tipo de fibra muscular e aumentar o diâmetro da fibra. Contudo, em humanos, o processo de *turnover* protéico miofibrilar, ao menos aquele induzido pelo exercício de força, é relativamente lento. Este *turnover* lento de proteínas musculares demonstra que durante o treinamento de força há necessidade de sucessivos estímulos e de um período de tempo relativamente prolongado (6 a 8 semanas) antes que alterações visíveis no fenótipo, como alteração no tipo de fibra e hipertrofia, sejam observadas. Sendo assim, verifica-se que o exercício de força induz ao crescimento muscular – após semanas ou meses de treinamento – como conseqüência das elevações crônicas e transitórias na síntese protéica, que supera a degradação protéica, durante o período de recuperação entre as sessões consecutivas de treinamento. O exercício de força não induz um aumento agudo no *turnover* ou na oxidação de proteínas durante o exercício. Por outro lado, é no período pós-exercício que ocorrem as alterações no *turnover* protéico, mais especificamente um aumento na síntese protéica muscular.

O exercício de força pode induzir alterações no tipo de fibra muscular e aumentar o diâmetro da fibra

O balanço protéico muscular (síntese menos degradação) após o exercício de força é caracterizado por um substancial aumento da síntese protéica muscular (em alguns casos > 150% dos valores basais) concomitantemente a um aumento de menor magnitude da degradação protéica, o que resulta em um balanço protéico muscular menos negativo quando comparado aos valores basais – no estado não-alimentado, o saldo do balanço protéico muscular é negativo (Fig. 3.18).

Balanço protéico muscular

Todavia, o balanço protéico muscular negativo torna-se positivo por meio da ingestão de alimentos protéicos que, posteriormente ao processo de digestão e absorção, fornecem aminoácidos para o tecido muscular (Fig. 3.19). Esta estimulação da síntese protéica muscular induzida pela alimentação tem sido demonstrada ser independente da insulina, sendo prioritariamente decorrente do aumento da oferta de aminoácidos para o músculo. Contudo, cabe ressaltar o papel da insulina no balanço protéico muscular, uma vez que esse hormônio favorece a diminuição da degradação protéica muscular, ao mesmo tempo que estimula o influxo de aminoácidos a partir do plasma para o tecido muscular. Portanto, pode-

Balanço protéico muscular no repouso e no exercício

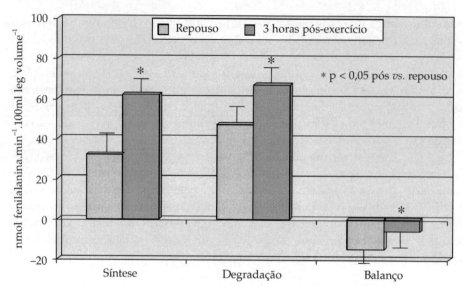

FIGURA 3.18 – Balanço protéico muscular no repouso e 3 horas pós-exercício de força em indivíduos não-treinados no estado pós-absortivo. Adaptado de Biolo et al. (1995).

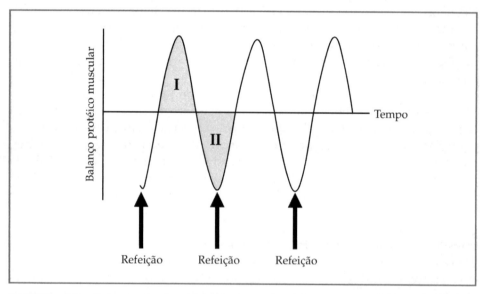

FIGURA 3.19 – Balanço protéico (síntese menos degradação) no músculo esquelético. A área sob a curva no estado alimentado (**I**) seria equivalente à área sob a curva no estado de jejum (**II**); conseqüentemente, a massa muscular é mantida pela alimentação. Modificado de Phillips (2004).

se concluir que a hidratação adequada e a ingestão de nutrientes (carboidratos e proteínas) no período pós-exercício colaboram para a obtenção de um balanço protéico muscular positivo (Fig. 3.20).

Diversos estudos demonstram que o exercício de força estimula a síntese de proteínas musculares em indivíduos treinados e não-treinados. O período de duração da elevação da taxa de síntese protéica no músculo exercitado após uma sessão de exercício de força parece ser diferente em indivíduos não-treinados, nos quais as alterações na taxa de síntese protéica muscular persistem por até 48 horas pós-exercício. Por outro lado, em indivíduos treinados ocorre atenuação da resposta aguda da síntese protéica muscular induzida por uma sessão isolada de exercício de força, o que indica uma adaptação geral em resposta ao treinamento.

Diversos estudos demonstram que o exercício de força estimula a síntese de proteínas musculares em indivíduos treinados e não-treinados

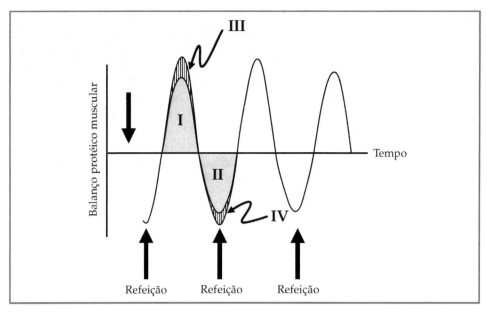

FIGURA 3.20 – Balanço protéico (síntese menos degradação) no músculo esquelético: ganho induzido pelo estado alimentado e perda induzida pelo estado de jejum associados ao efeito induzido pelo exercício de força. Neste cenário, o ganho a partir do estado de jejum é aumentado pela estimulação da síntese protéica induzida pelo exercício de força (**III**). Além disso, as perdas no estado de jejum parecem ser menores (**IV**) devido à estimulação persistente da síntese protéica nesse estado. Modificado de Phillips (2004).

Desse modo, conclui-se que indivíduos treinados necessitam de menos proteína após um período de treinamento para manter uma resposta de síntese protéica máxima para um determinado exercício.

INFLUÊNCIA HORMONAL NA HIPERTROFIA MUSCULAR INDUZIDA PELO EXERCÍCIO DE FORÇA

O treinamento de força, com elevado volume e intensidade, e que utiliza grandes grupamentos musculares, resulta em liberação significativa do hormônio de crescimento (GH). Além disso, a maior demanda pela glicólise anaeróbia promove aumento das concentrações séricas de GH. Estudos demonstram a ocorrência de aumento agudo na concentração sérica de GH pós-exercício de força. Contudo, o modelo de resposta do IGF-I não consistentemente segue aquele do GH. Esse fato sugere que o maior estímulo para hipertrofia e aumento da potência e da força musculares ocorre por meio da síntese local de IGF-I, ou seja, no músculo esquelético. Cabe ressaltar que a secreção de IGF-I pode ser estimulada tanto pela contração muscular *per se*, isto é, localmente, quanto pela estimulação induzida pelo GH na secreção hepática de IGF-I. Grande parte do estímulo para a síntese protéica ocorre por meio do IGF-I, com menor contribuição decorrente da interação GH-receptor de GH na membrana celular, promovendo aumento da síntese de proteínas intracelulares.

Hormônios e hipertrofia muscular

A influência da insulina sobre o metabolismo protéico muscular tem sido amplamente estudada, porém existem ainda algumas controvérsias. Posteriormente à descoberta da insulina, foi verificado que o tratamento com esse hormônio melhorava o quadro de degradação protéica muscular associado ao diabetes. Todavia, atualmente, não há um consenso sobre os mecanismos de ação da insulina sobre a síntese protéica muscular *in vivo*. É possível, contudo, elucidar algumas ações da insulina se os resultados são observados no contexto da disponibilidade de aminoácidos para a síntese protéica. A infusão sistêmica de insulina causa re-

Parece que um aumento na concentração sérica de insulina promove o aumento da síntese protéica muscular

dução significativa na concentração sangüínea de aminoácidos, diminuindo, desse modo, a oferta de aminoácidos para o tecido muscular e a disponibilidade de aminoácidos para a síntese protéica. Quando a concentração sangüínea de aminoácidos não é aumentada pela ingestão ou pela infusão durante a hiperinsulinemia, observa-se que a síntese protéica muscular também não é aumentada. Por outro lado, se aminoácidos são fornecidos durante o quadro de hiperinsulinemia, a síntese protéica aumenta. Além disso, a síntese protéica muscular é também aumentada quando a insulina é infundida localmente, de tal modo que a concentração sistêmica de aminoácidos não é afetada. Desse modo, parece que um aumento na concentração sérica de insulina promove o aumento da síntese protéica muscular, enquanto a disponibilidade de aminoácidos é mantida.

CONSIDERAÇÕES FINAIS

Apesar de a diminuição da incidência de desnutrição protéica ser um fato comprovado, este nutriente é considerado um elemento essencial em todos os processos fisiológicos e bioquímicos do organismo, nas mais diversas faixas etárias e nas mais diversas condições fisiológicas.

Finalmente, cabe ressaltar que para o completo aproveitamento das proteínas é necessário que as respectivas necessidades dos outros nutrientes sejam satisfeitas. Dessa forma, garante-se que as proteínas serão destinadas a sua função principal, ou seja, a síntese de proteínas envolvidas nos processos de reparação e manutenção teciduais, bem como no processo de crescimento e desenvolvimento (Fig. 3.21).

AGORA VOCÊ JÁ DEVE SABER

- A principal função da proteína no organismo é fornecer aminoácidos para a síntese protéica.
- Os aminoácidos essenciais devem ser fornecidos pela alimentação.
- As proteínas animais têm maior valor nutricional do que as vegetais.
- Não existe reserva de proteína no organismo, qualquer excesso da alimentação será metabolizado.
- A desnaturação da proteína é benéfica, pois aumenta sua digestibilidade.
- A falta de proteína em crianças provoca o quadro denominado kwashiorkor.
- Aquecimentos moderados e graves e tratamento com álcalis no processamento do alimento alteram alguns aminoácidos e o valor nutricional da proteína.
- A falta de albumina no plasma é fator importante no desenvolvimento do edema.
- As proteínas das leguminosas são deficientes em aminoácidos saturados.
- As proteínas dos cereais são deficientes em lisina.
- O tecido muscular e o fígado são órgãos importantes no controle do metabolismo protéico.
- A síntese de uréia ocorre principalmente no fígado e, em situações de estresse nutricional, uma pequena porcentagem é sintetizada no rim.
- A principal deficiência nutricional no Brasil é a falta de calorias.
- Uma condição fundamental para se garantir as necessidades de proteína de um organismo é que estejam satisfeitas suas necessidades energéticas.

QUESTÕES PARA REFLEXÃO

1. O que são e quais são as enzimas proteolíticas?
2. Por que as enzimas proteolíticas são secretadas como compostos inativos denominados zimogênios?
3. Quais as principais fontes protéicas na alimentação?
4. É verdade que a mistura de cereais e leguminosas tem o mesmo valor nutricional protéico que uma proteína de origem animal? Por quê?
5. Todas as proteínas de origem animal têm valor biológico maior do que as de origem vegetal? Por quê?
6. É benéfica a suplementação protéica em atletas?
7. O que acontece quando se ingere uma quantidade de proteína superior às necessidades normais?
8. As proteínas são essenciais? Por quê? Quanto se precisa de proteína por dia?
9. Qual a importância da glutamina e da ornitina?
10. O que é *turnover* protéico? Quais os produtos do catabolismo de proteínas?
11. Qual a importância tecnológica e biológica da desnaturação de proteínas?
12. Existe deficiência de proteína na população brasileira?
13. Qual é o melhor método para a determinação do valor biológico de uma proteína?
14. O que você entende por aminoácido essencial e não-essencial?
15. A infusão de hormônio de crescimento evita a perda muscular em idosos?
16. O que você entende por "desadaptação" à desnutrição?
17. Por que as alterações metabólicas são tão intensas no kwashiorkor?
18. Quais são as causas do edema na desnutrição protéica?
19. Por que a absorção dos peptídeos na desnutrição é mais rápida do que a dos aminoácidos?
20. A suplementação protéica em idosos é necessária ou não? Explique.
21. Qual é a participação de hormônios na síntese protéica em condições de desnutrição?
22. O que é ligação peptídica e como as proteínas se organizam estruturalmente?
23. Como se dá o processo de digestão de proteínas e absorção de aminoácidos?
24. Quais as principais funções das proteínas no corpo humano?

APLICANDO O QUE VOCÊ APRENDEU

1. Descreva uma alimentação balanceada em aminoácidos essenciais, ingerindo proteínas de origem vegetal.
2. Calcule a quantidade de glicose em uma alimentação com 300g de arroz.
3. Especifique as alterações que ocorrem nos diferentes tecidos quando há uma ingestão de 200g de proteína.
4. Discuta parâmetros para a avaliação do estado nutricional protéico. Comente quanto a sua viabilidade em âmbito populacional.
5. Quais as proteínas de origem animal de alto valor nutricional? Discuta o caso da gelatina.
6. Enumere as proteínas mais importantes no organismo humano, do ponto de vista estrutural e bioquímico.
7. Caracterize o valor nutricional de uma proteína.
8. Determine as necessidades de proteínas e aminoácidos essenciais de uma criança de 5 anos e de um idoso de 70 anos.
9. Por que o arroz e o feijão são boas fontes de proteína no Brasil?
10. Explique o que acontece em nosso organismo se ingerirmos proteína suficiente, mas um aminoácido em particular em excesso.
11. Como se explicam as alterações bioquímicas, fisiológicas e anatômicas que ocorrem em crianças com uma deficiência grave de proteínas.
12. Descreva o que acontece no metabolismo protéico em situação de desnutrição, infecção e no diabetes.

BIBLIOGRAFIA UTILIZADA PARA EDIÇÃO DO TEXTO

• Adibi SA. The oligopeptide transporter (pept-1) in human intestine: biology and function. Gastroenterology 1997;113:332-40. • Araujo Jr J et al. Effect of chronic supplementation with branched-chain amino acids on the performance and hepatic and muscle glycogen content in trained rats. Life Sci 2006;79:1343-8. • Biolog et al. Increased rates of muscle protein turnover and amino acid transport after resistance exercise in humans. Am J Physiol 1995;268:E514-20. • Castro I et al. Simultaneous optimization of response variable in protein mixture formulation complex method approach. Int J Food Sci Tecnology 2003;38:103-10. • Castro IA et al. Application of multivariate statistical methods to the analysis de cost, nutritional and sensorial quality for some proteins used in food formulations. J Food Quality 2002;25:83-90. • Cynober LA. Amino acid metabolism and therapy in health and nutritional disease. New York: CRC Press; 1995. p 459. • De Angelis RC, Tirapegui J. Fisiologia da nutrição humana. Aspectos básicos, aplicados e funcionais. São Paulo: Atheneu; 2007. p 550. • De Angelis RC. Valor nutricional das proteínas: métodos de avaliação. Cadernos de Nutrição 1995;10:8-29. • Deldicque L et al. Regulation of mTOR by amino acids and resistance exercise in skeletal muscle. Eur J Appl Physiol 2005;94(1-2):1-10. • Donato Jr J et al. Conseqüências da avaliação do peso corporal e da suplementação de L-leucina e L-fenilalanina na composição corporal e em parâmetros metabólicos em ratos. Rev Bras Ciências Farm 2004;40:124-7. • Donato Jr J et al. Effects of leucine supplementation on the body composition and protein nutritional status of adult rats submitted to food restriction. Nutrition 2006;22:520-7. • Gillham B et al. Biochemical basis of medicine. 3rd ed. Oxford: Butterworth-Heinemann; 2000. • Gomes MR et al. Effect of protein restriction on plasma and tissue levels of insulin-like growth factor-1 (IGF-1) in adult rats. Nutr Res 2003;23:1239-50. • Laidlaw SA, Kopple JD. Newer concepts of the indispensable amino acids. Am J Clin Nutr 1987;46:593-605. • Marchini JS et al. Métodos atuais de investigação do metabolismo protéico: Aspectos básicos e estudos experimentais e clínicos. Medicina 1998;31:22-30. • Marchini JS et al. Cálculo das recomendações de ingestão protéica: aplicação a pré-escolar, escolar e adulto utilizando alimentos brasileiros. Revista de Saúde Pública 1994;28:146-52. • Millward DJ. Can we define indispensable amino acid requirements and assess protein quality in adult? J Nutr 1994;124:1509S-15S. • Murray RK et al. Harper: bioquímica. 6ª ed. São Paulo: Atheneu; 1990. • NRC (National Academy Press). Dietary reference intakes for energy, carbohydrates, fiber, fat, protein and amino acids (macronutrients). Washington DC: National Academy Press; 2002. • Pedrosa GP et al. Assessment of the nutritional status of rats submitted to food restriction and/or physical exercise. Nutr Res 2004;24:923-34. • Phillips SM. Protein requirements and supplementation in strength sports. Nutrition 2004;20:689-95. • Rasmussen BB, Phillips SM. Contractile and nutritional regulation of human muscle growth. Exerc Sport Sci Rev 2003;31:127-31. • Reeds PJ. Dispensable and indispensable amino acids for humans. J Nutr 2000;130:1835S-40S. • Rogero MM, Tirapegui J. Aspectos nutricionais sobre glutamina e exercício físico. Nutrire 2003;25:87-112. • Rogero MM, Tirapegui J. Aspectos atuais sobre glutamina e exercício. Nutr Pauta 2003;58:34-40. • Rogero MM, Tirapegui J. Considerações nutricionais e bioquímicas da suplementação de glutamina em atletas. Controvérsias e aspectos atuais. Rev Nutr Metab 2003;7:106-18. • Rogero MM, Tirapegui J. Overtraining: excesso de treinamento. Conceitos atuais. Nutr Pauta 2003;60:23-30. • Rogero MM et al. Effects of L-alanyl-L-glutamine supplementation on plasma and tissue glutamine concentrations in rats submitted to exhaustive exercise. Nutrition 2006;22:564-71. • Rogero MM et al. Plasma and tissue glutamine responseto acute and chronic supplementation with L-glutamine and L-alanyl-L-glutamine in rats. Nutr Res 2004;24:261-7. • Rogero MM, Tirapegui J. Aminoácidos de cadeia ramificada, balanço protéico e exercício físico. Nutr Pauta 2007;83:28-34. • Rogero MM et al. Efeito da suplementação com L-alanil-L-glutamina sobre a resposta de hipersensibilidade do tipo tardio em ratos submetidos ao treinamento intenso. Rev Bras Ciências Farm 2002;38:487-97. • Rossi L et al. Suplementação de aminoácidos de cadeia ramificada e alteração na síntese de serotonina hipotalâmica. Nutrire 2003;26:1-10. • Rossi L et al. Implicações do sistema serotoninérgico no exercício físico. Arq Bras Endocrinol Met 2004;48:227-33. • Rowbottom DG et al. The emerging role of glutamine as an indicator of exercise stress and overtraining. Sports Med 1996;21:80-97. • Sarvar G, McDonough FE. Evaluation of protein digestibility-corrected amino acid score method for assesing protein quality of foods. J Assoc Anal Chem 1990;73:347-56. • Tirapegui J, Rogero MM. Aspectos actuales sobre ejercicio físico y nutrición. Cuadernos Nutr (Méx) 2006;29:165-72. • Tirapegui J. Nutrição, metabolismo e suplementação na atividade física. São Paulo: Atheneu; 2005. p 350. • Tirapegui J. Nutrição: Fundamentos e aspectos atuais. 2ª ed. São Paulo: Atheneu; 2006. p 342. • Tome D, Bos C. Dietary protein and nitrogen utilization. J Nutr 2000;130:1868S-73S. • Waterlow JC. Summary of causes and mechanisms of linear growth retardation. Eur J Clin Nutr 1994;48:S210-22. • Yang CY et al. Intestinal peptide transport systems and oral drug availability. Pharm Res 1999;16:1331-43. • Young VR. Adult amino acid requirements: the case for a major revision in current recommendations. J Nutr 1994;124:1517S-23S. • Young VR, Marchini JS. Mechanism and nutritional significance of metabolic response altered intake of protein and amino acid with reference to nutricional adaptation in human. Am J Clin Nutr 1990;51:270-89. • Young VR, Pellett PL. Plant proteins in relation to human protein and amino acid nutrition. Am J Clin Nutr 1994; 59(Suppl):1203S-12S. • Young VR, Pellett PL. Protein evaluation, amino acid scoring and the food and drug administrations proposed food labeling regulations. J Nutr 1991;121:145-50. • Young VR et al. Assessment of protein nutritional status. J Nutr 1990;120:1496-502.

FOCUS

NECESSIDADES DE PROTEÍNAS E AMINOÁCIDOS

A recomendação de ingestão de proteínas e de aminoácidos indispensáveis pode ser obtida de acordo com os valores preconizados pela ingestão dietética de referência (D*ietary Reference Intakes* – DRI) (NCR, 2002). Dentre as recomendações relacionadas às DRI – que representam um grupo de quatro valores de referência de ingestão de nutrientes –, verifica-se a ingestão dietética recomendada (RDA), que representa o nível de ingestão dietética diária suficiente para atender às necessidades de um nutriente de praticamente todos (97-98%) os indivíduos saudáveis de determinado grupo de mesmo gênero e estágio de vida.

Nesse contexto, segundo as DRI, a RDA para homens e mulheres com idade igual ou superior a 19 anos é de 0,80g de proteínas/kg/dia. Para gestantes (qualquer idade) e lactentes (qualquer idade), a RDA é de 1,1g de proteínas/kg/dia ou a adição de 25g de proteína à dieta.

Uma vez que existem relativamente pequenas diferenças entre as necessidades de ingestão de aminoácidos entre adultos e crianças, foi adotado como padrão de necessidade de ingestão os valores para crianças entre 1 e 3 anos de idade, os quais podem ser utilizados para a avaliação e planejamento dos componentes protéicos da dieta. A tabela 3.9 demonstra o modelo de referência de recomendação de ingestão de aminoácidos segundo o Food Nutrition Board (FNB) e o Institute of Medicine (IOM).

TABELA 3.9 – Modelo de escore de aminoácidos para indivíduos com idade igual ou superior a 1 ano. Modificado de NRC (2002).

Aminoácido (mg/g de proteína)	Escore de aminoácidos (FNB/IOM)	Feijão-branco	Leite	Ovos
Histidina	18	28	28	24
Isoleucina	25	42	60	63
Leucina	55	76	98	88
Lisina	51	72	79	70
Metionina + cisteína	25	19	34	56
Fenilalanina + tirosina	47	77	96	98
Treonina	27	39	45	49
Triptofano	7	10	14	16
Valina	32	46	67	72

FNB = Food and Nutrition Board; IOM = Institute of Medicine.

Cabe ressaltar que o escore para aminoácidos foi desenvolvido baseado nas necessidades médias de ingestão tanto de aminoácidos indispensáveis quanto de proteínas para indivíduos com idade igual ou superior a 1 ano. A qualidade da proteína da dieta é determinada pela razão relativa de seus aminoácidos indispensáveis e de sua digestibilidade. Proteínas a partir de fontes animais, como ovo, carnes, aves, pescados, leite e derivados, fornecem uma razão adequada dos nove aminoácidos indispensáveis e, desse modo, são denominadas proteínas "completas". A tabela 3.9 apresenta a composição de aminoácidos indispensáveis de várias fontes dietéticas de proteínas comparadas ao modelo de escore-padrão.

Tirapegui J. Nutrição: Fundamentos e Aspectos Atuais. 2ª ed. São Paulo: Atheneu; 2006. p 342.

Avaliando seus conhecimentos

- Por que a glicose, produto da hidrólise de todos os carboidratos, é essencial ao organismo?
- É possível substituir totalmente os carboidratos da alimentação?
- O consumo de açúcar em excesso é causa do diabetes?
- Na Pirâmide da Alimentação Saudável, que correlaciona exercício físico, controle de peso e alimentação, em que posição ficariam os carboidratos?

CAPÍTULO 4

Carboidratos

Aureluce Demonte

. . . .

O açúcar do cafezinho, as fibras de uma folha de papel e o principal constituinte da carapaça de um besouro são substâncias que pertencem ao mesmo grupo: os carboidratos. Assim, os carboidratos constituem o mais abundante dos compostos orgânicos, e para a nutrição, a maior fonte disponível de nutrientes presentes nos alimentos na forma de glicose, frutose, galactose, sacarose, lactose, amido e celulose, principalmente. Embora disponíveis, os carboidratos têm sido preteridos no decorrer de um processo chamado transição nutricional, tendo a sua substituição por lipídios possivelmente acarretado sérios prejuízos à saúde pública, visível na epidemia atual dos quadros de obesidade e doenças cardiovasculares. Para a reversão desses quadros relacionados a hábitos alimentares deve-se considerar o papel central dos carboidratos no metabolismo. Como principal combustível energético mediador do funcionamento do sistema nervoso central, "economizador" das proteínas para que elas não necessitem ser utilizadas como combustível mantendo suas funções essenciais, subsidiando ainda a formação de glicoproteínas e glicolipídios com importantes papéis nas membranas celulares, os carboidratos dos alimentos merecem atenção especial na alimentação.

. . . .

A ORIGEM DOS CARBOIDRATOS

Os carboidratos são definidos quimicamente como poliidroxicetonas (cetoses) ou poliidroxialdeídos (aldoses), ou seja, compostos orgânicos com pelo menos três carbonos, onde todos possuem uma hidroxila, com exceção de um, que possui a carbonila primária (grupamento aldeídico) ou a carbonila secundária (grupamento cetônico).

Carbono, água e energia (solar) produzem carboidratos

A grande informação contida na fórmula geral desse grupo de compostos: $Cn(H_2O)n$ é a origem fotossintética dos carboidratos nos vegetais. Pode-se dizer que os carboidratos contêm na intimidade da sua molécula, a *água*, o CO_2 e a energia luminosa que foram utilizados em sua síntese.

A relação entre a fotossíntese e a função energética dos carboidratos pode ser explicada pelo fato de que a clorofila presente nas células vegetais é a única molécula da natureza que não emite energia em forma de calor após ter tido seus elétrons excitados pela luz: ela utiliza esta energia para unir átomos de carbono do CO_2 absorvido, "armazenando-a" nas moléculas de *glicose*: $(CH_2O)_6$ sintetizadas neste processo.

Os vegetais são, portanto, auto-suficientes na produção de carboidratos.

Já os animais não são capazes de sintetizar carboidratos a partir de substratos simples não-energéticos, precisando obtê-los da *alimentação*, fato que torna os animais *dependentes dos vegetais* em termos de obtenção de *energia*.

A energia térmica contida na molécula de glicose é liberada nas mitocôndrias celulares e, por fim, convertida em ligações altamente energéticas de fosfato na molécula de *ATP (adenosina trifosfato)* durante o processo de respiração celular. Note que o ATP corresponde, então, a um verdadeiro "armazém da energia solar" conservada durante todo esse fantástico processo biológico.

Notas importantes

Neoglicogênese

- Nos animais pode ocorrer a *neoglicogênese* e a *glicogenólise endógenas* para obtenção de glicose a partir de precursores não-glicídicos no primeiro processo e do glicogênio hepático e muscular no segundo. Porém esses dois processos metabólicos só são possíveis e acionados em eventos bioquímicos especiais, como jejum prolongando, carências nutricionais e doenças específicas, além de quadros fisiológicos alterados.

Glicobiologia

- A partir das últimas décadas do século passado, técnicas avançadas de cromatografia, eletroforese e espectrometria permitiram ampliar a compreensão dos carboidratos. Hoje existe um novo ramo da ciência – a glicobiologia – voltado apenas para o estudo desses compostos.

OS CARBOIDRATOS PRESENTES NOS ALIMENTOS

O quadro 4.1 procura resumir os principais carboidratos dos alimentos.

DESCRIÇÃO DAS CLASSES DE CARBOIDRATOS

MONOSSACARÍDEOS

Monossacarídeos são açúcares simples ("mono": refere-se a "um" e "sacarídeos" a "açúcar"). Glicose, frutose e galactose são monossacarídeos (Tabela 4.1).

Glicose

Glicose é o maior monossacarídeo encontrado no organismo. Outros nomes para a glicose são dextrose e açúcar do sangue.

Na figura 4.1, o isômero D da glicose está representado na forma linear e na forma em anel. A forma em anel é como a glicose que existe no organismo. Nosso organismo pode metabolizar somente o isômero D da glicose. Isso possibilita o desenvolvimento do isômero L em uma alternativa adoçante muito interessante, que poderia servir como adoçante não calórico natural.

QUADRO 4.1 – Principais carboidratos dos alimentos.

Classes	Subgrupos	
Açúcares (1-2 monômeros)	Monossacarídeos Dissacarídeos Polióis	Glicose, galactose, frutose Sacarose, lactose, trealose Sorbitol, manitol
Oligossacarídeos (3-9 monômeros)	Maltoligossacarídeos Outros oligossacarídeos	Maltodextrinas Rafinose Estaquiose Frutoligossacarídeos
Polissacarídeos (> 9 monômeros)	Amido	Amilose, amilopectina Amido-resistente Polidextrose
	Polissacarídeos Não-amido	Celulose Hemicelulose Frutanas (inulina) Gomas e mucilagens, pectinas

FAO/WHO, 1998.

Principais carboidratos nos alimentos

TABELA 4.1 – Fontes e papel nutricional dos principais monossacarídeos.

	Fonte	Função
PENTOSE		
D-ribose	Formado nos processos metabólicos	Componente dos ácidos nucléicos e coenzimas ácido-ribonucléico (RNA), flavoproteínas
HEXOSES		
D-glicose	Sucos de frutas, hidrólise do açúcar, cana-de-açúcar, maltose e lactose	"Açúcar" do corpo: fluidos sangüíneos e dos tecidos; combustível celular
D-frutose	Frutas, sucos, mel, hidrólise da sacarose da cana-de-açúcar	Transformação para glicose no fígado e no intestino para servir como combustível básico do organismo
D-galactose	Hidrólise da lactose (açúcar do leite)	Mudança para glicose no fígado; combustível celular; sintetizada na glândula mamária para produzir lactose do leite; constituinte dos glicolipídios

Pentoses e hexoses

Molécula da glicose

Cadeia linear   Forma de anel cíclico   Difração em raios X

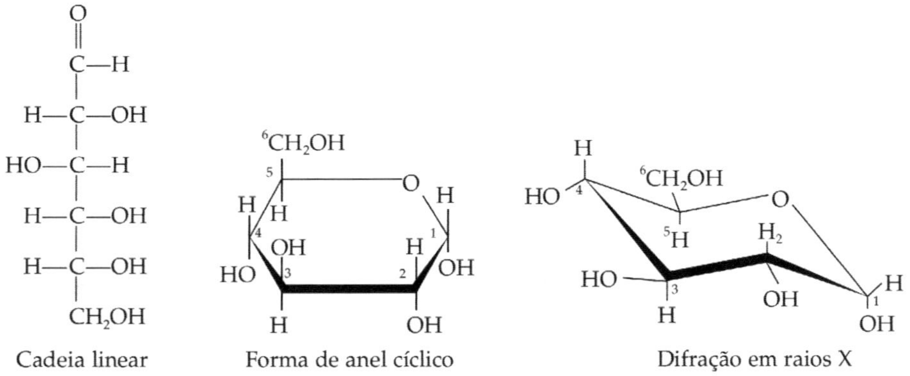

FIGURA 4.1 – Molécula de D-glicose.

Glicose é um monossacarídeo de seis carbonos e, dessa forma, é chamado uma hexose ("hex" denominando seis e "ose" uma terminologia final para os carboidratos). Notar que o anel de seis membros inclui o O_2 (Fig. 4.2). O grupamento aldeídico na estrutura caracteriza a glicose.

Podemos indicar a produção de glicose pelos vegetais da seguinte forma: $6CO_2 + 6H_2O \rightarrow C_6H_{12}O_6 + 6O_2$

```
        O                          O
        ‖                          ‖
      ¹C—H                        C—H
        |                          |
  HO—²C—H                    H—C—OH
        |                          |
   H—³C—OH                   HO—C—H
        |                          |
  HO—⁴C—H                     H—C—OH
        |                          |
  HO—⁵C—H                     H—C—OH
        |                          |
      ⁶CH₂OH                    CH₂OH
      L-glicose                 D-glicose
```

FIGURA 4.2 – Estrutura química da glicose.

Frutose é também chamada levulose e é encontrada nas:

- Frutas.
- Mel.
- Xarope de milho com alta concentração de frutose, que é encontrado nas bebidas leves.

Açúcar das frutas

O grupamento cetona na estrutura caracteriza a frutose.
O mel é constituído de frutose e glicose.

Galactose

Galactose é o último dos monossacarídeos de importância nutricional. Compare a estrutura desse açúcar simples ao da frutose na figura 4.3. As duas estruturas são idênticas, exceto o hidrogênio (—H) e o grupo hidroxil (—OH), que são opostos no carbono 4. Galactose não é geralmente encontrada na natureza em grandes quantidades, mas sim combinada com glicose para formar lactose. Desse modo, está presente no leite e em outros produtos lácteos.

Uma vez absorvida no organismo, a galactose é transformada em glicose ou guardada em forma de glicose de reserva no fígado e músculo, chamada glicogênio.

Monossacarídeos

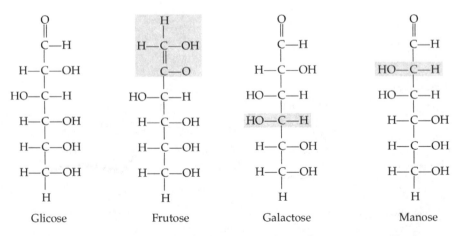

FIGURA 4.3 – Comparação da estrutura química dos monossacarídeos.

DISSACARÍDEOS

Há três açúcares duplos (dissacarídeos) que são comuns na alimentação. Os dissacarídeos são formados quando dois monossacarídeos se combinam. Uma reação de condensação ocorre quando os dois monossacarídeos são *ligados*, e então uma molécula de água é liberada.

Essa reação forma uma ligação glicosídica (C—O—C). Duas formas dessas ligações existem e são denominadas alfa (α) e beta (β). Uma ligação alfa é indicada como └─O─┘ e uma ligação beta como ᴖO˛.

Quando as moléculas de glicose se ligam, podemos digerir o composto somente se ele apresentar ligações do tipo alfa.

Como o nome indica, os dissacarídeos são açúcares simples compostos de dois monossacarídeos ligados. Os três principais dissacarídeos de importância fisiológica são: sacarose, lactose e maltose. Seus respectivos componentes monossacarídeos são:

Sacarose = glicose + frutose
Lactose = glicose + galactose
Maltose = glicose + glicose

A glicose, portanto, é o componente mais freqüente de cada um desses dissacarídeos.

Maltose é formada quando duas moléculas de glicose se combinam usando uma ligação alfa.

Nossa maior fonte de maltose é a de grãos em germinação. Como o amido em grãos se rompe durante a germinação, a maltose é formada. Isso ocorre antes dos grãos serem usados para fazer cerveja. No processo de produção de cerveja, há mudanças de maltose em "malte", que é mais fácil de ser metabolizado do que o amido original no grão. Temos poucas outras fontes de maltose em nossa dieta. Dessa forma, poderíamos dizer que a maltose é uma fonte negligenciável de carboidrato na dieta, mas um fator altamente significativo como produto intermediário da digestão do amido.

Sacarose, o mais familiar dos dissacarídeos, é glicose e frutose juntos para formar açúcar de mesa. Sacarose provém somente dos vegetais e é encontrada no açúcar da cana, açúcar da beterraba e mel.

A sacarose dessas fontes pode ser purificada em vários graus para render açúcar branco ou açúcar em pó comumente visto. Sacarose, ou açúcar comum de mesa, é o mais prevalecente dissacarídeo da alimentação. Com a mudança dos hábitos alimentares e a expansão dos alimentos processados, a sacarose contribui com uma grande quantidade, algo em torno de 30 a 40%, do total de quilocalorias de carboidratos em nossa dieta.

Lactose, açúcar do leite formado nos mamíferos através da glicose para suprir o componente carboidrato do leite durante a lactação. É o menos doce dos dissacarídeos, aproximadamente 1/6 da doçura da sacarose.

Quando o leite "azeda", como no estágio inicial de processamento do queijo, a lactose se transforma em ácido láctico, ocorrendo a separação do coalho e do soro. O coalho, cuja composição principal é a proteína caseína, é então processado para a fabricação do queijo. Dessa forma, embora o leite tenha um conteúdo de carboidrato relativamente alto na forma de lactose, um de seus principais produtos – o queijo – tem pouco ou nenhum.

A base genética da intolerância à lactose foi apresentada na literatura científica em 2002 em um artigo na revista *Nature Genetics*, a partir da identificação de uma alteração de um gene "vizinho" ao da lactase que parece regular a atividade dessa enzima. A deficiência enzimática afeta milhões de adultos no mundo todo, gerando uma grande controvérsia científica a respeito do leite como alimento indispensável. O aumento do uso do leite em pó nos alimentos processados, assim como da lactose em medicamentos e em produtos dietéticos, é problemático para as pessoas que sofrem dessa intolerância. A deficiência traduz-se, regra geral, por náuseas e vômitos, cólicas abdominais, flatulência e diarréia, que se manifestam após a ingestão de alimentos contendo lactose. A condição pode ser reconhecida, indiretamente, por testes como a medição do gás hidrogênio no hálito. Isso se dá a partir da metabolização da lactose por bactérias intestinais onde são formados produtos de fermentação, dentre eles o hidrogênio, que são excretados pela respiração.

OLIGOSSACARÍDEOS

> **Rafinose, estaquiose, prebiótico**

Por definição, oligossacarídeos são carboidratos com grau de polimerização de 3 a 10, incluindo tri e tetrassacarídeos, como rafinose e estaquiose, maltodextrinas, pirodextrinas, fruto e galactoligossacarídeos. Em geral, os oligossacarídeos resultantes da hidrólise do amido são parcialmente digeridos e absorvidos no trato gastrintestinal humano, o que já não ocorre com os polímeros derivados de frutose e galactose, considerados oligossacarídeos não-digeríveis. A presença intacta desses últimos carboidratos nas regiões mais distais do trato gastrintestinal promove um substrato disponível aos processos fermentativos e ao desenvolvimento de microrganismos que normalmente compõem a microbiota intestinal. Trata-se, portanto, de um *efeito prebiótico* atribuído a essas classes específicas de oligossacarídeos.

Lembretes importantes

> **Prebióticos**

- Prebióticos são ingredientes de alimentos que beneficiam o organismo do hospedeiro estimulando o crescimento e/ou o aumento da atividade de um número limitado de espécies de bactérias, gerando seletividade no cólon e possíveis benefícios à saúde e ao bem-estar dos indivíduos.
- Inulina e oligofrutose apresentam características de fibra alimentar e valor calórico reduzidos.

POLISSACARÍDEOS

> **Açúcares complexos**

Polissacarídeos contêm muitas unidades de monossacarídeos, a maior parte glicose. Alguns têm 3.000 ou mais unidades. Você pode ouvir dizer os termos amido e carboidratos complexos. Esses são os principais termos usados para os maiores polissacarídeos de nossa dieta. Em geral, **amidos** são as formas de armazenamento e uma fonte de energia para plantas e animais. Essas formas incluem a amilose e a amilopectina nas plantas e glicogênio nos tecidos animais. Na maioria dos vegetais ocorre uma transformação de glicose em amido durante o amadurecimento, assim, ervilha e milho são "doces" quando jovens. Por outro lado, frutas como a banana e o pêssego transformam amido em açúcar quando amadurecem.

AMIDO

O amido é uma estrutura complexa, composta de duas porções principais:

> **Estrutura do amido**

- A menor porção é composta de amilose, que contém de 15 a 20% da molécula de amido. Ela tem uma estrutura enrolada não-ramificada (Fig. 4.4), de moléculas de glicose ligadas por ligações α.
- A maior porção é a amilopectina, que tem de 80 a 85% da estrutura do amido. Ela tem uma estrutura parecida com uma árvore de muitas cadeias laterais que não se enrola efetivamente como a porção amilose da molécula. Cada uma das cadeias ramificadas é composta de 24 a 30 unidades de glicose com características ligantes nos pontos específicos ao longo da cadeia e dos pontos de ramificação. Um fator constitutivo importante que influencia a digestibilidade de diferentes tipos de amido é a relação entre o conteúdo das frações de amilose e amilopectina. A amilopectina por seu arranjo de cadeias ramifica-

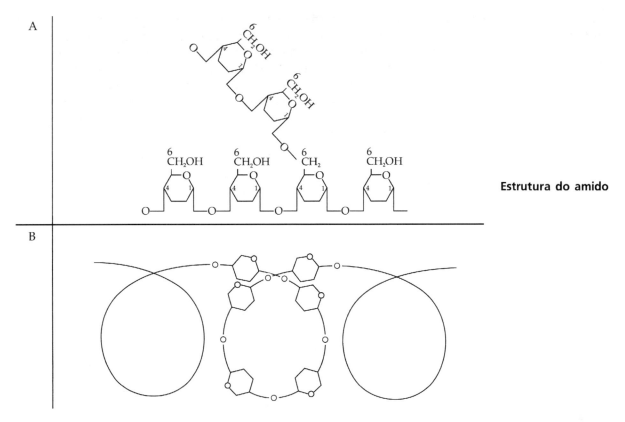

FIGURA 4.4 – Estrutura do amido: **A**) amilopectina (a parte insolúvel do amido, forma gel em água quente) e **B**) amilose (a parte solúvel do amido).

das mais complexo dificulta o acesso das enzimas responsáveis por sua degradação e conseqüentemente apresenta menor digestibilidade que a amilose, cujo arranjo molecular é mais simples devido à maior proporção de cadeias lineares.

A influência do processamento hidrotérmico e a origem botânica do amido podem dificultar o acesso da amilase pancreática e assim a digestão do amido pode ser retardada no intestino delgado. Esses fenômenos podem ocorrer quando o amido estiver contido em estruturas vegetais íntegras, como grãos e sementes, ou quando paredes celulares muito rígidas que contêm grandes quantidades de celulose ou outros polissacarídeos não-amídicos impedem a dispersão dos grânulos de amido. Por características próprias de manufatura pode ocorrer ainda a redução da superfície de contato com os sistemas enzimáticos implicados na sua degradação. Dessa maneira, é empregado o termo *amido-resistente* para uma classificação do amido que depende da estrutura física e da suscetibilidade ao ataque enzimático.

Lembrete importante

- Efeitos fisiológicos do amido-resistente: o amido não-digerido ao chegar ao cólon é utilizado como substrato de fermentação por diversas bactérias intestinais, especialmente as anaeróbias estritas que constituem a maior parte da flora intestinal humana. Dessa maneira, o *amido-resistente* é também considerado um *agente prebiótico*.

O amido é a mais importante fonte de carboidrato da dieta em muitos países do mundo. As maiores fontes alimentares do amido incluem cereais em grãos, legumes, batatas e outros vegetais.

Glicogênio e dextrinas

Glicogênio é, em contrapartida ao amido vegetal, o polissacarídeo de reserva animal, com função significativa no sistema de balanço energético em humano. Estruturalmente, é muito mais ramificado do que a estrutura da amilopectina do amido da planta, que contém de 11 a 18 unidades de glicose, compondo a estrutura molecular total. Glicogênio é armazenado no fígado e tecido muscular. Ele é um importante elo no metabolismo energético porque ajuda a manter níveis de açúcar normais durante períodos de jejum, como o período do sono, e provoca combustível imediato para ações musculares.

Amido	+ Água ⟶	Amido solúvel	+ Maltose
Amido solúvel	+ Água ⟶	Eritrodextrina	+ Maltose
Eritrodextrina	+ Água ⟶	Acrodextrina	+ Maltose
Acrodextrina	+ Água ⟶	Maltose	
Maltose	+ Água ⟶	Glicose	+ Glicose

A celulose e os vegetais

A **celulose** é o polissacarídeo que é o constituinte principal da estrutura dos vegetais. É constituída de cadeias retas e longas de unidades de beta-D-glicose. Já que essas ligações não estão sujeitas ao ataque pelas enzimas digestivas de humanos, a celulose permanece não-digerida e torna-se uma importante fonte de volume na dieta. Ao contrário, no amido, as unidades de açúcar são ligadas por ligações alfa-glicosídicas que são hidrolisadas pelas enzimas digestivas. Celulose é um composto incluído com outros compostos não-digeríveis em um grupo chamado fibra dietética, que será abordado em outro capítulo deste livro.

RESERVA DE ENERGIA ATRAVÉS DOS CARBOIDRATOS

A alimentação usual fornece em média 300g de carboidrato/dia

A quantidade de carboidrato no organismo, embora relativamente pequena, é importante para manter as reservas energéticas. Por exemplo, em um homem adulto aproximadamente 300g são armazenados no fígado e músculo, como glicogênio, e aproximadamente 10g estão presentes como açúcar sangüíneo circulante. Essa quantidade total de glicose disponível fornece energia corporal suficiente para somente metade de um dia de atividade moderada. Dessa forma, os alimentos carboidratados devem ser ingeridos regularmente e a intervalos freqüentes de maneira moderada para manter a demanda constante de energia do organismo (Tabela 4.2).

TABELA 4.2 – Armazenamento do carboidrato pós-absorvido em um homem adulto normal (70kg).

	Glicogênio (g)	Glicose (g)
Fígado (peso 1.800g)	72	
Músculos (peso em massa kg)	245	10
Fluidos extracelulares (10 litros)	–	–
Totais dos componentes	317	10
Total do armazenamento = 327g		

FUNÇÕES ESPECIAIS DOS CARBOIDRATOS NOS TECIDOS CORPORAIS

Função dos carboidratos nos tecidos

Como parte de sua função geral como principal fonte energética, os carboidratos desempenham funções especiais em muitos tecidos corporais.

Reserva de glicogênio

As reservas de glicogênio do fígado e músculo proporcionam uma inter-relação constante com o sistema de balanço energético total do organismo, protegendo as células das funções metabólicas diminuídas e danos; ajudam a regular o metabolismo protéico.

Ação poupadora de energia

O carboidrato regula o metabolismo protéico. A presença de carboidratos suficiente para satisfazer a demanda energética impede que as proteínas sejam desviadas para essa proposta. Essa ação poupadora do carboidrato para com as proteínas permite que a maior proporção de proteína seja usada para a função básica de construção de tecido.

Efeito anticetogênico

O carboidrato também se relaciona com o metabolismo das gorduras. A quantidade de carboidrato presente determina como as gorduras poderiam ser quebradas para suprir uma fonte de energia imediata, afetando, dessa forma, a formação e disposição das cetonas.

Os carboidratos e as gorduras

Cetonas

São produtos intermediários do metabolismo lipídico normalmente produzidos em baixo nível durante a oxidação lipídica para manter o nível corporal. Entretanto, em situações extremas, tais como jejum ou diabetes não-controlado, nas quais o carboidrato está inadequado ou não disponível para as necessidades energéticas, o excesso de lipídios é oxidado e a cetona acumulada. O resultado é ceto-acetose. Dessa forma, carboidrato suficiente na dieta ajuda a prevenir a formação de um excesso de cetonas.

Coração

A ação do coração é como um exercício muscular sustentando a vida. Embora os ácidos graxos sejam os combustíveis reguladores preferidos do músculo cardíaco, o glicogênio é uma importante fonte emergencial de energia contrátil.

Sistema nervoso central

Uma quantidade constante de carboidrato é necessária para o funcionamento normal do sistema nervoso central. Seu centro regulatório, o cérebro, não armazena glicose e dessa maneira depende minuto a minuto de um suprimento de glicose sangüínea. Uma interrupção prolongada glicêmica pode causar danos irreversíveis ao cérebro. Em todo o tecido nervoso, o carboidrato é indispensável para a integridade funcional.

Aparelho digestório

As funções de todos os órgãos do aparelho digestório sofrem influência da ingestão de carboidratos.

Boca

A mastigação fraciona o alimento e o mistura com a saliva. Durante esse processo, a amilase salivar secretada pelas glândulas parótidas atua no estômago para iniciar a quebra do amido em dextrinas e maltose.

Estômago

Contrações que se parecem com ondas sucessivas das fibras musculares das paredes do estômago continuam o processo digestivo mecânico. Essa ação, a peristalse, mistura partículas de alimento com secreções gástricas.

Carboidratos e sistema digestório

A secreção gástrica não contém enzimas digestivas específicas para a quebra do carboidrato. A amilase salivar não é ativa no pH ácido, dessa forma o ácido clorídrico (HCl) bloqueia sua ação. Entretanto, antes que o alimento se misture completamente com as secreções acidogástricas, em torno de 30% do amido pode ser transformado em maltose. Ações musculares continuam movimentando o carboidrato para a parte inferior do estômago e da válvula pilórica. A massa alimentar é agora espessa, semelhante a um creme chamado quimo, pronta para ocupar o duodeno, a primeira porção do intestino delgado.

Intestino delgado

A peristalse continua e no intestino delgado ocorre a mistura e a movimentação do quimo ao longo do tubo intestinal.

A digestão química do carboidrato é completada no intestino delgado através das secreções pancreáticas e intestinais.

Secreções pancreáticas

Secreções do pâncreas entram no duodeno através do ducto comum da bile. Elas contêm uma amilase pancreática que continua o desdobramento do amido a maltose.

Secreções intestinais

Dissacaridases, sacarases, lactase e maltase

Secreções de glândulas menores dos vasos intestinais contêm três dissacaridases: sacarase, lactase e maltase. Essas dissacaridases específicas atuam sobre os dissacarídeos para render os monossacarídeos glicose, frutose e alactose para absorção. Essas dissacaridases são proteínas do *brush border* do intestino delgado e quebram os dissacarídeos para que ocorra a absorção.

Duas classes de proteínas são as grandes responsáveis por todo o sistema de digestão e absorção de carboidratos: enzimas glicolíticas e proteínas transportadoras.

Além da α-amilase pancreática, outras três enzimas apresentam grande atividade no *brush border*: lactase, sacarase isomaltase e maltase-glicoamilase.

Digestão e absorção dos carboidratos

Uma vez que só os *monossacarídeos* podem ser absorvidos, todos os polímeros de carboidratos têm de ser hidrolisados durante a digestão. Dependendo da eficiência dos sistemas de transporte na mucosa intestinal, os vários monossacarídeos são absorvidos em proporções diferentes. A *glicose* e a *galactose* são absorvidas mais rapidamente e competem pelo mesmo sistema de transporte. A frutose passa por um processo 30% mais lento, enquanto a velocidade de absorção de todos os outros monossacarídeos, inclusive dos álcoois de açúcar usados como adoçantes alternativos (por exemplo, sorbitol, xilitol), equivale 10 a 20% da velocidade da glicose.

METABOLISMO: DISTRIBUIÇÃO E REGULAÇÃO

Metabolismo dos carboidratos

Depois de absorvidos, os carboidratos são levados ao fígado, onde a frutose e a galactose são convertidas em glicose. Parte da glicose absorvida alcança a corrente sangüínea periférica, em que é reconhecida por receptores pancreáticos. Isso dispara maior secreção de insulina por células-β e reduz a secreção de glucagon. Essas mudanças hormonais fornecem um sinal que afeta todo o metabolismo: aumentam a absorção de glicose no fígado, nas células musculares e nos tecidos adiposos e intensificam a sua conversão em formas armazenáveis, como *glicogênio*, *ácidos graxos livres* e *triglicerídeos*.

Uma observação importante é que, dado o seu *estado hidratado*, o glicogênio é armazenado no fígado e no músculo em pouca quantidade.

Devido a essa *capacidade limitada de armazenamento*, todos os carboidratos consumidos, além das necessidades energéticas, são convertidos e armazenados como gordura.

Apesar disso é falsa a idéia de que principalmente os carboidratos fazem com que as pessoas fiquem acima do peso. Basicamente todos os nutrientes energéticos consumidos em quantidades superiores à necessidade de energia são convertidos em gordura.

Como os carboidratos têm de ser metabolizados primeiro com esse propósito, a sua conversão é, na verdade, mais ineficaz. Parte da energia dos carboidratos é perdida na termogênese pós-prandial. Isso não se aplica aos ácidos graxos que podem ser integrados diretamente aos triglicerídeos do tecido adiposo.

BIODISPONIBILIDADE DE CARBOIDRATOS E ÍNDICE GLICÊMICO DOS ALIMENTOS

O conceito de índice glicêmico (IG) foi inicialmente proposto por Jenkin et al. (1981) com a idéia de que fosse utilizado para complementar as tabelas de composição de alimentos e auxiliar na prescrição para pacientes com diabetes. A FAO/WHO (1998) reconhece a importância de se utilizar alimentos de baixo IG, desde que seja levada em consideração a composição nutricional do alimento, enfatizando que alguns alimentos possuem baixo IG à custa de uma grande porcentagem de lipídios.

A partir de informações provenientes de diferentes estudos, foram criadas tabelas com o IG produzido por alimentos de diferentes partes do mundo e em diversas condições fisiológicas. Alguns alimentos fontes de amido, incluindo batatas, pães, cereais processados, produzem alto IG. Entre os alimentos com baixo IG estão as leguminosas, os produtos lácteos e as frutas. Sorvetes, bolos, bolachas e chocolates produzem uma resposta glicêmica moderada, provavelmente por terem em sua composição maiores quantidades de lipídios. A variabilidade dos valores de IG de alimentos similares é apontada como um dos principais pontos de questionamento da utilidade prática do IG.

Índice glicêmico

SUBSTITUIÇÃO DO AÇÚCAR NA ALIMENTAÇÃO

A "fuga do açúcar" na alimentação impõe-nos algumas reflexões: a demanda por adoçantes alternativos se por um lado contribui com seu alto poder adoçante, por outro, não alcança a mesma resposta fisiológica mediada por neurotransmissores no cérebro, induzida pelo açúcar, para produzir saciedade. Dessa maneira, deve ser considerado o aumento na ingestão de lipídios para se alcançar a saciedade sabotando os esforços para uma possível perda de peso. Por outro lado, esse grupo de compostos sintéticos (sacarina, ciclamato, acesulfame-K e aspartame) e naturais (xilitol, manitol, sorbitol e frutoligossacarídeos) apresentam-se como uma alternativa aos diabéticos, mas devem ser utilizados levando-se em conta sua composição e possíveis efeitos danosos já demonstrados na literatura científica.

Açúcar na alimentação

Lembrete importante

CÁRIE DENTÁRIA

A cárie dentária, embora possa estar associada à ingestão de açúcar, deve ser vista como causa multifatorial, que envolve assepsia oral, fatores genéticos e a prática da fluoretação.

AGORA VOCÊ JÁ DEVE SABER

- Que os carboidratos dos alimentos servem como combustível e reserva de energia, sendo os nutrientes que predominam nos mais diversificados tipos de dietas.
- Tubérculos, cereais, mel e açúcar, leite têm na sua composição diferentes tipos de carboidratos: amido, frutose, glicose, sacarose e lactose, respectivamente.
- Todos os carboidratos são desdobrados a glicose.
- A glicose é o combustível para o trabalho do sistema nervoso central.
- A principal forma de armazenamento dos vegetais é o glicogênio, que mantém níveis normais de glicose durante períodos de jejum (sono, por exemplo), além de ser um combustível imediato para ações musculares.
- Os frutoligossacrídeos têm efeito prebiótico.
- A digestibilidade do amido está relacionada ao conteúdo das frações amilose e amilopectina.
- Está estabelecida a base genética da intolerância à lactose.

QUESTÕES PARA REFLEXÃO

1. Qual a participação dos carboidratos nos quadros da obesidade?
2. Em condições fisiológicas normais os adoçantes artificiais devem estar incluídos na ingestão diária como substitutos do açúcar branco?
3. Quais os efeitos fisiológicos do amido-resistente?

APLICANDO O QUE VOCÊ APRENDEU

1. Quais as conseqüências da transição nutricional que promove a crescente diminuição da ingestão de carboidratos complexos?
2. Na dieta de um adulto normal como você distribuiria as diferentes classes de carboidratos?
3. O que diferencia os carboidratos dos lipídios na questão do aumento do peso corporal?

BIBLIOGRAFIA UTILIZADA PARA EDIÇÃO DO TEXTO

- American Diabetes Association. Nutrition recommendations and principle for people with diabetes mellitus. Diabetes Care 2001;4:S44-7.
- Biesalski HK et al. Nutrição. Porto Alegre: Artmed; 2007.
- Brand-Miller J, Gilbertson H. Practical aspects of meal planning using the glycemic index. Workshop: Glycemic index and health: the quality of the evidence. France: FAO/Danone Vitapole, Bandol; 2001.
- Cozzolino SM. Biodisponibilidade de nutrients. 2ª ed. atual e ampl. Barueri, SP: Manole; 2007.
- Food and Agriculture Organization/Wordl Health Organization (FAO/WHO). Carbohydrates in Human Nutrition. Food and Nutrition. Roma: FAO; 1998. p 140.
- Jenkins DJA et al. Glycemic index of foods: a physiological basis for carbohydrate exchange. Am J Clin Nutr 1981;34:362-6.
- Ludwing DS, Eckel RH. The gycemic index at 20 years. Am J Clin Nutr 2002;76:264S-5S.

LEITURAS ADICIONAIS

- Flat JP. Glycogen levels and obesity. Int J Obesity 1996;20(Suppl 2):S1-11.
- Langhans W, Scharrer E. The metabolic control of food intake. World Ver Nutr Diet 1992;70:1-68.
- Schwartz RS. Thermogenesis in men and women induced by fructose vs glucose added to a meal. Am J Clin Nutr 1989;49:667-74.
- Brody T. Nutritional Biochemistry. 2nd ed. Academic Press; 1998.

FOCUS

FRUTOSE E GLICOSE: UM METABOLISMO DE CONTRASTES

A frutose, presente nas frutas e vegetais, não provoca a liberação imediata da insulina pelo pâncreas, ao contrário da glicose. No entanto, a ingestão de frutose pode aumentar a insulina plasmática, porque a conversão de frutose a glicose no fígado resulta em aumento nos níveis plasmáticos de glicose. Essa conversão é muito rápida. A entrada de glicose e frutose no fígado ocorre livremente, sem regulação hormonal. Ao contrário, a entrada de glicose, mas não frutose, no músculo e no tecido adiposo é regulada. Outra diferença é que a glicose contém um grupo aldeídico, que pode condensar-se com aminas na circulação sangüínea para formar a base de Schiff. Essa reação pode resultar na formação de pequenas quantidades de hemoglobina glicosilada e outras proteínas plasmáticas. Frutose não contém um grupo aldeídico e não pode reagir com aminas desse modo.

Esse é mais um exemplo da relação estrutura-função que deve acompanhar sempre o nosso entendimento no intrincado mecanismo fisiológico.

Demonde A. FCFAR-UNESP; 2007.

Avaliando seus conhecimentos

- Como os lipídios fornecem energia para o organismo?
- Como se classificam os lipídios?
- Qual a diferença entre ácidos graxos *cis* e *trans*?
- O que são ácidos graxos essenciais?
- Cite os nomes dos ácidos graxos essenciais
- Qual a diferença entre óleo e gordura?
- O que se entende por gordura neutra?
- O que são lipídios compostos?
- Quais as funções dos fosfolipídios?
- Como os lipídios são digeridos e absorvidos?
- Como se classificam as lipoproteínas?
- Para que servem as lipoproteínas?
- O que são prostaglandinas?
- Qual a relação entre lipídios e doenças cardiovasculares?
- Que se entende por alimentos funcionais?

CAPÍTULO 5

Lipídios

Tasso Moraes e Santos

Os lipídios são macronutrientes que desempenham funções energéticas, estruturais e hormonais no organismo. Gorduras e óleos têm, como principal função, o fornecimento de energia, enquanto os fosfolipídios são constituintes de membrana, desempenhando função estrutural de alta importância biológica. Gorduras e óleos conferem sabor, sensação de saciedade, com conseqüente espaçamento entre as refeições, além de veicular as vitaminas lipossolúveis. Os ácidos graxos são compostos integrantes de quase todos os lipídios. Eles são ácidos monocarboxílicos de cadeia hidrocarbonada de tamanho variável, podendo apresentar duplas ligações em posições específicas entre os átomos de carbono. Alguns ácidos graxos poliinsaturados não podem ser sintetizados pelas células dos mamíferos e são denominados ácidos graxos essenciais. As prostaglandinas têm ação semelhante a hormônios com várias atividades biológicas. Quimicamente, os lipídios constituem uma classe de compostos muito heterogênea, mas eles têm em comum a propriedade de serem solúveis em solventes orgânicos. Eles são quase completamente absorvidos pelo organismo e transportados no sangue por um complexo molecular denominado lipoproteínas. Sua ingestão excessiva, contudo, tem sido relacionada às doenças coronarianas.

INTRODUÇÃO

Os lipídios fornecem energia ao organismo

Os lipídios são macronutrientes de importância biológica que podem ser sintetizados no organismo, com exceção dos ácidos graxos essenciais. Energeticamente, são importantes porque produzem 9kcal por grama quando oxidados no organismo. Esta importante fonte de combustível para os seres humanos contribui, em alguns países, com 30-40% do total da energia consumida na alimentação. Em outros países, esta contribuição está na faixa de 15 a 25% do total de energia consumida. Estruturalmente, eles fazem parte das membranas celulares e das organelas. As prostaglandinas e os tromboxanos são derivados dos lipídios e desempenham importantes funções hormonais. Além disso, os lipídios reduzem a perda de calor do organismo devido à sua baixa condutividade térmica.

Os lipídios diferem uns dos outros pelas suas composições químicas e propriedades físicas, exceto pelo fato de que são todos solúveis em solventes orgânicos, tais como éter, éter de petróleo, clorofórmio, benzeno, tetracloreto de carbono, acetona etc., e são insolúveis em água.

Os lipídios na alimentação são fundamentais para:

1. Fornecer a maior quantidade de calorias por grama.
2. Transportar as vitaminas lipossolúveis (vitaminas A, D, E, K).
3. Melhorar a palatabilidade dos alimentos.
4. Diminuir o volume da alimentação.
5. Aumentar o tempo de digestão.
6. Fornecer ácidos graxos essenciais.

Ingestão excessiva de gordura pode causar doenças

Estudos recentes têm mostrado que o maior consumo de óleos e gorduras está relacionado às melhores condições econômicas de uma população. A ingestão excessiva de gordura, contudo, parece contribuir para várias doenças crônicas como: doença cardiovascular, *diabetes mellitus*, obesidade, derrame cerebral e câncer. Por isso, recomenda-se baixo consumo de gorduras alimentares (menos de 30% do total de energia ingerida).

A gordura dos alimentos é quase completamente absorvida e para isso são necessários: a bile, a lipase gástrica e a lipase pancreática. Na ausência dessa última, os triglicerídeos são excretados intatos nas fezes. Já em casos de alterações na mucosa intestinal como no *sprue*, excretam-se ácidos graxos e monoglicerídeos nas fezes.

As gorduras armazenam-se no organismo

A capacidade do organismo de armazenar gordura parece, infelizmente, ser praticamente ilimitada. As gorduras são encontradas em todos os tecidos, mas predominam no tecido adiposo branco e no marrom. As células dos mamíferos são capazes de sintetizar de novo ácidos graxos saturados e insaturados da série n-9, a partir da acetilcoenzima A. Contudo, há falta de enzimas para inserir dupla ligação nas posições n-6 e n-3 das cadeias de carbono dos ácidos graxos.

CLASSIFICAÇÃO DOS LIPÍDIOS

Os lipídios, importantes em nutrição, podem ser classificados em:

A) Lipídios simples:
   1. Ácidos graxos
   2. Gorduras neutras (mono, di e triglicerídeos)
   3. Ceras: ésteres do esterol; ésteres não-esteroidais
B) Lipídios compostos:
   1. Fosfolipídios: ácidos fosfatídicos, lecitinas, cefalinas etc.; plasmalógenos; esfingomielinas
   2. Glicolipídios
   3. Lipoproteínas
C) Lipídios derivados, álcoois (incluindo esteróis e hidrocarbonetos).

ÁCIDOS GRAXOS

Ácidos graxos saturados

São ácidos monocarboxílicos constituídos de uma cadeia hidrocarbonada saturada, ou seja, com todas as valências do carbono ligadas a átomos de hidrogênio. A maioria dos ácidos graxos tem cadeia linear com número par de átomos de carbono. Quanto maior o tamanho da cadeia hidrocarbonada maiores serão o peso molecular, o ponto de fusão e a insolubilidade do ácido graxo ou do lipídio que o contenha. Essas propriedades estão correlacionadas ao grau de saturação das cadeias hidrocarbonadas existentes nas gorduras animais. Os ácidos graxos dietéticos mais comuns têm cadeias de carbono que variam de 4 a 18 átomos (Tabela 5.1).

Os ácidos graxos saturados predominam nas gorduras

TABELA 5.1 – Ácidos graxos saturados mais comuns.

Notação	Nome comum	Fórmula
4:0	Ácido butírico	$CH_3(CH_2)_2COOH$
6:0	Ácido capróico	$CH_3(CH_2)_4COOH$
8:0	Ácido caprílico	$CH_3(CH_2)_6COOH$
10:0	Ácido cáprico	$CH_3(CH_2)_8COOH$
12:0	Ácido láurico	$CH_3(CH_2)_{10}COOH$
14:0	Ácido mirístico	$CH_3(CH_2)_{12}COOH$
16:0	Ácido palmítico	$CH_3(CH_2)_{14}COOH$
18:0	Ácido esteárico	$CH_3(CH_2)_{16}COOH$

Ácidos graxos saturados são encontrados principalmente em gorduras animais, sendo os mais comuns o esteárico e o palmítico. Na notação do ácido graxo, o primeiro número indica o número de carbono da molécula, seguindo-se dois pontos e o número de duplas ligações contidas na cadeia hidrocarbonada. Assim, o ácido esteárico (18:0) seria a denominação correta para o ácido octadecanóico.

O excesso de carboidratos ingerido é rapidamente convertido em triglicerídeos e, sob esta forma, armazenado no tecido adiposo. A maior parte dessa conversão ocorre no fígado, mas pequena parte pode ocorrer no adipócito. A primeira etapa na síntese dos triglicerídeos é a conversão dos carboidratos em acetil-SCoA. As enzimas responsáveis pela síntese se localizam no citoplasma das células, enquanto as responsáveis pela degradação são enzimas mitocondriais. O processo de síntese além de diferente localização celular não é uma reversão da via metabólica de degradação. O processo de síntese está esquematizado na figura 5.1.

Carboidratos podem ser convertidos em ácidos graxos

$$\text{Acetil-CoA carboxilase}$$
$$CH_3COSCoA + CO_2 + ATP \longleftrightarrow HOOCCH_2COSCoA$$
$$\text{Acetil-SCoA} \qquad\qquad \text{Malonil-SCoA}$$

$$1 \text{ Acetil-SCoA} + 7 \text{ Malonil-SCoA} + 14 NADPH + 14H^+ \longleftrightarrow$$
$$1 \text{ Ácido palmítico} + 7CO_2 + 8CoA\text{-}SH + 14NADP^+ + 6H_2O$$

FIGURA 5.1 – Síntese de ácido graxo.

Os ácidos graxos sintetizados serão substratos para síntese de triglicerídeos, utilizando α-glicerofosfato proveniente da via glicolítica. Na conversão de glicose em triglicerídeo, somente cerca 15% da energia original na glicose é perdida sob a forma de calor. Os 85% restantes são armazenados sob a forma de gordura.

A degradação e oxidação dos ácidos graxos ocorrem somente nas mitocôndrias. Desta forma é mister que o ácido graxo entre na mitocôndria, o que acontece com o concurso da carnitina num processo mediado por uma substância carreadora. Uma vez dento da mitocôndria, o ácido graxo separa-se da carnitina e é então metabolizado, ocorrendo quebra de dois em dois carbonos com formação

Os ácidos graxos são degradados e oxidados na mitocôndria

de acetilcoenzima A (acetil-SCoA). Esse processo é denominado β-oxidação. O acetil-SCoA formado entra no ciclo de Krebs – ciclo do ácido cítrico – dando como produto final CO_2 e H_2O e produzindo ATP pelo acoplamento com a cadeia respiratória também denominada cadeia de transporte de elétrons. O processo de degradação dos ácidos graxos (β-oxidação) está esquematizado na figura 5.2.

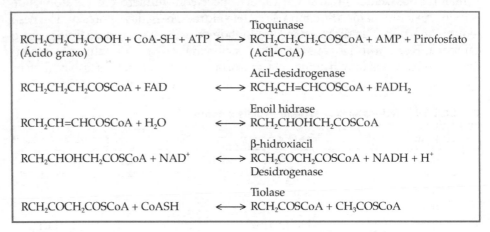

FIGURA 5.2 – Processo de degradação dos ácidos graxos (β-oxidação).

Ácidos graxos insaturados

São ácidos monocarboxílicos contendo uma cadeia hidrocarbonada com uma ou mais ligações duplas. As duplas fazem com que os dois átomos de hidrogênio ligados aos dois carbonos envolvidos na ligação estejam em um mesmo lado do plano ou em lados opostos. Quando os hidrogênios se encontram no mesmo lado, o isômero é *cis*; se em lados opostos, o isômero é *trans*. Os ácidos graxos *trans* são encontrados em produtos gordurosos industrializados. Pesquisas recentes indicam que eles podem aumentar as concentrações de LDL-colesterol, com riscos para a saúde. Os ácidos graxos insaturados de importância biológica são isômeros cis. Quando o ácido graxo possui uma única ligação dupla, ele é conhecido por monoinsaturado; se, duas ou mais ligações duplas, por poliinsaturados. Encontra-se na notação dos ácidos graxos insaturados a letra n, ou ω, seguida do número do átomo do carbono unido por hífen e contado a partir do terminal metil da cadeia hidrocarbonada. Assim, ácido linoléico (18:2 n-6) significa que ele tem 18 átomos de carbono, duas duplas ligações sendo que a primeira delas está no carbono seis a contar do grupo metila terminal. Os ácidos graxos insaturados têm ponto de fusão mais baixo do que os saturados de mesmo número de átomos de carbono. Os ácidos graxos monoinsaturados e poliinsaturados mais comuns estão representados na tabela 5.2.

O ácido oléico (*cis* 18:1 n-9) que é monoinsaturado constitui quase 50% da gordura do toucinho e mais de 75% do óleo de oliva. Os ácidos poliinsaturados existem em menores quantidades nos alimentos, sendo boas fontes de poliinsaturados n-3 os óleos de soja e de canola e peixes e de poliinsaturados n-6 óleo de milho, de girassol e de soja.

O músculo esquelético em repouso é o principal local de utilização de ambos os ácidos graxos saturados e insaturados. O músculo pode armazenar algum ácido graxo como triglicerídeo. A captação e a oxidação de ácidos graxos pelo músculo estão aumentadas, quando seus níveis plasmáticos são altos. Isso torna a utilização da glicose reduzida e apresenta uma condição conhecida como resistência à insulina, isto é, a captação de glicose pelo músculo está diminuída para uma dada concentração plasmática de insulina.

Quanto maior a concentração circulante de ácidos graxos, maior a captação hepática. Os ácidos graxos no fígado podem ser convertidos em triglicerídeos e

TABELA 5.2 – Ácidos graxos monoinsaturados e poliinsaturados mais comuns.

Notação	Nome comum	Fórmula
Monoinsaturados		
16:1 n-7 *cis*	Ácido palmitoléico	$CH_3(CH_2)_5CH=CH(CH_2)_7COOH$
18:1 n-9 *cis*	Ácido oléico	$CH_3(CH_2)_7CH=CH(CH_2)_7COOH$
18:1 n-9 *trans*	Ácido elaídico	$CH_3(CH_2)_7CH=CH(CH_2)_7COOH$
Poliinsaturados		
18:2n-6,9 todo *cis*	Ácido linoléico	$CH_3(CH_2)_4CH=CHCH_2CH=CH(CH_2)_7COOH$
18:3n-3,6,9 todo *cis*	Ácido α-linolênico	$CH_3CH_2CH=CHCH_2CH=CHCH_2CH=CH(CH_2)_7COOH$
18:3n-6,9,12 todo *cis*	Ácido γ-linolênico	$CH_3(CH_2)_4CH=CHCH_2CH=CHCH_2CH=CH(CH_2)_4COOH$
20:4n-6,9,12,15 todo *cis*	Ácido araquidônico	$CH_3(CH_2)_4CH=CHCH_2CH=CHCH_2CH=CHCH_2CH=CH(CH_2)_3COOH$
20:5n-3,6,912,15 todo *cis*	Ácido eicosapentaenóico	$CH_3(CH_2CH=CH)_5(CH_2)_3COOH$
22:6n-3,6,9,12,15,18 todo *cis*	Ácido docosahexaenóico	$CH_3(CH_2CH=CH)_6(CH_2)_2COOH$

fosfolipídios, ser oxidados completamente para dióxido de carbono e água ou ser parcialmente oxidados para corpos cetônicos (ácido acetoacético e β-hidroxibutírico). A síntese ocorre no citoplasma, enquanto a oxidação ocorre nas mitocôndrias. Os ácidos graxos que não são oxidados vão formar os triglicerídeos. Se a síntese de triglicerídeos exceder a formação de lipoproteínas, o excesso de triglicerídeos é armazenado em gotículas de gordura dando origem ao fígado gorduroso. Esses ácidos podem deixar o fígado e entrar em outros tecidos como o músculo cardíaco e o rim, nos quais são usados como fonte de energia. O encéfalo metaboliza a glicose preferencialmente, mas utiliza os corpos cetônicos como fonte de energia, durante o jejum prolongado.

> **O fígado é um órgão que utiliza ácidos graxos livres circulantes**

O fígado usa apenas pequena proporção de ácidos graxos para seu metabolismo intrínseco, mormente quando há mobilização em excesso. O acetil-SCoA que não-oxidado a CO_2 é então usado para produção do ácido acetoacético. Parte do ácido acetoacético é convertido em β-hidroxibutírico e minutas quantidades em acetona. Os ácido acetoacético, ácido β-hidroxibutírico e acetona difundem livremente do fígado e são transportados pelo sangue para os tecidos periféricos onde são usados para produção de energia. Esses três compostos, em alta concentração no sangue e fluidos intersticiais, promovem a condição denominada cetose, porque o ácido acetoacético é um cetoácido e os três componentes são denominados corpos cetônicos. Cetose ocorre especialmente na inanição, *diabetes mellitus* e algumas vezes em que a dieta é composta quase inteiramente de gordura. As concentrações dos ácidos acetoacético e β-hidroxibutírico podem-se elevar no sangue e atingir níveis tão altos quanto 20 vezes o valor normal, promovendo extrema acidose. A acetona formada durante a cetose é liberada pelos pulmões no ar expirado, conferindo à respiração um cheiro de acetona, o que serve como diagnóstico de cetose.

> **Excesso de mobilização de ácidos graxos forma corpos cetônicos**

Ácidos graxos essenciais

Os ácidos graxos essenciais são poliinsaturados que não podem ser sintetizados pelas células dos mamíferos a partir de acetilcoenzima A e, portanto, têm que ser ingeridos na alimentação. Os mamíferos não expressam enzimas que sejam capazes de inserir dupla ligação nas posições n-6 e n-3, respectivamente, das cadeias hidrocarbonadas dos ácidos graxos. Os ácidos graxos essenciais são o ácido linoléico (18:2 n-6) e o ácido α-linolênico (18:3 n-3).

> **Ácidos graxos essenciais são necessários na alimentação**

As necessidades dos ácidos graxos essenciais C18:2 n-6 e C18:3 n-3 são avaliadas pela quantidade necessária para prevenir ou reverter sintomas de deficiência em animais e humanos e para atingir o teor máximo de C20:4 n-6 e C22:6 n-3 nos tecidos. A ingestão de cerca de 2,4% da energia dietética sob a forma de C18:2 n-6 suporta os teores máximos de C20:4 n-6 em roedores e evita o aparecimento de sinais de deficiência em bebês e adultos humanos. As recomendações dietéticas de ingestão são usualmente cerca de 3 a 5% da energia consumida. A ingestão de 0,5 a 1% da energia como C18:3 n-3 permite obter os teores máximos de C22:6 n-3 nos tecidos e também evita qualquer sintoma aparente de deficiência.

Ácidos graxos essenciais fazem parte dos fosfolipídios

Os ácidos graxos essenciais fazem parte da estrutura dos fosfolipídios que são componentes importantes das membranas e da matriz estrutural de todas as células. Os teores de ácidos graxos n-6 e n-3 na alimentação determinam a composição dos fosfolipídios de membrana. Dessa forma, a composição da gordura alimentar pode influenciar várias funções relacionadas à membrana, tais como ligação de hormônios e atividades associadas a enzimas e transportadores.

GORDURAS E ÓLEOS

Os ácidos graxos consumidos na dieta são armazenados basicamente em dois tecidos principais: adiposo, triglicerídeos geralmente denominados depósito gorduroso, e fígado. Uma função subsidiária ao armazenamento é a de prover os órgãos de insulamento ao calor. Os monoglicerídeos e os diglicerídeos ocorrem nesses tecidos em menores quantidades, mas são importantes intermediários metabólicos. No fígado, os ácidos graxos são degradados em pequenos compostos que podem ser usados para produzir energia; os triglicerídeos podem ser sintetizados a partir de carboidratos e em pequena quantidade a partir das proteínas; os fosfolipídios e colesterol são formados a partir dos ácidos graxos. Grandes quantidades de triglicerídeos aparecem no fígado durante a inanição, *diabetes meilitus* e em qualquer outra condição em que gordura esteja sendo usada rapidamente para produção de energia.

Os triglicerídeos são ésteres de ácidos graxos do glicerol

Os triglicerídeos são ésteres de três ácidos graxos com o glicerol. São designados simples ou mistos, dependendo do número de diferentes ácidos graxos presentes na molécula. Triestearina, por exemplo, indica um triglicerídeo simples contendo somente ácido esteárico na molécula, enquanto 1-óleo, 2-estearo, 3-palmitina é um triglicerídeo contendo ácido oléico, ácido esteárico e ácido palmítico. Os triglicerídeos sólidos na temperatura ambiente são conhecidos como gorduras, enquanto aqueles no estado líquido são os óleos. Os óleos, em geral, possuem uma alta proporção de ácidos graxos de cadeia curta (menos de oito átomos de carbono) ou ácidos graxos insaturados. Gorduras possuem ácidos graxos saturados de cadeia longa e têm pontos de fusão mais altos que os dos óleos, daí serem sólidas na temperatura ambiente. As gorduras dos animais diferem de espécie para espécie e mesmo nas diferentes partes de um mesmo animal. A gordura de porco funde a 28°C, a da carne de vaca a 40°C e a de carneiro a 51°C. Isso significa que a gordura de porco é de consistência mais mole e tem mais ácido graxo insaturado do que as duas outras.

Os triglicerídeos de cadeia média têm valor terapêutico

Contudo, óleos contendo ácidos graxos de cadeia de carbono de comprimento de 6 a 12 átomos são praticamente inexistentes na natureza. Os chamados triglicerídeos de cadeia média (TCM) têm sido sintetizados e contêm aproximadamente 75% de ácido caprílico (C8:0), 22 a 23% de ácido cáprico (C10:0), 1% cada de ácido capróico (C6:0) e láurico (C12:0), e traços de outros ácidos graxos, tais como palmítico, esteárico e linoléico. Eles são rapidamente absorvidos no trato gastrintestinal e não requerem sais biliares para sua absorção. Por essas razões, os TCM parecem ter valor terapêutico no tratamento de doenças como o espru tropical e o não-tropical, a insuficiência pancreática e outras condições afetando a absorção de lipídios.

Hormônios regulam a utilização de triglicerídeos

Alterações hormonais promovem rápida mobilização de triglicerídeos do tecido adiposo. A diminuição da secreção de insulina causa deficiência de carboidratos nos tecidos, com conseqüente diminuição de sua utilização. Essa diminuição muda o equilíbrio em favor da metabolização de triglicerídeos, diminuindo o estoque de gordura. Durante intenso exercício ocorre mobilização de gordura dos adipócitos como resultado da liberação de adrenalina e noradrenalina da medula da supra-renal, devido à estimulação simpática. Esses dois hormônios ativam a lipase de triglicerídeos sensíveis a hormônios que se encontra em abundância nas células gordurosas.

A glândula pituitária anterior libera, sob forte estresse, grande quantidade de corticotropina que por sua vez estimula a córtex da adrenal a secretar excessiva quantidade de glicocorticóides. Corticotropina e glicocorticóides ativam a lipase do triglicerídeo sensível a hormônio. No caso da doença de Cushing, na qual grandes quantidades desses dois hormônios são secretadas por longo período, gorduras são freqüentemente mobilizadas a tal extensão que se pode observar cetose. Hormônio do crescimento tem efeito semelhante ao da corticotropina e aos de glicocorticóides na ativação da lipase sensível a hormônio. Finalmente, o aumento da taxa de metabolismo energético pelo hormônio tireoidiano pode ser causa indireta da mobilização de gordura.

PROPRIEDADES DOS TRIGLICERÍDEOS

Hidrogenação

A hidrogenação consiste na saturação da dupla ligação com hidrogênio, solidificando, dessa forma, os triglicerídeos que contenham ácidos graxos insaturados. Esse processo é utilizado para a produção de margarinas. A hidrogenação incompleta nas ligações duplas faz com que a margarina fique mais pastosa.

Óleos podem se solidificar por hidrogenação

Rancificação

Processos hidrolíticos e oxidativos transformam os triglicerídeos em compostos com cheiro e sabor desagradáveis. O processo hidrolítico ocorre à custa de enzimas bacterianas que agem principalmente sobre triglicerídeos que contenham ácidos graxos de cadeia curta como, por exemplo, os existentes na manteiga.

O processo oxidativo é mais comum e envolve triglicerídeos que contenham ácidos graxos insaturados. Em presença do oxigênio molecular, formam-se hidroperóxidos que se decompõem dando origem aos aldeídos responsáveis pelo cheiro e sabor desagradáveis. Os hidroperóxidos podem formar peroxirradicais que são potentes agentes oxidantes. Esses agentes podem ser neutralizados por substâncias conhecidas como antioxidantes. Entre os antioxidantes incluem-se as vitaminas C e E, o ácido gálico, o propigalato, o butil-hidroxianisol (BHA) e o butil-hidroxitolueno (BHT).

A rancificação dos óleos pode se dar por enzimas bacterianas ou por oxidação

Hidrólise

Os triglicerídeos hidrolisam-se produzindo ácidos graxos e glicerol quando catalisados por ácidos ou por enzimas denominadas lipases. Quando a hidrólise ocorrer em presença de álcali, os produtos serão glicerol e sal do ácido graxo, conhecidos como sabão. A reação denomina-se saponificação.

Detergência

Os detergentes são caracterizados por serem compostos que possuem em sua estrutura uma porção hidrofóbica e uma hidrofílica. Os sais dos ácidos graxos têm na cadeia hidrocarbonada a porção hidrofóbica e na carboxila dissociada (carga negativa neutralizada por sódio ou potássio), a porção hidrofílica.

A ação de limpar e a habilidade de emulsificar de um detergente dependem de sua capacidade de formar micelas que englobam os materiais gordurosos na sua porção hidrofóbica. A lecitina, um fosfolipídio, é utilizada na industrialização de alimentos para fabricação de produtos de dissolução instantânea, como leite em pó, chocolates etc.

Os lipídios podem formar micelas que englobam gorduras, agindo como detergentes

Lipídios dietéticos são digeridos no trato gastrintestinal

Triacilglicerídeo

Os lipídios são absorvidos ao longo do intestino delgado

Os lipídios dos alimentos são transportados no sangue pelos quilomícrons

DIGESTÃO, ABSORÇÃO E TRANSPORTE DE GORDURAS

O evento inicial da digestão de lipídios da alimentação começa na boca. A glândula serosa da língua (glândulas de Ebner) libera, junto com a saliva, a lipase lingual que causa a liberação de ácidos graxos dos triglicerídeos da dieta. A mastigação intensifica o processo e a lipase gástrica no estômago aumenta a atividade lipolítica respondendo por cerca de 20 a 30% da digestão de lipídios no estômago. A atividade dessas lipases diminui com a extensão da cadeia de carbono dos ácidos graxos nos triglicerídeos.

A presença da gordura no duodeno promove a liberação do hormônio enterogastrona que retarda o esvaziamento gástrico. A velocidade de entrada da gordura no duodeno é regulada e parece estar relacionada com a atividade das enzimas lipolíticas pancreáticas. A ação da lipase pancreática é responsável pela maior parte da hidrólise dos triglicerídeos em um processo no qual participa a bile que promove a emulsificação do conteúdo gorduroso na luz intestinal, aumentando a área de superfície da massa hidrofóbica. Ainda participa da hidrólise dos triglicerídeos, a colipase, proteína também sintetizada no pâncreas, que se liga à lipase pancreática facilitando sua adesão às gotículas de gordura. A secreção de lipase e colipase é estimulada por secretina (um hormônio intestinal) e pela presença de gordura no duodeno. A presença de gordura no duodeno também estimula a liberação de colescistocina que estimula a contração da vesícula biliar. A bile, composta por sais biliares, fosfolipídios e colesterol livre, é secretada da vesícula biliar em resposta a presença de gordura no duodeno. Defeitos genéticos e interferência na secreção de enzimas associadas às doenças pancreáticas promovem anormalidades na digestão dos lipídios. Os lipídios não-digeridos podem promover a esteatorréia, condição na qual as fezes são claras, gordurosas e volumosas. Nesse caso, além da deficiência de lipídios como fonte de energia, haverá, também, no organismo falta dos ácidos graxos essenciais e vitaminas lipossolúveis.

Nem a lipase e nem a colipase estão envolvidas na digestão de ésteres do colesterol ou de fosfolipídios. A maioria dos fosfolipídios encontrada no intestino é de origem biliar e eles são digeridos pela fosfolipase A2, produzindo ácido graxo e lisofosfolipídio.

Antes da absorção, éster de colesterol dietético é hidrolisado pela enzima pancreática hidrolase do éster de colesterol, dependente de sais biliares. Os componentes da digestão dos triglicerídeos, fosfolipídios e ésteres do colesterol se organizam em micelas. Estas têm seus componentes, entre os quais se incluem compostos lipossolúveis como vitaminas, captados pelas células da mucosa por um processo de difusão passiva. Dentro da célula da mucosa, os produtos da digestão são reesterificados, constituindo a partícula denominada quilomícron contendo cerca de 1% de proteínas (apolipoproteínas), 9% de fosfolipídios e 3% de colesterol, sendo que desses cerca de 30% se encontram como colesterol livre e o restante como colesterol esterificado. Os quilomícrons são secretados nos vasos linfáticos. Os ácidos graxos de 10 átomos de carbono ou menos são absorvidos diretamente no sistema porta do fígado.

TRANSPORTE DE LIPÍDIOS

A maioria das gorduras dietéticas é absorvida no intestino e é transportada na linfa sob a forma de quilomícrons, com exceção dos ácidos graxos de cadeia curta. Os quilomícrons são partículas esféricas, formadas nas células intestinais, contendo cerca de 90% de triglicerídeos no interior e moléculas polares na superfície, entre elas a apoproteína B-48, fosfolipídios, colesterol livre, possibilitando dessa forma interação com o plasma sanguíneo. Os quilomícrons entram na circulação sanguínea na junção das veias jugular e subclávia proveniente do ducto torácico. Quando os quilomícrons passam pela circulação periférica, eles interagem com a lipase lipoprotéica, uma enzima que está localizada na superfície endotelial dos capilares. Essa enzima hidrolisa os triglicerídeos dos quilomícrons e os ácidos graxos livres são liberados e captados pelos adipócitos e hepatócitos. Os ácidos graxos, dentro das células, são ressintetizados a triglicerídeos com novo glicerol fornecido por processos metabólicos das células. A lipase também hidrolisa fosfolipídios e os ácidos graxos liberados têm o mesmo destino. Aqueles liberados nos capilares do músculo esquelético são captados e usados para a produção de energia. O restante da partícula de quilomícrons, contendo menos triglicerídeos, é captado pelo fígado.

Os ácidos graxos provenientes da hidrólise dos triglicerídeos armazenados no tecido adiposo, usualmente para produzir energia, são transportados no plasma combinados com a albumina. A hidrólise é estimulada por dois processos: baixa concentração de glicose nas células adiposas, o que leva a baixo conteúdo de α-glicerofosfato, necessário para a síntese de triglicerídeo. A ausência desse substrato favorece o equilíbrio para hidrólise; o segundo processo está ligado à estimulação da lipase celular sensível a hormônio por vários hormônios. Saindo das células gordurosas, os ácidos graxos ionizam-se no plasma e se combinam à albumina, sendo denominados ácidos graxos livres ou ácidos graxos não-esterificados. Cerca da metade dos ácidos graxos é renovado a cada 2-3 minutos, assim quase toda exigência energética do corpo pode ser suprida pela oxidação dos ácidos graxos livres transportados no plasma. Na inanição e no diabetes há aumento de cinco a oito vezes na concentração de ácido graxo livre no plasma. Nessas condições, o indivíduo utiliza pouca ou nenhuma energia dos carboidratos.

Ácidos graxos livres são transportados ligados à albumina

Após a remoção dos quilomícrons do plasma, mais de 95% dos lipídios estão na forma de lipoproteínas, que são partículas bem menores que os quilomícrons, mas que possuem a mesma composição química: triglicerídeos, fosfolipídios, colesterol e proteínas.

As lipoproteínas classificam-se de acordo com suas densidades medidas por ultracentrifugação em: 1) VLDL – lipoproteínas de muito baixa densidade que contêm alta concentração de triglicerídeos e moderada concentração de ambos colesterol e fosfolipídios; 2) IDL – lipoproteína de densidade intermediária que são partículas resultantes do esvaziamento de triglicerídeos das VLDL e, portanto, com aumentada quantidade de fosfolipídios e colesterol; 3) LDL – lipoproteínas de baixa densidade que são partículas praticamente sem triglicerídeos, com uma concentração alta em colesterol e moderadamente alta em fosfolipídios; 4) HDL – lipoproteína de alta densidade que contém alta concentração de proteínas (cerca de 50%), mas menores quantidades de colesterol e fosfolipídios. As lipoproteínas se classificam também pela sua mobilidade em campo elétrico – eletroforese. Há uma correspondência entre essas duas classificações: a lipoproteína de muito baixa densidade (VLDL) corresponde à fração pré-beta da eletroforese em papel; a lipoproteína de densidade baixa (LDL) corresponde à fração beta e a lipoproteína de densidade alta (HDL) corresponde à fração alfa da classificação eletroforética.

Os lipídios produzidos pelo organismo são transportados no sangue pelas lipoproteínas

Praticamente todos os constituintes das lipoproteínas são sintetizados no fígado, assim como as partículas VLDL e HDL que são secretadas no sangue. A interação da VLDL circulante com a lipase da lipoproteína resulta na lipólise de triglicerídeos produzindo a IDL, e parte é captada pelo fígado como VLDL remanescente onde é metabolizada. Ainda no sangue cerca de 50% da IDL se transforma em LDL e o restante é captado pelo fígado onde é metabolizado. A conversão para LDL envolve a lipase hepática que hidrolisa triglicerídeos e fosfolipídios da superfície da partícula. A LDL então formada tem seu miolo composto quase inteiramente de ésteres do colesterol e entrega colesterol para os tecidos periféricos. Outra classe de lipoproteína é constituída pela HDL que também é sintetizada no epitélio intestinal durante a absorção de ácidos graxos. Ela contém principalmente ésteres de colesterol no seu miolo.

Formação e função das lipoproteínas

A principal função das lipoproteínas é transportar os componentes lipídios no sangue. A VLDL transporta triglicerídeos sintetizados no fígado, principalmente para o tecido adiposo, enquanto as demais partículas transportam fosfolipídios e colesterol para os diversos órgãos do corpo. HDL é importante por promover o

Obesidade significa excesso de armazenamento de gordura no corpo

transporte reverso do colesterol sintetizado no tecido periférico para o fígado, a fim de ser metabolizado e excretado. Cerca da metade do colesterol produzido pelo corpo parece ser feita nos tecidos periféricos.

Ingestão de grande quantidade de alimentos provoca grande produção de gordura que é armazenada no tecido adiposo para ser usada posteriormente como fonte de energia. O acúmulo de gordura no tecido adiposo caracteriza a obesidade, por falta de mobilização. Para cada 9,3kcal de excesso de energia que entra no corpo, 1g de gordura é armazenada. Em ratos, a obesidade hereditária ocorre e é causada pela ineficiente mobilização de gordura pela lipase tecidual, enquanto a síntese e o armazenamento de triglicerídeos continuam normalmente. Em camundongos obesos há acúmulo de gordura provavelmente devido à existência de um excesso ácido graxo sintetase. Desta forma, não se pode descartar a possibilidade de existência de mecanismos genéticos na obesidade humana.

ESTERÓIDES E ESTERÓIS

O colesterol é de importância vital para o organismo, sendo precursor de hormônios e vitamina D

Os esteróides são derivados de uma estrutura cíclica denominada ciclopentanoperidrofenantreno. Esteróides contendo um grupo hidroxila ligado ao anel comportam-se quimicamente como álcoois e são conhecidos como esteróis. O colesterol é o mais comum no tecido animal e ocorre na forma livre ou combinada com ácidos graxos. É um componente normal de todas as células do corpo. A proporção do colesterol livre para colesterol esterificado varia consideravelmente entre os diferentes tecidos. Ésteres do colesterol predominam no plasma e nas adrenais, mas quase todo colesterol no encéfalo e no tecido nervoso está na forma livre. O colesterol só se encontra em animais e está presente na dieta de todos os povos, sendo absorvido lentamente do trato gastrintestinal e é denominado colesterol exógeno. Gema de ovo, produtos lácteos e carnes contêm altas quantidades. Quantidade maior do que o absorvido é sintetizado a partir do acetato em todos os tecidos animais, mas essencialmente todo o colesterol que circula nas lipoproteínas é formado no fígado, e denominado colesterol endógeno. Colesterol é um precursor do ácido cólico, um constituinte dos ácidos biliares (taurocólico e glicocólico), e seu 7-deidro derivado é um precursor da vitamina D dos tecidos animais, conhecido como colecalciferol. Estrógenos, andrógenos, progesterona e a maioria dos hormônios adrenocorticais derivam do colesterol.

A concentração plasmática de colesterol é afetada por vários fatores

Entre os fatores que influenciam a concentração de colesterol no plasma, citam-se: ingestão diária de colesterol que a eleva levemente, mas o aumento é suficiente para inibir a enzima 3-hidroxi-3-metilglutarilCoA redutase, a enzima limitante na via metabólica de síntese do colesterol endógeno. Como conseqüência, a ingestão de colesterol altera a concentração plasmática não mais que 15% tanto para cima quanto para baixo, embora a resposta varie de indivíduo para indivíduo. Uma dieta de gordura altamente saturada aumenta o teor de colesterol no plasma de 15-25%. Por outro lado, elevada ingestão de ácidos graxos insaturados usualmente diminui a concentração plasmática de colesterol em quantidade leve ou moderada. Deficiência de insulina ou hormônio tireoidiano aumenta a concentração de colesterol no sangue.

FOSFOLIPÍDIOS

Os fosfolipídios são parte integrante das membranas e funcionam como detergentes no organismo e na indústria

Os fosfolipídios são ésteres derivados dos ácidos fosfatídicos, que são compostos contendo glicerol, dois ácidos graxos e um grupo fosfato. Eles são sintetizados essencialmente em todas as células, mas cerca de 90% deles são formados no fígado e razoável quantidade no intestino durante a absorção de lipídios. Os fosfolipídios diferem principalmente no composto específico ligado ao grupo fosfato. Se o grupo é a base nitrogenada denominada colina, temos as lecitinas; se for a etanolamina ou serina, temos as cefalinas. Esses dois são os principais tipos encontrados no organismo juntamente com as esfingomielinas. Apesar da variação na estrutura química dos fosfolipídios, suas propriedades físicas são semelhantes: lipossolúveis, transportados por lipoproteínas, parte estrutural de membranas celulares. Os ácidos graxos presentes são usualmente saturados na posição α e insaturados na posição β. Assim, os fosfolipídios possuem grupos hidrofílicos e hidrofóbicos que os tornam bons detergentes e como tal funcionam no organismo. Em combinação com proteínas, são constituintes de membranas celulares e subcelulares, facilitando a penetração de matérias hidrossolúveis e lipossolúveis na célula. Nesse papel estrutural, os fosfolipídios não estão disponíveis como fonte de energia. Mesmo um animal faminto reterá os fosfolipídios necessários para manter a integridade das células. Funcionam, ainda, como constituintes das lipoproteínas no sangue e são importantes no transporte de lipídios; cefalinas compõem a tromboplastina, necessária para iniciar o processo de coagulação; esfingomielinas estão presentes no sistema nervoso e agem como isoladores na bainha de mielina das fibras nervosas; fosfolipídios são doadores de grupos fosfatos para várias reações químicas do organismo.

ESFINGOLIPÍDIOS

Os esfingolipídios são classificados como fosfolipídios nos quais o glicerol é substituído pela esfingosina, um álcool monoinsaturado de 18 átomos de carbonos derivado do ácido palmítico e do aminoácido serina.

Esfingomielinas

As esfingomielinas contêm fosforilcolina ligada ao átomo de carbono terminal da esfingosina e um ácido graxo unido em ligação amida ao nitrogênio do carbono 2. Esfingomielinas ocorrem em grande quantidade na bainha de mielina do tecido nervoso e deriva seu nome dessa estrutura.

Uma doença hereditária rara, doença de Niemann-Pick, é devida à falta de esfingomielinase, a enzima responsável pela quebra da esfingomielina. A doença é caracterizada por deposição de esfingomielina em quase todos os órgãos e tecidos do corpo e é usualmente fatal antes do terceiro ano de vida.

As esfingomielinas envolvem os neurônios e, quando em excesso, causam doença

PROSTAGLANDINAS

Os ácidos graxos essenciais são precursores de uma ampla família de lipídios denominada prostaglandinas. Esses compostos têm ação semelhante à do hormônio e estão entre as mais potentes substâncias biológicas conhecidas.

As prostaglandinas classificam-se como eicosanóides, tendo 20 átomos de carbono e a mesma molécula básica do ácido prostanóico. As cadeias de carbono são ligadas no meio por um anel de cinco carbonos. Eles são sintetizados a partir de ácidos graxos de 20 átomos de carbono que contenham pelo menos três duplas ligações.

Prostaglandinas produzem uma variedade de efeitos fisiológicos. No músculo liso, promovem o relaxamento ou a contração dependendo da dose, do local e da natureza da prostaglandina usada. Agem ainda reduzindo a pressão sangüínea, provocando a inibição da secreção gástrica, o antagonismo a alguns hormônios e a ativação de outros.

As prostaglandinas produzem vários efeitos fisiológicos

GORDURA CORPORAL

Ao nascimento, o corpo humano contém aproximadamente 12% de gordura e aos seis meses atinge o pico de cerca de 25%; então declina para 15 a 18% na pré-puberdade. Aos 18 anos, os homens têm aproximadamente 15 a 18% de gordura corporal e as mulheres por volta de 20 a 25%. Há um aumento em ambos os sexos após a puberdade e durante a vida adulta, atingindo cerca de 30 a 40% do peso corporal. Entre as idades de 20 e 50 anos, o conteúdo corporal de gordura dos homens, aproximadamente, dobra, enquanto o das mulheres aumenta em mais ou menos 50%. O total do peso corpóreo, entretanto, aumenta somente 10 a 15%, indicando que houve uma redução na proporção de massa corporal magra. Tanto para adultos quanto para crianças, o aumento de gordura abdominal é fator de

A quantidade de gordura corporal varia com a idade

risco para doença cardiovascular, diabete ou morbidade a partir dessas doenças, independente da massa corporal. A porcentagem da gordura corpórea é influenciada pelo nível de atividade física, pois o treinamento físico aumenta o gasto de energia e mantém a massa de tecido magro, assim como a taxa de metabolismo do repouso. Após o treinamento, o processo é revertido. Essas variações entre tecido magro e gordura corpórea podem ocorrer sem mudança no peso do corpo, mas, se uma atividade física regular se mantém na vida adulta, o aumento da gordura corporal pode ser prevenido.

O excesso de gordura corporal para a estatura é definido como obesidade. Dois tipos de medida, os índices de espessura da dobra cutânea e o peso para altura são usados para acessar obesidade e sobrepeso. O índice de massa corporal – IMC (kg/m^2) tem sido recomendado internacionalmente como medida de obesidade. IMC entre 25 e 29,9 define sobrepeso e acima de 30 define obesidade.

Obesidade pode ser vista como doença e um fator de risco para doenças crônicas

Entre as mulheres antes da menopausa, obesidade afeta a saúde reprodutiva uma vez que está associada com irregularidade menstrual, amenorréia e infertilidade. Obesidade durante a gravidez está associada com morbidade para mãe e criança devido à hipertensão e diabete gestacional, assim como complicações durante o parto.

Em adultos a obesidade aumenta o risco de numerosas condições crônicas: *diabetes meilitus*, ovário policístico, doenças coronarianas, isquemia, disfunção cardíaca congestiva, apnéia do sono, disfunção da vesícula biliar, refluxo gastroesofageal, osteoartrite, câncer do colon, câncer endometrial e câncer de mama.

DOENÇAS CARDIOVASCULARES

Há uma série de fatores de risco associada à maior suscetibilidade de infarto do miocárdio. Entre os fatores que podem ser controlados estão elevação do colesterol, lipídios séricos, elevada pressão arterial, tabagismo e sedentarismo. Outros, contudo, estão fora de controle como a carga genética e o tipo de personalidade. Estudos epidemiológicos demonstram que, quando o nível sérico de colesterol é menor que 220mg%, o risco de doença coronariana é pequeno e aumenta com a elevação das taxas séricas. Também, a maior concentração lipídica no sangue está associada ao desenvolvimento prematuro de doença aterosclerótica, conforme estudos epidemiológicos, genéticos, experimentais e terapêuticos.

Doenças cardiovasculares estão relacionadas com a alta ingestão de gorduras

Aterosclerose é uma doença que acomete artérias de grande a moderado calibre, quando ocorrem lesões gordurosas denominadas placas ateromatosas na superfície interna da parede arterial. Alta concentração de LDL e, em menor extensão, colesterol e gordura saturada na dieta contribuem para o desenvolvimento da aterosclerose. Dessa forma, a principal medida para evitar o desenvolvimento da aterosclerose é comer uma dieta baixa em gordura e colesterol e que contenha ácidos graxos insaturados. As fibras dietéticas são capazes de ligarem-se aos sais biliares aumentando sua excreção nas fezes. Dessa forma, há uma drenagem do colesterol produzido no fígado, com conseqüente diminuição do colesterol circulante no sangue, podendo assim agir como um agente antiaterosclerogênico.

Há estudos indicando que a ingestão de ácidos graxos saturados está fortemente correlacionada com aumento no nível de colesterol total e LDL, e diminuição no HDL com aumento do risco de incidência de infarto do miocárdio fatal e não-fatal. A substituição por óleos contendo ácidos graxos insaturados resulta em efeito contrário. Contudo, os ácidos graxos *trans* aumentam o nível de LDL na mesma extensão dos ácidos graxos saturados, além de diminuir a concentração de HDL. Tem-se observado que, em países com alto índice de doença coronariana, o emprego da gordura animal na alimentação predomina sobre as outras. Em países com baixa incidência de doença coronariana, os hábitos alimentares incluem principalmente ingestão de óleos vegetais e consumo baixo de produtos lácteos.

A indução de hiperlipidemia em primatas, por meio de alimentos ricos em colesterol e em ácidos graxos saturados, tem produzido lesões similares às observadas em humanos. Por outro lado, medidas para redução dos níveis séricos de lipídios são efetivas na prevenção dos sinais e sintomas da doença coronariana.

AGORA VOCÊ JÁ DEVE SABER

- Lipídios são constituintes essenciais da alimentação.
- Lipídios contidos em produtos animais e vegetais são diferentes.
- A bile facilita a digestão de lipídios pela sua emulsificação.
- No corpo humano, os lipídios são fontes de energia e de ácidos graxos essenciais.
- Os lipídios circulam no sangue como lipoproteínas.
- Moléstias cardíacas e alguns tipos de câncer parecem estar ligados aos lipídios.

QUESTÕES PARA REFLEXÃO

1. Consultando a literatura, você seria capaz de escrever a fórmula química de:
   - triglicerídeos
   - fosfolipídios
   - esteróides e esteróis
   - esfingolipídios
2. – Procure compor uma tabela em que conste a proporção dos diferentes componentes dos quilomícrons e das lipoproteínas.
   – Componha a seqüência de reações das vias metabólicas que levam o ácido oléico a ácido eicosatrienóico e a ácido nervônico; o ácido linoléico a ácido eicosatrienóico e a ácido araquidônico; o ácido linolênico a ácido dodecosa-exenóico.
3. – O colesterol da alimentação afeta negativamente a saúde?
   – Quais as etapas de desenvolvimento da aterosclerose?
   – Os lipídios dietéticos têm ação sobre doenças degenerativas do cérebro e sobre o comportamento cognitivo?

APLICANDO O QUE VOCÊ APRENDEU

1. Que composição em ácidos graxos você recomenda numa alimentação adequada?
2. A alimentação saudável deve conter gordura ou óleo? Por quê?
3. Qual a relação existente entre ácidos graxos insaturados e membranas?
4. Colesterol na alimentação é prejudicial?
5. Como os lipídios agem nas doenças cardiovasculares?
6. Qual a recomendação dietética dos ácidos graxos n-3 e n-6?
7. Por que razão o colesterol do HDL é chamado bom?

BIBLIOGRAFIA UTILIZADA PARA EDIÇÃO DO TEXTO

- Bowman BA, Russel RM. Present Knowledge in Nutrition. 8th ed. ILSI Press, Washinton, DC; 2001.
- Drewnowski A, Popkin BM. The nutrition transition: new trends in the global diet. Nutrition Reviews 1997;55(2):31-43.
- Grundy SM. Dietary fat. In: Ziegler EE, Filer Jr LJ. Present Knowledge in Nutrition. 7th ed. Ilsi Press, Washington: DC; 1996. p 44-57.
- Guyton AC, Hall JE. Textbook pf Medical Physiology. 9th ed. W.B. Saunders Company, USA; 1996.
- Innis SM. Essential dietary lipids. In: Ziegler EE, Filer Jr LJ. Present Knowledge in Nutrition. 7th ed. Ilsi Press, Washington: DC; 1996. p 58-66.
- Lichtenstein AH. Atherosclerosis. In: Ziegler EE, Filer Jr LJ. Present Knowledge in Nutrition. 7th ed. Ilsi Press, Washington: DC; 1996. p 430-7.
- Moraes-Santos T, Santos JE. Lipídios In: Dutra de Oliveira JE et al. Nutrição Básica. São Paulo: Sarvier; 1982 p 15-28.
- Pike RL, Brown ML. Nutrition. An Integrated Approach. 3rd ed. New York: John Wiley & Sons; 1984.

LEITURAS ADICIONAIS

- Gomez MV. Metabolismo de Lipídios. In: Vieira EC et al. eds. Bioquímica celular e biologia molecular. 2ª ed. Rio de Janeiro: Atheneu; 1991. p 213-33.
- Harris ED. Lipoprotein[a]: a predictor of atherosclerotic disease. Nutrition Reviews 1997;55(3):61-4.
- Hartman IS. Alpha-linolenic acid: a preventive in secondary coronary events? Nutrition Reviews 1995;53(7):194-6.
- Katan MB. Fish and heart disease. What is the real story? Nutrition Reviews 1995;53(8):228-30.
- McGill H. Childhood nutrition and adult cardiovascular disease. Nutrition Reviews 1997;55(1):S2-9.
- Nelson DL. Lipídios. In: Vieira EC et al. eds. Bioquímica Celular e Biologia Celular. 2ª ed. Rio de Janeiro: Atheneu; 1991. p 23-43.
- Smith EL et al. Bioquímica – Mamíferos. Rio de Janeiro: Guanabara Koogan; 1985.
- Solfrizzi V et al. Dietary fatty acids intake: possible role in cognitive decline and dementia. Experimental Gerontology 2005;40:257-70.
- Who and Fao Joint Consultation. Fats and oils in human nutrition. Nutrition Reviews 1995;53(7):202-5.
- Wolf GA. Regulatory pathway of thermogenesis in brown fat through retinoic acid. Nutrition Reviews 1995;53(8):230-1.

FOCUS

ALIMENTOS FUNCIONAIS E LIPÍDIOS

Nas últimas décadas a visão sobre alimentos tem mudado e ressurgido o aforismo de Hipócrates: "Deixe que o alimento seja seu remédio e o remédio seu alimento". Conceitualmente, os alimentos funcionais apresentam componentes ou substâncias funcionais que ajustam ou modulam o sistema fisiológico do organismo humano protegendo-o contra doenças e promovendo a saúde. Os compostos ativos dos alimentos funcionais classificam-se como: oligossacarídeos e polissacarídeos, flavonóides, carotenóides, organossulfurados, fitoesteróis e ácidos graxos. Entre esses compostos alguns são lipídios ou lipossolúveis com ação biológica protetora. Oligossacarídeos e polissacarídeos são comumente denominados "fibras alimentares" com efeitos na redução do nível de colesterol sangüíneo e diminuindo o risco de desenvolvimento de câncer. Os flavonóides são polifenóis com propriedades bioquímicas e farmacológicas, incluindo efeitos anticarcinogênicos, antiinflamatórios e antialérgicos. Carotenóides têm efeitos terapêuticos decorrentes de atividade antioxidante e anticarcinogênica, destacando-se o licopeno (responsável pela cor vermelha do tomate e da melancia), o β-caroteno (cor alaranjada da cenoura e do dendê) e luteína (cor esverdeada dos vegetais). Organossulfurados são substâncias com alta concentração de componentes sulfurados, como sulfetos alílicos, alinase e tiossulfinato presentes em vegetais da família Allium (alho, cebola, entre outros). Apresentam efeitos anticarcinogênicos, antibióticos e antiinflamatórios. Fitosteróis são substâncias de fraca atividade hormonal, como fitosterinas, saponinas e fotoestrógeno, apresentando atividade antioxidante e anticarcinogênica. Destacam-se os lignanos e isoflavonas. Ácidos graxos, basicamente, são os ácidos graxos poliinsaturados das séries n-3 e n-6, presentes em peixes de águas frias (salmão, sardinhas) e alguns vegetais, sendo a prevenção de doenças cardiovasculares e câncer os principais efeitos.

Santos TM. FMUFMG; 2007.

Avaliando seus conhecimentos

- Como você definiria balanço energético?
- Qual a importância do balanço energético na manutenção da saúde?
- Como considerar o gasto energético induzido pela ingestão de alimentos?
- Qual a melhor fórmula a ser utilizada para se calcular o gasto energético total?

CAPÍTULO 6

Balanço Energético no Homem

Vivian M. Miguel Suen
Hélio Vannucchi
J. E. Dutra-de-Oliveira
J. Sérgio Marchini

A avaliação do metabolismo energético é importante para determinar as necessidades entre a ingestão calórica adequada, na presença ou não de uma doença de base, e a manutenção do peso corpóreo. De maneira resumida, a manutenção do peso corpóreo estável pressupõe uma ingestão energética equilibrada com as necessidades do organismo, incluindo o metabolismo basal e as atividades de modo geral. Durante o sono, considera-se que o gasto energético é cerca de 10% inferior ao basal e, após cada refeição, a taxa metabólica apresenta um aumento definido como efeito termogênico do alimento. Dessa maneira, define-se como metabolismo basal o consumo de energia pelo organismo em jejum e em estado de repouso físico e mental, à temperatura de 20ºC. O sexo, a altura, o peso e a idade influenciam o metabolismo basal. Durante a gravidez, estima-se que ocorra uma elevação de 20% do metabolismo basal. Em geral, a atividade física considerada suave resulta em um incremento da taxa metabólica em cerca de 30% sobre o basal. Atividades consideradas moderadas resultam em incremento variando entre 40 e 80%. Atividades físicas muito intensas aumentam a taxa metabólica em mais de 100%. O gasto energético em condições patológicas não pode e não deve ser considerado equivalente ao *gasto* energético basal. Considera-se que o traumatismo também aumenta o metabolismo, potencialmente alterando a taxa metabólica global. Deve-se considerar, também, que pacientes desnutridos podem ser hipercatabólicos e que alimentações inadequadas tornam-se causas graves de iatrogenias. Entretanto, em muitas ocasiões o paciente hospitalizado pode estar hipometabólico e assim, nestas situações, o ideal é a medida real do gasto energético por calorimetria indireta. Desta maneira, nas situações em que não é possível a determinação real do gasto energético, é preferível iniciar a terapia com a oferta máxima de energia equivalente ao gasto estimado considerando o peso atual do paciente. A análise da evolução clínica e dos dados laboratoriais tornam-se fundamentais na evolução terapêutica energética do paciente. A oferta de nutrientes além das necessidades, excessiva, leva a um conjunto de complicações conhecido como síndrome da realimentação. Essa síndrome caracteriza-se por hiperglicemia, diminuição dos níveis séricos de potássio e fósforo, sobrecarga hídrica e insuficiência cardíaca. Devido a isto, a oferta deve ser cautelosa, iniciando-se com $1/3$ da necessidade basal e aumentando gradativamente até serem atingidas as necessidades totais. Alterações de função hepática, caracterizadas por acúmulo de gordura no fígado (esteatose), podem ocorrer em pacientes em nutrição parenteral prolongada. Em geral, recomenda-se que pacientes submetidos a suporte nutricional parenteral ou enteral recebam uma oferta calórica equivalente a, no máximo, 200% do seu metabolismo basal.

Metabolismo basal
+
Atividade física
+
Efeito térmico do alimento
Metabolismo total

AVALIAÇÃO DO METABOLISMO ENERGÉTICO

A avaliação precisa do metabolismo energético é considerada condição importante para equilibrar as necessidades entre uma ingestão calórica adequada (Fig. 6.1), na presença ou não de uma doença de base, e a recuperação e/ou manutenção do peso corpóreo. De maneira resumida, em uma pessoa sã, a manutenção do peso corpóreo estável pressupõe uma ingestão energética equilibrada com as necessidades do organismo, incluindo o metabolismo basal e as atividades em geral. Para o indivíduo doente deve-se ajuntar as necessidades de recuperação e a manutenção das condições vitais.

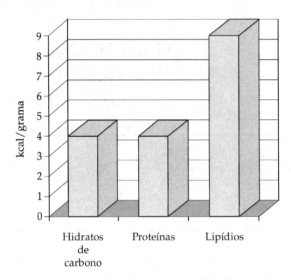

FIGURA 6.1 – Valor energético dos alimentos.

QUILOCALORIA (kcal)
Quantidade de energia necessária para aumentar a temperatura de 1kg de água de 15°C para 16°C
1kcal = 1.000 calorias
1kcal = 4,1868kjoules
0,2388kcal = 1kJ

Durante o sono, considera-se que o gasto energético é cerca de 10% inferior ao basal e, após cada refeição, a taxa metabólica apresenta um aumento definido como ação dinâmica específica dos alimentos.

A atividade física estimulada aumenta o gasto energético total e ela é representada pela atividade física em si e pela quantidade de energia necessária para cobrir as demandas metabólicas em geral, além do basal, tanto em condições de saúde como na doença.

Os componentes do gasto energético total incluem: o gasto energético de repouso (60 a 75% do gasto energético total), o efeito térmico do alimento (10% do gasto total) e a energia gasta na atividade física (30% do gasto total).

O envelhecimento é associado a uma redução da necessidade energética, principalmente pela redução na atividade física e redução na quantidade e na atividade metabólica da massa magra. As necessidades energéticas do adulto são estimadas em torno de 35kcal/kg peso/dia ou calculadas utilizando-se várias equações, considerando-se a idade e outras variáveis que afetam a taxa metabólica de repouso, como febre, por exemplo. Um estudo recente em nosso meio, em indivíduos eutróficos, pacientes subnutridos, obesos e portadores de síndrome do intestino curto, mostrou que a equação de Harris-Benedict, quando comparada à calorimetria indireta, superestimou o gasto energético de repouso em 50 a 60% dos indivíduos nos diferentes grupos estudados. A equação de Harris-Benedict foi capaz de predizer o gasto energético com acurácia em somente 30% dos indivíduos de todos os grupos. Este fato reforça a idéia de que a iatrogenia por excesso de oferta calórica deve ser sempre lembrada quando tratando de pacientes.

Os estudos realizados com água duplamente marcada têm contribuído para a melhoria dos conhecimentos relacionados às necessidades energéticas. Esta metodologia possibilita a realização de medidas válidas do gasto energético total em diferentes faixas etárias e sexo.

METABOLISMO BASAL

O metabolismo basal é definido como o consumo de energia pelo organismo em jejum e em estado de repouso físico e mental, à temperatura de 20°C. É determinado pela manhã, após 8 horas de sono, e antes de o sujeito fazer qualquer atividade, estando ele acordado. O metabolismo basal representa a perda inevitável de calor devido ao metabolismo celular e à manutenção das funções fisiológicas como circulação, respiração, digestão e tônus muscular. Em pessoas sedentárias, o metabolismo basal corresponde a 60 a 70% do gasto energético total por dia. O órgão metabolicamente mais ativo é o fígado (Tabela 6.1). A tabela 6.2 apresenta valores de metabolismo basal considerados de referência para indivíduos de diferentes idades e sexos. Observa-se que existe uma relação direta com a massa corpórea total e um declínio do metabolismo basal com a idade. É reconhecido também que existe uma variação do metabolismo basal dependente de fatores genéticos, de atividade do sistema simpático, da massa corpórea magra, da quantidade do tecido adiposo, da temperatura corpórea e especula-se que a atividade física geral também pode influenciar a taxa metabólica basal.

O sexo, a altura, o peso e a idade decididamente influenciam o metabolismo basal. Durante a gravidez, estima-se que ocorra uma elevação de 20% do metabolismo basal. Várias fórmulas têm sido utilizadas para avaliar o metabolismo basal e aparentemente a que melhor se adapta é a proposta por Harris-Benedict, em kcal/dia (Tabela 6.3).

TABELA 6.1 – Contribuição metabólica de diversos órgãos ao metabolismo basal em um indivíduo entre 60 e 70kg*.

Órgão	Peso do órgão em kg	% do peso corpóreo total	Consumo de oxigênio ml/kg/min	% basal
Cérebro	1,4	2,0	33	18,3
Coração	0,3	0,43	94	9,2
Fígado	1,5	2,1	44	26,4
Rim	0,3	0,43	61	7,2
Músculos esqueléticos	27,8	39,7	2,3	25,6
Subtotal			217	86,7
Demais componentes do organismo			33	13,3
Total			250	100

* Modificado de Diem e Lentner, 1975.

TABELA 6.2 – Valores de metabolismo basal considerados de referência, em kcal/m²/hora*.

Idade	Homens	Mulheres
14-16	46,0	43,0
16-18	43,0	40,0
18-20	41,0	38,0
20-30	39,5	37,0
30-40	39,5	36,5
40-50	38,5	36,0
50-60	37,5	35,0
60-70	36,5	34,0
70-80	35,5	33,0

* Modificado de DuBois EF. Basal Metabolism in Health and Disease. 3rd ed. Philadelphia: Lea & Febiger; 1936, p 151.
Superfície corpórea (m²) = 0,007184 × (A^{0,725}) × (P^{0,425})
onde: P = peso em kg; A = altura em cm.

Fórmula de Harris-Benedict

TABELA 6.3 – Fórmula de Harris-Benedict para o cálculo do metabolismo basal.

Homem	=	66,473	+	13,752 · p	+	5,003 · a	– 6,755 · i
Mulher	=	655,095	+	9,563 · p	+	1,850 · a	– 4,676 · i

p = peso em kg; a = altura em cm; e i = idade em anos.

ATIVIDADE FÍSICA

Atividades moderadas a intensas

A atividade física considerada suave resulta em um incremento da taxa metabólica em cerca de 30% sobre o basal. Atividades consideradas moderadas resultam em incremento, variando entre 40 e 80%. Atividades físicas muito intensas aumentam a taxa metabólica em mais de 100%.

A tabela 6.4 apresenta um exemplo de gasto energético resultante de diferentes atividades físicas.

TABELA 6.4 – Exemplo de gasto energético de atividades físicas diferentes para homens de 70kg.

	Gasto energético, kcal/min
Andando	5,2
Andando de bicicleta	8,2
Nadando	11,2
Correndo	19,4
Deitado e acordado	1,3

EFEITO TÉRMICO DOS ALIMENTOS

Aumento, após as refeições, da taxa metabólica

Após cada refeição, a taxa metabólica apresenta um aumento de aproximadamente 30% em relação ao basal, durante o período pós-prandial. Esse incremento é definido como ação dinâmica específica dos alimentos e corresponde a aproximadamente 6% do gasto energético diário total do sujeito. O efeito térmico da alimentação é, em geral, o componente mais difícil de ser avaliado. Este valor sofre influência de vários fatores, como o tamanho da refeição, a palatabilidade, a técnica utilizada para medida, a idade, o condicionamento físico do sujeito, a sensibilidade hormonal e a herança genética. Particularmente, na obesidade existem evidências de diminuição do efeito térmico do alimento, sendo, provavelmente, este mecanismo um fator contribuinte para o ganho de peso. Este fato é evidenciado em trabalho realizado em nosso meio, em que se observou que um grupo de mulheres obesas, com índice de massa corpórea de 36 ± 8kg/m^2 e idade de 38 ± 6 anos, após a ingestão de hidratos de carbono, proteínas ou lipídios, não apresentou aumento do gasto energético acima do basal, ou seja, o efeito térmico do alimento. A figura 6.2 mostra a medida do gasto energético em uma das voluntárias antes e até 4 horas após a ingestão de uma refeição contendo 500kcal distribuídas da seguinte forma: 72% de hidratos de carbono, 16% de lipídios e 12% de proteínas.

GASTO ENERGÉTICO DURANTE ESTADOS PATOLÓGICOS

O traumatismo aumenta o gasto energético

O gasto energético em condições patológicas não pode e não deve ser considerado equivalente ao gasto energético basal. Claramente existem situações patológicas nas quais ocorre queda do metabolismo basal. Mas nem sempre tal fato é verdadeiro. Considera-se que a febre aumenta ± 13% o metabolismo basal, e as queimaduras, o traumatismo e o hipertireoidismo de 10 a 100%. Pacientes com desnutrição grave, impossibilitados de ingerir por via oral, podem permanecer hospitalizados por longos períodos, recebendo dietas inadequadas e agravando sensivelmente seu estado geral.

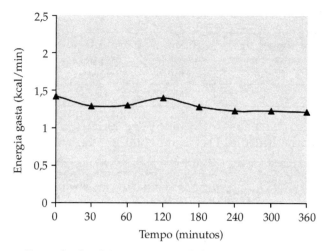

FIGURA 6.2 – Exemplo de efeito térmico medido por calorimetria indireta em voluntária obesa após ingestão de uma refeição contendo 500kcal totais, sendo 72% na forma de hidratos de carbono.

GASTO ENERGÉTICO TOTAL

É representado pela soma do gasto energético de repouso, pelo efeito térmico do alimento e pelas outras atividades em geral e pelo efeito da doença. O gasto energético total é estimado multiplicando-se o gasto energético de repouso por 1,2 a 1,3, baseando-se em estudos realizados com água duplamente marcada e medidas de calorimetria indireta realizadas em pacientes hospitalizados.

Gasto energético total

AVALIAÇÃO DO GASTO ENERGÉTICO TOTAL

O gasto energético total pode ser obtido por calorimetria direta, mas é geralmente medido por meio de calorimetria indireta e mais recentemente por meio da técnica da água duplamente marcada com isótopos estáveis. A calorimetria indireta é obtida pela determinação do consumo de oxigênio, produção de gás carbônico e excreção urinária de nitrogênio. A calorimetria direta é medida pela quantidade de calor total produzida pelo organismo em atividade em tempo determinado. A calorimetria indireta é medida pela quantidade de O_2 consumido e CO_2 produzido pelo organismo, e seu equivalente energético, em uma atividade determinada.

Pode-se também estimar a oxidação de proteína pela medida do coeficiente respiratório não-protéico e conseqüente avaliação da oxidação de lipídios e hidratos de carbono. O inconveniente desse método é que o aparato utilizado para a medida limita a atividade geral da pessoa-alvo.

A partir do conhecimento do $\dot{V}O_2$ e do $\dot{V}CO_2$, as seguintes fórmulas podem ser usadas para o cálculo do gasto energético de repouso e as taxas de oxidação de lipídios e hidratos de carbono:

Gasto energético de repouso em kcal/minuto = $3{,}94 \times \dot{V}O_2 + 1{,}106 \times \dot{V}CO_2$

Taxa de oxidação de hidratos de carbono em kcal/minuto.
Fórmula: $(4{,}56 \times \dot{V}CO_2) - (3{,}21 \times \dot{V}O_2)$

Taxa de oxidação de lipídios em kcal/minuto.
Fórmula: $(1{,}67 \times \dot{V}O_2 - 1.67 \times \dot{V}CO_2)$

A seguir, mostra-se um exemplo do cálculo do gasto energético de repouso a partir do conhecimento do $\dot{V}O_2$ e do $\dot{V}CO_2$ obtidos pela calorimetria indireta e o gasto energético de repouso estimado pela equação de Harris-Benedict.

Exemplo real de cálculo do gasto energético

Paciente do sexo feminino, 48 anos, com diagnóstico de desnutrição protéico-calórica devido à síndrome do intestino curto, internada para ser submetida à terapia nutricional parenteral.

Antropometria:

Peso (kg)	Altura (cm)	Índice de massa corpórea (kg/m²)	Peso ideal médio	Prega cutânea tricipital (mm)	Circunferência do braço (cm)
40	1,57	16	56	10	20

O gasto energético de repouso foi medido por calorimetria indireta e estimado pela equação de Harris-Benedict. Os valores obtidos estão apresentados abaixo:

$\dot{V}O_2$ (l/minuto)	$\dot{V}CO_2$ (l/minuto)	GER medido* (kcal/dia)	GER estimado* (kcal/dia)	GET medido (kcal/dia)	GET estimado (kcal/dia)
0,165	0,121	1.130	1.111	1.360	1.340

$\dot{V}O_2$ = oxigênio consumido em litros por minuto; $\dot{V}CO_2$ = gás carbônico produzido em litros por minuto; GER = gasto energético de repouso; GET = gasto energético total.

Deutério

A utilização do método da água duplamente marcada, ou seja, os seguintes isótopos estáveis: ^2H_2O e $^{18}H_2O$. Esse método tem por princípio o fato de que o ^{2}hidrogênio é eliminado pela urina e o ^{18}oxigênio pela urina e pulmão. Essa diferença é correspondente à produção de CO_2, que é diretamente proporcional à energia produzida no período considerado. O método é totalmente não-invasivo, podendo ser utilizado, por exemplo, em mulheres grávidas e crianças.

AGORA VOCÊ JÁ DEVE SABER

- A manutenção do peso corpóreo depende do equilíbrio entre a ingestão e o gasto de energia.
- O gasto energético do organismo pode ser dividido em gasto energético de repouso, gasto energético para realização de exercício físico, efeito térmico do alimento.
- O metabolismo basal varia de acordo com idade, sexo, peso, altura, superfície corpórea.

QUESTÕES PARA REFLEXÃO

1. O que influencia o gasto de energia do organismo humano?
2. O que é gasto energético de repouso?
3. Como pode ser calculado o gasto energético de repouso?
4. Qual a importância do gasto energético de repouso na terapia nutricional?
5. A oferta de nutrientes além das necessidades pode ser benéfica ou maléfica?

APLICANDO O QUE VOCÊ APRENDEU

1. Calcule seu metabolismo basal através da fórmula de Harris-Benedict.
2. Cite cinco fatores que podem alterar seu metabolismo basal.

BIBLIOGRAFIA UTILIZADA PARA EDIÇÃO DO TEXTO

- Bistrian BR. Nutritional assessment. In: Goldman L, Ausiello D. eds. Cecil Textbook of Medicine. Philadelphia: Saunders; 2004. p 1312-5.
- Burton B. Nutrição Humana. New York: McGraw Hill; 1979.
- Payne-James J et al. Artificial Nutrition Support in Clinical Practice. Edward Arnold; 1995.
- Rabito EI et al. Weight and height prediction of immobilized patients. Rev Nutr Campinas 2006;19:655-61.
- Suen VMM et al. Determinação do metabolismo energético no homem. Ribeirão Preto: Medicina 1998;31:13-21.
- Suen VM et al. Effect of hypocaloric meals with different macronutrient compositions on energy metabolism and lung function in obese women. Nutrition 2003;19:703-7.

LEITURAS ADICIONAIS

- Bistrian BR. Nutritional assessment. In: Goldman L, Ausiello D eds. Cecil Textbook of Medicine. Philadelphia: Saunders; 2004. p 1312-5.
- Carbonnel F et al. Energy and protein metabolism in malnutrition due to nonneoplastic gastrointestinal diseases. Metabolism 1995;44:1110-5.
- Dutra-de-Oliveira JE, Marchini JS. Clinical and subclinical nutritional deficiencies. Int J Vitamin Nutr Res 1984;26(Suppl):59-65.
- Marchini JS et al. Métodos atuais de investigação do metabolismo protéico: aspectos básicos e estudos experimentais e clínicos. Medicina 1998;31:22-30.
- Robersts SB et al. Comparison of the doubly labeled water method with indirect calorimetry and a nutrient balance study for simultaneous determination of energy expenditure, water intake and metabolizable energy intake in preterm infants. Am J Clin Nutr 1986;44:315-22.
- Rock CL. Nutrition in the prevention and treatment of disease. In: Goldman L, Ausiello D eds. Cecil Textbook of Medicine. Philadelphia: Saunders; 2004. p 1308-11.
- Vannucchi H et al. Avaliação antropométrica e bioquímica do estado nutricional. Ribeirão Preto: Medicina 1984;17:17-28.

FOCUS

GASTO ENERGÉTICO E NECESSIDADES NUTRICIONAIS

O homem, para se manter vivo, necessita de energia para a realização de funções vitais, atividade física, crescimento e reparo de tecidos. A energia provém da oxidação dos substratos energéticos: hidratos de carbono, proteínas, lipídios e álcool. Esses substratos energéticos são oxidados pela célula, produzindo energia.

A calorimetria indireta é a medida da produção de energia pelo organismo ao oxidar glicídios, proteínas e lipídios, por meio da quantidade de oxigênio consumido e de gás carbônico produzido em determinado espaço de tempo. A calorimetria indireta vem sendo utilizada em nosso meio para a medida do gasto energético real de indivíduos eutróficos, subnutridos, obesos e em diferentes faixas etárias, possibilitando o planejamento da oferta de nutrientes baseando-se no gasto energético de repouso real, medido.

Atualmente, tem-se mostrado que a oferta de energia em excesso pode ser tão prejudicial aos pacientes quanto a oferta abaixo das necessidades. Hiperglicemia, hipofosfatemia e hipopotassemia caracterizam a síndrome da realimentação.

Quando a calorimetria indireta não é disponível, as necessidades energéticas são estimadas por equações e para tal é necessário que se tenha o peso atual do paciente visando à prevenção da síndrome da realimentação. Um estudo realizado em nosso meio desenvolveu, por meio de regressão linear, equações que podem predizer o peso e a altura de pacientes hospitalizados, quando não é possível obter sua medida real. As equações utilizam medidas antropométricas simples e de baixo custo que, se aplicadas em fórmulas, fornecem o peso e a estatura do indivíduo. A tabela 6.5 mostra uma fórmula para a estimativa de peso e uma fórmula para a estimativa da altura.

TABELA 6.5 – Fórmulas para estimativa de peso (kg) e altura (cm) em pacientes hospitalizados.

Peso	0,4808 (CB) + 0,5646 (CA) + 1,3160 (CP) − 42,2450
Altura	58,6940 − 2,9740 (S) − 0,0736 (I) + 0,4958 (CoB) + 1,1320 (E)

CB = circunferência do braço (cm); CA = circunferência abdominal (cm); CP = circunferência da panturrilha (cm); S = sexo (1 = masculino e 2 = feminino); I = idade (anos); CoB = comprimento do braço (cm); E = meia envergadura (cm).

Suen VMM, Silva GA, Marchini JS. Determinação do metabolismo energético no homem. Medicina, Ribeirão Preto 1998;31:13-21.

Avaliando seus conhecimentos

• Qual a importância da água para os seres vivos?
• A água é útil aos seres vivos para a preservação da energia?
• É intrigante o fato de o percentual de nosso planeta ser semelhante aos dos seus seres vivos?
• As variações do conteúdo hidroeletrolítico dos seres vivos trazem alguma repercussão sobre o organismo, seja sobre suas células, perfusão de órgãos, manutenção da homeostasia?
• A nutrição é essencial para o equilíbrio metabólico dos seres vivos?
• Os alimentos, independentemente de sua aparência, são fontes de água e eletrólitos?
• Como o organismo humano regula o equilíbrio e a homeostasia de suas soluções apesar das suas múltiplas vias de entrada e saída?
• Qual o papel dos vários órgãos e sistemas sobre a homeostasia de água e eletrólitos?

CAPÍTULO 7

Água e Eletrólitos*

Enio Roberto Pietra Pedroso

. . . .

A água é o solvente da solução que permite a interação e a integração das reações físico-químicas e bioquímicas que permitem a expressão da vida.

Este capítulo apresenta várias questões para análise e discussão sobre as relações entre a água, os eletrólitos, o ambiente (natureza), a vida e conseqüentemente sobre o futuro da humanidade.

O desenvolvimento humano provocou nas últimas décadas profundas modificações dos mananciais de água, decorrentes das atividades da indústria, da agricultura, das inovações tecnológicas e da necessidade do homem em expandir suas atividades exploratórias sobre o planeta. O crescimento urbano desordenado e a poluição doméstica e industrial criaram condições ambientais inadequadas e determinaram, dentre vários problemas, condições para a veiculação de doenças, contaminação da água subterrânea e das vias hídricas. A água poluída provoca a morte anual de 10 milhões de pessoas em todo o mundo (um quinto de todas as causas de morte) e veicula doenças responsáveis por 70% das internações hospitalares no Brasil. A degradação dos mananciais de água potável constitui problema agudo e crítico observado em todo o planeta. Apesar de todas essas mazelas, o Brasil é altamente privilegiado entre os países, possui aproximadamente 15% de toda a água potável do mundo. A vazão média a cada segundo e a distribuição de água anual *per capita* no Brasil equivalem ao volume aproximado de 70 e a 13 piscinas olímpicas cheias, respectivamente. Toda essa água é capaz de atender em 57 vezes a demanda atual brasileira e de abastecer uma população de até 32 bilhões de pessoas, entretanto, quase 40 milhões de brasileiros não possuem acesso às redes de abastecimento de água e mais de oito milhões vivem no semi-árido com as conseqüências da esterilidade do solo e da desertificação.

São também discutidos aqui os mecanismos homeostáticos que permitem o equilíbrio metabólico do organismo, as medidas que permitem medir a água, os solutos e as soluções corpóreas em seus compartimentos, os riscos da perda de água no emagrecimento, no envelhecimento e no recém-nascido. As funções da água e dos eletrólitos (sódio, potássio, cloro, cálcio e magnésio) são relacionadas com as variações das soluções corpóreas, em especial, com as volumétricas, com a pressão osmótica e a oncótica, e com a ação miocárdica, vascular, hormonal (aldosterona, hormônio antidiurético e natriurético).

São analisados alguns alimentos de importância na dieta usual humana em função de seu conteúdo de água e eletrólitos e sua importância na manutenção do equilíbrio metabólico.

Por fim são apresentadas e avaliadas as alterações de água e eletrólitos associadas com muitas situações clínicas e suas repercussões sobre órgãos e sistemas humanos.

. . . .

*Este capítulo está subdividido em duas partes: Água e Eletrólitos.

ÁGUA E ELETRÓLITOS

Qual a importância da água e eletrólitos para os seres vivos?

As primeiras células e, portanto, a vida surgiram ao redor de quatro bilhões de anos, no meio líquido que cobria a superfície terrestre, a partir de moléculas orgânicas que se formaram ao acaso como micelas, que se organizaram e desenvolveram membrana, circunscrevendo reações físico-químicas interdependentes. Não é, portanto, casual que a água seja a molécula (solvente) mais abundante em todas as células.

Água e interação com o meio ambiente

As reações metabólicas que compõem os seres vivos são as mesmas que ocorrem na natureza, algumas são espontâneas, outras dependem do consumo energético. A natureza físico-química evolui espontaneamente para o exotropismo, em direção ao zero absoluto e ao imobilismo total. Os seres vivos, entretanto, inverteram completamente essa tendência. São endotrópicos, a maioria homeotérmicos, extraordinariamente ativos, capazes de acoplarem as reações endo às exotrópicas, catalisar as endotrópicas por intermédio de sistemas enzimáticos que viabilizam reações habitualmente impossíveis de ocorrerem livres na natureza. Os seres vivos não são energeticamente auto-suficientes e buscam avidamente, para sobreviverem, energia em seu meio externo. Essa tarefa vital requer plena eficiência e eficácia metabólica, para não despenderem energia desnecessária, aproveitando-a, na maioria da sua vida, de forma intensa e completa. O resultado dessa interação e integração possibilita certa autonomia dos seres vivos com relação ao meio externo, permite organização, especialização, perpetuação, por intermédio da descendência, o que caracteriza a vida. A sobrevivência é mantida enquanto são efetivas as reações endotrópicas. A dependência de energia impele os seres vivos à mais perfeita interação e integração, seja consigo, seja com outros seres e com o exterior, isto é, com a biosfera. Esse intercâmbio é vital para a manutenção da energia sem perdas indevidas e sua efetividade ainda exige que os resíduos finais do metabolismo sejam eliminados para o exterior e sua reciclagem feita pelo planeta. Caso contrário, o metabolismo intermediário é bloqueado, impedindo as funções vitais dependentes das reações endotrópicas. Exige-se, pois, interface dinâmica, equilíbrio contínuo entre reações internas e externas ao organismo, e envolve toda a natureza. Esse intercâmbio meio interno—meio externo é fundamental para a homeostasia da vida, e em todos os seus passos a água é essencial.

Importância da preservação dos mananciais de água

A complexidade dessas reações, a ocorrência nos seres vivos de todas as possibilidades de ligações entre átomos e moléculas, como se faz no restante da natureza, e simultaneamente a competência dos seres vivos na obtenção de energia requerem condições especiais de estabilidade, fluidez, organização, acoplamentos entre substâncias, intercomunicações entre organelas, células, órgãos, sistemas, seres. Para que tudo isso ocorra, são fundamentais as condições que propiciam a ocorrência simultânea de reações co-valentes, iônicas, pontes de hidrogênio no mesmo meio e entre si, que não haja dispersão nem gasto indevido de esforços. Essas condições são propiciadas pela água e eletrólitos. A água e seus íons influem intensamente sobre a configuração e propriedades biológicas das macromoléculas. A molécula de água é morfológica e eletricamente assimétrica, constituindo um verdadeiro dipolo, com forte atração dos elétrons pelo núcleo do oxigênio, com positividade e negatividade, respectivamente, nos lados dos dois hidrogênios e do oxigênio. O átomo de oxigênio carregado negativamente ä⁻ (delta negativo) de uma molécula de água é atraído pelos átomos de hidrogênio carregados positivamente ä⁺ (delta positivo) de outra molécula de água (chamada de ponte de hidrogênio). Essa configuração torna a água um dos melhores solventes conhecidos, possibilitando sua interação com várias moléculas por intermédio de ligação co-valente (compartilhamento de pares de elétrons) e de pontes de hidrogênio (compartilhamento de átomo de hidrogênio e oxigênio); e, por interação, seja iônica (atração de cargas opostas), por forças de van der Waals (interação de nuvens eletrônicas, eletrostáticas), seja hidrofóbica (interação de substâncias apolares). Na estrutura da água são visualizadas, portanto, todas as ligações químicas potenciais da natureza, co-valente oxigênio-hidrogênio, com leve dipolo negativo para o lado do oxigênio, à semelhança de iônica, e entre hidrogênios, tipo pontes de hidrogênio.

O ambiente, meio interno, fornecido pela água é assim plenamente adequado, como meio de sustentação, dissolução e veículo, para que possam ocorrer as mais diversas reações, e como incentivo à interação entre átomos e moléculas. Além de excelente solvente, a água sólida flutua na água líquida e ganha ou perde grande quantidade de energia quando muda seu estado, propriedade que modera mudanças de temperatura ambiental. A coesão das moléculas de água permite que a água líquida suba a grandes alturas em colunas estreitas e produza uma tensão superficial alta. O alto calor de vaporização da água assegura um resfriamento efetivo quando ela evapora.

Importância da água e dos eletrólitos

Os eletrólitos são pequenas partículas que rapidamente se mobilizam e mudam de lado das membranas celulares. Provocam variações elétricas e campos eletromagnéticos de um lado e outro das membranas, o que significa informações para as células, incluindo seu núcleo e citoplasma. Conduzem ordens e ações, possibilitam a integração necessária para que todas as estruturas possam funcionar a partir de um mesmo objetivo, harmonicamente, com controle central, sem desperdício de vias para a obtenção das suas necessidades para a vida.

Essas interação e integração possibilitam o modelo de vida, como é conhecido e que pulula enorme e habilmente na Terra.

Água – eletrólitos – vida

A importância da água e dos eletrólitos para a vida justifica plenamente a disposição para seu estudo, a motivação para a compreensão de suas funções e uso, explica a crescente preocupação com os riscos de sua escassez e disponibilidade para o futuro.

Biosfera: necessidade de equilíbrio, risco de catástrofe planetária

A água possibilita a constituição da "solução" fundamental para a vida, o meio em que todos os processos metabólicos ocorrem, e são estabelecidas interações, fluxo e intercâmbio contínuo entre os meios interno e externo. Os eletrólitos possibilitam a integração, a comunicação e a solidariedade necessárias para que haja harmonia metabólica em todo o ser vivo. Sem água e eletrólitos não há vida!

ÁGUA

A quantidade de água existente no organismo humano é mantida constante mesmo durante longos períodos da vida. Essa constância é fundamental para a homeostasia e seu equilíbrio requer a disponibilidade de água e nutrientes adequados na alimentação diária como participação de vários órgãos e sistemas como rins, pulmões, coração, pele e anexos, hormônios e sistema nervoso central e autônomo, vasos, proteínas, sangue.

Mecanismos homeostáticos possibilitam o equilíbrio metabólico do organismo

GENERALIDADES

Como se avalia a quantidade de água no organismo humano? Como a água se distribui entre órgãos e sistemas para exercer o seu papel? Como entender a dinâmica da água considerando-se as múltiplas perdas e ganhos de água nos organismos vivos?

A água pode ser medida por seu peso ou volume. Algumas vezes é mensurada isoladamente como água. Com maior freqüência, entretanto, por sua utilidade prática, é medida em conjunto com os solutos a quem solubiliza. Neste sentido é avaliada em conjunto soluto/solvente e medida como solução.

Medição da água

A água, como toda a matéria, pode existir nos estados sólido (gelo), gel, líquido, sol e gasoso (vapor). A água líquida é o meio no qual a vida se originou na Terra há mais de três bilhões de anos, e evoluiu, desde então, até atingir a complexidade do ser humano. A água cobre três quartos da superfície terrestre e 45 a 95% dos corpos de todos os organismos vivos. Nenhum organismo pode permanecer

Nenhum organismo pode permanecer ativo sem água

biologicamente ativo sem água. A água é coesiva (adere a si mesma), adesiva (adere a outras partículas) e muda de energia ao transitar do estado sólido para líquido e gasoso. A força coesiva permite que colunas estreitas de água distribuam-se das raízes até as folhas de árvores mesmo que sejam muito altas. Sua alta tensão superficial torna difícil de perfurar a superfície da água líquida exposta ao ar, permite que um recipiente fique cheio acima da sua beirada sem transbordar e que pequenos animais caminhem sobre sua superfície. Em seu estado sólido (gelo) a água é menos densa do que em seu estado líquido e, portanto, flutua. O gelo molecular requer grande quantidade de energia na forma de calor para derreter (fusão), isto é, 1 mol de moléculas de água necessita de 5,9kcal de energia. No processo oposto (congelamento), grande quantidade de energia é perdida para se transformar em sólida. Essas propriedades tornam a água um moderador de mudanças na temperatura das células e do meio ambiente. A água possui elevado aquecimento de vaporização (evaporação), o que requer muito calor para mudá-la do seu estado líquido para o gasoso. Esse aquecimento é absorvido do ambiente em contato com a água, o que resfria o ambiente, seja para uma célula, seja para uma planta, uma floresta ou todo o planeta. Esse efeito explica por que a sudorese resfria o corpo humano.

As soluções humanas são predominantemente líquidas, entretanto, transmutam-se rapidamente para gel, sol ou gás. Predomina, entretanto, sob a forma líquida, o que naturalmente torna mais fácil ser medida como volume, o que é na prática mais simples e barato do que se fosse avaliada por seu peso. Por isso o volume é a opção universal da medição das soluções e da água. A mistura da água com a maioria das substâncias biológicas constitui a solução fundamental da vida. A unidade de medição dos átomos e moléculas é o mol, constante que relaciona o peso de qualquer substância ao número de suas moléculas (número de Avogadro que é de $6,02 \times 10^{23}$ moléculas por mol). A molaridade é a mistura formada pela dissolução do mol do soluto em água suficiente para atingir um litro de solução. É chamada de 1 molar quando 1 mol do soluto é dissolvido em 1 litro de solução. A formação desta solução depende das características dos solutos e das condições térmicas e barométricas da atmosfera onde é feita, sendo, portanto, suscetível a variações. A molalidade é outra forma de constituição de uma solução elaborada pela dissolução do mol do soluto em um quilograma de água. A solução 1 molal é constituída pela dissolução de 1mol de soluto em 1 quilograma de água. A molalidade constitui unidade de medida precisa; as grandezas que a compõem (soluto e solvente) são invariáveis e não relativas. Nas condições humanas, entretanto, ambas as medições são fidedignas. A opção por uma ou outra depende de sua praticidade. A molaridade é a opção feita pela facilidade como o volume é medido. Por isto, as soluções humanas e a variabilidade da água são avaliadas utilizando-se a molaridade.

Solução molar relaciona mol de soluto a 1 litro da solução
1 molar = 1mol do soluto/1 litro de solução

Solução molal relaciona mol de soluto a 1kg de solvente
1 molal = 1mol do soluto/1kg de solvente

Distribuição da água no organismo

O corpo humano de um adulto possui 60 a 70% de seu peso em água, distribuída em dois compartimentos: 45 a 50% no intra (IC) e 15 a 20% no extracelular (EC), constituindo os líquidos intra (LIC) e extracelular (LEC), respectivamente. Essa porcentagem pode variar na dependência da idade, sexo e obesidade. À medida que ocorre o envelhecimento, a porcentagem de água no peso corpóreo total diminui gradualmente. Isso se deve, em parte, ao fato de que o envelhecimento associa-se, usualmente, com o aumento na porcentagem do peso corpóreo de gordura, que possui menos quantidade de água. Como as mulheres têm mais gordura relativa do que os homens, elas possuem relativamente menor quantidade de água do que os homens.

Líquido intracelular

O LIC constitui o meio, o caldo, o veículo em que ocorrem as reações bioquímicas, que possibilitam a organização metabólica responsável pela vida e se encontra dentro das 75 trilhões de células do corpo humano. A sua variação para mais ou para menos afeta decisivamente a fluidez dessas reações e, portanto, a saúde da pessoa.

A composição dos líquidos celulares é muito semelhante desde os microrganismos primitivos até o ser humano.

O LEC inclui toda a água corpórea exterior às células, proporciona união entre as células, com seus sistemas orgânicos e com seu ambiente exterior; supre o meio interno de substâncias nutritivas, energéticas, plásticas, vitais; recolhe os resíduos finais do metabolismo celular e os conduz para o exterior. É essencial como lubrificante para o funcionamento normal de partes em que o organismo é móvel, para a manutenção do equilíbrio acidobásico e para a regulação da temperatura corpórea.

Líquido extracelular

O LEC é composto pelo plasma como líquido intravascular (LIV) e o líquido intersticial (LIT) que inclui linfa, água óssea inacessível e o líquido transcelular (LTC). O LIT propicia o ambiente em que ocorrem as trocas entre o sangue e as células. A linfa está inteiramente nos vasos linfáticos, e junto com o tecido linfóide constitui aproximadamente 18% do peso corpóreo. O LTC constitui cerca de 2% do total dos líquidos corporais. Está em constante movimento entre os compartimentos e inclui o líquido existente nos espaços intra-ocular (humor aquoso e vítreo), liquórico, nas serosas (pericárdico, peritoneal, pleural), sêmen, intra-sinovial, tubo digestório (saliva, sucos pancreático e intestinal, bile) e urina. Na luz do tubo digestório passa diariamente 1,4 a 1,6% da água corpórea, o que significa, aproximadamente, 8 litros de água rica em eletrólitos. O plasma é a porção não-celular do sangue, que se comunica continuadamente com o LIT através dos poros das membranas capilares. Esses poros são altamente permeáveis a quase todos os solutos existentes no LEC, com exceção das proteínas. Por conseguinte, o LEC mistura-se constantemente de modo que o plasma e o LIT têm, aproximadamente, a mesma composição, exceto pela maior concentração de proteínas no plasma.

Líquido intersticial, líquido intravascular, líquido transcelular

O volume da água em uma pessoa de 70kg varia entre 42 e 49 litros, distribuída no LIC (28 a 32 litros) e no LEC (16 a 19 litros). Está subdividida no LEC em LIT (11 a 12 litros), plasma (4 a 5 litros) e em transcelular (1 a 2 litros). O LIT e o plasma (1.300 a 1.800ml/m²) detêm 13,5 e 4,5% da água corpórea, respectivamente. O sangue (plasma e hematócrito) é constituído por 2.500 a 3.200ml/m² ou 70 a 80ml/kg de peso corpóreo.

A quantidade total de líquidos de cada compartimento do organismo, apesar de toda sua dinamicidade, permanece estável nas pessoas sadias.

O limite de privação de água situa-se em torno de dois a três dias, sendo excepcional a preservação da vida após este período de tempo. Daí o reconhecimento de que "greve de água" mata antes de causar algum impacto em relação ao seu objetivo, à diferença da "greve de fome" que não impede tomar água.

Privação de água

O envelhecimento associa-se com alterações na proporção de água no organismo. Ao nascer, cerca de dois terços da água encontra-se fora das células, enquanto no adulto ocorre o contrário (Tabela 7.1). As crianças possuem mais água corpórea do que os adultos, cerca de 80%, e o recém-nascido pode ter mais água. As crianças também possuem maior superfície corpórea, são até duas vezes mais ativas metabolicamente, apresentam maior rapidez na produção de calor, desenvolvem perdas insensíveis também duas vezes mais intensas do que as dos adultos. À medida que ocorre o crescimento também surgem mudanças na composição corpórea.

Água e envelhecimento

TABELA 7.1 – Proporção dos líquidos intracelular (LIC), intersticial (LIT) e intravascular (LIV) em relação ao peso corpóreo, de acordo com a faixa etária.

Idade	LIC (%)	LIT (%)	LIV (%)
Recém-nascido	25	45	5
Criança de um ano	30-35	30	5
Adulto	40-45	15	25
Idoso	25	10	15

Idade e riscos de desidratação

O adulto possui relativamente maior quantidade de tecido ósseo e colágeno que consomem menos oxigênio. Seu metabolismo, em conseqüência, é mais lento do que o das crianças. A menor produção de calor também determina diminuição da produção de perspiração insensível. A menor perda de água no organismo torna a dinâmica de entradas e saídas de soluções muito reduzida, comparativa à que é observada nas crianças. Nos jovens, o grande metabolismo energético requer também mais água para eliminar os resíduos hidrossolúveis para o exterior por intermédio do rim. O débito urinário diário mínimo de um adulto de 70kg é de 500ml, enquanto o de uma criança de 7kg é de 100ml, portanto relativamente o dobro do esperado para o adulto. O organismo das crianças é mais vulnerável às variações da água, por isso elas são mais suscetíveis às circunstâncias que levam à desidratação como diarréia, vômito ou privação da ingestão de líquidos. Como a perspiração insensível é determinada pela superfície corpórea e sendo a criança portadora de maior área corpórea relativa do que o adulto, ela se torna naturalmente mais vulnerável à perda de água, também por esse mecanismo, do que o adulto.

Riscos de perda de água no emagrecimento

Os obesos e os idosos também são mais vulneráveis quando perdem água, mesmo que seja em pequena quantidade. A participação da água como fração do peso corpóreo no obeso é muito menor do que nos magros. O tecido adiposo contém pequena quantidade de água, e o balanço hídrico é menos estável nos obesos quando se compara perdas semelhantes de líquidos com as de magros. A quantidade de água mantida como reserva nos magros é maior; sua maior disponibilidade para as eventuais necessidades supre mais facilmente as perdas do que nos obesos. Os obesos podem ter tão pouco quanto 25 a 30% de seu peso corpóreo em água (Tabela 7.2). A margem de segurança com relação às perdas de água não são, portanto, expressivas. Isto posto evidencia como errônea é a terapêutica, não incomum, de provocar emagrecimento usando diuréticos! Os diuréticos promovem perda de água, não de gordura! Essa prática é perniciosa, reduz mais ainda a água, que já é reduzida, colocando a pessoa em risco de morte.

TABELA 7.2 – Porcentagem de água em diversos tecidos.

Tecidos	Porcentagem de água
Sangue	83
Rim	83
Músculo	76
Cérebro	75
Fígado	68
Osso	22
Tecido adiposo	10

A porcentagem de água reduz progressivamente com o envelhecimento

Os idosos também possuem menor quantidade de água do que os jovens. Chegam a ter de 40 a 50% de água em seu peso corpóreo. Os idosos tendem a perder soluções isotônicas para o exterior, além de ingerirem menor quantidade de líquidos, o que exige do organismo, para preservação da concentração iônica normal, remoção adicional de eletrólitos em relação à água. Essa situação exige ajustamentos finos que são naturalmente perdidos com o envelhecimento. O rim e as glândulas endócrinas dos idosos são menos capazes de produzir esses ajustes, a arteriosclerose pode impedir seu senso de sede, provocar redução da ingestão de água, deixando-o sem vários controles para o ajuizamento adequado sobre suas perdas e como controlá-las.

Em qualquer idade a produção de calor e a velocidade do metabolismo são os principais determinantes do metabolismo da água. As circunstâncias que os aumentam são capazes de provocar desidratação, a menos que haja ingestão adequada e simultânea de líquidos. Cerca de 20% do total de calor produzido em 24 horas deve ser dissipado na forma de perspiração insensível e cada grama de perspiração insensível absorve 0,58 caloria de calor.

FUNÇÕES DA ÁGUA

Como a água participa da homeostasia?

A água é fundamental para a manutenção da homeostasia. O LIC oferece o meio em que ocorrem os processos metabólicos celulares. O LIV transporta gases, alimentos, produtos do metabolismo celular. Os LTC lubrificam vários tecidos como articulações, possibilitando menor atrito nos seus movimentos, as membranas serosas (pleura, peritônio, pericárdio), e são importantes nos processos digestivos, respiratórios e excretórios como soluções fundamentais para suas funções. São necessários cerca de 8 litros de LTC para a realização dos processos digestivos que, secretados diariamente para o trato gastrintestinal, exercem sua função e são logo reabsorvidos. As secreções das mucosas das vias aéreas mantêm o ar que atinge o aparelho respiratório quente e úmido, mais adequado para suas funções de ventilação. O líquor protege o cérebro e a medula espinhal e distribui importantes substâncias metabólicas no sistema nervoso central. Nos olhos, os humores aquoso e vítreo mantêm a pressão intra-ocular, essencial para o funcionamento dos sistemas ópticos.

Funções da água: solvente, lubrificante, fonte de energia, possibilita interação entre substâncias, é catalisadora, e reguladora térmica

A água é também fundamental para a manutenção da temperatura corpórea. A dinâmica dos líquidos corpóreos depende do metabolismo celular e da produção de calor. A perda desse calor é feita pela evaporação, condução, convecção, irradiação. A evaporação é o principal método usado para eliminar calor. A perda de água insensível (não-perceptível) pela derme chega a ser de 600ml por dia. A perda sensível, pela sudorese, varia com a temperatura e umidade relativas do ar ambiente. Grande quantidade de LTC é perdida quando a temperatura ambiente é igual ou superior a 32°C. O calor utiliza a circulação sangüínea e o plexo vascular da pele para atingir o exterior. A perda de calor será maior quanto mais rápido for o fluxo sangüíneo pelos vasos dilatados da superfície cutânea, e se a temperatura ambiente for inferior à corpórea. O isolamento térmico pode ocorrer pela interposição entre os vasos cutâneos e o exterior de tecido adiposo ou edema, o que dificulta a perda de calor. A vasoconstrição da pele diminui a quantidade de perda de calor não só pela evaporação, mas também pela condução, irradiação ou convecção. A norepinefrina que é liberada e provoca constrição produz, simultaneamente, aumento do metabolismo e elevação da produção de calor. Esse mecanismo consegue oferecer ao organismo aumento de produção e manutenção do calor. O calafrio é outro mecanismo que pode aumentar a produção de calor. Ele decorre da contração espasmódica da musculatura que gera enormes quantidades de calor. Nas situações em que o frio ambiente é intenso, outro processo orgânico se encarrega de elevar a temperatura corpórea. Trata-se do aumento da produção de tiroxina, que estimula o metabolismo, promovendo mais calor. A perda de calor também é feita pela expiração. O gás expirado é umidificado pelo vapor de água, e a transformação de líquido para vapor consome energia que é conduzida ao exterior, o que permite ao organismo reduzir o calor de seu meio interno.

Evaporação da água pela perspiração insensível pela pele ajuda o organismo a manter seu equilíbrio térmico

Regulação da temperatura

A ausência da água possui efeito mais intenso sobre a capacidade do organismo em exercer uma tarefa qualquer do que a falta de alimento sólido. A redução entre 4 e 5% da água corpórea reduz de 20 a 30% a capacidade de trabalho dos órgãos e sistemas. O restabelecimento das soluções corpóreas durante o exercício é, portanto, fundamental para a manutenção da eficiência e eficácia do trabalho locomotor e cardiovascular. O exercício no esporte e na recuperação de pacientes após infarto do miocárdio e acidente vascular cerebral deve levar em conta esses riscos.

Capacidade de trabalho e água corpórea

DINÂMICA DA ÁGUA

Como os seres vivos mantêm a sua homeostasia mesmo com a imensa dinamicidade de entrada e saída de suas soluções?

Os seres vivos possuem intensa e contínua dinamicidade hidroeletrolítica entre os diferentes compartimentos corporais (meio interno e meio externo). Apesar desse intercâmbio e do risco de provocar grande instabilidade dos líquidos corpóreos eles são mantidos constantes e estáveis, o que é essencial para a homeostasia. A maioria dos problemas clínicos decorre de alterações hidroeletrolíticas e de anormalidades nos sistemas de controle que mantêm a constância dos líquidos corporais.

A ingestão de líquidos é altamente variável e precisa ser cuidadosamente contrabalanceada por excreção igual, a fim de evitar qualquer aumento, ou redução, dos líquidos corpóreos.

Perda diária de água corpórea

A perda diária obrigatória de água chega a 500 a 600ml pela diurese e 800 a 1.000ml pela perspiração insensível (pele e pulmões); o que pode aumentar quando ocorre perspiração sensível (sudorese). O ser humano reduz a sua perda hídrica em toda situação crítica em que não consegue ingerir água.

Perspiração insensível: perda de água não-perceptível pelos pulmões e pele

Perda insensível de água: existe perda contínua não-perceptível (insensível) de água pela evaporação a partir do trato respiratório (ar expirado) e por difusão por intermédio da pele. Em condições normais, esses mecanismos são responsáveis pela perda em torno de 700 a 800ml/dia de água. Essa perspiração insensível independe da sudorese, sendo observada até em pessoas sem glândulas sudoríparas. A perda insensível pelas vias respiratórias chega a 300 a 400ml de água por dia. O ar que penetra nas vias respiratórias fica saturado com umidade antes de ser expirado, até atingir a pressão de vapor de 47mmHg. A perda hídrica pela expiração ocorre devido à pressão de vapor de água do ar inspirado ser, usualmente, inferior a 47mmHg. No inverno a pressão de vapor de água da atmosfera diminui para quase zero, o que provoca maior perda de água pela expiração e sensação de vias aéreas ressecadas. É necessário mais 100 a 200ml de água por dia para cada cinco incursões respiratórias além de 20 por minuto, durante 24 horas. A perda média de água por difusão pela pele é de 300 a 400ml/dia. O aumento da temperatura corpórea de 1°C acima de 37°C durante 24 horas também promove perda adicional de 150 a 300ml de água (pelo menos 15% do seu suprimento habitual). A camada cornificada da pele rica em colesterol impede que a perda dérmica de água seja maior, entretanto, quando esta camada é retirada, como ocorre nas queimaduras extensas, a evaporação pode aumentar em até 10 vezes, chegando em 3 a 5 litros/dia.

Perda sensível de água (sudorese): a quantidade de água que se perde pelo suor é variável e depende da atividade física e da temperatura ambiental. Em condições normais, o volume de suor é de 100ml/dia, entretanto, em climas muito quentes, ou durante exercício físico intenso, pode chegar a 1 a 2 litros/hora. A sudorese varia desde discreta (+) até intensa (++++), o que representa perda hídrica aproximada de 500 até 2.000ml por dia, respectivamente, mas pode chegar até 100ml/hora. Essa perda pode causar rápida depleção dos líquidos corporais se a ingestão de água não aumentar pela ativação do mecanismo da sede. A necessidade de sal aumenta nos casos em que há elevação da temperatura corpórea associada com a sudorese.

Perda de água nas fezes: é, usualmente, pequena, atingindo 100ml/dia. Esse volume pode aumentar, atingindo vários litros por dia em indivíduos com diarréia intensa. Por esse motivo, a diarréia é potencialmente fatal, se não for corrigida em poucos dias.

Perda de água pelos rins: a perda restante de água pelo corpo ocorre pela urina. A formação da urina é controlada por vários mecanismos capazes de adaptar o seu volume e a sua constituição, incluindo a osmolaridade. O volume de urina pode ser tão baixo como 500ml em pessoa desidratada, até 20.000ml em quem ingeriu grande quantidade de água.

Ganho diário de água corpórea

A ingestão oral média diária de água pelo adulto é de 1.500 a 3.000ml, sendo variável entre pessoas e na mesma pessoa, na dependência das condições climáticas, hábitos e intensidade da atividade física. Essa água provém dos alimentos, sob a forma de bebida ou comida, perfazendo cerca de 2.100ml/dia. O metabolismo basal ainda produz, pela oxidação dos carboidratos, mais 200 a 300ml/dia. Essas duas fontes são responsáveis pelo suprimento total de água de cerca de 2.300ml/dia.

Absorção de água: a água ingerida é rapidamente absorvida. É um dos nutrientes que mais fácil e rapidamente penetra no organismo. A sensação de sede é abolida só pelo contato da água com a mucosa oral e se a água não for absorvida, a saciedade perdura por apenas 5 minutos. Durante a sede, a dilatação do estômago por um balão com ar é capaz de interromper a sensação de sede por 20 minutos. A água é absorvida a partir do estômago, mas seu principal local de absorção é o intestino delgado. Possui alta digestibilidade e, após penetrar no estômago, atinge o intestino em 20 minutos. Sua absorção decorre de diferenças da pressão osmótica entre o plasma e o conteúdo intestinal.

Os alimentos sólidos são também fontes de água

O tubo digestório contém constantemente aproximadamente 1,5% da água corpórea total junto com eletrólitos e alimentos. Os sucos digestivos são isosmóticos, e a saliva, lágrima e sudorese, hipotônicos em relação ao plasma (Tabela 7.3).

TABELA 7.3 – Comparação dos líquidos do aparelho gastrintestinal com o plasma.

Líquido	Volume (ml/24h)	pH	[Na] mEq/l	[K] mEq/l	[Cl] mEq/l	[HCO$_3$] mEq/l
Plasma		7,35-7,45	135-145	3,5-5,5	95-105	22-26
Saliva	500-1.500	5,8-7,1	6-23	14-21	15-31	2-13
Suco gástrico	2.500	1,5-2,2	10-110	1-32	8-55	0
Suco pancreático	> 1.000	7,5-8,8	113-153	2,6-7,4	54-95	110
Bile	700-1.000	7,8	135-155	3,9-6,3	83-110	38
Sucos intestinais	3.000	7,8-8,0	72-120	3,5-6,8	69-127	30
Fezes	150	5,1-7,0	< 10	< 10	< 15	< 15
Urina	800-1.500	3,5-6,0	30-80	30-80	50-100	–
Suor	0-2.400		50	5	55	–

Transporte da água

A água é transportada aos tecidos pelo LIV, impulsionada pela força do coração e dos músculos esqueléticos voluntários. A pressão hidrostática é responsável pela passagem de soluções do LIV para o LIT. O LIT perfunde as células e possibilita as trocas necessárias para o equilíbrio do meio interno, inter-relacionando-o ao exterior. O volume da água no LIC é mantido pelas proteínas do próprio compartimento IC. O retorno do LIT para o LIV depende da pressão coloidosmótica proporcionada, especialmente, pela albumina plasmática, pela redução da pressão hidrostática à medida que se distancia do coração e pela capacidade de sucção dos vasos e coração que conduzem o LIV às câmaras cardíacas direitas. O sistema linfático também contribui para o retorno de líquido e proteínas para o LIV. A osmolaridade é sempre mantida constante; quando se altera, os líquidos corpóreos se movimentam para normalizá-la. A redução das proteínas plasmáticas e a insuficiência cardíaca, com o aumento da pressão hidrostática nas veias e no sistema capilar venular, favorecem a manutenção de água no LIT, provocando edema.

Sistema linfático

Mecanismos de distribuição da água e sua importância para a homeostasia

Muitas doenças estão associadas com alterações na quantidade total da água corpórea ou com sua distribuição relativa entre os diversos compartimentos. Quão delicado é esse mecanismo de equilíbrio?

Balanço hídrico

Inter-relação entre os líquidos corpóreos

Difusão e transporte ativo da água

A perda de água na proporção de 6% do peso é desastrosa, mas pode ser fatal se atingir 20% ou mais. A mesma gravidade pode ocorrer quando há retenção (seqüestro) de água, em especial quando órgãos vitais como o pulmão e o cérebro tornam-se encharcados (edemaciados).

O balanço hídrico é parâmetro dos mais fidedignos da normalidade corpórea e permite compreender o equilíbrio da distribuição e composição dos líquidos corporais, sendo essencial para o entendimento da homeostasia. A água distribui-se, proporcionalmente, por todos os compartimentos corporais.

Passagem pela membrana celular: a bicamada lipídica da membrana celular não é miscível com o LEC nem com o LIC, comporta-se como uma barreira para o movimento das moléculas de água e das substâncias hidrossolúveis entre estes compartimentos. As substâncias lipossolúveis representam algumas das poucas substâncias que conseguem penetrar nessa bicamada. As moléculas protéicas descontinuam essa bicamada lipídica, o que permite uma via alternativa de passagem de várias substâncias pela membrana celular. A maior parte dessas proteínas é denominada de proteínas de transporte. Algumas dessas proteínas possuem espaços aquosos e permitem o livre movimento de água, de alguns íons ou de moléculas selecionadas, e são chamadas de proteínas de canal. Outras são proteínas transportadoras, que se unem às moléculas ou íons a serem transportados pelos interstícios da proteína, até o outro lado da membrana.

Difusão e transporte ativo: o transporte intercelular pode ser feito pela bicamada lipídica, ou pelas proteínas da membrana. A permeabilidade celular é seletiva, e a entrada ou saída de substâncias das células ocorre por processo passivo ou ativo. O processo passivo pode ocorrer por difusão simples, pela bicamada fosfolipídica, e pela difusão facilitada, por canais de proteína ou por moléculas carregadoras.

A difusão simples constitui-se em processo de movimento que busca atingir o equilíbrio, desde regiões de alta para baixa concentração. Os processos ativos requerem gasto de energia e conseguem fazer com que as substâncias sejam capazes de se movimentarem do estado de baixa para alta concentração.

Os solutos distribuem-se rapidamente por difusão na célula ou quando as distâncias são pequenas. A difusão dos solutos em uma solução colocada em um recipiente sem barreiras depende de várias propriedades como: diâmetro das moléculas ou íons, temperatura da solução, carga elétrica das substâncias e gradiente de concentração do soluto de cada lado da membrana. Essa movimentação é modificada pela interposição de uma membrana biológica. A membrana permeável aos solutos permite a difusão entre os compartimentos até que as concentrações se igualem em ambos os lados. A membrana impermeável a algum soluto provoca concentrações diferentes em cada compartimento. Na difusão simples, as pequenas moléculas passam pela membrana lipídica, e quanto mais lipossolúvel é a molécula, mais rapidamente ela se difunde. A água e as moléculas menores, entretanto, passam pelas membranas lipídicas mais rapidamente do que os lipídios. As moléculas carregadas ou polares, como aminoácidos, açúcares e íons, são lentas na passagem pelas membranas. A água e as substâncias polares formam muitas pontes de hidrogênio com a água, o que impede sua passagem pelas membranas, porque o interior da membrana é hidrofóbico e substâncias hidrofílicas tendem a ser repelidas.

Osmose depende da concentração de solutos

Osmose: representa o processo passivo de difusão da água pelas membranas e depende da concentração de solutos. Depende do número de partículas do soluto presente e não do tipo de partículas. A adição de água pura ou de solução concentrada de sal ao sangue faz as hemácias, respectivamente, incharem e explodirem ou encolherem. A presença de duas soluções diferentes separadas por uma membrana que permite a passagem da água, mas não do soluto, permite que as moléculas de água se movimentem por intermédio da membrana em sentido da solução de maior concentração de soluto. A água movimenta-se de uma solução hipotônica para uma hipertônica. A direção da osmose é, portanto, determinada pela concentração dos solutos na solução.

Difusão e proteínas de canal: as substâncias polares (açúcares, aminoácidos, íons) não se difundem pela barreira lipídica hidrofóbica da membrana, mas por difusão facilitada por canais de proteínas. São de especial importância os canais iônicos que podem ser estimulados por um sinal químico ou uma carga elétrica provocada por um desequilíbrio iônico. A rapidez e a direção desse fluxo dependem do gradiente de concentração iônico entre o citoplasma e o interstício. A água pode atravessar a membrana plasmática por intermédio da hidratação de íons, por canais iônicos e aguaporinos e por algumas proteínas de membrana.

Proteínas carregadoras: são usadas no transporte de moléculas polares como aminoácidos e açúcares. A glicose é facilitada em sua penetração celular por uma proteína carregadora própria.

Transporte ativo: associa-se com o envolvimento de três tipos de proteínas de membrana celular, que possuem as seguintes características: 1. *uniport*: transportam um único soluto em uma direção, como ocorre com a proteína ligadora de cálcio encontrada nas membranas plasmática e do retículo endoplasmático; 2. *simport*: carregam dois solutos na mesma direção, pela incorporação de aminoácidos desde o intestino até as células que o recobrem; 3. *antiport*: carregam dois solutos em direções opostas, como ocorre na troca de sódio e potássio.

Proteínas de membrana celular: *uniport, simport, antiport*

Endocitose e exocitose: as macromoléculas como proteínas, polissacarídeos e ácidos nucléicos são muito grandes e muito carregadas ou polares para atravessarem as membranas.

A endocitose constitui-se no transporte de substâncias para dentro das células. É feita por fagocitose, pinocotose e endocitose mediada por receptor. Esses processos são feitos pela invaginação da membrana plasmática, formando uma vesícula ao redor da substância a ser transportada. A vesícula separa-se da superfície da célula e migra, com seu conteúdo, para dentro da célula. A fagocitose engloba grandes partículas ou até células inteiras. É usada para a alimentação celular e por leucócitos sangüíneos para a defesa contra células e substâncias estranhas. A pinocitose engloba substâncias menores em soluções ou líquidas. A endocitose mediada por receptor permite a ingestão de substâncias específicas e constituintes celulares minoritários de forma rápida e eficiente.

A exocitose move materiais para fora da célula. É importante também na secreção de diferentes substâncias, incluindo enzimas digestivas do pâncreas e neurotransmissores das células nervosas e matérias para a construção da parede celular das plantas (Tabela 7.4).

Endocitose, exocitose

TABELA 7.4 – Mecanismos de transporte de membrana.

Características	Difusão simples	Difusão facilitada	Transporte ativo
Dirige-se ao gradiente de concentração	Sim	Sim	Contra
Fonte de energia	Gradiente de concentração	Gradiente de concentração	Hidrólise do ATP (primário)
Requer proteína de membrana	Não	Sim	Sim
Especificidade	Não	Sim	Sim

Troca de substâncias entre os vários líquidos corpóreos: o suprimento de substâncias para todas as atividades celulares e a depuração de seus resíduos metabólicos finais são feitos por intermédio das paredes capilares entre os LIV e o

Troca de substâncias entre líquidos corpóreos

LIT e as células. Os capilares possuem paredes finas e permeáveis, e o sangue flui por eles lentamente, intercâmbio favorecido por filtração, osmose e difusão. A filtração consiste na impulsão pela pressão sangüínea da água e alguns solutos para o LIT. A pressão de filtração é mais elevada na extremidade arteriolocapilar e menor à medida que atinge a porção venulocapilar. As grandes moléculas que não podem atravessar a parede capilar criam uma diferença no potencial osmótico (pressão osmótica) entre o LIV e o LIT que tende a direcionar o movimento de soluções para o LIV. A interação das forças opostas, pressão sangüínea e potencial osmótico, é que determina o fluxo de água entre o LIV e o LIT. Esse processo pode ser modificado por vários fatores como a histamina que relaxa a musculatura lisa das arteríolas e aumenta o fluxo sangüíneo para os tecidos lesados e aumenta a pressão nos capilares. Também aumenta a permeabilidade capilar de forma a permitir maior saída de água do LIV para o LIT. A perda de água dos capilares aumenta se seu conteúdo protéico diminui, como é observado na hipoproteinemia (desnutrição, má absorção, insuficiência hepática, síndrome nefrótica), provocando anasarca. A pressão osmótica não é suficiente para promover o retorno de toda a solução que deixou o LIV em direção ao LIT. É necessária a complementação dessa função pelos vasos linfáticos. O LIV venulocapilar flui de volta ao coração por intermédio das veias.

REGULAÇÃO DAS SOLUÇÕES CORPÓREAS

Como são reguladas as soluções corpóreas para a manutenção da homeostasia?

As soluções que contêm água são ingeridas de forma intermitente e perdidas contínua e variavelmente. Isso requer flexibilidade e equilíbrio dinâmico. Para que haja harmonia, é necessário que ganhos e perdas de líquidos sejam iguais, caso contrário, haverá, respectivamente, hiper-hidratação ou desidratação. Um sistema com saídas múltiplas requer controle especial para manter sua homeostasia. Há uma rede bem ajustada de mecanismos para controlar, adaptar e recompor o organismo das perdas e ganhos. Muitos fatores fisiológicos, hormonais e neuronais regulam os movimentos da água e dos solutos no organismo.

Metabolismo e produção de água

Água de vários alimentos que compõem nossa alimentação

Água do metabolismo resulta dos processos metabólicos sobre proteínas, lipídios e carboidratos

A água ingerida possui origem variada desde a que é bebida até aquela contida nos alimentos e que decorre da oxidação metabólica (final do metabolismo dos alimentos). O conteúdo hídrico dos alimentos é variável. A carne contém de 50 a 75% e os vegetais verdes até 95% de água. Em dietas de 2.500 calorias, a água dos nutrientes sólidos aproxima-se de 800ml, com sua oxidação surgem mais 300ml. A oxidação dos alimentos produz água na proporção de 0,41ml/1g de proteína; 1,07ml/1g de gordura; 0,55ml/1g de carboidrato. A ingestão diária de água, sob todas as formas, chega a 30ml/kg de peso; em uma pessoa de 70kg aproxima-se de 2.000ml (Tabelas 7.5 e 7.6).

TABELA 7.5 – Balanço hídrico diário do adulto normal.

Balanço	Líquidos	Metabolismo Normal	Metabolismo Intenso e prolongado
Entrada (ml)	Ingeridos como líquidos	1.200	Variável
	Água dos alimentos	1.000	Variável
	Procedentes do metabolismo	300	300
	Total	2.500	300 + ingerido
Saída (ml)	Perda insensível: pele	550	350
	Perda insensível: pulmões	350	650
	Suor	100	5.000
	Fezes	100	100
	Urina	1.400	500
	Total	2.500	6.600

TABELA 7.6 – Necessidades eletrolíticas relacionadas ao gasto energético.

Necessidades de eletrólitos (mEq/100 calorias metabolizadas/dia)
Sódio   = 2,5-3,0
Potássio = 2,0-2,5
Cloreto = 4,5-5,5

A água que a pessoa hígida perde pela perspiração insensível (pele e pulmões) e pelas fezes varia pouco, mas os rins têm grande capacidade de adaptação, excretando maior ou menor quantidade de urina. A perda diária de água pelo ar expirado varia entre 300 e 400ml e pela pele também entre 300 e 400ml.

Para uma alimentação normal, a quantidade de solutos é mais ou menos constante, e a urina será mais ou menos concentrada de acordo com a quantidade de água que o organismo disponha. A capacidade renal de ajustar o volume de urina é muito grande. O organismo não consegue, entretanto, eliminar água pura, nem urina com concentração de solutos superior a 1g para 15ml de água. A água eliminada diariamente pelo adulto normal é de aproximadamente 1.500ml: 1.000ml pela perspiração insensível e 500ml pelos rins. Os rins precisam excretar, obrigatoriamente, cerca de 35g de solutos diariamente, e requerem 15ml/g de solutos para este fim, daí o volume urinário de pelo menos 35 × 15ml. O adulto que perde 1.500ml/dia de água sem reposição adequada demora 10 dias para eliminar todo seu LEC. A criança, apesar de perder obrigatoriamente cerca de 700ml de água/dia requer menos tempo para perder completamente seu LEC. Esse é outro parâmetro que torna os distúrbios hidroeletrolíticos mais graves na criança do que nos adultos. A densidade urinária é bom índice para avaliar a capacidade renal de concentrar a urina. Sua faixa normal varia de 1,010 a 1,030. O débito urinário mínimo para o adulto de aproximadamente 500ml/dia requer densidade urinária de pelo menos 1,032. A densidade urinária, entretanto, é intensamente influenciada pela ingestão de líquidos.

Da água que o organismo ingere, 2/3 provêm das bebidas, e 1/3, dos alimentos sólidos

A perda de líquidos pela perspiração pode ser influenciada pela temperatura e umidade ambientes e pelo metabolismo corpóreo. Cerca de 20% do calor corpóreo resultante do metabolismo normal é removido pela perda de água insensível.

Balanço hídrico

A manutenção do equilíbrio dinâmico de água e eletrólitos depende da rede de afetores, que são especialmente preparados para perceberem alterações da pressão hidrostática, distensão, osmolaridade, fluxo sangüíneo das soluções vasculares. Essas alterações provocam no organismo várias efetuações. A sensação de sede incita à busca de alimentos, especialmente bebidas, que a saciem. A sede advém quando há variação da tonicidade do LEC ou contração do volume IC. É inibida pela hipotonicidade do LEC e expansão do LIC. A variação da distensão da fibrocélula cardíaca provocará maior ou menor contração cardíaca, portanto maior ou menor perfusão de órgãos e sistemas eliminando ou retendo soluções de acordo com essa tendência e necessidade. O volume e a osmolaridade são controlados por hormônios que agem em conjunto ou preferencialmente sobre a água ou eletrólitos. O rim é o órgão que intermedia esse controle. Nos casos em que o plasma e o filtrado glomerular são hipertônicos, os osmorreceptores dos núcleos supra-ópticos são estimulados e liberam hormônio antidiurético, o que faz os túbulos renais se tornarem mais permeáveis à água que está em sua luz e que, assim, será absorvida, diluindo o sangue e concentrando a urina. A secreção de hormônio antidiurético (HAD) é inibida quando o plasma se torna hipotônico. Nesse caso, os túbulos contorcidos distais e coletores reabsorvem menos água, concentrando o sangue e diluindo a urina. Havendo redução da volumetria sangüínea e do LEC, receptores de volume, provavelmente localizados no aparelho justaglomerular, secretam renina que ativa angiotensina I, transformando-a em angiotensina II, que estimula o córtex supra-renal a secretar aldosterona. A aldosterona

Sede e saciação

Distensão do coração e perfusão de órgãos

HAD

Sistema renina-angiotensina-aldosterona

promove a troca do sódio que está no líquido tubular junto com a água que o acompanha com o potássio ou o hidrogênio, o que retorna o volume do LEC ao normal. O LIV aumentado suprime a secreção de aldosterona e, em conseqüência, promove diminuição da reabsorção tubular de sódio e água. O volume do LIV e do LEC também é ajustado, em muitas situações, pela volumetria do LIC. A perda de água pura ou praticamente pura, com conseqüente hipertonicidade do LEC, favorece a mobilidade da água para fora das células. O inverso ocorre quando há excesso de água do LEC com hipotonicidade.

LÍQUIDO INTRACELULAR

Líquido intracelular

O comportamento celular é que determina, em última instância, o normal ou o patológico. As características da solução IC naturalmente expressam as variações da normalidade orgânica. A obtenção de uma amostra do compartimento IC para aferir a sua normalidade nem sempre é fácil ou prática. A aferição da constituição do plasma, entretanto, permite inferir a normalidade ou não do IC, devido a sua inter-relação com todos os líquidos corporais e por sua maior acessibilidade na obtenção de amostra adequada para ser avaliada. A fidedignidade dos valores plasmáticos permite confiabilidade, praticidade e extrapolação para o LIT e o LIC.

LÍQUIDO EXTRACELULAR

Inter-relaciona as células com o meio externo por intermédio do LIT e LIV (sangue).

Sangue

Amostra de sangue e sua relação com a composição do LIC

O sangue constitui o conteúdo do sistema circulatório e contém LEC (plasma) e LIC (nas células que conduz) e seu volume é essencial para o controle da dinâmica cardiovascular. O volume sangüíneo médio é variável com o sexo, peso corpóreo e outros fatores (gordura corpórea) e corresponde a 7% do peso corpóreo do adulto médio (70 a 80ml/kg), isto é, 5 litros, composto como plasma (60%) e eritrócitos (40%). O hematócrito verdadeiro refere-se à fração do sangue constituído pelas hemácias e corresponde a 96% do hematócrito medido (3 a 4% do plasma é retido entre as células). O hematócrito medido é de 0,40 nos homens e de 0,36 nas mulheres, e pode ser tão baixo como 0,10 na anemia incompatível com a vida ou 0,65 na policitemia. A composição e as variações do plasma (LIV) permitem inferir sobre o que ocorre no LIC. A gordura corpórea é a principal variável em pessoas sadias que influencia o volume de sangue. Os magros possuem relativamente mais sangue por quilograma de peso do que os obesos. A mulher que, comparativamente ao homem, possui mais gordura do que tecido magro, é constituída por 65ml/kg de peso de sangue. Na gravidez, o LIV aumenta em torno de 25%.

Composição do LIV

O sangue influi sobre o fluxo sangüíneo e supre o organismo de oxigênio e nutrientes. As principais substâncias transportadas pelo sangue são:

Gases

I – **Gases**: constituído pelo oxigênio e dióxido de carbono e, dependendo do teor de fumaça que a pessoa tenha inalado, também de monóxido de carbono.

Proteínas: albumina, globulina, fibrinogênio

II – **Proteínas**: como as paredes capilares são relativamente impermeáveis às proteínas plasmáticas, elas são responsáveis, em grande parte, pela pressão osmótica, atuando decisivamente sobre o movimento do LIT para o LIV. Atuam também como tampões, com contribuição fundamental para o controle acidobásico; servem como fonte de proteínas de grande utilidade para a rápida recuperação de tecidos; transportam alguns hormônios, enzimas e nutrientes como vitaminas e sais minerais; integram os mecanismos da coagulação sangüínea; participam da resposta imune de defesa da integridade corpórea. Suas principais frações são albumina, globulina e fibrinogênio. A *albumina* contribui para a manutenção da pressão osmótica plasmática e transporta várias substâncias pela corrente sangüínea. É disponível terapeuticamente, associada ou não ao NaCl, para promover expansão plasmática em pacientes com cirrose, síndrome nefrótica com edema e ascite relacionada à hipoalbuminemia. As *globulinas* podem ser separadas como alfa, beta e gama. As frações alfa e beta atuam na coagulação e transportam várias substâncias como cobre, colesterol, cortisol, ferro, lipídios e tiroxina. A fração gama contém as imunoglobulinas. O *fibrinogênio* possui papel essencial na hemostasia, atuando na coagulação sangüínea ao se transformar em monômeros de fibrina.

III – **Glicose**: é a forma como os carboidratos estão presentes na corrente sangüínea, sua utilização, como fonte de energia, depende da insulina.

IV – **Lipídios**: o plasma transporta os seguintes lipídios: colesterol, triglicérides e fosfolipídios, combinados com as proteínas (lipoproteínas).

V – **Outras substâncias orgânicas**: são ainda encontradas no sangue: a) *enzimas*: que atuam como catalisadoras de reações bioquímicas, e que precisam do transporte sangüíneo para serem levadas às células que necessitam de sua ação; b) *hormônios*: produzidos ou não pelas glândulas endócrinas, usam a corrente sangüínea para serem conduzidos para além de seu local de produção; c) *resíduos nitrogenados*: como a uréia, creatinina e a bilirrubina, que devem ser depurados para o exterior.

O compartimento sangüíneo expressa com grande fidedignidade as variações volumétricas do organismo. A redução de 3 a 5cm na pressão venosa central indica perda de 10% do volume sangüíneo. As veias, especialmente as do abdômen, atuam como reservatório de volume. Em determinado momento, 90% do sangue está no sistema venoso e os 10% restantes nas artérias e nos capilares. O sistema venoso é capaz, quando necessário, de transferir rapidamente seu conteúdo sangüíneo para a circulação geral. Esta resposta é feita com extrema competência adaptativa do organismo aos efeitos da perda sangüínea e redução da pressão arterial. Nas situações em que os tecidos começam a sofrer pela ausência de suprimento sangüíneo, impulsos simpáticos promovem constrição das veias e provocam envio de mais sangue ao coração e outras áreas vitais do organismo. Outros locais que funcionam como importantes reservatórios sangüíneos são os sinusóides hepáticos, o baço e os vasos pulmonares. Os plexos venosos da pele são também reservatórios de sangue, agindo, habitualmente, na regulação da temperatura corpórea e, em situações críticas, quando os órgãos vitais necessitam de quantidade extra de sangue, também são capazes de desenvolver vasoconstrição e transferência de seu volume estocado para a circulação geral. É o que ocorre quando advém palidez e frio da pele em pacientes em choque. As veias podem, portanto, contrair-se ou distender-se.

O volume sangüíneo normalmente ejetado em cada sístole ventricular é de 70ml, variando, em certas ocasiões, desde 10 até 160ml. Em repouso, com freqüência de pulso de 70 batimentos por minuto, o débito cardíaco é de 5 litros/min. O sangue que deixa o ventrículo esquerdo é distribuído principalmente para o fígado (27%), rim (22%), músculos (15%), cérebro (14%), pele (6%), coração (3%) e brônquios (3%). Durante o exercício, os músculos podem receber 75% do débito cardíaco (Tabelas 7.7 e 7.8).

Líquido transcelular

O compartimento EC contém 20% da água corpórea, 14,5% como LIT e 5,5% como LTC, que representa a secreção de tecidos epiteliais. O LTC é constituído por aproximadamente 2,5% de toda a água corpórea. Apesar de representar pequeno percentual da água corpórea global, sua dinamicidade implica produção diária de grande quantidade de volume.

O LTC inclui: a) *suor*: formado pela secreção sudorípara e que contém grande quantidade de sódio e cloreto e pequena quantidade de uréia, ácido láctico e po-

Composição eletrolítica de líquidos corporais

TABELA 7.7 – Composição eletrolítica principal dos líquidos corporais.

Eletrólitos	Sérico (mEq/l)	Intersticial (mEq/l)	Intracelular (mEq/kg de água)
Cátions			
Sódio (Na$^+$)	142	145	± 10
Potássio (K$^+$)	4	4	156
Cálcio (Ca^{2+})	5	–	3,3
Magnésio (Mg^{2+})	2	–	26
Ânions			
Cloreto (Cl$^-$)	104	114	± 2
Bicarbonato (HCO$_3^-$)	27	31	± 8
Fosfato (PO$_4^{2-}$)	2	–	95
Sulfato (SO$_4^{2-}$)	1	–	20
Ácidos orgânicos	6	–	–
Proteinatos	13	–	55

TABELA 7.8 – Água produzida pelo metabolismo de dieta que oferece 35kcal/kg para uma pessoa de 70kg.

Fonte alimentar	% de calorias	Peso dos nutrientes (g)	Calorias obtidas (cal.)	Água obtida (ml)
Proteína	15	100	400	41
Lipídios	35	100	908	107
Carboidrato	50	320	1.280	176
Total	100	520	2.520	324

Sudorese excessiva

tássio. Nas circunstâncias em que é produzida pouca sudorese, muito sódio e cloreto são absorvidos antes de serem excretados. A concentração desses íons na sudorese pode então ser tão baixa quanto 5mEq/litro, e sua perda pode deixar o organismo hipertônico. Nas sudoreses excessivas (diaforese), entretanto, a reabsorção de sódio e cloreto está diminuída e, em conseqüência, a concentração desses íons no suor pode ser igual à do plasma. A concentração de uréia e a de ácido láctico nas sudoreses excessivas são, respectivamente, duas e quatro vezes superiores à do plasma. O potássio do suor possui concentração levemente superior à do plasma.

Adaptação do organismo a exposição ao calor via sudorese

As sudoreses excessivas surgem quando o indivíduo é exposto a calor intenso. Até que o organismo se acostume com esse nível de calor, pode ter perdido diariamente de 15 a 20g de cloreto de sódio no suor. Em conseqüência, é necessário ingerir cloreto de sódio e água em maior quantidade, até que o organismo se adapte à temperatura ambiente ou ao exercício a que se submete. À medida que a pessoa é exposta a temperaturas elevadas, os mecanismos da sudorese tornam-se mais eficientes com perda progressivamente menor de cloreto de sódio. A aldosterona parece exercer função sobre as glândulas sudoríparas da mesma forma como o faz nos túbulos renais; quando os níveis de sódio sangüíneo reduzem, ele é reabsorvido junto com a quantidade semelhante de cloreto e retorna ao LIV; b) *líquidos do globo ocular*: 1. *lágrima*: as glândulas lacrimais produzem cerca de 1ml de lágrima por dia, quantidade suficiente para deixar a conjuntiva e a córnea úmidas, limpas, lubrificadas e protegidas de muitas bactérias; 2. *humor aquoso*: é formado nas células epiteliais do corpo ciliar. Preenche as câmaras anterior e posterior do olho, mantém a pressão intra-ocular entre 20 e 25mmHg e possui pressão osmótica maior que a do plasma; 3. *humor vítreo*: localiza-se posteriormente ao cristalino e mantém a retina em sua posição. Há pequena troca de eletrólitos e líquidos do humor vítreo, constituindo solução relativamente fixa e de pouca ca-

Soluções oculares

pacidade de troca; c) *secreções gastrintestinais*: são produzidos, em 24 horas, cerca de 8 litros de líquidos, pelas estruturas que compõem o trato gastrintestinal e os órgãos acessórios. Eles contêm enzimas digestivas, eletrólitos e outras substâncias necessárias aos processos digestivos.

A concentração de sódio nas secreções do estômago com acloridria chega a 120mEq/litro. Nos idosos com hipocloridria a concentração de sódio atinge 100mEq/litro.

Secreções digestivas

Líquor

Líquor e plasma

A tabela 7.9 informa a constituição do líquor. Compara as características deste LTC de grande importância para o sistema nervoso central com o plasma.

TABELA 7.9 – Comparação entre as principais características eletrolíticas do líquor e do plasma.

Características	Plasma	Líquor
Sódio	135-145mEq/litro	142-150mEq/litro
Cloretos	95-105mEq/litro	120-130mEq/litro
Magnésio	1,5-2,4mEq/litro	2,5-3,0mEq/litro
Bicarbonato	25-35mEq/litro	24-26mEq/litro
pH	7,35-7,45	7,36-7,44
Volume	3-4 litros	130ml
Pressão	0-130mmHg	60-150mmHg

Líquidos de outros espaços

Existem soluções em pequenas quantidades nas cavidades articulares (líquido sinovial) e entre membranas serosas (pleura, peritônio, pericárdio) que ajudam a lubrificar e permitir movimentos harmônicos e com o mínimo de atrito. Nas serosas existe, entretanto, espaço potencial capaz de manter em seqüestro enorme quantidade de líquidos. Em várias situações em que a pleura ou o peritônio são deixados abertos pode-se perder, respectivamente, 140ml/m^2/hora e 240ml/m^2/hora.

Líquidos sinoviais e serosais

COMPOSIÇÃO DOS LÍQUIDOS DO ORGANISMO

Como é que se constituem as soluções corporais?

As soluções orgânicas normais possuem composição variável. A constituição do LIC revela, em última instância, a essência da vitalidade ou não do ser humano. É necessário conhecer sua composição para entender sua dimensão normal ou patológica, e para que seja manipulada, quando alterada, para ser normalizada. O acesso ao compartimento IC, entretanto, não é fácil. Por isso, sua composição é inferida com grande aproximação pela do LIV, que é de mais fácil acesso, o que possibilita, na prática, parâmetro para determinar as mudanças quando necessárias.

Composição do LIV

O LIV contém 10g de solutos dissolvidos em 100ml de água (solução a 10%). Os solutos possuem a seguinte distribuição:

1. **Macromoléculas orgânicas, complexas, de grande peso molecular, com tamanhos moleculares muito grandes**: são constituídas, principalmente, pelas proteínas, lipídios, glicogênio. As membranas celulares, exceto em relação a algumas membranas capilares, são completamente impermeáveis a essas substâncias. Atuam pouco sobre a pressão osmótica. A concentração das proteínas plasmáticas é de 7,0g%, aproximadamente, 2mmol/litro, constituídas por albumina, 4g%, e globulinas, 3g%.
2. **Eletrólitos, substâncias cristalóides de peso molecular pequeno (sódio, potássio, cloretos, magnésio, cálcio, fosfatos, bicarbonato, outros)**: conseguem

Líquido intravascular

transpor livremente, na maioria das vezes, as paredes capilares. São de grande importância para a distribuição dos líquidos corporais, participando ativamente da pressão osmótica. Os eletrólitos perfazem 0,9g%, subdivididos em 140 ± 5mEq/litro de sódio, 100 ± 10mEq/litro de cloreto, 3,5 a 5,5mEq/litro de potássio, 0,8 a 1,5mEq/litro de magnésio, 4,5 a 5,5mEq/litro de cálcio, 22 a 26mEq/litro de bicarbonato e os outros íons.

3. **Compostos orgânicos não-eletrólitos**: possuem tamanhos moleculares variáveis e livre difusão pelas paredes capilares, como ocorre com os ácidos graxos, creatinina, enzimas, glicose, quilomícrons, uréia, vitaminas e outras substâncias. Perfazem 2,1g%. Contribuem para a pressão osmótica quando estão presentes em quantidades excessivas.

Pressão osmótica
$Po = 2 \times Na + 10$

A presença de solutos em um solvente faz rebaixar seu ponto de fusão, isto é, 1 osmol rebaixa o ponto de fusão da água para –1,83°C. O ponto de fusão do plasma humano é de –0,55°C, o que significa possuir osmolaridade de 300mOsm ou concentração de 300mmol de partícula/litro de solução. A osmolaridade plasmática é função que depende especialmente dos eletrólitos. A pressão osmótica = número de partículas dissolvidas/solvente e depende, especialmente, da concentração do sódio. Pode-se considerar a Po = 2 × Na + 10 em miliosmóis (mOsm). Considerando a osmolaridade normal do LIV como 300mOsm, a participação do sódio é essencial (2 × [Na] = 2 × 145mmol = 290mOsm). O volume do LEC é, portanto, função especialmente dependente da quantidade de sódio corpóreo.

Papel da glicose e da uréia sobre a pressão osmótica

Os não-eletrólitos podem tornar-se importantes quando dois deles, especialmente a uréia e a glicose, estão muito elevados. Nesse caso, o valor 10 da fórmula acima é substituído pela uremia ou glicemia em mmol/litro. Como esses solutos são medidos em mg/dl, para serem transformados em mmol/litro basta dividir o valor da uremia ou glicemia por um décimo de seu respectivo peso molecular (uremia/6 ou glicemia/18). A pressão osmótica nesses casos pode ser visualizada como a seguinte função: Po = 2 × Na + uremia/6 + glicemia/18. Como a osmolaridade celular está em equilíbrio com a do LIV, pode-se logo inferir a pressão osmótica do LIC.

O LIV expressa as variações das soluções corporais, entretanto, não significa, necessariamente, que sempre evidencia a composição dos demais líquidos corpóreos. No LIC e no LEC predomina, respectivamente, sódio, cloreto, bicarbonato; e potássio, fosfatos e proteínas. A pressão osmótica dos diversos líquidos, entretanto, é a mesma. O equilíbrio é sempre restabelecido quando há mudanças em um deles. A passagem de água do compartimento com maior concentração de partículas para o menor provoca, progressivamente, equilíbrio osmolar das soluções corporais. A distribuição desigual dos íons nos diversos compartimentos corporais é função de forças devidas à concentração protéica dos compartimentos IC ou EC e da permeabilidade seletiva das membranas celulares, que não é uniforme para as células, e depende também da disponibilidade de energia.

ELETRÓLITOS

Para que servem os eletrólitos?

Eletrólitos e integração

É fundamental o papel dos eletrólitos para que haja a integração dos seres vivos. Os cátions mais importantes do LEC são: sódio, cálcio, potássio e magnésio; e os principais ânions são: cloreto, bicarbonato, fosfato, sulfato e proteinatos. Os eletrólitos não possuem as mesmas concentrações nos compartimentos IC e EC.

Íons sódio e potássio

Os eletrólitos sangüíneos são importantes na movimentação das soluções entre os vários compartimentos corpóreos devido ao seu efeito osmótico. Ajudam na manutenção do equilíbrio acidobásico, exercem muitas funções como ativadores enzimáticos ou como coenzimas. Alguns eletrólitos estimulam enquanto outros inibem. Sódio e potássio são íons contrários e estimulam, os impulsos nervosos. Cálcio e hidrogênio possuem efeito depressor sobre o tecido nervoso.

UNIDADES DE MEDIDAS

Como medir a quantidade dos eletrólitos?

Um grama de sódio possui 43mEq de sódio, enquanto um grama de cloreto de sódio possui 17mEq de íons sódio. A mesma quantidade de sódio, portanto, pode ser obtida com dieta contendo 2g de íon sódio ou 5g de cloreto de sódio. As necessidades eletrolíticas relacionadas ao consumo de energia estão relacionadas na Tabela 7.8. As concentrações dos vários líquidos corpóreos estão assinaladas na Tabela 7.7.

<aside>1g de NaCl possui 17mEq de Na e 17mEq de Cl

Gasto energético e eletrólitos</aside>

SÓDIO

É o principal eletrólito do LEC. Sua principal fonte são os alimentos (Tabela 7.10). O sódio da dieta é usualmente absorvido completamente pelo aparelho gastrintestinal. Seus níveis plasmáticos situam-se entre 135 e 145mEq/litro. O sódio corpóreo total é de 58mEq/kg, 70% está no LEC ou é facilmente deslocado do osso e tecidos conjuntivos no momento em que é necessário. Possui função especial em manter o volume do LIV e a circulação sangüínea. O sódio e os ânions associados, principalmente cloreto, constituem mais de 90% dos solutos do LEC, de forma que a natremia é, na maioria das vezes, bom indicador da osmolaridade plasmática, apesar de a osmolaridade plasmática não ser rotineiramente determinada.

<aside>Composição de água e eletrólitos dos líquidos digestivos</aside>

TABELA 7.10 – Conteúdo de água em função do percentual do peso de vários alimentos da dieta usual.

Alimentos	Percentual de água	Alimentos	Percentual de água
Açúcar	1	Carne de galinha	64-66
Ovo	75	Batata	80
Gelatina	12	Laranja	86
Manteiga	20	Leite de vaca	88
Pão	36	Alface	95

O sódio é responsável por 92% das bases fixas do organismo, por isso facilita o transporte de dióxido de carbono ao doar bicarbonato, o que permite sua participação ativa na manutenção do equilíbrio acidobásico do organismo. Provoca irritabilidade dos nervos e músculos, exerce estímulo sobre o nó sinoatrial que possibilita a sua função de marca-passo do coração. O sódio é essencial para a absorção de glicose e pelo transporte de várias substâncias pelo intestino.

<aside>Sódio</aside>

Ingestão, absorção, transporte, armazenamento: o sódio não é produzido pelo organismo, possui distribuição universal, sua ingestão é variável e depende de padrões culturais que o adicionam isolada ou associadamente com temperos para realçar o sabor dos alimentos. A alimentação usual diária do brasileiro contém 69 a 208mEq (2.800 a 5.000mg) de sódio ou 7 a 13g de sal de cozinha. Existe uma tendência mundial de reduzir o uso de sal de cozinha nos alimentos feitos em casa e aumento de seu uso na indústria alimentícia. O sal é adicionado no processo de industrialização não só em função do sabor, mas também para controlar o crescimento de microrganismos nos queijos, e como preservativo de vários alimentos. A preferência pelo sal na dieta é estabelecida muito cedo na vida, preferência que pode ser modificada lenta e gradualmente pela redução de sua oferta.

<aside>Sódio e alimentação do brasileiro

Alimentos usualmente utilizados em nossa dieta e sua composição de sódio e potássio</aside>

O sódio é absorvido em pequena quantidade no estômago e o restante no intestino delgado. É logo transportado pelo LEC pela ação da hemodinâmica desenvolvida pelo coração, vasos e músculos voluntários. Na hiponatremia intensa ou na acidose, o compartimento IC pode liberar pequenas quantidades de sódio para a corrente sangüínea.

<aside>Absorção de sódio</aside>

Excreção de sódio

Excreção: o sódio é encontrado no suor na concentração de 45mEq/litro, entretanto, em algumas situações patológicas com sudorese intensa, sua perda pode ser enorme. A concentração de sódio nos sucos gástrico e pancreático-bile-intestinal é, respectivamente, de 20 a 100mEq/litro e 80 a 150mEq/litro. A maior parte do sódio secretado para o tubo digestório é reabsorvida. O balanço final é a excreção diária de sódio pelas fezes de até 10mEq. A perda de sódio associada às doenças gastrintestinais, por intermédio do vômito ou diarréia, pode ser muito grande. A perda habitual do sódio é representada pela soma da sua excreção urinária e pela sudorese. O adulto médio pode excretar pelo rim 100 a 140mEq (1 a 2mEq/kg) de sódio por dia.

Regulação do sódio

Regulação: o organismo pode conservar sódio por intermédio da redução de sua perda urinária. Sua depuração urinário pode reduzir para 10mEq/dia quando a pessoa é submetida à dieta isenta de sal. O rim, sob a influência da renina-angiotensina-aldosterona, regula a excreção de sódio de acordo com as necessidades do organismo. O sódio é filtrado pelo glomérulo renal à concentração de aproximadamente 140mEq/litro. No túbulo proximal cerca de 60 a 70% do sódio é reabsorvido por gradiente osmótico. Na alça ascendente de Henle, 20 a 25% do sódio é reabsorvido de forma hipertônica junto com cloreto. No túbulo contorcido distal, a aldosterona, dependendo das necessidades do organismo, promove a troca de sódio da luz tubular por hidrogênio ou potássio do compartimento intracelular. Na acidose ou na hipopotassemia, o hidrogênio é preferencialmente trocado pelo sódio, enquanto na alcalose ou na hiperpotassemia o potássio é trocado com sódio.

Hipovolemia e sódio

As variações da volemia e das concentrações de sódio e potássio são os principais estímulos responsáveis pela secreção de aldosterona. A hipovolemia estimula os receptores de volume no aparelho justaglomerular a secretarem renina, que transforma o angiotensinogênio em angiotensina I, que é convertida nos pulmões em angiotensina II, e que, por sua vez, estimula o córtex da supra-renal a sintetizar aldosterona. A aldosterona é o principal regulador dos níveis de sódio. A baixa concentração de sódio pode também agir estimulando diretamente a supra-renal a secretar aldosterona. O estímulo que predomina sobre a produção de renina é a volemia, mais que a hiponatremia ou as variações do potássio. A aldosterona é inativada pelo fígado.

Hipernatremia

A hipernatremia resultante da ação excessiva da aldosterona é logo contraposta pelos osmorreceptores dos núcleos supra-ópticos, que liberam HAD e promovem retenção de água nos túbulos distais e coletores. A regulação do sódio é também influenciada pelo hormônio natriurético que excreta água e sal pelo rim. A hipervolemia vascular também suprime a aldosterona e o HAD e, em conseqüência, promove a perda de sódio e água pela urina. A reabsorção de sódio pode ser influenciada também pela pressão arterial, resistência vascular renal e alterações da composição do plasma.

Alterações da tonicidade e suas conseqüências sobre o exame físico

Muitas entidades clínico-patológicas determinam alterações do sódio sérico com repercussões sistêmicas potencialmente graves.

Hiponatremia: associa-se com a redução da ingestão ou má absorção intestinal de sódio; secreção aumentada de sódio devido à sudorese patológica; diarréia secretória com enteropatia perdedora de sódio; diurese excessiva provocada por diuréticos de alça com nefropatia perdedora de sódio; reabsorção preferencial de água promovida pela secreção inapropriada de hormônio antidiurético; perspiração insensível; intoxicação aquosa (hiper-hidratação hiposmótica); diminuição da secreção da aldosterona (doença de Addison).

Nas sudoreses excessivas chega-se a perder 15 a 20g de sal/dia

A perda primária de sal, em geral, resulta em desidratação hiposmótica e está associada à redução do volume EC.

Hiponatremia

A perda de água e sal, mesmo que seja pequena, provoca sede. O paciente passa a beber água intensamente. O LEC tende a ficar diluído e hipotônico. Como o LIC é, nesses casos, relativamente hipertônico, a água do LIT segue em direção ao compartimento IC, provocando hiper-hidratação IC e desidratação intercelular.

Os níveis séricos de sódio podem ser rapidamente diminuídos pelo desvio do sódio do compartimento vascular para o intersticial. Isso ocorre nas 48 a 72 horas após queimaduras graves, à medida que o edema vai se acumulando na área da lesão. Nas 24 horas que se seguem à queimadura, pode-se desviar de 1.000 a 2.000ml de líquidos com muito sódio do LIV para a área queimada. A síndrome de secreção inapropriada do hormônio antidiurético (SSIHAD) pode provocar hiponatremia dilucional, em geral, associada com cirurgia, estresse, hipotireoidismo, lesões intracranianas, pneumopatias, traumatismo.

Secreção inapropriada do HAD

As principais alterações clínicas associadas com a hiponatremia são: apatia, cefaléia, choque, fraqueza, lassidão, hipotensão ortostática e taquicardia. O turgor e a elasticidade da pele ficam diminuídos. À medida que a perda de sódio é mais intensa, surgem alucinação, confusão mental e coma. A presença de hiperglicemia e de hiperlipidemia reduzem os valores laboratoriais do sódio plasmático, mas não diminuem o valor real de seus níveis séricos.

Hipernatremia: é rara. Pode ocorrer pela ingestão por via oral ou infusão venosa aumentadas de sal, pela perda de sensação de sede associada a algumas neuro ou psicopatias, quando há redução da oferta hídrica ao organismo ou pela excreção de água praticamente "pura", como se dá no *diabetes insipidus*, no hiperaldosteronismo (doença de Conn, insuficiência hepática), na síndrome de Cushing, ou na corticoterapia, algumas nefropatias em que os rins são incapazes de responder ao hormônio antidiurético, causando também o *diabetes insipidus* "nefrogênico". A hipernatremia pode também se associar com a redução do volume de LEC e a desidratação provocada pela ingestão de água em quantidades menores do que as perdidas pelo corpo, como pode ocorrer em conseqüência da sudorese ou em conseqüência da adição de sal em quantidades excessivas ao EC.

Diabetes insipidus

As principais alterações clínicas da hipernatremia são: coma, convulsões, fraqueza, letargia. Essa situação resulta, freqüentemente, em hiper-hidratação hiperosmótica, desde que o excesso de NaCl extracelular esteja, habitualmente, associado a certo grau de retenção de água pelos rins (Tabelas 7.11 e 7.12).

TABELA 7.11 – Perdas gastrintestinais de água e eletrólitos (mEq/litro).

Soluções	Na	K	Cl	HCO₃
Gástrica	50	5-15	220	0
Pancreática	140	5	75	110
Intestinal	140	5	110	30
Ileostomia	130	10	110	30
Diarréica	50-140	5-15	55-110	15-50

Perda de água e eletrólitos

SITUAÇÕES CLÍNICAS ASSOCIADAS COM DISTÚRBIOS HIDROELETROLÍTICOS

Várias situações clínicas provocam modificações do volume e da pressão osmótica do LEC, o que determina hipo, iso ou hipertonicidade em relação à osmolaridade normal do organismo. Todo o conhecimento sobre as inter-relações entre água e sódio são fundamentais para o entendimento de várias situações clínicas que tornam a vida instável com grande risco de morrer.

Existe uma rede extensa de inter-relações que relacionam a pressão osmótica do LEC com a liberação de hormônio antidiurético e suas conseqüências sobre a reabsorção de água pelos rins, o volume e a concentração de urina, a relação da volemia com a secreção da aldosterona e a eliminação urinária de sódio e água (Tabelas 7.13, 7.14 e 7.15).

São apresentadas a seguir algumas situações clínicas que podem ilustrar as instabilidades do controle hidroeletrolítico:

Controle hidroeletrolítico

a) Caso 1 (excesso do LEC hipotônico): associa-se com a incapacidade renal em excretar urina diluída. Ocorre, em geral, em paciente nefropata que recebe grande

TABELA 7.12 – Quantidade de sódio e potássio em miligramas presente em 100g dos principais alimentos utilizados habitualmente na alimentação humana.

Alimentos	Sódio (mg/100g)	Potássio (mg/100g)	Alimentos	Sódio (mg/100g)	Potássio (mg/100g)
Abacate	46,2	347,1	Farinha de milho	60,1	211,7
Abacaxi	10,6	82,9	Farinha de soja	464,6	593,6
Abóbora-moranga	32,1	191,1	Farinha de trigo	17,8	105,3
Açúcar branco refinado	15,6	6,2	Feijão-mulatinho	173,8	1.220,8
Acelga	145,0	351,4	Fubá	30,2	152,2
Agrião	33,2	180,4	Carne de galinha	131,0	230,8
Alface	30,9	123,0	Guaraná	6,0	3,5
Alho	62,9	607,6	Laranja-baía	19,4	156,6
Ameixa	28,1	175,9	Leite integral de vaca (em pó)	457,9	1.113,4
Arroz	17,0	107,4	Leite materno	38,6	66,9
Bacalhau	5.728,2	603,3	Leite de vaca (tipo C)	114,9	135,8
Banana-caturra	34,8	333,4	Maçã com casca	4,2	63,6
Banana-maçã	55,5	123,7	Macarrão com ovos	40,9	118,6
Batata-doce	50,2	331,4	Mamão	31,8	212,1
Batata-inglesa	47,4	394,4	Mandioca	40,6	343,7
Carne de boi magra	132,3	122,5	Manteiga sem sal	16,8	18,2
Fígado de boi	149,5	245,3	Margarina vegetal	417,5	183,7
Biscoito de água e sal	835,6	133,6	Mel	13,0	29,4
Caju	12,2	143,5	Ovo de galinha (clara)	181,1	181,3
Camarão fresco	177,2	138,0	Ovo de galinha (gema)	44,1	69,9
Caqui	20,6	124,2	Pão-francês	616,7	140,5
Cebola	36,4	27,2	Pão doce	79,2	175,6
Cenoura	53,7	328,6	Pernil de porco	104,2	278,8
Cerveja branca	14,7	21,1	Queijo-de-minas	271,6	152,7
Chocolate em pó	64,6	579,9	Requeijão	396,3	52,7
Chuchu	14,6	116,7	Sal de cozinha	40,0	–
Coalhada	51,8	140,8	Salsicha	1.009,2	234,8
Coca-Cola	10,5	3,9	Sardinha fresca	128,7	296,6
Ervilha	124,8	884,8	Taioba	61,9	591,2
Espaguete	33,6	121,7	Tomate	42,0	209,0
Espinafre	320,8	490,1	Uva rosada	15,6	188,9
Farinha de mandioca	29,2	102,5			

TABELA 7.13 – Relação entre a pressão osmótica do líquido extracelular e vários parâmetros de adaptação hemodinâmica.

Pressão osmótica do LEC	Liberação de HAD	Reabsorção de água pelos rins	Urina Volume	Urina Concentração
Aumentada	Aumentada	Aumentada	Diminuído	Aumentada
Diminuída	Diminuída	Diminuída	Aumentado	Diminuída

TABELA 7.14 – Relação entre a volemia, a síntese de aldosterona e a eliminação de sódio e água.

Volemia	Secreção de aldosterona	Eliminação de Sódio	Eliminação de Água
Aumentada	Diminuída	Aumentado	Aumentada
Diminuída	Aumentada	Diminuído	Diminuída

TABELA 7.15 – Variações da tonicidade e alterações conseqüentes do exame físico.

Clínica	Hipotonicidade	Isotonicidade	Hipertonicidade
Sensório	Letargia intensa	Letargia	Irritabilidade intensa
Enchimento capilar	> 3 segundos	1,5 a 3 segundos	Normal
Pele	Úmida	Seca	Pastosa
Pressão sangüínea	Baixa	Normal ou baixa	Normal
Freqüência cardíaca	Elevada	Elevada	Normal ou elevada

Variações da tonicidade e suas alterações

volume de água pura ou solução venosa à base de glicose a 5%. A glicose é absorvida pelo compartimento IC com liberação de água no LEC, o que promove diminuição da osmolaridade do compartimento EC. Esta variação da osmolaridade desvia a água para o compartimento IC, que pode aumentar seu volume e desenvolver intoxicação hídrica. Resulta em **aumento do volume do LEC sem aumento correspondente dos eletrólitos**.

b) Caso 2 (excesso do LEC isotônico): associa-se, em geral, com grande infusão venosa de NaCl a 0,9%. Observa-se aumento concomitante (proporcional) do soluto e do solvente. Provoca aumento do LEC e do LIT, capaz de levar à edema (anasarca, ascite, edema pulmonar), hipertensão arterial e venosa.

c) Caso 3 (excesso do LEC hipertônico): associa-se com a ingestão de grande volume de água do mar, ou infusão venosa inadvertida de soluções de NaCl muito concentradas. O rim é incapaz de eliminar soluções tão concentradas. A conseqüência é o desenvolvimento de hiperosmolaridade do compartimento EC, com passagem de água do LIC para o LEC. A sede é intensa. Este caso resulta em **aumento do volume do LEC com maior concentração de eletrólitos**.

d) Caso 4 (desidratação do LEC hipotônica): associa-se com a insuficiência suprarenal (perda de sódio com perda proporcionalmente menor de água), infusão de grande quantidade de soro glicosado isotônico por período prolongado. A eliminação urinária de eletrólitos é mantida porque o rim não consegue excretar água sem solutos, o que pode resultar em **diminuição do volume do LEC com redução proporcionalmente maior de eletrólitos**.

e) Caso 5 (desidratação do LEC isotônica): associa-se com a perda de líquidos isotônicos (gastrintestinal), em especial, pelas diarréias provocadas por infecções intestinais, freqüentemente acompanhadas de vômitos. Ocorre **diminuição do volume do LEC sem modificação da sua pressão osmótica**. O volume e a pressão osmótica do LIT também não se modificam, pelo menos durante algum tempo. A tendência é o desenvolvimento de hipertonicidade devido à perspiração insensível, em que há perda de água sem solutos. A diminuição do LEC praticamente ocorre sem saída de líquido do compartimento IC para o EC, o que pode promover choque hipovolêmico. A concentração de sódio plasmático não deve estar alterada, mas a quantidade total de sódio está diminuída.

f) Caso 6 (desidratação do LEC hipertônica): associa-se com a falta de hormônio antidiurético, o que promove eliminação diária de grande quantidade (vários litros) de urina de baixa densidade. Pode ocorrer também no *diabetes mellitus* quando a glicose não é absorvida pelos túbulos renais, o que promove perda maior de água, relativamente aos eletrólitos (diurese osmótica provocada pela glicose), e aumento da glicemia (não-eletrólito influenciando a osmolaridade). Este tipo de distúrbio pode ser provocado também em pacientes incapazes de se locomoverem e que não tenham acesso à água ou não conseguem absorver líquidos devido à obstrução intestinal alta. O resultado é o desenvolvimento de **diminuição de volume do LEC com hipertonicidade**. Esta hipertonicidade do LEC provoca saída de água do compartimento IC, diminuição do volume do LIC e aumento de sua osmolaridade. A sede intensa por estimulação dos osmorreceptores é a queixa mais marcante nesses pacientes.

Diminuição de volume do LEC com hipertonicidade

Conforme os casos acima relatados, o efeito do volume e da osmolaridade do LEC sobre o volume do LIC, a concentração do sódio plasmático e o hematócrito podem ser inferidos pela determinação da concentração do sódio plasmático e do hematócrito, conforme abaixo assinalado:

Caso distúrbio	LEC Volume	LEC Osmolaridade	LIC	[Na] plasmático	Hematócrito
1. EEHIPO	Aumentado	Hipo	Aumentado	Diminuído	Diminuído
2. EEISO	Aumentado	Normo	Inalterado	Normal	Diminuído
3. EEHIPER	Aumentado	Hiper	Diminuído	Aumentado	Diminuído
4. DEHIPO	Diminuído	Hipo	Aumentado	Diminuído	Aumentado
5. DEISO	Diminuído	Normo	Inalterado	Normal	Aumentado
6. DEHIPER	Diminuído	Hiper	Diminuído	Aumentado	Aumentado

CLORETOS

Qual a importância do cloreto para o ser humano?

Controle metabólico do Cl

O valor normal de cloretos no sangue é de 100 ± 5mEq/litro. Seu controle metabólico é igual ao realizado com o sódio e sua regulação depende principalmente da função renal. O cloreto de sódio é a única fonte do cloreto sangüíneo. O suprimento de sódio sangüíneo é fornecido pelo cloreto ou bicarbonato de sódio, por isso os níveis do cloreto sangüíneo são inferiores aos do sódio.

Composição orgânica do Cl

O cloreto predomina no compartimento EC, entretanto, é capaz de se difundir rapidamente entre o IC e o EC. Sua difusibilidade facilita a regulação, junto com o sódio, da pressão osmótica corpórea, do transporte de gases e da regulação acidobásica. É encontrado em altas concentrações no líquor e nas secreções gástricas. Os músculos e nervos possuem relativamente pequena concentração de cloretos. As variações dos níveis do cloreto possuem relação inversamente proporcional com a do bicarbonato. Isso é necessário para que seja mantida a eletroneutralidade que requer a mesma quantidade de ânions e cátions.

O cloreto é necessário, como parte do ácido clorídrico, para a manutenção da acidez normal da secreção gástrica, além de ajudar a manter o equilíbrio acidobásico do organismo.

Hipocloremia

Hipocloremia: o ser humano possui mais sódio circulante do que cloreto. A perda de igual quantidade de sódio e cloreto precipita, portanto, maior perda relativa de cloreto do que de sódio. A ação de diuréticos aumenta a oferta de sódio ao túbulo contorcido distal; e por influência da aldosterona o sódio será reabsorvido em troca por hidrogênio ou potássio. A resposta final dessa troca será o surgimento de alcalose hipoclorêmica.

A hipocloremia expressa-se por espasmos musculares que, se for intensa, pode provocar alterações do nível da consciência e coma. A alcalose que acompanha a hipocloremia pode relacionar-se à depressão respiratória. A forma de compensação é o desenvolvimento de bradipnéia, com ventilação lenta e superficial, na tentativa de reter dióxido de carbono e água, aumentar os níveis de ácido carbônico e reduzir a alcalinidade, resposta limitada pelo desenvolvimento concomitante de hipoxemia, que impede que a diminuição da freqüência respiratória pela ação sobre o corpo carotídeo (quimiorreceptor periférico).

Hipercloremia

Hipercloremia: o excesso de cloro ocorre especialmente em associação com a desidratação, isto é, o rim para reter água e recompor a volumetria aumenta a reabsorção de sódio e cloreto.

A acidemia associada faz o organismo desenvolver ventilação taquipnéica para eliminar dióxido de carbono e água. A sintomatologia relacionada à hipercloremia se deve principalmente à acidose que pode reduzir os níveis de consciência e precipitar o coma.

POTÁSSIO

Qual a importância do potássio para o ser humano?

É o principal íon do compartimento IC, com concentração de aproximadamente 150mEq/l, e níveis sangüíneos normais de 3,5 a 5,5mEq/litro. O potássio não é produzido pelo organismo humano, sendo necessária sua ingestão, usualmente, com os alimentos. A razão sódio/potássio é mantida em 1/10 no IC e de 28/1 no EC. A potassemia constitui-se em mau indicador da real quantidade do potássio no organismo, reflete mais a natureza do seu metabolismo celular do que a sua reserva corpórea.

A eliminação diária de potássio atinge de 10 a 20mEq pelos rins e 15 a 20mEq pelo intestino e pele. A excreção de potássio é igual à sua ingestão. A necessidade mínima de potássio para os adultos é estimada em 2.000mg/dia. As crianças precisam de 15 a 65mg/dia de potássio para o seu crescimento. **Necessidade de potássio**

O potássio age em várias frentes de importância metabólica. Transporta oxigênio como oxiemoglobina potássica; facilita o deslocamento do dióxido de carbono por intermédio do bicarbonato nas hemácias; diminui a viscosidade protoplasmática, antagonizando-se com o cálcio; influi sobre a obtenção de energia favorecendo a oxidorredução da glicose; facilita a conversão da glicose em glicogênio pelo fígado; participa efetivamente do equilíbrio acidobásico do organismo. A ação do potássio sobre a conversão da glicose em glicogênio faz com que ele se mova nessa eventualidade para o IC. Por esta razão a administração de solução de glicose hipertônica (50%) com insulina pode ser efetiva na redução do aumento nos níveis do potássio sangüíneo. Por outro lado, quando as células estão em catabolismo, o potássio deixa o IC e seu valor sangüíneo aumenta. Nas situações clínicas em que há extensa lesão tecidual, sem função renal adequada, pode ocorrer perigoso aumento dos níveis de potássio (Tabela 7.12). **Função do potássio** **Insulina e potássio**

Ingestão, absorção, transporte: o potássio chega ao corpo humano por intermédio dos alimentos. As frutas como laranja, banana e ameixa são muito ricas em potássio. Os adultos ingerem diariamente, em média, de 50 a 120mEq de potássio, em torno de 0,8 a 1,5g/1.000 calorias (Tabela 7.8). **Necessidade diária de potássio**

O potássio é absorvido no intestino delgado por difusão ativa. Cerca de 5 a 10mEq do potássio ingerido é eliminado com as fezes para o exterior, entretanto, a sua perda é muito maior quando há diarréia. O transporte de potássio no sangue e linfa é feito em conseqüência da força de contração muscular miocárdica e pelos músculos esqueléticos voluntários. O catabolismo pode liberar o potássio do compartimento IC.

O potássio é secretado no suor (5mEq/litro), sucos gástrico (5-25mEq/litro) e pancreático (3-10mEq/litro), bile (3-12mEq/litro) e líquidos do intestino delgado (2-10mEq/litro). Essas secreções são fontes potenciais de grandes perdas de potássio quando se associam às doenças gastrintestinais.

Regulação do potássio e sua relação com os líquidos corporais: cerca de 90% do potássio ingerido é excretado pelos rins, e o restante, pelo suor e pelas fezes. Todo o potássio filtrado pelos glomérulos é reabsorvido. O túbulo contorcido distal troca diariamente cerca de 60 a 90mEq de potássio IC com o sódio da luz tubular. A capacidade renal de se adaptar a uma necessidade de maior ou menor excreção de sódio e água praticamente não existe em relação ao potássio. A conservação de potássio pelo organismo humano não é feita na mesma proporção do sódio; na ausência mesmo que seja prolongada da sua ingestão, continua sendo excretado diariamente em cerca de 50mEq. **Regulação do potássio**

O excesso transitório de potássio no LEC pode resultar de sua ingestão excessiva ou do jejum. O glicogênio, que possui em suas malhas grande quantidade de potássio, é usado no jejum como fonte de glicose. Nesta eventualidade, o potássio é liberado livremente e contribui para a elevação de seus níveis no IC. O catabolismo de glicogênio e proteínas promove também a passagem de potássio do compartimento IC para o LIT e o plasma, determinando sua excreção em grande quantidade pela urina. A inibição da anidrase carbônica pela acetazolamida diminui a formação e a excreção de íon hidrogênio pelos túbulos renais (túbulo contorcido proximal), o que provoca maior excreção de potássio pela reabsorção com o sódio no túbulo contorcido distal. O paciente desnutrido ou diabético com grande perda de potássio, ao receber alimentos ou ser compensado e voltar a refazer proteínas e glicogênio, precisa receber simultaneamente potássio. Caso isso não ocorra, o potássio movimenta-se do LEC para o LIC, com risco de desenvolvimento de hipopotassemia com repercussões sobre a musculatura lisa (íleo paralítico) e sobre as fibras cardíacas, com alterações eletrocardiográficas importantes e graves. Em casos graves, a hipopotassemia pode promover parada cardíaca em sístole. As diarréias e os vômitos prolongados provocam hipopotassemias potencialmente intensas. Estes quadros clínicos são indicados pela observação de balanço fortemente positivo de potássio, em especial, presente em crianças e em pacientes com imunodeficiência adquirida que se recuperam de diarréias. As soluções perdidas em vômitos podem ter concentração de potássio até 40 vezes maior do que a do plasma.

Regulação do metabolismo do potássio

O controle do potássio é especialmente exercido por mecanismos que o excretam do organismo, como ocorre pela ação da aldosterona. Na acidose, o potássio desloca-se para fora do compartimento IC em troca pelo hidrogênio. Há relação estreita entre o potássio e a variação da atividade acidobásica. A diminuição de 0,1 no valor de pH significa, em média, aumento de 0,6mEq/litro na potassemia e vice-versa.

Variações da potassemia

As variações dos níveis de potássio sérico podem provocar repercussões intensas e graves sobre o organismo.

Hipopotassemia

Hipopotassemia: associa-se com vômitos ou diarréias prolongadas, sucção gástrica, estresse, uso de diuréticos ou de alcalinos, e da administração parenteral de grandes quantidades de soluções isentas de potássio. A alcalose associa-se à hipopotassemia porque determina a movimentação do potássio para o compartimento IC, reduzindo os seus níveis plasmáticos. Na inanição há também diminuição da ingestão de potássio, entretanto, como o rim continua a excretá-lo, resulta em hipopotassemia progressiva. A hipopotassemia pode associar-se também com a recuperação nutricional. Os pacientes depletados de potássio e que começam a receber alimentos iniciam a reconstituição de suas proteínas e glicogênio e, para isto, requerem a ingestão concomitante de potássio, caso contrário, ele se desviará do EC para o IC, provocando hipopotassemia.

Sintomatologia da hipopotassemia

A sintomatologia da hipopotassemia é inespecífica. As principais queixas são apatia, distensão abdominal até o íleo paralítico, mal-estar, náuseas e vômitos. Pode associar-se com hipotensão postural e redução da pressão diastólica. O pulso torna-se fraco e rápido. A redução dos níveis séricos do potássio pode potencializar a toxicidade do digital ou outras drogas que estejam sendo utilizadas concomitantemente. O evento terminal é a parada cardíaca em sístole. O eletrocardiograma pode estimar a gravidade das alterações cardíacas provocadas pela hipopotassemia. No início, observa-se onda P elevada, o intervalo QT pode ser pouco prolongado e a onda T fica rebaixada e alargada. À medida que a hipopotassemia se torna mais intensa, o intervalo QT se alarga, surge a onda u e retifica o segmento RS-T.

Hiperpotassemia

Hiperpotassemia: várias situações clínicas podem promover hiperpotasssemia como ingestão excessiva de potássio ou sua administração com medicamentos, jejum prolongado, obstrução intestinal, destruição celular excessiva (hemólise, rabdomiólise), acidose, insuficiência renal e supra-renal. No jejum, o organismo busca as reservas de glicogênio e de proteínas para seu sustento, o que libera grande quantidade de potássio do IC para o LIT e o plasma. Na obstrução intestinal, pode ocorrer hiperpotassemia decorrente da dificuldade de eliminação de 20% da ingestão dietética de potássio que é feita habitualmente pelas fezes. Na acidose, a concentração elevada de hidrogênio do LEC promove desvio do potássio do LIC para o LIV, enquanto o hidrogênio e o sódio seguem caminho oposto. Nas lesões teciduais há elevação de aproximadamente 2,7mEq de potássio por grama de proteína metabolizada. Alguns medicamentos aumentam a potassemia, como faz a penicilina G cristalina. Para cada 1.000.000 de unidades de penicilina são infundidos no LIV 1,7mEq de potássio. A hiperpotassemia pode também ocorrer em presença de intensa depleção do potássio intracelular, ou diante da redução de sua excreção como ocorre em pacientes com insuficiência renal.

A sintomatologia associada à hiperpotassemia é variável, desde anestesia, disestesia, hipotensão, paralisia muscular flácida, até arritmias cardíacas, inclusive parada cardíaca em diástole. O eletrocardiograma ajuda a identificar a gravidade das alterações cardíacas que provoca. Para valores de potássio ao redor de 8mEq/litro há desaparecimento da onda P, e a onda T torna-se pontiaguda com base estreita, parecendo uma tenda. O QRS alarga-se quando os níveis de potássio superam 8mEq/litro. À medida que o potássio atinge 11mEq/litro, há fusão do QRS com o segmento RS-T e onda T. Todas essas alterações se devem ao aumento do potássio extracelular. A intoxicação pelo potássio pode ocorrer na presença de sua intensa depleção do compartimento IC.

Sintomatologia da hiperpotassemia

CÁLCIO E FÓSFORO

Qual é a importância do cálcio e do fósforo para o ser humano?

A relação entre cálcio e fósforo evidencia como os eletrólitos possuem interconexões de grande importância, com impacto sobre funções essenciais para a vida e que envolvem vários órgãos e sistemas.

CÁLCIO

Constitui um dos elementos inorgânicos mais importantes do organismo humano, sendo o cátion mais freqüente, com estoques imensos situados, especialmente, nos ossos e nos dentes. É, entretanto, escasso na maioria das células, com concentração citoplasmática de aproximadamente 0,1µm. A concentração do cálcio iônico (Ca^{2+}) do lado externo da célula e dentro do retículo endoplasmático é, entretanto, muito mais elevada. Essa diferença é mantida por proteínas de transporte ativo nas membranas citoplasmáticas e do retículo endoplasmático, que transferem o cálcio para o LIT. Os níveis de Ca^{2+} no compartimento IC são regulados pela abertura e fechamento dos canais de cálcio e pela ação das bombas de membrana. Há muitos sinais que promovem a abertura dos canais de Ca^{2+}, que determinam grande aumento na sua concentração citoplasmática, acima de 100 vezes em fração de um segundo.

Cálcio

O cálcio está envolvido em muitas vias de transdução, pode atuar como primeiro e segundo mensageiros na transmissão de sinal em muitos sistemas e células miocádicas e renais, além de se constituir em componente mineral ósseo essencial. O Ca^{2+} ativa a proteinoquinase C, controla vários canais de membrana e estimula a secreção por exocitose e pode estimular sua própria liberação das reservas intracelulares. A ativação catalítica de muitas enzimas (digestivas, das hemácias, defesa imune) requer a associação química com o cálcio.

Sua função principal é a de estruturar ossos e dentes, ativar algumas das reações da coagulação sangüínea como co-fator enzimático, ou liberar energia necessária para a contração muscular. Possui importante papel na contração muscular, na divisão e agregação celular, na secreção de enzimas. A ingestão adequada de cálcio é fator positivo de proteção do esqueleto; sendo capaz de participar da redução da pressão arterial sistêmica, do risco de câncer do cólon, da nefrolitíase e da síndrome pré-menstrual.

Função do cálcio

O ser humano adulto contém em torno de 1.200g de cálcio, o que representa 2% do seu peso corpóreo. O seu valor sangüíneo normal é de 9,5 a 11mg/dl. O cálcio distribui-se no organismo principalmente no esqueleto (99%) como cálcio-fosfato (hidroxiapatita), nos dentes (7g), nos tecidos moles (7g) e nos líquidos corpóreos (1g). O equilíbrio do cálcio é mantido por seu intercâmbio entre os LIC e o LIV na dependência de sua concentração sangüínea, o que depende de controle enzimático e hormonal.

Ca × P = 40

O cálcio e o fósforo formam fosfato de cálcio, que é relativamente insolúvel. Essa insolubilidade limita muito a absorção gastrintestinal destes íons, possibilita aos ossos e aos dentes dureza e flexibilidade, favorece a existência do sistema de alavancas e de proteção de vários órgãos e sistemas, torna o metabolismo ósseo lento não só em sua formação como também, em resolução para a cura em conseqüência de alguma fratura. No sangue precisam ser controlados com precisão para que não haja precipitação como solução saturada. A relação entre cálcio e fósforo é inversamente proporcional, sendo regida pela equação Ca × P = 40.

Absorção e biodisponibilidade: o cálcio é absorvido por difusão passiva dependente de sua concentração na luz intestinal e da absorção da água e por transporte ativo. A difusão passiva ocorre em qualquer parte do intestino, e pode representar mecanismo importante no cólon para recuperar o cálcio não absorvido no intestino delgado. O transporte ativo é realizado pela 1,25-diidroxivitamina D que estimula na parte alta do intestino delgado a ligação de cálcio-proteína, que é carreada através da parede intestinal. A absorção intestinal de cálcio é inversamente proporcional a sua ingestão, e o intestino absorve mais quando a ingestão é baixa. O cálcio possui melhor biodisponibilidade quando é disponível na alimentação com ácido cítrico, fosfatídeos de caseína ou pela adição de sais altamente solúveis, como o gluconato de cálcio. A eficiência da absorção do cálcio é reduzida em pessoas com acloridria gástrica e em idosos.

As principais fontes de cálcio são o leite e os produtos lácteos, a sardinha e alguns vegetais verdes, como a couve. Todos possuem boa equivalência em sua bidisponibilidade.

Transporte e metabolismo: a concentração do Ca^{2+} livre no compartimento IC pode ser aumentada pela maior disponibilidade do inositol trifosfato (IP_3) de seus depósitos celulares, ou do aumento do influxo do cálcio do EC determinado pela ação de um receptor da membrana citoplasmática mediado por ação hormonal ou por um fator de estimulação para esse receptor (calmodulina).

Homeostase do cálcio

Regulação e excreção: a homeostase do cálcio é realizada pela ação conjunta do intestino, rins e fígado e a intermediação da paratireóide e vitamina D. A diminuição do cálcio plasmático é identificada por uma proteína cálcio-sensível nas paratireóides que determina o aumento da secreção do paratormônio. O hormônio da paratireóide ativa o seu receptor nos rins e nos osteoblastos. O paratormônio eleva o cálcio circulante por intermédio de: 1. estimulação dos osteoclastos, com liberação do cálcio e fosfato do osso para o sangue. O fósforo é quase imediatamente excretado pela urina, resultando em elevação do cálcio sangüíneo; 2. aumento da absorção gastrintestinal do cálcio e fosfato alimentares; 3. impedimento da reabsorção de fosfato pelos túbulos renais com aumento de sua excreção; 4. estímulo ativo da 1α-hidroxilase (1-OHase), que converte a 25-OH-D para o metabólito ativo $1,25(OH)_2D$, o que aumenta a absorção intestinal de cálcio e diminui a de fosfato, além de estimular a produção de osteoclastos e promover a reabsorção óssea. Outro hormônio envolvido é a tireocalcitonina, que favorece o depósito osteoblástico de cálcio do sangue no osso, limitando a ação osteoclástica do paratormônio. O estrógeno e a testosterona são também hormônios osteoblásticos. A deficiência desses hormônios provoca enfraquecimento ósseo, o que determina, especialmente após a menopausa, o risco de fraturas patológicas. A administração de cálcio na ausência de estrógeno não consegue recompor adequadamente o osso, resultando, em geral, em hipercalcemia e risco de litíase. O depósito de cálcio ósseo é também influenciado pela tensão a que é submetido o sistema locomotor, seja em decorrência de tração, seja do exercício. A atividade osteoblástica é maior nos atletas do que nas pessoas sedentárias. Por isso, o sedentarismo contribui para a fragilidade óssea e a tração é, freqüentemente, usada no tratamento das fraturas. A tração mantém as partes ósseas alinhadas e oferece tensão suficiente para a atividade osteoblástica, apesar da imobilidade em que permanece o paciente. A tensão sobre os membros inferiores também permite reduzir o *genu varum* (membros inferiores, arqueados como se a pessoa estivesse montada em um cavalo). O peso do corpo em ortostatismo é primariamente exercido sobre os membros inferiores ao longo da linha mediana. Nos pacientes com *genu varum*, a tensão sobre os membros inferiores ocorre principalmente na porção lateral do joelho, o que estimula a reabsorção osteoclástica neste local.

A vitamina D é outro fator necessário para a manutenção do metabolismo do cálcio e fosfato. Atua separando o cálcio do fósforo, permitindo que sejam absorvidos de forma independente. O raquitismo é resultado da deficiência da vitamina D. Os corticóides possuem efeito oposto ao da vitamina D. Pacientes sob corticoterapia prolongada apresentam, com freqüência, osteoporose.

Regulação do Ca e P

Paratormônio tireocalcitonina

A intensa ingestão de cálcio pode aumentar sua eliminação urinária. Nas situações clínicas em que o pH urinário se situa em torno de 5 a 6, o cálcio e o fosfato precipitam como fosfato de cálcio insolúvel promovendo o surgimento de cálculos. O uso rotineiro de alimentos que acidificam a urina pode trazer benefícios a pacientes com tendência à formação de cálculos renais. A ionização do cálcio é inibida pelo excesso de bicarbonato, seja na alcalose metabólica seja respiratória. O aumento da ionização do cálcio relacionada à acidemia diminui a irritabilidade mioneural e promove sonolência e letargia. O cálcio é eliminado para o exterior por intermédio do intestino, rim e pele.

Nefrolitíase

Hipocalcemia: associa-se com níveis de cálcio abaixo de 9mg/dl. A deficiência de cálcio pode determinar alterações graves em crianças e adultos. A deficiência crônica de cálcio pode produzir alterações do crescimento e deformidades ósseas em crianças e adultos, respectivamente. A redução aguda do cálcio plasmático pode provocar tetania, diminuição da duração da sístole e aumento da duração da diástole. A hipocalcemia possui sinergismo com a ação digitálica.

Hipocalcemia

Hipercalcemia: ocorre quando a calcemia se eleva além de 11mg/dl. O desenvolvimento agudo de hipercalcemia é raro, associando-se, especialmente, com metástases ósseas múltiplas, mieloma múltiplo e hiperparatireoidismo.

Hipercalcemia

Determinação do cálcio corpóreo: a avaliação do cálcio iônico sérico é inadequada para a aferição do seu estado corpóreo. A densitometria óssea é a técnica que pode ser usada para monitorizar o estado de cálcio no organismo. A medição do cálcio total, cálcio iônico, do paratormônio e da vitamina D pode orientar, inicialmente, a investigação diagnóstica das causas de variações do metabolismo do cálcio.

FÓSFORO

O fósforo possui distribuição universal, sendo encontrado abundantemente nos alimentos. É o ânion de maior quantidade no LIC, compondo parte significativa do protoplasma celular. Está presente nos sistemas biológicos como fosfato-fosfato livre, fosfato-anidro ou fosfato-éter. A maior quantidade de fosfato líquido circulante no ser humano é constituída por $H_2PO_4^-$ e HPO_4^{2-} em proporção de 1:4 em pH de 7,4.

Fósforo

A necessidade básica de fosfato é de 0,5 a 1,1mEq/kg/dia. É ingerido diariamente em torno de 800 a 1.500mg. Em nutrição parenteral, é necessário 1mEq/

kg/dia, que equivale a 0,5ml/kg de fosfato ácido de potássio a 10%. A dosagem do fosfato, mesmo quando expresso como fosfato, refere-se ao fósforo sérico (que não inclui o fósforo dos fosfolipídios do plasma). Seus níveis séricos normais variam muito com a idade.

O fósforo é importante constituinte dos ossos e dentes, mas também é necessário para a formação de ácidos nucléicos, para o estoque e a utilização da energia corpórea. Constitui-se no principal reservatório de energia metabólica na forma de ATP, creatina fosfato e fosfoenolpiruvato. É também utilizado como tampão. O metabolismo de todos os maiores substratos metabólicos depende do fosfato como co-fator enzimático presente em vários sistemas enzimáticos.

Papel do fósforo

Os níveis séricos do fósforo situam-se entre 3,5 a 5mg/dl. A nutrição normal oferece quantidade adequada de fósforo por intermédio da carne, leite, ovos e cereais (Tabela 7.16).

TABELA 7.16 – Alimentos ricos em fósforo

Alimento	Porção	Quantidade (mg)
Amêndoas	2/3 de xícara	475
Brócolis	2/3 de xícara	62
Fígado de boi (frito)	100g	476
Leite (integral)	240ml	93
Peru (assado)	100g	251
Refrigerantes	350ml	Até 500

Absorção e biodisponibilidade: a dieta normal possibilita a absorção de 60 a 70% do fósforo oferecido. O aumento da necessidade de fósforo associa-se com o crescimento, a gestação e a lactação.

Transporte e metabolismo: o hormônio da paratireóide possui ação equivalente para o cálcio e o fósforo, proporcionando melhor absorção intestinal do fósforo. Os alimentos ricos em fitatos, como alguns vegetais, são digeridos com deficiência no trato gastrintestinal humano, o que promove baixa disponibilidade de fósforo. O fósforo absorvido por transporte ativo é facilitado pela $1,25(OH)_2D$.

Metabolismo do fósforo

O metabolismo do fósforo segue os mesmos passos do cálcio. Pode ser removido do LIC para o LIV quando diminui o seu nível sérico. O cálcio e o fósforo formam fosfato de cálcio, que é relativamente insolúvel, o que limita muito a absorção digestiva do fósforo. O controle sangüíneo do cálcio e fósforo deve ser preciso para que não precipitem. A relação entre cálcio e fósforo é inversamente proporcional e determinada pela relação $Ca \times P = 40$. Nas situações clínicas em que o pH urinário se situa em torno de 5 a 6, o cálcio e o fosfato podem precipitar como fosfato de cálcio insolúvel, promovendo o surgimento de cálculos. O uso rotineiro de alimentos que acidificam a urina pode trazer benefícios a pacientes com tendência à formação de cálculos renais.

Regulação e excreção: não difere do processo a que é submetido o cálcio. Havendo redução da absorção do fósforo há de forma compensatória diminuição da sua excreção.

Hipofosfatemia: é significativa ou sintomática se os valores do fósforo forem inferiores a 2,5mg e 1,0mg/dl, respectivamente. A deficiência de fósforo é rara porque sua ocorrência na dieta normal é imensa.

A hipofosfatemia pode ocorrer devido à **redução da oferta de fósforo** como ocorre na inanição, raquitismo (deficiência de vitamina D, resistente à vitamina D, síndrome de Reye); **desvio do fósforo para a célula**, como ocorre na alcalose respiratória, ação da insulina, infusão de glicose, tratamento da cetoacidose; **perda renal**, associada com acidose metabólica, cetoacidose diabética, aumento da filtração glomerular, hiperaldosteronismo, hiper-hidratação, hiperparatireoidismo, raquitismo hipofosfatêmico ligado ao cromossomo X e autossômico dominante, síndrome de Fanconi, secreção inapropriada de hormônio antidiurético, recuperação de necrose tubular, corticoterapia, uso de diuréticos, resistência ou deficiência de vitamina D, rim recém-transplantado; **perda gastrintestinal**, associada com má absorção, uso de antiácidos com alumínio; **aumento do consumo celular**, devido a gravidez, recuperação nutricional, tumores de crescimento rápido, uso de epinefrina; **causas variadas**, associadas a alcoolismo crônico, *diabetes mellitus*, expansão rápida de volume hídrico vascular, restabelecimento de hipotermia pós-cirurgia.

As principais alterações clínicas associadas à hipofosfatemia aguda e muito grave são ataxia, convulsão, depleção de adenosina trifosfato (ATP), depressão da contratilidade miocárdica, disfunções hepática e leucocitária (imunodepressão), fraqueza (inclusive da musculatura intercostal), hemólise, hemorragias, hipoxemia tecidual (por diminuição da 2-3-DPG das hemácias e desvio da curva de dissociação da hemoglobina para a esquerda), lise e disfunção de plaquetas, mialgia, parestesia, rabdomiólise, suscetibilidade aumentada às infecções bacterianas, tremor e coma. Os casos crônicos manifestam-se por osteomalacia, osteoporose, raquitismo, dor óssea, *diabetes mellitus*, hipercalciúria e hiermagnesemia.

A confirmação laboratorial da hipofosfatemia pode ser feita por intermédio de identificação da intensidade da hipofosfatemia: hipofosfatemia moderada – fósforo inferior a 2,5mg/dl; hipofosfatemia grave – fósforo inferior a 1mg/dl. Para avaliar as causas mais prováveis responsáveis pela hipofosfatemia de acordo com a hipótese clínica, pode ser útil a realização de hemograma, ionograma (incluindo cálcio total e ionizado, magnésio); provas de função hepática (bilirrubinas, transaminases, fosfatase alcalina, desidrogenase láctica); creatinina-fosfoquinase, aldolase; gasometria arterial; uréia e creatinina séricas; dosagem do hormônio da paratireóide; exame de urina (creatinina urinária, hemograma, bilirrubinas); transaminases, creatinina fosfoquinase; desidrogenase láctica; dosagem da vitamina D (25 e 1,25) no caso de raquitismo.

Hipofosfatemia

O tratamento da hipofosfatemia leve (fósforo sérico de pelo menos 2mg/dl), constitui em aumentar a oferta dietética de fosfato, por via oral, em doses divididas para evitar diarréia, ou usar leite desnatado. Na hipofosfatemia moderada, administrar fosfato ácido de sódio, 15 a 30ml, por via oral, de 8/8 horas. Pode ser substituído pelo fosfato ácido de potássio: 1,0mEq/kg/dia (o dobro da manutenção), por via intravenosa. A hipofosfatemia grave com fósforo entre 0,5 e 1,0mg/dl, requer a administração de 0,25 a 0,5mEq/kg/dose de fósforo (KH_2PO_4/K_2HPO_4), por via intravenosa, de 4-6/4-6 horas, até o fósforo sérico ultrapassar a 2mg/dl. A concentração de fósforo deve ser medida antes de cada dose e assim que a sua concentração ultrapassar a 2mg/dl iniciar a terapia oral. A hipofosfatemia grave com fósforo sérico inferior a 0,5mg/dl requer a administração de 0,5 a 1mEq/kg de fósforo (KH_2PO_4/K_2HPO_4), por via intravenosa, de 4-6/4-6 horas. A doença de base (por exemplo, o raquitismo) deve ser procurada e se possível tratada.

Hiperfosfatemia: é significativa quando os níveis de fósforo são superiores a 4,7mg/dl. Suas principais causas decorrem de: 1. oferta excessiva (aumento da ingestão oral ou da infusão venosa, uso de etidronato dissódico); 2. insuficiência renal (que constitui a causa mais comum associada à oferta aumentada, como ocorre com o uso de enemas com sais de fósforo); 3. endócrinas (excesso do hormônio do crescimento ou da vitamina D, hipoparatireoidismo, tireotoxicose); 4. causas variadas (lise celular maciça por quimioterapia, rabdomiólise ou choque).

Hiperfosfatemia

As principais queixas associadas com a hiperfostatemia dependem da hipocalcemia associada. A hiperfosfatemia é, em geral, assintomática. As principais alterações da hipocalcemia são: arritmia, convulsões, hipotensão, tetania. O valor da fosfatemia multiplicado pelo da calcemia (em mg/dl) superior a 70mg/dl pode determinar calcificações teciduais metastáticas na córnea, pulmões, rins, sistema de condução cardíaco e vasos sangüíneos.

Hiperfosfatemia

A hiperfosfatemia é confirmada pela identificação da dosagem sérica de fósforo em níveis superiores a 4mg/dl. Pode haver hipercalcemia associada.

O tratamento consiste na normalização prioritária, quando presente, da hipocalcemia. A causa básica deve ser tratada e a oferta de fosfato dietético diminuída. O estado de hidratação deve ser corrigido, de acordo com a intensidade da desidratação, pela infusão de NaCl a 0,9%. Pode ser útil a administração de acetazolamida, quelantes de fósforo (carbonato de cálcio ou hidróxido de alumínio: 5 a 10ml de 6/6 horas, por via oral). Nos casos em que o fósforo for superior a 6mg/dl, o hidróxido de alumino deve ser administrado preferencialmente ao carbonato de cálcio para evitar a precipitação de cálcio nos tecidos moles. A infusão de insulina e glicose pode ser benéfica quando é administrada na hiperpotassemia. A diálise peritoneal é o recurso a ser providenciado em pacientes com disfunção renal grave associada.

MAGNÉSIO

O adulto normal possui 25 a 30g de magnésio, com distribuição corpórea semelhante à do potássio, e 1% do seu total localizado no compartimento EC. O magnésio plasmático situa-se entre 0,8 e 1,5mg/dl, sob a forma livre (53%); em complexos com citrato, fosfato e outros íons (15%); e unido a proteínas (32%), principalmente à albumina. Ocorre em grandes quantidades nos ossos (65%) e nos músculos (30%). De 50 a 60% do magnésio ósseo está no compartimento IC.

O magnésio atua de forma a ativar o sistema enzimático celular a produzir energia pela transformação do ATP em ADP, especialmente nos sistemas necessários para o metabolismo da glicose, a contração muscular (incluindo cardíaca), a síntese de ácido nucléico, de coenzimas e de gordura e proteína. É essencial para a manutenção do suprimento adequado de purina e pirimidina para a síntese de DNA e RNA. Ativa também a fosfatase alcalina e catalisa reações bioquímicas hepáticas e ósseas, além de ser importante estabilizador da condução neural.

Ação do magnésio

O magnésio encontra-se amplamente distribuído nos alimentos, principalmente nos vegetais folhosos verde-escuros, e no cacau, café, castanhas, chá, frutos do mar e grãos integrais. É muito usado como leite, citrato ou sulfato de magnésio. Todos esses compostos de magnésio exercem efeitos laxativos efetivos, por efeito osmótico ao atrair a água dos tecidos para a luz intestinal aumentando e amolecendo o bolo fecal e estimulando o peristaltismo.

A necessidade diária do magnésio é de 0,25 a 0,5mEq/kg/dia (equivalente a 0,06 a 0,12ml/kg de sulfato de magnésio a 50%).

O nível sérico do magnésio é controlado pelo hormônio da paratireóide, que estimula sua reabsorção renal, assim como faz com o cálcio, e pela excreção renal de seu excesso.

Absorção, biodisponibilidade: é absorvido ao longo do intestino delgado e grosso, especialmente no jejuno distal e íleo. A fração de absorção é inversamente proporcional aos níveis de ingestão, sendo estimada a absorção ligada em torno de 50%. Os alimentos ricos em fosfatos, fitatos e fibras e dietas pobres em proteínas (inferior a 30g/dia) diminuem a absorção do magnésio.

Transporte, metabolismo, excreção: o rim é o principal órgão envolvido na homeostase do magnésio, sendo filtrado 80% do seu conteúdo plasmático e reabsorvido 30% no túbulo contorcido proximal e 65% na alça de Henle. A excreção renal de magnésio é variável, maior na hipermagnesemia e menor na hipomagnesemia. A excreção do magnésio é aumentada pela administração de ácido etacrínico, cisplatina e furosemida, e diminuída pelo álcool, amilorida e trianterento.

Hipomagnesemia: pode ser classificada em leve, moderada ou grave, de acordo com a magnesemia abaixo de 1,7mg/dl (1,4mEq/l, ou 0,7mmol/l), 1,5mg/dl (1,2mEq/l ou 0,6mmol/l) e de 0,8mg/dl (0,66mEq/l, ou 0,33mmol/l), respectivamente.

É causada principalmente por: 1. **redução da ingestão** (suplementação inadequada em paciente grave); 2. **perda renal** (acidose tubular renal, glomerulonefrite, hidronefrose, hipomanesemia familiar com hipercalciúria e nefrocalcinose, necrose tubular aguda, nefrite, nefrosclerose, pielonefrites, tubulopatias genéticas de Gitelman, Barter, uso de aminoglicosídeo, anfotericina, cálcio, ciclosporina, cisplatina, cloreto de amônio, furosemida, insulina, manitol, pentamidina, teofilina, tiazida, vitamina D); 3. **perda gastrintestinal** (cirrose hepática; desnutrição; diarréia aguda ou prolongada; má absorção: doença de Crohn, doença celíaca, fibrose cística, intestino curto, retocolite; colostomia; fístulas biliares; hipomagnesemia intestinal crônica com hipocalcemia secundária; pancreatite; sucção nasogástrica contínua sem infusão de magnésio; uso de laxativos); 4. **outras causas** (alcoolismo, carcinomas osteolíticos, cetoacidose diabética, circulação extracorpórea, hiperaldosteronismo, hiper e hipoparatireoidismo, hipercatabolismo, hipomagnesemia transitória do recém-nascido, hipopotassemia, idiopática, hipertireoidismo, lactação excessiva, lise tumoral, porfiria com secreção inapropriada de hormônio antidiurético, transfusões múltiplas ou exsanguineotransfusão).

A hipomagnesemia aumenta a irritabilidade neuromuscular, provoca tremores, tetania e possivelmente convulsões e associa-se freqüentemente com hipocalcemia e hipopotassemia.

A sintomatologia é caracterizada por apnéia, arritmias cardíacas (fibrilação ventricular ou atrial e taquicardia ventricular), ataxia, convulsões, confusão mental e coma, delírio, depressão, distúrbios do comportamento, fraqueza muscular, hipertonia e espasticidade, hipocalcemia resistente à vitamina D, irritabilidade neuromuscular; náuseas, sensibilidade cardíaca aumentada aos digitálicos, sinais de Trousseau e Chvostek, tetania, tremores, vertigem e vômitos. Assemelha-se à sintomatologia da hipocalcemia. A hipomagnesemia leva à hipocalcemia e á hipopotassemia. Os hipertensos com hipomagnesemia podem apresentar redução de seus níveis pressóricos com a normalização da magnesemia sérica.

Sintomatologia da hipomagnesemia

O diagnóstico pode ser confirmado pelo encontro de magnésio sérico inferior a 1,0mEq/litro; e magnésio dos eritrócitos e magnesiúria de 24 horas diminuída. A excreção renal de magnésio pode ser determinada pela fórmula da fração de excreção de magnésio, definida como: FE_{Mg} = (Mg urinário × creatinina sérica)/(0,7 ×mg plasmático × creatinina urinária) × 100. A infusão ou suplementação de magnésio deve ser interrompida durante essa análise. O fator 0,7 para a correção do magnésio plasmático é usado porque 30% do magnésio se liga à albumina e não é filtrado. A fração de excreção de magnésio depende da magnesemia e da sua ingestão e varia de 1 a 8%. É inferior a 2% quando a hipomagnesemia é de causa extra-renal. A perda renal é sugerida por valores superiores a 4%, em presença de hipomagesemia. Os valores superiores a 10% confirmam a hipótese de perda renal aumentada. Junto com a excreção renal de magnésio pode também ser feita a de sódio, potássio, cálcio e fósforo. O eletrocardiograma simula infarto agudo do miocárdio com depressão do ST e inversão de T nas derivações precordiais. Outros exames podem auxiliar o diagnóstico de hipomagnesemia como cálcio total e ionizado, fosfato, fosfatase alcalina, pH, proteínas totais e fracionadas, uréia e creatinina séricas, creatinina urinária e depuração de creatinina, hormônio da paratireóide.

Fração de excreção de magnésio: FE_{Mg} = (Mg urinário × creatinina sérica)/(0,7 × Mg plasmático × creatinina urinária) × 100

O tratamento da hipomagnesemia grave e sintomática e das emergências (taquiarritimias ventriculares, *torsades de pointes*, fibrilação refratária à defibrilação, em especial, se secundária a distúrbios metabólicos ou intoxicação digitálica) deve ser realizado com sulfato de magnésio a 50%: 25 a 50mg/kg/dose, por via intravenosa, lenta (15 minutos), corresponde a 2,5 a 5,0mg/kg de magnésio elemento e a 0,05 a 0,1ml/kg de sulfato de magnésio a 50%. Esta dose pode ser repetida mais uma ou duas vezes, com intervalos de 6 horas, antes de repetir a magnesemia; ou, 20 a 40ml, diluído em SGI: 500ml, por via intravenosa, em 4 a 6 horas de infusão. A velocidade máxima de infusão é de 1mEq/minuto. A reposição de magnésio por via intravenosa deve ser mais lenta e cuidadosa se existe disfunção renal.

Tratamento da hipomagnesemia

Após a correção aguda, manter 0,2 a 0,5mEq/kg de magnésio por dia. Podem ser necessários 4 a 5 dias até normalizar a magnesemia. A hipomagnesemia moderada pode ser tratada com sulfato de magnésio a 50%, 6mg/kg ou 0,125ml/kg, para prover até 64mEq/l, por via intramuscular, 4/4 a 6/6 horas. A hipomagnesemia leve deve ser tratada com hidróxido de magnésio 200ml/dia, por via oral, dose dividida de 6/6 horas; ou, leite de magnésio 5ml, por via oral, de 6/6 horas; ou óxido de magnésio (comprimidos) 250 a 500mg (12,5 a 25mEq), de 6/6 horas. A diminuição dos reflexos tendíneos profundos indica reposição excessiva de magnésio. A hipopotassemia, a hipocalcemia e a hipofosfatemia associadas à hipomagnesemia só serão corrigidas adequadamente após a normalização dos níveis da magnesemia.

Hipermagnesemia

Hipermagnesemia: é rara e associa-se, usualmente, com o **excesso de sua administração** como antiácido, enema, laxativo, suplemento dietético, tratamento da eclâmpsia, em especial em paciente com insuficiência renal crônica; em algumas endocrinopatias (cetoacidose diabética, doença de Addison, hiperparatireoidismo, hipotireoidismo); e em outras causas (intoxicação por lítio, lise tumoral).

As alterações clínicas associadas com a hipermagnesemia incluem: bradicardia com risco de parada cardíaca, coma, depressão do sistema nervoso central (sonolência, letargia, coma) e da ventilação (insuficiência respiratória), hipotensão arterial ou choque (por vasodilatação), hiporreflexia (hipotonia muscular), náuseas, parada cardíaca e vômitos. Pode ser classificada em leve e moderada, ou grave e sintomática quando a magnesemia ultrapassa a 2,3mg/dl (1,9mEq/l, ou 0,95mmol/litro), ou 4,5mg/dl (2,8mEq/litro, ou 1,9mmol/litro, respectivamente (Tabela 7.17).

TABELA 7.17 – Alterações clínicas da hipermagnesemia em função dos valores da magnesemia.

Magnesemia (mEq/litro)	Alterações clínicas
2 a 4	Anorexia, diaforese, letargia, náuseas, sonolência, vômitos
4 a 6	Diminuição dos reflexos tendíneos profundos
> 6	Alteração da consciência, ausência dos reflexos tendíneos profundos
> 8 a 10	Dificuldade em falar, disfagia, hipotensão, paralisia flácida, PRi prolongado, QRS alargado, arritmias ventriculares
15	Bloqueio atrioventricular total, assistolia

É confirmada laboratorialmente pela magnesemia superior a 3,6mg/dl; eletrocardiograma nas formas graves apresentado PRi, QRS e QTc aumentados, onda T em tenda, bloqueio atrioventricular, extra-sístoles ventriculares prematuras; e calcemia, em geral, revelando hipocalcemia.

Tratamento da hipermagnesemia

O tratamento consiste, em geral, na interrupção da oferta de magnésio. Pode ser feita a administração simultânea de NaCl a 0,9% para aumentar a diurese, para 60ml/hora até reduzir a magnesemia. A furosemida pode ser infundida junto com a hiper-hidratação, de forma semelhante ao tratamento da hipercalcemia. A reposição de cálcio por via intravenosa, deve ser feita nos casos graves com manifestações cardíacas, com gluconato de cálcio a 10%, por via intravenosa, 10ml de 5/5min, lento, até regressão das alterações eletrocardiográficas. A diálise peritoneal ou hemodiálise pode ser realizada nos casos muito graves ou refratários e com insuficiência renal.

AGORA VOCÊ JÁ DEVE SABER

- A água é fundamental para a vida.
- A maior quantidade de água está no compartimento intracelular.
- Os órgãos e tecidos que mais contêm água são: sangue, músculos, estruturas livres de gordura.
- Quão mais jovem o ser, mais água tem.
- À medida que envelhece, o ser humano reduz sua porcentagem de água.
- Os compartimentos humanos são divididos em intra e extracelular.
- O compartimento extracelular é constituído pelos líquidos intravascular e intersticial.
- A água é obtida dos alimentos ingeridos (solutos e líquidos) e do metabolismo basal.
- A água é eliminada do organismo pela urina, fezes, pele e pulmões.
- A água atua como: solvente para as reações químicas da vida, reagente em várias reações bioquímicas, lubrificante, regulador de temperatura e fonte de minerais.
- Na osmose a água difunde de regiões de alta para baixa concentração de água.
- Em soluções hipotônicas as células tendem a incorporar água, enquanto nas soluções hipertônicas tendem a perder água.
- As células devem permanecer isotônicas com respeito ao ambiente para prevenir o ganho ou perda de água de forma a não serem lesadas.
- Os solutos difundem-se de uma região de alta para outra de menor concentração de soluto.
- O equilíbrio hidroeletrolítico é atingido quando a concentração de determinado soluto é idêntica em ambos os lados da membrana celular.
- Sódio, potássio e cloretos influem sobre a distribuição de água no organismo.
- Cálcio ou fósforo participam de funções importantes que possibilitam a viabilidade do sistema de alavancas, inclusive dentes, permitem ativação da coagulação e uso de energia pelas células.
- O magnésio é fundamental para permitir a recomposição energética das células após terem sido ativadas.

QUESTÕES PARA REFLEXÃO

1. Compare os recursos hídricos do Brasil com o de outros países.
2. Quais as funções da água? Cite seis.
3. Quais órgãos e sistemas possuem mais e menos água?
4. A quantidade de água varia de acordo com a faixa etária?
5. Como é a composição do LIV?
6. Há correlação entre o envelhecimento e a redução da água disponível?
7. Há diferenças na composição em água do organismo entre pessoas obesas e magras?
8. Por que emagrecer não é realizado pelo uso de diuréticos ou de laxativos?
9. Interconverter pressão osmótica mmHg em osmóis. Calcular a concentração em mEq/litro e a pressão osmótica em mOsm/litro de soluções de diferentes molaridades ou concentrações em g/100ml de uréia, glicose, cloreto de sódio, cloreto de cálcio, bicarbonato de sódio, dados os pesos moleculares destas substâncias.
10. Converter concentrações em mg/dl de cátions e ânions em mEq/litro em Osm/litro.
11. Descrever os fatores determinantes das diferenças de composição eletrolítica entre plasma e líquido intersticial, e entre os líquidos intersticial e intracelular.

12. Descrever os fatores determinantes das trocas líquidas entre plasma e líquido intersticial.
13. Descrever as alterações de concentração de K^+ no líquido extracelular, seus fatores determinantes e sua importância fisiopatológica.
14. Determinar a osmolaridade de uma solução dado seu ponto de fusão.
15. Quais alimentos são ricos em sódio, potássio e cloretos?
16. Qual a necessidade diária humana de sódio e de potássio?
17. Qual compartimento corpóreo contém maior quantidade de água?
18. Por que crianças são especialmente vulneráveis à desidratação?
19. Por que a hipoalbuminemia causa aumento do líquido intersticial?
20. Como as perspirações sensível e insensível provocam perda de água?
21. Por que há aumento inicial nos níveis do potássio em pacientes que possuem lesão tecidual intensa?
22. Como pode ocorrer a litíase urinária?
23. Idealize a contração cardíaca inter-relacionando os vários íons que permitem a integração de órgãos e sistemas.
24. Como criticar as intervenções destrutivas sobre o planeta e proteger os mananciais de água para preservar a vida?

APLICANDO O QUE VOCÊ APRENDEU

1. Desenhe a estrutura de um par de moléculas de água mantidas unidas por pontes de hidrogênio. Seu desenho deve indicar as ligações co-valentes.
2. Avalie seu próprio balanço hídrico:
   a) descreva os alimentos por você ingeridos em um dia;
   b) calcule a água neles contida;
   c) compute a água e outras bebidas ingeridas;
   d) discrimine as perdas incluindo urina e fezes;
   e) considere a perda insensível aproximada;
   f) anote cerca de 300ml do ganho com o metabolismo;
   g) promova o balanço de ganhos e perdas.
3. Avalie a quantidade de sódio em sua alimentação diária.
4. Avalie a quantidade de potássio em sua alimentação diária.
5. Associe as funções do sódio, potássio, cálcio, magnésio, fosfato. Busque inter-relacioná-los e integrá-los em sua função no organismo humano.

BIBLIOGRAFIA UTILIZADA PARA EDIÇÃO DO TEXTO

■ Andersson B. Regulation of body fluids. Ann Rev Physiol 1977;39:185-200. ■ Andersson B. Regulation of water intake. Physiol Rev 1978;48:582-603. ■ Blaustein MP. Sodium transport and hypertension. Hypertension 1984;6:445-53. ■ Buckalew Jr VM, Gruber KA. Natriuretic hormone. Ann Rev Physiol 1984;46:343-57. ■ Burke SR. The Composition and Function of Body Fluids. St. Louis: Mosby; 1980. p 208. ■ Collins RD. Illustrated Manual of Fluid and Electrolyte Disorders. Philadelphia: J.B. Lippincott; 1976. p 180. ■ Council on Scientific Affairs: sodium in processeded foods. JAMA 1983;248:784. ■ De Luca Jr LA et al. On a possible dual role for central noradrenaline in the control of hydromineral fluid intake. Br J Med Biol Res 1994;27:905-14. ■ Ebel H, Günther T. Role of magnesium in cardiac disease. J Clin Chem Clin Biochem 1983;21:249-65. ■ Figueiredo EA. Meio interno – sangue – plasma. In: Vieira EC et al. eds. Química Fisiológica. 2ª ed. Rio de Janeiro: Atheneu; 1995. p 1-5. ■ Figueiredo EA. Metabolismo de água e de eletrólitos. In: Vieira EC et al. eds. Química Fisiológica. 2ª ed. Rio de Janeiro: Atheneu; 1995. p 107-16. ■ Franci CR. Aspects of neural and hormonal control of water and sodium balance. Br J Med Biol Res 1994;27:885-903. ■ Giles H, Vijayan A. Tratamento Hidroeletrolítico. In: Green GB et al. eds. Manual de Terapêutica Clínica da Universidade de Washington. 31ª ed. Rio de Janeiro: Guanabara Koogan; 2005. p 40-73. ■ Kokko JP. Volemia e Eletrólitos. In: Goldman L, Ausiello D eds. Cecil Tratado de Medicina Interna. Rio de Janeiro: Elsevier; 2005;112:771-93. ■ Koch MJ, Gross ED. Abordagem à Hiperpotassemia e à Hipopotassemia. In: Kwoh C et al. eds. Medicina Interna. Rio de Janeiro: Guanabara Koogan; 2005. p 105-9. ■ Lau A. Distúrbios Hidroeletrolíticos. In: Koda-Kimble MA et al. eds. Manual de Terapêutica Aplicada. 7ª ed. Rio de Janeiro: Guanabara Koogan; 2005. p 9.1-9.20. ■ Leier CV et al. Clinical relevance and management of the major electrolyte abdnormalities in congestive heart failure: Hyponatremia, hypokalemia, and hypomagnesemia. Am Heart J 1994;126:564-74. ■ McCann SM et al. Hormonal control of water and electrolyte intake and output. Acta Physiol Scand 1989;136(Suppl. 583):97-104. ■ McCann SM et al. Hypothalamic control of water and salt intake and excretion. Br J Med Biol Res 1994;27:865-84. ■ McMullin ST et al. Distúrbios do Equilíbrio Acidobásico. In: Koda-Kimble MA et al. eds. Manual de Terapêutica Aplicada. 7ª ed. Rio de Janeiro: Guanabara Koogan; 2005. p 8.1-8.8. ■ Melo MF. Manual de Dietas. Serviço de Nutrição e Dietética. Faculdade de Medicina e Hospital das Clínicas da Universidade Federal de Minas Gerais. Belo Horizonte. Imprensa da Universidade Federal de Minas Gerais; 1973. p 94. ■ Palkovits M et al. Atrial natriuretic peptide in the median eminence is of paraventricular nucleus origin. Neuroendocrinol 1987;46:542-4. ▪ Pedroso ERP. Tratamento dos distúrbios hidroeletrolíticos. In: Rocha MOC et al. eds. Terapêutica Clínica. Rio de Janeiro: Guanabara Koogan; 1997. p 1002-25. ▪ Pedroso ERP. Água, eletrólitos e equilíbrio hidroeletrolítico. In: Teixeira Neto F. Nutrição Clínica. Rio de Janeiro: Guanabara Koogan; 2003. p 25-49. ▪ Pedroso ERP, Oliveira RG. Hidratação venosa. In: Pedroso ERP, Oliveira RG eds. Blackbook Clínica Médica. Belo Horizonte: Blackbook; 2007. p 559-64. ▪ Pedroso ERP, Oliveira RG. Distúrbios Hidroeletrolíticos. In: Pedroso ERP, Oliveira RG eds. Blackbook Clínica Médica. Belo Horizonte: Blackbook; 2007;31:565-82. ▪ Purves WK et al. Vida. A Ciência da Biologia. 6ª ed. São Paulo: Artmed; 2002. ▪ Rakel RE. Current Therapy. Philadelphia: W.B. Saunders; 1997. p 539-47. ▪ Robinson JR. Water and life. World Rev Nutr Dietet 1970;12:172. ▪ Rosado GP, Rosado ELFPL. Minerais. In: Teixeira Neto F. ed. Nutrição Clínica. Rio de Janeiro: Guanabara Koogan; 2003. p 50-64. ▪ Saad WA et al. Effect of cholinergic stimulation of the amygdaloid complex of water and salt intake. Br J Med Biol Res 1994;27:915-20. ▪ Schoemaker W, Walker W. Fluid and eletrolyte therapy in acute illness. Chicago: Year Book Medical Publishers Inc.; 1970. p 304. ▪ Seifter JL. Distúrbios do Equilíbrio Acidobásico. In: Goldman L, Ausiello D eds. Cecil Tratado de Medicina Interna. Rio de Janeiro: Elsevier; 2005. p 793-807. ▪ Stewart CL, Kaskel FJ. Parenteral fluid therapy for infants and children. In: Theunissen IM, Parer JT eds. Fluid and Electrolytes in Pregnancy. Clin Obstet Gynecol 1994;37:3-15. ▪ Suki W. Deficiência de Fósforo e Hipofosfatemia. In: Goldman L, Ausiello D eds. Cecil Tratado de Medicina Interna. Rio de Janeiro: Elsevier; 2005. p 808-10. ▪ Wester PO. Electrolyte balance in heart failure and the role for magnesium ions. Am J Cardiol 1992;70:44C-9C.

LEITURAS ADICIONAIS

▪ Darwing C. A Origem das Espécies. Hemus. São Paulo; 1982. p 471. ▪ Figueiredo EA. Meio interno – sangue – plasma. In: Vieira EC et al. eds. Química Fisiológica. 2ª ed. Rio de Janeiro: Atheneu; 1995. p 1-5. ▪ Gordon N. O Físico. A Epopéia de um Médico Medieval. Rio de Janeiro: Rocco; 1988. p 592. ▪ Guyton AC, Hall JE. Tratado de Fisiologia Médica. 10ª ed. Rio de Janeiro: Guanabara Koogan; 2002. ▪ Junqueira LC, Carneiro J. Biologia Celular e Molecular. 8ª ed. Rio de Janeiro: Guanabara Koogan; 2005. ▪ Melo MF. Manual de Dietas. Serviço de Nutrição e Dietética. Faculdade de Medicina e Hospital das Clínicas da Universidade Federal de Minas Gerais. Belo Horizonte: Imprensa da Universidade Federal de Minas Gerais; 1973. p 94. ▪ Queróz MJ. A Literatura e o Gozo Impuro da Comida. Rio de Janeiro: Topbooks; 1994. p 390. ▪ Sagan C. Cosmos. Rio de Janeiro: Francisco Alves; 1982. p 364.

FOCUS

A ÁGUA E A VIDA

Após esta revisão e a análise do papel da água e dos eletrólitos sobre o organismo humano e, por extensão, sobre todos os seres vivos, é real a preocupação sobre a preservação dos mananciais de água potável em nosso planeta? A luta preservacionista e ecológica é supérflua? É possível a vida ocorrer sem a homeostasia humana que segue a homeostasia planetária?

O desenvolvimento industrial, o crescimento desordenado das cidades e o agrupamento populacional em condições sub-humanas, a destruição das matas e dos mananciais hídricos, a redução dos cursos de córregos, rios, a poluição catastrófica com resíduos físico-químicos e biológicos do subsolo, o uso inadequado da terra para a agricultura trazem efeitos dramáticos. A chuva ácida, a contaminação do solo, de lençóis freáticos, dos alimentos, a impermeabilidade do solo e a criação de enxurradas vigorosas com grande poder de destruição são fenômenos criados pelo homem em decorrência de absurda busca pelo poder, dinheiro e eficiência, ganância que só contribuem para a destruição do planeta. Constituem formas de "evolução e desenvolvimento" falaciosos, temporários, limitados.

É necessário ter em mente que a vida depende de nossa biosfera, que é limitada e, portanto, se não houver o cuidado, carinho, proteção por e com ela, não haverá sobrevivência, em prazo mais curto, do que é imaginado, para todos os seres vivos, inclusive o homem.

Em todas as esferas da ação humana, onde você estiver exercendo sua atividade profissional e de cidadão, não perca de vista essas questões e influa decisivamente na proteção do maior bem que todos possuem, que é a vida, mesmo que sua tomada de decisão seja aparentemente em sentido ao contrário de obter ganho econômico-financeiro imediato.

Reflita sobre seu papel na sociedade, na história humana e no futuro das gerações dos seres vivos!

Pedroso ERP. Ciências Nutricionais. 1ª ed.; 1998.

Avaliando seus conhecimentos

- O cálcio é um macromineral?
- Quanto de cálcio deve ser ingerido diariamente?
- Osteoporose é uma doença da mulher?
- O fósforo é encontrado somente em alguns grupos de alimentos?
- As recomendações de ingestão de enxofre são bem definidas?
- O magnésio é um íon predominantemente intracelular?

CAPÍTULO 8

Macrominerais

Carla Barbosa Nonino-Borges
Ricardo Martins Borges

Todos os minerais que existem no organismo em proporção superior a 0,05% são definidos como macrominerais. São os seguintes: cálcio (1,5 a 2,2%), fósforo (0,8 a 1,2%), potássio (0,35%), enxofre (0,25%), sódio (0,15%), cloro (0,15%) e magnésio (0,05%). Os íons Na$^+$, K$^+$ e Cl$^-$ são detalhados em capítulo apropriado.
Este capítulo concentra-se em quatro macrominerais: cálcio, fósforo, enxofre e magnésio. No entanto, é conveniente ressaltar que os macrominerais são sete: cálcio, fósforo, enxofre, magnésio, sódio, potássio e cloro.

CÁLCIO (Ca)

Cálcio no organismo

O cálcio é o mineral mais abundante do organismo: 1.100 a 1.200g, dos quais 90% estão no esqueleto e cerca de 9% nos dentes, representando cerca de 1,5 a 2% do peso corpóreo. De maneira geral, o cálcio é associado aos ossos, aos dentes e ao leite. Esse fato é um reflexo da importância do cálcio na alimentação da criança. A presença do cálcio na alimentação, tendo o leite como veículo, fornece substrato para a formação óssea e dos dentes. A ligação entre o cálcio e a mineralização óssea é, durante toda vida, evidenciada na tentativa de se prevenir osteoporose. No entanto, além desse papel importante na formação e manutenção dos ossos e dos dentes, o cálcio desempenha outras funções reguladoras no processo bioquímico corpóreo.

Distribuição e funções

No sangue, o cálcio encontra-se livre na forma de cálcio iônico (Ca^{++}), ligado às proteínas ou sob a forma de complexos de baixo peso molecular, como o citrato e o fosfato de cálcio. A figura 8.1 mostra a distribuição do cálcio plasmático.

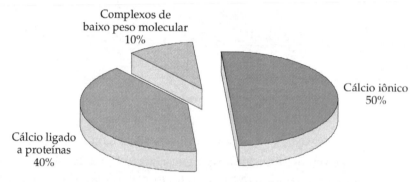

FIGURA 8.1 – Distribuição do cálcio plasmático.

Cálcio e albumina

A concentração plasmática total de cálcio é relativamente constante, variando entre 9 e 11mg/dl, porém ela é influenciada pelos níveis de albumina sérica. De maneira geral, o aumento ou diminuição de 1g/dl de albumina sérica aumenta ou diminui os níveis séricos totais de cálcio em 0,8mg/dl, respectivamente. Assim, em casos de hipoalbuminemia, independente da etiologia desta, é aconselhável a dosagem do cálcio iônico (livre no plasma). Os níveis circulantes de cálcio são adequadamente avaliados utilizando-se os níveis de cálcio iônico, independente dos níveis de albumina sérica.

As funções do cálcio estão diretamente relacionadas à formação dos ossos e dos dentes, além de participar no crescimento e ser um co-fator/regulador em reações bioquímicas. O teor de cálcio encontrado na musculatura estriada do adulto é cerca de 0,0056g/100g de tecido isento de gordura, o córtex do fêmur contém 11, o esmalte do dente, 36 e a dentina, 27g/100g de substância isenta de gordura (Fig. 8.2).

Cálcio e crescimento

O cálcio é fundamental ao crescimento porque ele faz parte dos constituintes dos ossos, dos dentes e de inúmeras reações orgânicas. Entre essas reações pode-se destacar que a liberação de energia para a contração muscular é dependente da presença de cálcio.

Além disso, o cálcio é um elemento primordial da membrana celular na medida em que ele controla sua permeabilidade e suas propriedades elétricas. Está ligado às contrações das fibras musculares lisas, à transmissão do fluxo nervoso, à liberação de numerosos hormônios e mediadores do sistema nervoso.

A atividade plaquetária e a coagulação sangüínea também estão ligadas à presença de cálcio, assim como a transformação de protrombina em trombina é dependente da presença deste mineral.

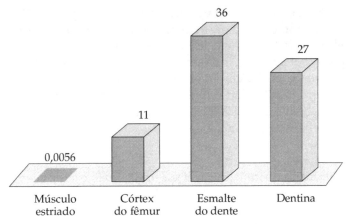

FIGURA 8.2 – Concentração de cálcio em diferentes tecidos (em mg por 100g/tecidos).

O cálcio também está envolvido em uma série de outros eventos fisiológicos e bioquímicos no organismo, entre eles, a absorção de cianocobalamina, a ação da lipase e a secreção de insulina.

Absorção e metabolismo

A eficiência de absorção do cálcio é de 10 a 60%, dependendo da disponibilidade do mineral na alimentação. A absorção de cálcio é, por outro lado, um processo complexo e ligado a inúmeros fatores que incluem desde a disponibilidade de cálcio na dieta, a idade, a raça, a presença de vitamina D, a existência de pH ácido na parte superior do tubo intestinal, motilidade gastrintestinal, presença de lactose e aminoácidos e o uso de drogas, como os barbitúricos. Outro fator que influencia a absorção do cálcio é a fase do ciclo vital. Na gravidez, lactação e fase de crescimento, a absorção é aumentada, mas, com o envelhecimento, em contrapartida, a eficácia na absorção do mineral diminui cerca de 0,2% ao ano, com uma diminuição adicional de 2% na menopausa.

O cálcio é absorvido por dois mecanismos distintos: difusão passiva e transporte ativo. O processo ativo necessita de ATP, é mediado por uma proteína transportadora e ocorre na presença de vitamina D.

A absorção do cálcio é regulado pela vitamina D. O sol, através dos raios ultravioleta, transforma o 7-desidrocolesterol (substância encontrada na pele) em vitamina D_3 (colecalciferol). Esta, por sua vez, é transformada nos rins em calcitriol, um hormônio responsável pela absorção intestinal do cálcio. Isso torna a vitamina D fundamental para a utilização do cálcio.

Para manter os níveis de vitamina D, a melhor forma é a exposição solar por alguns minutos, além do consumo de laticínios. Deve-se ingerir cerca de 600 a 800UI/dla desse elemento na alimentação.

Entre os fatores que influenciam positivamente a absorção de cálcio, podem-se citar a vitamina D, a acidez da matéria digestiva, a presença de lactose, a proteína, o fósforo na alimentação e a necessidade orgânica de cálcio. Assim, pessoas que continuamente recebem uma alimentação baixa em cálcio apresentam uma maior capacidade absortiva desse mineral. Quando a suplementação de cálcio é feita, este deve ser ingerido juntamente com as refeições, pois o esvaziamento gástrico é mais lento, prolongando assim o tempo em que o quimo contendo cálcio permanece em contato com a superfície absortiva.

Níveis plasmáticos baixos de cálcio agem sobre a paratireóide estimulando a liberação de paratormônio. Este age na vilosidade intestinal, nos rins e nos ossos. Sua ação no intestino visa aumentar a absorção do cálcio; nos rins, provoca maior reabsorção de cálcio com maior excreção de fósforo e, nos ossos, maior reabsorção de fósforo e cálcio. Todos esses eventos resultam em aumento do cálcio plasmático.

Entre os fatores que influenciam negativamente a absorção de cálcio, pode-se destacar situações onde o ácido gástrico se encontra diminuído, a presença na alimentação de fibra dietética, de ácido oxálico e de ácido fítico (o espinafre, a acelga, as folhas de beterraba e o ruibarbo contêm estes dois ácidos) que formam compostos insolúveis com o cálcio. Também se relaciona com baixa absorção: presença de esteatorréia, instabilidade emocional, aumento da motilidade intestinal, inatividade física, cafeína e drogas (incluindo anticonvulsivantes, cortisona, tiroxina e antiácidos à base de alumínio).

Eliminação

Cálcio urinário

O cálcio é eliminado do corpo através da urina, fezes e suor. As quantidades normalmente excretadas são: perda de urina, 100 a 200mg/dla; perda fecal, 100 a 200mg/dla; perda no suor, 16 a 24mg/dla.

O sódio influi diretamente na excreção urinária de cálcio. O sódio e o cálcio partilham alguns sistemas de transporte no túbulo proximal, de tal forma que cada 100mmol (2,3g) de sódio excretado pelo rim leva consigo 0,6 a 1,0mmol de cálcio.

Recomendações de ingestão diária de cálcio

O cálcio está significativamente presente em um pequeno número de alimentos, sendo os mais importantes o leite e seus derivados. Outros produtos que contêm cálcio são as carnes, os ovos, a sardinha, as amêndoas e a semente de gergelim. A figura 8.3 representa a contribuição dos alimentos na oferta de cálcio, enquanto a tabela 8.1 apresenta a quantidade de cálcio encontrada em diferentes alimentos.

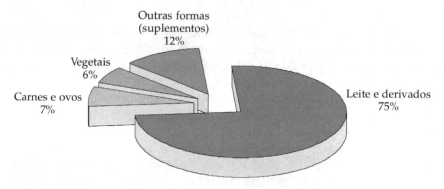

FIGURA 8.3 – Contribuição dos alimentos na oferta do cálcio.

TABELA 8.1 – Quantidade proporcional de cálcio em diferentes alimentos.

Cálcio em alimentos

Alimento	Porção	kcal	Cálcio mg/porção	Cálcio mg/100kcal
Bife	100g	318	11	4
Frango	100g	242	15	5
Arroz	30g	109	10	9
Leite integral	250ml	157	91	182
Leite 2% gordura	250ml	121	297	254
Leite desnatado	250ml	86	302	345
Banana	1 média	105	7	9
Brócolis	100g	26	205	207

Ingestão segura de cálcio

Os níveis recomendados de ingestão segura de cálcio para crianças e adultos variam entre 600 e 800mg. As necessidades de cálcio aumentam no período de crescimento, durante a gravidez e o aleitamento, podendo chegar a 1.500mg/dla.

Durante a gravidez se produz uma adaptação do metabolismo fósforo/cálcio a fim de responder à demanda das necessidades do feto. Assim, a absorção do cálcio no intestino e ao nível dos condutos renais é aumentada, graças ao aumento da formação de vitamina D.

A eficiência da absorção de Ca é afetada pela presença intraluminal de outros componentes dietéticos. Cerca de 30% do cálcio dietético está biodisponível nos alimentos. Esta biodisponibilidade refere-se à digestibilidade e absorção do elemento. A digestibilidade pode ser comparada com solubilidade ou mais precisamente solubilização. Digestibilidade e solubilidade para todos os nutrientes têm sido discutidas. Aminoácidos e pequenos peptídeos presentes na dieta não costumam alterá-las, enquanto carboidratos parecem aumentar a biodisponibilidade do cálcio. Por outro lado, gorduras e alguns minerais podem influenciar negativamente tanto a digestibilidade como a biodisponibilidade do cálcio. Já alguns produtos industrializados e enriquecidos, como, por exemplo, a farinha de trigo, apesar de poderem conter cálcio, apresentam uma pior biodisponibilidade quando comparados ao leite, uma vez que a lactose parece melhorar a absorção do cálcio, principalmente em crianças.

Absorção de cálcio: digestibilidade e biodisponibilidade

Deficiência

A deficiência de cálcio pode ocorrer por diferentes motivos desde falhas na ingestão até hipotireoidismo e sepse. A tabela 8.2 apresenta as principais causas de hipocalcemia.

TABELA 8.2 – Causas de hipocalcemia.

Hipoparatireoidismo	Má absorção
Sepse	Doença hepática
Queimadura	Doença renal
Rabdmiólise	Quelantes de cálcio
Pancreatite	Hipomagnesemia
Transfusão maciça	

Causas de hipocalcemia

As manifestações clínicas mais comuns da deficiência de cálcio são alterações cardiovasculares (incluindo hipotensão, bradicardias, arritmias, insuficiência cardíaca, parada cardíaca, prolongamento dos intervalos QT e ST) e neuromusculares (fraqueza, espamos musculares, hiper-reflexia, convulsões, tetania e parestesias).

Excesso

O excesso de cálcio está associado a situações que liberam mais cálcio dos ossos. O hiperparatireoidismo, a imobilização prolongada, o excesso de vitaminas A e D, a tireotoxicose, a doença granulomatosa e algumas neoplasias malignas são as causas mais comuns de hipercalcemia.

Hipercalcemia

Assim como na deficiência de cálcio, o excesso também produz manifestações principalmente cardiovasculares (hipertensão, isquemia miocárdica, arritmias, bradicardia) e neuromusculares (fraqueza, diminuição do nível de consciência, coma, convulsões e morte súbita). Porém sintomas gastrintestinais (náuseas, vômitos, anorexia, dor abdominal e constipação intestinal) e renais (cálculos renais, nefrocalcinose e insuficiência renal) também podem estar presentes.

FÓSFORO (P)

O fósforo constitui aproximadamente 1% do peso corpóreo do ser humano, estando presente principalmente na forma de PO_4^{---}. Cerca de 90% do fósforo encontra-se nos ossos. O restante do fósforo orgânico relaciona-se a uma série de funções metabólicas, sendo metade dessa quantidade encontrada na musculatura. O fósforo, assim como o cálcio, está sob a influência da vitamina D e do hormônio paratireoideano.

Fósforo: 90% nos ossos

O fósforo relaciona-se intimamente à mineralização óssea e dos dentes, mas também tem um papel estrutural ao nível da célula, notadamente nos fosfolipídios, constituintes das membranas celulares. O fósforo participa de numerosas atividades enzimáticas e, sobretudo tem um papel fundamental para a célula como fonte de energia sob a forma de ATP (adenosina trifosfato). É graças ao fósforo que a célula pode dispor de reservas de energia. Além disso, é importante na absorção e transporte de nutrientes, na regulação da atividade protéica e no balanço ácido-básico.

Absorção e metabolismo

O fósforo pode ser liberado de vários compostos que contêm fosfato pela ação de enzimas intestinais conhecidas como fosfatases, sendo sua absorção estimulada pela presença de vitamina D. Aproximadamente 90% do fósforo absorvido são excretados por via renal, sendo essa excreção mediada pelo paratormônio. Se os níveis plasmáticos de fósforo caem abaixo de 2,5mg/dl, instala-se o quadro de hipofosfatemia. O metabolismo do fósforo está intrinsecamente associado ao do cálcio.

Fontes alimentares

O fósforo é amplamente distribuído na natureza, sendo encontrado em todas as células. Isso significa que todas as fontes alimentares, vegetais ou animais, podem ser consideradas boas fontes de fósforo. Quantidade significativa de fósforo também pode ser encontrada em bebidas carbonatadas (refrigerantes gaseificados) na forma de fosfato. As necessidades de fósforo são largamente cobertas pela alimentação corrente. Com efeito, ele se encontra em quantidade relativamente importante em numerosos alimentos, notadamente aqueles que contêm cálcio (leite, queijo, frutas secas).

Considerando, portanto, que o fósforo é muito encontrado na natureza, a deficiência primária de fósforo é rara. Essa deficiência geralmente tem causas múltiplas: diminuição do aporte na nutrição parenteral exclusiva, alcoolismo crônico, jejum ou desnutrição prolongados (idosos), perdas de origem digestiva (diarréias, vômitos, pancreatite crônica) ou precipitação por antiácidos gástricos em tratamentos prolongados (hidróxido de alumínio ou magnésio, tratamentos gástricos freqüentemente prescritos). Deficiência de fósforo pode ser secundária a excreção renal aumentada, como no hiperparatireoidismo, no raquitismo, no déficit da vitamina D ou em casos de utilização de certos medicamentos (barbitúricos, por exemplo).

Deficiência

As hipofosfatemias podem ser assintomáticas ou, ao contrário, provocar certo número de sinais clínicos predominantemente neuromusculares, dominados por uma forte diminuição dos reflexos, parestesias em extremidades e ao redor da cavidade oral, fraqueza muscular, distúrbios da atenção, falência respiratória, letargia, obnubilação, coma e convulsão. As causas mais comuns da deficiência de fósforo estão descritas na tabela 8.3.

TABELA 8.3 – Causas de hipofosfatemia.

Perdas renais	Perdas gastrintestinais	Desvio transcelular
Hiperparatireoidismo	Má absorção	Alcalose aguda
Diuréticos	Diarréia	Excesso de carboidratos
Hipocalemia	Fístulas intestinais	Drogas (insulina, epinefrina)
Hipomagnesemia	Antiácidos	
Esteróides		

Excesso

Para certos autores, o fósforo seria atualmente um mineral muito abundante. Os fosfatos são muito utilizados na indústria alimentícia e fazem parte dos aditivos de numerosos alimentos como salsichas, queijos fundidos, sobremesas, sorvetes e bebidas. Seu excesso pode causar uma mobilização exagerada do cálcio ósseo, com aumento dos riscos de osteoporose nas mulheres durante a menopausa. Essa hipótese, porém, necessita de mais estudos que a comprovem, mas mostra uma vez mais a necessidade de um aporte equilibrado dos diversos minerais e oligoelementos.

Excesso de fósforo

MAGNÉSIO (Mg)

A presença do íon magnésio (Mg^{++}) nos seres vivos foi demonstrada em 1859. Mesmo antes, o magnésio era utilizado por suas propriedades cicatrizantes, anestésicas e anticonvulsivantes. No entanto, somente depois dos anos 50 é que se tomaram conhecidas muitas das propriedades do magnésio na nutrição humana. Este mineral é armazenado nos ossos. Deficiência primária é rara, sendo a hipomagnesemia encontrada algumas vezes, quando se faz suporte nutricional artificial. Ao nascer, o corpo humano contém cerca de 500mg de Mg, sendo que o organismo adulto chega a ter cerca de 40g, sendo 24g nos ossos.

Magnésio é armazenado nos ossos

Cerca de 30% do Mg nos ossos é ligado ao PO_4^{--}, enquanto o restante é aderido à superfície dos ossos. O plasma contém cerca de 1% do Mg corpóreo. Metade do magnésio plasmático está na forma livre e 30% ligado à albumina. Esse mineral é predominantemente intracelular, sendo a concentração plasmática sete vezes menor que a da célula.

Absorção e funções

O magnésio é o cátion intracelular mais importante, depois do potássio. Mesmo sendo menos abundante que os outros três grandes macrominerais (sódio, potássio, cálcio), vem ganhando importância nos últimos anos. Ele é essencial em um grande número de atividades metabólicas, já que está associado a uma grande variedade de enzimas que controlam o metabolismo de carboidratos, gorduras, proteínas, e o metabolismo de eletrólitos. O magnésio regula cerca de 300 enzimas, algumas das quais estão relacionadas a reações que envolvem o ATP, regula a permeabilidade celular, a excitabilidade neuromuscular e o tônus vascular. Além disso, regula a duplicação dos ácidos nucléicos e a formação de polipeptídeos só acontece com níveis adequados de magnésio. No sistema cardiovascular, ele é um opositor do cálcio e, muitas vezes, a hipopotassemia secundária a deficiência de bomba de sódio e potássio pode ser secundária à deficiência de magnésio.

Funções metabólicas associadas a enzimas

A absorção de Mg ocorre no delgado, provavelmente por meio de um transportador específico. A absorção é reduzida na presença de cálcio, álcool, fosfato, fitatos e gordura, sendo estimulada pela presença de vitamina D.

A ingestão recomendada de magnésio varia entre 280 e 350mg/dla. As principais fontes alimentares são: hortaliças, legumes, alimentos do mar, castanhas, cereais e produtos lácteos. O magnésio também é encontrado na proporção de 1 para 16ppm na água potável.

Ingestão recomendada de magnésio

Considerando que o magnésio está presente na clorofila e, portanto, em todas as plantas verdes, raramente é encontrada deficiência primária desse mineral. O método de avaliação das reservas de magnésio é a medida da excreção urinária após sobrecarga. Quando menos de 60% da dose ingerida é excretada, pode-se suspeitar de deficiência de magnésio.

Deficiência

O campo onde a deficiência em magnésio foi mais discutida é o da hiperexcitação neuromuscular. Ele apresenta uma espécie de círculo vicioso: uma deficiência crônica de magnésio conduz a uma redução no nível da excitação neuromuscular e a uma maior sensibilidade ao estresse, o que favorece ainda mais uma perda magnesiana. Esta depleção magnesiana passa por mecanismos muito complexos

176 CIÊNCIAS NUTRICIONAIS

Magnésio e estresse agudo e crônico

de desregulações nervosa e endocrinológica, ligadas ao estresse agudo ou crônico. Mesmo sabendo-se que a atitude terapêutica é equivalente, convém fazer uma distinção entre os déficits magnesianos por aportes insuficientes de magnésio e os secundários, devidos a uma perda urinária permanente de magnésio (Tabela 8.4).

Os sinais clínicos de hipomagnesemia incluem alterações cardiovasculares (arritmias, vasoespasmos, isquemia miocárdica), alterações neuromusculares (fraqueza, tremores, convulsões, tetania, coma) e alterações eletrolíticas (hipocalemia e hipocalcemia).

TABELA 8.4 – Causas de hipomagnesemia.

Hipomagnesemia

Perdas renais	Perdas gastrintestinais	Desvio transcelular
Disfunção tubular renal	Má absorção	Síndrome de hiperalimentação
Excesso de diurese	Diarréia	Recuperação de hipotermia
Hipocalemia	Drenagem nasogástrica	
Drogas (anfotericina, aminoglicosídeos etc.)		

TABELA 8.5 – Valores diários de UL, EAR e AI* ou RDA para cálcio, magnésio e fósforo.

Estágio da vida	Cálcio (mg) UL[a] (g)	Cálcio EAR (mg)	Cálcio AI ou RDA (mg)	Magnésio (mg)* UL[a] (mg)	Magnésio EAR (mg)	Magnésio AI ou RDA (mg)	Fósforo (mg) UL[a] (mg)	Fósforo EAR (mg)	Fósforo AI ou RDA
Bebês									
0 a 6 meses	ND[b]	ND	210*	ND	ND	30*	ND	ND	100*
7 a 12 meses	ND	ND	270*	ND	ND	75*	ND	ND	275*
Crianças									
1 a 3 anos	2,5	ND	500*	65	65	80	3	380	460
4 a 8 anos	2,5	ND	800*	110	110	130	3	405	500
Homens									
9 a 13 anos	2,5	ND	1.300*	350	200	240	4	1.055	1.250
14 a 18 anos	2,5	ND	1.300*	350	340	410	4	1.055	1.250
19 a 30 anos	2,5	ND	1.000*	350	350	400	4	580	700
31 a 50 anos	2,5	ND	1.000*	350	350	420	4	580	700
50 a 70 anos	2,5	ND	1.200*	350	350	420	4	580	700
> 70 anos	2,5	ND	1.200*	350	350	420	3	580	700
Mulheres									
9 a 13 anos	2,5	ND	1.300*	350	200	240	4	1.055	1.250
14 a 18 anos	2,5	ND	1.300*	350	300	360	4	1.055	1.250
19 a 30 anos	2,5	ND	1.000*	350	255	310	4	580	700
31 a 50 anos	2,5	ND	1.000*	350	265	320	4	580	700
50 a 70 anos	2,5	ND	1.200*	350	265	320	4	580	700
> 70 anos	2,5	ND	1.200*	350	265	320	3	580	700
Gestantes									
Menos de 18 anos	2,5	ND	1.300*	350	335	400	3,5	1.055	1.250
19 a 30 anos	2,5	ND	1.000*	350	290	350	3,5	580	700
31 a 50 anos	2,5	ND	1.000*	350	300	360	3,5	580	700
Lactantes									
Menos de 18 anos	2,5	ND	1.300*	350	300	360	45	1.055	1.250
19 a 30 anos	2,5	ND	1.000*	350	255	310	45	580	700
31 a 50 anos	2,5	ND	1.000*	350	265	320	45	580	700

Fontes: Institute of Medicine 2; Institute of Medicine 9; Institute of Medicine 12; Institute of Medicine 21; UL[a] = o limite superior tolerável de maior ingestão (UL) é o maior nível de ingestão continuada de um nutriente que, com uma dada probabilidade, não coloca em risco a saúde da maior parte dos indivíduos. A menos que esteja especificado de outra maneira, o UL representa a ingestão total de alimento, água e suplementos. ND[b] = não foi possível estabelecer este valor. O UL é baseado nos efeitos adversos em animais de laboratório e esses dados puderam ser utilizados para estabelecer o UL para adultos, mas não para adolescentes e crianças.

ENXOFRE (S)

O enxofre é um elemento fundamental da matéria viva, protagonista dos fenômenos biológicos celulares. Ele tem funções energéticas e plásticas. O enxofre está presente em todas as células do organismo, representando 0,25% do peso do organismo humano, principalmente nos locais ricos em aminoácidos sulfurados, como pele, unhas e cabelo. É encontrado em uma grande variedade de formas, como aminoácidos, íon sulfato (SO_4^-) e íon sulfeto (SO_3^-). Além de estar presente nas moléculas protéicas, o enxofre está envolvido na formação do coágulo, no mecanismo de transferência de energia e como parte de algumas vitaminas. O enxofre também é necessário na formação de mucoproteínas. É o elemento das disfunções hepatobiliares e dessensibilizador universal. Entra na constituição de todas as proteínas celulares: está presente nos aminoácidos taurina, metionina, cistina e cisteína e é indispensável para a síntese do colágeno. O enxofre é importante nos tecidos densos (cartilagens, cabelos, unhas), mas não nos tecidos calcificados (ossos) onde o fósforo assume papel mais fundamental. Faz parte dos mucopolissacarídeos que são fundamentais na constituição das cartilagens, das secreções mucosas, do humor vítreo, do fluido sinovial. O corpo humano contém 140g de enxofre e necessita diariamente de 850mg. A fonte para o homem são as proteínas da dieta que contenham geralmente ao menos 1,1% dele. Os alimentos ricos em enxofre são: carne, leite, ovos, queijos, cereais, frutas secas. O excesso de enxofre é eliminado pelas fezes e urina. Os carboidratos e as gorduras não contêm enxofre. Os vegetarianos apresentam uma carência desse elemento, particularmente se não consomem ovos. Entretanto, em alguns vegetais como cebola, alho e couve-flor há uma boa quantidade dele. Até o momento, não existem evidências conclusivas sobre a quantidade recomendada de ingestão de enxofre (Tabela 8.5).

Enxofre presente em todas as células do organismo

Fontes são as proteínas da alimentação

AGORA VOCÊ JÁ DEVE SABER

- Minerais são classificados em macro ou micro, dependendo da sua quantidade no organismo.
- Cálcio é componente dos ossos e dentes, além de participar de outros processos bioquímicos, incluindo coagulação e transmissão do impulso nervoso.
- Vários fatores influenciam a absorção de cálcio.
- As fontes alimentares de cálcio são poucas.
- O fósforo realiza muitas funções no organismo, incluindo a absorção de vários nutrientes e a obtenção de energia para realização de trabalho muscular.
- O magnésio é importante no metabolismo de hidratos de carbono, proteínas e lipídios. Por exercer uma ação de estabilização de membranas, sua deficiência pode gerar despolarização celular generalizada e resultar em crises convulsivas e hipertensão.
- O enxofre é constituinte importante dos pêlos, unhas e pele.
- Uma alimentação equilibrada é capaz de satisfazer todas as necessidades individuais de macrominerais, e o equilíbrio entre eles é fundamental para um correto funcionamento do organismo.

QUESTÕES PARA REFLEXÃO

1. Qual o papel do cálcio na cascata da coagulação?
2. Por que o leite é uma boa fonte de cálcio?
3. Como uma pessoa intolerante à lactose pode conseguir uma boa ingestão de cálcio?
4. Tendo por base a densidade de nutrientes, quais são as melhores fontes alimentares de cálcio, fósforo e magnésio?
5. Qual a influência dos ossos e rins no metabolismo de cálcio e fósforo?
6. Quais são os fatores que influenciam o metabolismo do fósforo?
7. Como o magnésio influencia o metabolismo de outros eletrólitos?

APLICANDO O QUE VOCÊ APRENDEU

1. Calcule a ingestão diária de cálcio de sua alimentação usual, incluindo todas as refeições diárias, durante 3 dias. Compare o valor médio obtido pela ingestão diária recomendada e discuta como isso pode influenciar o aparecimento futuro da osteoporose na mulher e no homem.

BIBLIOGRAFIA UTILIZADA PARA EDIÇÃO DO TEXTO

■ Altura BM. Schematic heart disease and magnesium. Magnesium 1988;7:57-65. ■ Amanzadeh J, Reilly Jr RF. Hypophosphatemia: an evidence-based approach to its clinical consequences and management. Nat Clin Pract Nephrol 2006;2:136-48. ■ Bronner F. Nutrient bioavailability, with special reference to calcium. J Nutr 1987;117:1347-56. ■ Bronner R. Nutrient bioavailability, with special reference to calcium. J Nutr 1993;123:797-802. ■ Buzinaro EF et al. Biodisponibilidade do cálcio dietético. Arq Bras Endocrinol Metab 2006;50:852-61. ■ Caddell JL. Magnesium in the nutrition of the child. Clinical Pediatrics 1977;13:263. ■ Expert panel on nutrition sulfites as food ingredients. Food Technology 1986;40:47. ■ Gertner JM. Disorders of calcium and phosphorus homesotasis. Pediatr Clin North Am 1990;37:1441-69. ■ Hannan MT et al. Effect of dietary protein on bone loss in elderly men and women: the Framingham osteoporosis study. J Bone Miner Res 2000;15:2504-12. ■ Heaney RP et al. Calcium nutrition and bone health in the elderly. Am J Clin Nutr 1982;36:986-1013. ■ Heaney RP et al. Calcium balance and calcium requirements in middle-aged women. Am J Clin Nutr 1977;30:1603. ■ Institute of Medicine. Food and Nutrition Board. Dietary Reference Intakes. Applications in dietary planning. Washington DC: National Academy Press; 2003. ■ Lekshmanan FL et al. Magnesium intakes, balances and blood levels of adults consuming self-selected diets. Am J Clin Nutr 1984;40:1380. ■ Marchini JS et al. Determinação de macronutrientes em alimentos normalmente consumidos pela população brasileira. Revista do Instituto Adolfo Lutz 1994;53:11-6. ■ Nilas L et al. Calcium supplementation and postmenopausal bone loss. Br Med J 1984;289:1103. ■ Palacios C. The role of nutrients in bone health, from A to Z. Crit Rev Food Sci Nutr 2006;46:621-8. ■ Pitkin RM. Calcium metabolism in pregnancy a review. Am J Obstet Gynecol 1975;121:724. ■ Riis B et al. Does calcium supplementation prevent postmenopausal bone loss. N Engl J Med 1987;316:173-224. ■ Seeling MS. The requirement of magnesium by the normal adulto. Am J Clin Nutr 1964;14:342. ■ Shenolikar LS. Absorption of dieta dietary calcium in pregnancy. Am J Clin Nutr 1970;23:63. ■ Tewell JE et al. Phosphorus balances of adults fed in milk, and wheat flour mixtures. J Am Diet Association 1973;63:530. ■ Varenna M et al. Effects of dietary calcium intake on body weight and prevalence of osteoporosis in early postmenopausal women. Am J Clin Nutr 2007;86:639-44. ■ Wardlaw G. The effects of diet and life-style on bone mass in women. J Am Diet Assoc 1988;88:17. ■ Weaver CM, Heaney RP. Isotopic exchange of ingested calcium between labeled sources. Evidence that ingested calcium does not form a common absorptive pool. Calcif Tissue Int 1991;49:244-7. ■ Zemel MB, Linkswiler HM. Calcium metabolism in the young adult male as affected by leveI and form of phosphorus intake and leveI of phosphorus intake. J Nutr 1981;111:315. ■ Ziegler EE, Forman SJ. Lactose enhances mineral absorption in infancy. J Pediatr Gastroenterol Nutr 1983;2:288-94.

FOCUS

OSTEOPOROSE: PREVENÇÃO A SER INICIADA NOS JOVENS

A osteoporose vai cada vez mais se tornando um dos problemas nutricionais de maior importância nos países desenvolvidos e sua prevalência cresce também em nossa população. Ela se caracterizada por massa óssea diminuída e pela ocorrência de fraturas a impactos reduzidos ou espontâneos. Alterações da coluna vertebral e fratura do colo de fêmur são características da osteoporose. Ela afeta primordialmente mulheres na pós-menopausa.

As causas da osteoporose são multifatoriais e incluem diminuição na produção de hormônios, menor atividade física, fatores genéticos e sociais. Deficiência e má absorção de nutrientes, incluindo cálcio e vitamina D, têm sido considerados fatores importantes no desenvolvimento dessa síndrome. Isso tem levado ao uso, muitas vezes exagerado, de suplementos e medicamentos contendo cálcio. Doses duas ou três vezes maiores do que a ingestão recomendada diária têm sido utilizadas na pós-menopausa e por longos períodos, durante anos.

O fato é que o estudo das causas, a prevenção e o tratamento da osteoporose ainda não chegaram a resultados satisfatórios; apesar do grande número de pesquisas em andamento.

Ultimamente, começaram a surgir evidências bem fundadas de que a ingestão de cálcio desde a adolescência, entre os 10 e os 20 anos, o exercício físico e o estilo de vida parecem exercer um papel importante no aparecimento ou não da osteoporose. O pico da densidade óssea da calcificação ocorre perto dos 20 anos. Foi demonstrado, em pré-adolescentes, que a ingestão de cálcio adicional aumentou e manteve a densidade óssea de meninas estudadas durante um período de 4 anos. Assim sendo, a ingestão de quantidades extras de cálcio na juventude poderia ser uma maneira de reduzir o risco de osteoporose na terceira idade.

O problema a ser enfrentado é que os estudos sobre ingestão de nutrientes e particularmente de cálcio em pré ou adolescentes são bastante reduzidos.

De qualquer maneira, a possibilidade de diminuir ou evitar a osteoporose por meio de maior ingestão e reserva de cálcio pelos jovens deve receber maior atenção e ser mais bem estudada.

Borges CBN, Borges RM. FMRP-USP; 2007.

Avaliando seus conhecimentos

- Como se definem microminerais?
- Quais microminerais são essenciais ao ser humano?
- Com que freqüência ocorre a deficiência de ferro na população brasileira?
- Qual a manifestação clínica da deficiência de ferro?
- Por que a deficiência de iodo provoca bócio (ou papo)?
- A suplementação de zinco é sempre benéfica?

CAPÍTULO 9

Microminerais

Daniel Ferreira da Cunha
Selma Freire de Carvalho da Cunha
Aderbal Garcia Júnior

• • • • • • • • • • • • • • • • • •

Os microminerais, também denominados "elementos-traço", são minerais necessários em pequenas quantidades diárias (miligramas ou microgramas), para manutenção da normalidade metabólica e funcionamento adequado das células. Geralmente, apresentam-se ligados a outros compostos orgânicos nos tecidos corpóreos. Embora já se tenha definido a essencialidade de alguns micronutrientes para o ser humano, incluindo ferro, zinco, selênio e outros, ainda se discute a necessidade alimentar de outros, como estanho, vanádio, silício etc. Além de componente estrutural, eles exercem funções específicas no organismo, incluindo ação hormonal, atuando como co-fator enzimático ou estabilizador de reações químicas, entre elas a neutralização de radicais livres. A fonte exógena de micronutrientes deve ser uma alimentação balanceada, constituída por alimentos variados. Em condições normais, o controle das reservas corpóreas dos micronutrientes é modulado principalmente pela absorção intestinal, mas também pela excreção renal ou biliar. A suplementação excessiva ou a exposição acidental a grandes cargas de determinados micronutrientes pode ser tóxica.

• • • • • • • • • • • • • • • • • •

INTRODUÇÃO

"Elementos-traços" e "ultratraço"

Além da quantidade variável de água ingerida, um homem adulto sadio consome entre 1 e 3kg de alimentos por dia, que fornecem 300-400g de carboidratos, 60-100g de gorduras e 70-100g de proteínas. Se a alimentação for constituída por alimentos variados, provavelmente o indivíduo estará ingerindo todos os nutrientes que necessita, incluindo os micronutrientes, vitaminas e minerais. As vitaminas são os micronutrientes orgânicos. Os microminerais, também denominados "elementos-traços", apresentam-se ligados a outros compostos nos tecidos corpóreos, sendo necessários em pequenas quantidades diárias (miligramas – mg, ou microgramas – µg) para manter a normalidade do metabolismo e funcionamento das células. Os minerais "ultratraços" são aqueles elementos cuja concentração tecidual é menor do que 1µg/g, e freqüentemente inferior a 50ng/g de ração para animais de laboratório. Há evidência experimental de que os elementos "ultratraços" são essenciais, mas não se definiu claramente sua importância nutricional para o ser humano.

CONCEITO

Na prática, o indicador do risco de deficiência de microminerais pode ser obtido a partir de dados da composição do solo da região, de informações de história alimentar e de antecedentes de desordens clínicas que alterem o metabolismo ou excreção de determinado micronutriente.

Micronutrientes essenciais

A qualidade de evidência experimental para a essencialidade de um micronutriente varia bastante e muitas evidências do papel biológico dos microminerais provêm de estudos com animais de experimentação. Além de limitações em se conseguir modelos animais apropriados, ocorre interferência da reserva corpórea eventualmente preexistente e dificuldades na obtenção de uma dieta com carência específica do micronutriente em estudo, e adequada nos demais aspectos. Progresso recente na área tem sido a disponibilidade de técnicas de análise química mais sensíveis, permitindo inferências a respeito do papel biológico de determinados micronutrientes.

Um nutriente é definido como essencial quando:

- Tem função bem estabelecida (estrutural, ação hormonal, atuação como cofator enzimático ou estabilizador de reações químicas).
- Tem concentração bem definida em tecidos e órgãos.
- Induz efeitos fisiológicos reproduzíveis.
- Sua suplementação possibilita prevenção da deficiência.
- O tratamento da deficiência normaliza as funções e alterações bioquímicas, revertendo sinais e sintomas da deficiência.

Micronutrientes provavelmente essenciais

Embora alguns micronutrientes sejam reconhecidos como essenciais há mais tempo (por exemplo, ferro, iodo, zinco), ainda persistem dúvidas sobre a necessidade alimentar de outros, incluindo silício e estanho. No quadro 9.1, são listados os nove microminerais reconhecidos como essenciais, e aqueles cujo caráter essencial para o ser humano ainda não está cientificamente comprovado.

Micronutrientes de ingestão aparentemente benéfica

As quantidades de nutrientes sugeridas na alimentação (QNSA – *Recommended Dietary Allowances, RDA*) já foram determinadas para micronutrientes como ferro, zinco, iodo e selênio. Para outros como o cobre, o manganês, o cromo e o molibdênio, não se dispõem de informações suficientes para determinação de recomendações de ingestão diária; nestes casos são apresentados os níveis de ingestão considerados seguros ou aparentemente adequados. Níveis de ingestão aparentemente benéficos (IAB – *Apparent Beneficial Intake, ABI*), inferidos a partir da extrapolação de pesquisas com animais de laboratório, também já foram determinados para certos micronutrientes como arsênico, lítio, níquel, silício e vanádio. Finalmente,

QUADRO 9.1 – Microminerais.

Essenciais	Provavelmente essenciais
Ferro	*Arsênico*
Zinco	*Boro*
Cobre	*Níquel*
Iodo	*Silício*
Selênio	*Vanádio*
Cobalto	Flúor
Cromo	Estanho
Manganês	
Molibdênio	

* Os grifados em itálico são denominados elementos ultra-traço.

se forem essenciais em nutrição humana, microelementos como alumínio, bromo, cádmio, germânio, chumbo, rubídio e estanho provavelmente são necessários nas quantidades encontradas em alimentos ingeridos habitualmente.

Estudos adicionais são necessários para determinar níveis seguros de ingestão destes e de outros microminerais, não apenas para a prevenção de deficiências, mas também para otimizar a saúde e prevenir doenças.

Níveis seguros de ingestão

As informações atuais sobre muitos micronutrientes são ainda muito restritas, comparáveis ao que se sabia, por exemplo, sobre carência de ferro há poucos séculos. No século XVI, por exemplo, a anemia era denominada como *morbus virgineus*, sendo atribuída à retenção do sangue menstrual em mulheres virgens, a quem o casamento era recomendado como forma de tratamento. No século XIX, a anemia era considerada uma forma de neurose, e o sucesso da terapia era atribuído ao poder de sugestão do médico, que geralmente também ministrava sulfato ferroso.

Certamente, nos dias atuais, muitas informações estão sendo subestimadas ou superestimadas e provavelmente analisadas de forma incompleta. O que se pode esperar em relação aos conhecimentos sobre micronutrientes, à luz da biologia molecular? Sabe-se, por exemplo, que o crômio existe nos alimentos num complexo crômio-ácido nicotínico denominado fator de tolerância à glicose, que é bem absorvido e parece facilitar a reação da insulina com seu receptor em células insulino-sensíveis.

Biologia molecular e micronutrientes

A similaridade química entre micronutrientes pode determinar interações, como na competição pelos ligantes biológicos. Por exemplo, indivíduos ingerindo suplementação de zinco podem apresentar diminuição dos níveis de cobre e ceruloplasmina, desenvolvendo uma síndrome hematológica caracterizada pela presença de anemia sideroblástica, granulocitopenia e alterações de medula óssea. Dessa forma, deve-se ter em mente que a oferta de micronutrientes que excedem as necessidades nutricionais pode ser danosa.

O objetivo desse capítulo não é especular sobre a ação potencial dos micronutrientes, mas apresentar, de forma resumida, aspectos básicos bem conhecidos de alguns desses elementos. Dessa forma, para os elementos-traço ferro, zinco, selênio, cobre, iodo, cromo e flúor, apresentamos um curto sumário de suas funções biológicas em seres humanos, a distribuição nos principais órgãos, as mais importantes vias metabólicas, as fontes alimentares e as doses recomendadas de ingestão. Esses últimos valores obviamente não consideram a ação sinérgica ou antagonista devido à ingestão de outras substâncias que podem modificar a absorção e o metabolismo do elemento considerado.

Conhecimentos atuais sobre micronutrientes

FERRO (Fe)

O ferro é um elemento químico metálico, de número atômico 26 e peso atômico 55,847. Com exceção de algumas espécies de *Lactobacillus*, todos os seres vivos

Distribuição do ferro no organismo

necessitam de ferro. A maior parte do ferro corpóreo está ligada à hemoglobina no sangue ou à mioglobina nos músculos; outra parte está ligada às enzimas no interior de cada célula do organismo. O ferro não-funcional está armazenado no fígado, no baço, na medula óssea ou na circulação sangüínea.

Os seres humanos e outros animais possuem mecanismos complexos para conservação do ferro reciclado de hemácias e outras células envelhecidas. A perda de ferro de um homem adulto sadio é tão pequena que pode ser compensada pela absorção de apenas 1-2mg de ferro por dia, em contraste com a necessidade de ferro para produção diária de hemácias, da ordem de 20mg/dia, ou da quantidade armazenada no corpo, de 3-4g (Ganz, 2003).

Funções do ferro

Uma das funções mais conhecidas do ferro decorre de sua presença como elemento estrutural do grupo heme na hemoglobina, proteína responsável pelo transporte do oxigênio e do gás carbônico no sangue. Quando o sangue passa pelos capilares pulmonares, o oxigênio presente nos alvéolos se liga à hemoglobina das hemácias, que serão distribuídas na circulação arterial, para oxigenação dos tecidos corpóreos.

A hemoglobina é produzida na medula óssea sob influência da eritropoetina, hormônio secretado pelos rins em resposta à queda da oxigenação local. Presente nos glóbulos vermelhos do sangue, também denominados eritrócitos ou hemácias, a hemoglobina é composta por quatro subunidades, cada uma das quais com um grupo heme ligado a um íon ferro. Normalmente, os eritrócitos vivem cerca de 120 dias, até que sejam destruídos no fígado ou baço. A estrutura protéica da hemoglobina é degradada e seus aminoácidos reaproveitados para síntese protéica, sendo o ferro reciclado. A heme também está presente na mioglobina, proteína muscular com estrutura similar às subunidades individuais da hemoglobina, e que armazena oxigênio para consumo rápido e imediato durante o exercício físico. Assim, a mioglobina constitui um reservatório de oxigênio no músculo, e atua de forma independente da liberação do oxigênio circulante da hemoglobina, tornando mais eficiente a contração muscular. A heme é também constituinte de diversas proteínas envolvidas na liberação de energia durante a oxidação mitocondrial, com formação de moléculas de ATP, ricas em energia.

Além disso, o ferro atua como co-fator na transferência de elétrons em diversas enzimas não-heme, incluindo a citocromo-redutase e outras enzimas que ajudam na neutralização de radicais de oxigênio, necessárias para o funcionamento adequado das células. O ferro tem papel importante em outros processos metabólicos como na síntese de purinas (componentes estruturais do DNA e RNA), carnitina, colágeno e neurotransmissores (serotonina, dopamina, norepinefrina), bem como na conversão do β-caroteno na forma ativa da vitamina A.

Absorção do ferro

O ferro ligado à molécula da heme é mais bem absorvido que o ferro inorgânico (forma férrica, Fe^{3+}), geralmente ligado a substâncias orgânicas ou inorgânicas dos alimentos. A acidez gástrica e enzimas presentes na borda em escova do intestino delgado liberam o ferro desses complexos, reduzindo-o à forma ferrosa (Fe^{2+}), que pode então ser captada pelo enterócito duodenal. A presença de ácidos biliares bicarbonato-fosfato diminui a absorção do ferro.

A regulação da captação de ferro pelo corpo ocorre em duas interfaces do epitélio intestinal, a membrana apical e a basolateral. A membrana apical do enterócito, em contato com a luz intestinal, é especializada no transporte do íon ferroso da luz intestinal para o interior da célula, num processo em que já foram identificados pelo menos três transportadores diferentes, incluindo o transportador de metal divalente (DMT-1, *divalent metal transporter I*), uma proteína regulada pelas reservas de ferro corpóreo e pelo ferro presente nos alimentos. A citocromo ferrirredutase tipo B (DCYTB) da borda em escova está envolvida na redução enzimática do ferro e, quando há deficiência de ferro, ocorre aumento da quantidade de DMT-1 e DCYTB nos enterócitos (Fig. 9.1).

Além de um mecanismo específico – ainda pouco conhecido – responsável pela absorção do ferro ligado à heme, presume-se a existência de um mecanismo de absorção associado à via móbil-ferrina-integrina-mucina.

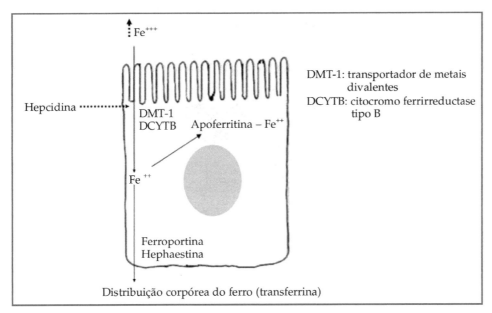

FIGURA 9.1 – Absorção do ferro pelo enterócito duodenal.

A membrana basolateral regula o transporte do ferro dos enterócitos para o resto do corpo, por mecanismos que incluem a ação de um transportador da membrana celular denominado ferroportina, um transportador em vários aspectos similar ao DMT-1 e a hephaestina, uma ferroxidase que facilita o transporte basolateral do ferro férrico, e permite sua ligação com a apotransferrina (Roy e Enns, 2000). O ferro que permanece no enterócito, ligado à apoferritina, é perdido nas fezes com as células intestinais esfoliadas (Fig. 9.1).

A partir do momento em que a capacidade de ligação da apoferritina atinge um determinado nível, o ferro absorvido não é mais oxidado, passando através da célula para a circulação portal, ainda no estado ferroso. Na carência de ferro corpóreo, a síntese de apoferritina diminui, e o ferro passa livremente pelos enterócitos, entrando no plasma. No estado de repleção, a síntese de apoferritina e ferritina aumenta e esse processo se inverte.

No sangue o Fe^{2+} é reoxidado para Fe^{3+} e carreado pela transferrina plasmática, principal proteína com capacidade de ligação do ferro circulante. A transferrina é abundante no plasma e se liga a dois átomos de ferro com alta afinidade, o que impede que o ferro reaja com outras moléculas e atenue sua atividade de redução. Em locais de armazenamento como fígado, baço e medula óssea, a transferrina libera o ferro ao se ligar a um receptor específico de superfície celular denominado TFR-1. O complexo transferrina-TFR-1 libera ferro que é então incorporado à protoporfirina para produção de heme, ou é retirado para armazenamento.

A absorção de ferro no intestino é rigorosamente controlada pelo organismo; somente uma fração do ferro presente numa dieta normal é absorvida. Esse mecanismo compensatório é necessário porque o ferro que se acumula nas células provoca lesão celular devido aos efeitos tóxicos da geração de radicais livres (Ganz, 2003). Outro motivo para o controle estrito da disponibilidade do ferro está associado ao mecanismo de defesa contra infecções. Na vigência de invasão bacteriana, há uma disputa das bactérias invasoras com o hospedeiro pela utilização do ferro disponível, e mesmo pequeno aumento na ingestão de ferro pode reduzir a resistência do hospedeiro contra infecções. As bactérias desenvolveram inúmeros mecanismos para aproveitamento do ferro, incluindo formação de biofilmes e produção de sideróforos, que auxiliam no crescimento bacteriano dentro do hospedeiro.

Recentemente foi descrito o papel da hepcidina na regulação da absorção e metabolismo do ferro. A síntese hepática da hepcidina, um peptídeo com 25 aminoácidos, é normalmente induzida pelo aumento da ingestão de ferro ou doenças caracterizadas pela sobrecarga de ferro, como ocorre em alguns tipos de hemocro-

O organismo regula a quantidade de ferro corpóreo por meio de mecanismo que envolve o teor de apoferritina no enterócito

Controle da quantidade de ferro disponível no organismo em condições normais e durante infecções

Absorção de ferro no intestino

Transporte do ferro

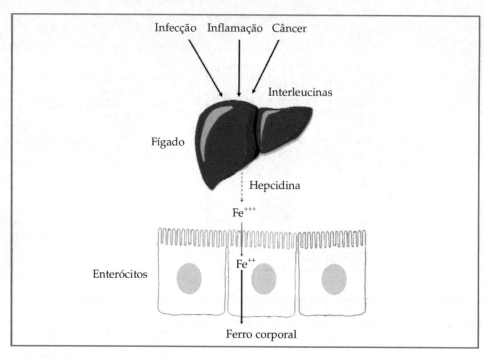

FIGURA 9.2 – Inibição da absorção de ferro durante processos graves de infecção, inflamação ou neoplasias. A hepcidina inibe o transporte de ferro na membrana do enterócito, o que diminui a absorção do ferro e acarreta redução da eritropoese.

A quantidade do ferro armazenada no corpo é variável, geralmente maior nos homens (1.000mg) do que nas mulheres (400mg)

Papel da hepcidina na anemia da inflamação

matose. A hepcidina também é sintetizada em resposta ao tratamento com endotoxina bacteriana, assim como outros tipos de estímulos imunes inespecíficos, como aumento da produção de interleucina-6 (IL-6) por células mononucleares (Fig. 9.2). Dessa forma, a hepcidina pode ser considerada um mediador da supressão da eritropoese e da chamada anemia de doença crônica, atualmente denominada anemia da inflamação (Ganz, 2003).

No fígado o ferro é armazenado como ferritina ou hemossiderina. A ferritina é uma proteína com capacidade de armazenar cerca de 4.500 íons de Fe^{3+}/molécula, constituindo-se na principal forma de armazenamento de ferro. Por ser hidrossolúvel, quanto mais ferritina estiver armazenada, mais elevado será seu nível plasmático.

A hepcidina inibe o transporte de ferro na membrana do enterócito, o que diminui a absorção do ferro e acarreta redução da eritropoese durante infecções ou inflamação graves, ou casos avançados de neoplasias. Achados laboratoriais da anemia de doença crônica incluem redução dos níveis séricos de ferro, aumento dos níveis de ferritina sérica e pequena porcentagem de saturação da transferrina sérica. Embora esse seja um processo adaptativo, evidências recentes sugerem que pacientes anêmicos com câncer (ou com insuficiência renal crônica) podem beneficiar-se do uso da eritropoetina recombinante mais ferro administrado por via intravenosa (Auerbach et al., 2007).

O ferro não é excretado na urina normal, sendo em grande parte reaproveitado. Dessa forma, a necessidade individual de ferro deve ser aquela suficiente para repor a perda nas fezes, no suor, nos cabelos e na descamação da pele, além daquela que ocorre na menstruação normal e na transferência placentária da mãe para o feto. Homens adultos normais perdem cerca de 1mg de ferro/dia, e dessa forma devem absorver a mesma quantidade na alimentação. A mulher adulta com menstruação normal requer 1,5 a 2mg de ferro/dia, e as gestantes, 3mg de ferro/dia. As necessidades dos indivíduos em fase de crescimento variam entre 0,6mg/dia (lactentes com menos de 6 meses), 9-11mg/dia dos 6 aos 12 meses (1,2mg/kg/dia), 6-7mg/dia dos 12 aos 24 meses (0,6mg/kg/dia) e 1,2mg/dia (adolescentes).

TABELA 9.1 – Recomendação de ingestão do ferro (mg/dia), de acordo com a faixa etária.

Idade (anos)	Recomendação de ingestão
Crianças	
0-½	6
½-3	10
4-10	10
11-18	12
Homens	
> 19	10
Mulheres	
19-50	15
> 51	10
Gestantes	30*
Lactantes	15

* Suplementação de ferro é recomendada.

Necessidades e recomendações alimentares

Como somente 10 a 15% do total de ferro ingerido são absorvidos pela mucosa intestinal, as recomendações de ingestão diária de ferro excedem às necessidades individuais, conforme mostrado na tabela 9.1.

Fontes alimentares e biodisponibilidade de ferro

Uma alimentação balanceada, com alimentos de diversos grupos, contém entre 10 e 20mg de ferro (5 a 7mg de ferro/1.000kcal). O ferro presente nas carnes vermelhas e vísceras de animais é biologicamente mais disponível, por ser ligado à heme e absorvido diretamente pelas células da mucosa intestinal, após proteólise da mioglobina ou da hemoglobina. De forma geral, os vegetais são ricos em ferro, embora a presença de outros compostos, como fibras alimentares, fitatos e oxalatos, tornem o ferro menos absorvível pelo intestino humano.

O ferro é mais bem absorvido de alimentos cozidos, porque o calor ajuda na quebra de suas ligações com outros compostos orgânicos. Na presença de glicose, frutose, alguns aminoácidos e ácido ascórbico, que reduzem o íon férrico ao estado ferroso, a absorção do ferro será aumentada. Esse efeito justifica o uso de ferro quelado (por exemplo, com aminoácidos) e a orientação de ingerir sulfato ferroso com sucos de frutas cítricas, ricos em ácido ascórbico, para otimizar a absorção do ferro na prevenção e no tratamento da anemia.

Deficiência de ferro
Anemia microcítica e hipocrômica

O balanço corpóreo de ferro pode ser negativo se houver carência alimentar, aumento das necessidades (infância, gestação ou lactação), perdas excessivas (menstruação abundante), sangramento anormal (perdas crônicas pelo trato gastrintestinal) ou má absorção intestinal. Nessas situações, ocorre diminuição do ferro corpóreo armazenado, e pode ocorrer a anemia ferropênica, caracterizada pela presença de hemácias pequenas (microcíticas) e descoradas (hipocrômicas), com redução dos níveis circulantes de hemoglobina, ferro e ferritina, além de aumento da transferrina. A capacidade do sangue em carrear oxigênio diminui e as pessoas anêmicas apresentam palidez cutaneomucosa, fraqueza, fadiga, tonturas e menor capacidade para o trabalho; quadros graves associam-se com taquicardia, falta de ar aos pequenos esforços e outros sinais de má oxigenação tecidual. A anemia associa-se com maiores taxas de parto prematuro, menor peso corpóreo ao nascimento, maior morbimortalidade na infância, hipodesenvolvimento físico, problemas de desenvolvimento cognitivo e menor capacidade para o trabalho.

No Brasil, a freqüência de anemia ferropriva é alta, ocorrendo em 1/3 das gestantes brasileiras; formas moderadas e graves de anemia são comuns entre crianças menores de 5 anos, concentrando-se nas menores de 24 meses. Estratégias de saúde pública para a prevenção da anemia ferropênica incluem a educação alimentar, a suplementação com ferro inorgânico e, em alguns países, a adição de ferro aos alimentos.

Entretanto, é descrito que o excesso de ferro catalisa reações que perpetuam os radicais livres no organismo, processo que poderia acarretar maior risco de doenças cardiovasculares e retardo do crescimento de crianças normais. Nos processos infecciosos, há evidências de que a suplementação de ferro pode agravar o quadro, já que a hipoferremia representa resposta fisiológica de defesa, visando privar o ferro do agente invasor.

Sobrecarga corpórea de ferro

Além disso, parcela considerável da população tem predisposição genética para o armazenamento corpóreo excessivo de ferro. Quando há excesso crônico da oferta de ferro que ultrapasse sua capacidade de armazenamento, pode ocorrer a hemossiderose ou hemocromatose quando um defeito genético deixa de controlar a absorção de ferro intestinal. O ferro combina-se com fosfatos e hidróxidos, formando a hemossiderina, agregado de moléculas de ferritina, que se deposita no fígado e no coração, tornando esses órgãos sobrecarregados e fisiologicamente alterados. As principais causas de excesso de ferro são a hemocromatose idiopática, em que ocorre absorção excessiva de ferro e casos de transfusões sangüíneas múltiplas, em portadores de anemias congênitas como a anemia falciforme ou a betatalassemia. O tratamento do excesso de ferro corpóreo envolve sua remoção através de sangria ou o emprego de quelantes de ferro.

ZINCO (Zn)

Distribuição no organismo

Amplamente distribuído, o zinco compõe entre 0,0005% a 0,02% da crosta terrestre, sendo um metal com número atômico 30 e peso atômico 65,37. O corpo humano contém entre 1,5 e 2,5g de zinco, que é primariamente um íon intracelular: 80% no citosol e o restante no núcleo. Maiores concentrações corpóreas estão presentes na musculatura esquelética (57%), ossos (29%), pele (6%) e fígado (5%), mas secreções e fluidos corpóreos também contêm zinco.

O zinco é essencial para as células vivas, exercendo funções:

Funções orgânicas do zinco

1. Estruturais: é altamente concentrado em determinadas áreas cerebrais, retina, fígado, rins, próstata, músculos, cabelos e ossos. O zinco funciona como determinante da forma e disposição espacial de enzimas e proteínas, assim como na estabilização de certas proteínas ligadas ao DNA.
2. Enzimáticas: estima-se que cerca de 3.000 enzimas requerem zinco para sua atividade, dentre as quais centenas de nucleoproteínas que estão envolvidas na expressão gênica, incluindo as RNA-polimerases; a timulina, um hormônio tímico envolvido na maturação de linfócitos T; metaloenzimas, incluindo a álcool-desidrogenase (oxidação do etanol), a malato-desidrogenase (produção de energia), as carboxipeptidases A e B (digestão protéica), a superóxido-dismutase (anti-radicais livres) e a anidrase carbônica, que desempenha importante função na homeostase ácido-básica dos organismos vivos.
3. Regulatórias: o zinco é captado ativamente pelas vesículas sinápticas, atuando na atividade neuronal e na memória. É um fator de crescimento, necessário para a síntese protéica, replicação de ácidos nucléicos, divisão celular, metabolismo da somatomedina, modulação da prolactina, ação da insulina e hormônios do timo, tireóide, supra-renal e testículos. É necessário para o funcionamento adequado de linfócitos, mobilização de neutrófilos e ação de fibroblastos, o que o torna essencial na defesa imunológica e na cicatrização.

Absorção e metabolismo

A regulação da quantidade de zinco absorvido da alimentação constitui a principal forma de controle do zinco corpóreo. O zinco é absorvido ao longo de todo o intestino delgado, particularmente no jejuno, através de difusão passiva, que predomina quando há altas concentrações luminais de zinco ou da mediação de carreadores localizados na borda "em escova" do enterócito, atuante para baixas concentrações luminais de zinco. O zinco liga-se a uma tioneína citoplasmática (que se torna uma "metalotioneína"), podendo ser usado pelo enterócito ou passar para a circulação portal, onde é transportado pela albumina. O zinco não-absorvido para a circulação é perdido nas fezes, junto com enterócitos descamados na renovação celular da mucosa. A metalotioneína, uma proteína com peso molecular entre 3.500 a 14.000 daltons, tem a capacidade de ligar-se ao zinco e outros metais, e contribui para a regulação do zinco disponível no organismo.

Basicamente, a quantidade normal de zinco corpóreo é mantida constante no indivíduo adulto pela eficiência da absorção intestinal e pelas perdas fecais de zinco excretado nas secreções digestivas e na descamação do epitélio da mucosa intestinal. A absorção do zinco aumenta quando seus níveis corpóreos começam a diminuir, ocorrendo o inverso quando os níveis corpóreos de zinco aumentam. Animais deficientes em zinco podem absorver praticamente todo o zinco alimentar; no homem a absorção varia entre 6 e 40%.

A suplementação de zinco em quantidades excessivas geralmente promove aumento do zinco excretado nas fezes

O zinco absorvido no enterócito é transportado ao fígado pela albumina e daí para outras vísceras, principalmente ligado à albumina, à α2-macroglobulina ou mesmo aminoácidos isolados. A quantidade ligada aos aminoácidos (3%) constitui a parte filtrada nos glomérulos e que pode ser perdida na urina. Pâncreas, rins e baço têm alta taxa de *turnover* de zinco (meia-vida = 12,5 dias), ao contrário do cérebro e ossos, com taxa de renovação muito menor (meia-vida = 300 dias).

Transporte e excreção de zinco

A principal forma de eliminação do zinco corpóreo é pelas fezes, com perda fecal obrigatória de aproximadamente 1mg/dia mesmo em casos com déficit corpóreo de zinco. Em condições normais, apenas 400-600μg de zinco/dia são excretados na urina. Em situações anormais, a sudorese excessiva ou as perdas sangüíneas também podem ser importantes.

As principais fontes alimentares de zinco são as carnes de boi, de frango e peixe, camarão, ostras, fígado, grãos integrais, castanhas, cereais, legumes e tubérculos. Frutas, hortaliças e outros vegetais em geral são fontes pobres em zinco. A interação do zinco com outros nutrientes da alimentação pode aumentar ou diminuir sua absorção. Por exemplo, o fitato (mioinositol hexafosfórico) presente em altas concentrações em alimentos ricos em fibras (cereais, legumes e vegetais folhosos) liga-se ao zinco, formando complexos insolúveis, o que diminui digestibilidade e absorção do zinco. Outros inibidores da absorção do zinco incluem o cádmio, o cálcio, as fibras alimentares e polifenóis presentes em plantas, como os taninos, as ligninas e flavonóides.

Fontes alimentares e biodisponibilidade do zinco

O zinco, o cobre e o cádmio compartilham características físico-químicas e competem entre si nos sítios de absorção intestinal. Por exemplo, a suplementação oral de 20mg de zinco pode diminuir significativamente a absorção e o aproveitamento corpóreo do cobre. Níveis excessivos de cobre e de cádmio na alimentação também diminuem a absorção de zinco. O sulfato ferroso, habitualmente prescrito durante a gestação, não deve ultrapassar 30mg/dia, já que quantidades maiores podem diminuir a absorção de zinco. O zinco do leite humano é mais bem absorvido do que o zinco do leite de vaca ou de fórmulas de leites comerciais para alimentação infantil. O leite humano contém ácido cítrico e lactoferrina, substâncias que aumentam a biodisponibilidade do zinco e o tornam suficiente para lactentes sob aleitamento materno. A caseína do leite de vaca, ao contrário, inibe a absorção do zinco. O zinco do leite de soja também não é bem absorvido, possivelmente devido ao alto teor em fitatos.

Zinco, cobre e cádmio

O ser humano requer zinco em quantidades suficientes para manter o funcionamento adequado do organismo, além de seu crescimento, reprodução e lactação. A gravidez normal requer zinco adicional (cerca de 100mg/período), para atender às necessidades do feto em crescimento, além do aumento uterino, placentário, do fluido amniótico e mamário (Tabela 9.2).

A deficiência crônica e endêmica de zinco ocorre em todo o mundo, sendo mais prevalente em áreas onde a população subsiste com proteínas de origem vegetal. Pessoas que ingerem quantidades insuficientes de zinco podem apresentar alterações bioquímicas ou funcionais da deficiência de zinco, em especial durante condições fisiológicas que aumentam os requerimentos de zinco, como na fase de crescimento de crianças ou adolescentes ou em mulheres gestantes ou em

Deficiência de zinco

TABELA 9.2 – Recomendações alimentares de zinco (mg/dia) de acordo com a idade, gênero e condições fisiológicas.

Idade (anos)	Recomendação de ingestão
Lactentes (< 1)	5
Crianças (1-10)	10
Sexo masculino (> 11)	15
Sexo feminino	
> 11	12
Gestantes	15
Lactantes (< 6 meses)	19
Lactantes (6-12 meses)	16

Deficiência de zinco e disfunção imune

fase amamentação. Doentes crônicos também podem manifestar quadro de deficiência de zinco, seja pela diminuição do aporte alimentar ou pelo aumento das perdas (fecais e/ou urinárias). Uma das principais conseqüências da deficiência de zinco consiste na disfunção imune. Animais de experimentação e seres humanos com deficiência de zinco apresentam redução do número e comprometimento da função de células T e B, com redução da capacidade de cicatrização e formação de anticorpos. Granulócitos, macrófagos, monócitos e células NK, *natural killer*, apresentam menor capacidade de fagocitose e destruição intracelular. As principais causas da deficiência de zinco são mostradas no quadro 9.2.

QUADRO 9.2 – Principais condições clínicas associadas à deficiência de zinco.

Carência alimentar
Dietas restritivas: hipocalóricas, macrobiótica, vegetarianismo restrito
Acrodermatite enteropática
Alcoolismo
Subnutrição protéico-energética
Síndrome de má absorção: pancreatite, doença de Crohn, colite ulcerativa
Doenças crônicas: aids, tuberculose, cânceres, *diabetes mellitus*
Insuficiência renal crônica
Queimaduras extensas
Anemia falciforme
Gravidez e lactação
Idade avançada
Uso de medicamentos: diuréticos, penicilamina

Durante a resposta de fase aguda que acompanha inflamação ou infecção aguda, ou em condições que cursam com inflamação subclínica de baixo grau, como ocorre em indivíduos idosos, pode ocorrer redução dos níveis séricos de zinco em resposta ao aumento dos níveis de interleucinas pró-inflamatórias como a IL-6 (interleucina-6) ou TNF-α (fator de necrose tumoral alfa). Nessa situação e durante infecções agudas o zinco, geralmente ligado à metalotioneína, é retido em órgãos como o fígado, onde fica não-disponível para eventuais microrganismos invasores (Vasto et al., 2007).

Alterações no metabolismo do zinco

Devido à multiplicidade de funções do zinco, as manifestações de sua deficiência podem variar desde aquelas inespecíficas e discretas (por exemplo, apetite diminuído e paladar alterado) até uma clínica exuberante, como no caso de dermatite, hipogonadismo ou retardo do crescimento. As manifestações da deficiência do zinco ocorrem em graus progressivos, podendo ser leves, moderadas ou graves.

Em animais de laboratório, um sinal precoce da deficiência de zinco é a diminuição da ingestão alimentar, redução da atividade física e predisposição às infecções que podem, secundariamente, piorar a deficiência do micronutriente. No ser humano, além de anorexia e alterações neurossensoriais, há diminuição do peso corpóreo e da massa muscular e diminuição dos níveis séricos de testosterona, com oligospermia. Na gravidez, a deficiência leve de zinco pode associar-se com alteração do paladar, aumento da morbidade materna, trabalho de parto prolongado, atonia hipotonia uterina após o parto e aumento da taxa de nascimentos pré-termo.

Além de manifestações que ocorrem na deficiência leve, na deficiência moderada de zinco pode-se observar diminuição mais acentuada do apetite, letargia mental, retardo do crescimento e da puberdade, eventualmente com sinais de hipogonadismo masculino na adolescência, pele espessa e dificuldade para cicatrização, além de anormalidades neurossensoriais, incluindo alterações do paladar e adaptação anormal à visão no escuro.

Deficiência leve e moderada de zinco

Casos graves de deficiência de zinco podem ocorrer em crianças com acrodermatite enteropática, uma doença autossômica recessiva rara, que se manifesta em recém-nascidos por dermatite em membros (acral) e ao redor dos orifícios naturais como boca e ânus (periorificial), além de queda dos cabelos (alopecia) e diarréia. Em muitos casos tal deficiência é devida a um defeito genético do transportador de zinco, Zip[4], que é necessário para a absorção do zinco pelos enterócitos. O tratamento com suplementos de zinco por via oral (1-2mg/kg de peso corpóreo) geralmente reverte o quadro clínico.

Deficiência grave de zinco

Em adultos ou crianças maiores, as manifestações da deficiência grave de zinco incluem a dermatite bolhosa pustular, dermatite acroorificial, desordens emocionais (incluindo irritabilidade, letargia e depressão), perda de peso, infecções intercorrentes devido a disfunção imunológica, hipogonadismo em homens e cicatrização alterada. Clinicamente, manifesta-se por anemia grave, hepatoesplenomegalia, baixa estatura, testículos infantis, epífise aberta, unhas malformadas e pele áspera, com hiperpigmentação. Pode ocorrer cegueira noturna, fotofobia, hipogeusia, glossite e alopecia.

Clinicamente, a avaliação nutricional do zinco corpóreo pode ser inferida por dosagem do zinco na urina de 24 horas ou no soro, embora esses valores muitas vezes não reflitam as concentrações teciduais e as reservas corpóreas, em especial na presença de doenças crônicas, infecciosas, neoplásicas ou inflamatórias. Dosagens de zinco nas hemácias ou em leucócitos podem ser mais fiéis à realidade, mas não estão disponíveis na maioria dos laboratórios. O teste de tolerância ao zinco (ZTT, *zinc tolerance test*), que consiste na resposta plasmática de zinco à administração oral de sulfato de zinco, dá informações sobre o estado nutricional e a absorção intestinal.

Avaliação clínica do zinco no homem

A dosagem da metalotioneína eritrocítica tem sido considerada um índice promissor para a avaliação, já que parece bastante sensível às mudanças no zinco alimentar. Pelos problemas inerentes à técnica de determinação laboratorial e dificuldades na interpretação, atualmente se questiona o valor da dosagem do teor de zinco nos cabelos ou unhas.

Óxido ou sulfato de zinco são usados como ingredientes em cosméticos e pomadas para cicatrização e tratamento da acne. Como suplemento nutricional, o zinco tem sido prescrito por leigos e médicos para infertilidade, acne, calvície, prevenção da hiperplasia prostática, para aumento da potência sexual, controle do *diabetes mellitus*, melhora da cicatrização e de anormalidades do paladar em pacientes com insuficiência renal crônica, reversão de degeneração macular e outras condições anormais. Nesses casos, a ação benéfica do zinco só foi comprovada em casos de deficiência prévia do mineral.

Uso terapêutico do zinco

Existem evidências que suplementos de zinco melhorem o prognóstico de crianças sendo tratadas de doença diarréica. Estudos bem conduzidos mostraram que crianças com diarréia aguda recebendo suplementos com zinco tiveram 15% de redução na probabilidade de continuar com diarréia; crianças com diarréia crônica tiveram 24% de redução na probabilidade de persistência da diarréia, e diminuição de 42% na possibilidade de falência do tratamento ou morte (Bhandari et al., 2002). A suplementação com zinco pode atenuar a secreção de citocinas pró-inflamatórias após estimulação com endotoxina, o que pode proteger o animal do choque.

Toxicidade do zinco

Pessoas eutróficas com estado nutricional do zinco satisfatório não deve receber suplementos de zinco, já que o zinco interfere com a absorção normal do cobre. A intoxicação aguda pelo zinco é caracterizada por sintomas digestivos, como náuseas, vômitos, dor epigástrica, diarréia e tonturas. Sintomas de toxicidade crônica incluem vômitos, anemia e aumento do LDL-colesterol (sinais de deficiência de cobre), além de efeitos adversos sobre o sistema imunológico, incluindo redução nas respostas de linfócitos T. A toxicidade crônica de zinco pode também determinar diminuição do HDL-colesterol, um efeito indesejável, já que esta lipoproteína exerce efeito protetor contra a cardiopatia aterosclerótica.

SELÊNIO (Se)

O selênio é um elemento não-metálico relativamente raro, de número atômico 34 e peso atômico 78,96. A essencialidade do selênio para o ser humano só foi demonstrada ao descrever a sua incorporação à glutationa peroxidase (GPX), enzima importante na proteção contra radicais livres. Muitas plantas não requerem selênio para seu metabolismo normal, o que explica a ausência de selênio em muitos alimentos de origem vegetal.

Selênio no organismo humano

Do ponto de vista biológico, o selênio é um elemento-traço necessário para a produção de enzimas fundamentais na neutralização de radicais livres e na proteção contra a peroxidação lipídica de membranas celulares e subcelulares. O selênio age em sinergismo com a vitamina E, em sua função antioxidante. O selênio também está envolvido na síntese da enzima que retira iodo da molécula de T_4, transformando-o numa forma mais ativa, o T_3 ou triiodotironina. A pequena ingestão alimentar de selênio altera a função tireoidiana, diminuindo os níveis de T_3 simultaneamente ao aumento do T_4. Além dessas funções vitais, selenoproteínas presentes em células de mamíferos são importantes na formação do esperma, no funcionamento da próstata e da função imunológica normal, particularmente da imunidade mediada por células. Presume-se que a selenoproteína P plasmática exerça ação antioxidante extracelular e esteja envolvida no transporte e armazenamento de selênio.

Absorção, metabolismo e excreção do selênio

A eficiência da absorção intestinal do selênio inorgânico varia entre 50 e 80%. O selênio ligado à cisteína ou metionina é absorvido juntamente com estes aminoácidos. O selênio circula ligado a globulinas, lipoproteínas e possivelmente à selenoproteína P. Após absorção, o selênio se acumula no fígado e nos rins, principalmente ligado à GPX. Os níveis plasmáticos normais variam de uma região (geográfica) para outra, na dependência da quantidade de selênio nos alimentos. A principal via de eliminação do selênio é a renal (50 a 60% do total), diminuindo sua excreção quando o aporte alimentar é insuficiente.

Recomendações e fontes alimentares de selênio

De acordo com a Sociedade Alemã de Nutrição, a recomendação diária aceitável é de 1µg/kg/dia, e a recomendação (RDA) americana para indivíduos adultos é de 55µg/dia. Sabe-se que os sintomas de deficiência ocorrem abaixo de 20µg/dia e a toxicidade ocorre acima de 800µg/dia. Além da forma inorgânica, o selênio está presente nos alimentos ligados a dois aminoácidos modificados, na forma de selenocisteína (origem animal) ou selenometionina (origem vegetal).

De forma geral, quanto maior o conteúdo de proteína no alimento, maior a quantidade de selênio. O selênio está presente em boa quantidade em alimentos como aipo, alho, atum, brócolis, cebola, cereais integrais, cogumelos, farelo de trigo, fígado, frango, frutos do mar, gema do ovo, germe de trigo, leite, pepino e repolho. A castanha-do-pará (Bertholletia excelsa) tem altos níveis de selênio (16 a 30µg/g), em contraste com a maioria dos alimentos, que contém entre 0,01 e 1µg/g. Frutas e verduras em geral são pobres em selênio, mas podem ser boa fonte desse nutriente se o solo for adubado ou previamente rico em selênio. O leite humano contém altos níveis de selênio (entre 15 e 20µg/l). O efeito da cocção parece ser pequeno na biodisponibilidade de selênio no alimento.

A ingestão de selênio é adequada para a maioria das pessoas ingerindo habitualmente alimentação variada e com quantidade de energia suficiente. Indivíduos subnutridos, ingerindo dietas muito restritivas ou submetidos a nutrição parenteral prolongada, podem constituir grupos de risco para deficiência de selênio. Na tabela 9.3 descrevem-se as recomendações de selênio (RDA-1989), estabelecidas pela determinação da quantidade necessária para manter atividade máxima da GPX.

TABELA 9.3 – Recomendações alimentares de selênio (µg/dia) para crianças, homens e mulheres em diferentes faixas etárias.

	Idade (anos)	Masculino	Feminino
Lactentes	< 0,5	10	10
	0,5-1,0	15	15
Crianças	1-6,0	20	20
	7-10	30	30
Adolescentes	11-14	40	45
	15-18	50	55
Adultos	> 18	70	55
Gravidez	–	–	65
Lactação	–	–	75

RDA: "Recommended Dietary Daily Allowances" (1989).

O estado nutricional do selênio pode ser avaliado por indicadores bioquímicos como os níveis séricos de selênio, que geralmente refletem sua ingestão recente; os níveis de selênio nas hemácias refletem uma ingestão de longo tempo. A atividade plasmática da glutationa peroxidase também tem sido usada, assim como as concentrações em unhas e cabelos. Dosagem de selenoproteína P plasmática tem-se mostrado útil, já que seus níveis se correlacionam positivamente com os da glutationa-redutase extracelular e do selênio sérico.

Avaliação do estado nutricional do selênio no ser humano

A deficiência de selênio é comum em pacientes com insuficiência renal crônica sob hemodiálise prolongada, situação em que também ocorre comprometimento do sistema antioxidativo, com lesão tecidual por radicais livres. A suplementação de selênio nestes casos aumenta os níveis séricos do selênio e de glutationa peroxidase plasmática e eritrocítica e otimiza o sistema de "purificação" de radicais livres de oxigênio.

A deficiência de selênio ocorre em doenças caracterizadas pelo aumento dos radicais livres

A deficiência de selênio resulta em aumento significativo do colesterol plasmático. Dietas pobres em selênio aumentam duas a três vezes o risco de doença cardíaca, quando comparados com pessoas ingerindo dietas ricas em selênio. As enzimas que contêm selênio diminuem a oxidação das lipoproteínas e protegem as artérias contra a deposição de colesterol. A doença de Keshan, uma cardiomiopatia endêmica juvenil observada na China, parece resultar da interação de diversos fatores, incluindo a deficiência de selênio, de vitamina E e ácidos graxos poliinsaturados e possivelmente de um agente infeccioso (vírus Coxsackie).

A baixa atividade da glutationa peroxidase nos eritrócitos tem mostrado ser um forte marcador de eventos cardiovasculares em estudos humanos. Estudos apontam que a atividade adequada de selenoproteínas é necessária para um metabolismo ósseo eficiente com matriz extracelular de boa qualidade e conseqüentemente resistência óssea às fraturas.

O selênio protege compostos orgânicos intracelulares contra a luz ultravioleta, fenômeno envolvido na carcinogênese, justificando a suplementação com selênio na prevenção do câncer de pele em pessoas predispostas e vivendo em regiões com solo pobre nesse micronutriente. Tem sido sugerido que o selênio tem poten-

Toxicidade do selênio

cial na quimioprevenção da neoplasia colorretal. Há correlação inversa e significante entre T_3 livre e selênio; a ingestão de selênio promove normalização na concentração circulante de T_4 quando há deficiência de iodo.

O selênio em si parece não ser tóxico, mas determinados selenídeos de hidrogênio têm grande toxicidade, semelhantes ao arsênico. Chineses ingerindo quantidades excessivas de selênio (1.000µg/dia), na tentativa de profilaxia da doença de Keshan, desenvolveram espessamento das unhas, aroma de alho no hálito, icterícia, anemia e perda de cabelos e unhas. Casos extremos de selenose podem resultar em cirrose hepática e edema pulmonar.

COBRE (Cu)

O cobre é um metal com número atômico 29, peso atômico 63,54, que constitui 70ppm da crosta terrestre. Altas concentrações de cobre podem ser tóxicas para bactérias, fungos e algas, mas quantidades adequadas são fundamentais para estes microrganismos. Animais superiores e seres humanos requerem o cobre para seu metabolismo celular normal.

Funções do cobre

O cobre participa como co-fator em enzimas fundamentais do metabolismo intermediário

O cobre (Cu, do latim *cuprum*) é um micronutriente essencial para animais e plantas, e suas funções podem ser deduzidas pelas conseqüências da disfunção das enzimas envolvidas (Tabela 9.4). Por exemplo, a deficiência da lisil-oxidase, enzima contendo cobre, determina formação defeituosa do colágeno, com diminuição da resistência mecânica do osso e do tecido conjuntivo no sistema cardiovascular. Além da formação e resistência óssea e crescimento e desenvolvimento das crianças, o cobre é essencial para o funcionamento adequado dos mecanismos de defesa imunológica, para a maturação de leucócitos e hemácias, o transporte de ferro, o metabolismo da glicose e do colesterol, a defesa contra radicais livres, síntese de melanina, a contratilidade miocárdica e o desenvolvimento cerebral. O cobre é transportado no sangue ligado a uma proteína plasmática chamada ceruloplasmina, sendo componente de diversas enzimas, incluindo a citocromo-oxidase C e a superóxido-dismutase. O cobre é o metal ligado ao pigmento carreador de oxigênio da maioria dos moluscos e de alguns artrópodes, razão pelo qual o sangue oxigenado desses animais é azul. Em altas concentrações, o cobre pode ser venenoso e fatal para diversos organismos, incluindo os seres humanos.

TABELA 9.4 – Algumas enzimas contendo cobre.

Enzima	Função/características
Ceruloplasmina (ferroxidase I)	A maior parte do Cu^{++} plasmático está ligado à ceruloplasmina que carreia o Fe^{++} armazenado para o local de síntese da hemoglobina. Catalisa a oxidação do Fe^{++}
Citocromo-c oxidase	Presente nas mitocôndrias, reduz o O_2 para formar H_2O e ATP
Dopamina β-hidroxilase	Catálise da conversão de dopamina para norepinefrina no cérebro e supra-renal
Lisil-oxidase	Atua em cadeias laterais de lisina e hidroxilisina do colágeno; participa na formação do tecido conjuntivo
Monoaminooxidase	Catabolismo de dopamina, noradrenalina, serotonina. É inibida por antidepressivos e drogas hipotensoras (IMAO)
Superóxido dismutase	Converte o íon superóxido em peróxido de hidrogênio. Protege a célula da lesão oxidativa produzida por superóxidos
Tirosinase	Promove a síntese da melanina a partir da tirosina. Deficiência congênita de tirosinase produz albinismo

Enzimas contendo cobre

Absorção do cobre

A homeostase corpórea do cobre é controlada pela eficiência da absorção intestinal. O cobre dos alimentos é aquele excretado na bile e absorvido primariamente no intestino delgado por mecanismo de transporte ativo, podendo também ocorrer absorção no estômago e cólon. Cerca de 20-70% do cobre da dieta é absorvido. Em adultos a máxima absorção é de 50%; em crianças é de 77%. A absorção pode ser afetada por ligantes e outros metais no lúmen intestinal. Pouco se sabe sobre os mecanismos de transporte intestinal do cobre e sua regulação. No entanto, o aumento da oferta de cobre na dieta de cerca de 10 vezes leva a um aumento máximo ao dobro da absorção de cobre em relação aos níveis iniciais. A Na/K-ATPase está envolvida na transferência do cobre do enterócito para o sangue. O cobre é transportado ao fígado pela circulação portal predominantemente ligado à transcupreína, histidina e aos sítios de alta afinidade de albumina.

Cobre e cuproenzimas

Após a entrada no hepatócito, o cobre é incorporado a diversas cuproenzimas (por exemplo, superóxido-dismutase) ou se liga temporariamente à metalotioneína, que impede sua ação como metal iônico livre, gerador de radicais livres. Dessa forma, a metalotioneína exerce um papel protetor contra a citotoxicidade. O cobre não-armazenado no fígado é transportado para os tecidos ligado à ceruloplasmina, albumina, transcupreína e a aminoácidos livres. A excreção de ceruloplasmina de certo modo controla a exportação do cobre hepático, mas isso não afeta a quantidade de cobre corpóreo. O excesso de cobre é excretado pela bile e pouca quantidade do mesmo é reabsorvida após excreção biliar. As perdas corpóreas de cobre estão aumentadas nas fístulas biliares e diminuídas na icterícia obstrutiva. Os níveis de ceruloplasmina e cobre séricos aumentam durante a resposta da fase aguda, presente em diversas situações como no câncer e nas infecções agudas ou crônicas.

A via biliar representa a principal forma de excreção do cobre

Estudos de balanço metabólico indicam que as perdas normais de cobre atingem 1,3mg/dia e que um adulto normal deve ingerir entre 1,5 e 2mg de cobre/dia ou 20µg/kg/dia (OMS, 1998), sendo que o valor máximo recomendado para crianças é de 50µg/kg/dia. Um cuidado maior deve ser dado às crianças não amamentadas ao peito que ingerem leite em pó reconstituído em água com razoável concentração de cobre livre, pelo risco de desenvolverem toxicose idiopática pelo cobre.

Alimentos ricos em cobre incluem fígado, frutos do mar, castanhas, cacau, cereais integrais e gelatina. Carnes, frango, peixe, ovos e cereais processados também são boas fontes; frutas frescas e vegetais verdes podem ser boa opção alimentar, mas a concentração de cobre depende do tipo de vegetal e da concentração de cobre no solo onde a planta foi cultivada. Leite e derivados são pobres em cobre.

O cobre é amplamente distribuído nos alimentos de origem animal ou vegetal

Os fatores que podem influenciar negativamente a biodisponibilidade do cobre incluem os níveis alimentares de zinco, molibdênio, ácido ascórbico, fibras, fitatos e taninos. Em animais de experimentação, a biodisponibilidade do cobre diminui cerca de 30%, quando 60% das calorias provêm da frutose ou sacarose ao invés do amido. A produção adequada de ácido clorídrico pelo estômago facilita a digestão péptica gástrica e, portanto, a disponibilidade de cobre na luz intestinal que é mais bem absorvido em pH ácido. A absorção intestinal de cobre parece ser facilitada por moderada quantidade de aminoácidos e peptídeos que reduzem a formação de hidróxidos de cobre e facilitam sua absorção. Altas concentrações de aminoácidos e peptídeos podem ligar-se ao cobre na luz intestinal e reduzir sua absorção. Ácidos orgânicos como citrato, lactato e malato aumentam a solubilidade e absorção do cobre. A presença de fitatos não prejudica a disponibilidade de cobre na mesma extensão que prejudica a absorção de zinco e ferro. No entanto, uma dieta muito pobre em fitatos pode prejudicar a biodisponibilidade do cobre de forma indireta: zinco e ferro mais livres no lúmen intestinal podem reduzir a absorção de cobre.

Estado nutricional do cobre no ser humano

Determinações séricas do cobre e da ceruloplasmina são as principais formas de avaliação do estado nutricional do cobre, estando diminuídas na deficiência moderada ou grave. Esses parâmetros são pouco sensíveis na deficiência marginal de cobre, onde a determinação da superóxido-dismutase eritrocitária e a atividade da enzima citocromo-C plaquetária podem ser mais úteis.

A deficiência do cobre pode ser adquirida ou hereditária

A deficiência adquirida de cobre foi documentada na fase de crescimento rápido de recém-nascidos recebendo alimentação pobre em cobre ou crianças em países em desenvolvimento com diarréia intensa e em adultos mantidos em nutrição parenteral sem suplementação de cobre por longos períodos de tempo. As principais manifestações incluem anemia, neutropenia e anormalidades ósseas. Manifestações menos freqüentes incluem hipopigmentação dos cabelos, hipotonia, retardo no crescimento, aumento da incidência de infecções, anormalidades do metabolismo da glicemia e do colesterol e alterações cardiovasculares.

Tanto a síndrome de Mendes como a doença de Wilson são desordens herdadas com um distúrbio funcional de duas ATPases de membrana para o transporte dos íons de cobre. A doença de Menkes é recessiva e ligada ao cromossomo X, em que a maioria das anormalidades pode ser explicada pela ausência de um adequado suprimento de cobre para enzimas dependentes deste micromineral, incluindo citocromo-C oxidase e lisil-oxidase. Manifesta-se por neurodegeneração progressiva e distúrbios do tecido conjuntivo, atribuídos ao acúmulo excessivo de cobre em diversos tecidos, apesar da deficiência funcional do cobre. A doença não responde à administração oral de cobre.

Doença de Wilson

Na doença de Wilson, uma deficiência hereditária da ceruloplasmina, a excreção biliar de cobre é prejudicada e está associada com um aumento anormal do conteúdo de cobre de diversos tecidos, particularmente cérebro e fígado. Os achados clínicos mais proeminentes consistem no aumento do tamanho de baço e fígado, alterações neurológicas e a detecção dos anéis corneais de Kayser-Fleischer. Alterações psiquiátricas, cardiomiopatia, artropatia e nefropatia, assim como trombocitopenia e leucopenia são outros achados clínicos. Laboratorialmente, há diminuição nos níveis séricos de ceruloplasmina, elevação da excreção urinária e do cobre sérico livre. A biópsia hepática confirma os níveis elevados de cobre no fígado.

Toxicidade do cobre

A toxicidade aguda pelo cobre geralmente ocorre em tentativas de suicídio ou ingestão acidental de sais de cobre, ocasionando dor epigástrica, náuseas, vômitos, diarréia e, em casos graves, ocorre coma, insuficiência renal aguda, necrose hepática e óbito. A toxicidade crônica ocorre principalmente em portadores de insuficiência renal sob hemodiálise ou em agricultores que lidam com pesticidas contendo esse metal. Manifesta-se principalmente por disfunção e lesão hepatocelular, atribuídas à oxidação de macromoléculas intracitoplasmáticas pelos radicais livres.

IODO (I)

O iodo é um micronutriente de número atômico 53 e peso atômico 126,9. Ocorre no solo e no mar na forma de íons iodeto, sendo oxidado pela luz solar para iodo elementar, que é volátil. Pela chuva, parte do iodo da atmosfera retorna lentamente para o solo, completando o ciclo. As fontes naturais de iodo incluem frutos do mar e plantas cultivadas em solo rico em iodo. O solo de regiões no interior dos continentes costuma ser pobre em iodo, o que aumenta o risco de pessoas que aí vivem em desenvolver deficiência de iodo e bócio endêmico, uma doença caracterizada pelo aumento difuso do tamanho da tireóide. O único papel conhecido do iodo é como constituinte dos hormônios da tireóide, T_3 (tiroxina) e T_4 (triiodotironina), que agem na regulação da taxa de metabolismo basal da maioria dos organismos multicelulares.

Funções orgânicas do iodo

No corpo humano, há aproximadamente 15 a 23mg de iodo, com cerca de 75% concentrado na glândula tireóide e o restante nas glândulas salivares, mamárias, gástricas e nos rins. Há contínua renovação de iodo na glândula tireóide, devido à constante absorção de iodo do sangue e à síntese e secreção dos hormônios tireoidianos.

O iodo faz parte da estrutura química da tiroxina e da triiodotironina, hormônios que aceleram as reações celulares em praticamente todos os órgãos e tecidos do organismo, com aumento do metabolismo basal, do consumo de O_2 e da produção de calor. As atividades desses hormônios são críticas para o desenvolvimento normal do cérebro, na proliferação de neurônios e na regulação de processos que envolvem a função cerebral. Além disso, a tiroxina é essencial para a reprodução; outras funções dos hormônios tireoidianos incluem a conversão do caroteno na forma ativa de vitamina A, a síntese de proteínas e a absorção intestinal de carboidratos. A atividade aumentada de numerosas enzimas após a administração de tiroxina é conseqüência, pelo menos em parte, do dramático efeito estimulatório do hormônio sobre a síntese protéica em vários tecidos, incluindo fígado, cérebro imaturo do rato e músculo.

O iodo ocorre nos alimentos ligado a compostos orgânicos ou na forma reduzida (iodeto). Os íons iodeto são rapidamente absorvidos no intestino delgado e distribuídos no sistema circulatório na forma de íons livres (I–) ou ligados a proteínas (PBI). A glândula tireóide tem a capacidade de captar o iodo absorvido, acumulando-o rapidamente no colóide dos folículos tireoidianos, por mecanismo que requer energia. O iodo é incorporado à tirosina da tireoglobulina, uma macroglobulina sintetizada pelo epitélio tireoidiano, originando resíduos mono e diiodados do aminoácido. A secreção dos hormônios é feita após a proteólise da tireoglobulina, influenciada pelo hormônio estimulador da tireóide (TSH); uma gotícula intracelular do colóide funde-se com os lisossomos, onde as enzimas proteolíticas degradam completamente a tireoglobulina em seus aminoácidos constituintes. O acoplamento oxidativo das iodotirosinas origina a triiodotironina (T_3) e a tiroxina (T_4), liberando-as para dentro da célula e depois para a corrente sangüínea, numa proporção de quatro moléculas de T_4 para cada molécula de T_3. Por serem pouco solúveis na água, os hormônios tireoidianos são ligados a proteínas transportadoras (globulina, pré-albumina e albumina). O T_3 é o mais ativo dos dois hormônios e há alguma evidência de que o T_4 possa ser convertido a T_3 pela remoção de um átomo de iodo (Fig. 9.3).

Metabolismo e excreção do iodo

A regulação dos hormônios da tireóide é um processo complexo que envolve não somente a tireóide, mas também a hipófise, o cérebro e os tecidos periféricos. A regulação da produção dos hormônios tireoidianos ocorre por um sistema de retroalimentação negativa, no qual a hipófise estimula a secreção do TSH em resposta às baixas concentrações hormonais, mantendo os níveis circulantes do hormônio. Se não há disponibilidade de iodo, os níveis plasmáticos de TSH permanecem elevados. Por outro lado, doses excessivas de iodo têm efeito inibidor direto sobre a glândula tireóide, por diminuir a ligação do iodo à tireoglobulina e os processos pinocíticos que levam ao englobamento do colóide e secreção de T_4 e T_3.

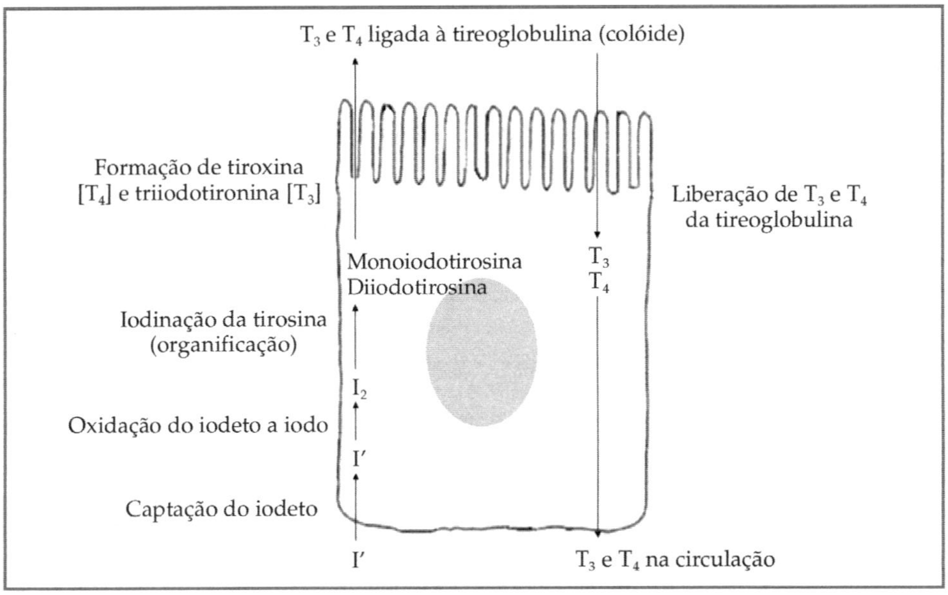

Hormônios tireoidianos e iodo

Níveis plasmáticos de TSH

FIGURA 9.3 – Esquema da captação do iodeto da circulação, síntese de tiroxina e triiodotironina, armazenamento desses hormônios ligados à tireoglobulina e liberação de T_3 e T_4 na circulação.

O excesso de iodo é excretado pelos rins, mas pequena quantidade é perdida na perspiração e fezes. Apenas 1% do iodo urinário se apresenta como iodotironina, o remanescente está na forma de iodeto inorgânico. A excreção urinária do iodo protege contra o acúmulo de níveis tóxicos.

A ingestão total de 150μg de iodo é recomendada para adolescentes e adultos, a fim de promover uma margem de segurança e permitir variações individuais no peso corpóreo e nas necessidades. Para gestantes e nutrizes, é recomendada a ingestão e 200μg/dia. Para crianças de 0-59 meses a recomendação de ingestão diária é de 90μg/dia, entretanto uma quantidade adicional de 150μg/dia para crianças e suas mães parece não estar associada a efeitos colaterais em casos de suficiente ingestão de iodo prévia.

Fontes alimentares e recomendações de iodo

O iodo é fornecido pelos alimentos e pela água. Quantidades adequadas do iodo são encontradas nos crustáceos (camarão, ostras e lagosta) e alimentos que crescem em solo rico em iodo. Em geral, os folhosos, especialmente o espinafre e o agrião, contêm maior concentração de iodo do que as raízes. Peixe de água salgada contém 10 a 100 vezes mais iodo do que o peixe de água doce.

Desde 1953, a legislação brasileira prevê a iodação do sal de mesa, na proporção de 10mg de iodo por quilo de sal. Durante os anos de 1983 a 1994, o objetivo do Programa de Combate ao Bócio Endêmico, desenvolvido pelo INAN, foi manter a iodização no sal na faixa de 10 a 30mg de iodo/kg de sal. Iniciado em 1995, o Programa Nacional de Controle dos Distúrbios por Deficiência de Iodo propôs aumento da iodização do sal para 40 a 60mg de iodo/kg.

Embora destinado ao uso animal, o sal grosso não-iodado é consumido pela população com menor poder aquisitivo das zonas rurais. O sal do mar não é boa fonte de iodo porque esse micronutriente se evapora durante o processo de secagem da água do mar. Em países onde a iodação do sal não foi possível, tem sido empregado o uso de injeções intramusculares de iodo em veículo oleoso, o que garante a absorção lenta e contínua por mais de dois anos.

Avaliação do estado de iodo corpóreo

O estado corpóreo de iodo é avaliado pela comparação de quantidades de iodo e creatinina excretada em amostras de urina. Técnicas de radioimunoensaio envolvendo a ligação de anticorpos radioativos tornam possível medir os níveis de tiroxina, triiodotironina, TSH no plasma sangüíneo, indicadores indiretos do estado corpóreo de iodo. Embora inespecífico, outro método disponível é a avaliação das quantidades da proteína transportadora de iodo (PBI) no sangue. A atividade da glândula tireóide pode ser testada pela assimilação do iodo radioativo.

Manifestações clínicas da deficiência de iodo

O bócio tem sido usado para descrever o efeito primário da deficiência de iodo. Entretanto, as manifestações clínicas da sua deficiência são mais abrangentes e atingem pessoas de todas as idades, particularmente aquelas em períodos de crescimento rápido (Tabela 9.5).

Cretinismo

O cretinismo é o mais grave problema associado com a deficiência de iodo, um defeito congênito do desenvolvimento físico e mental causado pela carência de iodo durante o desenvolvimento fetal. Os hormônios tireoidianos maternos atravessam pouco ou quase nada a placenta. Dessa forma, o feto é dependente de suas próprias secreções da tireóide, da maturação da própria função hipotalâmica e da oferta de iodo na alimentação da mãe, que atravessa prontamente a barreira placentária.

Bócio simples ou atóxico

Uma grande proporção da população mundial tem risco de deficiência de iodo, que pode provocar o bócio simples ou atóxico. Quando a oferta de iodo é deficiente, o estímulo prolongado do TSH determina hiperplasia das células do folículo tireoidiano e a glândula tireóide aumenta de tamanho. Dessa forma, o bócio é considerado como uma adaptação compensatória para o déficit de iodo necessário para a síntese dos hormônios tireoidianos. Entretanto, ele pode atingir um tamanho imenso e dar origem a sintomas de compressão, particularmente obstrução venosa.

Bócio por deficiência de iodo no Brasil

No Brasil, a verificação de bócio por deficiência de iodo foi realizada por pesquisas nacionais em escolares submetidos à inspeção e à palpação da glândula tireóide. Observou-se que, no intervalo de 20 anos, houve diminuição da prevalência de bócio, embora ainda detectado em 14,1% das crianças; os estados de

TABELA 9.5 – Manifestações clínicas da deficiência de iodo.

Fetos	Aborto Prematuridade Anormalidades congênitas Aumento da mortalidade perinatal Aumento da mortalidade infantil Cretinismo neurológico (deficiência mental, surdomutismo, diplegia espástica, estrabismo) Cretinismo mixedematoso (nanismo, deficiência mental) Defeitos psicomotores
Recém-nascidos	Bócio neonatal Hipotireoidismo neonatal
Crianças e adolescentes	Bócio Hipotireoidismo juvenil Função mental diminuída Retardo no desenvolvimento físico
Adultos	Bócio e suas complicações compressivas Hipotireoidismo Função mental diminuída Hipertireoidismo induzido pelo iodo

maior prevalência foram Bahia (33%), Rondônia (31,3%), Maranhão (25,7%) e Minas Gerais (28,6%). Seminário realizado no Ministério da Saúde, em Brasília (1992), concluiu que o bócio já não é mais um problema endêmico no Brasil.

Embora a deficiência de iodo seja a causa primária de bócio simples, ela não é a única. Certos alimentos contêm substâncias bociogênicas, que aumentam a suscetibilidade para o bócio e têm papel decisivo no desenvolvimento de cerca de 4% dos casos de bócio. Os bociogênicos agem bloqueando a absorção ou o uso de iodo. Eles estão presentes em pêssego, amêndoas, soja e mandioca. Alimentos como repolho, couve e nabo contêm uma substância chamada pregoitrina e um ativador termolábil, capaz de converter a pregoitrina em goitrina, que interfere com o uso do iodo. A goitrina é encontrada em alimentos crus, mas não em alimentos cozidos. Amendoim contém uma substância chamada araquidoside, que interfere com o uso do iodo. O amplo uso de antibióticos é causa potencial de bócio porque eles reduzem a conversão do iodo para iodeto. O bócio pode também ser causado pela deficiência ou defeito nas enzimas responsáveis pela síntese e liberação dos hormônios tireoidianos.

Substâncias bociogênicas

A tolerância a doses de ingestão relativamente altas de iodo aponta para uma ampla margem de segurança para esse elemento. O limite tolerável máximo de ingestão diária de iodo fixado pelo Instituto de Medicina da Academia Nacional Americana de Ciências é de 1.100µg/dia para adultos, 300µg/dia para idades de 1-8 aos, 600µg/dia para idades de 9-13 anos e 1.100µg/dia durante a gravidez e lactação. No entanto, a doença auto-imune tireoidiana e carcinoma papilar tiroideano podem ocorrer em proporção maior quando a ingestão média do iodo é alta, como em certas populações consumindo sal iodado (Bülow Pedersen et al., 2006). Pessoas que apresentavam nódulos autônomos associados a estado prévio de deficiência de iodo, podem desenvolver hipertireoidismo induzido por iodo, uma vez expostos a uma quantidade normal ou alta de iodo.

Toxicidade do iodo

CROMO (Cr)

O cromo é um elemento metálico de transição (número atômico 24, peso atômico 51,996) relativamente raro (0,1-03ppm na crosta terrestre). Biologicamente, forma compostos com valências +3 (Cr III) e +6 (Cr VI). As reservas corpóreas de cromo variam entre 0,4 e 6mg, sendo relativamente maiores em recém-nascidos do que em adultos ou idosos.

Distribuição orgânica e essencialidade

Estudos de pacientes recebendo nutrição parenteral prolongada (NPP) permitiram concluir sobre a essencialidade do cromo para os seres humanos. Os pacientes desenvolviam *diabetes mellitus* grave, com sintomas de intolerância à glicose, perda de peso e alterações neurológicas refratárias ao uso da insulina, quadro revertido com a adição de cromo na solução nutritiva.

O cromo é um elemento essencial para a ação hipoglicemiante da insulina e normalidade do metabolismo das gorduras. Alguns estudos indicam que a suplementação com cromo aumenta o ganho muscular e a perda de gorduras associada com a prática de exercícios físicos. Além disso, o cromo otimiza o metabolismo da glicose e o perfil dos lipídios séricos em pacientes com ou sem diabetes.

Funções e metabolismo do cromo

O Cr III é a forma biologicamente mais ativa, fazendo parte de uma molécula, ainda não descrita, do fator de tolerância à glicose (FTG-Cr), um composto que contém cromo. O FTG-Cr potencializa a função normal da insulina, incluindo a promoção da entrada da glicose para o interior das células, onde é oxidada até gás carbônico ou entra na síntese de gorduras. Dessa forma, o cromo é essencial para a ação da insulina no metabolismo de carboidratos, proteínas e gorduras. O mecanismo de ação do FTG-Cr não é conhecido, mas presume-se que auxilie na ligação entre a molécula de insulina e seus receptores celulares.

Absorção intestinal de cromo

A absorção intestinal de cromo é baixa, entre 0,5 e 2% do total ingerido. De forma geral, o cromo orgânico é mais bem absorvido que o inorgânico, o mesmo ocorrendo com o cromo VI em relação à forma trivalente. Após absorção, o Cr VI é rapidamente reduzido à forma biologicamente ativa, trivalente. O cromo absorvido liga-se à transferrina, mas também circula ligado à albumina e possivelmente às globulinas. A transferrina contendo cromo se liga ao receptor de transferrina na membrana das células-alvo, sendo o complexo transferrina-Cr absorvido por endocitose.

O cromo é liberado da transferrina e se liga ao FTG-Cr. Dessa forma, o cromo é transferido da transferrina ao FTG-Cr, que normalmente existe em células dependentes de insulina na forma inativa. Ao se ligar ao cromo, o FTG-Cr se torna ativo e se liga ao receptor ativado da insulina, seguindo-se a uma estimulação da atividade da tirosinoquinase, com conseqüente potencialização da ação da insulina. O cromo parece inibir a fosfatase fosfotirosina, enzima que libera o fosfato do receptor de insulina, o que reduz a sensibilidade à insulina.

A maior parte do cromo absorvido é excretada pelos rins. Em casos de diurese excessiva, como no diabetes descompensado ou na diurese associada ao alcoolismo, ocorre aumento da perda renal.

Fontes alimentares e recomendações de cromo

O cromo está presente nos alimentos na forma inorgânica ou em complexos orgânicos. Fermentos, carnes, gema de ovo, café, nozes, brócolis, vinho, cerveja e levedo de cerveja, grãos integrais, constituem-se na melhor fonte alimentar de cromo. Leite e derivados são pobres em cromo. A quantidade de cromo presente em frutas e verduras depende da composição do solo onde o vegetal foi cultivado, mas em geral é baixa. Alimentos processados e refinados contêm pouco cromo.

Um adulto ingerindo alimentação geral normocalórica geralmente ingere de 50 a 200µg de cromo/dia, suficiente na prevenção de deficiência. Dessa forma, a ingestão diária de cromo estimada como segura e adequada varia entre 10 e 60µg/dia para lactentes; 20 a 80µg/dia para crianças entre 1 e 3 anos, 30 a 120µg/dia para crianças com idade entre 4 e 6 anos, 50 a 150µg/dia para crianças com idade entre 7 e 10 anos e 75 a 250µg/dia para crianças com mais de 10 anos, adolescentes e adultos.

Pessoas com deficiência marginal de cromo ou com reservas corpóreas reduzidas podem necessitar de maior aporte de cromo em determinadas situações, incluindo a concomitância de dietas ricas em açúcares, gravidez, exercício físico extenuante e situações de resposta de fase aguda, incluindo traumatismo físico, infecção e determinadas neoplasias. Nesse caso, os limites superiores de ingestão segura devem servir como parâmetro para reposição. Entretanto, quando o paciente está sob nutrição parenteral prolongada, níveis de aporte intravenoso de 10 a 20µg/dia são considerados adequados.

Suplementação do cromo

A suplementação indiscriminada do cromo tem sido criticada como não-fisiológica e potencialmente perigosa, já que o acúmulo de cromo III nos tecidos humanos pode afetar as moléculas de DNA e predispô-las à carcinogênese, como foi observado em estudos de cultura de células. No entanto, não existem evidências clínicas de que o cromo leve a danos do DNA *in vivo*.

Avaliação do estado nutricional no homem

As concentrações teciduais de cromo são 10 a 100 vezes maiores do que as plasmáticas, mas refletem melhor as reservas corpóreas. As dosagens de cromo geralmente são realizadas por espectrometria de absorção atômica e têm sensibilidade e especificidade suficientes para dosagem de cromo no sangue, urina e cabelos. Entretanto, nenhum desses exames reflete os níveis corpóreos de cromo com precisão. A concentração de cromo nos cabelos reflete a disponibilidade de cromo para as células do folículo piloso, podendo ser usada na avaliação das reservas corpóreas.

Dados disponíveis indicam que a suplementação de cromo, em altas doses na forma de picolinato de cromo, pode melhorar a tolerância à glicose na hiperglicemia da gravidez, da senilidade e no *diabetes mellitus* manifesto ou induzido por corticosteróides em indivíduos sem diabetes.

Doenças associadas à deficiência de cromo

Em animais de experimentação, a deficiência grave de cromo manifesta-se por um estado diabético, com hiperglicemia, dislipidemia, alteração no metabolismo de aminoácidos, retardo do crescimento, diminuição da fertilidade e longevidade, além do aumento da formação de placas de arteriosclerose da aorta. Em seres humanos, a deficiência grave de cromo provoca resistência insulínica, e alguns estudos indicam que a suplementação de cromo, na forma de picolinato de cromo, pode melhorar a tolerância à glicose na hiperglicemia da gravidez, da senilidade e no *diabetes mellitus* manifesto ou diabetes secundário ao uso de corticosteróides. Estudos indicam que a suplementação por cromo por período de dois meses resulta em aumento do HDL-colesterol em homens tomando betabloqueadores.

O cromo pode ser tóxico em altas doses, estando etiologicamente ligado a dermatoses alérgicas e asma ocupacional

A forma hexavalente do cromo possui fortes propriedades oxidantes, sendo muito mais tóxica do que sua forma trivalente. O cromo é um agente tóxico em altas doses, estando implicado em doenças que incluem dermatoses alérgicas, úlceras, perfurações do septo nasal, asma ocupacional e bronquite, além de predispor à carcinogênese. O contato com o ar poluído em ambiente industrial causa inflamação e necrose da pele e passagens nasais, dermatite de contato alérgica e câncer pulmonar.

Toxicidade do cromo

A intoxicação aguda pelo cromo geralmente se deve à ingestão excessiva de cromo VI e algumas vezes à exposição em indústrias, como no caso de soldadores e trabalhadores em curtumes. A ingestão oral resulta em irritação gastrintestinal, choque cardiocirculatório e necrose tubular aguda. Os efeitos tóxicos crônicos do cromo se devem à exposição ocupacional, poluição ambiental, contaminação de alimentos e envenenamento intencional ou acidental.

FLÚOR (F)

O flúor é o mais eletronegativo dos elementos (número atômico 9 e peso atômico 18,998), existindo naturalmente na forma de fluoreto. É o 17º elemento mais abundante da crosta terrestre e está presente em pequenas quantidades em solos, exceto naqueles submetidos a forte erosão. Do total de flúor presente no corpo, 99% está associado com tecidos calcificados (ossos e dentes), provavelmente aumentando a resistência à cárie dentária. Como não há nenhuma outra indicação da necessidade biológica desse elemento, a sua classificação como nutriente essencial pode ser, em grande parte, um problema de definição. Nesse caso, o nutriente parece ser indispensável à saúde dentária.

Quantidades-traço de fluoreto produzem aumento da resistência à cárie dental. O uso do fluoreto para prevenir cáries é considerado uma das dez mais importantes descobertas do século vinte, tornando-se o principal agente para a prevenção dessa doença em todo o mundo.

Funções do fluoreto

O fluoreto tem a habilidade para incorporar ânions na estrutura cristalina cálcio-fosfato, resultando na fluorapatita, material com estrutura mais resistente à ação de ácidos produzidos pelas bactérias cariogênicas. Outro mecanismo protetor do flúor é sua habilidade para inibir o metabolismo de polissacárides dos microrganismos normalmente presentes na boca, minimizando os processos que levam à formação de ácidos e determinam erosão no esmalte dentário. Por esse efeito, muitas comunidades têm adicionado fluoreto na água potável, quando os níveis naturais estão abaixo da concentração estabelecida como preventiva da cárie (1mg/ml).

Há também evidências de que o fluoreto tenha um efeito direto no metabolismo do cálcio e fosfato, podendo reduzir os sintomas de osteoporose. Pessoas idosas que ingerem maior quantidade de fluoreto apresentam diminuição da perda urinária de cálcio e melhora na densidade óssea. Sugere-se que o flúor possa ser empregado para proteger contra a doença periodontal do idoso e promover a recalcificação da cápsula coclear do ouvido interno, prevenindo uma causa comum de perda da audição em adultos. É também conhecido o efeito do fluoreto como inibidor de várias enzimas, especialmente a enolase. Essa inibição é algumas vezes usada clinicamente para preservar o sangue pela inibição da glicólise e prevenir mudanças nos níveis de glicose sangüínea e lactato.

Absorção, distribuição no organismo e excreção do flúor

Cerca de 80 a 90% do flúor ingerido é absorvido rapidamente no estômago ou, em menor proporção, no intestino. A sua distribuição no corpo é rápida, particularmente para os tecidos duros como ossos e dentes. Pequenas quantidades de flúor aparecem em outros tecidos do corpo, incluindo tecidos moles, saliva, leite e sangue fetal. A concentração de flúor na dentina tende a aumentar ao longo da vida. O nível de flúor no sangue permanece quase constante, mesmo se ocorre flutuação na ingestão. Aproximadamente metade do flúor absorvido é excretada pelos rins. A quantidade de excreção de fluoreto pode ser um indicador da exposição ao flúor na comunidade.

O flúor é encontrado em quantidades variáveis na água e nos alimentos

O RDA ainda não determinou nenhum valor de ingestão; entretanto, o "Food and Nutrition Board" (1980) propôs um nível de 1,5 a 4mg para o adulto. A faixa de ingestão sugerida para crianças e adolescentes é proporcionalmente menor. O peixe é uma fonte alimentar primária para o flúor, embora a água seja a mais importante fonte natural, dependendo do local. Para países com a maioria da população vivendo com suprimentos de água comunitários, a fluoração comunitária é o meio mais lógico para otimizar o custo-benefício e ter impacto nas medidas preventivas da cárie.

Concentração ótima de flúor na água

A concentração ótima de flúor na água potável foi calculada como 0,75ppm, mas aceitam-se níveis de 1 a 2ppm. A ingestão média de flúor por adultos nos EUA tem sido estimada como 0,7 a 3,4mg/dia. No Brasil, determinou-se o conteúdo de flúor na água potável de três localidades, encontrando-se níveis extremamente variáveis como 2 a 3, 0,7 e 0,01ppm. Análise de 104 tipos de água mineral engarrafada em diferentes regiões brasileiras mostrou que as concentrações de fluoreto variaram de 0,0 a 4,4ppm, com incoerência entre o anúncio do produtor e a real composição de fluoreto no produto. Em países com a maioria da população rural sem suprimento central de água, a fluoração do sal tem sido indicada, por ser mais prática. A fluoração de alimentos só é recomendada nas regiões onde as outras medidas preventivas não são possíveis.

Alguns estudos têm mostrado que a prevalência da cárie dental está declinando tanto em comunidades com água fluorada quanto naquelas sem a adição de flúor. Esse fenômeno poderia estar relacionado com a ingestão não-intencional de produtos dentais contendo flúor e o aumento da contaminação do fluoreto do ambiente pelo lixo industrial.

Toxicidade do flúor

Em contraste com a resistência às cáries obtida com quantidades relativamente baixas de fluoreto na água, a ingestão de quantidade excessiva durante a calcificação ativa dos dentes pode resultar em fluorose dental. As células do tecido dental, particularmente os ameloblastos, são muito sensíveis ao fluoreto. Outros fatores tais como baixo peso corpóreo, velocidade do crescimento ósseo e períodos de remodelação óssea também afetam a gravidade desta condição.

Fluorose dentária

A fluorose dentária é mais grave em dentes permanentes do que nos da primeira dentição. Primeiramente porque a mineralização da primeira dentição ocorre antes do nascimento, e a placenta funciona como barreira passiva contra a passagem de altas concentrações de fluoreto do sangue materno para o feto, além do fato que o tempo de mineralização dos dentes permanentes é mais curto. Em doses relativamente baixas (por exemplo, 2ppm de fluoreto na água), podem aparecer pequenos pontos ou manchas, de cor variável entre branco e marrom-escuro; em altas doses, a estrutura do dente pode ser alterada. Após a erupção dos dentes e calcificação completa (até os 8 primeiros anos de vida do homem), a ingestão de fluoreto não traz conseqüências adversas aos dentes. Fluorose dental moderada ocorre em 1 a 2% da população infantil exposta a 1mg de fluoreto/litro de água potável, acometendo até 10% da população exposta a 2mg/l.

É importante uma política de saúde que promova a fluoretação do abastecimento de água e dentrifícios visando a saúde bucal da população; no entanto, é também necessário que as agências de vigilância da saúde controlem a qualidade da água, dentrifícios e todos os outros produtos contendo flúor. A exposição à água fluoretada e dentrifícios contendo flúor têm aumentado os índices de fluorose dentária na população brasileira. O projeto SB Brasil (2002-2003), do Ministério da Saúde, mostrou uma taxa de prevalência de 9% de fluorose em crianças de 12 anos de idade nos graus leve e muito leve, sem prejuízo funcional, com valores mais altos nos estados mais desenvolvidos do país.

Flúor e função renal

Altas concentrações de fluoreto na água não parecem determinar alterações esqueléticas, aumentar a morbidade ou mortalidade de câncer e determinar doença ou disfunção renal. Entretanto, há necessidade de estudos sobre o efeito do fluoreto em portadores de insuficiência renal.

AGORA VOCÊ JÁ DEVE SABER

- Os microminerais apresentam-se ligados a outros compostos nos tecidos corpóreos, sendo necessários em pequenas quantidades diárias.
- O ferro exerce funções como elemento estrutural do grupo heme na hemoglobina, proteína responsável pelo transporte do oxigênio e do gás carbônico no sangue.
- Somente 10 a 15% do total de ferro ingerido na alimentação é absorvido pela mucosa intestinal.
- Deficiência de ferro diminui a capacidade do sangue em carrear oxigênio, o que provoca anemia, caracterizada por palidez cutâneo-mucosa, fraqueza, fadiga, tonturas e menor capacidade para o trabalho.
- As manifestações da deficiência de zinco podem ser inespecíficas e discretas, como diminuição do apetite e paladar alterado ou, em casos mais graves, ocorrer dermatite, hipogonadismo ou retardo do crescimento.
- A ação benéfica de suplementação do zinco só foi comprovada em casos de deficiência prévia do mineral.
- A castanha-do-pará tem níveis de selênio mais altos do que os de outros alimentos.
- O selênio é um componente da glutationa-peroxidase, enzima que neutraliza radicais livres.
- Desde 1953, a legislação brasileira exige a iodação do sal de mesa, com o objetivo de diminuir a prevalência da deficiência de iodo.
- Toxicidade crônica por cobre ocorre principalmente em portadores de insuficiência renal sob hemodiálise ou em agricultores que lidam com pesticidas contendo esse metal.
- Em altas doses, o cromo é um agente tóxico, podendo ocasionar asma ocupacional e bronquite.
- Para prevenir a cárie dental e evitar a fluorose dentária, recomendam-se níveis de 1 a 2ppm de fluoreto na água potável.

QUESTÕES PARA REFLEXÃO

1. O que justifica a orientação de ingerir sulfato ferroso com sucos de frutas cítricas, ricas em ácido ascórbico?
2. Qual o mecanismo pelo qual a suplementação de zinco para pessoas normais ingerindo quantidade adequada de alimentos pode determinar deficiência de cobre?
3. De que forma o selênio atua como antioxidante?
4. Por que o efeito do cozimento de alimentos que contêm a pregoitrina anula o seu efeito bociogênico?
5. Quais fatores alimentares podem influenciar negativamente na biodisponibilidade do cobre?
6. Quais as manifestações da deficiência de cromo?
7. Como você poderia justificar a diminuição da prevalência da cárie dental mesmo em comunidades sem a adição de flúor na água potável?

APLICANDO O QUE VOCÊ APRENDEU

Analise a situação hipotética:

Mulher de 24 anos, no primeiro trimestre da segunda gestação, questiona sobre a necessidade de suplementação medicamentosa de ferro durante a gravidez. A avaliação nutricional mostra alimentação variada, com ingestão diária de 2.300kcal, 65g de proteína, 9mg de ferro; a relação entre o peso habitual (60kg) e a estatura (1,58m) é aceitável.

1. Determine a recomendação de ingestão diária de ferro para mulheres nessa faixa etária e durante o período gestacional.
   - Preencha a tabela abaixo:

Situação fisiológica	Recomendação dietética	Ingestão alimentar
Mulher de 24 anos		9mg/dia
Gestante		?

- Baseando-se na ingestão alimentar prévia, você esperaria anemia na avaliação laboratorial pré-natal de rotina?
- É possível atingir as necessidades de ferro durante o período gestacional utilizando apenas alimentos ricos nesse micronutriente?
- Faça uma lista dos alimentos ricos em ferro.
- Consulte a Tabela de Composição de Alimentos, na pág. 747, e anote a quantidade de ferro presente em 100g de cada alimento.
- Calcule a quantidade necessária de cada alimento de forma que atinja as recomendações de ferro durante o período gestacional.
- Analise a viabilidade dessa conduta.
- Considere o efeito de outros fatores alimentares diminuindo a biodisponibilidade do ferro.
- Finalmente, conclua se é necessária ou não a reposição medicamentosa de sulfato ferroso durante o período gestacional.

BIBLIOGRAFIA UTILIZADA PARA EDIÇÃO DO TEXTO

■ Allen LH. Pregnancy and iron deficiency: unresolved issues. Nutr Rev 1997;55:91-101. ■ Andrews NC. Molecular control of iron metabolism. Best Practice & Research Clinical Haematology 2005;18(2):159-69. ■ Beard JL et al. Iron metabolism: a comprehensive review. Nutr Rev 1996;54:295-317. ■ Bhandari N et al. Substantial reduction in severe diarrheal morbidity by daily zinc supplementation in young North Indian children. Pediatrics 2002;109:e86. ■ Bothwell TH. Overview and mechanisms of iron regulation. Nutr Rev 1995;53:237-45. ■ Bülow Pedersen I et al. Increase in incidence of hyperthyroidism predominantly occurs in young people after iodine fortification of salt in Denmark. J Clin Endocrinol Metab 2006;91:3830-4. ■ Cavalieri RR. Iodine metabolism and thyroid physiology: current concepts. Thyroid 1997;7:177-81. ■ Cefalu WT, HU FB. Role of chromium in human health and in diabetes. Diabetes Care 2004;27(11):2741-51. ■ Cook JD. Iron-deficiency anaemia. Baillieres Clin Haematol 1994;7:787-804. ■ Cortes DF et al. Drinking water fluoride levels, dental fluorosis, and caries experience in Brazil. J Public Health Dent 1996;56:226-8. ■ Crawford DH et al. Factors influencing disease expression in hemochromatosis. Annu Rev Nutr 1996;16:139-60. ■ Domellöf M. Iron requirements, absorption and metabolism in infancy and childhood. Current Opin Clin Nutr Metabol Care 2007;10:329-55. ■ Ducros V. Chromium metabolism. A literature review. Biol Trace Elem Res 1992;32:65-77. ■ Dutra-de-Oliveira JE, Marchini JS. Drinking water as an iron carrier in Brazil. Archivos Latinoamericanos de Nutrición 2006;56:304-5. ■ Dutra-de-Oliveira JE, Marchini JS. Drinking water as an iron carrier to control iron deficiency. Nutrition 2006;22:853. ■ Dunn JT. Iodine should be routinely added to complementary foods. J Nutr 2003;133:3008S-10S. ■ Fairbanks VF. Iron in medicine and nutrition. In: Shils ME et al. (eds.) Modern Nutrition in Health and Disease. 8th ed. Philadelphia: Lea & Febiger; 1994. p 185-213. ■ Foster LH, Sumar S. Selenium in health and disease: a review. Crit Rev Food Sci Nutr 1997;37:211-28. ■ Hambidge M. Human zinc homeostasis: good but not perfect. J Nutr 2003;133:1438S-42S. ■ Horowitz HS. The future of water fluoridation and other systemic fluorides. J Dent Res 1990;69(Spec Nº):760-4. ■ Jonas J et al. Impaired mechanical strength of bone in experimental copper deficiency. Ann Nutr Metab 1993;37:245-52. ■ Kaminsky LS et al. Fluoride: benefits and risks of exposure. Crit Rev Oral Biol Med 1990;1:261-81. ■ King JC, Keen CL. Zinc. Modern Nutrition in Health and Disease. In: Shils ME et al. (eds.). 8th ed. Philadelphia: Lea & Febiger; 1994. p 214-30. ■ Koutras DA. Control of efficiency and results, and adverse effects of excess iodine administration on thyroid function. Ann Endocrinol (Paris) 1996;57:463-9. ■ Medeiros-Filho A. Inquérito epidemiológico de bócio endêmico no Brasil: situação atual. In: Medeiros-Neto G, Cintra ABU (eds.). Desnutrição Humana e Função Tireoidiana. São Paulo: Impres; 1978. p 83-94. ■ Mertz W. Chromium in human nutrition: a review. J Nutr 1993;123:626-33. ▪ Moreno-Reyes R et al. Selenium and iodine supplementation of rural Tibetan children affected by Kashin-Beck osteoarthropathy. Am J Clin Nutr 2003;78:137-44. ▪ Neale RJ. Food iron absorption. Br J Nutr 1989;62:522-4. ▪ Nielse FH. Chromium. In: Shils ME et al. (eds.) Modern Nutrition in Health and Disease. 8th ed. Philadelphia: Lea & Febiger; 1994. p 264-8. ▪ Nielsen FH. How should dietary guidance be given for mineral elements with beneficial actions or suspected of being essential? J Nutr 1996;126(Suppl):2377-85. ▪ Nishi Y. Zinc and growth. J Am Coll Nutr 1996;15:340-4. ▪ O'Dell BL. Interleukin-2 production is altered by copper deficiency. Nutr Rev 1993;51:307-9. ▪ Rannem T et al. Selenoprotein P in patients on home parenteral nutrition. JPEN 1996;20:287-91. ▪ Rink L, Haase H. Zinc homeostasis and immunity. Trends in Immunology 2006;28(1):1-4. ▪ Roy CN, Enns CA. Iron homeostasis: new tales from the crypt. Blood 2000;96:4020-7. ▪ Sandstread HH. Trace metals in human nutrition. Curr Concepts Nutr 1984;13:37-47.Shrimpton R et al. Zinc deficiency: what are the most appropriate interventions? BMJ 2005;330:347-9. ▪ Snow ET. Effects of chromium on DNA replication in vitro. Environ Health Perspect 1994;102(Suppl 3):41-4. ▪ Vasto S et al. Zinc and inflammatory/immune response in aging. Ann NY Acad Sci 2007;1100:111-22. ▪ Villena RS et al. Evaluation of fluoride content of bottled drinking waters in Brazil. Rev Saude Publica 1996;30:512-8. ▪ Walter T et al. Iron, anemia, and infection. Nutr Rev 1997;55:111-24. ▪ Wise A. Phytate and zinc bioavailability. Int J Food Sci Nutr 1995;46:53-63. ▪ Worwood M. The laboratory assessment of iron status-an update. Clin Chim Acta 1997;259:3-23. ▪ Zhitkovich A et al. Glutathione and free amino acids form stable complexes with DNA following exposure of intact mammalian cells to chromate. ▪ Carcinogenesis 1995;16:907-13.

LEITURAS ADICIONAIS

▪ Anderson RA. Chromium and parenteral nutrition. Nutrition 1995;11(Suppl):83-6. ▪ Bataineh H et al. Effect of long-term ingestion of chromium compounds on aggression, sex behavior and fertility in adult male rat. Drug Chem Toxicol 1997;20:133-49. ▪ Bratter P, Negretti de Bratter VE. Influence of high dietary selenium intake on the thyroid hormone level in human serum. J Trace Elem Med Biol 1996;10:163-6. ▪ Davis CM et al. A biologically active form of chromium may activate a membrane phosphotyrosine phosphatase (PTP). Biochemistry 1996;35:12963-9. ▪ Fleet JC. Dietary selenium repletion may reduce cancer incidence in people at high risk who live in areas with low soil selenium. Nutr Rev 1997;55:277-9. ▪ Goyer RA. Nutrition and metal toxicity. Am J Clin Nutr 1995;61(Suppl):646S-50S. ▪ Hennig B et al. Antiatherogenic properties of zinc: implications in endothelial cell metabolism. Nutrition 1996;12:711-7. ▪ Horn N et al. Menkes disease: an X-linked neurological disorder of the copper metabolism. Brain Pathol 1992;2:351-62. ▪ Hotz CS et al. Dietary iodine and selenium interact to affect thyroid hormone metabolism of rats. J Nutr 1997;127:1214-8. ▪ Ide H et al. Increased expression of sulfated glycoprotein-2 and DNA fragmentation in the pancreas of copper-deficient rats. Toxicol Appl Pharmacol 1994;126:174-7. ▪ Levander OA, Beck MA. Interacting nutritional and infectious etiologies of Keshan disease. Insights from coxsackie virus B-induced myocarditis in mice deficient in selenium or vitamin E. Biol Trace Elem Res 1997;56:5-21. ▪ Lynch SR. Interaction of iron with other nutrients. Nutr Rev 1997;55:102-10. ▪ Matz JM et al. Dietary copper deficiency reduces heat shock protein expression in cardiovascular tissues. FASEB J 1994;8:97-102. ▪ Mazur A et al. Diets deficient in selenium and vitamin E effect plasma lipoprotein and apolipoprotein concentrations in the rat. Br J Nutr 1996;76:899-907. ▪ Park HS et al. Occupational asthma caused by chromium. Clin Exp Allergy 1994;24:676-81. ▪ Pedrosa LF, Cozzolino SM. Iron supplementation effects on zinc bioavailability in a regional diet of northeastern Brazil. Rev Saude Publica 1993;27:266-70. ▪ Rannem T et al. The metabolism of [75Se] selenite in patients with short bowel syndrome. JPEN 1996;20:412-6. ▪ Roeback Jr JR et al. Effects of chromium supplementation on serum high-density lipoprotein cholesterol levels in men taking beta-blockers. A randomized, controlled trial. Ann Intern Med 1991;115:917-24. ▪ Russo NW et al. Plasma selenium levels and the risk of colorectal adenomas. Nutr Cancer 1997;28:125-9. ▪ Solomons NW et al. Studies on the bioavailability of zinc in man. III. Effects of ascorbic acid on zinc absorption. Am J Clin Nutr 1979;32:2495-9. ▪ Wada L, King JC. Trace element nutrition during pregnancy. Clin Obstet Gynecol 1994;37:574-86. ▪ Walter T. Effect of iron-deficiency anaemia on cognitive skills in infancy and childhood. Baillieres Clin Haematol 1994;7:815-87. ▪ Whitford GM. Intake and metabolism of fluoride. Adv Dent Res 1994;8:5-14. ▪ Wood RJ et al. Mineral requirements of elderly people. Am. J Clin Nutr 1995;62:493-505.

FOCUS

GEOFAGIA: SUPLEMENTAÇÃO DE MICROMINERAIS?

Pica é uma palavra de origem latina para denominar um pássaro onívoro (*Pica pica*) que ingere alimentos e substâncias não-alimentares, de forma voraz e indiscriminada. Em seres humanos, o termo é usado para expressar o desejo compulsivo para a ingestão de substâncias, nutritivas ou não, como o que ocorre em algumas mulheres grávidas. A pica geofágica ou geofagia é o hábito de comer terra, barro ou reboco. Sua freqüência é maior em crianças com menos de 5 anos de idade, acomete cerca de 20% das gestantes americanas negras de zona rural e ocorre em até 26% de adultos institucionalizados com deficiência mental.

A pesquisa da geofagia envolve especialistas em microbiologia, toxicologia, primatologia, antropologia biológica, psicologia e nutrição humana. As principais teorias associam a geofagia aos fatores: 1. nutricionais, por deficiências de nutrientes específicos, incluindo o ferro e o zinco; 2. biológicos, como manifestação de remanescente genético do padrão alimentar onívoro de primatas não-humanos; 3. culturais, já que é uma prática comum em comunidades organizadas em vida mais tribal; 4. psicológicos, relacionada à regressão emocional para uma fase oral não bem elaborada.

A teoria nutricional da geofagia faz um elo direto entre a geoquímica do solo e a saúde humana, sustentando que, no caso do ferro e do zinco, ocorreria um apetite nutriente-específico, que o organismo confusamente busca em fontes não-alimentares. Nesse contexto, seria mais do que mera coincidência o fato de a geofagia afetar os grupos de risco para deficiências de micronutrientes. A remissão deste hábito bizarro de alimentação, observado em crianças e adultos anêmicos após suplementação de ferro ou de zinco, também reforça essa teoria.

A terra contém substâncias orgânicas, derivadas do metabolismo de microrganismos, plantas e animais, além de componentes inorgânicos, com ou sem valor biológico. Em populações tribais da Uganda e do Quênia, determinou-se que a ingestão regular de 28g de terra (variação entre 8 e 108g) suplementa a alimentação cotidiana com quantidades não-desprezíveis de cálcio, cobre, zinco, ferro, magnésio, selênio e manganês. Entretanto, o solo pode conter substâncias não-alimentares e ovos de parasitas, tendo sido mostrado, na África e no Brasil, que a prática da geofagia predispõe crianças a subnutrição, anemia, diarréia, constipação e infestação por vermes. Além disso, diversos estudos documentaram que a geofagia determina ingestão de concentrações relativamente altas de elementos químicos com potencial tóxico, incluindo alumínio, silício, ítrio e zircônio. Traumatismo dentário, obstrução intestinal e intoxicação por chumbo e mercúrio podem ser sérias complicações. Além disso, se a geofagia fosse uma forma eficaz de suprir micronutrientes, esse comportamento alimentar seria limitado ao período de carência. Aparentemente, a "sabedoria do organismo" não leva em conta a biodisponibilidade do micronutriente no solo, o ciclo vicioso potencial: verminose → anemia → geofagia → verminose, os riscos de intoxicação ou interações nocivas.

A pica geofágica desafia os pesquisadores; aspectos de sua etiologia não são claros e existe a preocupação em não se interferir demasiadamente em práticas culturalmente aceitas. Entretanto, o profissional de saúde envolvido com a identificação e o tratamento das doenças nutricionais deve compreender a geofagia como evidência de distúrbios no metabolismo de micronutrientes. Do ponto de vista nutricional, a geofagia parece ser uma forma de suplementação de micronutrientes ineficaz e pouco segura.

da Cunha DF, da Cunha SFC, Júnior AG. FMRP-USP; 2007.

Avaliando seus conhecimentos

• Quais são as vitaminas lipossolúveis? Qual o fundamento para diferenciá-las das hidrossolúveis?

• Todas as vitaminas lipossolúveis têm como fonte apenas os alimentos que as aportam? Se a resposta for positiva, quais os alimentos que são, simultaneamente, fontes de todas? Se a resposta for negativa, cite as fontes não-dietéticas de cada uma.

• Quais são as vitaminas lipossolúveis que têm precursores? Enumere-os seqüencialmente.

• Qual a vitamina que pode ser considerada um hormônio? Por quê?

• Basta um carotenóide ser amarelo, alaranjado ou vermelho para ser uma pró-vitamina?

• A principal via de excreção das vitaminas lipossolúveis é urinária ou fecal?

CAPÍTULO 10

Vitaminas Lipossolúveis

Maria José Roncada

Inicialmente, discorre-se sobre as vitaminas lipossolúveis A, D, E e K em conjunto, mostrando suas peculiaridades. Após ligeira abordagem sobre sua absorção, transporte, armazenamento orgânico e excreção, comenta-se a participação dos alimentos na dieta habitual como suas eventuais fontes, mostrando tabela sobre a recomendação dietética mais recente (1989) dessas vitaminas, segundo o *National Research Council*.

Segue-se a vitamina A, com introdução abordando várias características; o item fórmula, nomenclatura e atividade relaciona a equivalência das unidades adotadas. A ocorrência traz, bem detalhadas, as fontes alimentares de origem animal e vegetal; o item carotenóides é bem informativo. Aos itens metabolismo e função, sucede-se o das necessidades nutricionais humanas, com as últimas recomendações dietéticas de vitamina A (1991) da FAO/OMS. A deficiência em seres humanos descreve, principalmente, os sinais clínicos oculares, passando, na prevenção, aos principais tipos de programas existentes. A avaliação do estado vitamínico refere os critérios de prevalência indicadores de problemas de Saúde Pública; a toxicidade trata da hiper-vitaminose A aguda e crônica e da carotenodermia.

Seqüencialmente, sucedem-se as vitaminas D, E e K, todas, também, subdivididas em itens, como na vitamina A.

Solventes orgânicos: álcool, éter sulfúrico, acetona, clorofórmio, éter de petróleo

As vitaminas lipossolúveis constituem um grupo de substâncias orgânicas com estrutura variada, solúveis em solventes orgânicos e sem valor energético, que o organismo não sintetiza ou o faz em quantidade insuficiente. Por esse motivo e por serem necessárias em quantidades mínimas, são fornecidas pelos alimentos.

São quatro as vitaminas lipossolúveis: A, D, E e K, todas contendo em sua composição apenas carbono, hidrogênio e oxigênio. São absorvidas no trato intestinal junto com as gorduras da dieta. Por serem insolúveis em água, elas requerem bile para a digestão e quilomícrons para o transporte por via linfática; na corrente sangüínea, as vitaminas A e D circulam ligadas a proteínas específicas, enquanto as vitaminas E e K ligadas a lipoproteínas.

Quanto ao armazenamento orgânico, o da vitamina A se dá predominantemente no fígado, as vitaminas D e E nos tecidos adiposo e muscular, enquanto a vitamina K deve ser fornecida regularmente com a dieta, por não ter essa capacidade.

Megadose: dose de um nutriente superior a 10 vezes sua necessidade

A ingestão de doses elevadas ou maciças (megadoses) dessas vitaminas traz um risco de toxicidade ao organismo, superior àquele referente às vitaminas hidrossolúveis.

Com relação à excreção das vitaminas lipossolúveis, a principal via de eliminação é a fecal, podendo haver uma discreta excreção pela via urinária.

Os alimentos constituem a principal fonte dessas vitaminas, embora não exista um único alimento ou grupo de alimentos capaz de ofertar, por si, todas elas. Porém, de nada vale um determinado alimento ser rico em uma dada vitamina, se ele não participar da dieta habitual de uma população, diferentemente de outros alimentos pouco aquinhoados em vitaminas, mas que são consumidos regularmente no dia-a-dia, constituindo-se, assim, nessa região, em fontes desses nutrientes.

As quantidades julgadas adequadas, por pessoa e por dia, para satisfazer as necessidades fisiológicas de praticamente todos os indivíduos saudáveis, num grupo específico, constituem as chamadas ingestões dietéticas recomendadas. No caso das vitaminas lipossolúveis, as últimas recomendações do *National Research Council* (NRC) dos Estados Unidos datam de 1989 e são as apresentadas na tabela 10.1.

VITAMINA A

Introdução

Descoberta da vitamina A

A vitamina A foi a primeira a ser identificada, em meados da década de 1910, simultaneamente, por Osborne e Mendel e por McCollum e Davis, sendo que estes a chamaram de "fator dietético não-identificado lipossolúvel A", o que marcou a origem da atual designação alfabética para as vitaminas. Não foi o fato, porém, de ser a vitamina mais antiga que a tornou a mais estudada entre todas, mas porque sua deficiência pode-se transformar em sérios problemas de saúde pública de morbidade e mortalidade infantis, principalmente em alguns países da Ásia e da África, onde a carência de vitamina A é a principal causa de cegueira não-acidental. Calcula-se que nos países em desenvolvimento há cerca de 250.000 casos anuais de cegueira em crianças, devido à carência de vitamina A.

O termo "vitamina A" é genérico e refere-se a todos os retinóides com atividade biológica de vitamina A, incluindo uma ampla variedade de compostos naturais e sintéticos.

Existem três formas de vitamina A no organismo, todas ativas: retinol (álcool), retinaldeído (aldeído) e ácido retinóico (ácido). O retinol se oxida reversivelmente a retinaldeído no organismo e este a ácido retinóico (oxidação irreversível). O primeiro composto é responsável pelo transporte e armazenamento da vitamina e o segundo no ciclo visual, sendo, ambos, na função reprodutora. O ácido retinóico possui atividade parcial de vitamina A, pois é a forma ativa na diferenciação celular, não atuando na visão e reprodução.

TABELA 10.1 – Ingestão dietética recomendada de vitaminas lipossolúveis (RDA, 1989).

Categoria	Idade (anos)	Vit. A (µg ER)[a]	Vit. D (µg)[b]	Vit. E (mg ET)[c]	Vit. K (µg)[d]
Lactentes	0,0-0,5	375	7,5	3	5
	0,5-1,0	375	10	4	10
Crianças	1-3	400	10	6	15
	4-6	500	10	7	20
	7-10	700	10	7	30
Homens	11-14	1.000	10	10	45
	15-18	1.000	10	10	65
	19-24	1.000	10	10	70
	25-50	1.000	5	10	80
	50 +	1.000	5	10	80
Mulheres	11-14	800	10	8	45
	15-18	800	10	8	55
	19-24	800	10	8	60
	25-50	800	5	8	65
	51 +	800	5	8	65
Gestantes		800	10	10	65
Lactantes	1º semestre	1.300	10	12	65
	2º semestre	1.200	10	11	65

Fonte: National Research Council. Food and nutrition board. Recommended Dietary Allowances. 10th. Revised. Edn. Washington, DC, National Academy of Sciences, 1989.

(a) ER: 1 equivalente de retinol = 1µg retinol ou 6µg β-caroteno.
(b) Como colecalciferol: 10µg de colecalciferol = 400UI de vitamina D.
(c) ET: 1 equivalente de α-tocoferol 1mg d-α-tocoferol = 1 α-ET.
(d) 1µg vitamina K_1 = 2,2nmol.

A vitamina A é relativamente estável ao calor, mas sensível à ação do oxigênio e, principalmente, da luz, pela ação dos raios ultravioleta. Na forma cristalina ou em óleo, deve ser armazenada em atmosfera de nitrogênio, em lugar fresco e escuro. Em materiais biológicos (fígado ou plasma) conserva-se bem quando congelada (preferencialmente a –70°C) em recipiente hermeticamente fechado e no escuro. Não é demais encarecer os cuidados que devem ser tomados por ocasião da dosagem de vitamina A para prevenir sua oxidação e isomerização.

Estabilidade da vitamina A

Fórmula, nomenclatura e atividade

A estrutura geral dos compostos relacionados à vitamina A é a seguinte:

R = —CH$_2$OH: all-trans-retinol* (forma alcoólica)
R = —CHO: retinaldeído (forma aldeídica)
R = —COOH: ácido retinóico (forma ácida)

O teor de vitamina A dos alimentos era determinado, antigamente, por meio de ensaios biológicos, e os resultados eram expressos em unidades internacionais (UI). O padrão de referência atual é o retinol cristalino, que permite análise química e resultados em µg. Apesar disso e de alguns autores acharem obsoleta a UI, ela

Ensaio biológico: medida do crescimento de animais de laboratório alimentados com a dieta da qual se pretende determinar a atividade

---

* O prefixo "all-trans" indica que todas as duplas-ligações estão na conformação *trans* e não na *cis*. Embora os vários isômeros da vitamina A tradicionalmente tenham sido chamados de *cis* e *trans*, a notação química atual é **Z** para **cis** e **E** para **trans**.

ainda é usada na comparação de atividades biológicas de diferentes fontes de vitamina A, bem como em suplementos vitamínicos e medicamentos. As recomendações dietéticas diárias, bem como as novas tabelas de composição de alimentos relacionam os teores de vitamina A em µg de equivalentes de retinol (ER), o qual, basicamente, corresponde a 1µg de retinol.

As equivalências são:

$$1UI = \begin{cases} 0{,}3\mu g \text{ all-trans-retinol} \\ 0{,}344\mu g \text{ all-trans-acetato de retinila} \\ 0{,}55\mu g \text{ all-trans-palmitato de retinila} \\ 0{,}6\mu g \text{ all-trans-}\beta\text{-caroteno} \\ 1{,}2\mu g \text{ outros carotenóides} \end{cases}$$

$$1ER = \begin{cases} 1\mu g \text{ retinol} = 3{,}33UI \text{ retinol} \\ 6\mu g \ \beta\text{-caroteno} = 10UI \ \beta\text{-caroteno} \\ 12\mu g \text{ de outros carotenóides precursores de vitamina A} \end{cases}$$

Ocorrência

A vitamina A se origina de dois grupos de compostos: os carotenóides próvitamina A, provenientes dos alimentos de origem vegetal, e o retinol ou vitamina A pré-formada, existente nos alimentos de origem animal, geralmente como ésteres retinílicos, em especial o palmitato de retinila. Nos dois casos, os carotenóides constituem a fonte original de vitamina A.

Fontes de origem animal

A vitamina A pré-formada encontra-se no fígado (a maior fonte dessa vitamina, pelo fato de ser o principal órgão armazenador), gema do ovo, leite integral e produtos lácteos, como manteiga, creme de leite e queijo. Há que se considerar o fato de o leite não ser total ou parcialmente desengordurado, quando se destinar ao consumo de crianças de tenra idade que têm no leite sua maior fonte de vitamina A. Quanto ao leite humano, seu teor de vitamina A varia de 40 a 70µg ER/100ml, enquanto o de carotenóides de 20 a 40µg/100ml.

Embora as carnes em geral tenham apenas traços de vitamina A, os óleos de fígado de algumas espécies de peixes, como o bacalhau, são importantes fontes dessa vitamina, porém não são usados como alimentos mas, sim, como medicamentos.

A margarina, fabricada como substituto da manteiga, é outra fonte de vitamina A, pois a legislação bromatológica torna obrigatória sua fortificação com essa vitamina durante o fabrico (15.000 a 50.000UI/kg).

Fontes de origem vegetal

No reino vegetal, as mais ricas fontes são dois óleos extraídos de palmáceas (ambas abundantes no Brasil): o de dendê (amarelo-dourado) e o de buriti (vermelho). O primeiro provém do dendezeiro (*Elaeis guineensis* e *Elaeis melanoccoca*), sendo extraído da polpa (*palm oil*) ou do caroço dos frutos (*palm kernel oil*). O segundo provém, também, de duas espécies de palmáceas: *Mauritia vinifera* e *Mauritia flexuosa*, e é extraído da polpa comestível, também usada no preparo de doces de massa.

Quanto às frutas e hortaliças, as mais ricas em carotenóides biologicamente ativos são aquelas de cor amarelo-alaranjado, como cenoura, moranga, abóbora madura, manga e mamão; ou verde-escuro (devido à enorme quantidade de clorofila, que mascara os pigmentos carotenóides), como mostarda, couve, agrião e almeirão.

É importante lembrar que, muitas vezes, alimentos não considerados fontes, mas consumidos com certa freqüência e quantidade por integrarem a alimentação de uma dada população, podem contribuir com maiores porcentagens de vitamina A do que as fontes tradicionais, devendo ser incluídos, por isso, nos inquéritos dietéticos específicos.

Por outro lado, o fato de um vegetal ser alaranjado ou vermelho não lhe garante possuir atividade de vitamina A, como é o caso de certos milhos ou de tomate ou beterraba, cuja coloração atraente se origina de pigmentos como xantofilas, licopeno ou betanina (sem atividade da vitamina em pauta). Apesar disso, o tomate possui um pequeno teor de β-caroteno, podendo até vir a ser fonte de vitamina A, dependendo da quantidade consumida.

Carotenóides

Embora as plantas não contenham vitamina A pré-formada, algumas são fontes bastante ricas em seus precursores, oriundos de uma família de pigmentos lipossolúveis e poliinsaturados, os carotenóides, característicos por sua cor amarela, alaranjada ou vermelha.

Características gerais

Mesmo tendo sido identificados mais de 600 carotenóides na natureza, apenas alguns possuem atividade de vitamina A, pois cerca de 10% somente podem ser considerados precursores de vitamina A (o mais importante dos quais é o all-trans-β-caroteno).

Como a vitamina A, os carotenóides são relativamente termoestáveis, mas fotolábeis e sofrendo perdas variáveis pelo ar e pelo processamento culinário.

As principais fontes alimentares de carotenóides, como já dito, são as hortaliças e as frutas. Não existem, contudo, recomendações dietéticas para carotenóides, pois costumeiramente eles fazem parte das recomendações de vitamina A. Entretanto, o papel que estudos recentes mostram possuir além de funcionarem como precursores de vitamina A leva à sugestão de uma recomendação de quatro a cinco porções diárias de uma combinação de frutas e hortaliças amarelas.

β-caroteno ($C_{40}H_{56}$)

α-caroteno ($C_{40}H_{56}$)

Fórmulas de alguns carotenóides

γ-caroteno ($C_{40}H_{56}$)

licopeno ($C_{40}H_{56}$)

Para um composto ter atividade de vitamina A é necessário possuir um anel de β-ionona na sua estrutura. Por isso é que, embora exista um número enorme de carotenóides na natureza, poucos são os que se comportam como precursores de vitamina A no organismo humano: aqueles que possuem essa condição. Exemplos de carotenóides com atividade da vitamina em questão são o β, o α e o γ-caroteno e a criptoxantina; sem atividade, o licopeno, a luteína e a cantaxantina. Quanto à cadeia de duplas-ligações conjugadas, é ela o cromóforo responsável pelo colorido brilhante da maioria dos carotenóides.

Atividade dos carotenóides

Hoje se sabe que embora o β-caroteno possua maior atividade como pró-vitamina A, pode desempenhar, ao lado de outros carotenóides não-precursores dessa vitamina, outras funções no organismo, devido às suas propriedades antioxidantes (pois forma novos radicais não-reativos ao reagir com radicais livres), antimutagênicas e por seu efeito imunomodulador, oferecendo proteção contra algumas doenças degenerativas, como certos tipos de câncer, em doenças cardiovasculares e, até mesmo, na catarata.

Cálculo dos equivalentes de retinol (ER)

A atividade biológica relativamente baixa dos carotenóides é devida à sua baixa disponibilidade, à sua fraca absorção e à ineficiência na sua conversão à vitamina A. Assim, 6μg de β-caroteno ou 12μg de outros carotenóides corresponde a 1μg de atividade da vitamina A (ou 0,167μg retinol/μg β-caroteno).

A quantidade total de vitamina A (expressa em μg ER) nos alimentos é calculada assim:

$$\mu g\ ER = \text{vitamina A pré-formada } (\mu g) + \frac{1}{6}\ \beta\text{-caroteno } (\mu g) + \frac{1}{12}\ \text{outros carotenóides precursores de vitamina A } (\mu g)$$

Atualmente há um grande número de preparações industrializadas de carotenóides obtidos de extratos naturais ou formuladas a partir de carotenóides sintéticos, que são usadas como corantes em alimentos como margarinas e queijos, devido à sua inocuidade, facilidade de metabolização e reprodutibilidade da cor.

Metabolismo

Forma de vitamina A nos alimentos

O maior percentual de vitamina A nos alimentos de origem animal encontra-se sob a forma de ésteres retinílicos (palmitato ou acetato de retinila), como citado. Esses ésteres, uma vez ingeridos, são hidrolisados no intestino delgado, liberando o retinol (desde que haja disponibilidade de sais biliares e vitamina E), o qual, por sua vez, se reesterificará com ácidos graxos no interior das células da mucosa intestinal; é, também, nessa forma que se incorpora aos quilomícrons e é levado ao sangue, daí seguindo para o fígado, via sistema linfático, onde se armazenará, principalmente, nas células estreladas que armazenam gorduras (ou células de Ito), no espaço entre os capilares e os hepatócitos.

Quanto aos carotenóides dietéticos, após ação de enzimas proteolíticas que os liberam da combinação com proteínas, são absorvidos pela mucosa intestinal, onde o β-caroteno e outros carotenóides com atividade de vitamina A são oxidados enzimaticamente, transformando-se em retinaldeído, que se reduz a retinol, esterificando-se, depois, e seguindo, da mesma forma, o mecanismo anterior. Apenas a metade do β-caroteno ingerido, ou menos, é absorvida. Com relação aos carotenóides absorvidos, mas não convertidos em vitamina A no intestino, são armazenados principalmente no tecido adiposo, sendo responsáveis pela cor amarela das gorduras de depósito.

Absorção e excreção de vitamina A

Cerca de 40 a 50% da vitamina A absorvida são armazenados no fígado, órgão responsável por 90% ou mais das reservas orgânicas desse nutriente; cerca de 40% são excretados (20% nas fezes, 17% na urina e 3% expirado como CO_2). Portanto, mesmo que a ingestão de vitamina A seja descontínua, suas concentrações sangüíneas não sofrem alterações de monta.

Transporte da vitamina A

Quando há solicitação de tecidos ou órgãos específicos, a vitamina A armazenada no fígado sob a forma de éster retinílico é convertida em retinol e liberada na corrente sangüínea complexada em proporções equimolares (1:1:1) com duas proteínas sintetizadas pelo fígado: a proteína ligadora de retinol (RBP – *retinol binding protein*) e a transtirretina (TTR) ou pré-albumina. Existem outras proteínas encarregadas do transporte intracelular das três formas de vitamina A: retinol, retinaldeído e ácido retinóico.

Função

A principal e mais conhecida função da vitamina A é participar do processo visual, embora atue, também, na manutenção da pele e das mucosas (por participar da diferenciação das células epiteliais e das células caliciformes, que sintetizam e secretam muco), bem como no crescimento e reprodução. Falhas no crescimento são comuns em crianças com deficiência de vitamina A.

O estado de vitamina A pode influenciar, também, o sistema imunológico e a expressão genética. Por isso, ela é essencial na manutenção de resistência às infecções, tanto que, em crianças desnutridas, sua deficiência leva a um maior risco de diarréias, doenças respiratórias e sarampo.

A vitamina A é fundamental para o ciclo visual. Na retina há dois tipos de fotorreceptores: os bastonetes, responsáveis pela visão em luz escassa e que contêm um pigmento fotossensível, a rodopsina ou púrpura visual; e os cones, responsáveis pela visão em cores e com luz brilhante, depositários do pigmento iodopsina. Os dois pigmentos contêm 11-cis-retinaldeído como cromóforo, ligado a proteínas diferentes. A deficiência de vitamina A no sangue leva à lentidão na regeneração da rodopsina após um estímulo luminoso, resultando na dificuldade de enxergar na obscuridade, o que é conhecido como cegueira noturna, o primeiro sintoma clínico específico da deficiência.

Ciclo visual da vitamina A

Mais recentemente, estudos epidemiológicos têm tentado associar os baixos níveis dietéticos de vitamina A com o risco de desenvolvimento de alguns tipos de câncer. Porém, o papel da vitamina A na etiologia dessa doença deverá merecer, por algum tempo mais, estudos aprofundados, para tentar diferenciar os efeitos da própria vitamina daqueles causados pelos carotenóides em geral, pois parecem independer de sua função pró-vitamina.

Necessidades nutricionais

As ingestões recomendadas tanto como o teor de vitamina A nos alimentos são expressos em microgramas de equivalentes de retinol por dia (μg ER/dia), eles são calculados para manter uma concentração de 20μg retinol/g de fígado, que se supõe ser capaz de manter concentrações séricas ou plasmáticas normais de vitamina A.

Segundo um grupo de especialistas da FAO/OMS reunido em 1991, o nível de segurança de ingestão diária de vitamina A para infantes até 1 ano de idade é de 350μg ER. De 1 a 10 anos de idade, de 400μg ER; de 10 a 12 anos, de 500μg ER, e de 12 a 15 anos, de 600μg ER, para ambos os sexos. De 15 anos em diante é de 500μg ER para o sexo feminino e de 600μg ER para o masculino, assim como para gestantes. E, para as lactantes, a ingestão deve ser de 850μg ER/dia.

Recomendações da FAO/OMS

As recomendações americanas de ingestão dietética (NRC) são ligeiramente superiores (ver início do capítulo), para garantir o armazenamento hepático. Para os menores de 1 ano de idade, as ingestões recomendadas se baseiam nos teores de vitamina A no leite humano (cerca de 420μg de vitamina A/dia).

Recomendações do NRC

Deficiência em seres humanos

Uma ingestão dietética falha em prover fontes de vitamina A por período prolongado pode levar à hipovitaminose A, que se traduz por baixos níveis séricos ou plasmáticos dessa vitamina. Caso não se corrija essa dieta deficiente, haverá uma progressão da carência orgânica em tempo variável, dependente de vários fatores, levando à xeroftalmia. Entre esses fatores incluem-se alguns componentes de uma alimentação normal, como gorduras, proteínas e zinco. A gordura dietética serve como veículo da vitamina A e dos carotenóides, ambos lipossolúveis, e sua quantidade pode afetar a absorção dos pigmentos precursores de vitamina A. Quanto às proteínas, é importante lembrar que esse grupo está envolvido tanto no transporte do retinol, através das várias proteínas carregadoras, como no metabolismo da vitamina, quando, então, participam das enzimas responsáveis pela transformação dos carotenóides em moléculas biodisponíveis. Finalmente, o zinco contribui na mobilização da vitamina A hepática, pois sua presença é indispensável na síntese de proteínas intra-hepáticas que se encarregarão do transporte da vitamina para os tecidos-alvo.

Hipovitaminose: níveis séricos ou plasmáticos de uma dada vitamina muito baixos

Xeroftalmia: significa "olho seco", sendo uma doença ocular causada pela hipovitaminose A

Colagenase: enzima da categoria das proteinases

Um indivíduo bem nutrido pode levar meses se alimentando com dieta deficiente em vitamina A (até 2 anos, quando adultos saudáveis), antes que ocorram sinais específicos de deficiência da vitamina em questão. Um sintoma inicial será o aparecimento de cegueira noturna, com perda da habilidade de adaptação ao escuro, como já se falou. Poderão, então, surgir alterações cutâneas, como a hiperceratose folicular. Se à dieta não for, ainda, fornecida nenhuma fonte de vitamina A, poderão ocorrer danos às outras estruturas oculares, como conjuntiva e córnea. Assim, na conjuntiva bulbar aparece extensa secura e a zona afetada aparece rugosa, ao invés de lisa e brilhante: é a xerose conjuntival, que poderá ou não ser seguida pelo aparecimento das manchas de Bitot, formações espumosas em caseosas de forma triangular, que aparecem mais freqüentemente na porção temporal do que na nasal da conjuntiva, não sendo patognomônicas da hipovitaminose A. Poderá advir uma xerose corneal, caso não se administre vitamina A; a administração da vitamina também adotada após o aparecimento da xerose corneal pode restabelecer o aspecto normal da córnea.

Talvez vários fatores atuando sinergicamente contribuam para a destruição corneal na deficiência da vitamina ora estudada. Exemplo é a diminuição do número de células caliciformes e de secreção mucosa nas glândulas que se situam ao redor dos olhos, gerando, por conseqüência, lágrimas com concentração mais baixa de muco e de vitamina A. As células da camada epitelial da córnea tornam-se ceratinizadas, seguindo-se uma ulceração corneal por atividade aumentada de colagenases, que destroem o estroma subjacente e alteram a estrutura da córnea.

Na ceratomalácia, o estágio mais desenvolvido, há necrose coliquativa com amolecimento da córnea, perfuração e perda do olho. As opacidades ou cicatrizes corneais compreendem nébula, mácula e leucoma, que são seqüelas resultantes de uma ulceração corneal de menor extensão e profundidade. Na ceratomalácia, o dano é irreversível, podendo a cegueira ser uni ou bilateral. A essa série de eventos clínicos dá-se o nome de xeroftalmia.

Embora adultos possam apresentar, ocasionalmente, sinais de deficiência de vitamina A, o grupo etário mais vulnerável à sua carência é o pré-escolar, especialmente nos casos de desnutrição protéico-energética.

Prevenção da deficiência de vitamina A

Os programas de prevenção da carência de vitamina A podem ser os mais variados, dependendo dos objetivos visados e das condições locais. Eles podem incluir educação alimentar, para auxiliar a melhora do estado nutricional de crianças, através do incremento do consumo de alimentos ricos em vitamina A disponíveis localmente, o que resulta em baixo custo. Também é possível fortificar com vitamina A um alimento que tenha consumo amplo e constante pelo grupo exposto ao risco. Ou é possível proceder a ministração regular (em geral duas vezes ao ano) de doses maciças de vitamina A a crianças acima de 6 meses de idade, pela distribuição de cápsulas de 200.000UI (100.000UI para infantes) de palmitato de retinila em solução oleosa, a um custo unitário de dois centavos de dólar.

OMS: Organização Mundial da Saúde

UNICEF: *United Nations International Children's Emergency Fund*. Fundo das Nações Unidas para a Infância

A OMS e o UNICEF recomendam conjuntamente uma suplementação com dose maciça oral de vitamina A como rotina para todas as crianças com sarampo, em áreas onde a deficiência de vitamina A é um problema de Saúde Pública ou quando os índices de mortalidade por sarampo forem altos.

Avaliação do estado vitamínico

Estudos populacionais sobre a carência de vitamina A utilizam rigorosas técnicas epidemiológicas, com indicadores apropriados, clínicos, bioquímicos e dietéticos.

Principais indicadores utilizados

O indicador clínico mais utilizado para detectar a deficiência de vitamina A em inquéritos populacionais é a presença de xeroftalmia.

Os pontos de corte sugeridos para os principais sinais dessa doença, com significado de Saúde Pública, atualmente adotados, levam à classificação apresentada na tabela 10.2.

TABELA 10.2 – Sinais clínicos da deficiência de vitamina A.

Símbolos	Sinais	Critérios de prevalência para problema de Saúde Pública
X1A	Xerose conjuntival	Não usado
X1B	Mancha de Bitot com xerose conjuntival	0,5%
X2	Xerose corneal	
X3A	Ulceração corneal/ceratomalácia < ⅓ da superfície corneal	0,01%
X3B	Ulceração corneal/ceratomalácia ≥ ⅓ da superfície corneal	
XS	Cicatriz corneal	0,05%
XN	Cegueira noturna	1%
XF	Fundus xeroftálmico	Não usado

O indicador bioquímico que é o nível plasmático de vitamina A menor do que 10μg/dl numa prevalência mínima de 5% ou mais da população exposta ao risco é uma forte evidência que corroborará qualquer critério clínico encontrado na tabela 10.2. Os dados bioquímicos sem os clínicos indicam deficiência de vitamina A, mas não xeroftalmia.

Todos esses critérios se aplicam apenas a crianças com menos de 6 anos de idade.

As concentrações sangüíneas de vitamina A constituem o indicador bioquímico mais comumente usado para verificar o estado de vitamina A (se não houver desnutrição protéico-energética e as funções hepática e renal forem normais), embora não representem exatamente a situação orgânica do indivíduo, uma vez que o teor sangüíneo da vitamina é homeostaticamente controlado; acresce-se que apenas 1 a 3% da reserva de vitamina A é que circulam no plasma, além de sofrerem influência de inúmeros fatores. Os níveis de vitamina A sérica ou plasmática refletem seu estado principalmente nos dois extremos: de depleção (inferiores de 10μg/dl) e de toxicidade (maiores que 100μg/dl), sugerindo hipervitaminose A, sendo os valores intermediários (de 15 a 35μg/dl) de difícil interpretação.

Concentrações sangüíneas de vitamina A

Para avaliar os níveis sangüíneos de vitamina A existem métodos colorimétricos, fluorométricos, espectrofotométricos e, mais modernamente, o HPLC (cromatografia líquida de alta resolução), com altas especificidade e sensibilidade.

Quanto aos níveis circulantes de carotenóides, eles se referem à ingestão dietética recente de uma mistura complexa desses pigmentos, da qual o β-caroteno parece constituir cerca de 20%, diferentemente do que se supunha anteriormente, quando não existiam os eficientes métodos de análise laboratorial atuais (como o HPLC) e se julgava que o β-caroteno compreendia a maior porção da concentração de carotenóides totais. A interpretação dos valores das análises sangüíneas deve considerar, ainda, a diferença nos resultados entre os dois sexos, uma vez que a maior porcentagem de β-caroteno é encontrada no sangue de mulheres.

Com relação à avaliação da ingestão dietética de vitamina A, são inúmeros os métodos de inquérito alimentar utilizados. Na análise dos resultados é importante ter em mente que os dados dietéticos são mais importantes para mostrar a qualidade das refeições e o modo de preparar os alimentos do que na avaliação da ingestão de um nutriente específico. Ainda mais, quando o inquérito se refere à média do consumo familiar, não pode servir para a avaliação da ingestão de cada membro da família, principalmente em se tratando de pré-escolares.

Avaliação da ingestão alimentar

Toxicidade

Raramente são descritos fenômenos de toxicidade devidos à ingestão excessiva de alimentos ricos em vitamina A, com exceção de casos observados em exploradores árticos, que se alimentaram de fígado de urso polar (6.000μg ER/g).

Efeitos teratogênicos: que produzem defeitos físicos no feto

Hipervitaminose: estado resultante da ingestão de altas doses de uma dada vitamina ou de várias

Hipercarotenemia: níveis sangüíneos de carotenóides iguais ou maiores que 400µg/dl

Mutagênico: que provoca modificações na informação genética, resultando em alterações fenotípicas

Como o fígado de animais comumente utilizados na alimentação habitual pode conter inesperadamente níveis altos de vitamina A, há a preocupação em recomendar às gestantes abstenção ou precaução na ingestão desse alimento, devido aos possíveis efeitos teratogênicos do excesso da vitamina em questão.

A margem de segurança entre as recomendações dietéticas e a dose que produz reações adversas é relativamente pequena: cerca de 10 a 15 vezes.

A hipervitaminose A pode ser aguda, quando há ingestão de altas doses de vitamina A durante um tempo relativamente curto, e crônica, que pode resultar da ingestão de altas doses de vitamina A durante semanas ou anos. As doses causadoras de hipervitaminose A variam dependendo, principalmente, do estado de saúde e do tamanho do indivíduo, uma vez que as crianças são mais sensíveis à toxicidade da vitamina A do que os adultos, assim como os idosos mais do que os indivíduos jovens.

A automedicação e a fácil disponibilidade de vitamina A em preparações de alta potência sem prescrição médica e por tempo prolongado expõem adultos à hipervitaminose A, os quais podem apresentar sinais inespecíficos (encontrados em todas as idades), além de sinais neurológicos (como hipertensão intracraniana), gastrintestinais, ósseos e lesões cutâneas. Os sinais inespecíficos incluem secura de pele e mucosas, irritabilidade, perda de cabelos, unhas quebradiças, mialgia, dores ósseas, artralgia, dores abdominais, esplenomegalia e anemia.

A conduta recomendada no tratamento da hipervitaminose A é a suspensão e retirada da vitamina A, com prognóstico de desaparecimento dos sinais e sintomas, alguns já ao final da primeira semana.

A ingestão elevada de β-caroteno parece não ser tóxica, embora cause hipercarotenemia, mas não eleve os níveis de vitamina A. A ingestão de doses maciças de β-caroteno diariamente leva à carotenodermia, pois aumenta o seu armazenamento na gordura subcutânea, tornando a pele acentuadamente amarela ou alaranjada, principalmente nas plantas dos pés e palmas das mãos. Entretanto, as reações são muito individuais, além de variarem na mesma pessoa, em tempos diferentes. A suspensão do caroteno terapêutico ou diminuição da ingestão de fontes de carotenóides facilmente revertem o quadro cutâneo. Estudos em animais demonstraram não ser o β-caroteno mutagênico, nem carcinogênico.

A vitamina A na forma de ácido retinóico e seus derivados sintéticos, modernamente utilizados em dermatologia (agindo, portanto, como medicamentos e não como vitaminas), tem sido estudada a respeito de teratogênese em seres humanos, através de dados retrospectivos. O mecanismo pelo qual ocorre a teratogênese com os compostos com atividade de vitamina A é, ainda, especulativo e merece maiores estudos. Recomenda-se, por isso, às gestantes não ingerirem suplementos de vitamina A em doses superiores às recomendações dietéticas (4.000 a 5.000UI/dia).

VITAMINA D

Introdução

Existem duas formas fisiologicamente ativas de vitamina D: a vitamina D_2 ou ergocalciferol e a vitamina D_3 ou colecalciferol, possuindo, ambas, atividade anti-raquítica. A primeira, existente nos alimentos de origem vegetal, origina-se da irradiação do ergosterol e é a forma usada na fortificação de alimentos; já a vitamina D_3 resulta da transformação não-enzimática do precursor 7-deidrocolesterol (um intermediário na síntese do colesterol) existente na pele de mamíferos, pela ação dos raios ultravioleta do sol, da mesma maneira que o ergosterol. O 7-deidrocolesterol é, também, o composto encontrado nos óleos de fígado de peixes, que são excelentes fontes de vitamina D.

Fórmula, nomenclatura e atividade

O termo "vitamina D" deve ser usado para todos os esteróides que possuam a atividade biológica de colecalciferol. Sua fórmula é:

Esteróides: são compostos associados às gorduras e que possuem núcleos cíclicos

Quando o radical for:

$$R = -\underset{H}{\overset{Me}{C}} - \underset{H}{C} = C - \underset{H}{\overset{Me}{C}} - \underset{H}{C} - Me_2$$

Me: grupo metila: —CH$_3$

o composto deve ser designado ergocalciferol (também conhecido como vitamina D$_2$ ou calciferol), sendo comercialmente o mais importante, pois é usado como aditivo alimentar.

Se o radical for:

$$R = -\underset{H}{\overset{Me}{C}} - CH_2 - CH_2 - CH_2 - \underset{H}{C} - Me_2$$

o composto é o colecalciferol (ou vitamina D$_3$).

Quando o **H** assinalado for substituído por uma hidroxila, o composto será 25-hidroxicolecalciferol.

O composto diidroxilado na posição C-1 deve ser designado 1,25-diidroxicolecalciferol, que é a forma mais ativa da vitamina D.

O teor de vitamina D dos alimentos e, também, suas necessidades diárias são expressos em unidades internacionais (UI), sendo:

40UI = 1µg de equivalente de vitamina D$_3$.

Portanto, 1UI = 25ng de colecalciferol.

ng: unidade de peso = nanograma

Fontes

Sendo uma vitamina lipossolúvel, são poucos os alimentos considerados fontes: gema de ovo, fígado, manteiga e pescados gordos. Carnes em geral e peixes magros contêm, apenas, quantidades-traço. As maiores concentrações de vitamina D encontram-se no arenque e na cavala, não se podendo esquecer que são apreciáveis os teores na sardinha e no atum enlatados, embora menos da metade do que nos dois anteriores.

Hoje em dia, a tecnologia tornou possível o enriquecimento de alimentos com vitamina D, especialmente nos países mais industrializados. No Brasil, a legislação bromatológica torna optativa a adição de vitamina D à margarina.

Quanto à síntese cutânea do colecalciferol pela incidência da luz ultravioleta sobre o 7-deidrocolesterol, que atua como uma pró-vitamina, sua quantidade varia com uma série de fatores, como o tempo de exposição da pele, estação do ano, situação geográfica, poluição atmosférica, hábitos culturais e pigmentação da pele.

A estabilidade térmica da vitamina D, assim como sua sensibilidade aos vários fatores são semelhantes às da vitamina A.

Peixes gordos: possuem gordura distribuída de modo não-uniforme pelos músculos

Peixes magros: acumulam a gordura no fígado (ex.: óleo de fígado de bacalhau)

Enriquecimento: sinônimo de fortificação, que é a adição de um ou mais nutrientes a um alimento

Hidroxilação: adição de uma hidroxila (—OH)

Metabolismo

A vitamina D da alimentação é absorvida no intestino delgado (principalmente no jejuno) na presença de sais biliares; assim como a vitamina A, é transportada com os quilomícrons e as lipoproteínas através da via linfática até o fígado, onde ocorre sua conversão enzimática a 25-hidroxicolecalciferol, a principal forma circulante de vitamina D, sendo, pois, um bom índice do estado nutricional referente à vitamina D. Uma nova hidroxilação ocorrerá nos rins, transformando esse composto em 1,25-diidroxicolecalciferol ou calcitriol.

É nas células hepáticas que também ocorre a hidroxilação da vitamina D obtida via luz solar.

A circulação sangüínea da vitamina D exige proteínas carregadoras, da mesma maneira que a vitamina A; nesse caso, a proteína específica é a proteína transportadora de vitamina D (DBP), que é uma globulina.

O fato de a formação do 1,25-diidroxicolecalciferol ser regulada homeostaticamente por suas concentrações e pelo fornecimento de cálcio é uma das principais razões pelas quais esse metabólito é considerado mais um hormônio esteróide do que uma vitamina.

A excreção da vitamina D e seus metabólitos ocorre principalmente nas fezes, com o auxílio dos sais biliares e muito pouco é eliminado pela urina.

Função

Homeostase: estabilização do meio interno pelo sangue

A forma hormonal da vitamina D ajuda a manter o metabolismo mineral normal, principalmente a homeostase do cálcio e do fósforo, atuando em três localizações: sobre o intestino delgado, os ossos e os rins. No primeiro, estimulando a absorção do cálcio e fósforo dos alimentos, pela mucosa; nos ossos, facilitando a mineralização óssea, especialmente na fase de crescimento; e nos rins, auxiliando a reabsorção do cálcio e fósforo dos túbulos renais.

Há evidências, ainda, de que o 1,25-diidroxicolecalciferol pode estar envolvido, também, na fisiologia de outros tecidos, como pele, pâncreas, pituitária e células hematopoiéticas.

A ausência de vitamina D resulta em raquitismo para as crianças e osteomalácia, em adultos.

Necessidades nutricionais

O leite materno e os outros alimentos que compõem a dieta dos lactentes contêm pouca vitamina D, gerando a necessidade de exposição a uma insolação suficiente para prevenir o raquitismo, especialmente em regiões com intensa poluição atmosférica (ou dentro de aposentos fechados apenas com vidraças) que absorvem as radiações de curto comprimento de onda, como é o caso dos raios ultravioleta. Além disso, como a principal fonte de vitamina D é a síntese na pele, mas a quantidade transformada do 7-deidrocolesterol ainda não é conhecida e depende de vários fatores, entre os quais tempo de exposição aos raios ultravioleta, intensidade da irradiação e cor da pele, torna-se difícil calcular a quantidade de vitamina D que manterá os níveis homeostáticos de cálcio e fósforo e garantirá a mineralização normal dos ossos.

Recomendações diárias para vitamina D

As recomendações diárias variam em diferentes países, sendo que a dos Estados Unidos (*National Research Council*) vai de 10µg para infantes (0 a 1 ano de idade) a 5µg para adultos.

Na ausência de exposição à luz solar, a ingestão diária de vitamina D deverá aumentar de duas a três vezes.

Algumas pesquisas sugerem que as necessidades dietéticas dos idosos sejam maiores que as dos adultos mais jovens.

A ingestão média de vitamina D das poucas fontes alimentares é inferior a 4µg/dia.

Deficiência em seres humanos

A deficiência de vitamina D na infância leva ao raquitismo, com um quadro clínico característico, em que ossos e dentes são sujeitos a fraturas, o crescimento é deficiente e há o aparecimento de deformações ósseas, principalmente nas costelas e ossos longos, em especial os das pernas, que podem se arquear para fora, com separação dos joelhos (*genu varum*) ou para dentro, com atrito dos joelhos e espaço entre os pés (*genu valgum*). Os ossos da cabeça podem sofrer deformidades (craniotabes), bem como os das costelas (rosário raquítico) e peito, sendo que, em casos graves, esses últimos podem causar dificuldade de respiração, levando à dispnéia. O raquitismo pode, inclusive, acarretar diminuição nos processos imunitários.

Dentre as inúmeras formas de raquitismo, uma das mais comuns é a resultante da falta de exposição das crianças às radiações ultravioleta do sol. Além disso, o vegetarianismo estrito ou as dietas macrobióticas podem levar os lactentes e as crianças a uma deficiência inicial de vitamina D ou até ao raquitismo, especialmente se a exposição ao sol é mínima durante o inverno. Dietas com baixos teores de vitamina D, bem como de cálcio e fósforo e com altas concentrações de fitatos, como ocorre em farinhas ou cereais integrais, podem, também, conduzir à deficiência de vitamina D.

Outro mecanismo que pode gerar raquitismo é a má absorção da vitamina D dietética, como em casos de esteatorréia ou de insuficiência renal crônica.

O principal uso da vitamina D é na profilaxia e tratamento das desordens do metabolismo de cálcio e fósforo. Em infantes e crianças, o raquitismo e a tetania aparecem devido a um baixo teor de cálcio sangüíneo. A prevenção e o tratamento do raquitismo requerem adequada ingestão dietética de cálcio, fósforo e vitamina D. A exposição à irradiação solar é a maneira mais simples, barata e eficaz de prevenir o raquitismo. O exame de sangue mostrará níveis normais de cálcio, normais ou baixos de fósforo inorgânico e altos de fosfatase alcalina, embora esta última seja não-específica para o diagnóstico de raquitismo.

Embora baixas concentrações sangüíneas de 25-hidroxicolecalciferol sejam associadas com o raquitismo podem ser, também, encontradas em indivíduos sem sintomas clínicos.

Enquanto o termo raquitismo é usado para a deficiência de vitamina D infantil, o termo osteomalácia se refere à mineralização defeituosa do osso em qualquer idade, que pode ser devida à deficiência de vitamina D ou à diminuição de absorção do cálcio dietético. A osteomalácia pode coexistir com a osteoporose na terceira idade, principalmente em mulheres, pois, com o avançar da idade há diminuição da capacidade da pele de formar o 7-deidrocolesterol, além da exposição à luz solar se reduzir.

As principais características clínicas da osteomalácia são dores ósseas e fraqueza muscular. Radiologicamente a densidade óssea é reduzida como na osteoporose, mas, diferentemente dela, os ossos periféricos apresentam menor mineralização do que as vértebras. As fraturas são comuns, mas se consolidam após tratamento com vitamina D.

Os níveis plasmáticos de cálcio e fósforo inorgânico são reduzidos e os de fosfatase alcalina aumentados. O cálcio urinário, assim como a concentração plasmática de 25-hidroxicolecalciferol são reduzidos.

Avaliação do estado vitamínico

O diagnóstico de raquitismo pode ser estabelecido por exames radiológicos, em adição aos exames clínicos. Os exames bioquímicos são desejáveis, mas não são essenciais para confirmar o diagnóstico. O parâmetro bioquímico mais útil tem sido o nível de fosfatase alcalina, embora os níveis circulantes de 25-hidroxicolecalciferol sejam considerados o melhor índice do teor orgânico em vitamina D. Sabe-se que esses níveis são afetados pela sazonalidade, sendo as concentrações séricas mais elevadas no verão; independentemente da estação, parecem ser mais altas nos homens do que nas mulheres.

Raquitismo

Esteatorréia: perda excessiva de gordura pelas fezes

Tetania: espasmos musculares, em geral nas pernas, causados por baixos níveis sangüíneos de cálcio, ou níveis elevados de fósforo

Osteoporose: distúrbio metabólico que leva à perda de massa óssea, facilitando a ocorrência de fraturas

Atualmente utilizam-se novos métodos para a dosagem direta da vitamina D e seus metabólitos no sangue: a cromatografia líquida de alta resolução (HPLC), a espectrometria de massas e o radioimunoensaio.

Hipervitaminose D

A ingestão excessiva de vitamina D pode resultar em séria toxicidade, cujos principais sintomas são: hipercalcemia, hipercalciúria, anorexia, fraqueza, letargia, náuseas, vômitos, constipação intestinal, dores articulares, desorientação e perda de peso.

A hipervitaminose D pode resultar em calcificação irreversível dos tecidos moles, com sérios danos aos rins, pulmões e coração.

Não é possível estabelecer a dose mínima de vitamina D que conduz à hipervitaminose, pois a sensibilidade individual ao excesso é muito variável. Por isso, a ingestão diária em infantes não deve exceder 400UI. Doses tóxicas mínimas foram estimadas em 1.000UI a 2.000UI/dia para infantes e para adultos com determinadas enfermidades. A suspensão da vitamina nos estágios iniciais da intoxicação torna os efeitos reversíveis. Já a exposição à luz solar, por tempo prolongado, não leva à intoxicação por vitamina D.

VITAMINA E

Introdução

Vitamina E é o termo genérico adotado para um grupo de oito substâncias encontradas na natureza, com graus variados de atividade vitamínica, fazendo parte de duas séries de compostos: os tocoferóis, α, β, γ e δ e os tocotrienóis, α, β, γ e δ. De todos eles, o α-tocoferol é o que apresenta maior atividade biológica e o mais facilmente encontrado em fontes naturais. Apesar disso, o termo "tocoferóis" não é sinônimo do termo "vitamina E".

Fórmula, nomenclatura e atividade

α-tocoferol

O α-tocoferol natural, antes designado como d-α-tocoferol, é o RRR-α-tocoferol. O α-tocoferol totalmente sintetizado, antes chamado de dl-α-tocoferol, agora é designado como all-rac-α-tocoferol. Todas as formas da vitamina E contêm um grupo hidroxila no anel aromático, grupo esse importante não só para a função biológica desempenhada pela vitamina, mas, inclusive, na esterificação dessa vitamina com ácido acético, dando acetato de α-tocoferila (forma comercial da vitamina E), que se hidrolisa no organismo, liberando a forma ativa da vitamina. No anel aromático há, também, grupos metila, cujo número e posições ocupadas servem para diferenciar um tocoferol de outro.

$$1\ \alpha - ET = 1\ \text{equivalente de }\alpha\text{-tocoferol} = 1\text{mg d-}\alpha\text{-tocoferol}$$

Ocorrência

A vitamina E aparece nos alimentos predominantemente como α-tocoferol. Os tocoferóis ocorrem em grandes concentrações no germe do trigo, amêndoas e avelãs e são encontrados, também, nos óleos vegetais, principalmente aqueles com ácidos graxos poliinsaturados, como o extraído do germe do trigo, o de girassol, caroço de algodão, dendê, amendoim, milho e soja. A quantidade varia com os processos usados na extração e na refinação. Evidentemente, produtos fabricados com esses óleos, como margarinas e maioneses, também conterão a vitamina. Esta é termoestável na ausência de oxigênio, mas se oxida lentamente por ação do oxigênio atmosférico, ação essa acelerada pela exposição à luz, calor, álcalis, gorduras rançosas e a presença de íons metálicos. Por isso, a perda de tocoferol natural é mínima no armazenamento dos óleos vegetais, mas torna-se apreciável durante a cocção.

Nos alimentos de origem animal, o teor de α-tocoferol é bem menor do que nos anteriores e depende, principalmente, da quantidade de vitamina E existente na ração consumida pelo animal. Nesse grupo, os principais fornecedores são a manteiga, o toucinho e os ovos.

Estabilidade da vitamina E

Toucinho: panículo adiposo do porco

Metabolismo

A vitamina E necessita para sua absorção, como as demais lipossolúveis, das secreções biliar e pancreática normais, da formação de micelas e do transporte através das membranas intestinais. A porcentagem de absorção da vitamina decresce com o aumento da dose, mas cresce quando ela é ingerida com lipídios dietéticos, especialmente quando formados por triglicerídeos de cadeia média.

A vitamina E absorvida no intestino passa, em associação com os quilomícrons, para a corrente linfática, sendo transportada na fração LDL, e é transferida principalmente para as células do parênquima hepático. O α-tocoferol é secretado do fígado para o intestino em associação com o VLDL (*very low density lipoprotein*), presumivelmente regulado por uma proteína hepática ligadora de tocoferol, porém esse mecanismo necessita, ainda, maiores estudos, assim como o da absorção intestinal, da transferência do plasma para as células e do transporte intracelular. O que se sabe é que existe alta correlação entre o colesterol ou os lipídios totais no soro e o nível de tocoferol.

Todas as lipoproteínas plasmáticas contêm α-tocoferol e estão envolvidas com sua transferência para os tecidos.

Cerca de 90% da quantidade total de α-tocoferol do organismo do rato encontram-se no fígado, musculoesqueléticos e tecido adiposo (especialmente a gordura marrom). A principal via de excreção é a eliminação fecal, pois menos de 1% da vitamina E ingerida é excretada na urina.

Triglicerídeos: ésteres do glicerol com ácidos graxos; principais componentes dos óleos e gorduras

LDL: lipoproteína de baixa densidade, que contém mais colesterol do que triglicerídeos

Função

Uma das principais funções atribuídas à vitamina E é a proteção que confere às membranas celulares contra a destruição oxidativa, talvez atuando em conjunto com pequenas moléculas e enzimas, para defender as células contra o dano causado pelos radicais de oxigênio. Assim, essa vitamina apresenta propriedades antioxidantes, principalmente a de proteção dos ácidos graxos poliinsaturados (PUFA) existentes nas membranas contra a oxidação pelos hidroperóxidos *in vivo*. Os radicais de oxigênio são produzidos como resultado do processo normal de redução do oxigênio a água; com a formação desses radicais livres altamente reativos pode haver o ataque às duplas-ligações das cadeias do PUFA dos fosfolipídios das membranas celulares. As reações de peroxidação lipídica em cadeia envolvem a formação de um radical livre por uma molécula de PUFA, seguido pela adição de oxigênio para formar peróxido; este pode reagir com outra molécula de PUFA para produzir outro radical livre, propagando a reação. A vitamina E quebra a formação da cadeia de radicais livres, reagindo com estes e convertendo-os numa forma menos perigosa, de fraca ou nenhuma toxicidade; além disso, ela protege da oxidação todos os lipídios e compostos relacionados, como a vitamina A.

Radicais livres: geralmente são agentes oxidantes fortes, que possuem um elétron não-combinado

Necessidades nutricionais

Um nível de ingestão dietética bastante comum de ser atingido é ao redor de 10mg por dia de α-tocoferol. Por isso, a deficiência nessa vitamina é rara.

As recomendações dietéticas (RDA) para vitamina E em todas as idades referem-se a mg de α-tocoferol ou seu equivalente biológico.

Como os tocoferóis e tocotrienóis têm atividades diferentes, o teor de vitamina E dos alimentos é calculado em equivalentes de α-tocoferol, que é igual ao conteúdo de α-tocoferol mais um percentual desses outros compostos com atividade da vitamina E, expressos em atividade de 1mg de α-tocoferol.

$$\alpha \, ET = mg \, \alpha + (0{,}4) \, mg \, \beta + (0{,}01) \, mg \, \delta + (0{,}1) \, mg \, \gamma$$

Deficiência em seres humanos

A deficiência de vitamina E pode causar disfunções neurológicas, miopatias e atividade anormal das plaquetas. Nos recém-nascidos, principalmente se prematuros ou com baixo peso, a deficiência causa anemia hemolítica, pelo fato dos PUFA das membranas dos eritrócitos serem sensíveis à ação dos radicais livres.

A deficiência da vitamina em questão aparece em fumantes e, também, quando há problemas em relação à absorção gordurosa, como na atresia biliar, na fibrose cística e na síndrome do intestino curto.

Associação entre a vitamina E e várias doenças

Pelo fato de a vitamina E ser um antioxidante poderoso, desempenhando importante papel na imunocompetência e na reparação de membranas, funções essas associadas à inibição da carcinogênese, tem-se sugerido ser essa vitamina útil na prevenção de certos cânceres; assim, alguns estudos concluíram que o risco relativo de desenvolver câncer era maior em indivíduos com vitamina E orgânica diminuída.

O papel da associação entre vitamina E e várias doenças cardiovasculares, a função imune e a redução do risco relativo de desenvolver catarata são outros aspectos que têm sido pesquisados com resultados promissores. Ainda no momento, inclusive, continuam as pesquisas sobre o uso continuado de grandes doses de vitamina E como suplementos.

Avaliação do estado vitamínico

Uso do HPLC na determinação de vitaminas

Os níveis séricos ou plasmáticos de tocoferol são índices úteis do estado nutricional referente à vitamina E. Os valores séricos variam de 8 a 16μg/ml e podem ser medidos por fluorometria ou por HPLC (cromatografia líquida de alta resolução), sendo este método específico e sensível, além de rápido.

Com base em estudos em seres humanos e animais, define-se como "deficientes" os níveis sangüíneos de vitamina E inferiores a 0,5mg/dl. Crianças têm níveis sangüíneos de tocoferol mais baixos do que os adultos, especialmente em casos de DPE (desnutrição protéico-energética); a concentração, porém, eleva-se no período de aleitamento materno.

Toxicidade

Carcinogênica: que provoca câncer

A segurança de uma ingestão oral de vitamina E em adultos é alta, se comparada com outras vitaminas lipossolúveis, já que se sabe ser segura a ingestão de 50 a 100 vezes a recomendação da RDA. Estudos em animais mostraram que a vitamina não é mutagênica, carcinogênica ou teratogênica. Entretanto, são necessários maiores estudos para verificar as diferenças na toxicidade entre o RRR-α-tocoferol e o all-rac-α-tocoferol.

Por outro lado, pacientes tratados com anticoagulantes não devem receber altas doses de vitamina E, para prevenir hemorragias. Exceto por essa interação com a vitamina K, não parece haver efeitos colaterais específicos associados com altas doses de vitamina E em adultos.

Quanto à utilização de doses elevadas de vitamina E em algumas doenças em crianças prematuras, é assunto controvertido.

VITAMINA K

Introdução

Naftoquinonas

A vitamina K é constituída por um grupo de substâncias com propriedades anti-hemorrágicas, derivadas de naftoquinona, estando presentes nos alimentos de origem vegetal (filoquinonas ou vitamina K_1) ou sintetizadas pelas bactérias intestinais (menoquinonas ou vitamina K_2), diferindo ambas, apenas, na estrutura da cadeia lateral. A designação "vitamina K" deriva da primeira letra da palavra dinamarquesa "koagulation".

Fórmula, nomenclatura e atividade

Filoquinona (vitamina K_1)
(2-metil-3-fitil-1,4-naftoquinona)

Menaquinona-7 (vitamina K_2)

Existe uma vitamina K sintética, a menadiona (vitamina K_3), que é hidrossolúvel e, também, ativa, embora pouco usada na atualidade.

$$1\mu g \text{ vitamina } K_1 = 2{,}2 \text{nmol}$$

Ocorrência

A vitamina K se encontra amplamente distribuída na natureza, mas em concentrações baixas, uma vez que os alimentos mais ricos contêm cerca de 1mg/100g de alimento. Ela aparece, de forma abundante, em vegetais folhudos de cor verde-escura, como a couve, espinafre, alface e nos brócolis, encontrando-se em menores concentrações no fígado de boi e porco. Cereais, frutas e leite de vaca têm baixos teores, mas, ainda, significantes.

A vitamina K é resistente a perdas por cocção.

Cereais: arroz, milho, trigo, centeio, aveia, cevada, sorgo, triticale

Metabolismo

A absorção da vitamina K necessita de um fluxo normal de bile e suco pancreático, além de um teor adequado de gordura na dieta.

A vitamina K dietética é absorvida no intestino delgado e transportada por via linfática junto aos quilomícrons até o fígado, cujas reservas são formadas tanto por filoquinonas como por menaquinonas resultantes de síntese intestinal. De lá é distribuída pelo sangue aos diferentes tecidos, associada a lipoproteínas. Além do fígado, outros órgãos com atividade de vitamina K são os nódulos linfáticos, as glândulas supra-renais, os pulmões, rins e medula óssea.

Reserva de vitamina K

A administração de óleo mineral reduz a absorção de vitamina K.

Em pessoas saudáveis em jejum, a concentração de vitamina K no plasma (principalmente como filoquinona) é menor do que 1ng/ml, não existindo proteína carregadora específica.

Função

Para se processar a coagulação sangüínea é necessário haver a transformação do fibrinogênio em fibrina insolúvel, com a interferência de uma enzima proteolítica: a trombina. Por sua vez, esta se origina da protrombina (fator II), através de

Coagulação sangüínea

vários fatores, sendo três deles dependentes da vitamina K: a proconvertina (fator VII), o fator anti-hemofílico B (fator IX) e o fator Stuart (fator X). A vitamina K influi, ainda, na síntese de proteínas presentes no plasma, ossos, rins e, talvez, outros tecidos.

Necessidades nutricionais

Os requerimentos dietéticos aconselhados estão ao redor de 1µg/kg de peso/dia. Não se conhece a quantidade total das menaquinonas sintetizadas pelas bactérias intestinais, mas parece ser insuficiente para preencher, sozinha, as necessidades orgânicas de vitamina K.

Deficiência em seres humanos

A evidência clínica mais confiável da deficiência de vitamina K é um aumento no tempo de coagulação.

Dificilmente aparece uma hipovitaminose K por deficiência primária da vitamina, uma vez que ela aparece largamente distribuída nos alimentos, além da flora do intestino normal sintetizar menaquinonas. Pode ocorrer deficiência de vitamina K em adultos e crianças com síndromes de má absorção, como na fibrose cística.

Para prevenir sua deficiência é necessário que a dieta habitual contenha alimentos fontes da vitamina em pauta, que haja o funcionamento normal do intestino e do fígado e que a presença de bile esteja garantida no intestino. Por isso é que devem ser tomados cuidados especiais na obstrução da vesícula biliar ou em casos de tratamentos de longa duração com antibióticos de largo espectro ou sulfas, que poderão levar à hipovitaminose K, devido à perda da flora bacteriana do intestino. Também devem-se observar cuidados após cirurgia ou em pacientes debilitados, especialmente naqueles com nutrição parenteral. Na terapia medicamentosa (ou no consumo de alimentos ricos em vitamina K) há que se observar, ainda, o uso de drogas anticoagulantes cumarínicas, bem como as doses farmacológicas das vitaminas A e E, que poderão antagonizar a ação da vitamina K.

Da mesma maneira, os recém-nascidos que não receberam vitamina K ao nascer devem ser observados, em virtude da flora intestinal reduzida que possuem, do fato de o leite materno apresentar baixa concentração dessa vitamina e do fígado ser imaturo para a síntese da protrombina, o que vai representar um risco para o desenvolvimento da doença hemorrágica do recém-nascido. Daí, como precaução, é usual a administração, ao recém-nascido, de uma dose profilática de vitamina K.

Avaliação do estado vitamínico

A avaliação do estado de vitamina K utiliza a história médica (hemorragias freqüentes ou uso de anticoagulantes cumarínicos), a história dietética e os testes de laboratório funcionais, que medem os tempos de protrombina e de fatores de coagulação no plasma. Medidas diretas, como a dosagem de vitamina K plasmática, podem ser utilizadas, porém os métodos disponíveis não são práticos para uma avaliação rotineira.

A terapia com vitamina K, numa desordem hemorrágica, permite distinguir entre uma deficiência de vitamina K e uma doença genética qualquer, que possa resultar em alteração nas proteínas de coagulação, pois só no primeiro caso haverá restauração da coagulação normal.

Toxicidade

Com a inadequada informação sobre os níveis em que podem ocorrer reações adversas, é sugerido para a filoquinona uma proporção de segurança cerca de 50 vezes sua ingestão normal.

Embora a toxicidade não seja habitual, ela pode resultar da administração de menadiona ao recém-nascido e infante, podendo causar anemia hemolítica e hiperbilirrubinemia.

• • • • • • • • • • • • • • • • •

AGORA VOCÊ JÁ DEVE SABER

- As vitaminas lipossolúveis são A, D, E e K, obtidas de fontes alimentares, como vitaminas pré-formadas, ou de precursores, que funcionam como pró-vitaminas.
- Exposição diária relativamente curta à luz solar (10 minutos ao dia) é tempo suficiente para a síntese de vitamina D_3 em idosos.
- O fígado é boa fonte das vitaminas A e D, mas tem baixas concentrações de vitamina K.
- A vitamina E é usada como antioxidante para proteger a vitamina A na preparação de cápsulas com doses maciças usadas em programas de prevenção da hipovitaminose A.
- Uma alimentação equilibrada oferece todas as vitaminas (inclusive as lipossolúveis) em quantidades suficientes para suprir as necessidades individuais.
- As vitaminas lipossolúveis são relativamente estáveis ao calor e, por serem insolúveis na água, se mantêm em quantidades apreciáveis nas preparações culinárias.
- As hortaliças folhudas de cor verde-escura são fontes de vitamina A e K.
- Altas doses das vitaminas A e D podem levar a sintomas e sinais das respectivas hipervitaminoses.

QUESTÕES PARA REFLEXÃO

1. Quais são as fontes dos precursores de vitamina A? E da vitamina A pré-formada?
2. Quais as maneiras de se obter vitamina D sem ingerir medicamentos?
3. Como a vitamina E desempenha sua função antioxidante?
4. Qual a principal forma circulante de vitamina D? E qual a forma mais ativa?
5. Quais são os medicamentos que podem levar à hipovitaminose K? Por quê?
6. Quando há o aparecimento de sintomas de toxicidade em casos de hipervitaminose causada por ingestão excessiva de qualquer vitamina lipossolúvel, qual a medida a ser tomada?

APLICANDO O QUE VOCÊ APRENDEU

1. Calcule sua ingestão média semanal de vitamina A.

Inicie a semana anotando a ingestão diária de alimentos e bebidas e suas quantidades, registrando o consumo de alimentos de origem animal separadamente dos de origem vegetal. Transforme as quantidades de alimentos de µg ER, utilizando os dados da tabela de composição de alimentos mais recente que estiver ao seu alcance.

Calcule a seguir:

a) A ingestão média semanal de vitamina A, em µg ER, verificando, também, o percentual do RDA que você consumiu.
b) A contribuição percentual para o total de vitamina A que fornecerão os alimentos de origem vegetal e os de origem animal.
c) Os alimentos que deveriam ser incluídos na sua alimentação para melhorar sua ingestão dietética de vitamina A.

BIBLIOGRAFIA UTILIZADA PARA EDIÇÃO DO TEXTO

▪ Abbey M. The importance of vitamin E in reducing cardiovascular risk. Nutr Rev 1995;53:28-32. ▪ Basu TK, Dickerson JWT. Vitamins in Human Health and Disease. Cab International, Guildford; 1996. ▪ Bauernfeind JC. Vitamin A Deficiency and its Control. Academic Press, Orlando; 1986. ▪ Bender DA. Introducción a la Nutrición y el Metabolismo. Acribia, Zaragoza; 1993. p 239-97. ▪ Brody T. Nutritional Biochemistry. Academic Press, San Diego; 1994. p 355-57; 382-90; 400-28; 459-63. ▪ Collins ED, Norman AW. Vitamin D. In: Machlin, J.L. (ed). Handbook of Vitamins. 2nd ed. New York: Marcel Dekker; 1991. p 59-98. ▪ Farrell PM, Roberts RJ. Vitamin E. In: Shils ME et al. (eds.). Modern Nutrition in Health and Disease. 8th ed. vol. 1. Philadelphia: Lea & Febiger; 1994. p 326-41. ▪ Gaby SK et al. Vitamin Intake and Health: a Scientific Review. New York: Marcel Dekker; 1991. p 17-101. ▪ Guthrie HA, Picciano MF. Human nutrition. St. Louis: Mosby; 1995. p 382-434. ▪ Holick MF. Vitamin D. In: Shils ME et al. (eds.). Modern Nutrition in Health and Disease. 8th ed. vol. 1. Philadelphia: Lea & Febiger; 1994. p 308-25. ▪ Isler O. Carotenoids. Birkhauser Verlag: Basel; 1971. ▪ Linder MC. Nutritional Biochemistry and Metabolism, with Clinical Applications. London: Prentice-Hall; 1991. p 153-78. ▪ Machlin LJ. Vitamin E. In: Machlin LJ. (ed.). Handbook of Vitamins. 2nd ed. New York: Marcel Dekker; 1991. p 99-144. ▪ National Research Council. Food and nutrition board. Recommended Dietary Allowances. 10th revised Edn. National Academy of Sciences, Washington, DC; 1989. ▪ Olson JA. Vitamin A, retinoids, and carotenoids. In: Shils ME et al. (ed.). Modern Nutrition in Health and Disease. 8th ed. vol. 1. Philadelphia: Lea & Febiger; 1994. p 287-307. ▪ Olson JA. Vitamin A. In: Machlin LJ. (ed.). Handbook of Vitamins. 2nd ed. New York: Marcel Dekker; 1991. p 1-57. ▪ Olson RE. Vitamin K. In: Shils ME et al. (ed.). Modern Nutrition in Health and Disease. 8th ed. vol. 1. Philadelphia: Lea & Febiger; 1994. p 342-58. ▪ Suttie JW. Vitamin K. In: Machlin LJ. (ed.). Handbook of Vitamins. 2nd ed. New York: Marcel Dekker; 1991. p 145-94. ▪ Wardlaw GM, Insel PM. Perspectives in Nutrition. St. Louis: Mosby; 1996. p 395-435. ▪ Whitney EN, Rolfes SR. Understanding Nutrition. 6th ed. St. Paul: West Publ.; 1993. p 336-66.

LEITURAS ADICIONAIS

▪ Bruno RS et al. Human vitamin E requirements assessed with the use of apples fortified with deuterium-labeled a tocopheryl acetate. Am J Clin Nutr 2006;83:299-304. ▪ Bolland MJ et al. The effects of seasonal variation of 25-hydroxyvitamin D and fat mass on a diagnosis of vitamin D sufficiency. Am J Clin Nutr Oct 2007;86:959-64. ▪ Eonard SW et al. Vitamin E bioavailability from fortified breakfast cereal is greater than that from encapsulated supplements. Am J Clin Nutr 2004;79:86-92. ▪ Hathcock JN et al. Risk assessment for vitamin D. Am J Clin Nutr 2007;85:6-18. ▪ Hathcock JN et al. Vitamins E and C are safe across a broad range of intakes. Am J Clin Nutr 2005;81:736-45. ▪ Kalkwarf HJ et al. Vitamin K, bone turnover, and bone mass in girls. Am J Clin Nutr 2004;80:1075-80. ▪ Larsson SC et al. Vitamin A, retinol, and carotenoids and the risk of gastric cancer: a prospective cohort study. Am J Clin Nutr 2007;85:497-503. ▪ Penninston KL, Tanumihardjo SA. The acute and chronic toxic effects of vitamin A. Am J Clin Nutr 2006;83:191-201. ▪ Rainwater DL et al. Vitamin E dietary supplementation significantly affects multiple risk factors for cardiovascular disease in baboons. Am J Clin Nutr 2007;86:597-603. ▪ Schleithoff SS et al. Vitamin D supplementation improves cytokine profiles in patients with congestive heart failure: a double-blind, randomized, placebo-controlled trial. Am J Clin Nutr 2006;83:754-9. ▪ Stephensen CB et al. Vitamins C and E in adolescents and young adults with HIV infection. Am J Clin Nutr 2006;83:870-1141 ▪ Tang G et al. Spinach or carrots can supply significant amounts of vitamin A as assessed by feeding with intrinsically deuterated vegetables. Am J Clin Nutr 2005;82:821-8. ▪ Stephensen CB et al. Vitamin D status in adolescents and young adults with HIV infection. Am J Clin Nutr 2006;83:1135-41. ▪ Zimmermann MB et al. Vitamin A supplementation in children with poor vitamin A and iron status increases erythropoietin and hemoglobin concentrations without changing total body iron. Am J Clin Nutr 2006;84:580-6.

FOCUS

VITAMINA A E VEGETAIS FOLHUDOS VERDE-ESCUROS

Os vegetais folhudos verde-escuros são nutritivos porque contêm muitos micronutrientes. Entre esses, de maior importância, estão os carotenóides, precursores da vitamina A. Nos países em desenvolvimento, as estratégias para combater a deficiência de vitamina A incluem: 1. fortificação de alimentos; 2. suplementação com medicamentos; e 3. mudança na alimentação, incluindo maior consumo de vegetais folhudos verde-escuros. Estes seriam precursores da vitamina A.

Estudos recentes realizados na Indonésia e publicados no *The Lancet* chamam a atenção para que a ingestão diária de um suplemento de 100 a 150g de hortaliças de uso local, incluindo folhas verde-escuras, não melhora o estado nutricional referente à vitamina A. Os resultados foram interpretados como se o β-caroteno fosse muito pouco absorvido dos vegetais utilizados no experimento. Isso poderia ser devido a diversos fatores; por exemplo, os carotenóides dos tecidos das plantas têm reduzida biodisponibilidade. Outros fatores que poderiam afetar a biodisponibilidade seriam os parasitas intestinais, as infecções por vírus e os quadros de má absorção intestinal; porém, os autores acreditam que o fator mais importante é a baixa absorção dos carotenóides das verduras, concluindo que seus dados não confirmam a asserção de que a deficiência de vitamina A possa ser prevenida por meio de uma maior ingestão de vegetais folhudos verde-escuros. Os vegetais amarelos e vermelhos e as frutas poderiam ser mais efetivos.

Por outro lado, estudos realizados na Índia têm mostrado que o aumento do consumo de vegetais contendo provitamina A melhoram os teores de vitamina A em populações deficientes. Sabe-se, também, que pelo menos 8 a 10 publicações de diferentes partes do mundo demonstraram um impacto positivo de vegetais e frutas ricos em β-caroteno.

Sabe-se ainda que o aumento do retinol sangüíneo é muito maior com a ingestão de β-caroteno puro ou vitamina A do que com as fontes alimentares. Isso é comprovado com todas as relações medicamentos/nutrientes, e a vitamina A/caroteno sintéticos não seriam exceções. Entretanto, isto não pode ser usado como argumento para a utilização de vitaminas sintéticas no lugar de fontes naturais desses nutrientes. Deve-se atentar, inclusive, para o fato de as fontes de vitamina A de origem animal serem pouco consumidas pela população de baixa renda, por seu preço mais elevado.

Este assunto sobre a biodisponibilidade da provitamina A de vegetais folhudos verde-escuros é problema de muita importância em nutrição humana, tanto do ponto de vista de estudos básicos quanto da prevenção da deficiência de vitamina A em âmbito populacional.

Roncada MJ. Ciências Nutricionais. 1ª ed.; 1998.

Avaliando seus conhecimentos

• Por que as vitaminas são compostos essenciais ao organismo?

• A melhor maneira de obtermos as vitaminas é através da alimentação?

• Doenças como o escorbuto, o beribéri e a anemia megaloblástica são provocadas pela deficiência das vitaminas hidrossolúveis?

• A ingestão excessiva de algumas vitaminas hidrossolúveis pode apresentar toxicidade?

• As vitaminas do complexo B são substâncias químicas diferentes entre si?

• A vitamina C é considerada antioxidante?

CAPÍTULO 11

Vitaminas Hidrossolúveis

Alceu Afonso Jordão Júnior
Rafael Deminice
Hélio Vannucchi

. . . .

Vitaminas hidrossolúveis, um conceito que engloba as chamadas vitaminas do complexo B e a vitamina C, são compostos com atuação essencial em muitos aspectos do metabolismo, incluindo o metabolismo dos carboidratos, lipídios e proteínas e ácidos nucléicos. Essas vitaminas atuam como coenzimas ou como grupo prostético de enzimas responsáveis por reações químicas essenciais. Entre as características comuns das vitaminas hidrossolúveis temos que elas não são fontes de calorias, não contribuem de modo apreciável para o aumento da massa corpórea e que, sendo hidrossolúveis, são pouco armazenadas no organismo. As vitaminas do complexo B são particularmente importantes nos aspectos relacionados à produção de energia. Entre suas múltiplas funções, a vitamina C tem a capacidade de ceder e receber elétrons, o que lhe confere um papel antioxidante pronunciado. De um modo geral, as vitaminas hidrossolúveis são compostos necessários à manutenção, ao crescimento e ao funcionamento adequado do organismo. São conhecidas várias doenças associadas à deficiência das vitaminas hidrossolúveis, como por exemplo a pelagra, o beribéri, o escorbuto e a anemia megaloblástica. Podemos dizer que as vitaminas hidrossolúveis trabalham como um time, pois são conhecidas muitas interações entre esses nutrientes.

. . . .

INTRODUÇÃO

A descoberta das vitaminas

Em 1905, um pesquisador, Pekelharing, concluiu que os animais necessitavam de algumas substâncias para crescerem e se manterem, ou seja, proteínas, carboidratos, gorduras, sais inorgânicos, água e uma pequena quantidade de leite adicionado na alimentação. Ele achava que o leite continha algumas substâncias desconhecidas, em pequena quantidade, mas necessárias ao organismo. Funk, um outro pesquisador, isolou um concentrado a partir do arroz que podia curar a polineurite, ele chamou esse concentrado de vitamina, pois parecia ser este um fator essencial à vida e provavelmente seria uma amina. Embora esse "concentrado" e também outras substâncias presentes nos alimentos não fossem aminas, essa denominação foi universalmente aceita.

DEFINIÇÃO

Conceito

Vitaminas são compostos orgânicos, quimicamente não necessariamente relacionados entre si, essenciais para reações metabólicas específicas no meio celular e vital para o funcionamento e crescimento normal do organismo. Grande parte das vitaminas atua como coenzimas ou como grupo prostético de enzimas responsáveis por reações químicas essenciais. Uma característica nutricional marcante das vitaminas vem do fato de elas não serem fontes de calorias e também de não contribuírem de modo apreciável para o aumento da massa corpórea.

CLASSIFICAÇÃO

Vitaminas hidro e lipossolúveis

Didaticamente as vitaminas são separadas em dois grandes grupos de acordo com sua solubilidade, ou seja, vitaminas hidrossolúveis (complexo B e vitamina C) e vitaminas lipossolúveis (A, D, E, K). Neste capítulo em especial trataremos do grupo de vitaminas hidrossolúveis, a vitamina C e as vitaminas do complexo B cuja nomenclatura é apresentada na tabela 11.1.

TABELA 11.1 – Nomes das principais vitaminas.

Vitamina B_1	Tiamina
Vitamina B_2	Riboflavina
Vitamina B_3 ou PP	Niacina (ácido nicotínico ou nicotinamida)
Vitamina B_6	Piridoxina
Vitamina B_{12}	Cianocobalamina
Vitamina Bc	Folacina (ácido fólico)
Vitamina B_5	Ácido pantotênico
Vitamina H	Biotina
Vitamina C	Ácido ascórbico

De um modo geral, as vitaminas hidrossolúveis não são normalmente armazenadas em quantidades significativas no organismo, o que leva muitas vezes à necessidade de um suprimento diário dessas vitaminas, evitando assim conseqüências danosas da falta desses compostos no seu funcionamento normal.

As necessidades de suplementação de vitaminas

Entre as questões mais pertinentes em relação às vitaminas e aos nutrientes em geral temos duas questões: qual é a necessidade de vitaminas para o ser humano e, a partir desta, identificar ou não a necessidade da suplementação vitamínica. Quanto às necessidades de vitaminas para o ser humano existem algumas recomendações, talvez a mais difundida seja o RDA (*Recommended Dietary Allowances*). Ele estabelece níveis adequados de ingestão para um grande espectro de nutrientes e tem a vantagem de distinguir, quando necessário, as recomendações para homens, mulheres, mulheres grávidas, crianças e idosos. Diante do estabelecimento de recomendações nutricionais, surge a hipótese de que a ingestão de quantidades acima do estabelecido poderia ser benéfica. Isso ocorreria principalmente em indivíduos sofrendo de doenças como câncer, diabetes, alcoolismo e outras situações em que a necessidade de vitaminas poderia ser maior. Evidentemente que essas situações podem levar a uma depleção dos níveis de vitaminas no organismo. Outros defensores da suplementação vitamínica argumentam que, mesmo para o indivíduo saudável, a suplementação seria benéfica. Sabemos, por exemplo, que os idosos têm uma grande tendência à deficiência de vitaminas hidrossolúveis, especialmente tiamina, riboflavina e vitamina C. Portanto, a necessidade ou não da suplementação vitamínica é com certeza uma questão de difícil resposta, principalmente pelo fato de encontrarmos, na literatura especializada, as mais diferentes opiniões. Um exemplo clássico, onde se acredita que a maior ingestão de vitaminas seria útil, vem do fato de se acreditar que altas doses de vitamina C poderiam prevenir ou curar gripes e resfriados. Entretanto, vários trabalhos científicos falharam na tentativa de demonstrar algum poder preventivo ou curativo da vitamina C e, por outro lado, sabe-se que altas doses de vitamina C podem favorecer o aparecimento de cálculos renais. Outros estudos relacionando a suplementação vitamínica com a incidência de câncer também não demonstraram efeitos protetores da vitamina C, apesar de que alguns autores defendem esse tipo de suplementação, nesta e em outras doenças. Nesse sentido, o alegado efeito antioxidante de algumas vitaminas poderia recomendar o seu uso em algumas situações específicas. Experimentalmente demonstrou-se que vitaminas hidrossolúveis, como a tiamina, a piridoxina e a vitamina C, em altas doses, poderiam atuar como substâncias pró-oxidantes, isto é, promovendo a peroxidação lipídica e conseqüentemente exercendo efeitos indesejáveis ao organismo. Finalizando, poderíamos dizer que apesar dos possíveis benefícios da suplementação vitamínica acreditamos que a alimentação ainda é a melhor fonte para obtenção das quantidades necessárias de todos os nutrientes e que a suplementação só seria indicada em casos muito específicos, que poderiam esgotar as reservas corpóreas.

Os idosos precisam de mais vitaminas?

Vitaminas e resfriados

Suplementação vitamínica em altas doses

TIAMINA (Vitamina B₁)

Introdução

Muito antes do descobrimento da tiamina era conhecida uma doença denominada beribéri, que afeta o sistema nervoso e cardiovascular. No século XIX, descobriu-se que a adição de carnes e cereais a uma alimentação pobre poderia prevenir o beribéri. Parece ser esta a primeira demonstração de que uma enfermidade poderia estar ligada a fatores dietéticos. Esse componente desconhecido foi depois chamado de tiamina. Além do seu nome mais comum, tiamina, essa vitamina também é chamada de vitamina B₁, vitamina F ou aneurina. A tiamina consiste de uma substância com um anel pirimidínico ligado ao tiazol por uma ponte metílica. É uma substância solúvel em água e perde sua atividade quando submetida a altas temperaturas ou pH alcalino. A forma livre dessa vitamina é básica, sendo ela encontrada mais facilmente na forma de hidrocloreto de tiamina, com um peso molecular de 337,28g/mol (1mg = 2,96µmol).

A alimentação é a cura do beribéri

Absorção, metabolismo e excreção

A absorção da tiamina é realizada em meio ácido principalmente no jejuno e duodeno proximal, por pelo menos dois mecanismos. Em baixas concentrações, sua absorção é mediada por carreadores que dependem do Na⁺ e, em altas concentrações, a absorção é realizada por difusão passiva, entretanto esse mecanismo é pouco eficaz. A vitamina é fosforilada nas células da mucosa em tiamina fosfato (di e trifosfato) e nessa forma é transportada para o fígado pela circulação portal, sendo este o órgão de maior concentração dessa vitamina, juntamente com os rins e o coração. No plasma a tiamina se encontra em forma livre. Microrganismos presentes no trato intestinal do homem e dos animais podem sintetizar a tiamina, entretanto a quantidade sintetizada é pequena diante das necessidades orgânicas. A excreção de tiamina pela urina reflete principalmente a quantidade ingerida. A excreção fecal é um indicativo da tiamina ingerida porém não-absorvida.

A absorção da tiamina é mediada por carreadores Na⁺ dependentes

Função

A tiamina em combinação com o fósforo forma a coenzima tiamina pirofosfato (TPP) que atua como uma cocarboxilase. Essa forma é necessária para a descarboxilação oxidativa do piruvato, formando acetato e acetil coenzima A, que é o componente principal da via de Krebs. De um modo geral, a TPP é necessária para a descarboxilação de outros alfa-cetoácidos (ácido alfa-cetoglutárico e cetocarboxilatos) derivados dos aminoácidos metionina, leucina, isoleucina e valina. A tiamina é necessária ao metabolismo de carboidratos, gorduras e proteínas, entretanto os efeitos da deficiência de tiamina estão mais ligados ao metabolismo cerebral dos carboidratos. Por suas funções essenciais no sistema nervoso, a tiamina é conhecida como vitamina antineurítica. Tem-se também utilizado a tiamina no tratamento da acidose metabólica, que pode ocorrer em pacientes submetidos à nutrição parenteral. Pesquisas recentes têm estudado a deficiência de tiamina induzida pelo consumo de álcool. Conhecida como neuropatia alcoólica, anormalidades no sistema nervoso ocasionadas pela deficiência de tiamina ocorrem principalmente pelo papel de co-fator de enzimas-chave no metabolismo de carboxilação. A acidose, causada pelo acúmulo de lactato decorrente da falta de oxidação do piruvato, pode causar morte celular neuronal. Assim, a suplementação de tiamina tem sido testada para atenuar tais efeitos neurotóxicos causados pelo uso de álcool.

Recomendações

Recomenda-se 1,5mg/dia (equivalente a 4,45µmol) para homens e 1,1mg/dia para mulheres. É recomendado 1,2mg para crianças e adolescentes. Mulheres grávidas ou amamentando necessitam de mais tiamina, 1,5 a 1,6mg/dia.

Fontes alimentícias

Tiamina é encontrada numa grande variedade de fontes animais e vegetais, como carnes magras, vísceras (especialmente o fígado, coração e rins), gema de ovo e grãos integrais.

Deficiência e toxicidade

A deficiência acentuada de tiamina causa o beribéri. A deficiência de tiamina ocorre mais freqüentemente em áreas onde a alimentação básica consiste de arroz ou de farinha refinada, também aparece com uma ingestão baixa de tiamina associada à ingestão de peixes crus, que contêm em seu trato gastrintestinal microrganismos que sintetizam tiaminase, uma enzima que quebra a tiamina.

Os animais e seres humanos com deficiência de tiamina podem mostrar fadiga, instabilidade emocional, depressão, anorexia e retardo do crescimento entre outros sintomas. Sem tiamina o sistema nervoso central fica prejudicado na sua obtenção de energia, que é a glicose, e também ocorre a degeneração da bainha de mielina das fibras nervosas e dos nervos periféricos. Encefalopatia de Wernicke é causada pela deficiência aguda de tiamina, sendo caracterizada por confusão mental, dificuldade na coordenação motora e paralisia do nervo ocular (oftalmoplegia). A deficiência de tiamina pode levar à insuficiência cardíaca. No sistema gastrintestinal, a deficiência de tiamina pode levar a anorexia, ingestão e constipação grave. Alcoólatras crônicos podem sofrer de uma deficiência grave de tiamina devido à ingestão baixa, à má absorção ou à fosforilação defeituosa.

Não são conhecidos efeitos tóxicos da tiamina em doses clinicamente recomendadas, entretanto reações adversas à tiamina podem ocorrer, mas são raras, como por exemplo náuseas, edema pulmonar e colapso cardiovascular.

RIBOFLAVINA

Introdução

A riboflavina pertence a um grupo de pigmentos fluorescentes amarelos denominados flavinas. O anel da flavina liga-se a um álcool relacionado à ribose. É uma substância estável ao calor, à oxidação e aos ácidos, mas é degradada pela ação da luz, principalmente a luz ultravioleta. Apesar de ser uma vitamina hidrossolúvel, esta vitamina tem solubilidade limitada. Essas características fazem com que a riboflavina seja pouco destruída durante o cozimento ou no processamento dos alimentos. O peso molecular da riboflavina é de 376,4g/mol, fazendo com que 1mg de riboflavina corresponda a 2,66μmol. A riboflavina, também conhecida como vitamina B_2, teve outras denominações pouco utilizadas como, por exemplo, vitamina G, ovoflavina e hepatoflavina.

Características da riboflavina

Absorção, metabolismo e excreção

Sua absorção é feita de modo facilitado pelas paredes proximais do intestino delgado. Sendo então a riboflavina fosforilada em FMN (flavina mononucleotídeo) antes de entrar na corrente sangüínea. É então transportada pelo sangue e excretada pela urina. A ingestão de suplementos que contenham riboflavina faz com que a urina adquira uma coloração muito amarelada. A quantidade excretada tem uma relação direta com a ingestão dietética. Embora se encontrem quantidades pequenas de riboflavina nos tecidos, especialmente fígado e rins, ela não é armazenada de modo significativo, devendo ser suprida pela alimentação.

A riboflavina modifica a cor da urina

Função

Entre outras múltiplas funções, a riboflavina é essencial para a formação das células vermelhas do sangue, para a ocorrência da neoglicogênese e na regulação das enzimas tireoidianas. A riboflavina combina-se ao ácido fosfórico nos tecidos, fazendo parte de duas coenzimas: flavina mononucleotídeo (FMN) e flavina adenina dinucleotídeo (FAD). Essas enzimas participam dos processos de oxirredução nas células, principalmente como transportadoras de hidrogênio no sistema mitocondrial de transporte de elétrons. Atuam como enzimas das desidrogenases, que catalisam o primeiro passo na oxidação de alguns intermediários do metabolismo da glicose e de ácidos graxos. Também está envolvida na ativação da vitamina B_6. Estudos atuais, a grande maioria realizada ainda com animais, relatam relações entre a deficiência de riboflavina e diversas disfunções. Além dos mais conhecidos e estabelecidos problemas hematológicos, desenvolvimento de anormalidades fetais, neurodegenerações e neuropatias periféricas, doenças cardiovasculares e perda de visão por problemas na vascularização ou opacidade da córnea também vem sendo relacionados à deficiência ou metabolismo da riboflavina. A interação com as vitaminas com outras vitaminas do complexo B, entre elas folato, B_{12} e B_6, também tem ganhado atenção na literatura recente.

Riboflavina forma duas coenzimas: FAD e FMN

Recomendações

Recomenda-se 1,7mg/dia (equivalente a 4,52μmol) de riboflavina para homens e 1,3mg/dia para mulheres.

Fontes alimentícias

A riboflavina é distribuída amplamente nos alimentos, entretanto aparece em pequenas quantidades. Entre os alimentos podemos destacar o leite e os seus derivados (queijo e requeijão). Vísceras como fígado e rins também contêm riboflavina em quantidades apreciáveis.

Deficiência e toxicidade

A deficiência da riboflavina é caracterizada pela queilose, estomatite, glossite e dermatite seborréica. Lesões oculares também são comuns. Esta deficiência pode levar a anemia (normocrômica e normocítica). Riboflavina é essencialmente não-tóxica, não se encontrando relatos de toxicidade pela ingestão excessiva de riboflavina em seres humanos.

Queilose e estomatite angular são sintomas da deficiência de riboflavina

NIACINA

Introdução

Populações que utilizavam milho como alimento principal da alimentação desenvolviam uma doença que ficou conhecida como pelagra. Nos Estados Unidos da América a pelagra foi descrita pela primeira vez em torno de 1900, relacionada principalmente à alimentação pobre com muito fubá, considerada a causa dessa doença. Descobriu-se, então, com o desenvolvimento das pesquisas, que uma alimentação rica em proteínas de alto valor biológico poderia prevenir a ocorrência da pelagra. Estudos posteriores relacionaram a pelagra a uma deficiência de niacina, e que tanto o triptofano quanto a niacina produziam resultados similares no tratamento da pelagra. Com isso estabeleceu-se que o triptofano é um precursor da niacina. Niacina é o nome normal da vitamina, englobando duas substâncias, a nicotinamida e o ácido nicotínico. O ácido nicotínico pode ser convertido facilmente em nicotinamida. Ambas as substâncias são solúveis em água e álcool e moderadamente resistentes ao calor. Uma característica importante sobre a niacina é a capacidade de síntese dessa vitamina através do triptofano (aproximadamente 60mg de triptofano pode ser convertido em 1mg de niacina). A niacina também foi denominada no passado vitamina PP ou pelagramina. O peso molecular do ácido nicotínico é de 123,1g/mol, enquanto a nicotinamida tem um peso molecular de 122,1g/mol.

Absorção e excreção

A absorção é realizada de modo facilitado (por difusão) em todas as porções do trato intestinal. A niacina é pobremente armazenada no organismo e os excessos são eliminados pela via urinária. A forma metilada da nicotinamida (N'-metilnicotinamida) é excretada na urina. As coenzimas NAD e NADP não são absorvidas pelo organismo.

Função

O ácido nicotínico é componente das coenzimas NAD (nicotinamida adenina dinucleotídeo) e NADP (nicotinamida adenina dinucleotídeo fosfato), que são os nucleotídeos piridínicos. No mínimo 200 enzimas são dependentes de NAD e NADP, que atuam como aceptores ou doadores de hidrogênio; são relacionadas a glicólise, respiração tecidual e síntese de gorduras. Essas coenzimas nas suas formas reduzidas como NADH e NADPH atuam na redução de enzimas e coenzimas que contêm riboflavina. Parte da niacina pode ser sintetizada pelas bactérias da flora intestinal e parte pode ser sintetizada a partir do triptofano. Estudos recentes demonstram que o acido nicotínico, utilizado como fármaco, pode contribuir para a redução dos níveis séricos de colesterol, ácidos graxos e lipídios totais, resultando numa redução da morbidade e mortalidade por doenças cardiovasculares. Entretanto, os mecanismos de tais efeitos antilipolíticos ainda são pouco conhecidos, além da necessidade de grandes estudos clínicos para estabelecer esses benefícios.

É dito que grandes doses de niacina (3g/dia) podem atuar no sentido de reduzir os níveis de colesterol e triglicerídeos e que suplementos de niacina também seriam efetivos na manutenção dos níveis adequados de glicose no diabetes.

Recomendações

Recomenda-se 19mg (equivalente a 155µmol) por dia para homens adultos saudáveis e 15mg por dia para mulheres. Pelo fato de o organismo poder converter o aminoácido triptofano em niacina, define-se um equivalente de niacina (EN) como 1mg de niacina ou então 60mg de triptofano.

Fontes alimentícias

Carnes magras, vísceras, levedura de cerveja, amendoim, aves e peixes são boas fontes de niacina. Vegetais e frutas não são ricos em niacina. Leites e ovos não são boas fontes de niacina, mas são fontes excelentes de triptofano. A niacina também pode ser sintetizada por bactérias que habitam nosso trato intestinal, embora a contribuição dessa fonte não seja devidamente conhecida.

Deficiência e toxicidade

Entre os vários sintomas da deficiência de niacina podemos citar: fraqueza muscular, anorexia, indigestão e erupção cutânea. A deficiência grave de niacina leva à pelagra. Esta é caracterizada por dermatite, demência e diarréia (os três "D"), tremores e língua amarga (popularmente a língua de "boi"). Na pele do indivíduo pelagroso desenvolve-se uma dermatite com pigmentação, descamação e rachaduras nas partes expostas a radiações solares. Lesões que ocorrem em várias partes do sistema nervoso central resultam em confusão, desorientação e neurite. Anormalidades digestivas causadas pela deficiência de niacina levam à irritação e à inflamação das mucosas da boca e do trato gastrintestinal, o que pode levar à diarréia. Pacientes alcoólatras e com síndrome de má absorção são altamente suscetíveis de terem pelagra. Grandes doses de niacina podem levar à sensação de formigamento e enrubescimento da pele e ao latejamento devido à ação vasodilatadora. Administração de niacina prolongadamente e em grandes doses para animais pode aumentar a concentração lipídica no fígado e decrescer a quantidade de colina nesse órgão, podendo afetar a função hepática. Altas doses de niacina pode interferir no metabolismo da metionina.

A doença dos três "D"

Efeito de grandes doses de niacina

PIRIDOXINA (Vitamina B_6)

Introdução

Na década de 30, a piridoxina foi identificada como uma fração do complexo vitamínico B, posteriormente outros derivados da piridoxina foram descobertos e denominados de piridoxamina e piridoxal. Conseqüentemente o que chamamos de vitamina B_6 engloba esses três compostos intimamente relacionados, as piridinas, sendo a piridoxina (álcool), o piridoxal (aldeído) e a piridoxamina (amina). Todos esses compostos são encontrados na natureza, portanto podem ser supridos ao organismo através da alimentação. As formas ativas são as coenzimas piridoxal-5-fosfato (PLP) e piridoxamina-5-fosfato. A piridoxina é solúvel em água e álcool, sendo estável ao calor, mas muito pouco estável à luz. O peso molecular da piridoxina é de 169,2g/mol.

A vitamina B_6 inclui a piridoxina, o piridoxal e a piridoxamina

Absorção e excreção

Sua absorção se dá no jejuno e no íleo por difusão passiva. Tanto o piridoxal quanto o piridoxal-5-fosfato são transportados no plasma e nas células vermelhas, e podem estar ligados à albumina. A vitamina B_6 é excretada pelo organismo principalmente como ácido 4-piridóxico.

A vitamina B_6 é excretada sob a forma de ácido 4-piridóxico

Função

A piridoxina é encontrada nas células numa forma ativa chamada piridoxal fosfato (PLP), coenzima que age no metabolismo de gorduras, proteínas e carboidratos. O papel primário da vitamina B_6 é em relação ao metabolismo dos aminoácidos. Acredita-se que o piridoxal fosfato esteja envolvido em mais de 100 reações enzimáticas. Entre suas funções principais a PLP atua nas reações de degradação não-oxidativa de aminoácidos como a transaminação (transferência do grupo amino NH_2 de um aminoácido para formar outro aminoácido diferente e um cetoanálogo), desaminação (remoção de grupos amina de aminoácidos liberando resíduos de carbono para fins energéticos), dessulfuração (transferência de grupos sulfidrila SH da metionina para serina formando a cisteína) e descarboxilação (remoção de um grupamento carboxila COOH de alguns aminoácidos, necessária para síntese de serotonina, norepinefrina e histamina a partir do triptofano, tirosina e histidina, respectivamente).

O piridoxal fosfato e a molécula de hemoglobina

O piridoxal fosfato é necessário para a formação de compostos porfirínicos, partes essenciais da molécula de hemoglobina.

Recentemente, diversos estudos na literatura sugerem que a suplementação com piridoxamina inibe o desenvolvimento de complicações como a neuropatia, nefropatia e doenças vasculares em portadores de diabetes. Isso porque a piridoxamina parece inibir o processo de oxidação da glicose e/ou diminuir produtos de glicação avançados (AGEs) que podem provocar danos celulares. Há ainda estudos que relacionam o papel da piridoxamina com inibição da agregação plaquetária e sua função antiermética, além dessa vitamina ser co-fator da enzima cistationina-β-sintase, envolvida no metabolismo da homocisteína e sua relação com doenças cardiovasculares; e glutationa, um importante antioxidante.

Outra importante função da vitamina B_6 se refere à formação e ao metabolismo do triptofano na sua conversão para niacina (ácido nicotínico). Um indivíduo com deficiência de piridoxina, sendo submetido a um teste de sobrecarga de triptofano, acumulará um metabólito chamado ácido xanturênico, cuja quantidade medida na urina é utilizada como margem de piridoxina disponível. A vitamina B_6 está também envolvida em processos imunorregulatórios.

A piridoxina e o glicogênio hepático

A piridoxina, fazendo parte da enzima fosforilase, auxilia na liberação do glicogênio hepático e muscular como glicose-1-fosfato. Recentemente descobriu-se que a vitamina B_6 exerce um papel fundamental na formação do tecido conectivo, especialmente em relação à formação do colágeno e da elastina.

Recomendações

Recomenda-se 2mg (equivalente a 11,8μmol) por dia para homens saudáveis e 1,6mg por dia para mulheres. Mulheres grávidas ou amamentando necessitam entre 2,1 e 2,2mg de vitamina B_6 por dia.

Fontes alimentícias

A piridoxina é encontrada principalmente ligada à porção protéica dos alimentos, sendo as principais fontes as leveduras, germe de trigo, vísceras e cereais integrais. Geralmente frutas e vegetais são fontes pobres em piridoxina. Bactérias presentes no cólon podem sintetizar a piridoxina, mas aparentemente essa fonte não contribui de modo significativo.

Deficiência e toxicidade

Vitamina B_6 e cálculos renais

Estudos experimentais em ratos têm demonstrado que a deficiência de vitamina B_6 leva a dermatite, diminuição do crescimento, esteatose hepática, anemia, decréscimo da resposta imune, entre outros efeitos. Os efeitos da deficiência da vitamina B_6 são muito parecidos com aqueles provocados pela deficiência de riboflavina e de niacina. A deficiência de vitamina B_6 também leva a uma maior excreção urinária de oxalato, o que pode levar a uma maior ocorrência de cálculos renais. Deficiência grave de piridoxina pode levar a anormalidades no sistema nervoso central, com a redução do número de sinapses. Doses de piridoxina em torno de 100mg podem levar a efeitos colaterais como a falta de sono. Pacientes recebendo megadoses entre 2 e 3g/dia de piridoxina podem desenvolver alguns tipos de neuropatia.

ÁCIDO PANTOTÊNICO

Introdução

Ácido pantotênico forma coenzima A

O ácido pantotênico foi identificado na década de 1930 como um fator necessário ao crescimento de leveduras. Seu nome "pantos" indica sua grande distribuição na natureza. O ácido pantotênico é um composto branco, cristalino e de sabor amargo, sendo facilmente decomposto por ácidos ou bases. O ácido pantotênico faz parte da coenzima A, que atua mediando os processos de acetilação, entre outras reações bioquímicas. O ácido pantotênico é razoavelmente estável durante o cozimento e o armazenamento, porém perdas significativas podem ocorrer durante o processamento e refino de alimentos. O ácido pantotênico também é chamado de vitamina B_5, porém essa denominação é pouco utilizada. Seu peso molecular é de 238,3g/mol.

Absorção, metabolismo e excreção

O ácido pantotênico é facilmente absorvido no trato gastrintestinal, assim como sua forma alcoólica, o pantotenol. Sua maior via de eliminação é a urinária.

Função

Essa vitamina tem participação essencial no metabolismo de carboidratos, gorduras e proteínas. Pelo fato de o ácido pantotênico ser convertido numa forma coenzimática ativa, a coenzima A (CoA), ele está envolvido em reações de liberação energética dos carboidratos e no metabolismo dos ácidos graxos. Tendo a função de transferência de grupos acetato no ciclo de Krebs, a CoA é um aceptor do grupo acetato das vitaminas, sulfonamidas e aminoácidos, sendo também envolvida na síntese de compostos como os hormônios esteróides, o colesterol e os fosfolipídios. Estudos recentes têm relatado ação antioxidante da panteteína, um derivado do ácido pantotênico, devido à presença de um grupo sulfidrila, propriedade não verificada com o ácido pantotênico.

O ácido pantotênico e o metabolismo de proteínas

Recomendações

Não existe uma recomendação específica para o ácido pantotênico, entretanto acredita-se que a ingestão diária de ácido pantotênico em alimentação normal não permita a ocorrência de deficiências. Acredita-se que a ingestão diária adequada do ácido pantotênico estaria entre 4 e 7mg/dia.

Quais as doses recomendadas de ácido pantotênico?

Fontes alimentícias

Como o seu nome indica ("espalhado"), o ácido pantotênico está presente em várias plantas e tecidos animais, sendo que as melhores fontes são: ovo, fígado, rins, leveduras, couve-flor e brócolis entre outras fontes. O ácido pantotênico pode ser sintetizado pela microflora intestinal, entretanto pouco se sabe acerca do valor dessa contribuição.

Deficiência e toxicidade

Por sua alta distribuição em várias fontes dietéticas não se tem relatos da deficiência de ácido pantotênico e também não são conhecidos maiores efeitos tóxicos. Relata-se a ocorrência de diarréia em casos de ingestão diária de 10 a 20g de pantotenato de cálcio. A administração de uma alimentação deficiente em ácido pantotênico, juntamente com um antagonista, por 9 semanas em voluntários provocou fadiga, insônia, instabilidade cardíaca, vômitos e depressão.

Altas doses de ácido pantotênico e diarréia

BIOTINA

Introdução

Dois compostos químicos diferentes denominados de vitamina H e de coenzima R, fator de crescimento das leveduras, foram identificados como sendo os mesmos, que é a biotina. Esse composto é um ácido monocarboxílico, estável ao calor, solúvel em água e álcool e bastante suscetível à oxidação. Existem oito isômeros de biotina, pelo fato de a molécula ter três carbonos assimétricos, mas somente o isômero d-biotina é o biologicamente ativo, sendo portanto a forma comercialmente usada. Apesar de a descoberta da biotina ter sido feita há mais de 70 anos, seu papel na nutrição humana ainda não foi totalmente esclarecido, por vários fatores: a deficiência de biotina é muito rara, sua baixa concentração no san-

Papel da biotina na nutrição humana

gue e na urina, o que dificulta sua medição. Entretanto, nos últimos anos, pesquisas indicam que a biotina parece ter um papel essencial nas ocorrências dos erros inatos do metabolismo e, também, estar ligada ao metabolismo de carboidratos e de lipídios. O peso molecular da biotina (ou vitamina H) é de 244,3g/mol.

Absorção e excreção

Em humanos, a absorção de biotina é feita na parte proximal do intestino curto. A biotina é transportada na circulação sangüínea por uma glicoproteína. A excreção da biotina livre é feita por via urinária.

Função

Biotina: metabolismo ligado à vitamina B$_{12}$ e ao ácido pantotênico

Vários sistemas enzimáticos são dependentes da biotina, que age como coenzima no processo de fixação do dióxido de carbono e na síntese e oxidação de ácidos graxos. As principais enzimas dependentes da biotina são as carboxilases. Acredita-se que a biotina pode ser essencial para o crescimento celular, homeostase da glicose e para síntese do DNA, mas essas funções podem estar mais ligadas às carboxilases do que à própria biotina. Também está intimamente relacionada ao metabolismo da vitamina B$_{12}$ e do ácido pantotênico. Suplementação com biotina parece atuar no tratamento da acne e da seborréia. Sem dúvida, a biotina é uma das vitaminas menos conhecidas e estudadas. A recomendação dessa vitamina, para pessoas normais e circunstâncias clínicas especiais, ainda são pouco conhecidas. Além disso, existe ainda pouco conhecimento sobre a biodisponibilidade, toxicidade e efeitos metabólicos da biotina. Apesar disso, estudos recentes têm demonstrado diversas novas possíveis funções dessa vitamina como: cofator para gliconeogene, catabolismo de aminoácidos de cadeia ramificada e funções específicas em células hepáticas e gânglios da base, todas ligadas às enzimas carboxilases.

Recomendações

Não existe uma recomendação específica para biotina para seres humanos. O fato de a biotina ser sintetizada por bactérias dificulta o estabelecimento de recomendações. Acredita-se que uma ingestão entre 30 e 100µg por dia é adequada para o ser humano.

Fontes alimentícias

Alimentos ricos em biotina

Uma das melhores fontes de biotina é o leite (humano e de vaca), o fígado e a gema de ovo, além disso a biotina é largamente fornecida pela síntese bacteriana no trato intestinal. Essa característica faz com que a excreção da biotina na urina e nas fezes seja maior do que a ingestão pela alimentação.

Deficiência e toxicidade

Avidina e biotina

Não é comum a deficiência de biotina em humanos. Em animais sua deficiência está associada a uma dermatite característica, que pode ser produzida experimentalmente pela adição da clara crua de ovo na alimentação, pois a avidina, presente na clara, pode combinar-se com a biotina, tornando essa vitamina não-disponível. Sinais de deficiência incluem dermatite, anorexia, glossite, hipercolesterolemia, dores musculares, anorexia, depressão e anormalidades cardíacas. Não são conhecidos efeitos tóxicos dessa substância em indivíduos recebendo até 200mg por dia.

FOLACINA (ácido fólico ou pteroilmonoglutamato)

Introdução

Grupo de substâncias químicas conhecidas como "pterinas"

A folacina caracteriza-se por ser um composto hidrossolúvel, amarelo, cristalino, que faz parte de um grupo de substâncias conhecidas como "pterinas" que englobam o folato e o ácido pteroilglutâmico. O ácido pteroilglutâmico é formado pela ligação de três compostos: pterina, ácido paraminobenzóico (PABA) conjugados com uma, três ou sete moléculas de ácido glutâmico. Algumas moléculas de ácido glutâmico são quebradas para formar uma molécula de ácido fólico não-conjugado. O ácido fólico na presença de NAD (coenzima que contém niacina) é reduzido a ácido tetra-hidrofólico. A folacina não é estável ao calor, entretanto é bastante estável em relação à luz. Essas características levam a perdas consideráveis do ácido fólico no processamento de alimentos a temperaturas elevadas. O peso molecular do ácido fólico é de 441,4g/mol.

Absorção e excreção

Provavelmente a absorção do ácido fólico é feita no jejuno. Processos de redução e metilação do ácido fólico são realizados no fígado, e a vitamina é liberada para circulação sistêmica. No meio intracelular o folato é encontrado na sua forma como oligo-γ-glutamato e também têm sido identificadas proteínas ligadas ao folato, mas seu papel ainda não foi bem estabelecido. No organismo o fígado é o órgão que contém a maior parte do folato. Formas reduzidas são excretadas pela urina e pela bile. O folato pode ser sintetizado pelos microrganismos intestinais. A excreção urinária do ácido fólico pode ser potencializada pelo uso de álcool ou diuréticos.

> O ácido fólico é absorvido no jejuno

Função

O principal papel das coenzimas ligadas à folacina é a transferência de unidades de um carbono para substâncias envolvidas na síntese de DNA, RNA, metionina e serina. O ácido tetra-hidrofólico transfere grupos formila, hidroximetila ou metila entre substâncias diferentes, exercendo um papel preponderante na síntese de purinas (guanina e adenina) e de pirimidinas (timina). Folacina também é necessária à conversão de histidina em ácido glutâmico e na formação de células sangüíneas. O acido fólico, antes tido apenas como fator de prevenção de anemia megaloblástica, tornou-se um composto muito estudado especialmente após suas associações com doenças cardiovasculares. O folato é composto essencial para manter os níveis ideais de homocisteína. Aproximadamente 80% da homocisteína é remetilada para metionina pela enzima 5,10-metilenotetrahidrofolato dependente de folato. Recentemente, diversos estudos têm relacionado hiper-homocisteinemia a doenças cardiovasculares, demências, câncer e doenças renais. Os processos metabólicos que necessitam de folato também são influenciados pela ingestão ou deficiência de vitaminas B_{12} e B_6. É também objetivo de estudos recentes o polimorfismo genético que leva a redução parcial da atividade da 5,10-metilenotetrahidrofolato redutase, muitas vezes utilizando a suplementação de ácido fólico como forma de tratamento.

> Folacina

Recomendações

Recomendam-se 200µg (equivalente a 0,45µmol) de folato (ácido pteroilmonoglutamato) por dia para homens saudáveis entre 25 e 50 anos, mulheres necessitam de 180µg por dia. Até 1980, recomendava-se o dobro de ácido fólico, 40µg por dia, tanto para homens quanto para mulheres.

> As necessidades de ácido fólico são pequenas

Fontes alimentícias

O suprimento adequado de folacina é obtido facilmente, sendo que as melhores fontes são as vísceras, o feijão e os vegetais de folhas verdes como o espinafre, o aspargo e o brócolis. Bactérias intestinais também podem sintetizar o ácido fólico.

Deficiência e toxicidade

Deficiência de folacina resulta na diminuição do crescimento, na anemia megaloblástica (similar à deficiência da vitamina B_{12}), em glossite e em distúrbios gastrintestinais. A desnutrição protéica pode prejudicar a absorção e a utilização da folacina. Acredita-se que o ácido fólico não é tóxico, pois doses elevadas como 400mg/dia administradas por 5 meses foram bem toleradas por humanos.

> A anemia megaloblástica é o resultado da deficiência de folacina

VITAMINA B₁₂ (Cobalamina)

Introdução

Esse composto isolado do extrato de fígado exibe uma ação contra a anemia perniciosa. É um composto que contém cobalto, em um grande anel tetrapirrólico (similar ao anel porfírico). Cobalamina é o nome genérico da vitamina B₁₂, que engloba várias substâncias como a cianocobalamina e a hidroxicobalamina e a aquocobalamina. Todas essas formas são biologicamente ativas, tendo a mesma biopotência que a vitamina B₁₂. Formas funcionais dessa vitamina são chamadas coenzimas cobamidas, que são a metilcobalamina e a 5'deoxiadenosina cobalamina, sendo que a formação dessas coenzimas depende das vitaminas B₂ e B₃. A vitamina B₁₂ é uma substância hidrossolúvel, que forma cristais vermelhos pela presença de cobalto na sua molécula. Pelo fato de esta vitamina ser destruída pela luz, ácidos, bases e agentes oxidantes ou redutores, o processamento dos alimentos como o cozimento leva a perdas significativas. Os compostos que são biologicamente ativos como vitamina B₁₂ são também conhecidos como corrinóides. A cianocobalamina tem um alto peso molecular, 1.355,4g/mol.

> A característica da vitamina B₁₂ é ter cobalto na sua molécula

Absorção, metabolismo e excreção

A vitamina B₁₂ é absorvida no trato intestinal por mecanismos ativos ou de difusão passiva, dependendo do fator intrínseco, que é uma enzima mucoprotéica, presente na secreção gástrica. A presença de ácido clorídrico também é necessária para quebrar as ligações peptídicas da vitamina B₁₂. O cálcio é outro fator necessário à absorção. Após o processo de absorção, a vitamina B₁₂ é transportada na corrente sangüínea ligada a proteínas séricas (globulinas e transcobalaminas). O armazenamento tecidual é maior no fígado e em menor quantidade nos rins, sendo liberada quando necessário para a medula óssea e outros tecidos corpóreos. Havendo uma ingestão exagerada dessa vitamina, ocorre a excreção por via urinária. A síntese bacteriana dessa vitamina é limitada no homem e ocorre através de microrganismos presentes na porção terminal do íleo, sendo portanto não-absorvida.

> Diversos fatores influenciam a absorção da vitamina B₁₂

Função

A vitamina B₁₂ é um fator importante no metabolismo dos ácidos nucléicos, o material no qual o código genético é impresso. A cobalamina é essencial para o funcionamento correto de todas as células do organismo, especialmente aquelas do trato gastrintestinal, tecido nervoso e medula óssea. Junto com o ácido fólico, colina e metionina, a vitamina B₁₂ participa da transferência de grupos metila na síntese de ácidos nucléicos. Atua na maturação das células sangüíneas vermelhas. No sistema nervoso atua na formação da bainha de mielina. De um modo geral a vitamina B₁₂ está envolvida no metabolismo de gorduras, carboidratos e proteínas e associada à absorção e ao metabolismo do ácido fólico.

> Importância da vitamina B₁₂ na síntese de ácidos nucléicos

A anemia como uma manifestação da deficiência de cobalamina já é bastante conhecida. Recentemente, estudos têm explorado manifestações neurológicas e psiquiátricas da deficiência dessa vitamina, em grande parte pela sua relação com o aminoácido homocisteína encontrado em altas concentrações em doenças como Parkinson e Alzheimer. A vitamina B₁₂ é essencial para a síntese de metionina e sua deficiência pode elevar os níveis plasmáticos de homocisteína. Outros sintomas psiquiátricos comuns como depressão, sintomas psicóticos e mania obsessiva compulsiva. Ainda, casos de deficiência de atenção e memória, catatonia e baixos níveis plasmáticos de cobalamina já foram relatados. Concentrações elevadas de homocisteína também estão associadas a trombose arterial e venosa e aterosclerose.

Recomendações

Recomendam-se 2µg (equivalente a 1,5µmol) de cianocobalamina, por dia, para indivíduos saudáveis entre 25 e 50 anos, na gravidez ou na lactação as mulheres necessitam de uma quantidade maior dessa vitamina.

Fontes alimentícias

A vitamina B_{12} está presente nos alimentos protéicos de origem animal, especialmente nas vísceras, leite cru, ovos. Essa característica faz com que alimentações vegetarianas radicais não ofereça vitamina B_{12}. Dessa maneira, os vegetarianos precisam obter a vitamina B_{12} de fontes não-dietéticas, sendo que muitos deles tomam regularmente injeções ou comprimidos de vitamina B_{12}.

Deficiência e toxicidade

A deficiência da vitamina B_{12} causa a anemia perniciosa ou megaloblástica, caracterizada pelo aparecimento de células vermelhas maiores e imaturas, mas em número menor do que o normal. A deficiência do ácido fólico também causa a anemia megaloblástica, sendo difícil distinguir qual é a vitamina responsável pela deficiência. A deficiência da vitamina B_{12} também pode resultar em problemas neurológicos, problemas de pele, diarréia e perda de apetite. Os níveis corpóreos dessa vitamina fazem com que sintomas de deficiência venham a aparecer apenas após 5 ou 6 anos, no caso do indivíduo não receber essa vitamina pela alimentação. Somente então ocorre o aparecimento da anemia megaloblástica e também a desmielinização da medula espinhal. O chamado "armazenamento" corpóreo dessa vitamina é sustentado principalmente pelo chamado ciclo êntero-hepático, no qual a vitamina excretada pela via biliar é novamente absorvida no trato intestinal e levada a integrar esse ciclo. A microflora intestinal também contém microrganismos que podem sintetizar a vitamina B_{12}, porém não se sabe ainda o papel dessa contribuição no estado nutricional em relação a esta vitamina. Doses de até 30µg de vitamina B_{12} por dia parecem ser bem toleradas pelo organismo, não apresentando toxicidade.

Não existem dados sobre a toxicidade da vitamina B_{12}

VITAMINA C

Introdução

Uma doença comum entre os marinheiros e viajantes no século XV, o escorbuto, foi curada com a adição do suco de limão na alimentação. Na década de 1930 descobriu-se que a substância isolada dos limões poderia curar o escorbuto em cobaias. Essa substância é conhecida como ácido ascórbico na sua forma reduzida e como ácido deidroascórbico na sua forma oxidada. Quimicamente o ácido ascórbico é um material branco, hidrossolúvel e cristalino, sendo facilmente oxidado pelo calor. A oxidação pode ser acelerada pela presença do cobre e pelo pH alcalino. Essas características fazem com que muita vitamina C seja perdida ou jogada fora na água do cozimento. O processamento e a exposição de frutas e verduras à luz levam também a perdas significativas de vitamina C. O peso molecular do ácido ascórbico é de 176,13g/mol.

Suco de limão e vitamina C

Absorção e excreção

O ácido ascórbico é facilmente absorvido no intestino delgado por um mecanismo ativo e provavelmente por difusão é transportado para o sangue. Essa vitamina é armazenada até certa quantidade em tecidos como o fígado e o baço e provavelmente existe um controle dos níveis séricos e teciduais. Quantidades ingeridas em excesso são excretadas na urina na forma de ácidos oxálico, treônico e diidroascórbico, substâncias que facilitam o aparecimento de cálculos renais.

Alguns tecidos armazenam o ácido ascórbico

Função

Entre suas múltiplas funções, o ácido ascórbico tem a capacidade de ceder e receber elétrons, o que lhe confere um papel essencial como antioxidante. Nesse sentido, a vitamina C participa do sistema de proteção antioxidante e, dentre suas várias funções, está a de reciclar a vitamina E. Essas características fazem com que freqüentemente seja recomendada a suplementação de vitamina C. O ácido ascór-

A vitamina C tem funções em diversas partes do organismo

bico é necessário para produção e manutenção do colágeno, participando na hidroxilação da prolina formando a hidroxiprolina. É essencial para a oxidação da fenilalanina e da tirosina e para a conversão de folacina em ácido tetra-hidrofólico (THFA). É também necessária para redução do ferro férrico a ferro ferroso no trato intestinal. Propaga-se que concentrações altas de vitamina C auxiliam o organismo na resistência a infecções; entretanto dados ligando a maior ingestão de vitamina C (mesmo na forma de frutas cítricas) com a prevenção e cura de gripes e resfriados carecem de maiores evidências científicas (ver Focus).

Potencial terapêutico da vitamina C

Atualmente, estudos têm explorado o possível potencial terapêutico da vitamina C. A maioria desses estudos tem voltado sua atenção para a função antioxidante dessa vitamina, podendo apresentar efeito protetor contra doenças coronarianas, tratamento da hipertensão e redução da incidência de cataratas e no desenvolvimento de tumores, prevenção e tratamento do câncer. Entretanto, é importante destacar que tais efeitos terapêuticos da ingestão de vitamina C ainda não são totalmente conhecidos, além de muitas dessas funções serem baseadas em estudos epidemiológicos, não sendo totalmente corroboradas em estudos experimentais.

Recomendações

Recomenda-se 60mg (equivalente a 341μmol) de vitamina C por dia para indivíduos saudáveis. Propaga-se também que fumantes possam necessitar de no mínimo 140mg de vitamina C por dia, mas ainda existem controvérsias sobre essa recomendação adicional.

Fontes alimentícias

O ácido ascórbico é amplamente encontrado nas frutas cítricas e folhas vegetais cruas. As melhores fontes são: laranja, limão, acerola, morango, brócolis, repolho, espinafre, entre outros.

Deficiência e toxicidade

O escorbuto e os cálculos renais e sua relação com a vitamina C

A deficiência grave do ácido ascórbico causa o escorbuto, caracterizado por fenômenos hemorrágicos pelo aumento da permeabilidade da parede de pequenos vasos sangüíneos, pelo decréscimo da excreção urinária, concentração plasmática e tecidual de vitamina C. Os sintomas incluem sangramento, fraqueza, perda de apetite, anemia, edema, inflamação nas gengivas (podendo ocorrer perda dos dentes), dor entre outros sintomas. Na deficiência de vitamina C podem ocorrer distúrbios neuróticos como hipocondria, histeria e depressão. Felizmente os sintomas da deficiência de vitamina C desaparecem rapidamente com a administração de doses terapêuticas. Entre os efeitos tóxicos da administração excessiva de ácido ascórbico temos a formação de cálculos renais (cálculos de urato, cistina ou oxalato). Indivíduos com ingestão maciça de vitamina C podem apresentar sintomas de "dependência" necessitando cada vez mais de doses maiores dessa vitamina. Através de um mecanismo homeostático existe uma saturação na absorção da vitamina C, mais ou menos no nível de 2 a 3g por dia, sendo que o excesso é então excretado. Entretanto, essa excreção excessiva de vitamina C pode causar náuseas e diarréia, que seriam então um efeito osmótico da passagem dessa vitamina não-absorvida pelo intestino. Portanto, esses efeitos indesejáveis acontecem comumente em indivíduos que ingerem megadoses de vitamina C.

AGORA VOCÊ DEVE SABER

- Que o conceito vitaminas engloba substâncias muito diferentes entre si.
- Que as vitaminas são necessárias ao organismo.
- Que é pequeno o armazenamento corpóreo das vitaminas hidrossolúveis.
- Que a suplementação vitamínica, principalmente em doses muito elevadas, pode ser tóxica.
- Que as deficiências das diversas vitaminas hidrossolúveis são altamente danosas ao organismo.
- Que a alimentação correta é a melhor fonte de obtenção das vitaminas hidrossolúveis.
- Que não existe ainda uma comprovação clara de que altas doses de vitamina C sejam efetivas contra gripes e resfriados.

QUESTÕES PARA REFLEXÃO

1. As vitaminas hidrossolúveis são substâncias quimicamente parecidas?
2. Quais são as necessidades de vitaminas para o ser humano?
3. Vitaminas hidrossolúveis são armazenadas em grande quantidade pelo organismo?
4. As vitaminas devem ser obtidas através da alimentação ou necessitamos de suplementação vitamínica?
5. Vitamina C é eficaz contra gripes e resfriados?
6. As vitaminas hidrossolúveis não apresentam toxicidade, mesmo se ingeridas em altas doses?
7. A deficiência de vitaminas hidrossolúveis não causa danos ao organismo?

APLICANDO O QUE VOCÊ APRENDEU

1. Através de uma tabela de alimentos (ou por um programa computacional) calcular a quantidade de vitaminas hidrossolúveis que você ingeriu durante 24 horas.
2. Verificar se a sua ingestão diária de vitaminas hidrossolúveis encontra-se adequada em relação à quantidade recomendada.
3. Comparar a quantidade de vitaminas hidrossolúveis necessária com a quantidade contida em suplementos vitamínicos.

BIBLIOGRAFIA UTILIZADA PARA EDIÇÃO DO TEXTO

- Barker B, Bender D. Vitamins in Medicine. Vol. 1. London: William Heinemann Medical Books; 1980. ▪ De Angelis RC. Fisiologia da Nutrição. Edart-Edusp, 1ª ed. 1979. Food and Nutrition Board, National Research Council. Recommended alimentary allowances. 10th ed. National Academy Press, Washington, DC; 1989. ▪ Douglas RM et al. Vitamin C for preventing and treating the common cold. Cochrane Database System Review 2007;18(3):CD000980. ▪ Handbook of Vitamins: Nutritional, Biochemical and Clinical Aspects. New York: Lawrence J. Machlin. Marcel Dekker; 2001. ▪ Mahan LK, Escott-Stump S. Krause: Alimentos, Nutrição e Dietoterapia. 10ª ed. São Paulo: Roca; 2002. ▪ Nutrition Reviews. Present Knowledge in Nutrition. 5th, the Nutrition Foundation, Washington, DC; 1984. ▪ Penteado MVC. Vitaminas aspectos nutricionais, bioquímicos, clínicos e analíticos. 1ª ed. São Paulo: Manole; 2003. ▪ Shils ME, Young VR. Modern Nutrition in Health and Disease. 7th ed. New York: Lea and Febiger; 1988. ▪ Vannucchi H. Vitaminas. In: Vannucchi H et al. (eds.).. Aplicações das Recomendações Nutricionais Adaptadas a População Brasileira. São Paulo: Legis Suma; 1990;3:51-61.

LEITURAS ADICIONAIS

- American Dietetic Association. Position of the American Dietetic Association: Vitamin and Mineral supplementation. J Am Diet Assoc 2005;105:1300-11. ▪ Alpers DH. What is new in vitamin B_{12}? Curr Opin Gastroenterol 2005;21(2):183-6. ▪ Blake CJ. Analytical procedures for water-soluble vitamins in foods and dietary supplements: a review. Anal Bioan Chem 2007; 389(1):63-76. ▪ Dutra-de-Oliveira JE, Vannucchi H. Deficiência de vitaminas e hipervitaminose. In: Cossermelli W et al. (eds.). Terapêutica Clínica. Rio de Janeiro: Guanabara Koogan, 1979; 9:336-8. ▪ Gravel RA, Narang MA. Molecular genetics of biotin metabolism: old vitamin, new science. J Nutr Biochem 2005; 16(7):428-31. ▪ Jain SK. Vitamin B_6 (pyridoxamine) supplementation and complications of diabetes. Metabolism 2007;56(2):168-71. ▪ Koike H, Sobue G. Alcoholic neuropathy. Curr Opin Neurol 2006;19(5):481-6. ▪ Li Y, Schellhorn HE. New developments and novel therapeutic perspectives for vitamin. Clin J Nutr 2007;137(10):2171-84. ▪ Mckenney J. New perspectives on the use of niacin in the treatment of lipid disorders. Arch Intern Med 2004;164(7):697-705. ▪ Melo SS ET AL. G1793A polymorphisms in the methylene-tetrahydrofolate gene: effect of folic acid on homocysteine levels. Molecular Nutrition & Food Research 2006;50(8):769-74. ▪ Monteiro JP et al. Niacin metabolite excretion in alcoholic pellagra and AIDS patients with and without diarrhea. Nutrition 2004;20(9):778-82. ▪ Pacheco-Alvarez D et al. Biotin in metabolism and its relationship to human disease. Arch Med Res 2002;33(5):439-47. ▪ Powers HJ. Riboflavin (vitamin B_2) and health. Am J Clin Nutr 2003;77(6):1352-60. ▪ Said HM, Mohammed ZM. Intestinal absorption of water-soluble vitamins: an update. Curr Opin Gastroenterol 2006;22(2):140-6. ▪ Strain JJ et al. B-vitamins, homocysteine metabolism and CVD. Proce Nutr Soc 2004;63(4): 597-603. ▪ Stickel F et al. Review article: Nutritional therapy in alcoholic liver disease. Alimentary Pharmacology & Therapeutics 2003;18(4):357-73. ▪ Vannucchi H, Moreno FS. Interaction of niacin and zinc metabolism in patients with alcoholic pellagra. Am J Clin Nutr 1989;50:364-9. ▪ Vannucchi H. The therapeutic use of vitamins. Intern J Vitamin Nutr Res 1983;24(Suppl):45-50. ▪ Vannucchi H et al. Interaction among niacin, vitamin B_6 and zinc in rats receiving ethanol. Intern J Vitamin Nutr Research 1986;56:355-63. ▪ Voziyan PA, Hudson BG. Pyridoxamine as a multifunctional pharmaceutical: targeting pathogenic glycation and oxidative damage. Cell Mol Life Sci 2005;62(15):1671-81.

FOCUS

EFICÁCIA DE ALTAS DOSES DE VITAMINA C CONTRA GRIPES E RESFRIADOS

Um dos aspectos mais estudados em relação às funções da vitamina C é sobre sua possível ação protetora contra a incidência de gripes e resfriados. Nesse sentido existem alguns estudos experimentais que indicam a influência da vitamina C no sistema imunológico, mas não se sabe até que ponto esses efeitos poderiam afetar a suscetibilidade dos seres humanos às infecções.

Nesse sentido, alguns pesquisadores postulam que altas doses de vitamina C seriam efetivas contra uma série de doenças, inclusive podendo decrescer de maneira significativa a incidência de gripes e resfriados. Porém, vários estudos científicos bem elaborados não confirmam essa hipótese. Um estudo, comparando 101 pessoas que receberam 3g de vitamina C, por dia (a recomendação aceita é de 60mg/dia), durante 9 meses, com 89 pessoas que não receberam suplementação com vitamina C, durante o mesmo período, demonstrou não existir diferença na incidência de resfriados entre os dois grupos, ou seja, a ingestão de altas doses de vitamina C não foi efetiva. Um recente artigo de metanálise, envolvendo trinta estudos e 11.305 indivíduos, avaliou se a dosagem de no mínimo 0,2g de vitamina C, como forma profilática ou após o aparecimento de sintomas, reduziria a incidência, duração ou severidade de resfriados. Esse estudo concluiu que a utilização de megadoses de vitamina C como forma de prevenir gripes e resfriados não é justificada. Entretanto, os autores desse estudo relatam ter encontrado alguma evidência que poderia justificar a suplementação de vitamina C em situações específicas como indivíduos submetidos a esforço físico intenso em ambiente frio. Portanto, até o presente momento, não existem evidências científicas indicando que altas doses de vitamina C são efetivas na prevenção de resfriados, especialmente de caráter preventivo e para pessoas que têm o estado nutricional adequado em relação a essa vitamina.

Júnior AAJ, Vannucchi H. FMRP-USP; 2007.

Avaliando seus conhecimentos

- Quais são os componentes da fração fibra alimentar?
- Quais alimentos são fontes de fibra alimentar?
- Por que a fibra alimentar está associada à prevenção de doenças crônicas não-transmissíveis?
- A fibra alimentar é um ingrediente funcional?
- Qual a diferença entre fibra alimentar e fibra bruta?

CAPÍTULO 12

Fibra Alimentar

Elizabete Wenzel de Menezes
Eliana Bistriche Giuntini

A fibra alimentar tem sido apontada como responsável por uma série de eventos nutricionais e fisiológicos, potencialmente benéficos à saúde humana, além da comprovada associação com o trânsito intestinal, como o retardo do esvaziamento gástrico, aumento de volume fecal, crescimento seletivo de bactérias, aumento da produção dos ácidos graxos de cadeia curta (AGCC), diluição de produtos tóxicos, redução de colesterol no plasma e no fígado, favorecimento da biodisponibilidade de minerais no intestino grosso; dessa forma pode atuar sobre o metabolismo dos carboidratos, dos lipídios, da fome e da saciedade, e participar do processo de prevenção das doenças crônicas não-transmissíveis (DCNT), como diabetes, doenças cardiovasculares, obesidade e alguns tipos de câncer.

Fibra alimentar: açúcar complexo

A fibra alimentar (FA) faz parte do grupo dos carboidratos e sua definição vem sendo discutida desde a década de 1970, sem que haja um consenso, assim como os métodos analíticos para sua quantificação.

A denominação FA abriga um grupo de componentes, tais como, celulose, hemicelulose, amido resistente, frutanos (inulina, frutoligossacarídeos), betaglicanos, lignina, pectina, gomas e mucilagens, produtos de sínteses químicas (lactulose, polidextrose) e compostos associados (fenólicos, proteína de parede celular, oxalatos, fitatos, ceras, cutina, suberina) e fibras de origem animal.

Várias definições têm sido propostas, abordando tanto aspectos químicos quanto fisiológicos, sendo que algumas relacionam os componentes que devem fazer parte desse grupo. De modo geral, as definições abordam a resistência à digestão e absorção dessa fração de carboidratos, bem como fazem referência quanto à sua atuação sobre o trânsito intestinal, fermentação pelas bactérias colônicas e melhora do perfil plasmático de glicose e de colesterol.

DEFINIÇÕES – EVOLUÇÃO E DIVERGÊNCIAS

Polissacarídeos não-amido e lignina

No início da década de 1970 ainda conhecia-se apenas a celulose, a hemicelulose e a lignina, fração de carboidratos então denominada de fibra bruta, importante para o funcionamento intestinal e de valor energético nulo. Essa fração era determinada basicamente por tratamentos com hidróxido de sódio e ácido sulfúrico, com total eliminação da fração solúvel. Em 1976, Trowell criou uma definição de natureza essencialmente nutricional, utilizada por um longo tempo – "A fibra alimentar é constituída, principalmente, de polissacarídeos não-amido e lignina que são resistentes à hidrólise pelas enzimas digestivas humanas". Essa definição passou a incluir outros componentes, além dos que compunham a fibra bruta.

As pesquisas sobre as propriedades fisiológicas e nutricionais dos diversos componentes da fração FA desencadearam mudanças tanto conceituais quanto na metodologia analítica; dessa forma, definições mais amplas e mais correlacionadas com os efeitos fisiológicos vêm sendo propostas, como estão descritas a seguir:

Definição da Associação Americana de Química Cereal

Definição da AACC – *American Association Cereal Chemistry* (2001) – "Fibra da dieta é a parte comestível das plantas ou carboidratos análogos que são resistentes à digestão e à absorção no intestino delgado de humanos, com fermentação completa ou parcial no intestino grosso. A fibra da dieta inclui polissacarídeos, oligossacarídeos, lignina e substâncias associadas às plantas. A fibra da dieta promove efeitos fisiológicos benéficos, incluindo laxação, atenuação do colesterol do sangue e/ou atenuação da glicose do sangue".

Essa definição relaciona aspectos tanto fisiológicos e metabólicos da FA, como também origem e descrição dos componentes que fazem parte da fração fibra, incluindo polissacarídeos não-amido, oligossacarídeos resistentes, lignina, outras substâncias associadas aos polissacarídeos não-amido e carboidratos análogos (carboidratos isolados de crustáceos e organismos unicelulares, polidextrose, maltodextrinas resistentes, amido resistente e celulose modificada).

Fibra alimentar é a parte comestível intrínseca e intacta dos alimentos de origem vegetal

Definição da *Food Nutrition Board* (2002) – "Fibra total é uma combinação de fibra alimentar e fibra funcional. Fibra alimentar é a parte comestível intrínseca e intacta dos alimentos de origem vegetal, que corresponde ao componente que não é digerido dos carboidratos e da lignina. As fibras que têm uma similaridade com os efeitos benéficos da fibra alimentar, mas são isoladas ou extraídas a partir de fontes naturais ou são obtidas sinteticamente são chamadas de fibras funcionais."

Essa definição foi criada para ser empregada nas *Dietary Reference Intakes* (DRI) para energia, carboidratos e fibra. Segundo a FAO (2003), do ponto de vista prático, essa terminologia pode gerar dúvidas, pois pode ser confundida com a terminologia usada para expressar os valores de fibra alimentar total (FA solúvel + FA insolúvel), quantificados pelo método enzímico-gravimétrico oficial de AOAC (*Association of Official Analytical Chemists*).

Definição do *codex alimentarius* (preliminar ALINOR/06/29/26) – "Fibra alimentar é constituída de polímeros por carboidratos com grau de polimerização maior que 3, que não são digeridos e absorvidos no intestino delgado. Pode ser encontrada naturalmente nos alimentos na forma como são consumidos; obtidos de material cru por meio físico, químico, enzimático ou, ainda, por síntese. Apresenta uma ou mais das seguintes características: diminui o tempo do trânsito intestinal e aumenta o bolo fecal; é fermentada pela microbiota; reduz os níveis de LDL-colesterol; reduz os níveis plasmáticos de glicose e insulina". É uma definição, ainda preliminar, que contempla características químicas e fisiológicas, e descreve os tipos de componentes.

Codex alimentarius define fibra alimentar

Em 2007 surgiu uma nova proposta, onde a FA é constituída de polissacarídeos intrínsecos da parede celular das plantas. Existe significativa controvérsia entre os diversos países membros de Codex e ainda a definição permanece em discussão.

Definição de fração indigerível (FI) – segundo Saura-Calixto et al.: "Fração indigerível são componentes dos alimentos vegetais que não são digeridos ou absorvidos no intestino delgado e que chegam ao cólon, onde são utilizados como substrato de fermentação pela microflora. Corresponde a diversos compostos resistentes à ação digestivas das enzimas como: carboidratos (fibra alimentar, amido resistente, açúcares, álcool e oligossacarídeos; compostos nitrogenados (proteínas resistentes, enzimas e uréia); outros compostos associados de importância nutricional (polifenóis)".

Fração indigerível são componentes não-digeridos ou absorvidos no intestino delgado

Como essa definição inclui outros compostos que não são aproveitados no intestino delgado além da FA, seus autores consideram que a FI poderia ser uma alternativa para expressar componentes não-digeridos pelas enzimas do sistema digestório.

A falta de consenso em relação à definição de fibra alimentar dificulta a interpretação dos reais efeitos fisiológicos dos carboidratos, bem como impossibilita, muitas vezes, a comparação de dados entre tabelas de composição de alimentos e dados de rotulagem, pois o método analítico empregado está intimamente ligado à determinação ou não de variados componentes.

MÉTODOS ANALÍTICOS DA FIBRA ALIMENTAR

Na década de 1970, foram propostos a utilização de métodos enzimáticos por serem mais compatíveis com o conceito de Trowel, que apontava a resistência à ação das enzimas digestivas dos polissacarídeos não-amido e lignina. Esses métodos tentam refletir o processo digestivo e são menos agressivos que os anteriores e não destroem a fração solúvel da fibra.

Determinação laboratorial e métodos analíticos da fibra alimentar

Atualmente sabe-se que a FA inclui vários compostos. Os frutoligossacarídeos (FOS) e o amido resistente (AR) fazem parte da FA, porém não estão incluídos na fração quantificada pelos métodos enzímico-gravimétricos, necessitam, portanto, serem analisados separadamente, por metodologia específica. Alguns dos componentes da FA têm capacidade antioxidante, assim é importante a avaliação dessa capacidade para complementar as informações sobre essa fração.

A evolução do conceito de fibra e os princípios dos métodos analíticos correspondentes podem ser observados de forma resumida na tabela 12.1.

Os avanços das pesquisas científicas foram alterando o conceito de fibra alimentar e novos componentes foram sendo incorporados. Paralelamente, novos métodos analíticos também foram sendo propostos, assim como a quantificação desses compostos de forma isolada (frutanos, amido resistente, entre outros). Entretanto, os métodos utilizados para determinação da fibra alimentar, para fins de rotulagem nutricional, não acompanharam a evolução de seu conceito na mesma proporção.

Novos métodos

As tabelas e bancos de composição de alimentos utilizam, atualmente, cerca de 15 diferentes métodos para a determinação de fibra alimentar total (FAT) entre

Conceitos de fibras e métodos analíticos

TABELA 12.1 – Evolução do conceito de fibra e princípios dos respectivos métodos analíticos. Adaptado de Saura-Calixto, 2006.

Termo/conceito	Vigência	Componentes	Princípios dos métodos analíticos
Fibra bruta/crua	1864-1970	Fração não-digerida (celulose, lignina)	Tratamentos NaOH e H_2SO_4
Fibra detergente	1970-1980	Fração não-digerida (celulose, lignina, hemicelulose)	Tratamentos detergentes ácido e neutro
Fibra alimentar	1980-1990	Fração não-digerida (celulose, hemicelulose, lignina)	Tratamentos enzimáticos
Complexo fibra ou fração indigerível	1990-atual	Fração não-digerida (celulose, hemicelulose, lignina e outros)	Tratamentos enzimáticos
Fibra alimentar antioxidante	2000-atual	Fibra + antioxidantes associados	Tratamentos enzimáticos e capacidade antioxidante
Prebióticos	2000-atual	Compostos não-digeridos (fibra e oligossacarídeos), que favorecem o desenvolvimento da microbiota intestinal saudável	Tratamentos enzimáticos (fibra) e HPLC (oligossacarídeos)

métodos enzímico-químicos, gravimétricos e enzímico-gravimétricos. Esses métodos quantificam diferentes componentes que podem ou não englobar todos os componentes da FA, ou ainda, superestimar alguns componentes. Essa diversidade de métodos dificulta bastante a comparação de resultados entre as diferentes tabelas de composição.

Métodos de AOAC e rotulagem

Para fins de rotulagem têm sido utilizados os métodos da AOAC (985.29/991.42/991.43/992.16/993.19/993.21). No entanto, para alimentos com elevada concentração de amido resistente fisicamente inacessível (AR tipo 1) ou nativo (AR tipo 2), ocorrerá uma subestimação do teor de FAT se for analisado pelo método 991.43, já que esse método determina somente o AR tipo 3 (amilose retrogradada). Quanto se tratar de alimento com essas características é recomendado analisar o AR de forma isolada, empregando metodologia específica e introduzir uma modificação no método de FAT, para que o AR tipo 3 não seja quantificado como FA (tratamento com DMO ou KOH, para garantir a completa solubilização do AR, antes do tratamento enzimático). Com a soma dos dois valores pode-se ter o valor correto da concentração de FA nesse alimento.

O problema com os frutanos

O mesmo problema ocorre com os frutanos. Os métodos padrão para determinação de FAT só incluem frutanos com grau de polimerização acima de 12 e com isso há necessidade de se determinar os frutanos por metodologia específica (AOAC 999.03 ou AOAC 997.08). Para evitar a sobreposição de resultados, os frutanos presentes na amostra devem ser hidrolisados antes da determinação de FA (AOAC 991.43 e AOAC 985.29). Nesse caso a concentração de FA consiste na somatória de FAT, determinado pelos métodos da AOAC modificados mais o teor de frutanos por metodologia específica.

Ainda não existe um método analítico simples e preciso que quantifique a FA de forma mais precisa e que considere a maior parte de seus componentes; dessa forma, esforços devem ser concentrados para solucionar esse problema em médio prazo.

A Tabela Brasileira de Composição de Alimentos – USP (TBCA-USP) (www.fcf.usp.br/tabela), criada em 1998 pelo BRASILFOODS/USP, tem como meta divulgar informações de qualidade sobre a composição química de alimentos brasileiros. A Versão 4.1 apresenta a concentração de fibra alimentar de diversos alimentos, quantificada por métodos enzímico-gravimétricos, tanto em alimentos com dados de composição centesimal como em banco isolado. A TBCA-USP está sendo continuamente atualizada com dados de novos alimentos e estão sendo criados bancos de componentes específicos com ação funcional (flavonóides; vitamina C; frações de carboidratos – oligossacarídeos, açúcares solúveis, entre outros). Em adição estão sendo criados bancos referentes a índice glicêmico, carga glicêmica e capacidade antioxidante (TBCA-USP, 2007).

A tabela brasileira de composição de alimentos

COMPONENTES DA FIBRA ALIMENTAR

Os diversos componentes da fibra alimentar são encontrados principalmente entre os vegetais como cereais, frutas, hortaliças e tubérculos, mas são as leguminosas que apresentam as maiores concentrações.

Componentes das fibras

A tabela 12.2 apresenta os principais componentes da FA, de acordo com a definição da AACC (2001), a qual é composta de polissacarídeos não-amido, oligossacarídeos, carboidratos análogos, lignina, compostos associados à fibra alimentar e fibras de origem animal. Alguns desses componentes são descritos a seguir.

Betaglicanos

Os betaglicanos são componentes estruturais da parede celular de fungos, leveduras, de alguns cereais e gramíneas; e tendem a formar soluções viscosas e géis, sendo solúveis em água e bases diluídas. O aquecimento diminui a viscosidade, que se reverte com o resfriamento; essas propriedades permitem que sejam utilizados na indústria como espessantes em alimentos como bebidas lácteas, sopas, molhos, sorvetes e também como substituto de gorduras; dessa forma, tem grande aplicação do ponto de vista industrial. Os betaglicanos são encontrados principalmente em aveia e cevada e seus derivados, sendo que o farelo de aveia é o alimento com a maior concentração no mercado brasileiro.

Os betaglicanos: componentes estruturais da parede celular

O consumo de betaglicanos propicia vários benefícios fisiológicos, especialmente ação hipocolesterolêmica, possivelmente decorrente da alteração do metabolismo e secreção de ácidos biliares, aumentando sua excreção e dificultando sua reabsorção; alteração na concentração de ácidos graxos de cadeia curta, resultado da fermentação; diminuição na digestão de lipídios, provocada pela viscosidade do conteúdo gástrico; alteração nos níveis de hormônios pancreáticos e gastrintestinais, aumentado a sensibilidade à insulina e a tolerância à glicose, reduzindo a síntese hepática do colesterol.

Além disso, pode contribuir para a diminuição da absorção da glicose e atuar como protetor ao desenvolvimento de câncer de cólon; estudos recentes sugerem que também podem produzir efeitos imunorregulatórios, protegendo contra infecções bacterianas, virais, fúngicas e parasitárias; acelerar processos de cicatrização; aumentar a regressão de tumores e favorecer a imunidade das mucosas.

Os betaglicanos e o câncer de cólon

Frutanos

Os frutanos são carboidratos de reserva, naturalmente presentes em inúmeras espécies vegetais como cereais (trigo, centeio, cevada e aveia), raízes tuberosas (*yacón* e chicória), bulbos (alho, alho-poró e cebola), frutas (banana, maçã, pêra e ameixa) e hortaliças (tomate, almeirão, aspargos, alcachofra e cebolinha). São polímeros formados por 2 a 70 monômeros de frutose, sendo que os frutoligossacarídeos (FOS) ou oligofrutose têm grau de polimerização (GP) menor que 10, enquanto que a inulina tem GP maior que 10. A inulina é extraída industrialmente da raiz da chicória (*Cichorium untybus*) e, através de uma hidrólise enzimática parcial, os FOS, também conhecidos por oligofrutose, são produzidos.

Frutanos, açúcares de reserva

Os frutanos são classificados como prebióticos, pois são ingredientes alimentares que não são digeridos e que afetam de maneira "benéfica" o hospedeiro, por estimularem seletivamente o crescimento e/ou a atividade de uma ou de um número limitado de bactérias do cólon. São também considerados como fibras ali-

Componentes da fibra alimentar

TABELA 12.2 – Componentes da fibra alimentar. Adaptado de Filisetti, 2006.

Componentes da fibra alimentar	Principais grupos	Componentes da fração e principais fontes
Polissacarídeos não-amido e oligossacarídeos	Celulose	Celulose de plantas: vegetais, resíduo de beterraba obtido na produção de açúcar e farelos
	Hemicelulose	Arabinogalactanos, betaglicanos, arabinoxilanos, glicuronoxilanos, xiloglicanos, galactomananos: parede celular de vegetais, aveia, cevada
	Frutanos	Inulina, oligofrutose ou frutoligossacarídeos (FOS): alho, cebola, chicória, *yacón*
	Gomas e mucilagens	Galactomananos, goma guar e goma *locuste*: extratos de sementes. Goma acácia, goma *karaya*, goma tragacante: exsudatos de plantas. Alginatos, ágar, carragenanas, goma *psyllium*: polissacarídeos de algas
	Pectinas	Frutas, hortaliças, leguminosas, batata, resíduo de beterraba obtido na produção de açúcar
Carboidratos análogos	Amido resistente e maltodextrinas resistentes	Várias plantas: milho, ervilha, batata, leguminosas Fontes de amido gelatinizado e resfriado/congelado
	Sínteses químicas	Polidextrose, lactulose, derivativos de celulose (MC, HPMC)*
	Sínteses enzimáticas	Frutoligossacarídeos de cadeia curta, transgalactoligossacarídeos, levano, goma xantana, oligofrutose, xiloligossacarídeos, goma guar hidrolisada
Lignina	Lignina	Plantas lenhosas
Substâncias associadas com polissacarídeos não-amido	Compostos fenólicos, proteína de parede celular, oxalatos, fitatos ceras, cutina, suberina	Fibras de plantas
Fibras de origem animal	Quitina, quitosana, colágeno e condroitina	Fungos, leveduras, invertebrados

* MC = metilcelulose; HPMC = hidroxipropilmetilcelulose.

Fibras alimentares e aumento da relação HDL-colesterol/LDL-colesterol

mentares solúveis porque resistem à digestão no intestino delgado e são completamente fermentados no intestino grosso; sendo que os frutanos de baixo GP tem o dobro da velocidade de fermentação que os de alto GP. Os frutanos aumentam, também, o bolo fecal, estimulam o peristaltismo e o trânsito intestinal, e podem favorecer o aumento da relação HDL-colesterol/LDL-colesterol e redução do colesterol sérico. Estudos diversos mostram que a suplementação diária (8g/dia) de inulina enriquecida com oligofrutose em adolescentes, proporcionou aumento na absorção do cálcio, mineralização óssea e nos marcadores de formação óssea.

Apenas uma parte da energia dos frutanos é metabolicamente utilizada e, conseqüentemente, podem ser classificados como substâncias de baixo conteúdo energético, que representa de 40 a 50% da energia biodisponível de um típico carboidrato disponível, de 1 a 2kcal/g ou 8kJ/g.

Estudos indicam que a ingestão de até 20g frutanos/dia pode ser bem tolerada, mas enfatizam que os sintomas gastrintestinais (dor ou desconforto abdominal, flatulência e diarréia) são dose-dependentes e que dependem da tolerância individual. Entretanto, é bem documentada a ocorrência de diarréia com ingestão acima de 30g de frutanos por dia. A ingestão média máxima recomendada, para não obter os sintomas gastrintestinais citados, deve ser de 15g de frutanos.

Amido resistente

Segundo Asp (1994) – "Amido resistente (AR) é a soma de amido e produtos da degradação de amido que não são absorvidos no intestino delgado de indivíduos saudáveis".

O amido resistente pode ser encontrado sob três formas: amido fisiologicamente inacessível (tipo 1), presente em grãos e sementes parcialmente triturados; grânulos de amido resistente nativo (tipo 2), presentes na batata crua e banana verde; amilose e amilopectina retrógradas (tipo 3), formadas nos alimentos processados (pão e *corn flakes*) e alimentos cozidos e resfriados (batata cozida).

> **Amido resistente pode ser encontrado em 3 formas**

O AR tipo 3, retrogradado, está relacionado com o processamento e/ou armazenamento do alimento. O amido é insolúvel em água fria, porém se gelatiniza em presença de água e calor; durante o resfriamento, ocorre a retrogradação do amido, ou seja, a recristalização na cadeia de amilose principalmente, tornando-o resistente à ação da alfa-amilase. Tanto o processamento industrial, quanto o doméstico de alimentos fontes de amido, que incluem aquecimento e resfriamento ou congelamento, afetam sensivelmente o teor de AR, como é o caso do feijão, grão-de-bico, massas, arroz.

Como o AR não é digerido no intestino delgado, há uma diminuição da disponibilidade energética, que pode ser um fator preventivo no desenvolvimento de doenças, como obesidade e diabetes tipo 2. Atingindo o intestino grosso, onde será fermentado, provoca o aumento e mudanças no pH do bolo fecal, efeitos importantes no tratamento de disfunções como constipação, diverticulites, hemorróidas e mesmo câncer de cólon. O conteúdo de AR dos alimentos pode influenciar a resposta glicêmica e o metabolismo da glicose, pois alimentos que contêm elevada concentração de AR possuem menores quantidades de amido disponível em relação ao amido total; dessa forma o AR é um ingrediente interessante para a elaboração de produtos alimentícios, visando atenuar o aumento da resposta glicêmica ao alimento. Paralelamente, o AR tem a capacidade de prolongar o período de saciedade.

> **Amido resistente não é digerido no intestino delgado**

PROPRIEDADES DA FIBRA ALIMENTAR E SUAS AÇÕES FISIOLÓGICAS E METABÓLICAS

As propriedades físico-químicas da fibra permitem a ocorrência de respostas locais, como os efeitos no trato gastrintestinal, e respostas sistêmicas, através de efeitos metabólicos que poderão estar associadas ao tipo de fibra alimentar ingerida, pois há diferenças quanto a viscosidade, capacidade de fermentação, de retenção de água, trocas catiônicas, disponibilidade para se associar a ácidos biliares, favorecimento de volume fecal e substrato para a microbiota (Tabela 12.3).

> **Propriedades físico-químicas das fibras**

A viscosidade das fibras pode retardar o esvaziamento gástrico, promovendo melhor digestão e aumentando a saciedade; no intestino delgado, pode dificultar a ação das enzimas hidrolíticas, retardando a digestão, e espessar a barreira da camada estacionária de água o que permitiria uma absorção mais lenta de nutrientes. Isso afeta a resposta pós-prandial, principalmente de glicose e ácidos graxos. A menor velocidade de esvaziamento gástrico pode ser decorrência direta do alimento no estômago, ou um efeito indireto, de hormônios liberados em várias regiões do trato intestinal, após a passagem do alimento pelo esfíncter pilórico. O efeito de saciedade produzido pela FA de uma refeição parece reduzir a energia

Propriedades, atuação intestinal e implicações da ingestão da fibra alimentar

TABELA 12.3 – Resumo das propriedades, atuação intestinal e implicações da ingestão da fibra alimentar.

Propriedades	Atuação no intestino delgado	Implicações
Capacidade de retenção de água	Aumenta volume na fase aquosa do conteúdo intestinal	Retarda digestão e absorção de carboidratos e lipídios
Volume	Aumenta volume. Altera a mistura do conteúdo	Promove absorção de nutrientes no intestino mais distal
Viscosidade	Retarda entrada do conteúdo gástrico. Altera mistura e difusão	Associação com redução do colesterol plasmático e alteração da resposta glicêmica
Adsorção e ligação de compostos	Aumenta excreção de ácidos biliares ou outros compostos ligados	Reduz colesterol plasmático
Atuação no intestino grosso		
Dispersão em água	Permite penetração de microrganismos na fase aquosa	Aumenta decomposição de polissacarídeos pela microbiota
Volume	Aumenta entrada de material fecal no intestino grosso. Afeta a mistura do conteúdo	Fornece substrato para microbiota, favorece efeito laxante e diminui exposição a produtos tóxicos
Adsorção e ligação	Aumenta a quantidade de compostos, como ácidos biliares, presentes no intestino grosso	Aumenta excreção desses compostos
Fermentação	Aumento da microbiota. Adaptação da microbiota aos substratos polissacarídeos	Aumenta massa bacteriana e produtos de metabolismo (CO_2, H_2, CH_4, AGCC*)

* Ácidos graxos de cadeia curta.

ingerida na refeição subseqüente. Vários mecanismos têm sido propostos para explicar esta resposta: o esvaziamento gástrico retardado; os efeitos de hormônios gastrintestinais reguladores de apetite; moderação dos níveis de glicose plasmática através da redução da resposta insulínica pós-prandial. A FA pode, ainda, afetar a fase cefálica e a gástrica pela propriedade de formação de volume; enquanto que a viscosidade pode afetar tanto a fase gástrica quanto a intestinal, dessa forma modifica processos de ingestão, digestão e absorção, influenciando a saciação (satisfação que se desenvolve durante a refeição, levando à interrupção desta) e a saciedade (estado que inibe o consumo de nova refeição, conseqüência da alimentação anterior).

Capacidade de retenção de água de uma fibra

Quanto maior a capacidade de retenção de água de uma fibra, maior será o peso das fezes e menor o tempo de trânsito intestinal, o que pode provocar menor absorção de nutrientes e energia. A fibra alimentar pode interferir na motilidade do intestino delgado, e assim afetar o acesso dos carboidratos disponíveis à superfície da mucosa e reduzir sua absorção. Como as contrações movimentam os fluidos circulantes e misturam o conteúdo, acabam por afetar a espessura da camada estacionária de água; a absorção de nutrientes é afetada pelo tempo e área de contato entre eles e o epitélio, que por sua vez são influenciados pelo tempo de trânsito intestinal. A diminuição de tempo do trânsito intestinal e o aumento do volume fecal permitem, também, menor contato de substâncias tóxicas com a mucosa, em função da velocidade e da diluição.

A motilidade do cólon e a aceleração do trânsito intestinal podem ser explicadas de algumas formas. Com a fermentação há produção de gases e aumento de volume fecal, que distendem a parede da região e estimulam a propulsão. A produção de ácidos graxos de cadeia curta (AGCC) também estimula a contração do cólon. Outros fatores estariam relacionados à superfície de partículas sólidas, que estimulariam receptores da submucosa levando a uma maior propulsão.

O aumento do volume fecal é uma conseqüência da retenção de água e da proliferação da microbiota (propriedades da fibra solúvel); essa capacidade de retenção de água modifica a consistência das fezes e aumenta a freqüência das evacuações. Já a fibra insolúvel mantém a estrutura do bolo fecal no cólon, mas é pouco fermentável e tem menor capacidade de retenção de água.

A capacidade de associação da fibra a ácidos biliares é uma ação local, mas que pode promover efeitos na absorção de lipídios e no metabolismo do colesterol. Um dos mecanismos propostos é que com a excreção de moléculas de colesterol através dos ácidos biliares nas fezes, há necessidade de aumento de síntese desses ácidos a partir do colesterol presente na circulação, ocorrendo assim sua redução.

Associação da fibra a ácidos biliares

A retenção de minerais pela fibra tem sido discutida em decorrência da biodisponibilidade de alguns elementos ser aparentemente afetada pela ingestão de fibra alimentar; porém estudos mais recentes, principalmente com cereais, têm apontado a presença de fitatos como o responsável por essa retenção de minerais. A fonte da fibra é um fator importante no balanço de minerais; componentes presentes na beterraba parecem aumentar a absorção de ferro e zinco, enquanto outros alimentos ricos em fibra e minerais não comprometem o balanço mineral. Vários estudos observaram que a produção de ácidos graxos de cadeia curta, pela fermentação da fibra, facilita a absorção do cálcio.

Fermentação colônica

Fermentação colônica é a degradação anaeróbia provocada por bactérias de alguns componentes da dieta, que não são digeridos por enzimas intestinais, nem absorvidos no trato gastrintestinal superior. Esse processo fermentativo é modulado pela quantidade de substrato disponível e sua estrutura, quantidade e espécies de bactérias do cólon, e tempo de contato entre as bactérias e o substrato. A fermentação colônica pode ser sacarolítica ou proteolítica.

Bactérias do cólon e fermentação sacarolítica ou proteolítica

O substrato para a fermentação sacarolítica é constituído da chamada "fração não-disponível ou indigerível" (fibra alimentar, amido resistente, proteína resistente, oligossacarídeos, lipídios, polifenóis e outros componentes associados); e também de uma porção considerável de mucina, células epiteliais, enzimas e outros produtos de origem endógena.

O microssistema da microbiota intestinal é composto de microrganismos "benéficos", patogênicos e neutros. A microbiota intestinal é formada de 90% de microrganismos anaeróbicos, bacteróides e bifidobactérias. As bifidobactérias produzem vitaminas B_1, B_2, B_6, B_{12}, ácido nicotínico, ácido fólico e biotina. Além disso, têm efeito protetor sobre o fígado, ao evitar o predomínio de organismos patogênicos, produtores de substâncias tóxicas. Com isso, diminuem o trabalho do fígado de purificar as substâncias absorvidas pelo intestino delgado. No intestino grosso, as bifidobactérias fermentam os carboidratos que não foram digeridos no intestino delgado, formando gases (hidrogênio, dióxido de carbono, oxigênio, amônia, metano) e produzindo ácido lático e AGCC, principalmente acetato, propionato e butirato.

O microssistema da microbiota intestinal

Os produtos da fermentação estimulam de forma seletiva a atividade e o crescimento de bactérias "benéficas", como as bifidobactérias e lactobacilos; e inibindo, paralelamente, o desenvolvimento das patogênicas. Todos esses fatores levam à diminuição da síntese de carcinógenos, do risco de câncer de cólon e de infecções bacterianas, além de prevenir e tratar diarréias. Alguns efeitos dos AGCC talvez sejam decorrentes mais da diminuição do pH intracolorretal do que de alguma ação de um AGCC específico. Em pH mais baixo ainda, acontece inibição da conversão de ácidos biliares primários a secundários por bactérias, diminuindo, assim, seu potencial carcinogênico. A redução do pH local favorece também o aumento de absorção de minerais. Estudos em ratos e humanos comprovam que a suplementação diária de inulina e FOS favorece a absorção de cálcio e a mineralização óssea, o que pode auxiliar na prevenção de osteoporose.

Produtos da fermentação e crescimento de bactérias benéficas

Glicemia pós-sobrecarga

Tanto o AR quanto os frutanos são os principais substratos para a microflora bacteriana em função da alta fermentabilidade.

Resposta glicêmica

Carboidratos de diferentes fontes são digeridos e absorvidos de forma diferenciada, dessa forma a velocidade de digestão deve ser considerada como critério para a avaliação do aproveitamento desse nutriente. Assim, os carboidratos podem ser classificados em disponíveis e não-disponíveis. Segundo a FAO o carboidrato "disponível" corresponde ao carboidrato que fornece glicose para o metabolismo. Os carboidratos não-disponíveis proporcionam moderado aumento de glicose e insulina plasmática após refeição com elevada quantidade de carboidratos, porque a entrada de glicose na corrente sangüínea é lenta e prolongada. Alimentos que apresentem esse tipo de carboidrato em sua composição têm mostrado eficácia no controle da saciedade, da resistência à insulina e dos níveis plasmáticos de glicose, insulina e lipídios.

Índice glicêmico

Para determinar essas características de disponibilidade dos carboidratos, foram criados marcadores como o índice glicêmico (IG) e carga glicêmica (CG). O IG, que foi introduzido em 1981 por Jenkins, e diferencia os carboidratos dos alimentos (50g ou 25 de carboidratos disponíveis, principalmente amido e açúcares solúveis) com base no seu potencial em aumentar a resposta glicêmica em relação aos carboidratos de um alimento controle. O conceito de carga glicêmica (CG) foi proposto em 1997, por Salmeron, a fim de medir o impacto glicêmico da dieta, levando em consideração a quantidade real de consumo do alimento ou dieta. A CG é calculada pela multiplicação do IG de cada alimento pela quantidade de carboidrato "disponível" contida na porção usualmente consumida do alimento. Assim, a CG é uma informação de maior utilidade, pois nem todo alimento com alto IG tem alta CG, vai depender do tipo do carboidrato e da quantidade consumida do alimento; algumas frutas, por exemplo, tem alto IG, mas baixa ou média CG em função da quantidade habitualmente consumida.

Resposta glicêmica pós-prandial

A figura 12.1 representa a resposta glicêmica pós-prandial produzida por carboidratos de lenta e rápida digestão e/ou absorção. Na curva A há elevado aumento da glicemia e elevada liberação de insulina, causando inclusive uma hipoglicemia de rebote, perfil que não é interessante do ponto de vista fisiológico, pois pode causar resistência à insulina, obesidade e possivelmente câncer. A curva B representa um alimento rico em carboidrato não-disponível, ou de lenta digestão, onde a glicose é liberada de forma gradual, produzindo menores aumentos de glicose e insulina no plasma, sendo mais adequada do ponto de vista fisiológico.

O IG foi proposto para auxiliar a seleção de alimentos na elaboração de dietas e para possibilitar a comparação de resultados obtidos por diferentes pesquisadores e de diferentes alimentos. Esse índice mostra, indiretamente, o perfil de digestão e absorção dos carboidratos dos alimentos e é determinado em relação a um controle. Cabe lembrar que fatores intrínsecos e extrínsecos dos alimentos podem

Perfil de digestão e absorção dos carboidratos

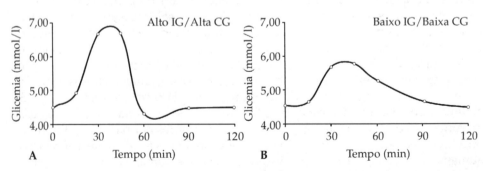

FIGURA 12.1 – Resposta glicêmica produzida por carboidratos disponíveis (**A**) e não-disponíveis (**B**). IG = índice glicêmico; CG = carga glicêmica.

interferir na digestão e absorção do amido, o que implica diferentes respostas glicêmicas produzidas pelos alimentos. A tabela 12.4 apresenta os valores de referência de IG e CC para efeito de classificação dos alimentos. Para a obtenção de valores de IG-controle glicose a partir do valor de IG-controle pão (ou seja, foi obtido através da ingestão de 50g de carboidratos disponíveis de pão), esse valor é multiplicado por 0,7.

TABELA 12.4 – Valores de referência de índice glicêmico (IG), carga glicêmica (CG) e CG/dia. Fonte: SUGIRS, 2007.

	IG	IG*	CG	CG/dia
	Controle = pão	Controle = glicose		
Baixo	≤ 75	≤ 55	≤ 10	≤ 80
Médio	76-94	56-69	11-19	81-119
Alto	≥ 95	≥ 70	≥ 20	≥ 120

* Para a obtenção de valores de IG-controle glicose a partir do valor de IG-controle pão, esse valor é multiplicado por 0,7.

Índice glicêmico e carga glicêmica

A importância dos estudos sobre IG está vinculada aos possíveis efeitos fisiológicos e terapêuticos de dietas com baixos índices glicêmicos para indivíduos saudáveis, obesos, diabéticos e hiperlipidêmicos. Entre os diversos parâmetros avaliados, foi evidenciado que a inclusão de alimentos com baixo IG no planejamento alimentar proporciona: aumento no controle de diabetes; aumento do nível plasmático de HDL-colesterol; diminuição dos níveis plasmáticos de triacilglicerol; melhoria na performance física e aumento da sensação de saciedade. Cerca de 15 estudos epidemiológicos evidenciaram que a alta CG de dietas é considerado um fator de risco independente para infarto do miocárdio, diabetes tipo 2 e câncer, e está associado com diversos fatores de risco de doenças cardiovasculares (baixo HDL-colesterol e alto triacilglicerol).

Alta CG e risco de doenças

PARTICIPAÇÃO DA FIBRA ALIMENTAR NA PREVENÇÃO DE DOENÇAS CRÔNICAS NÃO-TRANSMISSÍVEIS

A FA produz inúmeros efeitos fisiológicos, os quais podem contribuir de forma significativa para a prevenção e tratamento das doenças crônicas não-transmissíveis (DCNT). De modo geral, a FA está relacionada à prevenção de diabetes, doenças cardiovasculares, síndrome do cólon irritável, obesidade, diverticulose e câncer de cólon retal, uma vez que tem propriedades para atuar na retenção de água no cólon distal, adsorver compostos carcinogênicos e ácidos biliares; reduzir o pH do ceco, auxiliar na perda de peso, aumentar a saciedade, promover redução de colesterol e triacilglicerol plasmáticos, prevenir constipação intestinal, diminuir a glicemia pós-prandial, entre outras.

DCNT

Fibra alimentar e prevenção das doenças crônicas

Segundo a WHO/FAO, 2003, as metas de ingestão alimentar propostas para a prevenção de DCNT enfatiza de forma acentuada a ingestão adequada de fibra alimentar, que no caso do Brasil tem as leguminosas (feijão, grão-de-bico, lentilha, ervilha) como uma importante fonte de FA. Com relação aos carboidratos e FA, os carboidratos totais devem corresponder a 55-75% da energia total e a ingestão de fibra alimentar total deve ser maior que 25g/dia ou mais de 20g no caso de polissacarídeos não-amido, sendo que o consumo de frutas e hortaliças deve ser maior de 400g/dia. Essas diretrizes estão baseadas em evidências (comprovadas, prováveis e possíveis) sobre a prevenção de DCNT.

Há estudos que comprovam que a elevada ingestão de fibra alimentar diminui o risco de obesidade quando aliada à atividade física. Recentes publicações evidenciaram que a ingestão de quantidades adequadas desse componente, participando de uma dieta equilibrada, estimula a perda de peso. Ao mesmo tempo,

Fibra e obesidade

alimentos fontes de fibra alimentar geralmente proporcionam reduzido aumento da resposta glicêmica pós-prandial (alimentos de baixo índice glicêmico – IG, ou baixa carga glicêmica – CG), em função da elevada concentração de carboidratos não-disponíveis. O consumo de alimentos com elevado conteúdo de fibra alimentar e de baixo IG beneficia a perda de peso de duas formas: agindo sobre a saciedade; regulando a ingestão energética da refeição seguinte e/ou promovendo a oxidação lipídica.

Diabetes tipo 2 e fibras

O consumo de FA provavelmente reduz o risco de diabetes tipo 2, principalmente pelo melhor controle na liberação de insulina. Alimentos com elevado teor de fibra teriam absorção mais lenta, em função do retardo no esvaziamento gástrico e da diminuição do tempo de trânsito intestinal e dessa maneira poderiam evitar picos glicêmicos. Em estudo prospectivo, que durou mais de 6 anos com 65.000 enfermeiras saudáveis americanas, concluiu-se que dietas com alta CG e pobre em fibra alimentar aumenta em 2,5 vezes o risco de desenvolver diabetes tipo 2.

Com relação às doenças cardiovasculares, provavelmente a FA diminui seu risco quando aliada a outros fatores como atividade física, consumo de frutas e hortaliças e controle de ingestão lipídica. O mecanismo mais aceito para essa função protetora seria a hipocolesterolemia e hipoinsulinemia. A hipocolesterolemia pode ser decorrente da adsorção dos ácidos biliares pela fibra ou pela inibição da biossíntese de colesterol no fígado, devido aos ácidos graxos de cadeia curta, principalmente propionato, produtos da fermentação. Deve-se lembrar, também, que uma dieta com maior quantidade de fibra alimentar tem menor densidade energética, predispondo menos à obesidade, que também é fator de risco coronariano. A FA ainda favorece fatores antitrombolíticos e *status* antioxidante.

Consumo de frutas e hortaliças diminui o risco de câncer

No caso do câncer, provavelmente o consumo de frutas e hortaliças, assim como a ingestão de FA, estão envolvidos na sua prevenção. A produção de AGCC e a acidificação do ceco, resultado da fermentação, podem diminuir o risco de câncer colorretal. A fermentação também age pela produção dos ácidos voláteis que diminuem o pH, além do ácido butírico produzido poder inibir o crescimento e a proliferação de células cancerígenas. Outros estudos têm associado a fermentação da FA à diminuição de produção de amônio (possível agente de crescimento de células neoplásicas) em função da menor disponibilidade de nitrogênio que está sendo utilizado pela microflora intestinal, e a menor produção de agentes pró-cancerígenos, como os ácidos biliares secundários. O aumento de volume fecal e a redução do tempo de trânsito intestinal também pode reduzir o tempo de exposição a fatores cancerígenos; assim como a ligação a hormônios esteróides que podem estar reduzidos na circulação.

Câncer e alimentação

Embora o assunto ainda seja controverso, muitos estudos têm procurado mostrar associação entre câncer de mama, próstata, endométrio e ovários, e o tipo de dieta consumida. A associação mais forte é com o câncer de mama, e poderia estar relacionado com a diminuição dos níveis de estrogênio na circulação.

De um modo geral, sabe-se que uma diminuição de cerca de 27% na mortalidade por doenças cardiovasculares e de 15% por outras doenças, inclusive o câncer, estão relacionadas com a concentração de FA e de compostos bioativos associados a ela, presentes nos alimentos consumidos (flavonóides, polifenóis, antocianinas, carotenóides, fitosteróis, entre outros); assim, a FA tem significativa participação na prevenção de DCNT.

ALIMENTO FUNCIONAL OU PREBIÓTICO?

Resoluções da ANVISA e alimentos funcionais

A Agência Nacional de Vigilância Sanitária (ANVISA – Brasil), pelas resoluções propostas, considera que alimentos funcionais são aqueles que produzem efeitos metabólicos ou fisiológicos através da atuação de um nutriente ou não-nutriente no crescimento, desenvolvimento, manutenção e em outras funções normais do organismo humano. Como tem sido demonstrado que FA tem a propriedade de atuar de forma "benéfica" em uma ou mais funções no corpo humano, ela pode ser incluída na categoria dos alimentos funcionais.

Benefícios dos prebióticos e fibras

Prebióticos são ingredientes alimentares que não são digeridos, que afetam de maneira "benéfica" o hospedeiro por estimularem, seletivamente, o crescimento e/ou atividade de um número limitado de bactérias no cólon. Esse conceito não pode ser aplicado a toda fração fibra, pois nem todos os componentes da FA respondem aos critérios determinados para a classificação dos prebióticos: 1. ser resistente à acidez gástrica, à hidrólise por enzimas de mamíferos e à absorção gastrintestinal; 2. ser fermentado pela microflora; 3. estimular seletivamente o crescimento e/ou atividade de bactérias "benéficas". Em 2007, foi proposta, também a adoção do uso do índice prebiótico definido como o aumento absoluto do número de bifidobactérias pela dose diária do prebiótico ingerido. Vários componentes da fração fibra vêm sendo avaliados, mas até o momento somente os frutanos, lactulose e transgalactoligossacarídeos podem ser considerados prebióticos.

AGORA VOCÊ JÁ DEVE SABER

- A FA é um componente diferente dos demais nutrientes, em função de sua não utilização no intestino delgado, e que serve de substrato para a microbiota intestinal, a qual exerce inúmeros efeitos positivos para o organismo humano.
- A FA não é constituída de componentes únicos e ou isolados, mas é constituída por diversos componentes, os quais exercem importantes funções no organismo humano, alguns dos quais estão claramente identificados e outros não. Assim, sua definição deve contemplar seus efeitos fisiológicos, estrutura, componentes e fontes.
- Não se dispõe hoje de um método totalmente adequado e relativamente de baixo custo para análise de fibra alimentar. Uma proposta é a padronização de novos métodos a médio prazo e/ou introduzir modificações nos métodos da AOAC, uma vez que este é bastante utilizado em diversos países.
- A FA pode ser ingrediente funcional, mas só alguns tipos (frutanos, lactulose e transgalactoligossacarídeos) podem ser considerados prebióticos.
- A FA não se limita às funções inestestinais como se pensava no passado, mas é um conjunto de componentes que atua no organismo como um todo, participando efetivamente no controle de doenças crônicas não-transmissíveis (DCNT).

QUESTÕES PARA REFLEXÃO

1. Quais são as controvérsias em relação à definição de FA?
2. Qual o método mais apropriado para quantificar a FAT até o momento? Quais suas limitações?
3. Qual é a recomendação diária para a ingestão de FA?
4. Por que a FA pode ser considerada um alimento ou ingrediente funcional?
5. Toda FA pode ser considerada um prebiótico?
6. Qual é a importância da fermentação colônica proporcionada pelos frutanos?
7. O que é amido resistente?
8. Por que a FA está associada à prevenção das doenças crônicas não-transmissíveis?
9. Por que é importante ter informações a respeito do índice glicêmico (IG) e da carga glicêmica (CG) dos alimentos?

APLICANDO O QUE VOCÊ APRENDEU

- Qual a orientação nutricional deve ser dada às pessoas em geral no que se refere à ingestão de fibra alimentar? Às mulheres caberia uma orientação mais específica?
- Como deve ser utilizada a informação sobre alimentos com alta, média e baixa carga glicêmica?

BIBLIOGRAFIA UTILIZADA PARA EDIÇÃO DO TEXTO

- Björck I. Starch: nutritional aspects. In: Eliasson AC. (ed). Carbohydrates in food. New York: Marcel Dekker; 1996. p 505-53. ▪ Brouns F et al. Glycaemic index methodology. Nutr Res Rev 2005;18:145-71. ▪ Cummings JH et al. Digestion and physical properties of resistant starch in the human large bowel. Br J Nutr 1996;75:733-47. ▪ Silva CR et al. Effect of a rice bran fiber diet on serum glucose levels of diabetic patients in Brazil. Arch Latinoam Nutr 2005;55:23-7. ▪ Filisetti TMCC. Fibra alimentar: definição e métodos analíticos. In: Lajolo FM, Menezes EW (eds.). Carbohidratos en alimentos regionales iberoamericanos. Proyecto CYTED/CNPq XI.18 "Composición, Estructura, Propiedades Biológicas de Carbohidratos y su Utilización en Alimentos". São Paulo: EDUSP; 2006. p 255-86. ▪ Food and Agriculture Organization/World Health Organization (FAO/WHO). Carbohydrates in human nutrition: report of a joint FAO/WHO expert consultation, April 14-18, 1997, Food and Nutrition Paper, 66, FAO, Rome; 1998. p 140. ▪ Foster-Powell K et al. International table of glycemic index and glycemic load values. Am J Clin Nutr 2002;76:5-56. ▪ Gibson GR et al. Dietary modulation of the human colonic microbiota. Updating the concept of prebiotics. Nutr Res Rev 2004;17:259-75. ▪ Giuntini EB et al. Potencial de fibra alimentar em países ibero-americanos: alimentos, produtos e resíduos. Arch Latinoam Nutr 2003;53(1):14-20. ▪ Green JH et al. Acute effect of high-calcium milk with or without additional magnesium, or calcium phosphate on parathyroid hormone and biochemical markers of bone resorption. Eur J Clin Nutr 2003;57:61-8. ▪ Jenkins DJA et al. Glycemic index of foods: a physiological basis for carbohydrates exchange. Am J Clin Nutr 1981;34:362-6. ▪ Lajolo FM, Menezes EW. Carbohidratos en alimentos regionales iberoamericanos. Proyecto CYTED/CNPq XI.18 "Composición, Estructura, Propiedades Biológicas de Carbohidratos y su Utilización en Alimentos". São Paulo: EDUSP; 2006. p 648. ▪ Lajolo FM et al. Fibra dietética en iberoamérica: tecnología y salud. Obtención, caracterización, efecto fisiológico y aplicación en alimentos. Proyecto CYTED XI.6 "Obtención y caracterización de fibra dietética para su aplicación en regímenes especiales"/CNPq. São Paulo: Editora Varela; 2001. p 469.
- Ludwig DS. Glycemic load comes of age. J Nutr 2003;133:2695-6.
- Menezes EW, Lajolo FM. Marcadores *in vivo* e *in vitro* de carboidratos. In: Lajolo FM, Menezes EW (eds.). Carbohidratos en alimentos regionales iberoamericanos. Proyecto CYTED/CNPq XI.18 "Composición, Estructura, Propiedades Biológicas de Carbohidratos y su Utilización en Alimentos". São Paulo: EDUSP; 2006. p 309-34. ▪ Roberfroid M. Prebiotics: the concept revisited. J Nutr 2007;137:830-7S. ▪ Salmeron J et al. Dietary fiber, glycemic load, and risk of non-insulin-dependent diabetes mellitus in women. JAMA 1997;277:472-7. ▪ Saura-Calixto F. Evolución del concepto de fibra. In: Lajolo FM, Menezes EW (eds.). Carbohidratos en alimentos regionales iberoamericanos. Proyecto CYTED/CNPq XI.18 "Composición, Estructura, Propiedades Biológicas de Carbohidratos y su Utilización en Alimentos". São Paulo: EDUSP; 2006. p 235-53.
- Schneeman BO. Dietary fiber and gastrintestinal function. Nutr Res 1998;18(4):625-32. ▪ Sydney University Glycemic Index Research Service (SUGIRS). Glycemic index. Disponível em http://www.glycemicindex.com [acesso em maio de 2007]. ▪ Wolever TMS et al. Determination of the glycaemic index of foods: interlaboratory study. Eur J Clin Nutr 2003;57:475-82. ▪ World Health Organization/Food and Agriculture Organization (WHO/FAO). Diet, Nutrition and the Prevention of Chronic Diseases. WHO Technical Report Series, 916, Geneve; 2003. p 149.
- Universidade de São Paulo. (USP). Faculdade de Ciências Farmacêuticas. Departamento de Alimentos e Nutrição Experimental. Tabela Brasileira de Composição de Alimentos-USP. Versão 4.1: no ar desde 1998. [citado junho 15 2007]. Disponível em: http://www.fcf.usp.br/tabela.

LEITURAS ADICIONAIS

- American Association of Cereal Chemists (AACC). The definition of dietary fiber. Cereal Food World 2001;46:112-26. ▪ Asp N-G. EURESTA Physiological implication of consumption of resistant starch in man. (European FLAIR – Concerted Action n. 11 – Cost 911) s.l. p. Flair, [Proceedings of the concluding plenary meeting of EURESTA, Wageningen]. 1994. p 204. ▪ Baghurst PA et al. Dietary fibre, non-starch polysaccharides and resistant starch: a review. Food Aust 1996;48(Suppl. 3):3-32.
- Charrondiere UR et al. Impact of different macronutrient definitions and energy conversion factors on energy supply estimations. JFCA 2004;17:339-60. ▪ Cummings JH. Dietary fibre and fermentation concluding remarks. In: Mälkki Y, Cummings JH (eds.). Dietary fibre and fermentation in the colon. COST Action 92. European Commission. Brussels; 1996. p 394-8. ▪ Cummings JH, Englyst HN. Gastrintestinal effects of food carbohydrates. Am J Clin Nutr 1995;61(S):938S-45S. ▪ Food Agriculture Organization (FAO). Food energy: methods of analysis and conversion factors. Food and Nutrition Paper, 77, FAO, Rome; 2003. p 87.
- Food Nutrition Board. Dietary Reference Intakes for Energy, Carbohydrates, Fiber, Fat, Protein and Amino Acids. Institute of Medicine of the National Academies. National Academic Press, Washington: DC; 2002. p 7.1-7.69. ▪ Gibson GR, Roberfroid MB. Dietary modulation of the human colonic microbiota. Introducing the concept of prebiotics. J Nutr 1995;125(6):1401-12. ▪ Lee SC et al. Determination of total, soluble, and insoluble dietary fiber in foods enzymatic-gravimetric method, MES-TRIS buffer: collaborative study. J AOAC Int 1992;75(3):395-416. ▪ Mañas E, Saura-Calixto F. Dietary fibre analysis: methodological error sources. Eur J Clin Nutr 1995;49(3S):158-62. ▪ Marchini JS et al. Effects of an acute raw resistant potato starch supplement on postprandial glycemia, insulinemia, lipemia in healthy adults. Canadá: Nutr Res 1998;18:1135-45. ▪ McCleary BV, Rossiter P. Measurement of novel dietary fibers. J AOAC Int 2004;87(3):707-17. ▪ Menezes EW, Giuntini EB. Fibra alimentar. In: Philippi ST (ed.). Pirâmide dos alimentos: Fundamentos básicos da Nutrição. São Paulo: Manole; (in press). ▪ Saura-Calixto F et al. In vitro determination of the indigestible fraction in foods: an alternative to dietary fiber analysis. J Agric Food Chem 2000;48(8):3342-7. ▪ Saura-Calixto F, Goñi I. The intake of dietary indigestible fraction in the Spanish diet shows the limitations of dietary fibre data for nutritional studies. Eur J Clin Nutr 2004;58:1078-82. ▪ Saura-Calixto F, Jiménez-Escrig A. Compuestos bioactivos asociados a fibra. In: Lajolo FM et al. (eds.). Fibra dietética en Iberoamerica: Tecnología y salud. Obtención, caracterización, efecto fisiológico y aplicación en alimentos. São Paulo: CYTED/CNPQ/Varela. 2001. p 103-28. ▪ Trowell H. Definition of dietary fiber and hypotheses that is a protector factor in certain diseases. Am J Clin Nutr 1976;29:417-27. ▪ Tungland BC, Mayer D. Nondigestible oligo- and polysaccharides (dietary fiber): their physiology and role in human health and food. Compreh Rev Food Sci Food Safety 2002;1:73-92.

FOCUS

FIBRA ALIMENTAR: CARACTERÍSTICAS QUÍMICAS E EFEITOS FISIOLÓGICOS

Existe uma controvérsia entre uma definição que contempla todos os componentes da fibra alimentar (FA), suas fontes e características químicas bem como seus efeitos fisiológicos; e uma definição, basicamente química, onde os polissacarídeos não-amido presentes na parede celular farão parte da FA, excluindo, portanto, componentes importantes como frutanos, amido resistente, betaglicanos, entre outros.

A premissa de que a fonte de FA é um componente intrínseco de frutas, hortaliças e grãos integrais, restringe a oferta de outros componentes benéficos e que estão presentes nesses alimentos, bem como de outras fontes de fibra alimentar. A FA é um componente que desempenha papel fisiológico e funcional importante na prevenção das doenças crônicas não-transmissíveis, por ter efeito sobre a motilidade intestinal, saciedade, perfil plasmático de lipídios, resposta glicêmica, oxidação celular, entre outros. Nem sempre esses efeitos são provenientes, somente, dos compostos presentes na parede celular, mas sim de outros compostos como os frutanos, amido resistente, compostos bioativos, compostos associados, entre outros. Dessa forma, os componentes presentes na parede celular ou não das frutas, hortaliças, cereais integrais e de outros alimentos devem estar inclusos e ser analisados como fibra alimentar por apresentarem efeito fisiológico de fibra. Todos esses fatores sinalizam a importância de se considerar os efeitos fisiológicos da fibra alimentar na sua definição.

É inegável a associação do consumo de fibras com os efeitos benéficos à saúde por grande parte da população mundial, daí a importância que a definição a ser assumida pelo CODEX leve em consideração a necessidade da correta informação sobre o conteúdo de fibras nos alimentos, principalmente aquelas oriundas de frutas, hortaliças e grãos integrais.

Menezes EW, Giuntini EB. FCF-USP; 2007.

Avaliando seus conhecimentos

• O leite de mães desnutridas é deficiente em sua composição?

• A composição do leite humano varia de acordo com a alimentação materna?

• O ovo e o espinafre são boas fontes dietéticas de ferro?

• O leite humano é o alimento ideal e apropriado para o ser humano, fornecendo todos os nutrientes para crescimento e desenvolvimento adequados?

• A criança deve ser forçada a comer tudo o que está no prato?

• A melhor fonte de vitamina D é a luz solar (raios ultravioleta)?

• O uso de bebidas alcoólicas pela nutriz aumenta a produção de leite?

• O leite de vaca como alimento principal da dieta pode ser fator de risco para anemia e deficiência de ferro no lactente?

• O leite materno protege contra doenças crônicas e obesidade na vida adulta?

CAPÍTULO 13

Nutrição na Infância

Joel A. Lamounier
Ennio Leão

A nutrição adequada na infância é importante para o crescimento e o desenvolvimento da criança, ao mesmo tempo em que se constitui num dos fatores de prevenção de algumas doenças da idade adulta. A Organização Mundial da Saúde recomenda o aleitamento materno até os dois anos de idade, exclusivo até os seis meses, seguido da introdução de alimentos complementares ao seio após esta idade. O aleitamento natural deve ser iniciado imediatamente após o parto, sob regime de livre demanda e sem horários pré-fixados, estando a mãe em boas condições e o recém-nascido com manifestação ativa de sucção e choro. Quando a criança está em aleitamento exclusivo não é recomendada a introdução de líquidos (água e/ou chá). Além dos benefícios nutricionais, imunológicos e psicossociais, o leite materno representa a melhor fonte de nutrientes para o lactente, por conter proporções adequadas de carboidratos, lipídios e proteínas necessárias para seu crescimento e desenvolvimento. Também é importante no estabelecimento do vínculo mãe-filho. Apesar do reconhecimento de que o aleitamento materno, na nutrição do lactente jovem, é importante fator que reduz a morbimortalidade infantil é uma questão de sobrevivência para a maioria das crianças, principalmente nos países em desenvolvimento, o desmame precoce ainda é uma realidade no Brasil. O consumo precoce dos alimentos complementares tem provocado a interrupção do aleitamento materno, e não supre as necessidades nutricionais do lactente que está com elevada velocidade de crescimento, tornando-o mais vulnerável tanto a desnutrição quanto a deficiências ou excessos de certos micronutrientes com manifestações a curto ou longo prazo. O processo de desmame deve ser lento e gradual, reconhecendo-se que é um período de risco para o lactente. Assim, a partir do sexto mês devem ser introduzidos alimentos complementares. À proporção que a criança aumenta em idade, as necessidades nutricionais se aproximam progressivamente das do adulto, devendo-se ter em mente os problemas surgidos das dietas carentes, das dietas restritivas e das dietas excessivas. Em algumas situações é necessária suplementação vitamínico-mineral, mas suplementação medicamentosa em indivíduos sadios pode acarretar efeitos adversos.

INTRODUÇÃO

Na infância, a boa nutrição, além da sobrevivência da criança, é indispensável para crescimento e desenvolvimento adequados

A importância da nutrição durante todo o ciclo vital é absolutamente óbvia. O ser humano precisa alimentar-se para sobreviver. Na infância, além da sobrevivência, a boa nutrição é indispensável para um crescimento e um desenvolvimento adequados. Também na infância devem ser estabelecidos os bons hábitos alimentares, que continuarão na adolescência e na idade adulta, pois, embora existam controvérsias, parece fora de dúvida que a prevenção de algumas doenças degenerativas do adulto deva começar na infância. Entretanto, é preciso bom senso nas prescrições alimentares, evitando dietas restritivas que possam vir a prejudicar o crescimento e o desenvolvimento das crianças, com repercussões também negativas na idade adulta.

Em relação à nutrição na infância, é importante destacar o papel do leite humano pelos seus diferentes aspectos de proteção contra doenças, já a partir do nascimento da criança. O interesse pelo aleitamento materno ressurgiu a partir da década de 1970. Antes dessa época, eram preferidas as "fórmulas" que, em muitos lugares, eram consideradas um método moderno de alimentar a criança. Com as evidências da superioridade do leite materno, a prática da amamentação natural foi estimulada e embora a maioria das mães amamente após o parto, a manutenção do aleitamento por um período razoável ainda é insatisfatória. A Organização Mundial de Saúde (OMS) recomenda que o aleitamento materno exclusivo, isto é, somente leite humano, seja mantido até os seis meses e complementado com outros alimentos até os dois anos de idade.

O primeiro ano de vida é um período caracterizado por crescimento e desenvolvimento rápidos. Requer, portanto, disponibilidade proporcionalmente maior de energia e nutrientes em relação à criança maior e ao adulto. Existem também diferenças qualitativas, relacionadas com as particularidades fisiológicas e metabólicas dessa idade, como a necessidade elevada de aminoácidos essenciais, ácidos graxos essenciais, minerais e vitaminas. O leite humano é, indiscutivelmente, o alimento ideal para o lactente, especialmente nos seis primeiros meses de vida, devido aos seus benefícios em termos nutricionais, imunológicos, além do efeito psicossocial positivo da relação mãe-filho.

Os bons hábitos alimentares devem ser estabelecidos na infância

Práticas adequadas de alimentação nos primeiros anos de vida são condicionadas pelas necessidades nutritivas dos lactentes e seu grau de maturidade funcional, especialmente quanto ao tipo de alimento, mecanismo de excreção e defesa contra infecções. Neste capítulo sobre nutrição na infância serão abordadas, com maior destaque, o leite materno, as necessidades nutricionais e o desmame.

IMPORTÂNCIA DO ALEITAMENTO MATERNO

Os conhecimentos científicos adquiridos ao longo dos anos, por meio de pesquisas, mostraram claramente o aumento da mortalidade e da morbidade infantis com o uso indiscriminado do aleitamento artificial na era dos anos 60. Na mesma seqüência, as vantagens do leite humano, através de seus componentes nutricionais e imunológicos, foram evidenciadas em diversos estudos. Posteriormente, as pesquisas evidenciaram elementos celulares e endócrinos, bem como fatores de crescimento no leite humano, importantes para a saúde da criança (Quadro 13.1).

Importância médico-social do aleitamento materno

O Programa Nacional de Incentivo ao Aleitamento Materno (PNIAM) do Ministério da Saúde e os Departamentos de Aleitamento Materno e de Nutrologia da Sociedade Brasileira de Pediatria (SBP) adotam a recomendação da OMS de amamentação exclusiva até os seis meses de idade. Nesse período o leite humano supre todas as necessidades nutricionais da criança. Só a partir dessa idade, está indicada a introdução de alimentos complementares, e deve-se promover a manutenção da amamentação até os dois anos ou mais.

O leite humano é muito mais do que um conjunto de bons nutrientes: pela sua complexidade biológica é uma substância viva, ativamente protetora e imunomo-

QUADRO 13.1 – Benefícios do aleitamento materno.

Benefícios para criança	Diminuição da mortalidade infantil, principalmente por diarréia e por infecções respiratórias. Lactentes menores, exclusivamente amamentados, sem acesso à água potável e que recebem alimentos de má qualidade são os que mais se beneficiam
	Diminuição do número de internações hospitalares pela redução da incidência e gravidade das doenças, especialmente contra a enterocolite necrosante em prematuros
	Redução de manifestações alérgicas
	Diminuição da incidência de doenças crônicas como aterosclerose, hipertensão arterial, diabetes, doença de Crohn, colite ulcerativa, doença celíaca, doenças auto-imunes e linfoma. Proteção contra obesidade no adulto
	Melhora do desenvolvimento neuropsicomotor, especialmente nos prematuros, relação direta com o tempo de amamentação
	Proteção contra oclusão dentária e síndrome do respirador bucal
	Menos atendimento médico, medicações e hospitalizações e se torna mais saudável nos aspectos psíquico e social
	Necessidade de menor atendimento médico, medicações e hospitalizações e se torna mais saudável nos aspectos psíquico e social
Benefícios para mãe	Proteção da nutriz contra o câncer de mama pré-menopausa e de ovário em qualquer idade
	Na amamentação exclusiva ocorre o rápido retorno ao peso pré-gestacional e há um efeito contraceptivo, principalmente na que se mantêm amenorréica
	Promoção do vínculo afetivo mãe-filho
Outros benefícios	Economia financeira para família que economiza na compra de alimentos e substitutos do leite materno
	Benefício para a sociedade, pois a criança, ao adoecer menos reduz o número de falta dos pais ao trabalho

deladora. Essa capacidade pode ser observada pela menor morbimortalidade das crianças amamentadas ao seio, quando comparadas com as alimentadas artificialmente, especialmente em comunidades carentes.

A constatação da baixa prevalência do aleitamento materno foi verificada em pesquisa do PNIAM*. A principal constatação foi a de que "a falta de informação das mães e da sociedade em geral, inclusive dos profissionais de saúde, tem acarretado impacto negativo na duração do aleitamento materno exclusivo. Tanto que, no segundo mês de vida, 94% das crianças brasileiras já recebem outro líquido ou alimento. O País desperdiça a cada ano mais de 180 milhões de litros de leite materno, que serviriam para alimentar os bebês até os 6 meses de idade".

Pesquisa de Prevalência de Aleitamento Materno nas capitais Brasileiras e no Distrito Federal, realizada pelo Ministério da Saúde em 1999 revelou que o desmame precoce ainda é um importante problema de saúde pública no Brasil. No primeiro mês de vida, 53,1% das crianças mamavam exclusivamente no peito, ocorrendo a partir daí uma brusca redução nos índices de aleitamento materno exclusivo, sendo de 9,7% a freqüência da amamentação exclusiva no intervalo de 151 a 180 dias. A duração mediana de aleitamento materno exclusivo no Brasil foi de 23,4 dias. Portanto, mesmo com ações e campanhas de estimulo à amamentação, a implantação da Iniciativa Hospital Amigo da Criança (IHAC) e a Semana

---

* PNIAM. O aleitamento materno e os municípios. MS/INAN. Brasília, 1995.

Mundial da Amamentação, as taxas de aleitamento materno exclusivo, total e complementado continuam abaixo dos índices propostos pela OMS e UNICF. HIAC é uma estratégia mundial de proteção, promoção e apoio ao aleitamento materno proposta pela OMS e UNICEF, em 1990, com objetivo de melhorar as práticas hospitalares para o fortalecimento da amamentação. Os estabelecimentos de saúde, para se tornarem Amigos da Criança, precisam cumprir os 10 passos para o sucesso do aleitamento materno. No Brasil foi implantada em 1992, e até 2007 já foram credenciadas 337 instituições.

FISIOLOGIA DA LACTAÇÃO

Sob ação de hormônios, as glândulas mamárias preparam-se para a lactação por meio de uma série de etapas e modificações que se iniciam na adolescência e se completam na gestação. As alterações hormonais resultam no aumento dos seios, da aréola e do mamilo. Na gestação, sob influência de hormônios, ocorre o crescimento da mama, pelo grande aumento dos ductos e alvéolos. Assim, ao final da gestação, os lóbulos do sistema alveolar estão em desenvolvimento máximo, podendo até ser liberada pequena quantidade de colostro. Com o parto, ocorre uma queda súbita nos níveis circulantes de estrogênio e progesterona seguido por um aumento rápido de secreção de prolactina, preparando a glândula mamária para o início da lactação.

A produção e a secreção do leite humano são controladas por ação de hormônios hipofisários

Os reflexos maternos envolvidos na produção e na secreção de leite são determinados pelo estímulo proveniente da sucção do seio pelo lactente. Por mecanismos de estímulos nervosos situados na aréola mamária, mensagens são transmitidas para o hipotálamo, que as repassam para a hipófise, sendo então liberados os hormônios necessários à produção e à secreção do leite. Na parte anterior da hipófise é liberada a prolactina, que estimula a produção de leite pelas células alveolares do tecido mamário. Na parte posterior da hipófise é liberada a ocitocina, que estimula a contração das células mioepiteliais da glândula mamária, fazendo com que o leite flua através dos ductos e seios lactíferos. Esse processo de saída do leite é referido como "reflexo de descida".

Funções da ocitocina

Outra função da ocitocina é fazer com que haja contração das células musculares do útero, auxiliando na parada de sangramento no pós-parto. Pesquisas sobre a ocitocina sugerem que também seja o hormônio do vínculo afetivo, com importantes conseqüências para o relacionamento, tanto entre parceiros sexuais, quanto para mãe e filho. O reflexo de descida e a facilidade com que o leite é fornecido à criança podem ser influenciados por pequenas variações nos níveis circulantes de ocitocina, distúrbios emocionais ou estresses ambientais. O reflexo de ejeção do leite responde não apenas a estímulos hormonais e táteis, mas pode ser desencadeado, com ejeção de leite pelas células mioepiteliais, por estímulos olfativos, visuais, auditivos e pela simples proximidade física ou lembrança do filho. O estresse leve ou crônico apenas retarda um pouco o reflexo. Algumas mães apresentam verdadeira incapacidade de liberar leite, mesmo quando as mamas estão cheias. A explicação mais freqüente não é psicológica, mas física: devido à sucção limitada, as mamas ficam cheias, dilatadas, e a alta pressão intraductal impede a contração das células mioepiteliais, mesmo sob ação da ocitocina. O calor local e o esvaziamento da mama por ordenha manual, de preferência, podem diminuir a pressão e permitir a liberação reflexa do leite. A inibição temporária ou atraso na ejeção do leite é comum e pode ser rapidamente superada com mais sucção pela criança. No entanto, infelizmente, mulheres sujeitas a mensagens negativas sobre sua capacidade de amamentar freqüentemente interpretam essa inibição temporária como sinal de "insuficiência de leite" e como justificativa para a introdução de mamadeira suplementar. Mesmo em condições de trabalho árduo e extenuante, a mãe que tem confiança e que acredita na sua capacidade de amamentar terá poucos problemas com o reflexo de descida do leite.

Reflexos da criança também estão envolvidos na amamentação e consistem de reflexos de busca, sucção e deglutição do recém-nascido de termo. A criança de termo está preparada para mamar logo após o nascimento. Como outros mamíferos, o ser humano segue um programa inato de comportamento pré-alimentar nas primeiras horas após o parto, que consiste na procura do seio materno, busca ativa do mamilo, abertura ampla da boca, fixação firme ao seio e mamada vigorosa antes de dormir. Tudo isso num intervalo de tempo de 120 a 150 minutos após o nascimento. A chave da manutenção da lactação é o comportamento alimentar do bebê, que consiste em esvaziar o seio materno o necessário e suficiente para manter os níveis de hormônios lactogênicos. O ato de mamar estimula a síntese e secreção de hormônios lactogênicos, que evocam os reflexos da produção e ejeção de leite materno e também removem os peptídeos supressores da síntese alveolar de leite.

O ato de sugar consiste em uma série de movimentos rítmicos da mandíbula, criando pressão negativa e ação peristáltica da língua, que ordenha o leite da mama e o leva para ser deglutido. Os reflexos estão bem desenvolvidos em recém-nascidos de termo e normais. Em prematuros extremos, de muito baixo peso, ou em portadores de danos cerebrais, anomalias congênitas, infecções generalizadas e icterícia grave estes reflexos estão fracos. Pode também ocorrer, transitoriamente, em decorrência da sedação ou analgesia obstétrica. O lábio leporino e a fissura palatina constituem dificuldades, dependendo do grau de interação entre a anomalia e a mama.

A produção do leite humano depende da sucção pelo lactente

AMAMENTAÇÃO

Para o sucesso da amamentação, é preciso fazer uma boa preparação da mãe desde o início da gestação, sendo enfatizados os aspectos nutricionais e as vantagens do aleitamento materno. A mãe deve ser encorajada a amamentar imediatamente após o parto, sendo importante encontrar-se uma posição confortável para ambos, mãe e filho. Esse contato íntimo logo após o nascimento, além de contribuir para o desenvolvimento do vínculo afetivo, também ajuda a adaptação da criança ao novo meio ambiente, favorecendo a colonização da pele e do trato gastrintestinal por microrganismos maternos, os quais tendem a ser não-patogênicos e contra os quais o leite materno possui anticorpos.

O aleitamento materno estabelece um forte vínculo entre mãe e filho

A freqüência e a eficiência com que a criança suga o leite são os fatores que determinam o volume produzido em cada mama. Assim, a maior sucção numa mama resultará na involução da outra, visto o controle ser baseado na eficiência e na freqüência das mamadas. Isso explica porque algumas mulheres amamentam com sucesso em apenas uma das mamas.

O insucesso na amamentação pode estar ligado à falta de apoio e orientação às mães nas primeiras semanas do pós-parto, quer de profissionais de saúde, quer de familiares. Os problemas mais comuns que surgem durante a lactação como mamas ingurgitadas, mamilos sensíveis, mamilos invertidos, ductos obstruídos, infecção e outros podem ser resolvidos por orientação e tratamento adequados, permitindo manter o aleitamento.

Até 30 horas após o nascimento, as mamas enchem-se de colostro, primeira secreção líquida de cor amarelada e elaborada para suprir as necessidades do lactente na primeira semana. O colostro é rico em proteínas e contém menos carboidrato e gordura, bem como também concentrações maiores de sódio, potássio e cloro, do que o leite maduro. O volume secretado varia amplamente de 10 a 100ml/dia, com média em torno de 30ml. Entre 30 e 40 horas após o parto há uma rápida mudança na composição do leite, com aumento da concentração de lactose e conseqüente aumento do volume de leite. Aos poucos, a amamentação será estabelecida, o leite de transição produzido entre o $7^º$ e o $14^º$ dias, e o leite maduro após a segunda semana de lactação. O leite maduro possui dezenas de componentes conhecidos. Sua composição varia não apenas entre mães, como na mesma mãe entre as mamas, em mamadas diferentes e até no decurso da mesma mamada.

Para manter a amamentação com sucesso, devem ser eliminados, na medida do possível, fatores que diminuam a duração, eficiência e freqüência da sucção pelo lactente. Esses fatores incluem a limitação do tempo de mamada, horários fixos, posicionamento incorreto, uso de objetos orais (bicos, chupetas), fornecimento de líquidos como água, chás, soluções açucaradas, outros leites. O uso de outros leites ou de fórmulas em substituição ao leite humano deve ser combatido e só realizado quando forem esgotados os recursos para manter o aleitamento materno. Na vigência do aleitamento exclusivo, devem ser evitados outros alimentos, não apenas por diminuir o apetite, mas também pelo maior risco de infecções e alergias.

Alguns medicamentos ingeridos pela mãe podem ser eliminados via leite humano

Drogas administradas à mãe podem afetar desfavoravelmente a capacidade de mamar dos recém-nascidos, por muitos dias após o parto, devido à limitada capacidade de excreção hepática e renal. Em alguns poucos casos, o uso de medicamentos pela nutriz pode contra-indicar a amamentação ao seio. Nestes casos são poucas as drogas: anfetamina, preparações radioativas, drogas ilícitas (como a maconha, heroína e cocaína), iodetos, antitireoidianos, brometos, sais de ouro, primidona, atropina, lítio, tetraciclina, estreptomicina, cimetidina, narcóticos, fenindiona e contraceptivos de dosagem elevada. O uso prolongado de reserpina, esteróides, clorpromazina, diuréticos, diazepam, ergotamina, sulfonamida, elixir paregórico e ácido nalidíxico também é considerado um risco para o bebê e requer maiores cuidados.

Algumas doenças da mãe podem ser possíveis contra-indicações à amamentação

Se a mãe apresenta doenças, são poucas as contra-indicações absolutas ao aleitamento. Nos seguintes casos a mãe não deve amamentar: doenças cardíacas, renais, pulmonares ou hepáticas graves, depressão e psicose graves ou uso de drogas incompatíveis com a amamentação. Para mães com infecção pelo vírus da imunodeficiência humana (HIV/AIDS) e vírus T-linfotrópicos humanos tipo I, a recomendação é não amamentar. Nas demais doenças causadas por outros vírus, bactérias e fungos, o profissional de saúde deve realizar uma cuidadosa avaliação, mas na maioria dos casos, o aleitamento materno é mantido.

Algumas situações nas quais hábitos maternos podem influenciar na amamentação

Mulheres usuárias de drogas de abuso não devem amamentar, devido ao risco de efeitos tóxicos sobre seus filhos. Drogas consideradas lícitas, como o álcool e o tabaco, também devem ser evitados durante a amamentação. Contudo, a Academia Americana de Pediatria (AAP) classifica a nicotina como droga compatível com a amamentação. Tal fato se baseia em estudos que mostraram que filhos de mulheres tabagistas que eram amamentados tinham menor risco de doenças respiratórias que aqueles filhos de tabagistas que não eram amamentados. Além disso, um estudo holandês mostrou que efeitos negativos da exposição intra-uterina ao tabaco na performance cognitiva das crianças aos nove anos de idade eram limitados às crianças que não foram amamentadas. Assim, acredita-se que amamentação associada ao tabagismo materno é menos prejudicial à criança que o uso de leites industrializados. Contudo, devido a relatos de redução da ingestão do leite por alteração do sabor e também da produção de leite pela nicotina, o crescimento da criança deve ser rigorosamente acompanhado. Além disso, vários estudos relatam menor tempo de aleitamento por mães tabagistas.

Em relação ao álcool, estudos mostram que a ingestão de 0,3g/kg pode reduzir em até 23% a ingestão de leite pela criança. Além disso, estudos comprovam alteração do odor e do gosto do leite materno após uso de bebidas alcoólicas levando à recusa do leite pela criança. Embora a AAP considere o álcool compatível com a amamentação, deve-se ressaltar que apenas doses baixas (não mais que uma lata de cerveja por dia) podem ser utilizadas, principalmente pelas mães que não possuem o hábito de beber, devido à baixa atividade de enzimas que metabolizam o álcool. Independente do risco é sempre importante ressaltar que, por razões óbvias, a gravidez e a amamentação devem servir como forte motivação para as mulheres não usarem drogas, lícitas ou não.

O uso de implante de próteses de silicone para aumento ou correção de mama tem sido freqüente entre as mulheres. Segundo a literatura, o silicone utilizado para aumento do volume das mamas foi implantado em cerca de um milhão de mulheres norte-americanas até o ano de 2001. No entanto, apenas um estudo relatou disfunção esofagiana em 11 crianças amamentadas cujas mães receberam implantes. Porém, outros estudos não confirmam esses achados. Assim, a Academia Americana de Pediatria classifica o implante de silicone como compatível com a amamentação.

COMPOSIÇÃO DO LEITE HUMANO

A composição é determinada no sentido de oferecer energia e nutrientes necessários e em quantidades apropriadas. O leite humano contém fatores que conferem proteção contra infecções virais e bacterianas. As reações alérgicas raramente ocorrem com o seu uso. A composição do leite varia com a espécie de mamífero. O leite maduro humano apresenta a menor concentração de proteínas entre os mamíferos que, contudo, é mais do que adequada para o crescimento normal do lactente. Crianças alimentadas artificialmente, com leites ou fórmulas com teores elevados de proteínas, têm níveis elevados de uréia e aminoácidos no sangue e, portanto, cargas maiores de soluto renal. As conseqüências disso, a curto e longo prazo, são desconhecidas, particularmente sobre a possível relação com as doenças circulatórias e renais do adulto. O alto teor de proteínas ou de sal nas fórmulas lácteas pode associar-se à desidratação hipertônica, à clássica "febre do leite em pó" quando usadas concentrações superiores às recomendadas.

O leite humano difere na quantidade e qualidade de seus nutrientes quando comparado com o leite de vaca e fórmulas. O leite humano e o leite de vaca fornecem 20kcal/30ml, sendo diferente a fonte de nutrientes das calorias. No leite materno as proteínas fornecem de 6 a 7% das calorias e no leite de vaca 20%. Para avaliação da diferença bioquímica, na tabela 13.1, estão ilustrados os principais nutrientes do leite humano e de vaca.

Com relação ao conteúdo total de proteínas, o leite de vaca contém três vezes mais do que o leite humano. As proteínas do leite humano são estrutural e qualitativamente diferentes das do leite de vaca. Do conteúdo protéico do leite materno, 60% é lactoalbumina, no leite de vaca a principal proteína é a caseína, que representa cerca de 80% da proteína total. Como mostrado na tabela 13.1, a relação proteína do soro/caseína do leite humano é aproximadamente 60/40, a do leite bovino é 18/82, enquanto a dos substitutos do leite humano varia entre 18/92 e 60/40. A alta relação proteínas do soro (lactoalbumina)/caseína no leite humano resulta na formação de coágulo leve, com flóculos de mais fácil digestão e com reduzido tempo de esvaziamento gástrico. Ao contrário, a caseína forma coágulo espesso, difícil de digerir no estômago.

Embora existam semelhanças, nenhuma proteína do leite bovino é idêntica a qualquer proteína do leite humano. As proteínas do leite bovino, caseína ou proteínas do soro são estrutural e qualitativamente diferentes das proteínas do leite humano e podem gerar respostas antigênicas. A lactoferrina bovina age diferentemente na criança e no bezerro, as diferenças na estrutura dos receptores para lactoferrina humana podem explicar a não-liberação dos minerais ligados à lactoferrina bovina. As proteínas do soro do leite humano consistem principalmente de alfa-lactoalbumina, componente importante do sistema enzimático da síntese da lactose. A β-lactoglobulina, proteína do soro do leite bovino, inexistente no leite humano, quando ingerida pela mãe pode passar pelo seu leite e provocar resposta antigênica em lactentes atópicos.

O leite humano apresenta concentrações maiores de aminoácidos livres e de cistina e menores de metionina, do que o leite de vaca. Os aminoácidos, taurina e cistina, essenciais para prematuros, estão presentes em maiores concentrações no leite materno do que no leite de vaca. A cistina é essencial para fetos e para prematuros, pois a cistationase, enzima que catalisa a transulfuração de metionina em cistina está ausente no fígado e cérebro. A concentração de taurina é elevada no

O leite humano difere em composição do leite de vaca

TABELA 13.1 – Composição dos leites humano e de vaca.

Composição	Leite humano	Leite de vaca
Água (ml/100ml)	87,1	87,2
Energia (kcal/100ml)	70	67
Proteínas (g/100ml)	1,1	3,3
Gordura (g/100ml)	4,5	3,8
Açúcar (g/100ml)	7	4,8
Caseína (% total de proteínas)	20	82
Seroproteínas (% total de proteínas)	80	18
Sais minerais totais/100ml	0,2	0,7
Cálcio (mg/l)	340	1.170
Fósforo (mg/l)	140	920
Sódio (mEq/l)	7	30
Potássio (mEq/l)	13	35
Cloreto (mEq/l)	11	30
Magnésio (mg/l)	40	120
Zinco (mg/l)	1,2	3,9
Ferro (mg/l)	0,5	0,5
Tiamina (mg/l)	0,14	0,4
Riboflavina (mg/l)	0,38	1,5
Niacina (mg/l)	1,8	0,7
Piridoxina (mg/l)	0,1	0,6
Pantotenato (mg/l)	2,46	3,46
Folato (mg/l)	0,4	0,55
Vitamina A (UI/l)	1.898	1.025
Vitamina B_{12} (µg/l)	traços	6
Vitamina C (mg/l)	50	11
Vitamina D (UI/l)	22	14
Vitamina E (mg/l)	2	0,5
Vitamina K (µg/l)	15	60

Adaptado de Jelliffe e Jelliffe, 1979; Martins Filho, 1987; Barness e Curran, 1996.

leite humano, sendo necessária para a conjugação de sais biliares e, portanto para a absorção de gorduras, além de exercer papel de neurotransmissor e neuromodulador no desenvolvimento do sistema nervoso central.

Lactose no leite humano

A lactose, açúcar encontrado apenas em leites, é o principal carboidrato do leite humano, no qual também estão presentes pequenas quantidades de galactose, frutose e outros oligossacarídeos. No colostro a concentração de lactose é de 4% e no leite maduro de até 7%. A lactose parece ser um nutriente específico da infância, pois a enzima lactase responsável pelo desdobramento da lactose para a absorção, presente ao nascimento nos mamíferos, vai perdendo sua atividade após o desmame e, na espécie humana, várias raças apresentam baixa ou nula atividade enzimática após a infância. É a deficiência ontogenética da lactase, resultado de herança autossômica recessiva.

A lactose tem outras funções, além de fornecer energia é metabolizada em glicose (fonte de energia) e galactose, constituinte dos galactolipídios, necessários ao desenvolvimento do sistema nervoso central. A lactose facilita a absorção de cálcio e ferro e promove a colonização intestinal com *Lactobacillus bifidus*, que são bactérias fermentativas. A ação dessas bactérias é promover o meio ácido no trato gastrintestinal e inibir o crescimento de bactérias patogênicas, fungos e parasitas. O crescimento do *Lactobacillus bifidus* é estimulado, além disso, pela presença no leite humano de um carboidrato nitrogenado, o "fator bífidus", não encontrado no leite de vaca e derivados. Suplementos alimentares administrados à criança nos primeiros dias de vida interferem com esse mecanismo protetor.

A atividade ausente ou diminuída da lactase leva à intolerância à lactose. Não sendo metabolizada, a lactose produz fenômenos digestivos como meteorismo, dor abdominal e diarréia. Em sua forma primária, congênita, que se manifesta logo após o nascimento, a deficiência de lactase é rara. Pode ser também considerada primária a deficiência ontogenética, já referida. Entretanto, a forma secundária da deficiência de lactase, com graus variáveis de baixa atividade enzimática e de natureza transitória não é rara na infância, podendo surgir em qualquer condição que danifique a borda em escova da mucosa intestinal e resulte em perda de lactase. Alguns exemplos são as infecções por rotavírus, giardíase e intolerância à proteína do leite de vaca.

As gorduras fornecem 50% das calorias no leite materno e no leite de vaca. As concentrações de gordura passam de aproximadamente 2g/100ml no colostro para 4 a 4,5g/100ml no 15º dia após o parto. Em seguida, permanecem relativamente estáveis durante a lactação, embora com variações tanto no conteúdo total de lipídios quanto na composição de ácidos graxos, apresentando também flutuações circadianas. Às vezes, ocorrem variações numa mesma mamada. A concentração de gordura no leite final é superior à do leite inicial, acreditando-se que esse maior teor no final seria uma forma de controlar o apetite. No final da mamada a criança ingere uma proporção considerável de energia. Limitar arbitrariamente a duração da mamada pode fazer com que a criança não receba toda a gordura do leite. É importante lembrar que, na ordenha do leite humano, deve ser coletado tanto o leite inicial quanto o final, devido ao valor energético da gordura. No final da mamada é maior a quantidade de gordura no leite humano.

As gorduras fornecem 50% das calorias do leite humano

O ácido oléico monoinsaturado é o ácido graxo predominante tanto no leite de vaca quanto no leite humano. O ácido linoléico, ácido graxo essencial, fornece 4% das calorias no leite materno e apenas 1% no leite de vaca. No leite materno o conteúdo de colesterol é de 10 a 20mg/dl. Maiores níveis de colesterol são necessários nos primeiros meses de vida e evidências conflitantes de estudos com animais de laboratório sugerem que esses níveis poderiam contribuir para a regulação do metabolismo do colesterol na idade adulta.

A criança consome uma dieta rica em gorduras numa idade em que tanto a secreção de lipase pancreática quanto a eficiência da conjugação de sais biliares são ainda imaturas. Essa imaturidade é compensada parcialmente por lipases linguais e gástricas e por uma lipase não específica adicional encontrada na fração não-gordurosa do leite humano. Essa enzima, estimulada pelos sais biliares no duodeno, contribui para a digestão de gorduras, principalmente para hidrólise de triglicerídeos, processo importante para prematuros, cuja produção de sais biliares e de lipase pancreática é ainda menor. Ao ser utilizado o leite humano ordenhado, lembrar que o aquecimento destrói a lipase. A gordura do leite humano é secretada em glóbulos microscópicos menores do que as gotículas de gordura do leite de vaca. Cerca de 98% dos lipídios dos glóbulos são triglicerídeos. As membranas globulares são compostas por fosfolipídios, proteínas e esteróis (especialmente colesterol). A composição de ácidos graxos é relativamente estável, sendo cerca de 57% de ácidos graxos insaturados e 42% de ácidos graxos saturados.

O leite materno é rico em ácidos graxos insaturados de cadeia longa, importantes para o desenvolvimento e mielinização do cérebro. A concentração de ácido linoléico e de outras gorduras poliinsaturadas é influenciada tanto pela dieta quanto pela composição dos lipídios corpóreos da mãe. Ácidos aracdônico e linoléico, gorduras poliinsaturadas, existem em maiores concentrações no leite humano do que no leite de vaca. Ambos têm importância na síntese de prostaglandinas, envolvidas numa série de funções biológicas que atuam sobre a digestão e a maturação de células intestinais, contribuindo para os mecanismos globais de defesa do lactente. O leite humano, comparado com os seus substitutos, pode assim conter grandes quantidades de prostaglandinas e outros compostos antivirais associados a lipídios.

Ácidos graxos de cadeia longa no leite

O conteúdo de vitamina A, tanto no leite materno quanto no leite de vaca é adequado para o lactente, embora os níveis sejam maiores no leite humano, exceto em populações deficientes. A quantidade no colostro é o dobro da do leite maduro. A deficiência de vitamina A, em lactentes de populações carentes, é mais comum naqueles desmamados precocemente.

A concentração de vitamina D no leite humano é baixa

A concentração de vitamina D no leite humano é baixa, média de 0,15µg/100ml, insuficiente para as necessidades da criança que são de 10µg/dia. A pele, na presença de luz solar, é adequada tanto para fabricar, potencialmente, grandes quantidades de vitamina D quanto para impedir a absorção de quantidades acima do necessário. Toda criança deve ser exposta ao sol regularmente no tempo e horário apropriado, ou receber vitamina D medicamentosa independente do tipo de alimentação, leite materno ou leite de vaca, como profilaxia do raquitismo carencial.

O leite humano fornece 2UI/litro de vitamina E, o que geralmente atende às necessidades do lactente normal, a menos que a mãe esteja consumindo excesso de gordura poliinsaturada na dieta, sem o concomitante aumento de ingestão da vitamina E.

A concentração de vitamina K, nos primeiros dias após o parto, é maior no colostro e no leite do final da mamada. Porém, duas semanas depois, a flora intestinal, que fornece a maior parte da vitamina K, já está instalada em bebês amamentados ao seio. Quando não se dá o colostro ou o leite final, é maior o risco de doença hemorrágica. A administração profilática de vitamina K ao recém-nascido após o parto é recomendada por autoridades nacionais e internacionais.

Vitaminas hidrossolúveis no leite materno

O conteúdo de vitaminas hidrossolúveis no leite materno reflete a ingestão da mãe. As concentrações dessas vitaminas no leite de mães bem nutridas são mais do que suficientes para o lactente. Relatos de deficiências são raros, embora possam existir em mães gravemente desnutridas ou vegetarianas estritas. A vitamina C está em concentração adequada no leite humano, sendo o leite de vaca pobre nesse nutriente. Cuidados especiais devem ser tomados em ambientes onde a deficiência de algumas vitaminas é endêmica, por exemplo, vitamina A ou tiamina, e também em mulheres que usam anticoncepcionais orais por muito tempo, que podem ter níveis diminuídos de vitamina B_6 no leite humano. A maneira mais eficiente de evitar qualquer deficiência vitamínica para o lactente é melhorar a alimentação materna.

No leite humano a concentração da maioria dos minerais, como cálcio, fósforo, zinco, ferro, magnésio, potássio e flúor, não é afetada significativamente pela alimentação materna. Mecanismos compensatórios, como a diminuição da excreção urinária de cálcio, entram em funcionamento e somente em casos extremos as reservas e tecidos maternos são depletados. A concentração de minerais é menor no leite humano do que no leite de vaca ou fórmulas, porém, no leite materno ela está mais bem adaptada às necessidades nutricionais e às capacidades metabólicas do lactente. O sódio e o potássio estão em concentrações menores, cerca de 1/3 daquelas do leite de vaca. A osmolalidade do leite materno é de 286mOsm/kg e de 400mOsm/kg no leite de vaca. O recém-nascido tem o rim funcionalmente imaturo, com a capacidade de concentrações limitadas em alguns casos de apenas 700mOsm/litro. No leite de vaca as quantidades de cálcio e fósforo são três e seis vezes maiores, respectivamente, mas a relação cálcio e fósforo (2:1) no leite materno facilita a absorção de cálcio pelo trato gastrintestinal.

O ferro e o zinco no leite humano têm alta biodisponibilidade

A alta biodisponibilidade do ferro no leite humano também resulta em uma série de interações complexas entre os componentes do leite materno e o organismo da criança. A maior acidez do trato intestinal e a presença de quantidades adequadas de zinco, cobre e lactoferrina são fatores importantes para aumentar a absorção de ferro. O ferro está presente em quantidades baixas (0,5mg/litro) em ambos os leites, humano e de vaca. No entanto, a absorção e a biodisponibilidade do ferro é muito maior no leite humano. Cerca de 70% do ferro no leite materno são absorvidos, sendo 30% no leite de vaca e 10% nos substitutos do leite humano.

Para compensar essa diferença, grandes quantidades de ferro devem ser adicionadas às fórmulas, o que favorece o desenvolvimento de bactérias intestinais patogênicas. Anemia ferropriva é muito rara em lactentes alimentados exclusivamente com leite materno nos primeiros 6 a 8 meses de vida. A introdução precoce de outros alimentos (cereais, vegetais) na dieta de crianças amamentadas ao seio pode comprometer a absorção do ferro por mecanismo de quelação. O uso de chás, muito comum, em crianças em aleitamento materno, reduz a absorção de ferro. No trato gastrintestinal o tanino do chá forma quelato com o ferro, reduzindo a sua biodisponibilidade. A absorção de zinco e cobre pode ser comprometida pelo fornecimento adicional de ferro na alimentação do lactente. As indicações específicas para suplementação de ferro são comentadas adiante.

O zinco é um nutriente essencial na estrutura de enzimas e no funcionamento da imunidade celular. As quantidades de zinco no leite humano são pequenas, mas suficientes para as necessidades do lactente, sem interferir na absorção de ferro e cobre. Sua biodisponibilidade é maior no leite humano, se comparado ao leite de vaca e substitutos. A concentração de flúor no leite de vaca é duas vezes maior do que no leite materno. A maioria do flúor da dieta materna não passa em grandes quantidades para o leite. Os níveis de cobre, selênio e cobalto no leite humano são menores do que no leite de vaca. Em geral, o leite humano apresenta pouco risco tanto de deficiência quanto de excesso desses nutrientes. Deficiência de cobre com anemia hipocrômica microcítica somente ocorre em lactentes alimentados artificialmente. A situação nutricional de selênio é melhor em lactentes amamentados ao seio. No leite de vaca e fórmulas, as concentrações de alumínio, cromo e manganês podem ser até 100 vezes maiores do que no leite humano, já tendo sido questionados possíveis efeitos sobre o aprendizado tardio e o crescimento dos ossos. Os metais cádmio e chumbo podem contaminar fórmulas em latas com soldas desse material. A ingestão de chumbo é muito menor em crianças amamentadas ao seio, mesmo que a água exceda os padrões recomendados pela OMS, de 0,1µg/ml. O iodo pode se concentrar no leite humano e de vaca. O iodo usado topicamente para higiene da pele em mães, durante a amamentação, pode passar para o leite humano e afetar o funcionamento da tireóide da criança.

Zinco, cobre e selênio no leite humano

O leite humano é muito mais do que um simples conjunto de nutrientes: pela sua complexidade biológica é uma substância viva, ativamente protetora e imunomoduladora. Não apenas proporciona proteção contra infecções e alergias, como estimula o desenvolvimento adequado do sistema imunológico. O resultado mais evidente é a menor morbimortalidade em crianças que dele fazem uso, com impacto particularmente dramático em comunidades pobres. Em populações mais privilegiadas, há evidência de menor risco de aparecimento de otite média, doença celíaca, doença de Crohn, diabetes, câncer e defeitos ortodônticos. Em crianças amamentadas ao seio, a proteção conferida pela amamentação é mais evidente em idade precoce, sendo proporcional à sua freqüência e duração.

As propriedades antiinfecciosas do colostro e do leite materno manifestam-se tanto através dos componentes solúveis quanto dos celulares. Os componentes solúveis incluem imunoglobulinas (IgA, IgM, IgG), lisozimas e outras enzimas, lactoferrina, fator bífidus e outras substâncias. Os componentes celulares são os macrófagos, linfócitos, neutrófilos e células epiteliais. Esses componentes estão em maiores concentrações no colostro e diminuem no leite materno, mas sua ingestão permanece mais ou menos constante durante a lactação compensada pelo maior volume produzido de leite. Investigações indicam a existência de uma circulação broncomamária e enteromamária, assegurando a produção de anticorpos específicos via mama-leite materno contra patógenos que acometem a mãe e, indiretamente, o lactente. A glândula mamária pode ser considerada como parte do sistema imunológico pela capacidade que tem de secretar anticorpos.

O leite humano é uma substância viva, protetora e imunomoduladora

Os fatores antiinfecciosos, presentes tanto no colostro quanto no leite maduro, são responsáveis pela menor incidência de infecções em crianças amamentadas ao seio, quando comparadas com as alimentadas com mamadeira. A IgA secretora é a imunoglobulina predominante no leite materno, desempenhando um papel importante contra infecções do trato gastrintestinal no recém-nascido. No leite materno a lactoferrina, proteína ligada ao ferro, priva a bactéria deste nutriente e impede ou retarda o crescimento bacteriano. Lisozimas, que são enzimas bacteriolíticas encontradas no leite materno, destroem a membrana celular das bactérias após inativação bacteriana pelos peróxidos e ácido ascórbico. O crescimento da bactéria *Lactobacillus bifidus*, que interfere com o crescimento de alguns microrganismos patogênicos, é aumentado pelo leite humano.

Nos primeiros 6 meses de vida, o leite materno está naturalmente adaptado para atender as necessidades nutritivas e promover crescimento e desenvolvimento adequados. Após, deverá ser complementado com outros tipos de alimentos, e mantido se possível até os dois anos de idade, pois além de uma fonte importante de energia e nutrientes é um fator de proteção contra doenças.

Evidências epidemiológicas demonstram os efeitos benéficos do aleitamento materno para a criança, a mãe, a família e mesmo para a sociedade. A dimensão destes benefícios é modificada por diversos fatores como o socioeconômico, o ambiental e o dietético. As vantagens e benefícios do aleitamento materno estão ilustrados no quadro 13.1. A Sociedade Brasileira de Pediatria propôs que a licença maternidade seja, de forma voluntária e por adesão, extensiva até seis meses, o que seria uma forma de proporcionar às mães que têm emprego, mais tempo para amamentar e cuidar de seus filhos.

> O aleitamento materno exclusivo é recomendado nos primeiros 6 meses de vida

Evidências científicas mostram que o leite humano desempenha importante papel de proteção contra obesidade na criança e no adulto. O menor risco de obesidade relacionado com aleitamento materno pode ser decorrente de fatores bioativos presentes no leite humano, de menor ingestão de energia e/ou de proteínas e de resposta hormonal, cujos efeitos se fazem notar em longo prazo. Os elementos bioativos no leite humano, como o fator de crescimento epidérmico e o TNF-alfa, podem influenciar o crescimento e desenvolvimento de tecidos, atuando como inibidores de diferenciação de adipócitos *in vitro*. Maior concentração de insulina plasmática tem sido mais descrita em crianças alimentadas com mamadeira do que amamentadas ao seio. O aumento da secreção de insulina estimula a deposição de gordura, podendo assim estimular o desenvolvimento precoce de adipócitos.

> O leite humano é um fator de proteção contra obesidade na vida adulta

A ingestão de nutrientes difere nos modos de alimentação: leite materno e mamadeira. A ingestão de proteínas em crianças em aleitamento materno é mais baixa e significativamente menor comparado com crianças alimentadas com fórmulas infantis. Estas diferenças no fornecimento de macronutrientes podem causar efeitos a longo prazo no metabolismo dos substratos. Estudos longitudinais mostram que grande ingestão de proteínas no começo da infância poderia predispor ao aumento do risco de obesidade em idades mais avançadas. De um total de 11 estudos selecionados para uma revisão sobre prevalência de sobrepeso em crianças maiores de 3 anos, 8 mostraram menor risco de sobrepeso em crianças amamentadas. Observou-se uma relação entre maior duração da amamentação e menor sobrepeso. Entretanto, além dos aspectos estritamente biológicos, o aleitamento materno fortalece o vínculo mãe-filho e os laços afetivos entre familiares (pai e família). Assim, as crianças amamentadas serão menos vulneráveis ao desenvolvimento de diversas morbidades como a obesidade. Publicação recente da OMS, estudo de metanálise, confirmou a tendência do efeito protetor da obesidade pelo leite materno.

NECESSIDADES NUTRICIONAIS NA INFÂNCIA

Por meio de estudos de balanço metabólico foi possível definir os níveis mínimos aceitáveis de ingestão para alguns nutrientes. No entanto, para a maioria, as ingestões recomendadas foram extrapoladas daquelas de crianças com crescimento e desenvolvimento normais. Assim, as quantidades diárias recomendadas (QDR ou RDA*) são as quantidades médias de nutrientes que devem ser consumidas diariamente. Em geral, são estabelecidos níveis maiores do que necessários, exceto para energia ou calorias. Ingestão pouco abaixo da oferta recomendada para um nutriente, nem sempre é necessariamente inadequada; entretanto, se prolongada ou se cair muito abaixo dos níveis recomendados existe o risco da carência.

As QDR ou RDA são recomendações estabelecidas para populações saudáveis. As necessidades de nutrientes são altamente individualizadas e dependem da idade, sexo, desenvolvimento sexual, estado reprodutivo da mulher, gravidez e lactação. Situações que requerem medidas dietéticas e terapêuticas especiais não estão incluídas no RDA: crianças prematuras, distúrbios hereditários do metabolismo, infecções, doenças crônicas e uso de medicamentos.

Energia

A melhor forma para determinar a adequação da oferta energética para o lactente é monitorizar cuidadosamente o crescimento. Isso pode ser feito por meio de acompanhamento periódico do ganho de peso e altura, usando-se gráficos de crescimento. O aumento de peso e altura deve ocorrer aproximadamente no mesmo índice. Se um lactente começa a não ganhar ou a perder peso, a oferta de energia e toda a dieta devem ser avaliadas. Do mesmo modo, o ritmo de crescimento inadequado deve ser investigado. Se, por outro lado, o ganho de peso do lactente ocorre em grau superior ao de altura, a dieta deve ser revista, particularmente em relação à maior ingestão de calorias. Em lactentes alimentados com fórmula, a diluição com excesso de água resulta em menor oferta energética, portanto com menor ganho de peso. Porém, a maior concentração de pó pode resultar em ganho excessivo de peso e mesmo obesidade ou na "febre do leite em pó" como já referido.

Crescimento e oferta energética do lactente

Proteínas

Na infância, devido ao crescimento rápido, as necessidades de proteínas por quilograma de peso são maiores quando comparadas com as necessidades de crianças mais velhas e adultos. Após o sexto mês, o lactente amamentado ao seio deve receber uma suplementação alimentar com fontes adicionais de proteína de alta qualidade biológica.

Ingestões inadequadas de proteína podem resultar de excessiva diluição de fórmula, continuação de regime impróprio para tratar diarréias, padrões extremos de dietas vegetarianas, múltiplas alergias alimentares ou privações associadas à extrema pobreza.

Lipídios

A recomendação de ingestão de gordura para lactentes tem sido de um mínimo de 3,8g/100kcal e de um máximo de 6g/100kcal. Se a ingestão de gordura é significativamente menor do que a recomendada, poderá haver uma ingestão deficiente de calorias. Pode-se tentar compensar a deficiência com o aumento do volume do leite ingerido, o que resultará em maior oferta de outros nutrientes e possível carga elevada de soluto renal com desidratação subseqüente.

Recomendação de ingestão de gordura

O ácido linoléico é essencial para o crescimento e integridade dérmica. Três por cento das calorias totais devem ser fornecidas pelo ácido linoléico. No leite materno, 4% das calorias e 1% das calorias na maior parte das fórmulas, são derivadas do ácido linoléico. O colesterol tem sido considerado como essencial na infância, particularmente no processo de mielinização do sistema nervoso. O leite materno é uma fonte relativamente rica em colesterol.

---

*RDA = *Recomended Dietary Allowances* para populações americanas, publicadas pela *National Academy of Sciences*, Washington, DC, 10ª edição, 1989.

Carboidratos

Na infância o carboidrato deve suprir de 30 a 60% da oferta energética. Das calorias do leite materno, 37% são derivadas da lactose. No leite de vaca ou fórmulas, 40 a 50% das calorias são derivadas da lactose ou outros carboidratos. É importante também lembrar que o mel, usado como adoçante, não deve ser dado a crianças menores de 1 ano pelo risco de botulismo. O mel pode conter esporos de *Clostridium botulinum* que são extremamente resistentes ao calor e aos métodos usuais de tratamento dos alimentos e ao serem ingeridos, germinam e produzem toxinas no lúmen intestinal. Os lactentes não possuem imunidade para impedir o desenvolvimento do esporo do botulismo.

> Não se recomenda o uso de mel no primeiro ano de vida

Minerais

O *ferro* é um importante nutriente, pois faz parte de sistemas enzimáticos e da estrutura da hemoglobina e sua deficiência pode resultar em anemia, com repercussões para o crescimento e desenvolvimento da criança. O ferro é o mineral mais abundante da terra e, dos minerais elementos-traço, o que se encontra em maiores quantidades no organismo humano. O ferro é utilizado na produção de hemoglobina, composto essencial para a oxigenação dos tecidos. Após o parto, os depósitos de ferro na criança são adequados até a idade de 4 meses, quando o peso de nascimento é dobrado. Em prematuros, os depósitos são menores, ou seja, são suficientes até o primeiro mês. Existem fórmulas e cereais fortificados com ferro, comumente usados como fontes alimentares na infância. Quanto ao leite de vaca *in natura* (deficiente em ferro, vitaminas C e D), este teve seu uso relacionado à perda crônica de sangue no trato gastrintestinal em crianças de até 6 meses de idade e, mais recentemente, em crianças de até 1 ano. Este é um dos motivos para, em alguns países, o leite de vaca ser recomendado somente após o primeiro ano de vida.

> Ferro, hemoglobina e anemia

Para tratamento de anemia e suplementação profilática são utilizados sais de ferro com diferentes fórmulas. Administração do sal ferroso deve ser feita associada ao suco de fruta cítrica, devido ao efeito facilitador do ácido ascórbico sobre a absorção do ferro. Deve ser administrado longe das dietas lácteas pelo efeito quelante do cálcio, que inibe absorção do ferro. No quadro 13.2 estão as doses profiláticas de ferro de acordo com as recomendações do Departamento de Nutrologia da Sociedade Brasileira de Pediatria.

O *flúor* tem importância na prevenção de cáries dentárias, e as recomendações para sua suplementação foram recentemente modificadas (ver adiante). As necessidades diárias de cálcio são estimadas em 400 a 800mg. Essas quantidades são supridas em crianças em aleitamento materno ou alimentadas com fórmulas baseadas em leite de vaca, sendo a retenção de cálcio maior em crianças amamentadas com leite humano (Tabela 13.2).

QUADRO 13.2 – Recomendações do uso de ferro profilático na infância.

Situação	Recomendação
Lactentes nascidos a termo, de peso adequado para a idade gestacional, em aleitamento materno exclusivo até 6 meses de idade	Não indicado
Lactentes nascidos a termo, de peso adequado para a idade gestacional, em uso de fórmula infantil até 6 meses de idade e a partir do 6º mês se houver ingestão mínima de 500ml de fórmula por dia	Não indicado
Lactentes nascidos a termo, de peso adequado para a idade gestacional, a partir da introdução de alimentos complementares	1mg de ferro elementar/kg peso/dia até 2 anos de idade
Prematuros maiores que 1.500g e recém-nascidos de baixo peso, a partir do 30º dia de vida	2mg de ferro elementar/kg peso/dia, durante todo primeiro ano de vida. Após este período, 1mg/kg/dia até 2 anos de idade

> Recomendações de ferro e flúor

TABELA 13.2 – Complementação de flúor na infância (mg/dia).

Idade	Teor de flúor na água potável (ppm)		
	< 0,3	0,3-0,6	> 0,6
0-6 meses	0	0	0
6 meses-3 anos	0,25	0	0
3 anos-6 anos	0,50	0,25	0
6-16 anos	1,0	0,50	0

Fonte: Pediatrics; 1995(95):777.

Vitaminas

Na mãe adequadamente alimentada, o leite humano suprirá todas as vitaminas de que a criança nascida de termo precisa diariamente, exceto a vitamina D, que deve ser obtida pela exposição regular da criança à luz solar ou por fornecimento medicamentoso (ver adiante). As fórmulas comerciais são, em geral, suplementadas com as vitaminas necessárias à infância. O leite de cabra fresco é deficiente em vitaminas D, C e folato. Mães com dieta estritamente vegetariana têm seu leite deficiente em vitamina B_{12}, especialmente se o regime foi seguido por muito tempo antes e durante a gestação. A vitamina K deve ser administrada à criança logo após o nascimento, pois sua deficiência leva à doença hemorrágica do recém-nascido. Tal doença tem sido mais comum em crianças amamentadas ao seio, porque o leite humano contém apenas 15µg/litro de vitamina K, enquanto leite de vaca e fórmulas contêm cerca de quatro vezes mais. Como medida profilática efetiva, a OMS recomenda administração injetável de 1mg de vitamina K após o nascimento. Para evitar o inconveniente de injeções, vitamina K na forma oral tem sido utilizada em outros países (ver adiante) (Quadro 13.3).

Vitaminas no leite humano e deficiência de B_{12}

Água

A necessidade de água é determinada pela quantidade perdida na pele, pulmões, fezes e urina. Também uma pequena quantidade de água é necessária para o crescimento. As recomendações são de 1,5ml/kcal/dia. O recém-nascido é vulnerável à desidratação, pois a capacidade de concentração renal é menor do que em crianças mais velhas e adultos. Crianças alimentadas com leite materno não necessitam de água, mesmo em condições climáticas mais quentes. Para as crianças alimentadas com fórmula ou leite de vaca, é necessária maior oferta de água. Em condições anormais como vômitos e diarréias, há maior perda hidroeletrolítica com risco de desidratação. Por outro lado, a intoxicação pela água resulta em hiponatremia, agitação, náusea, vômitos, diarréia e poliúria ou oligúria, podendo ocorrer convulsões. Essa situação pode ocorrer quando há diluição excessiva do leite.

Água: recomendações e desidratação

DESMAME

O leite materno exclusivo é suficientemente adequado para suprir as necessidades nutricionais da maioria das crianças até o sexto mês de vida. No entanto, algumas crianças podem manter o crescimento satisfatório além dessa idade e outras podem necessitar mais precocemente, por volta dos quatro meses, de mais energias, o que é mostrado pela desaceleração do ganho de peso. Do ponto de vista de maturação fisiológica e das necessidades nutricionais, não é necessário dar outros alimentos à criança antes dos 4 meses. Além disso, a suplementação alimentar precoce pode ser potencialmente de risco para a saúde do lactente.

O processo de desmame é considerado como a transição progressiva da alimentação com leite materno para a dieta habitual da família. Portanto, o desmame vai desde a introdução de um alimento novo na alimentação até a retirada

QUADRO 13.3 – Vitaminas na infância.

Vitamina	Importância	Fontes	Recomendações e observações
A	Sua carência tem importância na morbimortalidade infantil, considerada pela OMS um grande problema de saúde pública. O pré-escolar é o grupo infantil mais atingido pela hipovitaminose. Áreas de risco no Brasil: regiões Nordeste e Vale do Jequitinhonha em Minas Gerais	Fígado, cenoura, folhas verde-escuro, vegetais amarelo-alaranjado (cenoura, abóbora), frutas (manga, mamão), leite, fígado de peixes, gema de ovo, óleos vegetais (dendê, buriti), leite materno	Para as crianças fora das áreas de risco, fazer orientação nutricional, com alimentos ricos em vitamina A. Ministério da Saúde preconiza suplementação medicamentosa com megadoses em regiões de alta prevalência de deficiência: de 6-11 meses 100.000UI uma vez a cada 6 meses; de 12-59 meses 200.000UI uma vez a cada 6 meses
D	Principal função é manter normais as concentrações séricas de cálcio e fósforo	Exposição adequada aos raios ultravioleta e dieta apropriada garantem quantidades necessárias de vitamina D. Fontes alimentares: peixes, fígado, gema de ovo, leite humano	Lactentes em aleitamento materno ou que recebam 500ml/dia de fórmula infantil, regularmente expostas ao sol não necessitam de suplementação da vitamina D. Nas demais situações recomenda-se a ingestão de 200UI/dia de vitamina D até os 18 meses de idade
E	Indispensável para assegurar a integridade dos músculos e do encéfalo	Óleos de sementes (girassol, milho), margarinas, ovo, germe de trigo, brócolis e leite humano	Alimentação comum e adequada a cada idade supre as necessidades fisiológicas. Porém, recém-nascidos prematuros pelas baixas reservas são susceptíveis à deficiência de vitamina E
K	Essencial na síntese dos fatores de coagulação (II, VII, IX e X)	Vegetais verdes (brócolis, espinafre, repolho, couve e alface), fígado e gema de ovo	Para prevenir a doença hemorrágica do recém-nascido administrar ao nascimento vitamina K_1 na dose 0,1 a 1mg por via intramuscular ou 1-2mg por via oral
C	Influencia o desenvolvimento dos ossos, cartilagens, dentes e tecido conjuntivo. Facilita absorção intestinal do ferro não-heme dos alimentos	Frutas cítricas (laranja, limão, morango, caju, acerola) e vegetais folhosos crus	Crianças alimentadas com leite humano desde que a mãe alimente-se adequadamente não necessitam de complementação de vitamina C
Complexo B*	Desempenham papel de interesse vital, como constituintes de vários sistemas enzimáticos	Carnes, vísceras, leite e derivados, peixes, ovos, verduras, legumes, folhas verdes, frutas, farelo de trigo, castanhas, cereais integrais	Os déficits de vitaminas específicas deste grupo dificilmente ocorrem de forma isolada e são características do uso prolongado de dietas com muita restrição de produtos de origem animal

* Fazem parte: tiamina (B_1), riboflavina (B_2), niacina (B_3), piridoxina (B_6), cianocobalamina (B_{12}), ácido fólico (B_9), ácido pantotênico (B_5) e biotina (B_7).

O desmame deve ser um processo gradual e é também um período de risco para o lactente

total do leite materno. O objetivo é complementar gradativamente a dieta do lactente em energia, proteínas, vitaminas e minerais a partir de um determinado momento, no qual o leite humano não é mais suficiente. Trata-se de um período de risco para a criança por diversos motivos, por exemplo doenças diarréicas, alergias etc. O leite materno é o único alimento padrão para o lactente, ou seja, é completo e balanceado. Uma vez iniciados outros alimentos, eles podem ser tão variados quanto a dieta da família e preparados no domicílio de maneira normal. Nutricionalmente, os alimentos suplementares substituem progressivamente o leite materno, que poderá ser mantido, pelo menos, até os 2 anos de idade, conforme recomendação da Organização Mundial de Saúde. As principais causas alegadas de desmame, em nosso meio, são: o leite não sustenta, leite insuficiente, doenças da criança e doenças maternas, além do trabalho materno. No entanto, observa-se a influência crescente dos profissionais de saúde nas tomadas de decisões pelas mães, tanto em relação à amamentação quanto ao desmame.

São bem conhecidas as desvantagens e os riscos imediatos da alimentação suplementar muito precoce, além das suspeitas de efeitos indesejáveis a longo prazo para a nutrição/saúde. Os riscos a curto prazo resultam na diminuição da freqüência e intensidade da sucção e na conseqüente menor produção de leite humano. Em populações vivendo em condições insalubres, um dos maiores riscos da suplementação alimentar é a diarréia provocada por microrganismos contaminantes da água, dos alimentos e mesmo das mãos de quem prepara a alimentação. Outra condição relacionada com suplementação é a chamada "síndrome da mamadeira", um padrão de degeneração que envolve os dentes superiores e, às vezes, os inferiores e é comum em lactentes que recebem mamadeira de leite, de bebidas adoçadas ou suco de frutas durante o dia ou na hora de dormir. A exposição da língua contra o bico da mamadeira faz com que o líquido esteja continuamente em contato com dentes incisivos superiores. Quando a criança dorme, o líquido não deglutido se espalha pelos dentes superiores e póstero-inferiores formando um meio que propicia o crescimento de bactérias e o desenvolvimento de cáries. Essa síndrome muitas vezes está intimamente ligada a fatores socioculturais.

A boa nutrição na infância é indispensável para crescimento e desenvolvimento adequados

As práticas de suplementação inadequada podem também ter repercussões negativas na saúde futura do adulto, tais como obesidade, hipertensão, arteriosclerose e alergia alimentar. Os mecanismos envolvidos podem estar relacionados a um efeito cumulativo de alterações que se iniciam na infância e à morbidade anos depois, ou à criação de hábitos alimentares que levam a práticas dietéticas indesejáveis. Em geral, esses dois mecanismos estão inter-relacionados.

A obesidade, pela sua complexidade, dificuldade de tratamento e riscos para a nutrição/saúde do adulto, requer um melhor conhecimento de sua etiologia e história natural. Uma das questões ainda sem resposta é a relação entre as práticas alimentares na infância e o excesso de peso na infância e na adolescência e a obesidade no adulto. Estudos retrospectivos e prospectivos de curta duração tendem a confirmar a existência de uma estreita relação. A superalimentação é um dos riscos associados à mamadeira e à alimentação suplementar precoce. Crianças em aleitamento materno podem regular a ingestão segundo a própria necessidade. Quando a mãe assume a responsabilidade pela quantidade de alimento que o filho recebe, torna-se possível a superalimentação, e nunca é demais salientar que um bebê rechonchudo é tida pela sociedade como sinônimo de saúde. A obesidade na adolescência pode trazer problemas sociais, psicológicos e clínicos. A correlação entre obesidade na infância e na vida adulta aumenta com a duração e o grau de obesidade e a sua persistência na adolescência. Lactentes com excesso de peso têm chance um pouco maior de se tornarem obesos do que os de peso normal. A obesidade que persiste acima de 12 anos de idade tem mais chance de continuar na vida adulta.

Obesidade e práticas alimentares na infância

A correlação entre hipertensão arterial e ingestão elevada de sódio não é fácil de provar, pois fatores genéticos podem contribuir para a suscetibilidade individual. No entanto, experimentalmente, já foi comprovada, em estudos com animais, a relação entre elevado consumo de sódio e hipertensão. O leite materno possui pouco sódio, mas a ingestão pelo lactente pode aumentar muito quando outros alimentos são introduzidos na dieta. Embora não haja dados demonstrando que a alta ingestão de sódio feita precocemente tenha para os humanos as mesmas conseqüências verificadas em animais, tem sido sugerido que o gosto pelo sal pode ser estabelecido pela introdução precoce de substitutos do leite humano. A manutenção do hábito pode, por sua vez, ter efeito cumulativo resultando em alteração na saúde anos depois.

O leite materno tem pouco sódio

A arterioesclerose e a doença cardíaca isquêmica do adulto são, atualmente, importantes problemas médicos. Na patogênese dessas doenças estão envolvidos fatores dietéticos que incluem as dietas ricas em energia, colesterol e gorduras saturadas e pobres em gorduras insaturadas. Estudos populacionais do tipo retrospectivo e prospectivo têm comprovado a relação de fatores dietéticos e o desenvolvimento da doença. No entanto, individualmente, tem sido mais difícil estabelecer um vínculo entre hábitos alimentares na infância e doenças crônico-degenerativas na vida adulta.

As alimentações restritivas em crianças não são isentas de riscos. A preocupação com as doenças degenerativas do adulto e dieta das crianças é justificável, mas é necessário lembrar que as prioridades nutritivas na infância devem se relacionar à promoção de crescimento e desenvolvimento adequados, e que a restrição lipídica em idade precoce pode influir negativamente sobre o crescimento e o desenvolvimento da criança. Mais recentemente, os órgãos oficiais norte-americanos recomendam que, para crianças entre 2 e 5 anos, a ingestão calórica proveniente de gorduras deva diminuir gradativamente dos 50% (para lactentes) a não mais do que 30% na idade escolar (*Dietary Guidelines for Americans*, 1996). Por sua vez, também os órgãos oficiais do Canadá (*Joint Working Group*, 1995) admitem maior liberalidade, recomendando que a passagem de alto valor lipídico da dieta de lactentes deva ser progressivamente reduzida, equiparando-se aos valores do adulto, quando houver cessado o crescimento linear do indivíduo.

Com relação à alergia alimentar, há evidências de que a amamentação prolongada e a introdução oportuna de suplementos cuidadosamente selecionados contribuam para prevenir alergias alimentares, especialmente em crianças predispostas.

SUPLEMENTAÇÃO VITAMÍNICA E MINERAL NA INFÂNCIA

Recém-nascidos

Todo o recém-nascido deve receber, ao nascimento, independentemente do tipo de alimentação, vitamina K_1 na dose de 0,5 a 1mg, por via intramuscular, ou 1 a 2mg, por via oral, como forma de prevenir a doença hemorrágica do recém-nascido, resultante da carência dos fatores de coagulação dependentes de vitamina K. Tendo em vista a prevenção da forma tardia da doença hemorrágica, e por admitir-se que uma dose oral poderia não ser suficiente para a proteção adequada, em alguns países tem sido recomendada a utilização de três doses (ao nascimento, na primeira e na quarta semanas de vida), quando se faz opção pela profilaxia oral, em especial na vigência de aleitamento natural.

Lactentes nascidos de termo e alimentados com leite materno

As crianças em aleitamento natural devem ser expostas ao sol, a partir da segunda semana de vida para que se processe a formação endógena de vitamina D. Estudos recentes admitem que a exposição ao sol com a criança despida por 30 minutos por semana, ou a exposição parcial (por exemplo, cabeça e membros) por duas horas por semana, seria adequada para garantir as necessidades mínimas diárias. Ambientes poluídos, vidraças, neblina, fumaça e uso de filtros solares prejudicam a penetração dos raios ultravioleta impedindo a formação da vitamina. Na impossibilidade de exposição regular ao sol, a vitamina D medicamentosa deve ser administrada na dose de 400UI por dia. Com o início do desmame, a vitamina D poderá ser administrada (nas mesmas doses) por meio de alimentos fortificados.

As crianças alimentadas com leite humano, desde que a mãe tenha dieta adequada, não necessitam complementação de vitamina C.

O ferro deve ser fornecido a partir do início do processo de desmame, na dose de 1mg/kg/dia de ferro elementar (máximo de 10 a 15mg/dia) até 24 meses de idade, seja sob a forma de alimento fortificado ou de medicamento, segundo recomendação do Comitê de Nutrologia da Sociedade Brasileira de Pediatria.

O flúor deve ser fornecido a partir do sexto mês de vida, de acordo com as recomendações mais atuais, embora alguns ainda indiquem esse início a partir da segunda semana de vida. A complementação varia com o teor de flúor na água de abastecimento do município (Tabela 13.2). Na forma de fluoreto de sódio (NaF) 2,2mg corresponde a 1mg de flúor.

Lactentes nascidos de termo em alimentação mista ou artificial

A vitamina D e o flúor devem ser usados conforme as recomendações feitas para alimentação com leite humano. A vitamina C é oferecida quando se inicia a alimentação artificial, preferencialmente sob a forma alimentar.

O emprego do ferro já foi comentado no item anterior, convindo lembrar que a alimentação com leite de vaca *in natura* requer, além das complementações já referidas, o acréscimo de ferro na dose de 1mg/kg/dia (máximo de 10 a 15mg/dia). Quando se usa o leite de cabra, além dos complementos citados para o leite de vaca, deve ser acrescentado o ácido fólico, se não houver oferta concomitante de alimentos que contenham a vitamina. Para evitar suplementação medicamentosa desnecessária, verificar, quando são administradas fórmulas lácteas, se há acréscimo de vitaminas e minerais.

Ácido fólico e leite de cabra

Vitaminas e minerais após o primeiro ano de vida

A partir do primeiro ano de vida, o menor ritmo de crescimento, a maior facilidade de exposição ao sol e a alimentação mais variada tornam, em geral, a complementação vitamínica desnecessária. A profilaxia da carência de ferro, dietética ou medicamentosa, deve ser mantida até 24 meses, conforme referido anteriormente. O flúor está indicado em locais onde a água de abastecimento não é fluoretada. As crianças cuja história alimentar revelar ingestão deficiente de algum nutriente devem ser objeto de avaliação, podendo estar indicada a complementação.

Certas crianças estão sob maior risco de carências nutricionais, especialmente as de nível socioeconômico mais baixo e aquelas com dietas não-convencionais, como as vegetarianas. Nesses casos recomendam-se: orientação nutricional ajustada à situação familiar, profilaxia medicamentosa e atenção ao aparecimento de sinais de carência nutricional.

Se por algum motivo for necessário o uso de composto vitamínico e/ou mineral sem comprovação de carência determinada – prática não recomendável e que não deve ser estimulada, mas que existe – é importante observar que as doses desses nutrientes devem ser usadas em quantidades menores e nunca superiores às quantidades diárias recomendadas (QDR ou RDA).

Recém-nascidos prematuros apresentam peculiaridades digestivas e metabólicas. Portanto, o uso de leite humano, dietas convencionais e mesmo as fórmulas específicas para recém-nascidos prematuros requerem avaliação crítica para sua prescrição. Pelo pequeno volume de dieta tolerado pelos RNPT, o aporte de vitaminas e minerais pela dieta só se torna adequado quando o peso da criança atinge 2.500g. Assim, torna-se necessária suplementação de vitaminas:

Suplementação de vitaminas em crianças prematuras ou de baixo peso ao nascer

- Vitamina K: dose única de 1mg, IM, logo ao nascer.
- Vitamina A: dose de 200-800μg/dia, independente do tipo de dieta.
- Vitamina D: dose de 400-800UI/dia.
- Vitamina E: complementação desnecessária quando a dieta for adequada.
- Vitamina C: dose de 20mg/dia em crianças alimentadas com leite humano (especialmente se pasteurizado), ou fórmulas com conteúdo insuficiente da vitamina.
- Vitamina B_1 (tiamina): suplementada quando o leite humano é pasteurizado.
- Vitamina B_2 (riboflavina): suplementada nos recém-nascidos alimentados com leite humano pasteurizado ou submetidos à fototerapia.
- Ácido fólico: dose de 60-65μg/dia: crianças alimentadas com leite humano ou com fórmulas que incluem baixos teores da vitamina.

Após o sexto mês de vida o uso do leite materno exclusivo não é suficiente para suprir todos os requerimentos nutricionais da criança sendo necessária a oferta de alimentos complementares. A introdução de novos alimentos requer especial atenção às etapas do desenvolvimento infantil, devendo ser feita de forma gradual em qualidade, quantidade e textura. Para o sucesso desta fase as orientações devem ser precisas considerando as necessidades nutricionais, a seleção dos alimentos conforme o orçamento familiar, o seu preparo, as medidas de higiene, as formas de administrar, os horários e as possíveis reações normais das crianças às novas experiências.

Alimentos complementares após os 6 meses

Os alimentos complementares devem suprir aproximadamente 200kcal/dia entre seis e oito meses, 300kcal/dia entre nove e 11 meses e 550kcal/dia dos 12 aos 23 meses. A densidade protéica deve ser de 0,7g/100kcal dos cinco aos 23 meses. Os lipídios devem assegurar 30 a 45% da energia total. Aos quatro ou seis meses, dependendo das necessidades da mãe e da criança, são iniciadas as frutas, sob a forma de papas, oferecidas em colher, inicialmente uma vez ao dia, depois pela manhã e à tarde. A oferta de uma fruta de cada vez contribui para a verificação da aceitação e de eventuais intolerâncias. Sucos naturais de frutas podem ser oferecidos, mas em volume não superior a 240ml/dia, para não haver comprometimento da ingestão de alimentos de maior densidade nutricional. As refeições de sal podem ser iniciadas por volta do sexto mês. Introduz-se a primeira refeição no horário habitual de almoço e a segunda, algum tempo depois (um ou dois meses), no horário do jantar. Os alimentos devem ser fornecidos sob a forma de papa e introduzidos gradativamente. Em geral são necessárias várias exposições a um mesmo alimento antes da sua plena aceitação. Uma refeição padrão deve conter carne, cereais, tubérculos, leguminosas, hortaliças (verduras e legumes).

A OMS recomenda a oferta de três refeições ao dia para crianças de seis a oito meses e quatro para crianças de nove a 24 meses, sendo recomendados lanches adicionais e manutenção do aleitamento natural até os 24 meses. Os "Dez passos para a alimentação saudável" publicado pelo Ministério da Saúde e OPAS constituem um guia geral para a alimentação de lactentes (Quadro 13.4). As mães devem ser orientadas quanto ao uso de alimentos que ofereçam risco de aspiração (pipoca, milho verde, amendoim) ou de desenvolvimento de processos alérgicos (crustáceos) e daqueles nutricionalmente inadequados para lactentes tais como embutidos, salgadinhos e bebidas açucaradas – chás, café, refrigerantes e sucos artificiais.

Alimentação saudável da criança

QUADRO 13.4 – Dez passos para a alimentação saudável da criança.

Passo	1	Dar somente leite materno até os 6 meses, sem oferecer água, chás ou nenhum outro alimento
Passo	2	A partir dos 6 meses, introduzir de forma lenta e gradual outros alimentos, mantendo o leite materno até os 2 anos de idade ou mais
Passo	3	Após os 6 meses, dar alimentos complementares (cereais, tubérculos, carnes, leguminosas, frutas, legumes), três vezes ao dia se a criança receber leite materno, e cinco vezes ao dia, se não estiver em aleitamento materno
Passo	4	A alimentação complementar deverá ser oferecida sem rigidez de horários, respeitando-se sempre a vontade da criança
Passo	5	A alimentação complementar deve ser espessa desde o início e oferecida com colher; começar com consistência pastosa (papas/purês) e, gradativamente, aumentar a consistência até chegar à alimentação da família
Passo	6	Oferecer à criança diferentes alimentos ao dia. Uma alimentação variada é uma alimentação colorida
Passo	7	Estimular o consumo diário de frutas, verduras e legumes nas refeições
Passo	8	Evitar açúcar, café, enlatados, frituras, refrigerantes, balas, salgadinhos e outras guloseimas nos primeiros anos de vida. Usar sal com moderação
Passo	9	Cuidar da higiene no preparo e manuseio dos alimentos; garantir adequado armazenamento e conservação
Passo	10	Estimular a criança doente e convalescente a se alimentar, oferecer sua alimentação habitual e seus alimentos preferidos, respeitar sua aceitação

A partir do segundo ano de vida há crescente independência da criança, o que é determinante para o estabelecimento de novos hábitos. Além da grande importância da família, a escola pode, a partir de então, desempenhar papel de destaque na manutenção da saúde (física e psíquica) da criança. O cardápio deverá ajustar-se à alimentação da família, conforme a disponibilidade de alimentos e preferências regionais. As famílias devem ser orientadas sobre as práticas para uma alimentação saudável.

O uso de outros leites deve ser indicado quando há impossibilidade da amamentação por parte da mãe ou da criança, ou por decisão da nutriz de não amamentar. O uso de leite de vaca, principal alternativa à amamentação do lactente durante séculos, tem tido seu uso questionado ultimamente, devido às diferenças nutritivas com o leite materno.

Uso de fórmulas infantis e outros leites

Atualmente estão disponíveis fórmulas infantis alternativas ao leite de vaca integral fluido ou desidratado que constituem adaptações às necessidades dos lactentes no primeiro e segundo semestres de vida, dos prematuros e dos bebês com necessidades especiais. Fórmulas para lactentes a termo até o sexto mês, chamadas de partida, são constituídas pelo leite de vaca integral modificado quanto à composição protéica, sendo a quantidade máxima de proteínas de 3g/100kcal e com acréscimo de óleos vegetais, minerais, ferro, vitaminas. Fórmulas de seguimento são indicadas para lactentes após o sexto mês de vida, depois da introdução de alimentos complementares. De acordo com as recomendações do CODEX Alimentarius da FAO/OMS (1994), as fórmulas infantis satisfazem as necessidades nutricionais deste grupo etário (Portaria 977/98 SVS/MS). Por serem nutricionalmente equilibradas e balanceadas, colaboram para proporcionar crescimento e desenvolvimento adequados aos lactentes.

As fórmulas para prematuros são indicadas para os recém-nascidos que não podem receber leite materno, podendo ser utilizadas até o primeiro mês de vida corrigida (um mês após as 40 semanas de gestação). Apresentam maior densidade energética, maior acréscimo de ácidos graxos essenciais, com triglicerídeos de cadeia média, associação de lactose com maltodextrina, maior conteúdo protéico, relação cálcio/fósforo e conteúdo de minerais e vitaminas mais adequados ao prematuro, menor osmolaridade. Fórmulas especiais podem ter a seguintes características: isentas de lactose, com amido pré-gelatinizado, com proteínas parcialmente hidrolisadas, hidrolisados protéicos, proteínas isoladas de soja, somente aminoácidos, com preparações especiais de aminoácidos. Essas formulações têm características adaptadas para cada situação especial e, portanto, devem ser usadas com indicação precisa. Entretanto, caso o aleitamento materno e a utilização de fórmula infantil não seja possível, o uso do leite de vaca fluido ou em pó deve ser preparado com os devidos cuidados, na diluição apropriada à faixa etária e com as complementações necessárias.

Fórmulas para prematuros

A OMS fez uma revisão de referências antropométricas do NCHS recomendadas desde 1970 e concluiu que não representava adequadamente o crescimento da criança no início da vida. Portanto, em 1994 foi iniciado um estudo multicêntrico para elaborar novas curvas de uso mundial. O estudo compreendeu uma parte longitudinal com uma amostra representativa de crianças desde o nascimento até 24 meses de idade, e uma parte transversal com crianças com idade de 18 a 71 meses. Foram estudadas 8.500 crianças de seis países: Brasil (América do Sul), Ghana (África), Índia (Ásia), Noruega (Europa), Omã (Ásia) e Estados Unidos (América do Norte). As novas curvas da OMS foram publicadas em 2006 e avaliam além do crescimento, o desenvolvimento até 5 anos de idade. Na avaliação do crescimento foram incluídos os índices de peso/idade, peso/altura e altura/idade e também o índice de massa corpórea (IMC).

Curvas de crescimento e desenvolvimento da OMS

O aleitamento materno exclusivo até os seis meses de idade e complementado com outros alimentos até um ano foi o principal dos requisitos para a pesquisa. O fato de as crianças amamentadas serem consideradas como padrão-ouro para comparação de peso com as outras, reforça a importância da amamentação materna.

Portanto, até estas novas curvas, as curvas de referência eram de crianças alimentadas com leite artificial (fórmula ou leite de vaca). Porém, agora passam a ser as que tiveram aleitamento materno exclusivo até os seis meses de idade. Considera-se que pela qualidade dos dados e pela metodologia utilizada no estudo, as novas curvas representam a melhor descrição do crescimento fisiológico de crianças menores de 5 anos e descrevem o crescimento da criança desde o início da vida sob condições ótimas ambientais. As curvas podem ser usadas para avaliar o crescimento em qualquer parte do mundo, a despeito de raça, condições socioeconômicas e tipo de alimentação. As novas curvas de crescimento preconizadas pela OMS, disponibilizadas em http://www.who.int/nut/#inf e publicadas no periódico Acta Pediatrica 2006, suplemento 450.

Os dez passos para uma alimentação saudável das crianças são apresentados no quadro 13.4.

AGORA VOCÊ JÁ DEVE SABER

- O aleitamento materno exclusivo deve ser mantido nos primeiros 6 meses de vida.
- O leite humano é o alimento ideal para a criança nos primeiros meses de vida: possui nutrientes em qualidade e quantidade adequados para o crescimento e desenvolvimento normal.
- A hipófise secreta hormônios, prolactina e ocitocina, responsáveis pela produção e ejeção do leite pela glândula mamária.
- O colostro, primeira secreção da mama, além de nutrientes, é rico em anticorpos.
- A gordura no leite humano é a principal fonte de energia para o lactente, além de ser importante para a formação do sistema nervoso central.
- O ferro, mesmo em baixas quantidades no leite humano, possui alta biodisponibilidade, garantindo assim o seu aproveitamento.
- O ferro, para fins profiláticos, deve ser suplementado após o segundo mês de vida.
- A vitamina K deve ser administrada a todo recém-nascido ao nascimento.
- As quantidades de vitamina D no leite humano e no leite de vaca são baixas, devendo o lactente ser exposto ao sol pela manhã ou receber suplementação medicamentosa.
- A boa nutrição na infância é indispensável para crescimento e desenvolvimento normais.
- As alimentações restritivas na infância apresentam riscos.
- Alimentação adequada na infância é um dos fatores de prevenção de algumas doenças crônicas e obesidade na idade adulta.
- Não é isento de riscos o uso de suplementos vitamínicos e minerais medicamentosos em indivíduos sadios.

QUESTÕES PARA REFLEXÃO

1. Qual a composição do leite humano e do leite de outras espécies?
2. Quais os fatores que podem interferir na produção e secreção do leite humano?
3. Quais nutrientes estão presentes somente no leite humano e qual a sua importância para a nutrição da criança?
4. Quais vitaminas e minerais precisam ser complementados na dieta do lactente em aleitamento materno?

5. O leite humano deve ser o alimento exclusivo da criança nos seis primeiros meses de vida?
6. Em que circunstâncias o ferro precisa ser suplementado na dieta do lactente?
7. Quais os motivos para a exposição do lactente à luz solar?
8. Quais os riscos para a saúde de uma criança em uso de leite de vaca *in natura*?
9. Quais os riscos para a saúde de uma criança que não é amamentada com leite materno?
10. Quais os possíveis efeitos da alimentação na infância e doenças no adulto?
11. Quais as necessidades diárias de nutrientes recomendadas na infância?
12. Quais os riscos para a criança e o adolescente do uso de altas doses de vitaminas e minerais?
13. Que medicamentos são contra-indicados durante a amamentação?
14. Cite em crianças de uma comunidade as seqüelas de deficiência de vitamina A e de vitamina D.
15. Quais são os princípios básicos de uma alimentação saudável na criança?
16. Quais os principais fatores relacionados com o desmame precoce?
17. Quais ações podem estimular e promover o aleitamento materno?
18. Qual o papel de proteção do aleitamento materno e obesidade?
19. Quais são os fatores de risco para deficiência de ferro e anemia na criança?
20. Avaliar o crescimento de crianças com o uso das novas curvas da OMS

APLICANDO O QUE VOCÊ APRENDEU

1. Numa comunidade, Maternidade, Centro de Saúde ou Hospital, determinar qual o índice de crianças amamentadas ao seio.
2. Numa comunidade, procurar conhecer a duração do aleitamento materno exclusivo, complementado e total.
3. Em entrevistas com mães, avaliar as principais causas de desmame.
4. Numa comunidade, determinar a prevalência de anemia por deficiência de ferro.
5. Numa farmácia, procurar conhecer a quantidade de vitaminas e minerais vendidos para uma determinada população.
6. Numa comunidade, procurar conhecer os tabus e as práticas alimentares inadequadas à criança.
7. Através do currículo de escolas (Medicina, Enfermagem, Nutrição) averiguar a existência e a carga horária dedicada ao ensino de nutrição na infância.
8. Avaliar nos serviços básicos de saúde o envolvimento dos profissionais de saúde na promoção e incentivo ao aleitamento materno, assim como sobre orientação nutricional nas várias faixas etárias.
9. Verificar nas embalagens de leites industrializados (saquinho, caixa, lata) a composição fornecida pela fábrica e as necessidades recomendadas de nutrientes (RDA).
10. Verificar os hábitos alimentares da população e determinar os riscos existentes para deficiências vitamínicas.
11. Verificar numa comunidade os níveis de desnutrição na infância e na adolescência.
12. Determinar numa comunidade a prevalência de sobrepeso e obesidade na infância e na adolescência.
13. Verificar numa determinada comunidade, com elevadas taxas de anemia por deficiência de ferro, as possíveis estratégias para a redução e controle.
14. Utilizar as novas curvas da OMS para avaliar o crescimento de crianças na comunidade e comparar com as do NCHS.

BIBLIOGRAFIA UTILIZADA PARA EDIÇÃO DO TEXTO

▪ Akré J. Alimentação infantil. Bases fisiológicas. Organização Mundial de Saúde. Genebra: IBFAN Brasil, Instituto de Saúde, São Paulo, 1994. ▪ Almeida CAN et al. Effect of fortification of drinking water with iron plus ascorbic acid or with ascorbic acid alone on hemoglobin values and anthropometric indicators in preschool children in day-care centers in Southeast Brazil. Food and Nutrition Bulletin 2005;26:259. ▪ Almeida CAN et al. Avaliação do estado nutricional de ferro na criança. Revista Paulista de Pediatria 2002;20:37-42. ▪ Comitê de Nutrologia. Preconização da profilaxia de ferro em lactentes. SBP Atualidades 1995;25:12. ▪ Dutra-de-Oliveira JE et al. Fortification of drinking water to control iron – deficiency anemia in preschool children. Food and Nutrition Bulletin (Tokyo) 2007;28:173-80. ▪ Glinsman WH et al. Dietary Guidelines for Infants: a timely reminder. Nutr Rev 1996;54:50-7. ▪ Jelliffe DB, Jelliffe EFP. Human Milk in the Modern World. Oxford University Press; 1979. p 28. ▪ Joint Working Group of the Canadian Paediatric Society and Health Canada. Nutrition recommendations update: dietary fats and children. Nutr Rev 1995;53:367-75. ▪ Kennedy E et al. The 1995 Dietary guidelines for american: an overview. J Am Diet Assoc 1996;96:234-7. ▪ Leão E et al. Manual de Pediatria Ambulatorial. 4ª ed. Belo Horizonte: CoopMed Editora; 2005. ▪ Lopes FA, Junior DC. Tratado de Pediatria. Sociedade Brasileira de Pediatria. Barueri, SP: Manole; 2007. ▪ Mahan LK, Arlin MT. Krause Alimentos, Nutrição e Dietoterapia. 8ª ed. São Paulo: Editora Roca; 1995. ▪ Martins Filho J. Como e Porque Amamentar. 2ª ed. São Paulo: Sarvier; 1987. ▪ Neumann CG, Jelliffe DB. Infant Nutrition. Philadelphia: W.B. Saunders Company; Pediatr Clin North Am 1977;24. ▪ Pernetta C. Alimentação da Criança. Rio de Janeiro: Editora Guanabara; 1988. ▪ Sociedade Brasileira de Pediatria. Departamento de Nutrologia. Manual de orientação da alimentação do lactente, do pré-escolar, do escolar, do adolescente, alimentação na escola. São Paulo, SBP: 2006. p 64. ▪ Rego JD. Aleitamento Materno. São Paulo: Atheneu; 2007.

LEITURAS ADICIONAIS

▪ AAP. Breastfeeding and the use of human milk. Section on breastfeeding. Pediatrics 2005;115(2):496-506. ▪ ACC/SCN. Nutrition throughout life 4ª Report on The World Nutrition Situation. ACC/SCN/World Health organization. Geneva; 2000. ▪ American Academy of Pediatrics. Work Group on Breastfeeding. Breastfeeding and the use of human milk. Pediatrics 1997;100:1035-9. ▪ Capanema FD, Rocha DS. Anemia ferropriva e deficiência de ferro: grande desafio a ser vencido. Rev Med Minas Gerais 2005;15(Supl 3):210-3. ▪ Chaves RG, Lamounier JA. Uso de medicamentos durante a lactação. J Pediatr (Rio J) 2004;80:S189-98. ▪ Codex Alimentarius Commission. Joint FAO/WHO. Food Standards Programme. Codex Standard for follow up formulae. In: Codex alimentarius vol 4, FAO/WHO. Rome; 1994. ▪ Committee on Nutrition. American Academy of Pediatrics. The use of whole cow's milk in infancy. Pediatrics 1992;89:1105-9. ▪ Deweykg. Is breastfeeding protective against child obesity? J Hum Lact 2003,19(1):9-18. ▪ Fomon SJ. Nutrition of Normal Infants. St Louis: Mosby; 1993. ▪ Horta BL et al. Evidence on the long-term effects of breastfeeding. Systematic Reviews and Meta-Analyses. World Health Organization; 2007. ▪ Lamounier JA et al. Recomendações quanto à amamentação na vigência de infecção materna. J Pediatr (Rio J) 2004;80(Supl.5):S181-8. ▪ Lamounier JA et al. Medicamentos e Amamentação. In: Lopes FA, Junior DC (eds.). Tratado de Pediatria. Sociedade Brasileira de Pediatria. Barueri, SP: Manole; 2007. p 327-34. ▪ Lamounier JA. Promoção e incentivo ao aleitamento materno: Iniciativa Hospital Amigo da Criança. J Pediatr (Rio J) 1996;72(6):363-8. ▪ Lamounier JA. Experiência Iniciativa Hospital Amigo da Criança. Rev Assoc Méd Bras 1998;44(4):319-24. ▪ Lamounier JA. Tendências do aleitamento materno no Brasil. Rev Méd Minas Gerais 1999;9(2):59-65. ▪ Lamounier JA et al. Iniciativa Hospital Amigo da Criança em Minas Gerais: situação atual. Rev Méd Minas Gerais 2005,15(Suppl. 1):S1-7. ▪ Leão E. et al. Vitaminas e minerais. In: Leão E et al. (eds.). Pediatria Ambulatorial. 4ª ed. Belo Horizonte: Coopmed; 2005. p 320-34. ▪ Michaelsen KF, Frederiksgberg D. Cow's milk in complementary feeeding. Pediatrics 2000;106(5):1302-3. ▪ Ministério da Saúde. Secretaria de Atenção a Saúde. Departamento de Atenção Básica. Coordenação geral da política de alimentação e nutrição. Estratégias de promoção da alimentação saudável para o nível local. Relatório da Oficina de Trabalho do I Seminário sobre Política Nacional de Promoção da Saúde. Brasília – DF; 2007. ▪ Melo MCB et al. A alimentação no primeiro ano de vida. Rev Méd Minas Gerais. 2006;16(Suppl. 5):S100-9. ▪ Ministério da Saúde. Suplementação de ferro na infância. Disponível em URL: www.saude.gov.br/alimentacao [2005 set 08]. ▪ Norton RC et al. Alimentação do lactente à adolescência. In: Lopez FA, Campos Jr D (eds.). Tratado de Pediatria SBP. São Paulo: Manole; 2007. p 1472-84. ▪ Pipes PL, Trahms CM. Nutrition in Infancy and Childhood. 5th ed. St Louis: Mosby; 1993. ▪ Stanner S, Smith E. Breastfeeding: early influences on later health. Br Nutr Found Nutr Bull 2005;30:94-102. ▪ Suskind R, Lewinter-Suskind L. Textbook of Pediatric Nutrition. 2nd ed. New York: Raven Press; 1993. ▪ UNICEF. Placar dos Hospitais Amigos da Criança. Disponível em: http://www.unicef.org/brazil/placar.htm Acessado em 23 de abril de 2007. ▪ World Health Organization. Geneva: Report of the expert consultation on the optimal duration of exclusive breastfeeding, 2001. [citado em 22 de fevereiro de 2007]. Disponível em: http://whqlibdoc.who.int/hq/2001/WHO_NHD_01.09.pdf. ▪ World Health Organization. Diet nutrition and the prevention of chronic diseases. Report of a joint WHO/FAO expert consultation, Geneva; 2003. ▪ World Health Organization, Department of Nutrition for Health and Development. Complementary Feeding. Family foods for breastfed children, Geneva; 2000. ▪ Woiski JR. Nutrição e Dietética em Pediatria. 4ª ed. Atheneu: São Paulo; 1995. ▪ Xavier CC et al. Aleitamento materno. In: Leão E et al. (eds.). Pediatria Ambulatorial. 4ª ed. Belo Horizonte: Coopmed; 2006, ▪ Ziegler EE, Filer Jr LJ. Present Knowledge in Nutrition. 7th ed. Washington: ILSI Press; 1996. ▪ Ziegler EE et al. Cow milk feeding in infancy: further observations on blood loss from the gastrintestinal tract. J Pediatr 1990;116:11-8.

ALEITAMENTO MATERNO E PROTEÇÃO CONTRA OBESIDADE E DOENÇAS CRÔNICAS NO ADULTO

Obesidade pode ser definida como o acúmulo exagerado de gordura no organismo e deriva do latim *obesus*, que significa "gordura em demasia". Considerada uma epidemia mundial, a obesidade é atualmente um dos problemas médico-sociais mais graves em saúde pública, tanto na vida adulta, quanto na infância e adolescência. A obesidade é fator de risco para uma série de doenças graves detectadas ainda na infância e adolescência, como o diabetes tipo 2, hipertensão arterial, dislipidemia, colelitíase, esteatose hepática, síndrome do ovário policístico, complicações ortopédicas, síndrome de apnéia noturna, às vezes associados com problemas psicológicos graves como compulsão alimentar, depressão e baixa auto-estima. O aumento da prevalência nas últimas quatro décadas, concomitante com o aumento de uma série de graves repercussões biológicas e psicossociais justificam esta preocupação que é tanto de países desenvolvidos como também em desenvolvimento. Nos Estados Unidos a obesidade afeta um terço da população adulta e adolescente. A prevalência de sobrepeso e obesidade, juntas, atingem 27,7% dos meninos entre 2 e 19 anos e 33,7% das meninas. No Brasil, a obesidade é um dos mais alarmantes problemas nutricionais na infância e vida adulta. Dados da Associação Brasileira para o Estudo da Obesidade e Ministério da Saúde mostram que aproximadamente 40% da população brasileira apresentam excesso de peso. Recente pesquisa do IBGE (2006) mostra tendência de aumento na prevalência de sobrepeso em crianças e adolescentes, entre 6 e 18 anos, de 4,1% para 13,9%, no período entre 1975 e 1997.

Evidências científicas mostram que o leite humano desempenha importante papel de proteção contra obesidade na criança e no adulto. O menor risco de obesidade relacionado com aleitamento materno pode ser decorrente de fatores bioativos presentes no leite humano, de menor ingestão de energia e/ou de proteínas e de resposta hormonal, cujos efeitos se fazem notar em longo prazo. Os elementos bioativos no leite humano, como o fator de crescimento epidérmico e o TNF-alfa, podem influenciar o crescimento e desenvolvimento de tecidos, atuando como inibidores de diferenciação de adipócitos *in vitro*. Maior concentração de insulina plasmática tem sido mais descrita em crianças alimentadas com mamadeira do que amamentadas ao seio. O aumento da secreção de insulina estimula a deposição de gordura, podendo assim estimular o desenvolvimento precoce de adipócitos. A ingestão de nutrientes difere nos modos de alimentação: leite materno e mamadeira. A ingestão de proteínas em crianças em aleitamento materno é mais baixa e significativamente menor comparado com crianças alimentadas com fórmulas infantis. Estas diferenças no fornecimento de macronutrientes podem causar efeitos em longo prazo no metabolismo dos substratos. Estudos longitudinais mostram que grande ingestão de proteínas no começo da infância poderia predispor ao aumento do risco de obesidade em idades mais avançadas. De um total de 11 estudos selecionados para uma revisão sobre prevalência de sobrepeso em crianças maiores de 3 anos, 8 mostraram menor risco de sobrepeso em crianças amamentadas. Observou-se uma relação entre maior duração da amamentação e menor sobrepeso. Entretanto, além dos aspectos estritamente biológicos, o aleitamento materno fortalece o vínculo mãe-filho e os laços afetivos entre familiares (pai e família). Assim, as crianças amamentadas serão menos vulneráveis ao desenvolvimento de diversas morbidades como a obesidade.

A prevenção da obesidade deve começar já na infância. Como as complicações da obesidade surgem, em geral na idade adulta, familiares e até alguns profissionais valorizam pouco o tratamento precoce. Deste modo, é necessário em primeiro lugar, uma mudança de visão no sentido de reconhecer a obesidade como doença de difícil tratamento com sérias conseqüências à saúde, para a qual o atendimento precoce possibilita resultados muito melhores. Em segundo lugar, que os pediatras identifiquem os lactentes e crianças que, na ausência de orientação adequada, tornar-se-ão adultos obesos. Hábitos alimentares adequados e atividade física regular desde a infância são considerados importantes estratégias na prevenção de doenças crônico-degenerativas do adulto como vários tipos de câncer, diabetes, obesidade e doenças cardiovasculares.

Lamounier JA, Leão E. UFMG; 2007.

Avaliando seus conhecimentos

• O envelhecimento populacional no Brasil terá repercussões sociais?
• Qual a diferença entre senescência e senilidade?
• Existem alterações fisiológicas do envelhecimento que possam refletir no estado nutricional do idoso?
• Qual é o melhor parâmetro para avaliação nutricional do idoso?
• As necessidades energéticas diminuem com o envelhecimento?
• Por que o idoso tem mais osteoporose que o jovem?
• Como uma doença degenerativa pode alterar o estado nutricional de um idoso?

CAPÍTULO 14

Nutrição no Idoso

Julio Cesar Moriguti
Eny K. Uemura Moriguti
Eduardo Ferriolli
Érika Bernadete Jung
Nereida Kilza da Costa Lima

O envelhecimento é um processo caracterizado por alterações morfológicas, fisiológicas, bioquímicas e psicológicas que levam a uma diminuição da capacidade de adaptação do indivíduo ao meio ambiente, que terminam por levá-lo a morte.

Nas últimas quatro décadas, o Brasil tem sido testemunho de um aumento acentuado da população idosa, fato esse que vai levar o Brasil à sexta população idosa do mundo no ano de 2025.

Como o próprio conceito de envelhecimento nos mostra, o organismo que envelhece vai sofrendo alterações que, dentro do contexto da Nutrição, podem propiciar a dificuldade de padronização da avaliação nutricional, bem como a significativa mudança tanto na absorção quanto na metabolização e nas necessidades de nutrientes.

Este capítulo aborda as recomendações nutricionais para a população idosa bem como faz uma abordagem terapêutica, inclusive com as indicações dos nutrientes para funções não-nutricionais, assunto muito estudado atualmente

Alimentação e envelhecimento

CONSIDERAÇÕES INICIAIS

Desde as mais antigas civilizações, o homem buscava de diversas maneiras o prolongamento de sua existência, ou, pelo menos, postergar os efeitos do envelhecimento. Existem idosos saudáveis, desportistas, lúcidos, integrados à sociedade e, por outro lado, há os cronicamente doentes, debilitados, inativos, dependentes e mesmo alienados no mundo em que vivem. Provavelmente, a maior contribuição para a diferença entre estes dois grupos tem base genética, porém outros fatores contribuem para o "efeito final", sendo que a nutrição tem o seu papel no envelhecimento, podendo, inclusive, ter influência no processo degenerativo.

O caminho para a conquista da saúde passa pela alimentação balanceada ou equilibrada, dos mais diferentes alimentos. Segundo a VIII Conferência de Saúde, definiu-se que "a saúde é o conjunto das condições de alimentação, habitação, educação, renda, meio ambiente, trabalho, transporte, emprego e lazer, bem como acesso a serviços de saúde. É assim, antes de tudo, o resultado das formas de organização social da produção, as quais podem gerar grandes desigualdades nos níveis de vida". A alimentação precede a saúde.

Têm-se como definição, segundo Fisberg et al. que "alimentação é o processo pelo qual os seres vivos adquirem do mundo exterior os alimentos que compõem a dieta" e "nutrição é a ciência que estuda os alimentos, seus nutrientes, bem como sua ação, interação e balanço em relação à saúde e doença, além dos processos pelo qual o organismo ingere, absorve, transporta, utiliza e excreta os nutrientes".

A relação entre alimentação e envelhecimento vem mostrando fortes evidências em estudos com animais, sendo que o achado mais consistente de estudo com roedores mostra que uma restrição alimentar moderada diminui a expectativa de vida, comparando com animais alimentados *ad libitum*, ou seja, sem controle externo.

A alimentação é muito importante para o indivíduo em qualquer idade, pois mesmo o adulto, já "crescido" e "amadurecido", necessita de aporte nutricional mínimo para a manutenção de seu organismo, sendo que a alimentação saudável influencia o bem-estar físico, a incidência de doenças e a duração de vida do ser.

Mediante alimentação variada e em quantidades adequadas, pode-se obter uma dieta equilibrada, ou seja, a que proporciona os nutrientes necessários para atender as necessidades do organismo, sendo estes fatores extremamente significantes na vida das pessoas, em qualquer faixa etária, mas, principalmente, entre os idosos, por serem causa de inúmeras doenças a ela relacionadas. A nutrição é aspecto de grande importância pela modulação das mudanças fisiológicas, relacionadas com a idade e no desenvolvimento de doenças crônicas não-transmissíveis, como doenças cardiovasculares, obesidade, osteoporose e alguns tipos de câncer.

No Brasil, desde 1930, com as publicações de Josué de Castro, o assunto sobre alimentação está focalizado no problema da fome e da desnutrição e em seus determinantes socioeconômicos. A partir da década de 1970, as pesquisas nas áreas de ciências sociais e da nutrição ganham importância e incentivo.

O fenômeno da "transição nutricional" no Brasil vem mostrando a complexidade da situação alimentar no país, sendo que os modelos do consumo de hoje são marcados pela desigualdade, desde a insuficiência até o desperdício, gerando os desequilíbrios nutricionais.

A alimentação do idoso não difere da alimentação do adulto sadio, porém deve-se atentar às alterações funcionais recorrentes do envelhecimento e tentar suprir o organismo, com todos os nutrientes necessários para sua manutenção, sendo que esta população tem mais probabilidade de ter o estado nutricional marginal e, portanto, apresentar maiores riscos nutricionais em momentos de estresse ou doenças. Alguns estudos evidenciam o efeito protetor do aumento moderado de peso com o envelhecimento.

ALTERAÇÕES DA COMPOSIÇÃO CORPORAL COM O ENVELHECIMENTO

O peso corporal, em média, aumenta até aproximadamente 60 a 65 anos e após esta idade diminui em cerca de 60% da população. A contribuição da massa gorda na perda de peso que ocorre no idoso é pequena e é vista predominantemente em mulheres com mais de 70 anos. Em geral, a massa gorda aumenta com o aumento da idade e tende a ser distribuída de forma centrípeta em ambos os gêneros, especialmente nas vísceras abdominais. A massa muscular e a força diminuem em torno de 15 e 30%, respectivamente, entre a segunda e sétima décadas.

Peso e envelhecimento

No estudo SENECA (*Survey in Europe on Nutrition and the Elderly – a Concerted Action*), uma avaliação longitudinal das alterações da composição corporal ocorreu entre as idades de 65 a 70 anos e de 80 a 85 anos em europeus de 9 cidades. A estatura diminuiu de 1,5 a 2cm e a média do peso corporal aumentou em 5kg em 13% dos homens e mulheres e diminuiu em 5kg em 23% dos homens e 27% das mulheres. Em contraste, a circunferência do quadril aumentou em 3 a 4cm. Em estudo americano, um grupo de homens e mulheres com mais de 60 anos foram seguidos. Em homens, o peso corporal não alterou significantemente, a gordura corporal aumentou em aproximadamente 1,2kg e a massa muscular esquelética diminuiu em 0,8kg. Em mulheres, ambos, peso corporal e massa gorda reduziram em 0,8kg e a massa muscular diminuiu em 0,4kg. Em outro estudo, em voluntários mais idosos, a desnutrição esteve presente em 5% de ambos os gêneros. A circunferência da cintura e o índice cintura quadril foram maiores para os homens mais jovens do que para os mais idosos, enquanto que nas mulheres, o índice cintura quadril foi maior nas mulheres mais idosas do que nas mais jovens, sugerindo que a redistribuição visceral na idade avançada afeta, predominantemente, as mulheres.

Estudo SENECA: avaliação da composição corporal em idosos

MECANISMOS RESPONSÁVEIS PELAS ALTERAÇÕES NA COMPOSIÇÃO CORPORAL COM O ENVELHECIMENTO

Alterações no gasto energético: o gasto energético diminui em torno de 165kcal/década nos homens e 103kcal/década nas mulheres, primariamente devido as alterações voluntárias da atividade física e, em menor significado, na diminuição do gasto energético em repouso. Em estudo populacional de 33.466 homens de 45 a 79 anos de idade na Suécia, foi encontrado diminuição da atividade física diária total de aproximadamente 4%. Homens obesos relataram ter atividade física 2,6% menor que os homens com peso normal. Homens que relatavam ter problemas de saúde tinham 11,3% menos atividade física do que aqueles que relataram ter boa saúde. Resultados de estudo transversal mostram que após os 40 anos, há progressivo declínio no gasto energético em repouso, que é explicado tanto pela perda de massa magra como pela diminuição de atividade física. Mais de 30% dos idosos vivendo na comunidade tiveram dietas deficientes em pelo menos um nutriente importante.

Atividade física e alterações do gasto energético

Alterações na ingestão de nutrientes: em estudo transversal de 15.266 homens saudáveis de 55 a 79 anos, a energia total e a energia advinda de lipídios, mas não de outros nutrientes, aumentaram linearmente com o aumento do índice de massa corporal (IMC). Houve aumento do IMC de 0,53 e 0,14kg/m^2 para cada 500kcal proveniente de lipídios e energia total consumida, respectivamente. Enquanto muitos idosos consomem quantidades adequadas de proteínas, muitos outros têm apetite diminuído e consomem quantidades de proteínas abaixo da recomendada, resultando em sarcopenia que evolui rapidamente. Em pessoas muito idosas, tanto homens quanto mulheres, a suplementação de proteínas esteve associada com ganho em força e massa muscular.

Ingestão de nutrientes e IMC

Alteração no metabolismo de lipídios: alterações que ocorrem com o envelhecimento que aumentam a propensão ao acúmulo de gordura incluem: diminuição da oxidação de gordura (0,5g/ano dos 30 aos 70 anos) associado com a diminuição na massa muscular; diminuição na habilidade para utilizar gordura como fonte calórica durante exercícios; redução da atividade da lipase lipoprotéica e resistência às catecolaminas e leptina. Em mulheres, o envelhecimento e o climatério estão associados com várias alterações no metabolismo de gordura, as quais podem contribuir para o acúmulo de gordura corporal após a menopausa.

Alterações no metabolismo muscular: no músculo há atrofia desproporcional das fibras musculares do tipo 2 e diminuição no número e na função das unidades motoras. Há também diminuição na síntese protéica muscular, na atividade da enzima mitocondrial oxidativa, na capilarização muscular, na síntese de cadeias pesadas da miosina e declínio na função mitocondrial. Fatores que podem ser responsáveis por estas alterações ou pelo menos estar associados são: diminuição da atividade física, nutrição inadequada, diminuição da irrigação sangüínea, aumento de citocinas inflamatórias e diminuição dos níveis de hormônios anabólicos.

AVALIAÇÃO NUTRICIONAL

Uma série de fatores próprios do envelhecimento tais como, alterações fisiológicas, processos patológicos crônicos e situações individuais (aspectos econômicos, estilo de vida, entre outros), influenciam no estado nutricional do idoso, entendida a avaliação como complexa. Estes fatores necessitam ser levados em consideração para se ter acurácia no diagnóstico nutricional.

O principal objetivo da avaliação do estado nutricional é identificar possíveis distúrbios nutricionais, possibilitando intervenção adequada de forma a auxiliar na recuperação e/ou manutenção da saúde da pessoa. Existem vários métodos que podem ser utilizados, porém será dado ênfase aos indicadores e critérios de avaliação mais apropriados para este grupo etário.

EXAME FÍSICO

O exame físico é um método clínico utilizado para detecção de sinais e sintomas de deficiência de nutrientes, principalmente desnutrição, porém muitos sinais resultam da ausência de vários nutrientes, assim como, de causas não-nutricionais, portanto, é necessária, para o diagnóstico completo, a utilização de outros métodos de avaliação nutricional.

Locais comumente atingidos por deficiências nutricionais devem ser examinados atenciosamente, como: pele, cabelo, dentes, gengivas, lábios, língua, olhos e genitália masculina. O grau de hidratação, a presença de cianose, icterícia e a suspeita de anemia devem ser investigados, assim como as características do tecido subcutâneo e da musculatura.

Baseada no exame físico e também na história clínica do paciente, a avaliação global subjetiva vem sendo largamente utilizada para a avaliação nutricional, em várias condições clínicas, mas, principalmente, em pacientes hospitalizados.

Os marcadores bioquímicos atuam como auxiliares na avaliação nutricional, pois evidenciam alterações bioquímicas, anteriores às lesões celulares e/ou orgânicas, detectando problemas nutricionais precocemente.

Albumina, transferrina, hematócrito, hemoglobina, contagem total de linfócitos e colesterol total e frações são os exames bioquímicos mais comumente utilizados, porém é necessária atenção especial na interpretação dos resultados destes exames, pois podem ter sido influenciados por condições bastante freqüentes em idosos, como enfermidades, uso de medicamentos, condições ambientais, estado fisiológico, injúria, inflamação ou estresse.

AVALIAÇÃO ANTROPOMÉTRICA

Na avaliação nutricional de idosos, a antropometria é um método objetivo a ser explorado. É caracterizado por não ser invasivo, ser de fácil execução, de baixo custo operacional, seguro e por identificar populações de risco nutricional, pois possibilita a determinação da composição corporal fora dos laboratórios.

A incapacidade de detectar deficiências nutricionais de vitaminas e minerais e também alterações recentes no estado nutricional do indivíduo são algumas limitações da avaliação antropométrica.

Algumas alterações que ocorrem com o envelhecimento podem comprometer o acurado e preciso diagnóstico antropométrico, sendo necessário alguns cuidados específicos para neutralizar ou amenizar o efeito dessas alterações sobre a avaliação.

As especificações dos métodos antropométricos e suas particularidades estão descritas a seguir:

Estatura

A estatura da pessoa normal mantém-se praticamente inalterada até os 40 anos, sendo que, após esta idade, apresentam variações de redução de 1,9 a 6,7cm, em homens e de 2 a 6cm, em mulheres, nas idades mais avançadas, principalmente, devido ao envelhecimento da coluna vertebral e suas conseqüências.

Redução da estatura com o envelhecimento

A altura pode ser mensurada utilizando o estadiômetro, medido em centímetros. Diferente do que acontece com a altura das vértebras, o envelhecimento não afeta o comprimento dos ossos longos dos braços e das pernas, tendo como alternativa para estimar a altura, tendo em vista que este índice já sofreu algum declínio, temos os seguintes métodos:

Altura do joelho (*knee height*): este método tem sido recomendado, pois possibilita estimar a altura de pessoas acamadas e também por mudar pouco com o passar dos anos. Esta medida deve ser feita com a perna flexionada, formando com o joelho um ângulo de 90° e posicionando-se a base da régua antropométrica embaixo do calcanhar do pé e a haste pressionando a cabeça da fíbula, sendo que a leitura é feita no milímetro mais próximo. As equações para estimar a estatura a partir da altura dos joelhos, segundo Chumlea, são:

Homem: Estatura (cm) = (2,02 × altura do joelho) − (0,04 × idade) + 64,19
Mulher: Estatura (cm) = (1,83 × altura do joelho) − (0,24 × idade) + 84,88

Envergadura do braço (*arm span*): é a medida de comprimento entre a extremidade distal do terceiro quirodáctilo direito e a extremidade distal do terceiro quirodáctilo esquerdo (distância dos braços entre os dedos médios), tendo-se o cuidado de manter o braço estendido, sem flexionar o cotovelo.

Envergadura do braço no idoso

Hemi-envergadura: a medida é feita da mesma maneira que a envergadura do braço, mas a leitura é feita no nível do segmento central de incisura jugular do osso esterno até a extremidade distal do terceiro quirodáctilo direito. A altura equivale ao dobro do valor encontrado.

Em virtude da rigidez nas articulações dos idosos, torna-se problemático a mensuração destas duas últimas medidas, sendo mais precisa e mais cômoda para o idoso a mensuração da estatura pela altura do joelho.

Peso corporal

A massa corporal ou peso, assim como a altura, também declina com o avanço da idade, de forma diferente entre homens e mulheres, sendo que as reduções da água corporal, do peso das vísceras e da massa muscular são considerados fatores importantes na redução do peso na geriatria.

Peso dos idosos

Existem situações em que a medida do peso corporal não detecta qualquer alteração na massa dos tecidos ou da água, como no caso do indivíduo em processo de desnutrição com edema e ascite, podendo mascarar a perda de proteínas e gorduras. Mesmo com suas limitações, a medida do peso é muito importante para a avaliação do estado nutricional, sendo necessária a aferição correta e feita regularmente. Estudos demonstram que a perda de massa magra pode chegar a ser de 6-8% por década, com ou sem elevação da gordura total.

O peso, normalmente, é medido em quilogramas, sendo que, devem ser pesados sem sapatos, descartando objetos mais pesados, como casacos, carteiras, entre outros.

Quando o peso não puder ser aferido em balança convencional, como no caso de acamados, impossibilitados, ou usuários de cadeiras de rodas, este pode ser estimado pelas equações de Chumlea, porém estas apresentam algumas limitações, como a necessidade de várias medidas antropométricas.

Homem:
Peso (kg) = (0,98 × circunferência da panturrilha) + (1,16 × altura do joelho) + (1,73 × circunferência do braço) + (0,37 × prega cutânea subescapular) – 81,69

Mulher:
Peso (kg) = (1,27 × circunferência da panturrilha) + (0,87 × altura do joelho) + (0,98 × circunferência do braço) + (0,4 × prega cutânea subescapular) – 62,35

ÍNDICE DE MASSA CORPORAL

O índice de massa corporal (IMC), ou de Quetelet, estima a somatória de todos os compartimentos que compõem o organismo, sendo a relação do peso dividido pelo quadrado da estatura, com a massa expressa em quilogramas e a estatura em metros.

$$IMC\ (kg/m^2) = peso/estatura^2$$

Na meia idade, o maior problema nutricional é o sobrepeso, que está associado a várias doenças crônicas, porém, acima dos 80 anos de idade, a magreza e a perda de massa magra são os maiores problemas, ocasionando riscos de morte. O comportamento do IMC é semelhante e resultante ao peso e à estatura, portanto havendo declínio por volta dos 70 a 75 anos.

A Vigilância Alimentar e Nutricional (SISVAN) utiliza como critério para o IMC a recomendação da Organização Mundial da Saúde (OMS), que considera pontos de corte diferentes daqueles utilizados para os adultos, devido às alterações fisiológicas próprias do envelhecimento (Tabela 14.1).

TABELA 14.1 – Pontos de corte do índice de massa corporal (IMC) estabelecidos para idosos e o respectivo diagnóstico nutricional.

IMC	Diagnóstico nutricional
Menor ou igual ao percentil 22	Baixo peso
Maior que o percentil 22 e menor que 27	Adequado ou eutrófico
Maior ou igual ao percentil 27	Sobrepeso

Fonte: Lipschitz DA.

AVALIAÇÃO DA COMPOSIÇÃO CORPORAL

Pregas cutâneas

Apesar da redistribuição da localização da gordura interna e subcutânea em idosos, as tomadas das pregas cutâneas correlacionam-se, significantemente, com a quantidade de gordura subcutânea corporal. As pregas mais utilizadas em idosos são a tricipital e a subescapular, e em menor escala as pregas bicipital e supra-ilíaca.

As medidas das pregas tricipital e a subescapular são de grande interesse para a avaliação nutricional em indivíduos idosos, pois são simples e menos afetadas pelo estado de hidratação que o peso, além de serem relativamente independentes da altura.

Para a realização deste teste, se faz necessário a utilização de compasso de dobras bem calibrado e profissional capacitado. Para avaliar a espessura das dobras, devem ser feitas três medidas, sendo o valor final, a média destes valores.

Medidas de circunferências

As circunferências do braço, da panturrilha, da cintura e do quadril representam o somatório das áreas constituídas pelos tecidos ósseo, muscular, gorduroso e epitelial, refletindo a reserva protéica e de gordura. Já a circunferência muscular do braço estima o tecido muscular, propriamente dito.

A prega cutânea tricipital (PCT) e a circunferência muscular do braço (CMB), juntamente com a perda de peso são indicadores de desnutrição no idoso, pois estas duas medidas podem estimar a reserva de tecido muscular.

A *Third National Health and Nutrition Examination Survey* (NHANES III) reconhece a importância da utilização da CMB para a avaliação da reserva de tecido muscular do idoso, apesar desta medida não levar em consideração a irregularidade no formato dos tecidos do braço, sendo a medição em área, em geral, livre de edema, fonte potencial de erro.

A medida da circunferência da cintura correlaciona-se fortemente com o IMC, sendo ótimo preditor antropométrico da gordura visceral. Já a circunferência da panturrilha tem sido considerada medida mais sensível que a circunferência do braço para o acompanhamento da massa muscular nos indivíduos idosos.

A relação cintura/quadril (RCQ) é o indicador utilizado na identificação do tipo de distribuição de gordura, a qual é necessária para estabelecer o grau de risco de desenvolvimento de doenças (Tabela 14.2).

TABELA 14.2 – Grau de risco de doenças, segundo o sexo e a relação cintura/quadril.

Sexo	Relação	Risco
Masculino	0,9-0,95	Baixo
	0,96-1,0	Moderado
	> 1,0	Alto
Feminino	0,8-0,85	Baixo
	0,86-0,9	Moderado
	> 0,9	Alto

Fonte: Lohman TG.

Bioimpedância

A utilização da bioimpedância (BIA) é importante determinante da composição corporal, quando se avalia, principalmente, o risco de morbimortalidade, pois a massa magra é o maior preditor de sobrevivência em doenças graves e também doenças crônicas não-transmissíveis.

O exame consiste na avaliação da quantidade de gordura, massa magra e água corporal, por meio da introdução de baixo campo elétrico no corpo do examinado. O aparelho de bioimpedância é um analisador clínico da composição e hidratação corporal, que fornece os valores de resistência, reactância, ângulo de fase, massa magra, massa gorda, água corporal, entre outros parâmetros.

A mensuração por impedância consiste na medida de resistência, que varia de 200 a 600ohms, e reactância, que varia de 20 a 60ohms. A corrente elétrica que passa pelo corpo, não estimula as células de nervos e músculos, sendo constante a 500 microamperes e com freqüência de 50 quilohertz.

Os tecidos magros são altamente condutores de corrente elétrica, devido a grande quantidade de água e eletrólitos; diferentemente da gordura e dos ossos que são pobres condutores.

É um método prático, fácil de manusear, não necessitando de grandes treinamentos para a realização, relativamente barato e validado. O teste não possui efeitos nocivos ou cumulativos. É indolor e não gera desconforto ao paciente. É altamente aceito pela comunidade científica, inclusive na identificação do estado de hidratação do idoso, porém, os resultados podem ser afetados por alguns fatores, como a alimentação, a ingestão de líquidos, a desidratação ou retenção de líquidos e a utilização de diuréticos.

São necessárias algumas observações em relação à massa magra, água e gordura. Sabe-se que os músculos esqueléticos diminuem de 1-2% por ano, à medida que são menos utilizados, isto também influencia a concentração de água intracelular nos idosos, considerando estes "desidratados crônicos". Já a massa gorda aumenta 0,5-1,5% ao ano, a partir dos 30 anos, além da sua redistribuição corporal.

Avaliação dietética

A avaliação dietética é necessária para verificar quantitativamente e qualitativamente a ingestão alimentar da população-alvo, e a combinação e a comparação dos dados obtidos por diferentes métodos aumentam a precisão e a acurácia dos resultados encontrados.

Os métodos de avaliação dietética podem ser divididos em retrospectivos, que incluem o recordatório de 24 horas, freqüência alimentar, freqüência alimentar semi-quantitativa e história dietética e, também, em prospectivo, que são o registro alimentar estimado e o pesado.

A época do ano em que se aplica a avaliação dietética também é muito importante, pois pode alterar os tipos de alimentos consumidos, por exemplo, no inverno consomem-se mais sopas e leites quentes, já no verão mais sucos e saladas. Em épocas festivas como o mês de dezembro, têm-se as festas de comemoração de fim de ano, o que acaba modificando o consumo de determinados alimentos, assim como na época da páscoa.

Miniavaliação nutricional (MAN)

Com o objetivo de estabelecer o risco individual de desnutrição e também um modo a permitir intervenção precoce, antes da manifestação das alterações clínicas, foi desenvolvido a miniavaliação nutricional (MAN). É um método simples e rápido de avaliação nutricional de idosos, sendo que o desenvolvimento, a validação e a validação cruzada foi o resultado da união das pesquisas dos departamentos de medicina interna e gerontologia clínica do Hospital Universitário de Toulouse da França, do programa de Nutrição Clínica da Universidade do Novo México do EUA e do Centro de Pesquisa Nestlé em Lausanne da Suíça.

O teste da MAN é composto por *medidas antropométricas*, como peso, altura e perda de peso; *avaliação global*, com seis perguntas relacionadas com o modo de vida, medicamentos utilizados e mobilidade do idoso; *questionário dietético*, com oito perguntas relacionadas com o número de refeições, ingestão de alimentos e líquidos e autonomia na alimentação; e *avaliação subjetiva*, com a autopercepção da saúde e da nutrição. Ela é dividida em duas etapas, sendo a primeira denominada triagem, com 6 questões; e a segunda a avaliação global com 12 questões. Cada questão apresenta de duas a quatro alternativas como resposta, sendo que cada uma possui pontuação específica, podendo variar de 0 a 3 pontos e o somatório pode atingir 30 pontos. A soma dos escores permite diferenciar os idosos com estado nutricional adequado, em risco de desnutrição e os que apresentam desnutrição. A sensibilidade desta escala é de 96%, a especificidade de 98% e o valor de prognóstico para a desnutrição é de 97%, considerando o estado clínico como referência.

Somente com a triagem é possível a identificação dos indivíduos sem risco de desnutrição, sendo necessário a pontuação mínima de 12 pontos. Quando a pontuação for inferior aos 12 pontos, deve-se seguir para a avaliação global, definindo então, os idosos desnutridos, com menos de 17 pontos e os com risco de desnutrição, entre 17 e 23,5 pontos.

A avaliação do estado nutricional é complexa e envolve diversos fatores. É prudente que seja usado mais de um método de avaliação nutricional para se chegar ao diagnóstico, e para complementar as limitações dos métodos antropométricos e de composição corporal é prudente utilizar métodos dietéticos.

Diversos fatores como a inexperiência ou mau treinamento dos examinadores, equipamentos mal calibrados, padrões de referência inapropriados, entre outros, podem comprometer a qualidade das medidas antropométricas, assim sendo, é necessária a verificação e a correção destas possíveis falhas.

Em relação às pesquisas na área da nutrição, é proposto "que o desfecho mais prático na pesquisa sobre os efeitos da dieta e nutrição no envelhecimento seja o melhor entendimento de como a nutrição pode auxiliar a manter boa qualidade de vida".

Nutrição e boa qualidade de vida do idoso

NECESSIDADES NUTRICIONAIS

O envelhecimento resulta em uma significante diminuição da necessidade de energia. O principal mecanismo é a diminuição do gasto energético em repouso como conseqüência do declínio da massa muscular. A redução da função da tireóide não parece contribuir com a redução da necessidade energética de pessoas mais idosas. Diminuição da necessidade de energia também resulta da diminuição da atividade física. Esta diminuição está relacionada com a coexistência de doenças ósseas e articulares, perda de estabilidade postural e doenças crônicas que podem limitar a atividade como a insuficiência coronariana e a claudicação intermitente.

Necessidade de energia no envelhecimento

O apetite também é afetado em pessoas mais velhas. Em resposta ao jejum, idosos aparentam ter menos fome do que pessoas jovens, e a saciedade ocorre mais rapidamente. Alterações no apetite podem estar relacionadas com redução do esvaziamento gástrico. Em animais velhos, a saciedade ocorre mais rapidamente em resposta ao aumento da colecistoquinina circulante. Por outro lado, reduções em opióides, neuropeptídeos Y, hormônio sexual, e concentração de insulina, com o envelhecimento podem também contribuir com a redução do apetite. Inabilidade para desenvolver resposta no apetite tem sido sugerida como o mecanismo responsável pela dificuldade de idosos em readquirir o peso perdido. O envelhecimento também afeta a qualidade hedônica do alimento. Alteração no odor e paladar podem afetar, negativamente, o apetite.

A ingestão energética total é determinada primeiramente pela necessidade de energia. Portanto, uma redução de 30% na necessidade de energia será acompanhada por 30% na redução de ingestão de alimentos. Esta redução na ingestão calórica em idosos tem sido confirmada tanto em estudo transversal como em longitudinal.

A ingestão energética total e a redução de ingestão calórica nos idosos

Por meio de estudos epidemiológicos de ingestão dietética de indivíduos idosos saudáveis, verificam-se freqüentemente evidências de ingestão deficiente. Em contraste, avaliações bioquímicas do estado nutricional indicaram que deficiências significativas de macro e micronutrientes são raras em pessoas idosas saudáveis. Isto é explicado pelo fato de que a ingestão dietética inadequada de um nutriente é determinada pela comparação da ingestão atual com a recomendação dietética permitida para aquele nutriente. A recomendação diária permitida é geralmente muito mais alta do que uma ingestão que poderia resultar em uma deficiência nutricional. Todavia, a diminuição da ingestão resulta em reduzida capacidade de reserva. Na presença de doença, com aumento das necessidades energéticas, ou por causa do declínio da ingestão causada pela anorexia, graves deficiências nutricionais são muito comuns em pacientes idosos em hospital ou institucionalizados, com doenças agudas ou crônicas.

Carboidratos

Fornecem energia e previnem a gliconeogênese dos estoques protéicos. As calorias advindas dos carboidratos devem compreender 50 a 60% das calorias diárias. Inadequado suprimento de carboidrato resulta em consumo muscular e perda do tecido subcutâneo. Deve ser sugerido a ingestão de carboidratos complexos em

Recomendação da ingestão de carboidratos

detrimento dos açúcares. O papel primário dos carboidratos (açúcares e amido) é fornecer energia às células especialmente às que dependem quase que exclusivamente de glicose como os neurônios.

A *Recommended Dietary Allowance* (RDA) de carboidratos para idosos é a mesma dos adultos jovens (130g/dia) baseado na utilização média de glicose pelo cérebro. Este nível de ingestão, contudo, é habitualmente excedido para compensar as proporções de consumo aceitas para gorduras e proteínas. A média de consumo de carboidratos é aproximadamente 200 a 330g/dia para homens e 180 a 230g/dia para mulheres.

As recomendações dietéticas, apesar de semelhantes, não avaliam isoladamente populações idosas, especialmente aquelas muito idosas. A heterogeneidade física, econômica, social e cultural, bem como as alterações fisiológicas do metabolismo oxidativo e das proteínas, obstruem o caminho de bons trabalhos científicos para padronização de recomendações exclusivas para esta faixa etária.

As alterações fisiológicas no metabolismo dos carboidratos é um tema ainda pouco explorado na terceira idade, assim como os mecanismos responsáveis pela sua regulação e pela determinação da normalidade glicêmica. Há, no entanto, evidências convincentes de diminuição na tolerância à glicose da terceira até a nona década de vida, levando aos pequenos aumentos nos valores glicêmicos em jejum e em testes de tolerância à glicose e, conseqüente, aumento percentual de idosos com subdiagnóstico de *diabetes mellitus* ou glicemia de jejum alterada. Acredita-se num aumento de 8% e 6% na glicemia de jejum em homens e mulheres, respectivamente, após a sétima década.

Diabetes mellitus tipo 2 e aumento da resistência periférica à insulina

Os principais mecanismos determinantes destas alterações não estão totalmente elucidados. Postula-se que o aumento na resistência periférica à insulina, semelhante ao que ocorre no *diabetes mellitus* tipo 2, seja o protagonista desta evolução. Assim sendo, fatores como sedentarismo, erros alimentares e obesidade (especialmente a abdominal), freqüentemente encontrados na terceira idade, podem contribuir para acentuar o distúrbio original. A intolerância à utilização dos carboidratos durante o envelhecimento fisiológico parece ser conseqüência da maior resistência periférica à insulina. Por outro lado, parece haver consenso de que a secreção de insulina não se altera com o envelhecimento.

Outras alterações na homeostase dos carboidratos estão sendo descritas e elucidadas. Apesar da maior porcentagem de gordura, os idosos utilizam preferencialmente carboidratos à gordura corporal. Essa menor atividade lipolítica tem levantado hipóteses para o ganho de peso e acúmulo de gordura em determinados segmentos do corpo durante o envelhecimento.

Futuros conhecimentos a respeito do envelhecimento do arsenal metabólico, do comportamento e utilização dos carboidratos associados à maior homogeneidade desta população em franco crescimento, trarão informações a respeito das necessidades energéticas diárias e da abordagem preventiva contra doenças do metabolismo glicêmico.

Fibras

Fibras solúveis e insolúveis

De acordo com suas propriedades físicas, podem ser classificadas em solúveis (pectina, mucilagens e algumas hemiceluloses) e insolúveis (celuloses e hemiceluloses). As pectinas são encontradas em frutas e vegetais. Outras formas de fibras solúveis ocorrem em farelo de aveia, cevada e leguminosas. A relação das fibras solúveis com o trato gastrintestinal está na sua habilidade de reter água e formar géis, além de servir como substrato para fermentação de bactérias. Retardam o esvaziamento gástrico tornando mais lenta a digestão e a absorção dos alimentos, além de diminuir os níveis séricos de colesterol. As fibras insolúveis têm sua maior fonte nas camadas externas dos grãos de cereais. Outras funções das fibras são a estimulação da mastigação, salivação e secreção gástrica; o aumento do bolo fecal e, normalmente, a otimização do tempo de trânsito intestinal.

É relativamente freqüente a queixa de constipação intestinal entre idosos por motivos como erros alimentares, imobilização, deficiência no aporte hídrico, doença diverticular, distúrbios motores entre outros. Ambas as fibras solúveis e insolúveis contribuem para aumentar o bolo fecal pela absorção de água. As fibras insolúveis, em particular, parecem normalizar o tempo de trânsito em idosos com constipação e prolongando-o naqueles com trânsito rápido ou diarréia. Outras doenças do cólon são afetadas pelos níveis aumentados de fibras na dieta, entre elas a doença diverticular e o câncer de cólon e de reto.

O aumento no consumo de fibras proveniente de cereais, frutas e vegetais em fases tardias da vida está associado à redução na incidência de eventos cardiovasculares, reforçando a orientação para aumento no consumo de fibras na terceira idade. O consumo de fibras na dieta, especialmente as solúveis, pode abaixar os níveis de colesterol e ajudar a normalizar os níveis sangüíneos de glicose por interferir na absorção do primeiro e por reduzir os picos de hiperglicemia pós-prandial, fazendo com que estas dietas façam parte da abordagem terapêutica para diabéticos e portadores de doenças cardiovasculares. Estas fibras aumentam o tempo de esvaziamento gástrico, resultando no aumento da saciedade e ajudando no controle de peso de pacientes obesos. Ainda não estão claros os trabalhos que mostram que as fibras possam reduzir a incidência de pólipos de cólon.

Segundo as recomendações da *American Dietetic Association*, a ingestão de fibras deve ser de 20 a 35g/dia para adultos e idosos, porém acredita-se que valores inferiores sejam consumidos pela maioria da população.

Proteínas

As proteínas são os maiores componentes estruturais do corpo, além de funcionarem como enzimas, hormônios e carreadores intracelulares, entre outros. Seus principais componentes, os aminoácidos, são precursores de vitaminas, ácidos nucléicos e outras importantes moléculas.

O envelhecimento está associado com a diminuição do conteúdo de proteína corporal em aproximadamente 45% da terceira para a oitava década, especialmente dos compartimentos musculares (sarcopenia). Este efeito parece estar associado ao maior sedentarismo, à redução no aporte de proteínas da dieta e às situações recorrentes de aumento das necessidades energéticas na vigência de doenças agudas e crônicas inflamatórias. Alguns autores acreditam que a sarcopenia associada ao envelhecimento pode ser revertida, parcialmente, por meio de exercícios físicos e suplementação de proteínas.

Administrando dietas com conteúdos diferentes de proteínas (12% e 21% do total de energia) para jovens e idosos, observou-se que o aumento na quantidade de proteínas na dieta leva a um aumento nas taxas de quebra e síntese das mesmas, ou seja, o *turnover* aumenta com o aumento da ingestão tanto em jovens quanto em idosos. No entanto, o *turnover* basal durante o consumo da dieta com 12% de proteína era menor em idosos. Estes resultados têm encontrado opiniões divergentes e, portanto, não conclusivas a respeito do metabolismo das proteínas em idosos, bem como a interpretação de alterações que justifiquem o menor ou maior aporte de proteínas na dieta. De forma geral, dados sobre o balanço nitrogenado, em conjunto com índices funcionais de adequada ingestão protéica, e estudos de cinética de aminoácidos indicam que as necessidades de proteínas e aminoácidos, individualmente, não são inferiores às de adultos jovens.

As recomendações nutricionais (*Recommended Dietary Allowances – RDAs*) são estabelecidas pelo *Food and Nutrition Board/National Research Council*, desde 1941. As quotas recomendadas pelo *Food and Nutrition Board* de proteínas mantiveram as indicações para adultos e idosos em 0,8g de proteína de boa qualidade por quilograma de peso por dia, baseado em estudos de balanço nitrogenado.

A Sociedade Brasileira de Alimentação e Nutrição adaptou as recomendações nutricionais para a população brasileira considerando que a digestibilidade "verdadeira" da proteína da dieta brasileira se encontra entre 80 e 85% em relação ao padrão. Desta forma, a recomendação é de 1g/Kg/dia de proteína para homens e mulheres acima de 18 anos.

Acúmulo de gordura nos idosos

Lipídios

Vários autores sugerem que a capacidade reduzida para oxidar gordura talvez contribua para o acúmulo de gordura. O envelhecimento está associado com a redução da oxidação da gordura em repouso, após refeição e durante o exercício, promovendo, então, acúmulo da gordura total e central do corpo.

A lipólise é regulada por vários hormônios, incluindo catecolaminas, glucagon, hormônio adrenocorticotrópico, hormônio do crescimento, prostaglandinas, hormônio tireoidiano, glicocorticóides e esteróide sexual. A regulação hormonal da lipólise pode ser afetada pelo processo do envelhecimento.

O envelhecimento não altera qualquer das necessidades específicas para qualquer dos lipídios essenciais. Admite-se como adequado a proporção de 30% ou menos do valor energético total na forma de gordura. A ingestão de gorduras saturadas, presentes em alimentos de origem animal, não deve ultrapassar 10% da ingestão calórica. Devido ao potencial efeito imunossupressor, ácidos graxos poliinsaturados não devem ultrapassar 12-15% da ingestão energética; os ácidos graxos monoinsaturados, presentes no óleo de oliva, podem ser consumidos numa porcentagem de até 7% do valor calórico total. A ingestão de colesterol não deve ser superior a 300mg/dia; se houver hipercolesterolemia, a ingestão deve limitar-se a 200mg/dia. A redução da hipercolesterolemia é benéfica inclusive em idosos com mais de 80 anos e deve ser objetivo a ser atingido.

Água

Água e balanço hídrico

Nos idosos, o balanço hídrico é extremamente importante porque eles são propensos a desenvolver desidratação. Como regra geral, a ingestão hídrica diária deve ser de, aproximadamente, 30ml por quilo de peso.

Desidratação

Desidratação e suas conseqüências no idoso

A desidratação é muito prevalente em idosos em hospitais e é causa comum de estado confusional agudo. Isso é relatado pelo, bem descrito, declínio na sensação de sede relacionado à idade. Caso a água perdida não seja prontamente reposta, a desidratação rapidamente se instala. Isto leva a quadro confusional, piora da desidratação e rápido desenvolvimento de doença séria que pode ser ameaçador à vida, garantia de hospitalização e necessidade de internação prolongada.

Paciente e seus familiares devem ser educados para enfatizar a importância da manutenção adequada da ingestão hídrica e monitorar a ingestão cuidadosa se alguma doença mínima se desenvolver ou se a necessidade hídrica está aumentada, como ocorre durante períodos de alta temperatura ambiente. Para os pacientes idosos em hospital, a possibilidade que confusão ou *delirium* seja causada pela desidratação deve ser alta na lista de diagnóstico diferencial. Médicos devem assegurar que seus pacientes têm adequado acesso à água.

Minerais e vitaminas

Vários estudos indicam que, para vários minerais e vitaminas, a ingestão é significativamente menor que a recomendação diária permitida para grande fração de pessoas idosas em ambulatório.

Cálcio

É evidente que, no decorrer da vida, inadequada ingestão de cálcio contribui para a alta prevalência de osteoporose em pessoas idosas, porém o fator preponderante se encontra nas alterações que ocorrem no metabolismo da vitamina D. Geralmente, é recomendado que a ingestão de cálcio seja de 1g/dia até 1,5g nas mulheres acima de 65 anos de idade. Suplementos que combinam cálcio com vitamina D podem ser recomendados. A ênfase em dietas ricas em cálcio pode levar a excessiva ingestão em algumas pessoas. Ingestão de cálcio em excesso (maior que 2.500mg/dia) pode ter efeitos adversos. Estes incluem a síndrome *milk-alkali*, litíase renal em idosos propensos a hipercalciúria, e deterioração na absorção de alguns minerais (ferro, zinco, e magnésio).

Zinco

A prevalência de deficiência de zinco é importante por causa do papel que este mineral tem na ingestão alimentar e cicatrização de feridas. Em idosos com doenças debilitantes crônicas, pequena deficiência de zinco pode contribuir com a anorexia. Embora não clinicamente comprovado, também há evidências que suplementação de zinco é benéfica em cicatrização em geral e na cicatrização de úlceras de decúbito em particular. A suplementação de zinco tem também mostrado ser eficaz no incremento da função imune e na interrupção do desenvolvimento de degeneração macular em pessoas idosas. A recomendação da ingestão diária de zinco é de 11mg/dia para homens e 8mg/dia para mulheres. Doses consideradas excessivas (acima de 40mg/dia) podem levar a uma deficiência de cobre. Os íons divalentes podem competir entre si na absorção de um ou outro, inibindo competitivamente, assim o zinco do sulfato de zinco atrapalha a absorção do ferro do sulfato de ferro, e vice-versa.

Zinco: anorexia e cicatrização de úlceras

Ferro

O envelhecimento está associado com o aumento gradual no estoque de ferro em ambos: homens e mulheres. Como conseqüência, a deficiência de ferro é incomum em pessoas idosas e invariavelmente é causada pela perda patológica de sangue. É importante enfatizar que a anemia de doença crônica, que está associada com a deficiência eritropoiética de ferro, incluindo uma baixa concentração sérica de ferro e uma redução na saturação de transferrina, é muitas vezes diagnosticada erroneamente como anemia por deficiência de ferro, em pessoas idosas. Isto resulta em terapia de administração oral de ferro e é desnecessário o procedimento de investigação para identificar a fonte de perda de ferro. A anemia de doença crônica está associada com uma habilidade prejudicada do sistema reticuloendotelial em reciclar o ferro obtido da quebra da fagocitose, ou ainda com a ingestão insuficiente de proteína. Portanto, na anemia de doença crônica, o estoque de ferro está normal ou aumentado, enquanto na deficiência de ferro, está ausente.

Deficiência de ferro não é comum no idoso, se presente, está associada à perda de sangue

Muitos idosos, principalmente em países desenvolvidos, fazem uso de complexos de vitaminas e minerais que contêm a recomendação permitida diária de ferro. Em idosos sem evidência de perda sangüínea e com adequado estoque de ferro, isto é inapropriado. Existem estudos demonstrando uma forte relação entre estoque de ferro tecidual e aumento do risco de doenças cardíacas e de alguns tipos de neoplasias.

Ferro em idosos

Selênio

Existem evidências sugestivas que a deficiência de selênio possa contribuir com o declínio da função imune celular relacionada à idade e a insuficiência cardíaca congestiva. O mineral pode minimizar o prejuízo de radicais livres, como isto é essencial para a função normal da glutationa peroxidase, significativa deficiência de selênio tem sido mostrada freqüentemente em pessoas idosas, embora síndromes associadas com a deficiência de selênio são incomuns (cardiomiopatia, anormalidades da unha e miopatias). Há algumas evidências que a deficiência de selênio possa contribuir com um maior risco de neoplasias e declínio na função imune. A recomendação diária é de 55µg/dia e doses acima de 400µg/dia são consideradas excessivas e podem levar a queda de cabelo e fragilidade ungueal.

Cobre

O envelhecimento está associado, em muitas vezes, com aumento na concentração de cobre sérico. A deficiência de cobre é muito rara e tem sido reportada somente em nutrição parenteral total. A recomendação diária é de 900µg/dia e é considerada excessiva a dose acima de 10.000µg/dia que pode levar à hepatotoxicidade.

Cobre e hepatotoxicidade em idosos

Cromo

O cromo tem papel importante no metabolismo de carboidrato. Tem sido mostrado uma diminuição dos níveis teciduais de cromo associado à idade. É possível que a deficiência de cromo possa contribuir com a intolerância à glicose em pessoas idosas, apesar de que a eficácia da terapêutica de reposição de cromo é controversa. A recomendação diária é de 35µg/dia para homens e 25µg/dia para mulheres.

Tiamina (vitamina B$_1$)

Vitaminas em geriatria

Baixos níveis de tiamina estão associados com altos níveis de resistência à insulina e com a síndrome do túnel do carpo. Baixos níveis também contribuem com o declínio da função imune associado à idade. Baseado em todos esses fatos, uma razoável suposição é que devemos buscar a manutenção dos níveis desejáveis de tiamina com o envelhecimento. A deficiência pode acontecer por ingestão inadequada, por aumento na utilização tecidual, por absorção diminuída, por uma maior perda de tiamina ou por uma combinação desses fatores. A deficiência grave leva ao quadro de beribéri, que pode manifestar-se nas formas seca (neuropática), úmida (insuficiência cardíaca congestiva e acidose metabólica mais vômitos incoersíveis) e cerebral.

Há indícios de que a tiamina melhore a cognição em pacientes com doença de Alzheimer e melhore a performance de idosos durante o exercício, mas o pequeno número de estudos existentes não dá suporte ao uso clínico nessas situações. A dose recomendada é de 1,2mg/dia.

Riboflavina (vitamina B$_2$)

A recomendação de riboflavina está relacionada à ingestão protéica e energética. Para idosos e indivíduos que ingerem menos de 2.000kcal/dia é recomendado um mínimo de 1,2mg/dia.

A riboflavina é amplamente distribuída nos alimentos de origem animal e vegetal. As fontes mais ricas são leite, carnes magras, ovos, brócolis, além de pães e cereais enriquecidos.

O envelhecimento não reduz as necessidades de riboflavina

A deficiência de riboflavina pode se dar por baixa ingestão ou por prejuízos na sua absorção ou utilização. O quadro clínico da deficiência de riboflavina é inespecífico, já que sintomas primordiais como dermatite e glossite são manifestações comuns de outros estados de deficiência vitamínica, tornando o seu reconhecimento clínico difícil, até porque sua deficiência raramente ocorre de forma isolada. A riboflavina é necessária para a metabolização da vitamina B$_6$, do folato, da niacina e da vitamina K, tornando o quadro da hipovitaminose ainda mais inespecífico pela superposição de deficiências vitamínicas.

Recentes estudos cuidadosos têm demonstrado que o envelhecimento não reduz as necessidades de riboflavina.

Piridoxina (vitamina B$_6$)

Clinicamente relevantes, as deficiências das vitaminas do complexo B são muito raras em pessoas de mais idade. Contudo, a deficiência de vitamina B$_6$ é comum em idosos alcoólatras e pode ser um importante fator contribuinte no desenvolvimento de distúrbios da cognição, neuropatias, e talvez cardiomiopatias. Deficiência dessa vitamina é relativamente comum em pessoas idosas institucionalizadas e que fazem uso de isoniazida. Estudos mais recentes têm mostrado que deficiências marginais de vitamina B$_6$ podem ser mais prevalentes em idosos saudáveis. Os hormônios femininos estão implicados na inibição da atividade da piridoxina no metabolismo do triptofano. Os alcoólatras têm necessidades aumentadas de piridoxina, pois o acetaldeído, metabólito ativo do etanol, atua favorecendo a degradação desta vitamina.

Os principais alimentos ricos em piridoxina são: fígado, músculo, vegetais e cereais integrais.

Quanto ao quadro clínico, as alterações mais proeminentes são dermatite seborréica ao redor dos olhos, nariz e boca; queilose, estomatite, glossite, náuseas, vômitos, tontura, irritabilidade, anemia hipocrômica microcítica e neuropatia periférica.

Níveis séricos elevados de homocisteína, associados à deficiência de piridoxina, estão implicados como fator de risco forte e independente para doença cardiovascular, demência e doença de Alzheimer.

Homocisteína, piridoxina e doença de Alzheimer

A ingestão de grandes quantidades de piridoxina como 0,5 a 6g/dia está implicada no aparecimento de neuropatia sensitiva periférica, reversível com a suspensão do tratamento, sendo atribuída à neurotoxicidade direta pela vitamina. A dose recomendada é de 1,7mg/dia.

Vitamina B_{12} e ácido fólico

Como a tiamina, a deficiência de folato em pessoas idosas é predominantemente encontrada naquelas sofrendo de alcoolismo. Isto também é comum em idosos que estão tomando drogas que interferem no metabolismo do folato ou naqueles com doenças associadas com o aumento da necessidade de folato (anemia hemolítica e eritropoese inefectiva). Por ser necessário para a síntese de purinas e timidilato, o folato constitui-se em elemento essencial para a síntese de DNA e RNA, sendo elemento fundamental na eritropoese.

Deficiência de folato pode resultar em perda cognitiva ou depressão significativa e poderia sempre ser avaliada no acompanhamento de voluntários com doença da memória. Uma significativa fração de pessoas idosas consome grandes quantidades de folato tanto na forma de alimentos fortificados, como em suplementos. Este fato torna-se relevante, pois uma grande fração de pessoas idosas tem deficiência de vitamina B_{12} e altas doses de ingestão de folato pode mascarar e agravar a deficiência de vitamina B_{12}. A recomendação de folato é de 400μg/dia, enquanto a de vitamina B_{12} é de 2,4μg/dia.

Deficiência de folato e vitamina B_{12}

A anemia megaloblástica resultante da deficiência de folato é indistingüível da causada pela deficiência de vitamina B_{12}; no entanto, a ocorrência de alterações neurológicas é rara na deficiência de folato isolada. A manifestação clínica da deficiência de folato é mais precoce do que quando ocorre deficiência de vitamina B_{12}, tendo em vista as reservas limitadas de folato no organismo.

Aproximadamente 10% de idosos saudáveis têm baixa concentração de vitamina B_{12}. Os seres humanos dependem da ingestão da vitamina pela dieta de origem animal, e pode haver desenvolvimento de deficiência de vitamina B_{12} em vegetarianos estritos. Anemia perniciosa como uma causa é rara. Recentes estudos sugerem que a má absorção de cobalamina torna-se um problema comum em idosos. Esta causa é claramente multifatorial e inclui gastrite atrófica, supressão de ácido gástrico por meio de drogas, pessoas submetidas à gastrectomia e infecções gastrintestinais. A deficiência de vitamina B_{12}, classicamente, causa anemia megaloblástica morfologicamente idêntica à provocada pela deficiência de folato, já que a deficiência de vitamina B_{12} leva a um quadro de deficiência intracelular de folato. Não é incomum a ocorrência de manifestações não hematológicas de deficiência de vitamina B_{12} na ausência de anemia. Estes incluem alteração da marcha, déficit neurológico sensitivo e motor e perda de memória. Esta vitamina deveria ser quantificada rotineiramente no acompanhamento de qualquer idoso com distúrbio de cognição ou depressão, e promover uma terapia de reposição para qualquer pessoa com nível sérico diminuído.

A deficiência de folato e vitamina B_{12} resulta num aumento da concentração de homocisteína, pois a metabolização da homocisteína é um processo dependente de vitamina B_{12}. A homocisteína tem sido implicada em diversos estudos como fator de risco independente para doenças cardiovasculares e para o desenvolvimento de demência do tipo Alzheimer e demência vascular.

A vitamina B_{12} pode ser administrada por via oral, intramuscular ou subcutânea, não devendo ser administrada por via endovenosa pelo possível risco de anafilaxia. A administração por via oral é suficiente nos estados de deficiência de

Doses terapêuticas de vitamina B₁₂

origem alimentar, desde que não haja alterações hematológicas e neurológicas proeminentes e, ainda assim, corre-se o risco de defeitos na absorção por deficiência de fator intrínseco ou alteração ileal associados.

O tratamento deve ser iniciado com 100μg/dia por uma semana com espaçamento entre as doses, objetivando a administração de 2.000μg nas primeiras seis semanas. Em seguida, recomenda-se uma dose de manutenção de 100μg mensal. A administração de doses acima de 100μg cursa com depuração do excesso de vitamina pela urina, não acarretando maiores incrementos na retenção da vitamina pelo organismo.

Vitamina C

Numerosos estudos têm indicado inadequada ingestão dietética de vitamina C em pessoas idosas. Outros têm mostrado uma alta prevalência de suplementação de vitamina C. Porém, não há evidências de que a deficiência de vitamina C tenha qualquer relevância clínica nas pessoas idosas saudáveis, e também que a reposição com megadoses de vitamina C tenha qualquer valor clínico. Em idosos com doença debilitante crônica existem algumas evidências que a suplementação de vitamina C melhore o resultado da cicatrização da ferida e úlcera de decúbito. A utilização de megadoses de vitamina C pode apresentar algum efeito colateral relevante, dentre eles a diarréia osmótica, a interpretação equivocada da pesquisa de sangue oculto nas fezes e as imprecisões nas determinações de glicose, tanto no sangue como na urina. Pelas recentes recomendações, houve um aumento para 90mg/dia para homens e 75 para mulheres e doses acima de 2.000mg/dia são consideradas excessivas.

Vitamina A

Necessidades de vitamina A diminuem com a idade

Tem sido sugerido que a vitamina A é um dos únicos nutrientes que tem a sua necessidade diminuída com o avanço da idade. O envelhecimento está associado a uma eficiente absorção de vitamina A pelo trato gastrintestinal acompanhado de uma reduzida taxa de catabolismo. Esses efeitos explicam a razão pela qual, pessoas idosas apresentam uma maior susceptibilidade à toxicidade, caso quantidade excessiva desta vitamina seja consumida como suplemento. Efeitos colaterais da ingestão diária, em excesso (maior que 3.000μg), incluem cefaléia, astenia, redução na contagem de leucócitos, disfunção hepática e artralgia. Entretanto, pelos recentes estudos, tem sido demonstrado que doses de 1.500μg/dia causam desmineralização óssea e osteoporose. A vitamina A tem um importante papel na acuidade visual, contudo, não há evidência que a suplementação de vitamina A melhore a deterioração da acuidade visual relacionada à idade. Tem sido sugerido que a vitamina A e seu precursor betacaroteno possam ter um efeito protetor contra neoplasias e doenças cardiovasculares. Porém, recentemente, vários experimentos controlados têm falhado, definitivamente, em provar um efeito benéfico do β-caroteno na proteção do desenvolvimento de câncer de pulmão e doenças cardiovasculares. Em um dos estudos, inclusive, houve maior mortalidade no subgrupo com infarto do miocárdio prévio, o que tem levado autoridades a recomendar que a suplementação de β-caroteno não deva ser feita em cardiopatas, principalmente fumantes. A recomendação de vitamina A é de 900μg/dia para homens e de 700 para mulheres.

Vitamina D

Deficiência de vitamina D, osteomalacia e osteoporose em idosos

A deficiência de vitamina D é uma preocupação séria em pessoas idosas. A ingestão da vitamina D é em média de 50% da recomendação diária (5μg de colecalciferol/dia = 200UI de vitamina D) em indivíduos acima de 50 anos. Inadequada ingestão combinada com uma pobre absorção levam à osteomalacia e um agravamento do risco de fratura em homens e mulheres idosas com osteopenia relacionada à idade. Baseado nesses fatos, a recomendação de ingestão da vitamina D para idosos tem sido duplicada de 200 para 400UI para pessoas de 51 a 70 anos e triplicado, ou seja, 600UI, para pessoas com mais de 70 anos de idade. Em adição, ao papel conhecido da vitamina no metabolismo ósseo, também se associa ao acometimento da função macrofágica em geral e macrofágica pulmonar em particular. Isto sugere que a deficiência de vitamina D aumenta a susceptibilidade para o desenvolvimento de tuberculose pulmonar por comprometer esta função. Em qualquer paciente com osteoporose grave, fratura, ou dor nos ossos, osteomalacia induzida por deficiência de vitamina D deve ser excluída.

Vitamina E

Vitamina E (alfa-tocoferol) é abundante na dieta e as deficiências dessa vitamina virtualmente nunca ocorre. A vitamina E interfere na propriedade biofísica da membrana celular, reduzindo o aumento na microviscosidade da membrana relacionado à idade. Isto também influencia a função imune, e recentes evidências indicam que administração de vitamina E aumenta a função imune em pessoas idosas e pode minimizar o risco de infecção. Por meio de vários estudos, não se demonstrou que a vitamina E possa prevenir a mortalidade por doenças cardiovasculares, como citado na literatura. Há controvérsias sobre o envolvimento desta vitamina na prevenção da doença de Alzheimer, porém tem sido usada no tratamento tanto do transtorno cognitivo leve como na doença de Alzheimer em fase inicial. A recomendação da vitamina E foi aumentada em 33-50%, passando para 15mg/dia, baseado na quantidade necessária para proteger contra a hemólise de células vermelhas do sangue.

Vitamina K

Esta vitamina é essencial para a produção de vários fatores envolvidos na cascata da coagulação. Há evidências de que a administração de vitamina K seja benéfica em pessoas idosas que têm um tempo de protrombina inexplicavelmente aumentado, tanto por via oral como por via endovenosa. Embora a ingestão dietética seja adequada, deficiências podem ocorrer pela administração de drogas incluindo cumarínicos; salicilatos; certos antibióticos de largo espectro (neomicina, sulfaquinoxalina, cefamandol), por interferência na flora bacteriana intestinal; e megadoses de vitaminas A e E, que antagonizam a ação da vitamina K na flora bacteriana. O sangramento constitui a principal manifestação da deficiência de vitamina K, não importando se a causa for uma deleção genética, uma ingestão alimentar inadequada ou um antagonismo à vitamina K por medicamentos. A recomendação diária de vitamina K é de 120µg para homens e 90 para mulheres.

Vitamina K, antibióticos e flora bacteriana intestinal

DESNUTRIÇÃO NO IDOSO

A desnutrição protéico-calórica (DPC) é o distúrbio nutricional mais importante que acomete a população idosa, sendo associada ao aumento da mortalidade, da susceptibilidade às infecções e à redução da qualidade de vida. A magreza excessiva dos idosos é o fator mais importante de mortalidade do que o excesso de peso, sendo que é, erroneamente, vista como parte do processo natural do envelhecimento.

No Brasil estudaram-se indivíduos com 60 anos ou mais, entre 1980 e 1997, utilizando-se como fonte os bancos de dados do Ministério da Saúde, sendo que, neste período, ocorreram quase 37 mil mortes de idosos no país, tendo como causa a desnutrição. Desses óbitos, a maior parte concentrou-se no Sudeste (64,9%), sendo mais de 11 mil mortes no Estado de São Paulo e quase 8 mil no Estado do Rio de Janeiro, e os números, provavelmente, estão subestimados para as demais regiões do país.

É maior a proporção de óbitos e maiores os coeficientes de mortalidade específica por desnutrição nos indivíduos com 70 anos ou mais, que na faixa abaixo, dos 60 aos 69 anos de idade, independentemente do sexo. Isto leva a valorização da questão da nutrição e dos cuidados e orientação nutricional entre os idosos, já que a desnutrição aparece como importante causa de mortalidade, principalmente, na região mais desenvolvida do país.

Desnutrição no idoso, o distúrbio nutricional mais comum no idoso

Prevalência de desnutrição do idoso no Brasil

A prevalência de desnutrição nas regiões brasileiras varia de 10 a 19%, segundo a Pesquisa Nacional de Saúde e Nutrição (PNSN), valores considerados pela OMS marcadores de pobreza em adultos. Comparando o risco de morrer de desnutrição durante a velhice, no Brasil tem-se 71% de chance maior que nos EUA e 32,1% maior que na Costa Rica. Estudos mostram prevalência de desnutrição de 2-10% para idosos que moram sozinhos, aumentando para 30-60% em idosos hospitalizados ou institucionalizados.

A má nutrição pode advir de uma série de desordens nutricionais, como a obesidade, as deficiências vitamínicas, as desordens lipídicas e a desnutrição protéico-calórica (DPC), sendo, esta última, provavelmente a mais séria, inadequadamente investigada e de difícil tratamento. Existem alguns parâmetros para sua monitoração, como a baixa concentração sérica de proteína ou colesterol; história de perda de peso involuntário; e valores de peso corporal, perímetro do braço ou pregas cutâneas abaixo do padrão recomendado.

NUTRIÇÃO E PREVENÇÃO DE DOENÇAS ASSOCIADAS AO ENVELHECIMENTO

Prevenção de doenças dos idosos e nutrição

Intervenções nutricionais podem claramente ser aplicadas em níveis primários, secundários e terciários da prevenção de doenças. Entretanto, há que se entender que apesar do importante papel da nutrição na prevenção de doenças associadas ao envelhecimento, é importante notar que estas intervenções são improváveis de fazer grandes alterações na expectativa de vida. Nos EUA, desde o começo do século XX, a expectativa de vida tem aumentado de 45 para 77,4 anos. De 1970 a 2001 a expectativa de vida em pessoas com mais de 65 anos aumentou em até 2,9 anos. Isto tem ocorrido durante o período em que a ingestão alimentar tem aumentado nos EUA e ele tem se tornado a nação mais obesa do mundo.

Nutrição deficiente durante a fase acelerada de crescimento também tem efeito, como sugerido por estudo japonês mostrando que aquelas pessoas que tinham de 5 a 10 anos durante a Segunda Grande Guerra, tiveram aumento da mortalidade por diabetes e doença isquêmica do coração. Outros fatores associados com o declínio na aterosclerose são os melhoramentos no processamento do alimento, isto é, eliminação de infecções animais e processamento térmico de alimentos que leva à diminuição de infecções que poderiam iniciar o processo de aterosclerose. Ingestão pobre de alimentos pode estar relacionada à disfunção imune e diminuição na habilidade de inibir o desenvolvimento de neoplasias.

Deve ser explorada a possível evidência que a intervenção nutricional possa modular a expectativa de vida, bem como a morbidade. Há que se entender que não há qualquer intervenção nutricional que tenha a força da abstenção de cigarros na prevenção de doenças. Assim sendo, não faz sentido insistir na solicitação de mudança na dieta em pacientes que persistem fumando.

PREVENÇÃO PRIMÁRIA

Nutrição preventiva

Nutrição e hipertensão: a hipertensão no idoso parece ter forte associação com a dieta; a ingestão moderada de calorias e sal durante a vida, bem como ingestão adequada de cálcio parece ser um enfoque prudente na medicina preventiva. O *Trial of Non-Pharmachologic Intervention in the Elderly* (TONE) mostrou que com a redução de sódio e a perda de peso, por período de 4 anos, 23% dos pacientes não necessitaram de medicamentos para controlar sua pressão arterial comparado com 7% do grupo com os cuidados usuais. Em vista do alto custo das medicações anti-hipertensivas, cuidadosa intervenção dietética (restrição leve de sal ou ingestão de cálcio) pode representar o mais prudente enfoque no manejo da hipertensão leve em idosos.

Osteopenia: há evidência epidemiológica razoável que associa o desenvolvimento de osteopenia tipo II (relacionada à idade) com a pobre ingestão de cálcio durante a vida. Estudos em Hong Kong têm sugerido que indivíduos com ingestão de cálcio abaixo de 400mg/dia estão em risco para o desenvolvimento de osteoporose e fraturas de quadril. Osteoporose é mais prevalente em indivíduos com intolerância à lactose, o que leva à ingestão pobre de produtos derivados do leite e assim de cálcio e em indivíduos com síndrome de má absorção, novamente sugerindo o papel da ingestão de cálcio na proteção óssea. Por estas razões, tem sido apropriado sugerir ingestão total de cálcio na ordem de 1 a 1,5g/dia. Um grande número de fatores fazem dos idosos, um grupo para desenvolver deficiência de vitamina D. Estes incluem: ingestão inadequada, exposição solar diminuída, uso de proteção solar para prevenir câncer de pele, perda da habilidade da luz ultravioleta para produzir colecalciferol na pele idosa, diminuição na conversão de 25(OH) vitamina D em 1,25(OH) vitamina D pelo rim e diminuição da absorção de vitamina D. Por esta razão, idosos institucionalizados devem receber 800UI de vitamina D diariamente.

Fraturas e osteoporose no idoso

Colesterol: o tratamento dos níveis elevados de colesterol em pessoas muito idosas requer o conhecimento de que nem todos os LDL-colesterol são ruins – que rígidas intervenções em idosos podem resultar em desnutrição – é necessário cautela para alterar a dieta do idosos, especialmente os maiores de 70 anos. Em adição, estudos em animais e em humanos têm sugerido que a diminuição do colesterol pode resultar em distúrbio da cognição.

Câncer: aproximadamente metade dos novos cânceres nos EUA, podem ocorrer em pessoas com mais de 65 anos. Câncer gastrintestinal, próstata e mama são responsáveis por metade dos cânceres em pacientes com mais de 60 anos de idade. Embora a incidência de câncer aumenta com a idade, começa a diminuir naqueles com 85 a 90 anos. O conceito que a dieta possa modular a prevalência de câncer não é uma novidade. Em 1933, Stocks e Karn verificaram que grande ingestão de pão integral, vegetais e leite fresco estavam associadas com a diminuição na incidência de câncer de vários sítios. Infelizmente, dietas que protegem contra alguns cânceres estão associadas com aumento na prevalência de outros. Por exemplo, cultura de comer cereais, como aquelas do Japão e do sudeste da Ásia, tem alta prevalência de câncer de estômago e de esôfago, enquanto a incidência de câncer de mama, cólon e próstata estão diminuídas. A cultura de comer carne como nos EUA, mostra o padrão de incidência de câncer, exatamente, oposto.

Câncer em indivíduos maiores de 65 anos

Longevidade: uma das teorias do envelhecimento é que a formação de radicais livres poderia levar aos danos no organismo e mais recentemente à morte. Poderia se esperar, então, que a neutralização dos radicais livres, como o selênio ou a vitamina E, ou antioxidantes resultaria em prolongamento da vida. É importante reconhecer que nestas situações, as vitaminas são usadas como agentes farmacológicos e não como suplemento nutricional. Poucos estudos animais têm sido conduzidos nesta questão e a pobreza dos resultados não sustenta tal suposição. É preciso entender que, pelo menos com os conhecimentos atuais, não existe, por meio da dieta, uma fonte da juventude e que o melhor conselho é manter o peso na média da população por meio de dieta balanceada.

Longevidade e Nutrição

CONSIDERAÇÕES FINAIS

Um novo paradigma tem sido usado para estabelecer as necessidades médias estimadas (EAR) e as quotas diárias recomendadas (RDA). Ao invés de ser baseado na quantidade de nutriente, que poderia prevenir a ocorrência de um estado de deficiência, as novas recomendações são baseadas na quantidade de nutrientes suficientes para prevenir a ocorrência de uma doença crônica ou permitir uma perfeita função do órgão ou organismo.

AGORA VOCÊ JÁ DEVE SABER

- O aumento da população idosa será acentuado em países de Terceiro Mundo.
- O Brasil terá a sexta maior população de idosos do mundo, no ano 2025.
- Senescência é o envelhecimento bem sucedido.
- Senilidade é o envelhecimento com pelo menos uma doença.
- As reservas funcionais decaem com o envelhecimento.
- A avaliação do estado nutricional fica prejudicada por alterações próprias do envelhecimento.
- A necessidade energética está diminuída no idoso pela diminuição do metabolismo basal e da atividade física.
- Diante de um idoso com queixa de anorexia, devemos investigar doenças ou medicamentos como sendo as principais causas.
- A desnutrição não faz parte do envelhecimento normal.

QUESTÕES PARA REFLEXÃO

1. Qual seria uma política de saúde para melhor abordar esse *aged boom*?
2. O que poderia ser feito para minimizar estas perdas das reservas funcionais?
3. Quais os parâmetros que poderíamos utilizar para avaliarmos o estado nutricional no idoso, sem sofisticação?
4. O idoso necessita de maior ingestão de cálcio?
5. Qual o melhor tipo de atividade física para o idoso?
6. Como deve ser prescrita essa atividade física?
7. Qual a quantidade protéica ideal, pela dieta, para o idoso?
8. O que devemos fazer para vivermos mais e melhor?
9. A diminuição da ingestão calórica retarda o envelhecimento?

APLICANDO O QUE VOCÊ APRENDEU

1. Faça uma avaliação do estado nutricional de um paciente idoso que tenha amputado os membros inferiores.
2. Como você sabe, com o envelhecimento, há uma diminuição progressiva da função renal. Devemos em todos os idosos, então, restringir a ingestão protéica?
3. Sabemos que, com o envelhecimento, aumenta o pH gástrico; qual seria a melhor formulação da dieta para um idoso? Alimentos ácidos ou alcalinos?
4. O porcentual de gorduras aumenta de 15 para 30% do peso corporal total entre 25 e 75 anos de idade e a água intracelular é 20% menor em septuagenários do que em adultos jovens. Então, o que você poderia usar como fator de correção para a avaliação do estado nutricional pela bioimpedância elétrica?
5. Atualmente, fala-se muito sobre o uso de vitaminas pelos idosos. Como se comportaria a necessidade de vitaminas para o idoso saudável?

BIBLIOGRAFIA UTILIZADA PARA EDIÇÃO DO TEXTO

- Allain H et al. Mild cognitive impairment: potential therapeutics. Rev Neurol 2002;158(10):35-40. ■ Beaufrere B, Morio B. Fat and protein redistribution with aging: metabolic considerations. Eur J Clin Nutr 2000;54(Suppl. 3):S48-53. ■ Berman D et al. Predictors of adipose tissue lipoprotein lipase in middle-aged and older men: relationship to leptin and obesity, but not cardiovascular fitness. Metabolism 1999;48:183-9. ■ Biesalski HK. Meat and cancer: meat as a component of a healthy diet. Eur J Clin Nutr 2002;56:S2. ■ Bjorntorp P. Metabolic implications of body fat distribution. Diabetes Care 1991;14(12):1132-43. ■ Blaak EE. Adrenergically stimulated fat utilization and ageing. Ann Med 2000;32:380-2. ■ Blumberg J. Nutrition needs of seniors. J Am Coll Nutr 1997;16(6):517-23. ■ Braga SRS et al. Efeito do uso de próteses na alimentação de idosos. Rev Odontol UNESP 2002;31(1):71-81. ■ Broughton DL, Taylor R. Review: deterioration of glucose tolerance with age: the role of insulin resistance. Age Ageing 1991;20(3):221-5. ■ Burkitt DP et al. Dietary fiber and disease. J Am Med Assoc 1974;229(8):1068-74. ■ Chandra RK. Nutrition and the immune system from birth to old age. Eur J Clin Nutr 2002;56(3):73-6. ■ Chapuy MC et al. Effect of calcium and cholecalciferol treatment for three years on hip fractures in elderly women. Br Med J 1994;308:1081. ■ Chumlea WMC et al. Estimating stature from knee height for persons 60 to 90 years of age. J Am Geriatr Soc 1985;33:116. ■ Chumlea WMC et al. Prediction of body weight for the nonambulatory elderly from anthropometry. J Am Diet Assoc 1988;88:564-8. ■ Clarkston WK et al. Evidence for the anorexia of aging: gatrointestinal transit and hunger in healthy elderly vs young adults. Am J Physiol 1997; 272(1):R243-8. ■ Coelho AK, Fausto MA. Avaliação pelo nutricionista. In: Maciel A (ed.). Avaliação multidisciplinar do paciente geriátrico. Rio de Janeiro: Revinter; 2002. p 121-56. ■ Coelho MASC et al. Antropometria e composição corporal. In: Frank AA, Soares EA (eds.). Nutrição no envelhecer. São Paulo: Atheneu; 2002. p 13-27. ■ Cohn SH et al. Compartimental body composition based on total body nitrogen, potassium and calcium. Am J Physiol 1980;239(6):E524-30. ■ Collins R et al. MRC/BHF Heart Protection Study of antioxidant vitamin supplementation in 20,536 high-risk individuals: a randomized placebo-controlled trial. Lancet 2002;360(9326):23-33. ■ Conferência de Saúde, 8, 1986, Brasília. In: Relatório consolidado dos trabalhadores de grupo, tema I, Saúde como direito. Brasília; 1986. ■ Crowle AJ, Ross EJ. Comparative abilities of various metabolites of vitamin D to protect cultured human macrophages against tubercle bacilli. J Leukoc Biol 1990;47(6):545-50. ■ Dariush M et al. Cereal, fruit and vegetable fiber intake and the risk of cardiovascular disease in elderly individuals. J Am Med Assoc 2003;289(13):1659-66. ■ Das SK et al. An underfeeding study in healthy men and women provides further evidence of impaired regulation of eneegy expenditure in old age. J Nutr 2001;131:1833-8. ■ Davidson MB. The effect of aging on carbohydrate metabolism: a review of the English literature and a practical approach to the diagnosis of diabetes mellitus in the elderly. Metab Clin Exp 1979;28(6):668-705. ■ De Groot CP et al. Ten-year changes in anthropometric characteristics of elderly Europeans. J Nutr Health Aging 2002;6:4-8. ■ Delacorte RR et al. Mini Nutritional Assessment score and the risk for undernutrition in free-living older persons. J Nutr Health Aging 2004;8(6):531-4. ■ Dharmarajan TS et al. Vitamin B12 deficiency. Recognizing subtle symptoms in older adults. Geriatrics 2003;58(3):30-8. ■ Dirren H. Euronut-SENECA: An european study of nutrition and health in the elderly. Nutr Rev 1994;52:S38-43. ■ Dror Y et al. Recommended micronutrient supplementation for institutionalized elderly. J Nutr Health Aging 2002;6(5):295-300. ■ Dutra-de-Oliveira JE, Marchini JS. Drinking water as an iron carrier to control iron deficiency. Nutrition 2006;22:853. ■ Ebeling PR et al. Evidence of an age-related decrease in intestinal responsiveness to vitamin D: relationship between serum 1,25-dihydroxyvitamin D-3 and intestinal vitamin D receptor concentrations in normal women. J Clin Endocrinol Metab 1992;75(1):176-82. ■ Elahi D, Muller DC. Carbohydrate metabolism in the elderly. Eur J Clin Nutr 2000;54(3):S112-20. ■ Elia M. Obesity in the elderly. Obes Res 2001;9(Suppl. 4):244S-8S. ■ Engelhart MJ et al. Dietary intake of antioxidants and risk of Alzheimer disease. J Am Med Assoc 2002;287(24):3223-9. ■ Enstrom JE et al. Vitamin C intake and mortality among a sample of the United States population. Epidemiology 1992;3:194. ■ Ettinger MP. Aging bone and osteoporosis: strategies for preventing fractures in the elderly. Arch Intern Med 2003;163(18):2237-46. ■ Evans WJ. Protein nutrition, exercise and aging. J Am Coll Nutr 2004;23:601S-9S. ■ Fair WR et al. Cancer of the prostate: a nutritional disease? Urology 1997;50:840. ■ Ferriolli E et al. Aspectos do metabolismo energético e protéico em idosos. Nutr Rev Soc Bras Alim Nutr 2000;19/20:19-30. ■ Ferriolli E et al. Aspectos do metabolismo energético e protéico em idosos. Nutr Rev Soc Bras Alim Nutr 2000;19/20:19-30. ■ Fink RI et al. Mechanisms of insulin resistance in aging. J Clin Invest 1983;71(6):1523-35. ■ Fletcher AE et al. Antioxidant vitamins and mortality in older persons: findings from the nutrient add-on study to the Medical Research Council Trial of Assessment and Management of Older People in the Community. Am J Clin Nutr 2003;78(5):999-1010. ■ Food and Nutrition Board (FNB)/Institute of Medicine (IOM). Dietary Reference Intakes for Energy, Carbohydrate, Fiber, Fat, Fatty Acids, Cholesterol, Protein, and Amino Acids (Macronutrients). http://www.iom.edu. ■ Frank AA, Soares EA. Nutrição no envelhecer. São Paulo: Atheneu; 2004. p 300. ■ Freyssenet D et al. Effect of a 6-week endurance training programme and branched-chais amino acid supplementation on histomorphometric characteristics of aged human muscle. Arch Physiol Biochem 1996;104(2):157-62. ■ Frisancho AR. Nutritional anthropometry. J Am Diet Assoc 1988;88(5):253-5. ■ Gallagher D et al. Weight stability masks sarcopenia in elderly men and women. Am J Physiol Endocrinol Metab 2000;279:E366-75. ■ Guigoz Y et al. Identifying the elderly at risk for malnutrition. The Mini Nutritional Assessment. Clin Geriatr Med 2002;18:737-57. ■ Hajjar I, Kotchen TA. Regional variations of blood pressure in the United States are associated with regional variations in dietary intakes: the NHANES-III data. J Nutr 2003;133:211. ■ Hak AE et al. Plasma carotenoids and tocopherol and risk of myocardial infarction in a low-risk population of US male physicians. Circulation 2003;108(7):802-7. ■ Hashimoto Y et al. Effect of aging on Hb A1c in a working male japanese population. Diabetes Care 1995;18(10):1337-40. ■ Heaney RP, Weaver CM. Calcium and vitamin D. Endocrinol Metab Clin North Am 2003;32(1):181-94. ■ Heath AL, Fairweather-Tait SJ. Health implications of iron overload: the role of diet and genotype. Nutr Rev 2003;61(2):45-62. ■ Hennekens CH et al. Lack of effect of long-term supplementation with beta carotene on the incidence of malignant neoplasms and cardiovascular disease. N Engl J Med 1996;334(18):1145-9. ■ High KP. Nutritional strategies to immunity and prevent infection in the elderly individuals. Clin Infect Dis 2001;33(11):1892-900. ■ Hughes VA et al. Longitudinal changes in body composition in older men and women: role of body weight change and physical activity. Am J Clin Nutr 2002;76:473-81. ■ Inouye SK et al. A multicomponent intervention to prevent delirium in hospitalized older patients. N Engl J Med 2003;340(9):669-76. ■ Kaltenbach G et al. Early normalization of low vitamin B12 levels by oral cobalamin therapy in three older patients with pernicious anemia. J Am Geriatr Soc 2002; 50(11):1914-5. ■ Kamimura MA et al. Avaliação Nutricional. In: Cuppari L (ed.). Guia de nutrição: nutrição clínica do adulto. Guias de medicina ambulatorial e hospitalar. Barueri, SP: Manole; 2002. p 71-109. ■ Kessler AR et al. In vivo modulation of brain cholesterol level and learnig performance by a novel plant lipid: indications for interactions between hippocampal-cortical cholesterol and learning. Life Sci 1986;38:1185. ■ Klate ET et al. Combination therapy of donepezil and vitamin E in Alzheimer´s disease. Alzheimer Dis Assoc Disord 2003;17(2):113-6. ■ Jasti S et al. Dietary supplement use in the context of health disparities: cultural, ethnic and demographic determinants of use. J Nutr 2003;133(6): 2010-3. ■ Laporte RE et al. The assessment of physical activity in older woman: analysis of the interrelationships and reliability of activity monitoring, activity surveys, and caloric intake. J Gerontol 1983;38(4): 394-7. ■ Lau E et al. Physical activity and calcium intake in fracture of the proximal femur in Hong Kong. Br Med J 1988;297:1441. ■ Lipschitz DA. Screening for nutritional status in the elderly. Primary Care 1994;21(1):55-67. ■ Lohman TG. Anthropometric reference manual. Abridged ed. Champaign, IL: Human Kinectis Publishers; 1992. ■ Lökk J. News and views on folate and elderly persons. J Gerontol A Biol Sci Med Sci 2003;58(4):354-61. ■ Lubetsky A et al. Comparison of oral vs intravenous phytonadione (vitamin K1) in patients with excessive anticoagulations: a prospective randomized controlled study. Arch Intern Med 2003;63(20):2469-73. ■ Luchsinger JA et al. Antioxidant vitamin intake and risk of Alzheimer´s disease. Arch Neurol 2003;60(2):203-8. ■ Malmberg KJ et al. A short-term dietary supplementation of high doses of vitamin E increases T helper 1 cytokine production in patients with advanced colorectal cancer. Clin Cancer Res 2002;8(6):1772-8. ▪ Marchini JS et al. Métodos antropométricos para avaliação do estado nutricional. Revista de Nutrição da PUCCAMP 1992;5:121-42. ▪ Marlett JA et al. Position of the American Dietetic Association: health implications of dietary fiber. J Am Diet Assoc 2002;102(7):993-1000. ▪ Mattson MP et al. Folic acid and homocysteine in age-related disease. Ageing Res Rev 2002;1(1):95-111. ▪ McClain CJ et al. Trace metals and the elderly. Clin Geriatr Med 2002;18(4):801-18. ▪ McGandy RB et al. Nutritional status survey of healthy non-institutionalized elderly: energy and nutrient intakes from 3-day diet records and nutrient supplements. Nutr Res 1986;6:785-98. ▪ Meyer KA et al. Carbohydrates, dietary fiber, and incident type 2 diabetes in older women. Am J Clin Nutr 2000;71(4):921-30. ▪ Miller JW. Homocysteine, Alzheimer disease, and cognitive function. Nutrition 2000;16(7-8):675-7. ▪ Misso ML et al. Differential expression of factors involved in fat metabolism with age and the menopause transition. Maturitas 2005;51:299-306. ▪ Moriguti JC et al. Effects of a 6-week hypocaloric diet on changes in body composition, hunger, and subsequent weight regain in healthy young and older adults. J Gerontol A Biol Med Sci 2000;55(12):580-7. ▪ Moriguti JC et al. Urinary calcium loss in elderly men on a vegetable:animal (1:1) high-protein diet. Gerontology 1999;45(5):274-8. ▪ Moriguti JC et al. Nutrição no idoso. In: Dutra-de-Oliveira JE, Marchini JS (eds.). Ciências Nutricionais. São Paulo: Sarvier; 1998. p 239-51. ▪ Morley JE. Nutritional status of the elderly. Am J Med 1986;81:679-95. ▪ Morley JE. Anorexia of aging: physiologic and pathologic. Am J Clin Nutr 1997;66(4):760-73. ▪ Morley JE. The role of nutrition in the prevention of age-associated diseases. In: Morley JE, Thomas DR (eds.). Geriatric Nutrition. Boca Raton: CRC Press; 2007. p 29-44. ▪ Morley JE et al. Sarcopenia. J Lab Clin Med 2001;137:231-43. ▪ Morley JE, Silver AJ. Nutritional issues in nursing home. Ann Intern Med 1995;123:850-9. ▪ Mott JW et al. Relation between body fat and age in 4 ethnic groups. Am J Clin Nutr 1999;69:1007-13. ▪ Muntwyler J et al. Vitamin supplement use in a low-risk population of US male physicians and subsequent cardiovascular mortality. Arch Intern Med 2002; 162(13):1472-6. ▪ Muller DC et al. Insulin response during the oral glucose tolerance test: the role of age, sex, body fat and the pattern of fat distribution. Aging 1996;8(1):13-21. ▪ Mungall MM et al. Statin therapy in the elderly: does it make good clinical and economic sense? Drugs Aging 2003;20(4):263-75. ▪ Nagy TR et al. Determinants of basal fat oxidation in healthy Caucasians. J Appl Physiol 1996;80(5):1743-8. ▪ National Research Council/Food and Nutritional Board. Diet and health: implications for reducing chronic disease risk. 10th ed. Washington, DC: National Academy Press; 1989. p 284. ▪ Nikolic M et al. Aging of human skeletal muscles. Coll Antropol 2005;29:67-70. ▪ Norman A et al. Total physical activity in relation to age, body mass, health and other factors in a cohort of Swedish men. Int J Obes Relat Metab Disord 2002;26:670-5. ▪ Omenn GS et al. Effects of a combination of beta carotene and vitamin A on lung cancer and cardiovascular disease. N Engl J Med 1996;334(18):1150-5. ▪ Otero UB et al. Mortalidade por desnutrição em idosos, Região Sudeste do Brasil, 1980-1997. Rev Saúde Pública 2002; 36:141-8. ▪ Paolini M et al. Co-carcinogenic effect of beta-carotene. Nature 1999;398(6730):760-1. ▪ Penninx BW et al. Anemia and decline in physical performance among older persons. Am J Med 2003;115(2): 104-10. ▪ Perissinotto E et al. Anthropometric measurements in the elderly: age and gender differences. Br J Nutr 2002;87:177-86. ▪ Perry HM et al. Body composition and age in African-American and Caucasian women: relationship to plasma leptin levels. Metabolism 1997;46:1399-405. ▪ Pierron RL et al. J Am Geriatr Soc 1990;38:1339. ▪ Poehlman ET et al. Physiological predictors of increasing total and central adiposity in aging men and women. Arch Intern Med 1995;155(22):2443-8. ▪ Powers HJ. Riboflavin (vitamin B-2) and health. Am J Clin Nutr 2003;77(6):1352-60. ▪ Rapola JM et al. Randomised trial of alpha-tocopherol and beta-carotene supplements on incidence of major coronary events in men with previous myocardial infarction. Lancet 1997;349(9067):1715-20. ▪ Requejo AM et al. Influence of nutrition on cognitive function in a group of elderly, independently living people. Eur J Clin Nutr 2003;57(1): 54-7. ▪ Risig R et al. Decreased ratio of fat to carbohydrate oxidation with increasing age in Pima indians. J Am Coll Nutr 1996;15(3):309-12. ▪ Roberts SB et al. Effect of age on energy expenditure and substrate oxidation during experimental overfeeding in healthy men. J Gerontol 1996;51(2):B148-57. ▪ Roberts SB et al. Control of food intake in older men. J Am Med Assoc 1994;272(20):1601-6. ▪ Roychoudhury P, Schwartz K. Antioxidant vitamins do not prevent cardiovascular disease. J Fam Pract 2003;52(10):751-2. ▪ Russell RM. The aging process as a modifier of metabolism. Am J Clin Nutr 2000;72(2):529S-32S. ▪ Russell RM, Suter PM. Vitamin requirements of elderly people: an update. Am J Clin Nutr 1993;58(1):4-14. ▪ Saltzman E et al. Effects of a cereal rich in soluble fiber on body composition and dietary compliance during consumption of a hypocaloric diet. J Am Coll Nutr 2001;20(1):50-7. ▪ Sano M. Noncholinergic treatment options for Alzheimer´s disease. J Clin Psychiatry 2003;64(9):23-8. ▪ Satia-About AJ et al. Energy from fat is associated with obesity in U.S. men: results from the prostate cancer prevention trial. Prev Med 2002;34:493-501. ▪ Seshadri S et al. Plasma homocisteyne as a risk factor for dementia and Alzheimer disease. N Engl J Med 2002;346(7): 476-83. ▪ Sial S et al. Fat and carbohydrate metabolism during exercise in elderly and young subjects. Am J Physiol 1996;271(6):E983-9. ▪ Sullivan DH, Rock L. Impact of nutritional status on health outcomes of nursing home residents. J Am Geriatr Soc 1995;43:95-196. ▪ Swan GE et al. Decline in cognitive performance in aging twins. Heritability and biobehavioral predictors from the National Heart, Lung, an Blood Institute Twin Study. Arch Neurol 1992;49:476. ▪ Stocks P, Karn MN. A coperative study of the habits, home life, dietary and family histories of 450 cancer patients and of an equal number of control patient. Ann Eufenics 1933;5:237. ▪ Thurman JE, Mooradian AD. Vitamin supplementation therapy in the elderly. Drugs Aging 1997;11(6):433-49. ▪ Van der Loo B et al. Age-related changes of vitamin A status. J Cardiovasc Pharmacol 2004;43(1):26-30. ▪ Vermeulen EG et al. Effect of homocysteine-lowering treatment with folic acid plus vitamin B6 progression of subclinical atherosclerosis: a randomized, placebo-controlled trial. Lancet 2000;355(9203):517-22. ▪ Vivekananthan DP et al. Use of antioxidant vitamins for the prevention of cardiovascular disease: meta-analysis of randomized trials. Lancet 2003;361(9374):2017-23. ▪ Waters DL et al. Skeletal muscle mitochondrial function and lean body mass in healthy exercising elderly. Mech. Ageing Dev 2003;124:301-9. ▪ Willett WC, Stampfer MJ. What vitamins should I be taking doctor? N Engl J Med 2003;345(25):1819-24. ▪ Wittert GA. Obesity in older adults. In: Morley JE, ThomasDR (eds.). Geriatric Nutrition. Boca Raton: CRC Press; 2007. p 45-58. ▪ Wolters M et al. B vitamin status and concentrations of homocysteine and methylmalonic acid in elderly German women. Am J Clin Nutr 2003;78(4):765-72. ▪ Wurtman JJ et al. Calorie and nutrient intakes of elderly young subjects measured under identical conditions. J Gerontol 1988;43(6):B174-80.

ANTIOXIDANTES E LONGEVIDADE

Desde as mais remotas civilizações, o homem busca o elixir da longa vida, sucedendo-se assim, através dos tempos, poções e prescrições que prometiam a longevidade. Hoje, à luz dos conhecimentos atuais e de alta tecnologia, busca-se esclarecer melhor os passos que produzem as alterações encontradas na senilidade. Uma das teorias para explicar o processo do envelhecimento é a dos radicais livres, proposta por Denham Harman, em 1956. Por essa teoria, a produção aumentada e radicais livres e/ou a diminuição das defesas antioxidantes e dos sistemas de reparo, associadas com a idade, provocariam reações com enzimas, lipídios, DNA, RNA e outras estruturas, causando alterações lentas, porém progressivas nas células, tecidos e no código genético, relacionadas com o envelhecimento. Sustenta essa teoria o acúmulo de lipofucsina nos neurônios com o envelhecimento, o aumento de proteínas oxidadas com a idade, a correlação direta entre a atividade hepática da superóxido-dismutase e a sobrevida da espécie, bem como a correlação inversa entre a taxa metabólica basal e a sobrevida das espécies.

Os radicais livres são produtos normais do metabolismo, sendo inclusive produzidos pelos fagócitos, participando assim do mecanismo de defesa contra invasores. O organismo possui também um eficiente sistema de proteção tanto intra como extracelular que normalmente neutraliza seus efeitos e repara possíveis danos. Admite-se que, em situações especiais, principalmente relacionadas a um excesso de produção, tais defesas se esgotariam estabelecendo-se então um estresse oxidativo.

O interesse sobre os radicais livres e os antioxidantes também tem se intensificado ultimamente, pelo possível papel dessas substâncias na etiologia de diversas doenças. Assim, estudos sobre os sistemas de oxirredução, envolvendo a peroxidação lipídica, espécies oxidantes, toxinas ambientais mediadas por radicais livres e a relação desses sistemas com a arteriosclerose, inflamação, carcinogênese e outros, bem como uma desejada proteção efetuada pelos antioxidantes, têm ensejado inúmeros autores a se dedicarem ao assunto, procurando estabelecer uma base fisiopatológica segura para os vários processos.

O possível efeito protetor exercido pelos antioxidantes tem estimulado a ingestão dessas substâncias, principalmente as vitaminas C, E e o betacaroteno, apontadas como atuantes na prevenção de doenças crônicas, doenças cardiovasculares e câncer, principalmente de pulmão e cólon. A literatura nessa área se destaca pelos resultados díspares em experimentos semelhantes, sendo que, em alguns casos, talvez a ânsia em beneficiar comprometa o necessário rigor científico das investigações. Tem sido sugerido que as lesões carcinogênicas do DNA podem ser prevenidas pela remoção dos radicais livres produzidos pelo metabolismo normal. Para as doenças cardiovasculares, supõe-se que as vitaminas antioxidantes, especialmente betacaroteno e E, possam inibir a oxidação das LDL para a sua forma mais aterogênica e, assim, preservar o endotélio. Recente estudo bem controlado envolvendo mais de 29.000 fumantes do sexo masculino, divididos em grupos que ingeriam vitamina E ou betacaroteno ou ambas *versus* controle e seguidos em média por seis anos, não demonstrou qualquer proteção em relação ao câncer de pulmão e mesmo outros cânceres, havendo até um aumento, estatisticamente significativo, de neoplasia pulmonar nos pacientes utilizando betacaroteno. Não podemos inferir que o betacaroteno induz o aparecimento do câncer de pulmão, no entanto, podemos ser enfáticos ao afirmar que tais vitaminas, nas doses utilizadas, não protegem contra tal neoplasia. Também, em relação às doenças cardiovasculares, nenhuma diferença foi estatisticamente significativa. Deve ser ressaltado nesse estudo que as doses de vitamina E estiveram aquém das utilizadas nos estudos observacionais prejudicando assim a sua correta avaliação. Todavia, independente da dose, no atual estágio de conhecimento, uma análise de resultados é muito difícil pelas dúvidas que ainda estão por ser esclarecidas. Assim, os radicais livres estão envolvidos numa ampla gama de processos patológicos, porém, estar envolvido, não significa, necessariamente, ser importante. E mesmo que sejam importantes, como analisar um antioxidante em combinação com os vários fatores atuantes? Por exemplo, os múltiplos estágios da carcinogênese poderiam desfavorecer a correta análise de um antioxidante como anticarcinogênio e mais, se uma alta capacidade antioxidante protege o DNA de lesões oxidativas, este mesmo antioxidante não poderia "proteger" células inicialmente lesadas dos efeitos da oxidação e com isso favorecer a sua expansão clonal e o desenvolvimento tumoral? Assim, estudos de maior abrangência devem ser ainda realizados para definir melhor a participação do estresse oxidativo na produção do dano, conquanto da sua importância venham nitidamente se avolumando. Contudo, existem fortes evidências de que o câncer e as doenças cardiovasculares possam ser prevenidos ou retardados por mudanças alimentares, tais como redução da ingestão de gorduras e aumento do consumo de frutas, grãos e vegetais. Vários produtos dessa dieta poderiam agir como antioxidantes e assim explicar parte do efeito de uma dieta saudável, atuando durante toda uma vida. Se, associado a tal padrão dietético, a ingestão de altas doses de vitaminas antioxidantes promove a saúde e propicia um aumento na expectativa de vida, estudos mais conclusivos precisam ser realizados.

Moriguti JC, Ferriolli E, Iucif Jr N. Ciências Nutricionais. 1ª ed.; 1998.

Avaliando seus conhecimentos

- O estado nutricional materno é importante durante o ciclo grávido-puerperal?
- A desnutrição materna poderá acarretar problemas na evolução da gestação?
- Se houver restrição alimentar durante a gravidez, pode haver prejuízo para o crescimento fetal?
- É necessário modificar a alimentação da gestante quantitativa e, principalmente, qualitativamente?
- Existem determinados valores de nutrientes na alimentação da gestante?
- É necessário controlar o ganho de peso da gestante durante as consultas de pré-natal?
- Durante o puerpério, é realmente necessário melhorar a alimentação?
- É importante estimular o hábito de amamentar?
- Na lactação, a alimentação da mãe deverá incluir alimentos variados, ricos em ácido fólico?

CAPÍTULO 15

Nutrição na Gestação e Lactação

Marta Edna Holanda Diógenes Yazlle*
Maria Célia Mendes

. . . .

Durante o ciclo grávido-puerperal ocorrem várias modificações no organismo materno, com os objetivos de garantir o crescimento e o desenvolvimento fetal, manterem a higidez da gestante e a sua recuperação pós-parto, bem como garantir a nutrição do recém-nascido através do processo da lactação.
Para que tudo isso aconteça, há necessidade de aumento proporcional dos nutrientes da alimentação materna durante a gestação e o puerpério, considerando-se que a melhor fonte de nutrientes para o feto e o recém-nascido é aquela proveniente dos constituintes da alimentação materna.
Vale salientar que, em algumas circunstâncias adversas à saúde da gestante e da puérpera, os cuidados com seu estado nutricional e a ingestão alimentar devem ser rigorosamente observados.

. . . .

---

* Agradeço a colaboração da nutricionista Mônica Patrícia Macedo Gonçalves, aluna do Curso de Especialização em Nutrição do Hospital das Clínicas da Faculdade de Medicina de Ribeirão Preto.

INTRODUÇÃO

A gravidez é um fenômeno fisiológico que acarreta uma série de transformações no organismo materno, que tem a finalidade de garantir o crescimento e o desenvolvimento do feto e, ao mesmo tempo, de "proteger" o organismo materno, fazendo com que, ao final do processo, a gestante encontre-se em condições de saúde satisfatória e apta para o processo da lactação.

Essas transformações ocorrem nos aparelhos reprodutor, cardiocirculatório, digestivo, respiratório, urológico, osteoarticular e, ainda, importantes modificações endócrinas, hematológicas, metabólicas e mamárias, as quais exigem um maior consumo de nutrientes.

Modificações que ocorrem no organismo materno durante a gestação

Na espécie humana, o crescimento do feto está sob interferência de uma série de fatores maternos, tais como idade, peso e estatura, condições de saúde e nutrição, paridade, fatores ambientais e genéticos.

Importância da idade

Em relação à idade, sabe-se, por exemplo, que na adolescência o crescimento se dá de forma ativa e rápida, o que por si só exige um maior consumo de nutrientes, podendo algumas vezes acarretar prejuízo ao estado nutricional do indivíduo. Portanto, pode-se supor que se a mulher engravidar nessa faixa etária ela poderá necessitar de um maior consumo de nutrientes, com finalidade de suprir as necessidades maternas e fetais. Alguns estudos sugerem que, em adolescentes, existe correlação positiva entre a estatura e ganho de peso materno, durante a gestação, com o peso do recém-nascido.

Saúde materna e desenvolvimento fetal

Na mulher adulta, no final da vida reprodutiva, as reservas nutritivas podem estar comprometidas, principalmente quando está associada a multiparidade; nesse sentido, alguns estudos sugerem relação entre peso fetal e número de filhos, sendo crescente até a paridade 3 ou 4, e provavelmente esteja relacionado ao estado nutricional materno.

Quanto ao peso e à estatura, parâmetros utilizados na avaliação do estado nutricional, no caso da gestante, podem guardar relação, em condições de normalidade, com os mesmos parâmetros do recém-nascido.

Correlação entre características da gestante e características do recém-nascido

Quanto às condições de saúde materna, existem referências à sua relação com o desenvolvimento fetal, principalmente quando há comprometimento da circulação feto-materna, o que prejudica as trocas entre o organismo da mãe e o do concepto. Por outro lado, sabe-se que as condições de saúde do indivíduo guardam íntima relação com o seu estado nutricional.

Para que ocorra o crescimento e o desenvolvimento do feto, é necessária a oferta de nutrientes provenientes do organismo materno. Estudos sugerem que os nutrientes maternos participam do desenvolvimento do cérebro fetal e cuja deficiência pode alterar as funções cerebrais.

A base fundamental para o crescimento do feto são as proteínas maternas. Elas são sintetizadas a partir dos aminoácidos que atravessam a placenta e que passam por processos envolvendo enzimas e ATP, dando origem às cadeias peptídicas e, finalmente, as proteínas que serão utilizadas pelo feto. Essas proteínas também serão utilizadas para formação dos anexos fetais (placenta, membranas e líquido amniótico) e crescimento de tecidos maternos. Recomenda-se a ingestão de 60 a 70 gramas diárias, o que, segundo a OMS, significa aproximadamente um adicional de 6g/dia.

Entre os glicídios, a glicose atravessa a placenta e é rapidamente utilizada pelo feto

Os glicídios constituem outros nutrientes importantes, eles são representados principalmente pela glicose, a qual atravessa rapidamente a barreira placentária e é utilizada imediatamente pelo feto e pela placenta como principal fonte energética, além do que aumenta a incorporação, pelas células fetais, dos aminoácidos provenientes do organismo materno. A glicose no feto fica armazenada sob a forma de glicogênio principalmente no coração, fígado e músculos esqueléticos, à medida que é necessário, vai havendo a mobilização e sua utilização. A dieta da gestante dificilmente contém quantidade deficiente de glicídios, geralmente recomenda-se não exagerar no consumo de alimentos ricos em hidratos de carbono.

Os lipídios embora sejam acumulados em quantidades razoáveis, principalmente nas últimas semanas de gestação (5-10g/dia), têm pouca influência sobre o crescimento fetal, sendo utilizados como fonte energética acessória. Os ácidos graxos são mais importantes como fonte energética para o recém-nascido. A gestante deve incluir na dieta o correspondente a 50 a 120g diárias dependendo, segundo alguns autores, das situações climáticas.

As vitaminas participam de sistemas enzimáticos cruzando a barreira placentária por mecanismos não bem esclarecidos. No entanto, recomenda-se um aumento na ingestão desses nutrientes durante a gestação, principalmente vitamina B$_6$, cujos níveis deficientes no soro materno têm sido associados ao índice de Apgar (vitalidade do recém-nascido) insatisfatório, além do que alguns estudos referem modificações de seus valores no período gestacional, talvez como conseqüência das modificações próprias desse estado. A RDA recomenda a quantidade diária correspondente a 2,5mg.

Entre outros nutrientes provenientes do organismo materno e utilizados pelo feto, estão as vitaminas, cuja falta pode ser responsável por malformações congênitas

O ácido fólico também é importante nesse período, para suprir as necessidades fetais e as modificações eritropoéticas do organismo materno, e ainda possivelmente devido à redução na síntese de DNA e atividade mitótica celular. Sua deficiência pode induzir à anemia megaloblástica na gestante e defeitos do tubo neural no feto. Em vista disso, é recomendável a suplementação de ácido fólico no período periconcepcional. Recentemente, existe relato na Austrália e Nova Zelândia de possível relação entre a suplementação de ácido fólico no período periconcepcional e o aumento de gestação gemelar. No entanto, há necessidade de maior número de pesquisas para confirmar os resultados desse estudo.

A necessidade diária na gestação corresponde a 2mg. Tem sido demonstrado que a suplementação farmacêutica de 0,4 a 0,8mg de ácido fólico, antes e durante as primeiras 12 semanas de gestação, é requerida para a prevenção de defeitos do tubo neural, outras malformações embrionárias e doenças malignas no início da infância. Diante disso, em muitos países, principalmente no continente norte-americano, tem sido feita a fortificação de produtos em grãos com ácido fólico.

O ácido nicotínico ou niacina também tem suas necessidades elevadas na gravidez, embora sua deficiência seja rara, recomenda-se ser disponível de 20 a 25mg/dia.

A vitamina B$_{12}$ tem sido considerada importante durante a gestação, em virtude das modificações ocorridas na eritropoese e formação dos glóbulos brancos. A sua deficiência pode levar à anemia perniciosa, prejuízo no crescimento fetal e alterações do sistema nervoso, sendo relatado que baixas concentrações de vitamina B$_{12}$ aumentam o risco, em 2 a 3 vezes, de aparecimento de defeito do tubo neural. A necessidade diária gira em torno de 1µg.

A importância da vitamina B$_{12}$, necessária em microgramas

Em relação à vitamina A, alguns estudos em animais sugerem que sua deficiência é teratogênica e pode, inclusive, provocar reabsorção de embriões, além disso alguns estudos sugerem que o excesso dessa vitamina pode causar malformações craniofaciais, cardíacas, no sistema nervoso central e no timo. A necessidade diária é de 5.000 a 8.000UI.

A deficiência de vitamina C, na espécie humana, parece não interferir na evolução da gestação, apesar de alguns estudos sugerirem que níveis baixos, o que não ocorre freqüentemente, poderiam levar ao abortamento, ao descolamento prematuro de placenta, à ruptura prematura de membranas e à pré-eclâmpsia. A alimentação da gestante deve conter pelo menos de 100 a 150mg/dia, principalmente no último trimestre, segundo o *Council on Food and Nutrition*. É citado, ainda, que o peso e o comprimento dos fetos nascidos a termo correlacionam com os níveis séricos maternos de vitamina C, medidos durante o segundo trimestre da gestação. Além disso, o peso e o comprimento desses recém-nascidos são mais altos, quando os níveis de vitaminas C e E são mais elevados.

A vitamina D é importante durante a gestação por atuar no equilíbrio do cálcio e do fósforo no organismo materno. Ela é sintetizada a partir da pró-vitamina D por ação dos raios solares ou dos raios ultravioleta sobre o ergosterol, o colesterol ou os óleos vegetais; chega ao feto através da placenta, atingindo as mesmas concentrações existentes no sangue periférico materno. A deficiência dessa vitamina no organismo da gestante pode levar ao aparecimento da hipocalcemia neonatal ou mesmo à hipoplasia do esmalte dos dentes que virão nas duas dentições. No en-

A vitamina D e o metabolismo do cálcio e do fósforo

tanto, níveis elevados dessa vitamina podem causar hipercalcemia grave no recém-nascido, de acordo com estudos experimentais em animais, o que também já foi referido em crianças. As necessidades diárias da vitamina D pelas RDA incluindo um adicional de 50 a 200UI, chegam a 400 a 800UI.

Vitamina E

A vitamina E ou alfa-tocoferol, de acordo com estudos realizados em humanos, não tem sua ação bem definida, alguns estudos sugerem ação na prevenção do aborto ou os seus benefícios no tratamento da esterilidade. Contudo, é recomendado o equivalente a 5 a 10mg diários para compensar as exigências de seu depósito no feto.

A vitamina K não tem sua ação bem definida, porém tem sido reconhecida como importante fator na formação da trombina. Alguns estudos apontam a hipovitaminose K como o fator responsável, em grande parte, pela hemorragia retroplacentária de abortamentos habituais. É aconselhado o seu uso associado à vitamina C e ao ácido nicotínico. A recomendação é para que a gestante receba vitamina K na quantidade de 65µg/dia.

Os minerais atravessam a barreira placentária principalmente no terceiro trimestre

Os minerais são também considerados nutrientes importantes para o crescimento e o desenvolvimento fetal, eles atravessam a placenta por mecanismos pouco conhecidos, principalmente no terceiro trimestre da gestação. Dentre esses, destacamos o ferro, cuja demanda na gestação é maior devido às importantes alterações relacionadas à eritropoese, às necessidades fetais, e inclusive à necessidade de armazenamento para compensar os baixos níveis do leite materno. Vale salientar que a principal via de eliminação do ferro na mulher é a perda sangüínea menstrual, como na gestação não ocorre essa perda sangüínea há economia de ferro, porém não suficiente para cobrir às necessidades gestacionais e, ainda, para compensar a perda sangüínea do parto. Portanto, há possibilidade real, mesmo nas mulheres em condições nutricionais satisfatórias, de sua deficiência, no período gestacional pós-parto. A suplementação alimentar e a complementação com

Minerais utilizados pelo feto e repercussões de sua deficiência

ferro administrado por via oral têm sido recomendação essencial para a gestante; considerando que a medula em atividade durante a gestação utiliza cerca de 500mg extra de ferro e que as necessidades do feto e da placenta chegam a 250 ou 300mg, estima-se que a gestante deva receber aproximadamente de 20 a 30mg de ferro/dia, ou seja, aproximadamente 15mg além do recomendado para a mulher não-grávida. Quando ocorre anemia, essas quantidades devem ser aumentadas para doses terapêuticas, as quais variam de 60 a 120mg/dia.

Sódio: sabe-se que durante a gestação ocorrem modificações na filtração glomerular conseqüentes ao aumento do volume sangüíneo materno, o que ocasiona perda de sódio; além do que, o aumento do líquido extracelular induz a um aumento da demanda de sódio, portanto não é recomendada restrição desse mineral durante a gestação. Estima-se que a gestante deva ingerir um mínimo de 2 a 3g desse elemento por dia.

A importância do cálcio e do iodo

Cálcio: importante nutriente para a formação óssea e dos dentes, sua suplementação se faz importante, principalmente, se levarmos em consideração o aumento da excreção renal desse nutriente; além disso, tem-se observado melhoria nos níveis pressóricos de mulheres grávidas, contribuindo assim para a prevenção da toxemia gravídica. Recomenda-se a quantidade de 1 a 1,5g/dia.

O cretinismo no recém-nascido

Iodo: alguns estudos sugerem que durante a gestação pode haver aumento da perda de iodo através da urina e que, se a alimentação da gestante for pobre em iodo, poderão ocorrer repercussões na tireóide fetal com conseqüente aumento do seu volume. Outros estudos sugerem que a suplementação e/ou a ingestão de iodo em quantidades satisfatórias são importantes para cobrir as necessidades das gestantes e não levar ao comprometimento de tireóide fetal. Existem referências na literatura de que a deficiência de iodo no organismo materno pode acarretar cretinismo no recém-nascido.

Zinco: algumas observações têm revelado que baixos níveis de zinco podem estar relacionados às malformações congênitas, sugerindo a importância desse mineral no processo de reprodução. Existem referências à correlação significativa entre a atividade de enzimas que contêm zinco e a concentração de zinco no plasma ou eritrócitos e sugerem que uma concentração pobre de zinco no organismo materno pode limitar a capacidade de adaptação de seu organismo durante a gestação.

Existem relatos na literatura, no que diz respeito à associação entre baixos níveis séricos de zinco e trabalho de parto prolongado, hemorragia por atonia uterina, pré-eclâmpsia, trabalho pré-termo e gravidez prolongada. No presente estudo, avaliaram a suplementação de zinco à dieta materna durante a gestação e observaram pequena, porém significativa, redução de trabalho de parto pré-termo.

A necessidade diária de zinco gira em torno de 15 a 20mg por dia. Vale enfatizar a necessidade dessa suplementação uma vez que existem indícios de que as reservas ósseas maternas não são mobilizadas.

Fósforo: o fósforo está intimamente relacionado ao cálcio. Embora sua deficiência seja rara uma vez que é encontrado em quase todos os alimentos, é importante manter uma ingestão diária de 2g. Alguns estudos sugerem que, havendo deficiência de fósforo, poderá ocorrer prejuízo na formação de ossos e dentes do recém-nascido, o que não será eliminado com a suplementação desse elemento após o nascimento.

> A deficiência de fósforo é rara

Flúor: existem indícios de que o flúor é importante para a formação dos dentes. Como a quantidade necessária para o indivíduo adulto é muito pequena e, se considerarmos que a quantidade de flúor contida em lugares onde a água fluoretada já é suficiente para suprir as necessidades do indivíduo adulto, mesmo durante a gestação, não haveria necessidade de suplementação.

Magnésio: o magnésio é um dos minerais que têm sido associados às malformações fetais em animais em laboratório, na sua deficiência ou no seu excesso. As quantidades recomendadas variam em torno de 300mg/dia. Já foi observado que a ingestão de magnésio pode estar relacionada a redução da prevalência de redução da perda de dentes.

Calorias: durante a gestação recomenda-se de acordo com a *Recommended Dietary Allowance* (RDA) a ingestão de 2.200kcal nas diferentes faixas etárias gestacionais, acrescentando um adicional de 300kcal/dia no segundo e terceiro trimestre, porém no primeiro trimestre deve ser revisada essa adição, caso haja prévia depleção em suas reservas corpóreas. A recomendação pode variar com o peso, a idade e a atividade física, o que deve servir como guia das necessidades energéticas do período gravídico. É importante ressaltar que as recomendações sobre a quantidade de calorias na alimentação da gestante são bastante variadas, visto que os canadenses falam até num acréscimo de 500kcal durante a segunda metade do período gestacional, mas sabemos que vários fatores podem interferir nas necessidades.

> As necessidades e as recomendações de calorias

Devemos orientar a gestante não só com relação às calorias, mas cuidar para que haja uma ingestão balanceada de alimentos sempre relacionando-a ao ganho ponderal.

> Orientação alimentar

Para que as adaptações que ocorrem no organismo materno durante o processo gestacional aconteçam de forma adequada, faz-se necessário um maior consumo de nutrientes e, ainda, sabendo-se que a fonte de nutrientes que o feto dispõe para assegurar o seu crescimento é constituída pelas reservas nutricionais maternas e pela ingestão alimentar durante esse período, justifica-se a importância do estado nutricional materno durante a gestação.

Por outro lado, sabemos que as condições nutricionais são avaliadas, entre outros parâmetros, pelo ganho de peso corporal, portanto é importante avaliar o ganho de peso da gestante durante as consultas pré-natais. Vale salientar que o ganho de peso pode ser influenciado por vários fatores, além da ingestão alimentar, tais como: estresse, condições de saúde, peso pré-gravídico, hábitos alimentares entre outros. Estima-se que, em condições normais, o ganho de peso durante a

> Ganho de peso materno e crescimento fetal

> A importância do controle de peso materno

gestação deva variar em torno de 300 a 400g semanais, lembrando que, durante o primeiro trimestre, esse ganho pode não acontecer, principalmente, quando a gestante apresenta diminuição do apetite, náuseas e vômitos. No segundo trimestre o ganho pode ultrapassar o esperado, uma vez que, em geral, cessam as perturbações digestivas e o apetite melhora. No terceiro trimestre surgem outras perturbações digestivas prejudicando a ingestão de alimentos, principalmente a pirose e a sensação de plenitude gástrica, com redução da capacidade do estômago conseqüente ao aumento do volume uterino e que pode acarretar um ganho de peso menor do que o esperado.

Quanto deve ganhar de peso a mulher durante a gestação e qual o peso da placenta?

Admitia-se, até as primeiras décadas desse século, que as gestantes em condições normais deveriam chegar ao final desse período tendo atingido um ganho de peso correspondente a 6kg ± 5% do seu peso pré-gravídico. Destes, os 5% aproximadamente corresponderiam ao aumento de tecidos maternos, principalmente tecido gorduroso que funcionaria como importante fonte energética durante a gravidez e o processo de lactação. Estudos mais modernos recomendam outros valores sendo 3.150g para o feto; 675g para a placenta; 900g para o líquido amniótico; 900g para o útero; 450g para as mamas; 1.350g para o aumento do volume sangüíneo; 1.350g para outros fluidos orgânicos; e 2.000g para gordura, o que corresponderia a um ganho de peso de aproximadamente 11kg (10.825g).

Outros estudos sugerem a utilização de curvas de ganho de peso, as quais foram estabelecidas com base nas avaliações prospectivas de um grande número de gestantes, considerando o ganho durante a gestação, o peso pré-gestacional, a altura e a idade materna.

Relação entre ganho de peso materno e desenvolvimento neuromotor do recém-nascido

São evidentes as observações que associam o ganho de peso materno às condições do recém-nascido. Estudos sugerem que existe correlação entre o ganho de peso materno, evolução da gestação e condições do recém-nascido. No que diz respeito à mãe, tem sido observada maior incidência de transtornos hemorrágicos e, inclusive, indícios de que a evolução da doença hipertensiva específica da gravidez pode variar segundo as condições nutricionais da gestante. Em relação ao recém-nascido tem sido referida, além do déficit de peso e estatura ao nascimento, maior tendência a infecção e anemia, dificuldades no desenvolvimento neuromotor e deficiência visual, o que provavelmente justifica o menor rendimento escolar, observado em crianças cujas mães foram submetidas a deficiência alimentar durante o período gestacional.

Ganho ponderal materno e evolução da gestação

A avaliação do ganho de peso também se constitui num dos parâmetros importantes na avaliação do crescimento e do bem-estar fetal, podendo ainda ser relacionado às condições de saúde materna. Assim, quando o ganho de peso materno não corresponde ao ganho esperado, estando diminuído ou inalterado, impõe-se: repetir a pesagem da gestante, averiguar as condições de ingestão alimentar, interrogar sobre a função digestiva, realizar palpação e medida da altura uterina, além de buscar outros recursos propedêuticos tais como: exame ultra-sonográfico e prova de função placentária. Quando o ganho de peso é além do esperado, recomenda-se o rastreamento da doença hipertensiva específica da gravidez e o *diabetes mellitus*.

Em algumas condições especiais, os cuidados nutricionais maternos merecem maior atenção. Dentre essas, destacamos: adolescência, gestação em idade avançada, multiparidade, cardiopatia, diabetes, hiperemese gravídica, hipertensão arterial, pré-eclâmpsia, hemoglobinopatias, obesidade e alcoolismo crônico.

Na adolescência, o crescimento se faz rapidamente com o surgimento dos caracteres sexuais secundários, o que implica maior consumo de nutrientes; se nessa fase da vida acrescenta-se o crescimento fetal, as necessidades nutricionais se fazem maior.

Pré-eclâmpsia e restrição de líquido

Na vigência de cardiopatias, hipertensão arterial e pré-eclâmpsia aconselha-se manter a dieta habitual da gestante com restrição de líquidos e de sódio. Na cardiopatia, deve-se controlar os níveis de hemoglobina evitando-se a anemia. Além do que, o controle da dieta deve visar evitar o ganho de peso excessivo.

Na pré-eclâmpsia os cuidados são semelhantes aos recomendados às cardiopatias, lembrando-se que a hipoproteinemia na hipertensa pode estar relacionada à gravidade da doença, portanto recomenda-se manter a ingestão protéica dentro dos valores recomendados pelo RDA, ou seja, variando entre 70 a 76g/dia.

Para as gestantes diabéticas, vale lembrar que a gestação pode dificultar o controle da doença e nessas circunstâncias a orientação dietoterápica se faz fundamental.

Nas gestantes portadoras de hemoglobinopatias com tendência a anemia, os cuidados dietéticos devem ser enfatizados principalmente em relação ao consumo de ferro.

Gestantes com ingestão alcoólica excessiva (alcoolismo crônico): vários estudos, fazem referências ao prejuízo no crescimento e desenvolvimento do feto, quando a gestante ingere quantidades abundantes de álcool por um longo período. Têm sido observados: baixo peso, prematuridade, alterações neurológicas (anatômicas, retardo mental e déficit intelectual) e, ainda, alterações genéticas.

O alcoolismo na gravidez e os distúrbios neurológicos no recém-nascido

Esses achados podem ser devidos ao efeito próprio do álcool ou devido à deficiência nutricional, geralmente observada nos indivíduos portadores de alcoolismo crônico. Por isso, recomenda-se que no pré-natal seja investigado o consumo de álcool, se isso ocorre, aconselha-se evitar a ingestão ou moderá-la e intensificar os cuidados nutricionais.

RECOMENDAÇÕES NUTRICIONAIS NO PUERPÉRIO

Sabe-se que durante o puerpério vai ocorrer a involução uterina e as modificações que aconteceram no período gestacional vão gradativamente voltando às condições anteriores, isso na dependência da evolução da gestação e das condições do parto.

Mesmo que as reservas maternas e ingestão alimentar sejam satisfatórias, os cuidados com a ingestão alimentar persistem, no sentido de contribuir para a recuperação do organismo materno e assegurar o processo da lactação. Deve ser ressaltado que muitas vezes durante o puerpério continua um processo de deficiência nutricional ou obesidade instalada durante a gestação, se o intervalo entre a próxima gestação for curto, ou seja, em torno de 6 meses, poderão ocorrer problemas na gestação futura. Por isso, recomenda-se um aumento proporcional nos constituintes da alimentação materna, tomando como base as recomendações preconizadas durante a gestação e acrescentando-se 100 calorias por dia e 10g de proteínas, sugerindo ainda a adoção de medidas anticonceptivas no sentido de ampliar o espaço intergestacional.

Controle da alimentação no puerpério

Ingestão de calorias e proteínas

LACTAÇÃO

As mamas durante a gestação apresentam modificações progressivas, mais evidentes nos últimos meses do processo, essas transformações acontecem, principalmente, no parênquima glandular, na vascularização e na coloração da aréola e do mamilo, sendo preparatórias para a produção do leite.

Modificações mamárias, nutrição e lactação

Estando a glândula mamária desenvolvida e preparada para o processo da lactação, posteriormente ao parto, vai ser desencadeada e mantida a lactação e, com a sucção do recém-nascido, ocorrerá a ejeção do leite.

Nesse processo, como acontece com as outras modificações que ocorrem no organismo materno no período gestacional, é exigido um maior consumo de nutrientes, em se tratando da fase de amamentação, a importância se fez mais evidente, uma vez que a perda calórica é estimada em aproximadamente 80cal/100cm^3 de leite; os nutrientes da alimentação materna também têm sido destacados, principalmente vitaminas e minerais, cujas necessidades são maiores do que as recomendadas no período gestacional.

Consumo de calorias e produção de leite

Segundo alguns autores, os minerais devem ser ingeridos nas seguintes quantidades diárias: ferro, 15mg; cálcio, 2g; vitamina A, 8.000UI; vitamina B$_1$, 2,6mg; vitamina B$_2$, 3mg; vitamina B$_6$, 10mg; vitamina C, 150mg; vitamina D, 400 a 800UI.

Suplementos nutricionais

AGORA VOCÊ JÁ DEVE SABER

- Durante a gestação ocorrem diversas modificações no estado nutricional da mulher.
- As mulheres gestantes necessitam de mais alimentos do que em outros períodos de sua vida reprodutiva.
- Podem ocorrer casos de subnutrição e de obesidade na gestação.
- O estado nutricional da mãe repercute no feto e no recém-nascido.
- O leite materno pode sofrer influência do estado nutricional da mãe.

QUESTÕES PARA REFLEXÃO

1. A deficiência de vitamina B_{12} pode interferir com as condições do feto?
2. A vitamina C não tem relação com a evolução da gestação?
3. Em que circunstâncias a alimentação da gestante deve ser observada com maior rigor?
4. Existe relação entre vitamina A e malformação fetal?
5. O que pode acontecer se houver deficiência de folacina?
6. Por que é importante o suplemento de cálcio na dieta da gestante?
7. Quais as necessidades energéticas da gestante?
8. Quais as recomendações quanto à ingestão de alimentos no período pós-parto (puerpério)?
9. Qual a relação da vitamina B_6 com o feto?
10. Qual é o ganho de peso esperado durante a gravidez?
11. Qual o papel dos minerais no crescimento e no desenvolvimento fetal?
12. Quanto de proteínas deve conter a alimentação da gestante?

APLICANDO O QUE VOCÊ APRENDEU

1. Para uma gestante na 14ª semana apresentando náuseas e vômitos, prescreva e calcule a sua alimentação.
2. Uma gestante de 40 anos, com cinco filhos, é hipertensa, faça as recomendações em relação à ingestão de alimentos.
3. Prescreva a alimentação de uma gestante adolescente.
4. Uma puérpera lhe procura solicitando a prescrição de "dieta para emagrecer". Calcule e justifique a quantidade de calorias e proteínas.

BIBLIOGRAFIA UTILIZADA PARA EDIÇÃO DO TEXTO

- Belfort P. Medicina preventiva. In: Rezende J (ed.). Obstetrícia. 8ª ed. Rio de Janeiro: Guanabara Koogan; 1998. p 260-76. ▪ Czayka-Marins DM. Avaliação do estado nutricional. In: Mahan LK, Arlin MT (eds.). Krause: Alimentos, Nutrição e Dietoterapia. 8ª ed. São Paulo: Roca; 1996;17:309-30. ▪ Friedberg V. Alteraciones fisiológicas de todo el organismo. In: Kase O (ed.). Ginecologia y Obstetrícia. Barcelona: Salvat; 1976;2:149-81. ▪ Gaber KR et al. Maternal vitamin B_{12} and the risk of fetal neural tube defects in Egyptian patients. Clin Lab 2007;53(1-2):69-75. ▪ Georgieff MK. Nutrition and the developing brain: nutrient priorities and measurement. Am J Clin Nutr 2007;85(2):614-20. ▪ Guerra AFFS et al. Impacto do estado nutricional no peso ao nascer de recém-nascidos de gestantes adolescentes. RBGO 2007;29(3):127-33. ▪ Guthbie HA. Nutrition in Pregnancy and Lactation. In: Introductory Nutrition. 17th ed. St. Louis, Toronto; 1989. p 448-83. ▪ Hamigan JH et al. Independent associations amon maternal alcohol consumption and infant thyroxine levels and pregnancy outcome, alcohol. Clin Exp Res 1995;19(1):135-41. ▪ Hankin JR, Sokol RJ. Identification and care of problems Associated with Alcohol Investigation in Pregnancy. Seminars Perinatology 1995;19(4):286-92. ▪ Hyten FE, Thonson M. Ajustes fisiológicos maternos. In: National Academy of Sciences: Nutrición del embarazo. México: Editorial Limusa; 1975. p 53. ▪ Johnson AA. et al. Dietary intakes, antropometric measurements and pregnancy outcomes. J Nutr

1994;124(6):936-42. ▪ Lee BE et al. Influence of maternal serum levels of vitamins C and E during the second trimester on bith weight and length. Eur J Clin Nut 2004;58 (10):1365-71. ▪ Mahan KL, Arlin TM. Nutrição durante a gravidez e na lactação. In: Krause: Alimentos, Nutrição e Dietoterapia. 8ª ed. São Paulo: Roca; 1995;9:157-82. ▪ Mahomed K et al. Zinc supplementation for improving pregnacy and infant outcome. Cochrane Database Syst Rev 2007;(2):CD000230. ▪ Maia PA et al. Zinc and copper metabolism in pregnancy and lactation of adolescent women. Nutrition 2007;23(3):248-53. ▪ Martinez AR, Yazlle MEHD. Nutrição na gravidez. In: Peixoto S (ed.). Pré-Natal. 2ª ed. São Paulo: Manole; 1981;8:89-93. ▪ Mitchell HS et al. Nutrição na Gestação e Lactação. 16ª ed. Rio de Janeiro: Interamericana; 1978;16:232-43. ▪ Mogue CJR, Hargraves MA. Preterm Birth in the African-American Community. Semin Perinatol 1995;19(4):255-62. ▪ Montenegro CAB, Amin JJ. Gestação de alto risco. In: Rezende J (ed.). Obstetrícia. 6ª ed. Rio de Janeiro: Guanabara Koogan; 1991;34:694-716. ▪ Moura VH. Nutritional status in pregnant adolescents: a systematic review of biochemical markers. Matern Child Nutr 2007;3(2):74-93. ▪ Muggli EE, Halliday JL. Folic acid and risk of twinning: a systematic review of the recent literature, July 1994 to July 2006. Med J Aust 2007;186(5):243-8. ▪ Peixoto S. Pré-natal: conceito, importância e finalidade. In: Peixoto S (ed.). Pré-natal. 2ª ed. São Paulo: Manole; 1981. p 1-5. ▪ Raja WAK, Yambao TJ. Retardo del crescimento intrauterino. In: Obstetrícia y Perinatologia: Princípios e Prática. 1ª ed. Buenos Aires: Panamericana; 1985. p 1473-83. ▪ Research Society on Alcoholism and the International Society for Biomedical Research on Alcoholism Joint Scientific Meeting. New Experiments Underscore Warnings on Maternal Drinking. Science 1996;273(9):738-9. ▪ Rezende J, Goslousky S. Repercussões da gravidez sobre o organismo materno: modificações sistêmicas. In: Rezende J (ed.). Obstetrícia. 6ª ed. Rio de Janeiro: Guanabara Koogan; 1992. p 110-23. ▪ Rezende J, Orlandi OV. O feto. In: Rezende J (ed.). Obstetrícia. 8ª ed. Rio de Janeiro: Guanabara Koogan; 1998. p 58-79. ▪ Stone Neutrouser ML. Nutrition During Pregnancy and Lactation. In: Mahan LK, Escott-Stupp S (eds.). Krauses's Food, Nutrition Diet Therapy. 9th ed. Philadelphia: W.B. Saunders; 1996. p 181-212. ▪ Tamura T et al. Materna serum folate and zing concentrations and their relationships to pregnancy outcome. Am J Clin Nutr 1992;56:465. ▪ Tanaka K et al. Magnesium intake is inversely associated with the prevalence of tooh loss in Japanese pregnant women: the Osaka Maternal and Child Health Study. Magnes Res 2006;19(4):268-75. ▪ Tonz O. Folic acid supplementation-voluntary enrichment of different foodstuffs or mandatory fortification of a single staple food? Ther Umsch 2007;64(3):171-6. ▪ Westney EO et al. Nutrition, Genital Tract Infection, Hematologic Values, and Premature Rupture of Membrane Among African American Women. J Nutr 1994;124:987-93. ▪ Worthington-Roberts BS, Vermeesch J. Bases fisiológicas das necessidades nutritivas. In: Worthinton-Roberts BS (ed.). Nutrição na Gravidez e na Lactação. 3ª ed. Rio de Janeiro: Interamericana; 1986;2:13-42. ▪ Yazlle MEHD. Importância do estado nutricional materno antes e durante a gestação. Revista CEN 1985;9(3):71-87.

LEITURAS ADICIONAIS

▪ Cunningham FG. Antepartum: Management of Normal Pregnancy. In: Cunningham FG (ed.). Williams Obstetrics, Practice Hall International Inc., 19th ed. Dallas, EUA; 1993. p 247-72. ▪ Rosso P. Nutrição e crescimento fetal anormal. In: Queenan J (ed.). Gravidez de Alto Risco. 2ª ed. São Paulo: Manole; 1987. p 7-15.

FOCUS

GRAVIDEZ, ALIMENTAÇÃO E CIRCUNSTÂNCIAS ESPECIAIS

A gestação acarreta modificações no organismo materno com a finalidade de garantir o crescimento fetal e manter o organismo materno dentro dos limites de normalidade. Para isso faz-se necessária, entre outros requisitos, a modificação da alimentação materna, a fim de oferecer os nutrientes necessários que garantam as modificações maternas e necessidades fetais.

Em algumas circunstâncias, a alimentação deve ser mais rigorosamente observada, como é o caso das gestantes diabéticas, hipertensas, cardiopatas, portadoras de hemoglobinopatias ou outras doenças que possam comprometer o estado nutricional da mulher.

No caso das diabéticas, seguir a orientação alimentar com restrição calórica e glicídica é fundamental, pois, sabe-se que, durante a gravidez, piora a evolução da doença, ficando esta de controle mais difícil, mesmo na vigência do uso de insulina.

Para as portadoras de hipertensão e cardiopatia, recomenda-se controlar a ingestão de líquidos e sólidos e, nas cardiopatas, deve-se controlar as condições que possam levar à anemia. Essa recomendação deve ser cuidadosamente observada nos casos de hemoglobinopatias.

Nos extremos da vida reprodutiva, a alimentação materna também é vista com mais cuidado, na adolescência ocorrendo crescimento materno rápido, isso exige um maior consumo de nutrientes e, se a essa situação sobrepõe-se uma gestação, as necessidades nutricionais são maiores.

Quando se trata de gestante acima dos 35 anos de idade, em geral, observa-se paridade elevada. Essa associação está relacionada à possibilidade de repercussões negativas sobre o estado nutricional materno, portanto nessa situação a alimentação materna deve ser cuidadosamente controlada.

Yaslle MEHD. Ciências Nutricionais. 1ª ed.; 1998.

Avaliando seus conhecimentos

- Existe diferença entre atividade física e exercício?
- Exercício em jejum, tem vantagens?
- Em que proporção os macronutrientes atendem à demanda dos diferentes exercícios?
- Que macronutrientes são usados como combustíveis para as diferentes fibras musculares?
- Qual o macronutriente que necessita ser reajustado em relação às variações do valor energético total de uma dieta?
- Qual o combustível muscular mais poupado pelos atletas? E por quê?
- Por que a ressíntese de proteína muscular depende da ingestão de carboidratos?
- O que é nutrogenômica?
- O que é proteômica?

CAPÍTULO 16

Nutrição, Atividade Física e Exercício

Carlos Alberto Werutzky

Os indivíduos ativos tendem a processar diferentemente os alimentos em relação aos sedentários. A elevação dos graus de atividade física podem requerer crescentes ajustes na demanda nutrológica. As refeições são potentes estímulos anabólicos para a reserva plástica e energética do nosso corpo. Na era pós-genoma, a interação nutriente-gene está distinguindo o indivíduo saudável do doente, o atleta de alta performance do esportista.

INTRODUÇÃO:
Mobilidade é uma preciosa dádiva de vida

A atividade física regular tem sido reconhecida como um importante componente do estilo de vida saudável. Há evidências científicas que ligam a atividade física regular a amplos benefícios para a saúde física e mental. À medida que o grau de atividade física vai aumentando em volume e/ou intensidade, os nutrientes passam a ser mais solicitados, ora regenerando tecido muscular, ora servindo como reserva energética. Nenhum recurso para a performance física é capaz de substituir o plano alimentar e o treinamento adequados. As diferenças no desempenho físico também podem ser atribuídas à bagagem genética do desportista ou atleta.

GRAUS DE ATIVIDADE FÍSICA:
Atividade física e saúde pública

Atividade física tem sido definida como "algum movimento do corpo produzido pela musculatura esquelética que resulta em dispêndio de energia" e é expresso em METs (taxa metabólica ativa do trabalho/taxa metabólica de repouso) cuja unidade 1 MET equivale a 3,5ml^{-1} de oxigênio × kg^{-1} de peso corpóreo × min^{-1} ou 1kcal × kg^{-1} de peso corpóreo × h^{-1}.

Para a promoção da saúde e prevenção de doenças, é recomendável que as pessoas acumulem 30 minutos ou mais de atividade física moderada (3-6 METs), preferencialmente todos os dias da semana, não programadas como rastelar, jardinagem, passear com o cão, lavar o carro etc., que não necessariamente levam à aptidão física.

Exercício é definido como "movimento corpóreo planejado, estruturado e repetido, que contribui para a melhora ou manutenção de um ou mais componentes da performance física".

Aptidão física é "um conjunto de atributos que a pessoa possui ou realiza que estão relacionados com a habilidade do desempenho físico".

Estudos epidemiológicos têm demonstrado que, antes de chegar no estágio da aptidão física, a simples atividade física regular tem efeito protetor sobre a doença arterial coronariana, a hipertensão, o diabetes tipo 2, a osteoporose, o câncer de cólon, a ansiedade e a depressão.

DEMANDA NUTROLÓGICA DOS EXERCÍCIOS:
Utilização de substratos energéticos *versus* intensidade dos exercícios

O trifosfato de adenosina (ATP) é o principal meio de armazenamento e transferência de energia em quase todos os organismos vivos. Grande quantidade de energia é liberada quando o ATP é hidrolisado em difosfato de adenosina (ADP) e íon fosfato. Como o suprimento de ATP é muito limitado, há necessidade de ressíntese rápida proporcionada pelo sistema fosfocreatina (CP) em exercícios muito intensos de cerca de 10 segundos, na quebra anaeróbia do glicogênio (glicogenólise) e de glicose (glicólise) em exercícios intensos de até 2 minutos de duração (produção de ácido láctico) e sistema aeróbio de maior duração e menor intensidade utilizando ácidos graxos (lipólise).

A demanda de oxigênio para converter energia do alimento em ATP para utilização no trabalho muscular denomina-se $\dot{V}O_{2máx}$ (consumo máximo de oxigênio). Estima-se um consumo de 2,2ml de O_2/min/litro de músculo, o que corresponderia a 30% de todo o metabolismo corpóreo. Logo, a massa muscular é considerada a maior determinante da taxa metabólica basal e da energia dispendida nas 24 horas. A figura 16.1 mostra esses sistemas de produção de ATP no músculo esquelético.

A manutenção desses substratos energéticos, como os estoques de glicogênio hepático e muscular, assim como os estoques de triglicerídeos adipocitários e intramusculares dependem, respectivamente, dos carboidratos e gorduras do plano alimentar adequado.

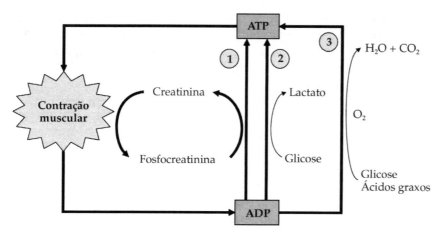

1 = Anaeróbio aláctico; 2 = Anaeróbio láctico; 3 = Aeróbio
FIGURA 16.1 – Sistemas de produção de ATP no músculo esquelético.

O exercício em jejum aumenta a oxidação de ácidos graxos, mas os depósitos de glicogênio não são mantidos e, por conseguinte, a resistência à fadiga e a performance são pioradas. Essa estratégia utilizada para emagrecimento aumentou o risco de hipoglicemia relativa, elevou os níveis de lactato e amônia associados à fadiga.

Exercícios em jejum aumentam a oxidação de ácidos graxos

RECOMENDAÇÕES DE CALORIAS E MACRONUTRIENTES PARA ESPORTISTAS E ATLETAS

Diretrizes da Sociedade Brasileira de Medicina do Esporte (SBME)

Em indivíduos que praticam exercícios físicos sem maiores preocupações com performance, uma dieta balanceada de acordo com as recomendações dadas à população geral é suficiente para a manutenção da saúde e possibilita bom desempenho físico. O quadro 16.1 apresenta as recomendações para atletas de calorias e macronutrientes da SBME-2002 e do Colégio Americano de Medicina do Esporte (ACSM-2000).

QUADRO 16.1 – Recomendações para atletas de calorias e macronutrientes.

	2002	2000
Calorias[1] (kcal/kg/dia)	30-50	37-41 atletas *endurance* 44-50 > atletas força
Carboidratos[2] (g/kg/dia)	8-10	6-10
Proteínas (g/kg/dia)	1,2-1,6 atletas *endurance* 1,6-1,7 atletas força	1,2-1,4 atletas *endurance* 1,6-1,7 atletas força
Gorduras (% do VET[3])	Totais 30 Saturados 10 Monoinsaturados 10 Poliinsaturados 10	20-25

Recomendações de calorias e macronutrientes

[1] Variação influenciada pela herança, idade, sexo, massa magra e intensidade, freqüência e duração do exercício.
[2] Depende da energia dispendida pelo atleta, modalidade esportiva, sexo e condições ambientais.
[3] VET = valor energético total/24 horas.

Hipoglicemia, glicogênio e fadiga

São necessários 0,7-0,8g/kg de peso ou de 30-60g de carboidratos em cada hora de exercício para evitar a hipoglicemia, a depleção de glicogênio e fadiga. Após o exercício exaustivo, recomenda-se a ingestão de carboidratos simples entre 0,7 e 1,5g/kg de peso no período de 4 horas, o que é suficiente para a ressíntese plena de glicogênio muscular.

O nível de treinabilidade de um atleta poupa glicogênio muscular. O atleta destreinado exige mais combustível para execução do trabalho muscular, depletando mais rapidamente os estoques de glicogênio muscular.

Um homem de 80kg possui aproximadamente 12.000g de tecido adiposo e somente 400g de glicogênio muscular. Por essa razão, os atletas reduzem a duração da atividade glicolítica (anaeróbia) e se especializam em oxidar gorduras (aeróbio).

Gordura e açúcar

Dietas hipergordurosas, a curto prazo, aumentam a disponibilidade de substratos lipídicos, mas reduzem o armazenamento de glicogênio. Logo, embora a oxidação de gorduras esteja aumentada durante o exercício prolongado, a resistência à fadiga e a performance parecem reduzidas. Em atletas, a exposição a dietas com alto teor de gordura (> 30%) também está associada a um aumento da resistência insulínica.

Ao contrário, há relatos de depressão do sistema imune em atletas que consumiam menos de 10% de gorduras na dieta.

NUTRIENTES UTILIZADOS PELOS DIFERENTES TIPOS DE FIBRAS MUSCULARES

Gordura e carboidrato são os maiores substratos para a produção de ATP no músculo esquelético durante os exercícios em indivíduos bem alimentados.

Propriedades metabólicas das fibras musculares

O músculo esquelético compreende 55% da massa corpórea do indivíduo, desempenhando papel vital na locomoção, produção de calor durante períodos de estresse pelo frio e em todo o metabolismo. A célula muscular simples é usualmente denominada fibra muscular, constituída de miofibrilas, cada uma das quais contendo dois tipos de filamentos protéicos, um mais fino ou filamento de actina e o outro mais grosso ou filamento de miosina.

As fibras musculares são classificadas como de contração lenta ou escuras (aeróbias) e de contração rápida ou brancas (anaeróbias).

As fibras de contração lenta ou oxidativas consomem ácidos graxos e glicogênio, enquanto as fibras de contração rápida ou glicolíticas consomem glicogênio e fosfocreatina.

Endurance: mais fibras de contração lenta

Atletas de *endurance* têm relativamente mais fibras de contração lenta (oxidativas) na musculatura treinada. Em contraste, atletas de velocidade têm uma composição de fibras musculares predominantemente de contração rápida. Já a musculatura do indivíduo sedentário tende a oxidar glicose nos seus esforços eventuais.

A sensibilidade à ação da insulina está correlacionada com a proporção de fibras oxidativas. O transporte de glicose estimulado pela insulina é maior no músculo esquelético mais rico em fibras oxidativas. Uma mudança na distribuição das fibras oxidativas para glicolíticas altera a relação entre as atividades enzimáticas das duas fibras, gerando resistência à insulina, como relatado em indivíduos obesos e diabéticos tipo 2. Similarmente, com o envelhecimento e inatividade física, duas outras condições estão associadas a essa transformação (fibras glicolíticas > oxidativas), a capacidade oxidativa e a sensibilidade à insulina diminuídas.

AJUSTES NA COMPOSIÇÃO DO PLANO ALIMENTAR EM ATLETAS

Relação proteínas-calorias

Usualmente atletas de *endurance* (maratona, triatlo, *cross-country*) masculinos requerem 3.000-5.000kcal/dia, enquanto atletas de força em fase de treinamento pesado (hipertrofia muscular) podem requerer mais que 50kcal/kg/dia.

No macrociclo de treino de um atleta (períodos de treinamento e competição durante o ano) existem variações de requerimento calórico que vão desde o período de preparação (~3 meses) até o período de competição (~8 meses), estimadas em ± 1.500kcal/dia.

A perda de peso de um atleta adulto superior a 1kg/semana acarretará catabolismo muscular, com dificuldades de ressíntese protéica muscular pela deficiência calórica e/ou deficiência de proteína da dieta.

Proteína muscular

Estudos de balanço nitrogenado estabelecem que se o requerimento de energia está subestimado, então o requerimento de proteína deve ser superestimado, e vice-versa.

A magnitude do impacto do requerimento de energia sobre o balanço nitrogenado corresponderia a um equilíbrio de 1-2mg de N retido/kcal.

A seguinte equação explica essa combinação entre consumo de energia (E) e de nitrogênio (N):

Consumo de energia e nitrogênio

$$\text{Balanço nitrogenado} = 0{,}171\,N + 1{,}006\,E - 69{,}13$$

indicando que o requerimento protéico para o balanço nitrogenado no consumo de energia diário de 30, 45 e 60kcal/kg corresponde a 1,42, 0,87 e 0,32g/kg/dia.

A variabilidade individual torna-se mais complicada no esporte. Dados da literatura mostram a relação entre necessidade protéica para o balanço nitrogenado e graus de atividade física representada graficamente por uma curva em forma de "U" que necessita aumentar em ambos os sentidos, inativo e intensamente ativo, embora a extensão de qualquer aumento com a atividade é reduzida por nível de treino ou provisão de energia.

O valor biológico da proteína e a alta digestibilidade (> 95% como ovo, leite e carne) reduziriam o requerimento/consumo de energia mais do que uma proteína (50-80% como o sorgo ou cereais processados ou com fatores antinutricionais).

REGULAÇÃO NUTROLÓGICA DA RESSÍNTESE DE PROTEÍNA MUSCULAR

O músculo é essencial para a regulação do metabolismo dos aminoácidos, oxidando aqueles de cadeia ramificada, produzindo alanina e glutamina como substratos da gliconeogênese e como combustível para outros tecidos.

Catabolismo e anabolismo musculares

A renovação protéica-muscular é relativamente baixa em comparação com outros tecidos (em torno de 1-2% de todo músculo esquelético por dia) e depende da idade e da dieta.

A síntese e a degradação da proteína muscular são controladas por mecanismos celulares que incluem a ativação transcricional de genes, iniciação da síntese e das enzimas proteolíticas e suas vias metabólicas.

Anabolismo muscular ocorre quando a taxa de síntese protéica do músculo é maior que a taxa de degradação, resultando em um acréscimo absoluto de massa muscular sobre o tempo.

Num indivíduo adulto saudável, as proteínas musculares são, alternativamente, sintetizadas ou degradadas com liberação de aminoácidos livres para o *pool* muscular.

O anabolismo ou o catabolismo musculares dependem primariamente do estado de alimentação, e quando a ingestão protéica é adequada, na ausência de quaisquer outros estímulos, não haverá crescimento nem perda musculares.

Alimentação e síntese protéica muscular

O primeiro estudo sobre o efeito da alimentação sobre a síntese protéica muscular foi divulgado no início da década de 1980. Seguiram-se estudos utilizando aminoácido isótopo marcador cujas conclusões foram:

1. A síntese protéica muscular aumenta de 30 a 100% em resposta à alimentação oral ou endovenosa.

2. O maior componente desse efeito é devido à estimulação da síntese protéica pelos aminoácidos.
3. O efeito da insulina sobre a síntese protéica muscular é dependente da disponibilidade de aminoácidos.
4. O maior componente de resposta anabólica é a estimulação da síntese protéica, preferentemente com a diminuição da degradação protéica muscular.

Alimentação causa aumento da síntese protéica e inibe sua degradação

Então, a alimentação causa um substancial aumento na síntese protéica muscular, com inibição da degradação protéica, resultando num acréscimo de proteína muscular (resposta anabólica da alimentação).

Os aminoácidos, em particular os aminoácidos essenciais, podem estimular diretamente a síntese protéica muscular através dos componentes intracelulares (frações miofibrilares, sarcoplasmáticas e mitocondriais) de maneira dose-dependente.

A insulina (dependente da ingestão de carboidratos), em pequenas concentrações, estimula a síntese protéica muscular, mas somente na presença de adequadas quantidades de aminoácidos.

PROTEÔMICA

Nutrogenômica é o estudo das relações moleculares entre o estímulo nutricional e a resposta dos genes na saúde e na doença.

A influência genética na função muscular

Um estudo de análise de segregação do IGF-I (fator de crescimento semelhante à insulina) em famílias mexicanas americanas revelou uma interação entre genótipo e ambiente. O IGF-I promove crescimento e diferenciação muscular e participa do metabolismo lipídico e glicídico. Aproximadamente 25% dessa população eleva os níveis de IGF-I quando ingere proteína da dieta (gene respondedor).

O termo proteoma foi o primeiro a descrever o conjunto de proteínas codificadas pelo genoma. A proteômica é o estudo da função celular em nível protéico na era pós-genômica.

Mais de 150 genes estão associados com a performance atlética como débito cardíaco, consumo de oxigênio e relativa proporção de fibras musculares de contração lenta e rápida. Os parâmetros ambientais como a dieta e o treinamento completam a ampla variação dos fatores genéticos (20-80%).

O gene ACTN3 codifica a proteína alfa-actina-3

Recentemente, foi identificado o gene ACTN3 que codifica a proteína alfa-actina-3, integrante das fibras musculares de contração rápida, cuja função é a de manter a integridade mecânica do músculo em atividades esportivas como halterofilismo e *sprinting*. Mais de um bilhão de pessoas em todo o mundo possuem uma combinação alélica não-funcional dessa proteína, resultando numa completa deficiência de alfa-actina-3 em seus músculos esqueléticos e conseqüente prejuízo da força explosiva muscular.

Técnicas de imagem não-invasivas como a espectrometria de massa ou tomografia por emissão de pósitrons passam a substituir as biópsias musculares, trazendo melhor entendimento do metabolismo nas fases de contração e relaxamento musculares, perfusão sangüínea, oxigenação e depleção de nutrientes.

As limitações da proteômica para uso clínico, ainda, são o custo do equipamento, controle de qualidade dos marcadores e *softwares* (bioinformática) para análise do grande conjunto de dados.

AGORA VOCÊ JÁ DEVE SABER

- Sedentarismo é não acumular o mínimo de 30 minutos de atividade física moderada quase todos os dias da semana.
- O indivíduo sedentário utiliza mais carboidrato do que gordura nos seus esforços físicos eventuais.
- A demanda nutrológica predominante nos exercícios leves a moderados são as gorduras (triglicerídeos intramusculares), e nos mais intensos, a fosfocreatina ou o glicogênio musculares.
- O exercício em jejum depleta os depósitos de glicogênio, aumenta o risco de hipoglicemia relativa, embora aumente a oxidação de ácidos graxos.
- Um atleta de alto rendimento deve consumir entre 3.000 e 5.000kcal/dia.
- Após o término do treino ou competição, a ressíntese plena de glicogênio muscular depletado deve ser feita através da ingestão de carboidratos num período de 4 horas.
- As fibras musculares de contração lenta (aeróbias) utilizam preferentemente gorduras, e as de contração rápida (anaeróbias), glicogênio.
- Para manter o equilíbrio do balanço nitrogenado, sempre que a recomendação calórica estiver subestimada, o requerimento de proteína deverá ser superestimado.
- A alimentação é um potente estímulo anabólico muscular.
- A ressíntese de proteína muscular depende da disponibilidade de aminoácidos e de carboidratos suficientes para pequena elevação de insulina.
- Todo atleta bem treinado é um poupador de glicogênio muscular.
- Nutrogenômica é a complexa interação gene-nutriente na saúde e na doença.
- As adaptações fisiológicas do músculo esquelético refletidas pela expressão protéica celular denomina-se proteômica.

QUESTÕES PARA REFLEXÃO

1. Como seria elaborado o plano alimentar de um atleta de *endurance* em calorias e macronutrientes?
2. Qual o tipo de fibra muscular metabolicamente mais resistente à ação da insulina? E por quê?
3. Qual a desvantagem para o atleta quando se recomenda carne vermelha para reforçar o teor protéico de alto valor biológico?
4. Como se dá a participação relativa dos aminoácidos, carboidratos e insulina no processo anabólico muscular?
5. Na era pós-genômica, além da treinabilidade, a diferença de desempenho atlético pode ser atribuída a que fatores?

APLICANDO O QUE VOCÊ APRENDEU

1. Em uma hora de exercício moderado (65% do $\dot{V}O_{2máx}$), qual o substrato energético mais utilizado?
2. Qual o gasto calórico estimado de um ciclista de 70kg durante 40 minutos de pedalada? (ciclismo = 10 METs)
3. Quais os aminoácidos responsáveis pela gliconeogênese?

BIBLIOGRAFIA UTILIZADA PARA EDIÇÃO DO TEXTO

- Astrand PO et al. Tratado de Fisiologia do Trabalho. As Bases Fisiológicas do Exercício. 4ª ed. Porto Alegre: Artmed; 2006. ▪ Chicharro JL, Vaquero AF. Fisiologia del Ejercicio. Madrid, Espana: Editorial Médica Panamericana; 1995. ▪ Diretriz da Sociedade Brasileira de Medicina do Esporte. Modificações dietéticas, reposição hídrica, suplementos alimentares e drogas: comprovação de ação ergogênica e potenciais riscos para a saúde. Rev Br Med Esporte 2003;9(2). ▪ Hittel DS et al. Proteomics and systems biology in exercise and sport sciences research. Exerc Sport Sci Rev 2007;35(1):5-11. ▪ Millward DJ, Jackson AA. Protein/energy ratios of current diets in developed and developing countries compared with a safe protein/energy ratio: implications for recommended protein and amino acid intakes. Public Health Nutri 2003;7(3):387-405. ▪ Rasmussen BB, Phillips SM. Contractile and nutritional regulation of human muscle growth. Exerc Sport Sci Rev 2003;31(3):127-31.

LEITURAS ADICIONAIS

- American College of Sports Medicine, American Dietetic Association, Dietitians of Canada. Nutrition and athletic performance. Med Sci Sports Exerc 2000;32(12):2130-45. ▪ Britto WF et al. Somatotipo e antropométrica de indivíduos de 10 a 60 anos da região do pólo noroeste do Brasil. Dados de Jauru-Mato Grosso. Rev Universidade Federal Mato Grosso, Cuiabá. 1984;4:163-75. ▪ Fett CA et al. Composição corporal e somatotipo de mulheres com sobrepeso e obesas pré e pós-treinamento em circuito ou caminhada. Rev Br Med Esport 2006;12:1-5. ▪ Fett CA et al. Dietary re-education, exercise program performance and body indexes associated with risk factors in overweight/obese women. J Intern Soc Sport Nutr 2005;2:45-53. ▪ Green HJ et al. Mechanical and metabolic responses with exercise and dietary carbohydrate manipulation. Med Sci Sports Exerc 2007;39(1):139-48. ▪ Kalliokoski KK et al. Muscle perfusion and metabolic heterogeneity: insights from noninvasive imaging techniques. Exerc Sport Sci Rev 2006;34(4):164-70. ▪ MaCarthur DG, North KN. ACTN3: A genetic influence on muscle function and athletic performance. Exerc Sport Sci Rev 2007;35(1):30-4. ▪ MaCcluer JW et al. Genetic of atherosclerosis risk factors in mexican americans. Nutr Rev 1999;57(5):S59-65. ▪ Millward DJ. Macronutrient intakes as determinants of dietary protein and amino acid adequacy. J Nutr 2004;134:1588S-96S. ▪ Ordovas JM, Corella D. Nutritional genomics. Ann Rev Gen Human Genet 2004;5:71-118. ▪ Spriet LL. Regulation of skeletal muscle fat oxidation during exercise in humans. Med Sci Sports Exerc 2002;34(9):1477-84. ▪ Stannard SR, Johnson NA. Insulin resistance and elevated triglyceride in muscle: more important for survival than thrifty genes? J Physiol 2003;554(3):595-607. ▪ Tipton KD, Wolfe RR. Protein and amino acids for athletes. J Sports Sci 2004;22:65-79. ▪ Zierath JR, Hawley JA. Skeletal muscle fiber type: influence on contractile and metabolic properties. PLoS Biology 2004;2(10):E337-48. ▪ Zurlo F et al. Skeletal muscle metabolism is a major determinant of resting energy expenditure. J Clin Invest 1990;86:1423-7.

FOCUS

NUTRIENTE E EXERCÍCIO NA ERA PÓS-GENÔMICA

Nutriente na era pós-genômica pode ser definido como "um constituinte da dieta, natural ou construído (*design food*), completamente caracterizado (física, química e fisiologicamente), que serve como significativo substrato na produção de energia, ou um precursor da síntese de macromoléculas, ou de outros componentes necessários à normal diferenciação celular, crescimento, renovação, reparação, defesa e/ou manutenção, ou uma requisitada molécula sinalizadora, co-fator, ou determinante da estrutura e função normais, e/ou um promotor da integridade de células e órgãos".

Do repouso até o trabalho muscular mais intenso, há uma transição do metabolismo aeróbio para o anaeróbio, e muitos sistemas são rapidamente ativados para garantir um constante suprimento de ATP para os músculos envolvidos nessa atividade. Isso inclui a alternância da utilização de combustíveis como a gordura e o carboidrato, a redistribuição do fluxo sangüíneo (do músculo em repouso ao exercitado) e a remoção dos produtos do metabolismo anaeróbio como dióxido de carbono e ácido láctico. A especialização funcional da fibra muscular (aeróbia ou anaeróbia) é determinada por fatores de transcrição que regulam a expressão genética da atividade enzimática do músculo esquelético (genoma funcional).

Werutzky CA. UFRS; 2007.

Avaliando seus conhecimentos

• Devo sempre ingerir medicamentos após as refeições?
• Devo sempre ingerir antibióticos com leite?
• Devo dar medicamentos para crianças dissolvidos em suco ou leite para mascarar o gosto?
• Alguns alimentos se ingeridos juntos com medicamentos podem causar reações adversas?

CAPÍTULO 17

Interações Alimentos e Medicamentos

Maria de Lourdes Pires Bianchi
Lusânia Maria Greggi Antunes

A interação alimento-medicamento é assunto que tem despertado o interesse de vários profissionais que atuam na área de nutrição/saúde, principalmente farmacêuticos, nutricionistas, médicos, enfermeiros e outros que vêem com muita preocupação a gravidade das conseqüências dessas interações. As informações são muitas, mas freqüentemente contraditórias e algumas vezes muito específicas. Neste capítulo abordamos inicialmente situações em que potencialmente podem ocorrer essas interações e a importância do conhecimento sobre o assunto para conseguir o efeito terapêutico desejável de um medicamento. A seguir, dividimos o capítulo basicamente em três tópicos. Interação medicamentos *versus* alimentos, podendo como conseqüência afetar as necessidades de nutrientes e o estado nutricional, interação alimentos *versus* medicamentos, podendo afetar o efeito terapêutico do medicamento e reações adversas causadas por alimentos, ocasionando efeitos indesejáveis como não obter o efeito terapêutico desejado ou ocasionar mal-estar por efeitos tóxicos. Para elucidar os mecanismos envolvidos na interação alimento-medicamento, uma abordagem de pesquisa multidisciplinar é necessária para a determinação conclusiva de que um medicamento específico pode ser administrado com segurança, sem interferir com o estado nutricional do paciente.

INTRODUÇÃO

Aspectos gerais

As interações dos medicamentos com alimentos, seus nutrientes e substâncias não-nutritivas e suas conseqüências clínicas têm recentemente recebido mais atenção do que no passado. Essas interações ocorrem com mais freqüência em pacientes portadores de doenças crônicas, pessoas que fazem uso prolongado de drogas, feto em desenvolvimento, lactentes, em especial os prematuros, crianças em desenvolvimento, mulheres grávidas, idosos, alcoólatras e outros.

Para atingir o efeito desejado com medicação, o paciente precisa ser informado se ingere o medicamento antes, durante ou após as refeições e também o intervalo de tempo ótimo entre as refeições. Vários alimentos pela sua composição química (por exemplo, alto teor de proteínas ou lipídios) podem produzir reações interativas, diminuindo a eficácia, ou até mesmo aumentar a toxicidade da droga, com prejuízo do efeito terapêutico desejável. Nesse caso a restrição da ingestão desses alimentos se torna necessária. O significado clínico da interação medicamento-alimento será abordado neste capítulo.

MEDICAMENTOS *VERSUS* ALIMENTOS

Medicamentos e estado nutricional

Os medicamentos podem afetar a ingestão, a absorção, o metabolismo e a excreção de nutrientes e, em última análise, o estado nutricional do paciente. Os nutrientes mais afetados por essas interações são: vitamina A, ácido fólico, vitamina B_6, cálcio e ferro porque a ingestão desses nutrientes geralmente já é deficiente.

Vários medicamentos podem diminuir ou aumentar a ingestão de alimentos e conseqüentemente de nutrientes, pelo motivo de sua administração ou através do seu efeito colateral.

Os anorexígenos são utilizados para redução de peso, pois diminuem o apetite, apesar de não se mostrarem eficazes em tratamentos prolongados.

Por outro lado, anti-histamínicos e drogas psicotrópicas estimulam o apetite, podendo como conseqüência levar ao ganho de peso. Alguns tranqüilizantes como carbonato de lítio e clorpromazina provocam um aumento de apetite secundário devido a uma alteração do estado mental.

Algumas drogas como os quimioterápicos, por seus efeitos colaterais, diminuem a ingestão de alimentos, porque alteram o paladar, ressecam a boca, provocam náuseas e/ou vômitos. Vários medicamentos podem alterar (disgeusia) ou reduzir a percepção (hipogeusia) ou tornar desagradável o paladar (Quadro 17.1).

QUADRO 17.1 – Medicamentos que alteram a sensibilidade gustativa.

Anfetaminas	Griseofulvina	Metotrexato
Ácido acetilsalicílico	Carbonato de lítio	Doxorrubicina
Clofibrato	Fenindiona	5-fluorouracil
Dinitrofenol	Oxifedrina	Metiltiouracil
D-penicilamina	Metimazol	Lidocaína

Alguns medicamentos podem provocar alterações na absorção de nutrientes:

Medicamentos e absorção de nutrientes

- Os agentes catárticos afetam o tempo do trânsito intestinal, podendo causar esteatorréia e perdas de cálcio e potássio.
- A colestiramina, o clofibrato e o colestipol, utilizados com a finalidade de reduzir a absorção do colesterol, seqüestram os ácidos biliares afetando a absorção de gorduras e de vitaminas lipossolúveis.
- A neomicina, antibiótico usado para reduzir a flora intestinal, seqüestra os ácidos biliares, inibe a função da lipase pancreática e altera a integridade da mucosa intestinal reduzindo significativamente a absorção de gorduras, vitaminas lipossolúveis e outros.
- Os antiácidos mudam o pH e afetam a absorção de alguns nutrientes como, por exemplo, o ferro.

As drogas que alteram a integridade da mucosa intestinal reduzem significativamente a absorção de nutrientes e alteram o seu transporte pela parede intestinal, como exemplos citam-se:

- A colchicina (um antiinflamatório usado para o tratamento da gota) e o ácido paraminossalicílico (uma droga usada no tratamento de tuberculose) afetam a absorção de vitamina B_{12}.
- A sulfassalazina, usada para o tratamento de colite ulcerativa, a trimetoprima, um antimicrobiano, e a pirimetamina, um antiprotozoário, inibem por competição o transporte de ácido fólico.

Outras drogas alteram o metabolismo de nutrientes formando um complexo não-disponível para a utilização no organismo ou funcionam como antagonistas desse nutriente:

Medicamentos e metabolismo de nutrientes

- A isoniazida empregada no tratamento da tuberculose forma um complexo com a vitamina B_6, impossibilitando sua utilização pelo organismo.
- O metotrexato empregado no tratamento de câncer e artrite reumática e a pirimetamina empregada no tratamento de toxoplasmose e malária são antagonistas do ácido fólico.
- A penicilina, a hidralazina, a L-dopa e a ciclosserina são antagonistas da vitamina B_6.

Os medicamentos podem também aumentar a excreção de nutrientes interferindo na reabsorção renal ou competindo na ligação com proteínas plasmáticas transportadoras desse nutriente.

Excreção de nutrientes

Por outro lado, algumas drogas administradas durante a lactação podem causar sérios problemas ao lactente, pois são excretadas no leite materno. Entre elas temos: anticoagulantes, anticoncepcionais, aspirina, clorotiazida, corticosteróides, estrogênios, fenobarbital, sulfas, uricosúricos e outras.

Leite materno

ALIMENTOS *VERSUS* MEDICAMENTOS

A resposta farmacológica de um medicamento administrado por via oral está diretamente relacionada à sua taxa de absorção intestinal. A maioria dos medicamentos é administrada por via oral e uma fração significativa da dose pode ser eliminada durante a sua primeira passagem através de uma seqüência de órgãos, antes de alcançar a circulação sistêmica; neste caso o grau de eliminação pode ser tão grande que a biodisponibilidade oral é significativamente reduzida, com conseqüente redução da resposta clínica. As interações com os alimentos acontecem principalmente no fígado, em parte porque este órgão expressa níveis mais altos de enzimas metabolizadoras de xenobióticos, que também metabolizam os alimentos.

Alimentos e absorção de medicamentos

A presença de alimentos no trato gastrintestinal aumenta o fluxo sangüíneo esplâncnico e a circulação para os órgãos do abdome. Esse aumento na circulação estimula a absorção de medicamentos. A absorção de um medicamento é influenciada por muitos fatores, tais como pH gástrico, motilidade intestinal e estrutura da superfície de absorção, entre outros.

Em adição, a presença de nutrientes específicos e o estado nutricional podem afetar a biodisponibilidade de certas drogas de diferentes maneiras. O antibiótico cloranfenicol é absorvido mais vagarosamente em crianças com desnutrição protéico-energética, mas a eliminação de drogas é mais lenta em crianças bem nutridas. Nos dois casos o efeito é o aumento na biodisponibilidade da droga.

A absorção de muitos medicamentos pode ser afetada pela ingestão concomitante de alimentos (Quadro 17.2). Medicamentos ingeridos com alguns alimentos ou bebidas podem ter sua absorção afetada por mudanças na ionização, estabilidade, solubilidade ou tempo de trânsito intestinal. Assim, a ingestão de alimentos pode alterar a absorção de muitos medicamentos não atingindo níveis sangüíneos necessários ou, inversamente, a absorção pode ser aumentada atingindo até níveis

Alimentos diminuem ou aumentam a absorção de medicamentos

QUADRO 17.2 – Medicamentos que podem ter a absorção diminuída ou retardada pelos alimentos em geral.

Diminuída	Retardada
Amoxilina	Acetoaminofeno
Ampicilina	Cefradina
Aspirina	Digoxina
Cefalexina	Furosemida
Penicilina V	Sulfadiazina
Eritromicina	Sulfametoxazol

tóxicos. Por outro lado, pode ocorrer uma absorção lenta que pode atuar como uma liberação mantida, prolongando os efeitos da droga.

Refeições quentes, ricas em lipídios, e soluções de alta viscosidade prolongam o tempo de permanência do alimento no estômago. Drogas básicas como nitrofurantoína (antibiótico) e hidralazina (anti-hipertensivo) que são dissolvidas em meio ácido serão mais bem absorvidas quando o esvaziamento gástrico é retardado, pois a dissolução será maior. No entanto, drogas como a L-dopa e a penicilina G que são instáveis em meio ácido serão degradadas, não atingindo os níveis terapêuticos desejáveis.

Situações que prolongam a permanência do alimento no estômago

Uma comparação da absorção de cefalosporinas depois de uma dose administrada por via oral em indivíduos em jejum e 30 minutos após o desjejum mostrou que o perfil dos níveis séricos do medicamento diminuiu nos indivíduos que fizeram o desjejum.

A absorção retardada de medicamentos como digoxina, sulfonamidas e acetoaminofeno também tem sido relatada, especialmente quando esses foram ingeridos simultaneamente com alimentos. Deve ser observado, entretanto, que o retardo da absorção do medicamento, ocasionado pelo alimento, nem sempre significa que uma menor quantidade de medicamento foi absorvida, mas sim que o tempo para a droga atingir o nível máximo depois de uma dose única se tornou mais demorado, sugerindo uma vantagem clínica.

Estudos da absorção da ampicilina ou amoxilina, administradas a grupos de pacientes aos quais foram oferecidas várias dietas-testes, mostraram uma diminuição marcante nos níveis séricos da droga comparada com aqueles encontrados em pacientes em jejum.

Tetraciclina forma quelatos com íons metálicos diminuindo sua absorção

Também a tetraciclina apresenta níveis séricos diminuídos devido à quelação com íons (Ca^{2+}, Mg^{2+}, Fe^{2+} ou Al^{3+}), formando compostos insolúveis no trato gastrintestinal. Sua ingestão com sulfato ferroso ou leite parece diminuir os níveis séricos de tetraciclinas em mais de 50%. A maior parte das drogas deve ser de tamanho suficiente para passar pelos poros da membrana, não-ionizadas e solúveis nos lipídios para o transporte passivo através da mucosa gastrintestinal.

Drogas que são ácidas por natureza são não-ionizáveis no meio ácido e as drogas básicas são não-ionizáveis em meio alcalino. Mudanças no pH podem, por essa razão, afetar a extensão da absorção da droga, alterando a relação da sua forma ionizada e não-ionizada. A absorção de pseudo-efedrina, por exemplo, é aumentada por hidróxido de alumínio, pois o meio se torna alcalino. Por outro lado, os antibióticos, tornando o meio alcalino, retardam a absorção de pentobarbital, o qual é um ácido fraco.

Porém, existem vários outros medicamentos (Quadro 17.3), os quais são intrinsecamente irritantes da mucosa gástrica.

Medicamentos irritam a mucosa gástrica

O efeito irritante desses medicamentos pode ser minimizado se eles forem ingeridos antes ou imediatamente após as refeições. Ingerir medicamentos com suco de frutas ou bebidas para mascarar o gosto desagradável pode afetar a absorção devido à diminuição do pH gástrico. O leite integral é menos ácido do que a maioria dos sucos e tem uma variação de pH de 6,4 a 6,8. Os medicamentos listados no quadro 17.4 não devem ser ingeridos com bebidas ácidas.

QUADRO 17.3 – Medicamentos que são irritantes à mucosa gástrica.

Aspirina	Metronidazol	Fenilbutazona
Sais de ferro	Esteróides	Reserpina
Suplementos de potássio	Nitrofurantoína	Difenil-hidantoína
Aminofilina		

QUADRO 17.4 – Medicamentos que são destruídos em meio ácido.

Eritromicina	Penicilina G	Quinolona
Lincomicina	Penicilamina	Tetraciclina
Ampicilina	Fenmetazina	Aspirina
Cloxacilina	Pseudo-epinefrina	

Vários medicamentos são mais bem absorvidos se ingeridos com alimentos específicos (Quadro 17.5). O antifúngico griseofulvina é absorvido mais rapidamente na presença de uma refeição rica em lipídios, e os níveis séricos dessa droga têm sido relatados ser o dobro quando ingerida com o estômago vazio. A biodisponibilidade de nitrofurantoína pode estar aumentada cerca de 20 a 40% na presença de alimentos. O aumento da absorção de medicamentos tem sido atribuído ao retardo do esvaziamento gástrico, permitindo maior dissolução de medicamentos.

Meio ácido destrói diversas drogas

QUADRO 17.5 – Medicamentos cuja absorção pode ser aumentada pelos alimentos.

Griseofulvina	Hidralazina	Metoxsalen
Nitrofurantoína	Carbamazepina	Fenitoína
Propranolol	Propoxifeno	Diazepam
Metroprolol		

Várias evidências apontam que alguns alimentos podem regular a expressão e função dos genes das enzimas metabolizadoras de drogas, as quais têm um impacto importante na eliminação e metabolização de medicamentos. As enzimas mais estudadas pertencem ao grupo do citocromo P450 e são conhecidas como enzimas da família CYP. Os constituintes dos vegetais chamados crucíferos (couve, brócolis e repolho) podem modular ou inibir a atividade das enzimas humanas codificadas pelos genes CYP, principalmente as enzimas codificadas pelos genes CYP1A1, CYP3A4 e CYP2D6, e, quando ingeridos concomitantemente com certos medicamentos, acabam levando às interações farmacocinéticas e inativação de fármacos. A enzima codificada pelo gene CYP2D6 metaboliza mais de 50 fármacos, entre eles antidepressivos, antipsicóticos e antiarrítmicos.

Alimentos alteram a metabolização de medicamentos

A ingestão de sucos com medicamentos pode alterar significativamente a farmacocinética de algumas drogas. A administração de suco de banana provocou a redução da biodisponibilidade do levodopa, uma interação entre alimentos e medicamentos especialmente importante para os pacientes com doença de Parkinson. Os sucos cítricos podem tanto aumentar a absorção de drogas anti-hipertensivas, como a nifedipina, como interferir negativamente com a absorção gastrintestinal de atenolol. A ingestão de suco de laranja aumenta a biodisponibilidade da droga pravastatina, recomendada para a redução do colesterol. A vitamina C presente nos sucos cítricos e o suco gástrico são importantes para a absorção do ferro.

Alguns medicamentos têm sua absorção aumentada por alimentos

Assim, parece que a presença de alimentos pode aumentar, reduzir ou retardar a disponibilidade de drogas por vários mecanismos, os quais incluem aumento da dissolução, dispersão, ligações com proteínas e fluxo sangüíneo esplâncnico.

Muitos medicamentos são eliminados quase exclusivamente pelos rins. O pH urinário pode influenciar na velocidade de eliminação de vários fármacos e alterar o processo de reabsorção tubular dos ácidos ou bases fracas (por conseqüência

Fármacos alteram o pH urinário

Alimentos e pH urinário

de alterações do grau de ionização). Quando a urina é ácida, observa-se uma ação mais prolongada de medicamentos com caráter ácido, observar-se-á o mesmo com medicamentos com características básicas se a urina se apresentar alcalina.

Embora possa haver algumas exceções, de um modo geral, os alimentos não modificam significativamente o pH. No quadro 17.6 estão citados os alimentos que podem modificar o pH urinário e, conseqüentemente, acelerar a eliminação de certos fármacos.

QUADRO 17.6 – Alimentos que acidificam ou alcalinizam a urina.

Alimentos que acidificam a urina	Alimentos que alcalinizam a urina
Aves	Frutas
Carnes	Vegetais
Crustáceos	Leite
Peixes	Nata
Queijos	Creme
Uvas	Melaço
Macarrão	Manteiga
Pão	Castanhas
Ovos	

O atraso da eliminação renal de um medicamento pode causar reações adversas e, contrariamente, uma eliminação mais rápida poderá diminuir a sua eficácia terapêutica.

Medicamentos que apresentam modificação de eliminação renal por alteração do pH urinário: quinidina, anfetaminas, ácido acetilsalicílico e sulfamidas.

REAÇÕES ADVERSAS CAUSADAS POR ALIMENTOS

Alimentos e fármacos

Existem algumas substâncias presentes nos alimentos que não são nutrientes, mas têm um efeito importante na terapia medicamentosa como tiramina, ácido glicirrízico, cafeína, indóis, aditivos químicos como o glutamato monossódico e outros.

Tiramina em alimentos

- O consumo de alimentos ricos em tiramina (Quadro 17.7) são contra-indicados quando o paciente faz uso de medicamentos como antidepressivos, antimicrobianos, anti-hipertensivos e antineoplásicos que atuam como inibidores da enzima monoaminoxidase (MAO).

Esses medicamentos, inibindo a MAO, impedem o metabolismo da tiramina, o qual normalmente ocorre no trato gastrintestinal e fígado. Isso resulta na elevação dos níveis da tiramina não-oxidada, o que pode levar a um aumento da constrição de vasos sangüíneos e a uma elevação da pressão sangüínea. Têm sido relatados, em pacientes que receberam medicamentos inibidores da MAO junto com alimentos que contêm tiramina, dores de cabeça forte, hipertensão de curta duração, palpitações, náuseas e vômitos.

Alcaçuz

- O alcaçuz, planta da família das leguminosas cujo extrato doce é usado em Medicina e confeitaria, contém o ácido glicirrízico, cujo funcionamento é semelhante ao da desoxicorticosterona. Um análogo desse ácido é comercializado com os nomes de Biogastrone e Duogastrone e largamente consumido especialmente na Europa para tratamento da úlcera gástrica, mas tem como efeito colateral a hipertensão. Por causa do teor de ácido glicirrízico do alcaçuz, sua excessiva ingestão pode levar à hipocalemia e à retenção de sais e água. Portanto, a ingestão de alcaçuz é contra-indicada em pacientes que recebem medicamentos como glicosídeos cardíacos, diuréticos e dieta pobre em sal.

QUADRO 17.7 – Teores de tiramina em alimentos.

Queijos:	Peixes e carnes:	Frutas:
Chedar	arenque salgado	abacate
Camembert	peixe fresco frito	figo em lata
Stilton	fígado de galinha	uvas
Brie	salsicha	banana
Gruyère	salame	ameixa vermelha
Cervejas	tênder	passas de uva
Vinhos:	**Vegetais:**	**Outros:**
Chianti	beringela	chocolate
Riesling	tomate	molho de soja
Sauterne	vagem de feijão verde	iogurte
Xerez	lentilhas	leveduras

- A cafeína é um estimulante do sistema nervoso central. O consumo excessivo de bebidas que contêm cafeína, como café ou chá, pode afetar a eficiência clínica de drogas neurolépticas. O café, por causa do seu conteúdo em xantinas, pode induzir efeitos colaterais de teofilina, que é um medicamento usado como dilatador dos brônquios, especialmente quando é ingerido em grandes quantidades.
  Chá, café e drogas neurolépticas

- Alimentos como a soja são amplamente consumidos com propostas de benefícios para a saúde. Entretanto, a soja contém substâncias chamadas de isoflavonas, tais como a genisteína, que são potentes inibidoras dos hormônios da tireóide. Estes alimentos são, portanto, contra-indicados em pacientes que estão recebendo medicações para o tratamento da tireóide. A administração de levotiroxina, indicada para o tratamento de hipotireoidismo, seguida da ingestão diária de bebida a base de soja, reduziu a absorção da droga e conseqüentemente levou ao aumento das doses do medicamento para a obtenção dos resultados terapêuticos.
  Soja e tireóide

- Os indóis presentes em vegetais crucíferos (repolho, couve-de-bruxelas, brócolis e couve-flor) e hidrocarbonetos policíclicos aromáticos do ambiente e em alimentos grelhados sobre carvão são poderosos indutores da atividade do sistema oxidase de função mista presentes no intestino e no fígado, responsáveis pelo metabolismo de drogas e vários outros compostos.
  Couve, brócolis e sistema oxidase

- O glutamato monossódico, largamente utilizado como aditivo químico dos alimentos, parece produzir uma síndrome caracterizada pela pressão facial, dor de cabeça, dor no peito e sensação de queimação das extremidades em indivíduos sensíveis, especialmente se ingerido com o estômago vazio. Essa síndrome é freqüentemente referida como a "síndrome do restaurante chinês", por causa do uso freqüente dessa substância no preparo de comida chinesa.

CONCLUSÃO

Concluímos que, juntamente com a prescrição de medicamentos, deve ser considerado o estado nutricional do paciente e, se necessário, instituir medidas preventivas ou reabilitadoras com fornecimento de alimentos adicionais ou suplementos vitamínicos e minerais. O paciente deve ser orientado sobre o impacto que as alterações dos seus hábitos alimentares, como, por exemplo, a adesão a dietas vegetarianas ou dietas para emagrecimento ou ganho de peso, poderão apresentar sobre a eficácia terapêutica dos medicamentos prescritos e em uso.

Nenhum medicamento deve ser utilizado sem um conhecimento razoável de suas propriedades, ações e interações. Os membros da equipe de nutrição e profissionais da área de nutrição/saúde devem ter conhecimentos básicos sobre as ações das drogas e nutrição para fazer o uso com sabedoria e eficiência de drogas e da terapia nutricional.

AGORA VOCÊ JÁ DEVE SABER

- Nem todo medicamento deve ser ingerido após as refeições, deve ser analisado cuidadosamente cada caso, perguntar para o seu médico e ler informações na bula.
- Nem todo antibiótico deve ser ingerido com leite. Por exemplo, a tetraciclina forma um complexo insolúvel com o cálcio, não obtendo o efeito terapêutico desejável.
- Não se deve ingerir medicamentos, de um modo geral, com sucos ou refrigerantes e outras bebidas como café ou chá, pois elas podem afetar a eficácia terapêutica.
- Alguns alimentos ricos em tiramina são contra-indicados quando se está fazendo uso de medicamentos como antidepressivos, que são inibidores da enzima MAO (monoaminoxidase), que metaboliza a tiramina, podendo ocasionar fortes dores de cabeça, vômitos, palpitações e outros sintomas mais graves.

QUESTÕES PARA REFLEXÃO

1. Em que situações essas interações podem ocorrer com mais freqüência?
2. De que forma um alimento pode alterar a eficácia terapêutica de um medicamento?
3. Em que situações você acredita que um medicamento pode levar a uma deficiência nutricional?
4. Quais são as reações adversas que podem ocorrer se junto com medicamento ingerir alimentos que contenham substâncias químicas que estão naturalmente presentes nos alimentos como a tiramina ou adicionadas como aditivos químicos, por exemplo, o glutamato monossódico?

APLICANDO O QUE VOCÊ APRENDEU

1. Agora que você conhece melhor as relações entre medicamentos e alimentos, quais os cuidados que você recomendaria ao iniciar uma terapia medicamentosa?
2. Se um paciente está usando medicamento inibidor da MAO (monoaminoxidase), indique alimentos a serem evitados?
3. Relacione os medicamentos para reduzir a absorção de colesterol e descreva sua relação com a presença de quantidade e qualidade de gordura.

BIBLIOGRAFIA UTILIZADA PARA EDIÇÃO DO TEXTO

- Evangelista J. Interações entre drogas, nutrientes, alimentos, estado orgânico e nutrição. In: Evangelista J (ed.). Alimentos, um Estudo Abrangente. São Paulo: Atheneu; 1992.
- Fonseca AL. Interações com alimentos. In: Fonseca AL (ed.). Interações Medicamentosas. 6ª ed. Rio de Janeiro: EPUC; 1998.
- Fonseca AL. Medicamentos que atuam sobre nutrição. In: Fonseca AL (ed.). Interações Medicamentosas. Rio de Janeiro: EPUC; 1991.
- Mahan LK, Arlin MT. Interações entre drogas e nutrientes. In: Mahan LK, Arlin MT (eds.). Alimentos, Nutrição e Dietoterapia. 8ª ed. São Paulo: Roca; 1995.

LEITURAS ADICIONAIS

- Messina M, Redmond G. Effects of soy protein and soybean isoflavones on thyroid function in healthy adults and hypothyroid patients: a review of the relevant literature. Thyroid 2006;16(3):249-58.
- Moura MRL, Reyes FGR. Interação fármaco-nutriente: Uma revisão. Campinas: Rev Nutr 2002;15(2):223-38.
- Roe DA. Diet, nutrition and drug reaction. In: Shills ME et al. (eds.). Modern Nutrition in Health and Disease. Philadelphia: Lea & Febiger; 1993.
- Van der Weide J, Hinrichs JW. The influence of cytochrome p450 pharmacogenetics on disposition of common antidepressant and antipsychotic medications. Clin Bioch Rev 2006;27(1):17-25.

FOCUS

ANTIRETROVIRAIS E PROBLEMAS NUTRICIONAIS

Os novos dados revelam que a epidemia de aids (*Acquired Immune Deficiency Syndrome*) no Brasil está num processo de estabilização, embora em patamares elevados. A tendência à estabilização da incidência da doença é observada apenas entre os homens, entretanto, observa-se ainda o crescimento da incidência em mulheres. O tratamento consiste na utilização de análogos de nucleosídeos e inibidores de protease. No entanto, as diferenças farmacocinéticas e propriedades metabólicas levam às interações entre fármacos e medicamentos. A terapia anti-retroviral está associada com uma variedade de alterações nutricionais, incluindo a síndrome de lipodistrofia. Estes pacientes são grandes consumidores dos suplementos alimentares, sendo as cápsulas de alho um dos suplementos mais utilizados. A popularidade do alho está relacionada com a sua atividade contra a hipercolesterolemia. Várias evidências experimentais mostram que o alho altera as atividades das enzimas codificadas pelos genes CYPP2C, CYP2D e CYPP3A, com a conseqüente redução da biodisponibilidade da droga retroviral saquinavir. Outros inibidores de proteases, tais como o indinavir e nelfinavir, também têm a sua biodisponibilidade afetada na presença de alimentos no trato gastrintestinal. O análogo de nucleosídeo zidovudina tem a sua absorção diminuída quando ingerido com alimentos. Portanto, a administração da terapia anti-retroviral deve ser praticada com atenção também com as possíveis interações com alimentos, para que o efeito de redução da carga viral seja alcançado.

Bianchi MLP, FCFRP, USP; 2007.

Avaliando seus conhecimentos

• A terapia nutricional enteral deve ser iniciada sempre que o indivíduo apresentar falta de apetite?

• Em hospitais gerais, quais as razões que justificam o número de pacientes em nutrição enteral ser muito superior àqueles em nutrição parenteral?

• A composição da dieta enteral deve ser a mesma para todos os pacientes?

• A nutrição parenteral é isenta de riscos?

• Quais os potenciais benefícios da emulsão lipídica na nutrição parenteral?

CAPÍTULO 18

Terapia Nutricional

Selma Freire de Carvalho da Cunha
Paula Pileggi Vinha
Daniel Ferreira da Cunha

. . . .

Terapia nutricional é uma modalidade de tratamento cujo objetivo é fornecer energia e nutrientes por via intravenosa (nutrição parenteral, NP) ou por uma dieta líquida nutricionalmente definida, infundida através de sonda colocada no trato gastrintestinal (nutrição enteral, NE). Após verificar-se a impossibilidade de nutrir um paciente pela via oral, indica-se o terapia nutricional nas seguintes situações: subnutrição definida, risco de piora do estado nutricional ou necessidade de nutrição órgão-específica. A NE estará indicada sempre que houver função absortiva satisfatória; a NP será usada na impossibilidade de se utilizar o trato gastrintestinal. A composição das soluções enterais ou parenterais deve atender às necessidades nutricionais individualizadas. A atuação da equipe multiprofissional é importante na escolha do tipo de terapia nutricional, bem como no acompanhamento e monitorização dessa modalidade terapêutica.

. . . .

Terapia nutrológica

A terapia nutricional (TN) tem por objetivo fornecer energia e os nutrientes necessários por via oral ou por meio de sonda posicionada no trato gastrintestinal (terapia nutricional enteral, TNE) ou por via intravenosa (terapia nutricional parenteral, TNP). Após verificar-se a impossibilidade de nutrir um paciente pela via oral, a TN está indicada em pacientes com subnutrição definida, risco de piora do estado nutricional ou necessidade de nutrição órgão-específica. A TNE estará indicada sempre que houver função absortiva satisfatória; a TNP será usada na impossibilidade ou incapacidade de se utilizar o trato gastrintestinal. A composição das soluções enterais ou parenterais deve atender às necessidades nutricionais individualizadas. A atuação da equipe multiprofissional é importante na escolha do tipo de terapia nutricional, bem como no acompanhamento e monitorização clínica do paciente.

ASPECTOS HISTÓRICOS

Comida e sobrevivência

Há séculos o papel da alimentação na sobrevivência humana é conhecido e há preocupação com os doentes incapazes de ingerir quantidades adequadas de alimentos. Na década de 1930, apareceram as primeiras publicações científicas que comparavam a freqüência de complicações entre pacientes mal ou bem nutridos com a mesma enfermidade. Nas décadas seguintes, inúmeros estudos evidenciaram os benefícios da abordagem nutricional na prevenção de complicações em pacientes subnutridos, inicialmente com ênfase na nutrição parenteral. Os conhecimentos foram ampliados e seguiu-se o desenvolvimento de produtos e técnicas que permitiram a administração de nutrientes por vias artificiais, por acesso venoso ou por sondas, tornando a terapia nutricional amplamente difundida.

Desde então, a abordagem nutricional tem sido indicada para corrigir a subnutrição energética (marasmo) observada em pacientes com doenças crônicas debilitantes. Atualmente, mesmo os pacientes bem nutridos que estejam impossibilitados de se alimentar normalmente por período superior a três dias (por exemplo, após uma cirurgia abdominal, traumatismo), a abordagem nutricional estará indicada como medida preventiva do desenvolvimento de subnutrição protéico-energética. Em pacientes com subnutrição protéica, a terapia nutricional visa atenuar os efeitos adversos da resposta metabólica às lesões secundárias, minimizando o acometimento da estrutura e funcionamento de órgãos vitais. O fornecimento adequado de nutrientes mantém ou recupera o estado nutricional, atenua os efeitos adversos da resposta metabólica às lesões de natureza diversa e minimiza o acometimento da estrutura e funcionamento de órgãos vitais. Assim, a abordagem nutricional não se limita à prevenção e correção da subnutrição, mas assumiu papel terapêutico primário, especialmente como moduladora da resposta metabólica. Baseado nesse raciocínio, o termo suporte nutricional foi substituído por terapia nutricional (TN).

DEFINIÇÕES

Qualidade em terapia nutricional representa a condição de redução do custo, evolução clínica favorável, melhora de diversos parâmetros de qualidade de vida e na redução da taxa de morbidade e mortalidade

Na terapia nutricional por via oral, as dietas são formuladas com o objetivo de atender às necessidades específicas de pacientes, quer seja por modificações na composição nutricional, na apresentação ou na distribuição das refeições. Neste contexto, estão indicados os suplementos nutricionais, que são formulações específicas para uso oral que completam o aporte nutricional de uma dieta insuficiente. A terapia nutricional enteral (TNE) representa o conjunto de procedimentos relacionados à administração de produtos com composição E definida ou estimada, de apresentação líquida, infundida por meio de sondas posicionadas no estômago ou intestino. Está indicada para pacientes incapazes ou impossibilitados de atingirem suas necessidades nutricionais pela alimentação oral ou naqueles que necessitam de formulações enterais específicas. O termo terapia nutricional parenteral (TNP) representa o conjunto de procedimentos relacionados à nutrição parenteral (NP), que consiste na administração intravenosa de solução ou emulsão contendo carboidratos, aminoácidos, lipídios, vitaminas e minerais, em quantidades e proporções adequadas para suprir as necessidades diárias do organismo e permitir o funcionamento dos processos metabólicos.

ASPECTOS HUMANITÁRIOS DA TERAPIA NUTRICIONAL

Para a adequada indicação da TN, devem ser consideradas as limitações fisiológicas e as deficiências nutricionais do paciente, além do seu conforto, bem-estar e as conseqüências psicossociais da modalidade terapêutica adotada. Na impossibilidade de alimentar-se por via oral, o indivíduo pode vivenciar momentos de tensão, angústia e discriminação, intensificados pelo sentimento de ruptura e isolamento do convívio familiar diante da hospitalização. Alguns pacientes podem expressar transtornos de humor, resultantes da inabilidade de alimentar-se normalmente, da perda da independência e do controle das funções corpóreas. Além disso, o impacto estético decorrente da presença da sonda nasal ou do cateter venoso pode dificultar a aceitação familiar da condição clínica e ser um fator negativo para a auto-estima, interferindo na aceitação da terapêutica.

Deficiências, limitações e nutrologia

Por facilitar o enfrentamento do problema de saúde, o envolvimento e a participação do paciente na terapêutica nutricional são fundamentais para a sua evolução, mesmo na ausência de melhora dos parâmetros clínicos objetivos. Para isso, os profissionais devem utilizar recursos que facilitem a compreensão dos procedimentos, devendo ser abordadas com clareza as informações sobre a composição das formulações, necessidades nutricionais específicas, conseqüências da subnutrição, despesas, cuidados com o preparo, quantidades, entres outros.

Devem-se evitar expectativas fantasiosas sobre a recuperação, a cura ou prognóstico favorável pelo uso da TN

Na tomada de decisão sobre o início da terapia nutricional deve-se considerar a opinião dos pacientes e familiares. Algumas vezes, há dificuldade em definir o nível de entendimento do paciente sobre o tratamento e as modificações necessárias. Em tais casos, compete ao médico definir a terapia nutricional mais adequada, em concordância com os demais integrantes da equipe.

SUPLEMENTOS NUTRICIONAIS

Pacientes com apetite preservado e trato gastrintestinal íntegro beneficiam-se com a terapia por via oral. Deficiências prévias, comuns entre indivíduos hospitalizados, têm justificado o emprego de suplementos, com o objetivo de suprir a ingestão por via oral insuficiente. A colaboração efetiva dos pacientes é essencial para garantir que o volume prescrito dos suplementos nutricionais seja adequadamente ingerido. A hiporexia, a saciedade precoce, a presença de náuseas e as desordens neurológicas que dificultam a deglutição são fatores que influenciam na aceitação dos suplementos nutricionais e interferem no sucesso da terapia. Além disso, o significado emocional atribuído à alimentação, a perda da autonomia quanto às preferências e as mudanças no padrão alimentar podem interferir na aceitação.

Na maioria das situações clínicas, é possível atingir as necessidades nutricionais pela modificação na consistência dos alimentos e/ou com a ingestão dos suplementos nutricionais

Embora os suplementos nutricionais sejam largamente utilizados no ambiente hospitalar, na maioria das vezes não há informações adequadas do estado nutricional antes do início da terapia, o que inviabiliza a análise da adequação da prescrição. Considerando-se a decisão técnica da equipe multidisciplinar, os aspectos éticos e o desejo do paciente e/ou seus familiares, se após 5 a 7 dias não houver melhora nos índices objetivos da avaliação, está indicada a terapia de nutrição enteral.

TERAPIA NUTRICIONAL ENTERAL

Indivíduos com trato digestório íntegro ou parcialmente funcionante, apresentando hiporexia a ponto de não ingerir nutrientes em quantidade mínima necessária, ou aqueles que se encontram impossibilitados de alimentar-se por via oral

A nutrição enteral deve ser indicada para quem não pode comer, não o deseja, não se aconselha ou apresenta necessidades nutricionais especiais

devem receber TNE. Nos últimos anos, contínuos avanços tecnológicos e nos conhecimentos da fisiopatologia gastrintestinal permitiram estender os benefícios da nutrição enteral aos pacientes criticamente enfermos, com graves distúrbios do aparelho digestório. Assim, em várias situações clínicas está indicada a TNE tais como:

- Hiporexia/anorexia persistente, por doenças consuptivas, infecciosas crônicas e psiquiátricas.
- Rebaixamento do nível de consciência, estado confusional agudo ou crônico ou coma por traumatismo cranioencefálico, acidente vascular encefálico, doença de Alzheimer, entre outros.
- Disfagia grave por obstrução ou disfunção da orofaringe ou do esôfago, como megaesôfago chagásico, neoplasias de orofaringe e esofágicas.
- Broncoaspiração recorrente em pacientes com deglutição incoordenada.
- Náuseas ou vômitos, em pacientes com gastroparesia ou obstrução do trato digestório alto, com a extremidade distal da sonda posicionada abaixo da obstrução.
- Aumento das necessidades nutricionais em pacientes hipermetabólicos, como nos pacientes com queimaduras extensas e demais tipos de traumatismos.
- Doenças ou desordens que requerem administração de dietas específicas como no quilotórax, ascite quilosa, pancreatite aguda não complicada, insuficiência hepática, insuficiência renal, doença de Crohn em atividade, fístulas do intestino delgado distal ou do cólon.

Fator trófico intestinal

A presença de nutrientes no trato digestório pode servir como fator trófico da mucosa, com efeito protetor da barreira intestinal contra bactérias, endotoxinas e macromoléculas antigênicas. A hipotrofia da mucosa intestinal pode ocorrer após estresse orgânico grave, justificando o emprego precoce de TNE em pacientes que apresentem resposta de fase aguda. Após grandes cirurgias gastrintestinais, a NE precoce, desde que feita de forma lenta e gradual, tem se mostrado benéfica na redução de complicações infecciosas e no tempo de hospitalização.

Em pacientes que recebem TNP como única forma de terapia nutricional, a falta de estímulo dos alimentos no trato digestório determina hipotrofia da mucosa intestinal com diminuição da altura das vilosidades e do número de enterócitos. Como conseqüência, ocorrem alterações das funções digestiva, absortiva e de barreira imunológica do trato digestório, podendo ocorrer translocação bacteriana. A infusão de pequenos volumes de dieta enteral (10 a 30ml/hora) para pacientes submetidos a TNP, mesmo para aqueles em que a capacidade absortiva esteja muito comprometida, tem como objetivo fornecer nutrientes para manter o trofismo da mucosa intestinal.

Fístulas entéricas

Em pacientes com fístulas entéricas nas porções proximais do intestino delgado, a presença de nutrientes no trato digestório mantém alto débito de secreções digestivas, espoliando nutrientes, água e eletrólitos. Tais perdas perpetuam o estado de subnutrição e dificultam o fechamento espontâneo da fístula. Nestas situações, a dieta enteral de formulação específica deve ser empregada, após certificar-se que a extremidade distal da sonda esteja posicionada posteriormente à fístula, minimizando a atividade secretória do trato digestório.

Ostomias

As ostomias (esofagostomia, gastrostomia ou jejunostomia) devem ser consideradas sempre que houver déficit permanente da capacidade de deglutição, quando for previsto TNE por período prolongado ou permanente e na presença de obstáculo mecânico para a colocação da sonda por via oral ou nasal. As ostomias também estão indicadas nos pacientes com comprometimento do estado de consciência que removem a sonda nasal com freqüência ou, ainda, quando há necessidade de infusão de medicamentos que determinem empactamento de resíduos na sonda e risco permanente de obstrução. As vantagens das ostomias incluem o menor risco de refluxo gastroesofágico e de broncoaspiração, facilidade no manuseio da sonda e na administração de dietas mais viscosas.

As vantagens da nutrição enteral sobre a parenteral incluem a preservação da estrutura fisiológica e da função do aparelho digestório, maior facilidade na administração, menor risco de infecção e de complicações metabólicas, incluindo o controle da glicemia. Em situações em que o peristaltismo estiver ausente, caracterizando o íleo hipodinâmico, a infusão de pequenos volumes de dieta enteral pode estimular o peristaltismo intestinal. Entretanto, o íleo adinâmico pode ser refratário ao tratamento clínico, podendo haver contra-indicação da TNE. Em pacientes com obstrução intestinal completa, a TNE também está contra-indicada.

NUTRIÇÃO PARENTERAL

A TNP pode ser empregada de forma exclusiva ou como terapia adjuvante nos casos em que a TNE está contra-indicada ou mostrou-se ineficaz. Em muitas situações, a TNP pode ser indicada por menor tempo possível, até que a TNE seja viável. Entretanto, alguns pacientes necessitam de TNP por período prolongado ou mesmo indefinidamente, como única opção terapêutica, como nos casos de ressecção intestinal extensa ou quadros graves de má absorção intestinal.

As indicações da TNP incluem as ressecções intestinais extensas, íleo adinâmico refratário ao tratamento clínico, sangramento digestivo ativo, obstrução e perfuração intestinal, intolerância à sonda enteral, enteropatias inflamatórias e enterocolites graves. A TNP pode fazer parte do esquema terapêutico de doenças que necessitem de diminuição temporária da função secretória do trato digestório (fístulas enterocutâneas de alto débito) ou do pâncreas (pancreatite aguda grave). Quando a evolução clínica não é satisfatória apesar da TNE, como ocorre com freqüência nos pacientes vítimas de queimaduras extensas, a TNP deve ser considerada. Nos pacientes em estado crítico, a subalimentação é comum e relaciona-se com maior morbimortalidade; em tais casos, tem sido preconizada a associação da TNE e TNP, melhorando a evolução clínica. A instabilidade hemodinâmica grave caracteriza contra-indicação para a TNP. Independente dos custos relacionados a TNP, os riscos potenciais e a gravidade das complicações devem ser considerados nos casos em que o prognóstico da doença de base independe do estado nutricional.

Quando indicada com critério, os benefícios da TNP superam os prováveis riscos

VIAS DE ACESSO DA TNE

As sondas nasoentéricas (SNE) podem ter sua extremidade distal posicionada no estômago ou no duodeno. Por serem confeccionadas com material biocompatível, as SNE podem permanecer por tempo prolongado no trato digestório superior, determinando pouca irritação, não interferindo na deglutição e minimizando o risco de aspiração. A técnica de inserção da SNE é simples, mas requer profissional treinado em sua introdução. Muitas marcas comerciais de sondas possuem dois adaptadores na extremidade proximal, que se prestam à irrigação interna com água ou à administração de medicamentos, sem a necessidade de interromper a infusão da dieta. Embora muitos estudos não sustentem a presença da ogiva (entre 2 e 6g) na extremidade distal da SNE, o objetivo é facilitar a passagem pelo esfíncter pilórico e evitar o deslocamento. Na maioria das vezes, a passagem da sonda pelo piloro se faz de maneira espontânea, porém, quando existe diminuição da motilidade gástrica ou semi-obstrução, sua passagem se torna mais lenta, necessitando de procedimento endoscópico.

Vias de acesso da TNE

As sondas de ostomia ainda são relativamente mais caras que as sondas nasais, porém são mais duráveis e permitem a infusão de dietas mais viscosas e economicamente mais acessíveis. Podem ser posicionadas por laparotomia ou por via endoscópica ou laparoscópica. A inserção endoscópica das sondas é um procedimento considerado seguro e constituiu-se em técnica de eleição para a terapia nutricional de pacientes com distúrbios neurológicos ou como profilático no pós-operatório de cirurgias de neoplasias invasivas de cabeça e pescoço. A esofagostomia é raramente indicada e requer intervenção cirúrgica para a colocação de uma sonda através de abertura feita no esôfago.

ADMINISTRAÇÃO DA TNE

Quanto pior o estado nutricional do paciente, menor deve ser o volume inicial e mais lenta deverá ser a velocidade de progressão da dieta enteral

A TNE deve ser iniciada com metade ou $2/3$ do volume total a ser atingido, aumentando-se lenta e gradativamente nos cinco a sete dias seguintes, de acordo com a tolerância do paciente. A administração da dieta enteral pode ser feita de forma contínua, ou intermitente, usando-se bombas de infusão ou por sistema gravitacional. A indicação do método de infusão deve se basear no estado do paciente, posicionamento da sonda, tipo de formulação, necessidades nutricionais e concomitância de alimentação por via oral. As bombas de infusão são de grande valor para administrar um volume programado e constante, especialmente em pacientes subnutridos ou com distúrbio gastrintestinal. A técnica de infusão por gotejamento de baixo fluxo é mais tolerada que a administração rápida, que determina efeitos colaterais como náuseas, vômitos, dor, distensão abdominal e diarréia.

VIAS DE ACESSO DA TNP

Cateteres

A escolha do local do acesso venoso dependerá, em parte, da duração planejada para o tratamento nutricional e deve considerar as condições do paciente, como a presença de traqueostomias, tumores ou lesões próximos ao local de punção, que representem risco aumentado de infecção e dificuldade na fixação do cateter. Além disso, para a seleção do local e do tipo de cateter deve ser considerada a familiaridade no seu manuseio pelos profissionais envolvidos.

Na TNP periférica, a administração das soluções de glicose, emulsões lipídicas e aminoácidos deve ser feita em veia periférica calibrosa, da mão ou do antebraço. Está indicada quando a TNP for utilizada por curto período (até 10 dias) e, muitas vezes, em combinação com a TNE, para completar um adequado aporte energético e protéico.

A TNP central corresponde à técnica de administração de nutrientes por veias de grande calibre (axilar, subclávia ou jugular interna), com acesso direto à veia cava superior, por procedimento médico utilizando técnica padronizada e conforme previamente estabelecido. A cateterização venosa profunda é obtida através de dissecção venosa ou por punção direta e é indicada quando a TNP for realizada por período maior que 10 dias. Recentemente, tem sido empregado cateter venoso permanente, parcial ou totalmente implantável, para pacientes que necessitam de TNP periódica por período indefinido, como aqueles submetidos à ressecção intestinal extensa.

ADMINISTRAÇÃO DA TNP

Infusão endovenosa de nutrientes

A TNP deve ser administrada em gotejamento regular rigoroso, preferencialmente com o uso de bomba de infusão com alarme programado. Além do risco de hiperglicemia, grandes flutuações na velocidade de infusão da TNP podem determinar distúrbios hemodinâmicos com repercussões fatais, especialmente em pacientes graves. A velocidade inicial para a administração de TNP deve ser menor que 50ml/h nas primeiras 24 horas, com aumento gradual até atingir o volume total no terceiro ou quarto dia após o início dessa terapêutica. Alguns autores preconizam pausa de 8 horas no esquema de infusão das soluções, com o objetivo de prevenir as complicações hepáticas relacionadas a essa modalidade, quando a TNP for utilizada por períodos prolongados.

CÁLCULO DAS NECESSIDADES NUTRICIONAIS

Na ausência de aporte energético adequado, a lipólise (150-200g de gorduras) e a proteólise muscular (70-100g de aminoácidos/dia) tornam-se processos fundamentais para a produção corpórea de energia e de glicose (entre 2 e 4mg de glicose/kg de peso corpóreo/dia). Dessa forma, independente da quantidade de outros nutrientes fornecidos, a deficiência energética determina perda de peso e de massa muscular, especialmente quando houver concomitância de processos orgânicos que cursem com hipermetabolismo e hipercatabolismo. A subnutrição determina atrofia celular e disfunção de órgãos como coração, pulmões, fígado e intestinos, além afetar a resposta imunológica. Pacientes subnutridos geralmente não toleram aportes excessivos de energia e outros nutrientes e as tentativas de correção rápida do estado nutricional determinam complicações, justificando a oferta energética inicial igual ou menor ao gasto energético basal. Em pacientes subnutridos, os cálculos das necessidades energéticas e protéicas devem ser feitos utilizando o peso ideal ou ajustado, objetivando a estimativa do necessário para que haja recuperação do estado nutricional comprometido. Em pacientes com sobrepeso/obesidade, os cálculos baseados no peso ajustado evitam a oferta excessiva de nutrientes.

> A rigor não existem recomendações de nutrientes para o paciente e sim para pessoa hígida sem doença

NECESSIDADES ENERGÉTICAS

A "regra de bolso" é uma forma rápida, porém imprecisa, utilizada para determinar as necessidades energéticas, considerando 25 a 35kcal/kg peso atual/dia. A calorimetria indireta é considerada o método de eleição para determinação do gasto energético, por quantificar o consumo de oxigênio e a produção de gás carbônico em determinado espaço de tempo. Por ser um procedimento pouco disponível na maioria dos serviços, a equação de Harris e Benedict tem sido utilizada para estimar o gasto energético basal (GEB).

Equação de Harris e Benedict: para cálculo da necessidade energética basal:

Homem: 66,5 + (13,7 × peso *kg atual*) + (5 × altura *cm*) − (6,8 × idade *anos*)
Mulher: 655 + (9,6 × peso *kg atual*) + (1,8 × altura *cm*) − (4,7 × idade *anos*)

As necessidades energéticas totais são obtidas pela multiplicação do GEB pelos fatores de correção empiricamente estabelecidos para pacientes em situações clínicas específicas. Não há consenso sobre os valores considerados ideais para a determinação dos fatores de correção para cálculo da necessidade energética total, que variam entre 1,2 e 2. O uso de altos fatores de correção implicam aporte excessivo de glicose e outros nutrientes, aumentando a possibilidade de ocorrer a síndrome de realimentação. Atualmente, considera-se que para pacientes subnutridos graves a oferta de energia não deve exceder à determinação da necessidade energética basal multiplicada por 1,2.

> As necessidades nutricionais variam de acordo com a idade, o gênero, o peso, a altura e a natureza das doenças associadas

NECESSIDADES PROTÉICAS

Adultos normais mantêm equilíbrio entre a taxa de síntese e de degradação de proteínas. Em portadores de doenças graves, anormalidades no metabolismo, tais como aumento do *turnover* da proteína corpórea, proteólise com diminuição da proteína muscular e a perda urinária de nitrogênio, resultam em balanço nitrogenado negativo.

Na prática clínica, é comum que pacientes em TNE recebam até 1,5g de proteína/kg de peso corpóreo ideal, atualmente considerado um aporte protéico máximo. Não há estudos clínicos demonstrando que um maior aporte protéico torne a terapia nutricional mais eficaz, seja aumentando a síntese de proteínas musculares ou as envolvidas nos processos de imunidade e cicatrização. Pacientes com insuficiência renal aguda ou crônica em tratamento conservador e aqueles com

> A capacidade de retenção nitrogenada é limitada e a ingestão protéica acima das recomendações determina aumento da perda urinária

encefalopatia hepática necessitam de produtos enterais com restrição protéica e/ou ajuste na quantidade e composição de aminoácidos nas soluções de nutrição parenteral.

NECESSIDADES HIDROELETROLÍTICAS

Balanço hídrico

O controle do volume hídrico infundido é importante em pacientes submetidos à terapia nutricional, embora muitas vezes negligenciado. Idealmente, o paciente deve ser mantido em condições normais de hidratação, verificável pela diurese adequada ($\geq$ 40-50ml/h), ou seja, com um volume urinário suficiente para excreção diária dos solutos produzidos. Em pacientes graves e em outras condições anormais, o volume hídrico infundido pode determinar a formação de terceiro espaço (por exemplo, pancreatite aguda) ou síndrome do extravasamento capilar sistêmico (por exemplo, choque séptico). Nessas situações, o cálculo do balanço hídrico (BH) é o melhor indicador para a hidratação e manutenção de função renal satisfatória. O BH é calculado pela diferença entre o aporte de água e aquela excretada, conforme esquematizado no quadro 18.1.

QUADRO 18.1 – Parâmetros indicadores utilizados no cálculo do balanço hídrico, dados pela diferença entre o somatório de entrada (Σ entrada) menos o de saída de água corporal (Σ saída).

Entrada	Saída*
Via oral, incluindo H$_2$O dos alimentos	Urina
Via enteral	Fezes
SG a 5% ou SF a 0,9%	SNG
Nutrição parenteral	Drenos
H$_2$O endógena (13ml/100kcal)	Pulmões (13ml/100kcal)
"Veículo"	Pele (30ml/100kcal)
Outras (diálise, sangue e derivados)	Outras (fístulas, superfície queimada, suor)
Total (Σ entrada)	Total (Σ saída)
$BH = \Sigma$ entrada $- \Sigma$ saída	

* Pacientes com febre e aqueles com taquipnéia apresentam maior perda insensível de água (até 2.000ml/dia).

Água e eletrólitos

A determinação da quantidade de água e eletrólitos é definida com base no peso corpóreo atual para pacientes com estado nutricional aceitável; para aqueles com peso corpóreo acima (obesos) ou abaixo (subnutridos) da faixa de normalidade de peso, recomenda-se utilizar o peso ajustado. No quadro 18. 2 apresentam-se as quantidades normalmente empregadas na NP, tanto em condições de manutenção, como nos limites superiores considerados seguros na maioria das condições clínicas. Eventualmente, estes limites podem ser ultrapassados com a estrita monitorização clínica, eletrocardiográfica e dos níveis séricos de eletrólitos.

QUADRO 18.2 – Doses para manutenção e limites seguros para correção de distúrbios hidroeletrolíticos.

Nutriente/kg peso	Manutenção IV	Limites seguros para correção de deficiência
Água (ml/kg)	30-35	até 60-70*
Sódio (mEq/kg)	1-2	até 4
Potássio (mEq/kg)	0,7-1,5	até 3
Fósforo (mEq/kg)	7-10	até 20
Magnésio (mEq/kg)	7-10	até 35
Cálcio (mEq/kg)	6-8	até 10

* Ou de acordo com a pressão venosa central e/ou diurese.

NECESSIDADES DE VITAMINAS, MINERAIS E MICRONUTRIENTES

Com os produtos disponíveis no comércio nacional, é possível atingir as recomendações de vitaminas e minerais em um volume de 800 a 1.500ml de dieta enteral. Na TNP, não há consenso sobre as quantidades necessárias de vitaminas e minerais, e os produtos para uso intravenoso, em geral, excedem inúmeras vezes as recomendações. Os oligoelementos comumente repostos na TNP são o zinco, o cobre, o cromo, o manganês e o selênio, o molibidênio, o flúor e o iodo.

Fórmulas farmacêuticas

FORMULAÇÕES ENTERAIS

Nas formulações artesanais, podem ser incluídos leite, sucos, caldos, creme de leite, manteiga derretida, farinhas, açúcar, entre outros alimentos combinados de forma a conter os macronutrientes necessários. As dietas enterais semi-artesanais são elaboradas a partir de combinações entre alimentos *in natura* e produtos industrializados. As dietas artesanais e semi-artesanais exigem cuidados no preparo e armazenamento, têm maior risco de contaminação microbiana e, por sua viscosidade, obstruem a sonda com facilidade. Do ponto de vista químico, tais dietas contêm polímeros complexos, podendo não ser adequados ao estado funcional e à tolerância do trato digestório de pacientes que apresentem diminuição da capacidade absortiva. As dietas artesanais são mais comumente utilizadas na nutrição enteral domiciliar devido ao custo relativamente baixo. Atualmente, em casos bem justificados, há casos de fornecimento de dietas enterais industrializadas para uso domiciliar, através das Secretarias de Saúde dos municípios.

A formulação enteral administrada em ambiente hospitalar ou domiciliar deve ser orientada por profissional competente, capaz de adequá-la às necessidades nutricionais individuais

Existem vários produtos industrializados de dieta enteral, nutricionalmente definidos, na apresentação líquida ou em pó que é reconstituído em água. Conforme a complexidade das proteínas, as dietas enterais podem estar na forma polimérica, onde as proteínas estão na forma intacta. Nas formulações hidrolisadas, também denominadas de semi-elementares, a fonte de nitrogênio são oligopeptídeos; nas dietas monoméricas ou elementares, as proteínas apresentam-se na forma de aminoácidos livres. Não há evidência científica que justifique o emprego das dietas hidrolisadas ou elementares no tratamento da doença de Crohn ativa ou no pós-operatório de cirurgia digestiva. Entretanto, tais dietas têm sido recomendadas na pancreatite aguda, já que a presença de nutrientes hidrolisados no trato digestório não requer digestão intraluminal.

A resposta de fase aguda secundária ao estresse orgânico determina subnutrição aguda, depleta as defesas antioxidantes e suprime a função linfocitária, influenciando negativamente na evolução de pacientes hospitalizados. Neste contexto, têm sido empregadas doses farmacológicas de nutrientes (imunonutrição) por via enteral ou parenteral, com objetivo de modular a resposta metabólica ao estresse orgânico. De forma geral, a imunonutrição beneficia os pacientes subnutridos e é mais eficaz quando administrada por via enteral do que por parenteral. Dependendo da situação clínica em que os imunonutrientes são administrados, pode haver atividade antioxidante e/ou antiinflamatória, melhorando a evolução dos pacientes. Pela potencial atividade imunomoduladora, a glutamina, a arginina, os aminoácidos sulfurados e os ácidos graxos ômega-3 são os nutrientes mais empregados em terapia nutricional.

Resposta aguda ao estresse

A glutamina é um aminoácido não-essencial que participa da manutenção da integridade da mucosa intestinal e utilizada como nutriente para células imunes e precursor não-sulfidril para o hormônio do crescimento. A suplementação da glutamina em dietas enterais tem mostrado efeitos benéficos em pacientes vítimas de traumatismos e queimaduras, exceto na presença de insuficiência renal em tratamento conservador ou insuficiência hepática descompensada. Em pacientes críticos, os efeitos benéficos da glutamina foram observados quando administrada por via parenteral. Não existem dados suficientes para comprovar a eficácia da glutamina em portadores de HIV, síndrome do intestino curto, neoplasias e doenças inflamatórias intestinais.

Glutamina e a mucosa intestinal

Estudos *in vitro* mostraram que durante o estresse orgânico o aminoácido não-essencial arginina estimula a produção do hormônio do crescimento, aumenta o número e a função de linfócitos T e a síntese do óxido nítrico, melhorando a oxigenação tissular. Em pacientes com úlcera de pressão, a arginina foi capaz de melhorar a cicatrização, embora não haja benefícios nos índices de infecção e de mortalidade. Segundo as diretrizes da ESPEN, não há recomendação da suplementação de arginina na nutrição enteral nos casos de infecção por síndrome da imunodeficiência adquirida (aids), nas doenças gastrintestinais, pancreatite aguda e hepatopatias. Por outro lado, o consenso americano sugere o uso de dietas enterais contendo arginina em pacientes com traumatismo ou no pré-operatório de cirurgia eletiva de esôfago, estômago e pâncreas, por período mínimo de 5 a 7 dias. O emprego da arginina não está recomendado em portadores de neoplasias e nos quadros de choque séptico, principalmente quando associados à disfunção hepática e renal.

Ácidos graxos ômega-3

Os ácidos graxos ômega-3, principalmente o ácido eicosapentaenóico (EPA) e o ácido docosaexaenóico (DHA), possuem atividades antiinflamatórias pela supressão da produção de citocinas pró-inflamatórias. As fontes de ácidos graxos poliinsaturados são os óleos de peixe (EPA e DHA), de linhaça (ácido alfa-linolênico, AAL) e o óleo de borragem (ácido gamalinoléico, GLA). Quando utilizados na TNE ou TNP, os ácidos graxos ômega-3 podem reduzir a morbimortalidade após transplante de medula óssea e o tempo de internação em pacientes com pancreatite, além de melhorar os indicadores bioquímicos em portadores de aids. Devido aos resultados contraditórios, as diretrizes da ESPEN não recomendam o uso dos ácidos graxos ômega-3 em portadores de neoplasias e na doença de Crohn. A Sociedade Canadense de Nutrição Clínica recomenda o uso de fórmulas enterais com óleos de peixe, borragem e antioxidantes na sepse e na síndrome do desconforto respiratório agudo.

Nucleotídeos precursores do RNA e DNA

Os nucleotídeos são precursores do RNA e DNA e melhoraram a função do linfócito T. Apesar das propriedades imunoestimulantes *in vitro*, há poucos estudos clínicos que avaliam a eficácia dos nucleotídeos em TNE. Dentre os aminoácidos sulfurados, a cisteína e a metionina são os mais estudados em terapia nutricional. Teoricamente, o aumento das defesas antioxidantes ocorre pela maior síntese e disponibilidade da glutationa, visto que o grupo sulfidril dos aminoácidos sulfurados interage com as moléculas oxidantes. A taurina é um aminoácido não-essencial com possíveis efeitos na integridade da membrana, na regulação dos níveis de cálcio intracelular, na diminuição das complicações relacionadas à síndrome do intestino curto, na modulação do diabetes e da aterosclerose, na hepato e neuroproteção. Existem poucos estudos clínicos sobre a função da taurina e sua eficácia não tem sido comprovada em situações metabólicas específicas. A carnitina é uma amina orgânica que favorece a oxidação mitocondrial dos ácidos graxos de cadeia longa. Embora indicada em situações de deficiência primária ou secundária, são necessários estudos que comprovem a eficácia da suplementação de carnitina em TNE.

Fibras nas dietas enterais

As dietas enterais têm sido acrescidas com quantidades de fibras dietéticas, devido à constatação dos seus inúmeros efeitos benéficos, independentes do melhor funcionamento do trato gastrintestinal. Os polissacarídeos da soja foram as primeiras fontes de fibras a serem adicionadas nas dietas enterais. Atualmente, a maioria dos produtos contém uma combinação de fibras solúveis e insolúveis como pectina, aveia, goma-arábica e goma hidrolisada, fornecendo em torno de 10 a 25g de fibras por litro da solução. A maior oferta de fibras determina aumento do volume fecal e diminuição do tempo de trânsito intestinal. Embora não tenha sido observada menor ocorrência de diarréia entre pacientes cirúrgicos, a fibra dietética está associada com o menor número de evacuações em pacientes idosos, críticos, sépticos e sob ventilação mecânica. Além disso, após grandes cirurgias abdominais, o emprego de fibras em dieta enteral determinou menores índices de infecção pós-operatória. Não há evidências de que as fibras possam interferir na biodisponibilidade de vitaminas e minerais, embora sejam necessários estudos com pacientes que recebam nutrição enteral por longos períodos.

FORMULAÇÕES PARENTERAIS

A TNP contém nitrogênio na forma de solução cristalina de aminoácidos. A energia pode ser proveniente de soluções de glicose na concentração de 50%, ou excepcionalmente 70%, e da emulsão lipídica a 10% ou 20%, que propicia oferta de ácidos graxos essenciais e reduz o aporte de glicose na NP. Por ser isotônica em relação ao plasma, os lipídios reduzem a osmolaridade das soluções da TNP, facilitando sua administração em veias periféricas, com menor risco de desenvolvimento de trombose ou flebite local. A adição de lipídios na TNP auxilia no controle da glicemia de diabéticos ou de pacientes graves que desenvolvem hiperglicemia como resposta metabólica ao estresse orgânico. Por diminuir a quantidade de glicose infundida, os lipídios diminuem o quociente respiratório, beneficiando os pacientes com insuficiência respiratória. As emulsões lipídicas disponíveis no mercado nacional utilizam óleo de soja, glicerol e lecitina de ovo como fonte de energia e de ácidos graxos essenciais. Baseada em evidências clínicas, a indústria farmacêutica tem lançado novas emulsões lipídicas, com composições distintas, como aquelas que simulam a estrutura dos quilomícrons e as soluções acrescidas com triglicerídeos de cadeia média. Além disto, existem produtos contendo ácidos graxos ômega-3 provenientes do óleo de peixe e aqueles com concentração otimizada de ácidos graxos ômega-3 e ômega-6.

Misturas nutritivas via parenteral

As soluções de TNP contêm ainda eletrólitos, vitaminas e oligoelementos específicos para uso intravenoso. Os preparados comerciais de eletrólitos mais utilizados em TNP são mostrados no quadro 18.3.

QUADRO 18.3 – Conteúdo de eletrólitos nas soluções para uso na nutrição parenteral.

Solução	Fósforo (mg/ml)	Potássio (mEq/ml)	Magnésio (mg/ml)	Sódio (mEq/ml)	Cálcio (mg/ml)
KCl a 19,1%	–	2,56	58,88	–	–	–
NaCl a 20%	–	–	–	3,4	132,6	–
Fosfato de potássio a 25%	34,7	2,0	56,00	–	–	–
Glicerofosfato de sódio	31	–	–	–	2	–	–
MgSO$_4$ a 50%	–	–	–	48,75	–	–
NaHCO$_3$ a 8,4%	–	–	–	–	1,14	44,46	–
Gluconato de cálcio a 10%	–	–	–	–	–	9,28

Eletrólitos em nutrição parenteral

O preparo da TNP deve ser feito por farmacêuticos treinados e em condições de assepsia rigorosas para garantir que as soluções sejam estéreis. A técnica de preparo deve assegurar a perfeita compatibilidade química entre os macro e micronutrientes, estabilidade da mistura e controle químico e microbiológico da solução. Recentemente, estão disponíveis no comércio bolsas com nutrição parenteral prontas para uso, com a possibilidade de armazenamento durante período de até 2 anos. Os nutrientes são distribuídos em compartimentos e misturados no momento da utilização.

COMPLICAÇÕES DA TNE

Apesar de ser considerada mais fisiológica, a TNE não está isenta de complicações, podendo ocorrer diarréia e/ou constipação intestinal, náuseas, cólicas, distensão abdominal, broncoaspiração do conteúdo gástrico, obstrução da sonda e, menos freqüentemente, hiperglicemia e distúrbios hidroeletrolíticos. Há casos de posicionamento inadvertido da sonda no trato respiratório, também podendo enovelar-se no esôfago, aumentando o risco de aspiração. Em vítimas de traumatismo cranioencefálico, há relatos isolados de lesão cerebral após inserção nasal da

Complicações da terapia nutricional total

sonda, além de perfuração esofágica ou gástrica em recém-nascidos. As complicações relacionadas ao posicionamento inadequado das sondas são usualmente preveníveis e podem ser minimizadas com a implantação de protocolos e treinamento dos profissionais responsáveis pelo procedimento.

Sonda obstruída

Uma complicação comumente observada em pacientes submetidos à TNE é a obstrução da sonda por resíduos de medicamentos, alimentos ou por dietas que sedimentam ou com grande viscosidade. A infusão de água sob pressão após o término de cada administração da dieta gera turbilhonamento na sonda, remove os resíduos aderidos ao lúmen, diminui a possibilidade de obstrução. A dificuldade no fluxo da dieta pode ser causada por dobra ou nó, devido à flexibilidade da sonda. Em pacientes com gastro ou jejunostomia, as complicações incluem o deslocamento e danos no tubo, hiperemia e formação de tecido de granulação no local da ostomia.

Diarréia, complicação freqüente da terapia nutricional enteral

A diarréia (mais de 3 evacuações ao dia, com fezes amolecidas) é uma complicação freqüente da TNE, podendo agravar o quadro clínico ao provocar distúrbios hidroeletrolíticos e infecção de feridas, piorar o estado nutricional, aumentar o tempo de internação e os custos de hospitalização. Destacam-se como causas de diarréia a contaminação bacteriana, a hiperosmolaridade das formulações, a presença de lactose ou sorbitol, alto conteúdo lipídico e ausência de fibras dietéticas, além do volume excessivo e da alta velocidade de infusão. A ocorrência da diarréia tem sido atribuída ao emprego de antiácidos à base de hidróxido de magnésio e ao uso de antibióticos de amplo espectro. A condição clínica do paciente também desempenha importante papel na etiopatogenia da diarréia, mediante defeitos na digestão ou absorção associados à sepse, infecções entéricas e hipoalbuminemia. A precocidade na instituição da TNE, a modernização dos recursos técnicos para infusão das dietas, as novas formulações e a educação continuada de recursos humanos diminuíram a ocorrência de diarréia em pacientes hospitalizados. A persistência de diarréia pode relacionar-se a fatores inerentes ao paciente e não à TNE propriamente dita.

Náuseas, cólicas e distensão abdominal

Náuseas, cólicas e distensão abdominal podem ser atribuídas à infusão rápida da solução ou ao esvaziamento gástrico lentificado. A constipação intestinal pode ocorrer em pacientes submetidos à TNE por períodos prolongados e pode ser atribuída à ausência de resíduos nas dietas enterais, justificando a adição de fibra dietética com o objetivo de modular o funcionamento do trânsito intestinal.

Broncoaspiração

A TNE proximal ao piloro pode aumentar o risco de broncoaspiração e infecção pulmonar, em situações onde o esvaziamento gástrico estiver prejudicado, como nos diabéticos e portadores de hipoalbuminemia grave, ou quando houver incoordenação da motilidade gástrica e esofagiana, como ocorre em pacientes comatosos. Nessas situações, recomenda-se posicionar a extremidade distal da sonda após o piloro e manter o paciente em posição sentada, ou pelo menos em decúbito dorsal com ângulo maior que 30° entre o tórax e o abdome durante a infusão da dieta.

Hiperglicemia e dietas enterais

Em pacientes com doenças que determinam estresse orgânico, a hiperglicemia pode ser atribuída à resposta de fase aguda e raramente deve-se à composição das dietas enterais. A maioria das formulações industrializadas é isenta de carboidratos simples; mesmo aquelas que possuem sacarose, a concentração não é suficiente para provocar um estado hiperglicêmico quando oferecidas em quantidades adequadas. Os distúrbios hidroeletrolíticos ocorrem principalmente com a dieta artesanal e são desencadeados pela composição ou infusão inadequadas das soluções, perdas excessivas de água e eletrólitos e por trocas extra/intracelulares.

COMPLICAÇÕES DA TNP

O controle do paciente deve contemplar oferta de nutrientes, tratamentos farmacológicos concomitantes, sinais de intolerância à TNP, alterações antropométricas, bioquímicas, hematológicas e hemodinâmicas, assim como modificações das funções de órgãos e sistemas. Mesmo quando indicada de forma criteriosa, a TNP implica inúmeras complicações, que podem ser relacionadas à punção venosa central, complicações mecânicas e infecciosas relacionadas ao cateter e os distúrbios metabólicos associados.

Durante a cateterização venosa central de veia jugular interna ou de veia subclávia, poderá ocorrer pneumotórax, hemotórax ou hemopneumotórax, se houver lesão da pleura, dos grandes vasos ou de ambos. Os riscos de complicações relacionadas ao procedimento diminuem quando os profissionais são treinados em punção venosa central e é feito o controle radiológico rotineiro após a punção.

O paciente submetido à TNP deve ser controlado quanto à eficácia do tratamento, efeitos adversos e evolução clínica

Com o uso prolongado do cateter, poderá ocorrer trombose da veia cava superior, contaminação do cateter, endocardite bacteriana, sepse grave, choque circulatório e óbito. A sepse representa a complicação mais perigosa da TNP. Pode ser conseqüência de bactérias originárias da pele (estafilococos ou germes gram-negativos) ou de fungemia causada, principalmente, pela *Candida albicans*. A translocação bacteriana, passagem de microrganismos através do epitélio, torna o trato digestório uma potencial fonte endógena de infecção em pacientes recebendo TNP. Os fatores que podem predispor à sepse são o uso de antibióticos, a presença de nutrientes nas soluções servindo como meio de cultura, o estado de debilidade de muitos pacientes e a contaminação por manipulação das soluções e do cateter. A equipe de enfermagem deve estar habilitada para instalar a NP e para orientar cuidados rigorosos e curativo diário no cateter venoso central, que são fatores envolvidos na prevenção de tais complicações. Os exames laboratoriais devem ser solicitados de acordo com a necessidade clínica. Em nosso serviço, o protocolo de monitoramento de pacientes em TNP inclui:

Infecção e nutrição

- Ao início da TNP: hemograma, Na, K, P, Mg, glicose, enzimas hepáticas e testes de função renal.
- Diariamente, durante 3 a 4 dias: Na, K, P, Mg, glicose.
- Semanalmente, enquanto houver recuperação do peso: Na, K, P, Mg, glicose, enzimas hepáticas e testes de função renal.

Anormalidades eletrolíticas múltiplas são freqüentes em pacientes submetidos a TNP. Idealmente, a reposição de eletrólitos deve associar-se com terapia nutricional adequada, já que a retenção intracelular de íons como potássio, magnésio e cálcio depende da formação de organelas citoplasmáticas e do anabolismo protéico. A fim de minimizar as anormalidades hidroeletrolíticas, recomenda-se avaliar diariamente a glicemia, os eletrólitos séricos (sódio, potássio, fósforo, magnésio e cálcio) e a função renal, além do cálculo do balanço hídrico diário e a análise das medicações que interfiram no equilíbrio hidroeletrolítico, como diuréticos, corticóides e broncodilatadores.

Eletrólitos anormais

A hiperglicemia associada ao uso da TNP decorre do aumento desproporcional dos hormônios contra-regulatórios da insulina, incluindo glucagon, cortisol e catecolaminas, além da resistência periférica à insulina e do grande aporte de glicose intravenoso, especialmente quando as soluções não contêm lipídios. A hipoglicemia é rara e geralmente se deve à administração excessiva de insulina ou à suspensão abrupta da TNP, na ausência de outro aporte nutricional (TNE ou VO) ou sem a instalação temporária de soro glicosado, em velocidade de infusão próxima àquela da TNP. A oferta energética excessiva pode trazer efeitos deletérios ao paciente, determinando a síndrome de realimentação, que se caracteriza por sobrecarga hemodinâmica e pulmonar, edema, esteatose hepática, distúrbios hidroeletrolíticos e metabólicos, como a hiperglicemia, com todas as suas complicações infecciosas e sépticas. Estas alterações são graves, podendo ocorrer na primeira semana da TNP em pacientes subnutridos ou em jejum prolongado e que recebam oferta energética excessiva. É uma condição potencialmente letal devido aos graves distúrbios eletrolíticos secundários às rápidas trocas iônicas intra e extracelulares, além das anormalidades metabólicas. Clinicamente, caracteriza-se pela deficiência de tiamina, níveis anormais de glicemia e os distúrbios hidroele-

Hiperglicemia e TNP

troliticos, tais como a hipofosfatemia, hipomagnesemia e hipocalemia. A monitorização clínica e laboratorial do paciente permite o diagnóstico precoce da síndrome de realimentação, que pode ser prevenida pela instituição cautelosa e progressão lenta e gradual da TNP.

Hepatopatia e excesso de energia

A disfunção hepática é uma complicação metabólica que ocorre em pacientes que recebem oferta energética excessiva, exclusivamente à custa de soluções de glicose hipertônica ou de emulsão lipídica por longos períodos. Por outro lado, a TNP com oferta energética adequada proveniente da infusão concomitante de carboidratos e lipídios não se relacionou com a disfunção hepática. O efeito de emulsões lipídicas de diferentes fontes, com concentrações variáveis de ácidos graxos de cadeias longas e médias, não determinou grandes modificações nos parâmetros avaliados para o desenvolvimento da disfunção hepática.

Litíase na TNP

A litíase e o "barro" biliar têm sido observados com freqüência em pacientes que recebem TNP exclusiva de longa duração. A estagnação da vesícula favorece a precipitação de cálcio e de bilirrubina não-conjugados, enquanto a má absorção de sais biliares secundária à ressecção do íleo terminal contribuem para a formação de cálculos de colesterol. A associação da TNE e o emprego de fármacos procinéticos constituem-se em medidas profiláticas da litíase e do "barro" biliar em pacientes submetidos à TNP. Independente da presença de uso de corticosteróides e da má absorção intestinal, a doença óssea metabólica pode estar associada à TNP de longa duração, manifestando-se clinicamente por dores ósseas e fraturas patológicas. A oferta inadequada das vitaminas D e K, de cálcio, fósforo, magnésio e sódio, assim como o aumento da excreção urinária de cálcio pelo excesso de proteína podem estar relacionados com o desenvolvimento da doença metabólica óssea.

RECURSOS HUMANOS EM TN

São fatores essenciais na eficácia da terapia nutricional a participação de pessoal capacitado para indicar adequadamente a TN e no momento oportuno, treinado na inserção de sondas e cateteres; na seleção, preparo e administração das soluções; na monitorização cuidadosa da evolução do paciente e na identificação precoce de eventuais complicações. Médicos, nutricionistas, enfermeiros e farmacêuticos devem contribuir com sua visão de especialistas.

O preparo dos profissionais de saúde na indicação e seleção da modalidade de terapia nutricional contribui para a qualidade da assistência

Por trabalharem em uma área onde as inovações tecnológicas e os conceitos científicos modificam-se com extraordinária rapidez, os profissionais envolvidos na terapia nutricional devem atualizar-se cientificamente. Idealmente, isto será possível pela realização de sessões formais com discussão de casos, participação em eventos científicos e pela leitura da literatura atualizada. Dessa forma, os membros da equipe serão capazes de inovar e criar condições pessoais de trabalho que incluem recursos de estrutura física e material referentes a sua atuação profissional. Respeitadas as individualidades de cada paciente e a relação custo/benefício das modalidades de terapia nutricional, as opiniões profissionais de cada membro da equipe são de grande valia para o sucesso do tratamento.

AGORA VOCÊ JÁ DEVE SABER

- Antes de iniciar a terapia nutricional, é importante questionar se a abordagem pode ser feita pela modificação da composição da alimentação, ou se é possível a suplementação de energia e nutrientes de forma a atender às necessidades nutricionais empregando a via oral, forma fisiológica de nutrição.
- A terapia nutricional inclui a nutrição parenteral e a nutrição enteral, duas modalidades terapêuticas que visam fornecer energia e nutrientes em quantidade e qualidade adequadas para atender às necessidades nutricionais de pacientes impossibilitados de alimentar-se pela via oral.
- Pacientes impossibilitados de ingerir alimentos em quantidades adequadas (por exemplo, anorexia intensa, vômitos) ou aqueles em que a ingestão por via oral está contra-indicada (por exemplo, pancreatite aguda) requerem terapia nutricional.
- A terapia nutricional está indicada na prevenção de quadros de subnutrição protéico-energética em pacientes bem nutridos, mas que estejam impossibilitados de se alimentar normalmente por período superior a 5 dias.
- No cálculo da composição da terapia nutricional, devem-se considerar o peso desejado (ou atual), a estatura, a idade, o gênero, o grau de atividade física, o grau de comprometimento nutricional e a existência de doenças que aumentem as necessidades nutricionais.
- A nutrição enteral é a via de escolha para terapia nutricional de pacientes com trato gastrintestinal íntegro ou parcialmente funcionante.
- Em pacientes graves com risco de broncoaspiração, a nutrição enteral deve ser infundida distalmente ao piloro.
- A nutrição enteral é contra-indicada em pacientes com obstrução intestinal completa, íleo adinâmico refratário ao tratamento, diarréia ou má absorção extremas.
- As indicações de nutrição parenteral são restritas àquelas situações nas quais houver incapacidade de absorção de nutrientes pelo trato gastrintestinal ou em certas doenças que necessitem de "repouso" intestinal.
- Com os avanços tecnológicos na preparação de lipídios para uso intravenoso, é possível administrar nutrição parenteral em veia periférica por curtos períodos.

QUESTÕES PARA REFLEXÃO

1. Quais critérios devem ser considerados na escolha do tipo de formulação da dieta enteral?
2. Quais as principais causas de diarréia em pacientes submetidos à nutrição enteral?
3. A ocorrência de hiperglicemia em pacientes submetidos à nutrição enteral indica que a dieta está inadequada?
4. Enumere as vantagens da nutrição enteral sobre a parenteral.
5. Importância das informações sobre o balanço hídrico em pacientes submetidos à nutrição enteral e parenteral.
6. A associação da nutrição enteral com a parenteral tem explicação racional?
7. A oferta de nutrientes acima das necessidades (hiperalimentação) leva a uma recuperação mais rápida em pacientes subnutridos submetidos à terapia nutricional?
8. O que é translocação bacteriana? De que forma o uso exclusivo de nutrição parenteral pode predispor a ela?
9. Quais as vantagens da infusão de lipídios na nutrição parenteral?

APLICANDO O QUE VOCÊ APRENDEU

Leia atentamente o seguinte caso clínico:

Homem de 78 anos, com seqüela de acidente vascular encefálico há 7 meses e dificuldade de deglutição para todos os tipos de alimentos. Foi levado pela família ao serviço de assistência hospitalar por piora do estado geral e tosse há 1 dia. Apresentava-se apático, febril, desidratado, emagrecido (peso atual = 55kg) e com broncopneumonia, por provável aspiração de alimentos durante a refeição. Antes do início da doença, seu peso habitual era de 73kg e a estatura 1,79m.

1. A terapia nutricional está indicada durante o período em que o paciente permanecer hospitalizado para tratamento da broncopneumonia? Qual a via de administração? Justifique sua escolha.
Lembre-se de escolher a via mais fisiológica possível, que determine poucos riscos e menos onerosa para a família e o hospital.
2. Calcule o gasto energético basal, o gasto energético total e as necessidades protéicas do paciente. Aplique a fórmula de Harris-Benedict para determinar o gasto energético basal, considerando as informações dadas. Escolha um valor para cálculo do fator de correção (sugerimos 1,4) e determine o gasto energético total. Calcule as necessidades protéicas. Essas informações serão essenciais para se determinar a quantidade de energia e proteínas que deverá ser administrada na terapia nutricional.
3. Como deverá ser a conduta nutricional, na ocasião da alta hospitalar, quando o paciente estiver curado da broncopneumonia, mas persistindo a dificuldade de deglutição e risco de broncoaspiração?
Tenha como objetivo escolher uma forma de tratamento nutricional que proporcione melhor qualidade de vida, possa ser conduzida no domicílio, recupere o estado nutricional e evite a novos episódios de broncopneumonia.

BIBLIOGRAFIA UTILIZADA PARA EDIÇÃO DO TEXTO

- Barbosa JAG, Freitas MIF. Representações sociais sobre a alimentação por sonda obtidas de pacientes adultos hospitalizados. Rev Lat-Am Enf 2005;13:235-42. - Berger K. Informed consent: information or knowledge? Med Law 2003;22:743-50. - Berger MM, Chioléro RL. Hypocaloric feeding: pros and cons. Curr Opin Crit Care 2007;13:180-6. - Bermudez OO, Beightol S. What is refeeding syndrome? Eating Disorders 2004;12:251-6. - Borges NJBG et al. Terapia nutricional e esteatose hepática. Diagnóstico & Tratamento 2005;10:111-2. - Braga CBM, Cunha SFC. Suplementos Nutricionais. In: Vannucchi H, Marchini JS (eds.). Nutrição Clínica. 1ª ed. Rio de Janeiro: Guanabara Koogan; 2007. p 70-7. - Brett AS, Rosemberg JC. The adequacy of informed consent for placement of gastrostomy tubes. Arch Inter Med 2001;161:745-8. - Cunha DF, Cunha SFC. Nutrição e Infecção. In: Vannucchi H, Marchini JS (eds.). Nutrição Clínica. 1ª ed. Rio de Janeiro: Guanabara Koogan; 2007. p 318-28. - Cunha DF, Cunha SFC. Princípios de Hidratação e Correção de Distúrbgios Eletrolíticos em Pessoas Subnutridas. In: Vannucchi H, Marchini JS (eds.). Nutrição Clínica. 1ª ed. Rio de Janeiro: Guanabara Koogan; 2007. p 230-40. - Cunha DF, Cunha SFC. Subnutrição Protéico-Energética. In: Vannucchi H, Marchini JS. (eds.). Nutrição Clínica. 1ª ed. Rio de Janeiro: Guanabara Koogan; 2007. p 23-48. - Cunha DF et al. Prolonged QTc intervals on the electrocardiograms of hospitalized malnourished adults. Nutrition 2001;17:370-2. - Cunha SFC et al. Hypophosphatemia in acute phase response syndrome patients. Mineral and Eletrolyte Metabolism 1998;24:337-40. - Cunha SFC et al. Pressure sores among malnourished necropsied adults – preliminary data. Rev Hosp Clin Fac Med São Paulo; 2000;55:79-82. - Cunha SFC et al. Heart Weight and Heart Weight/Body Weight Coefficient in Malnourished Adults. Arq Bras Cardiol 2002;78:385-7. - Cunha SFC et al. Diarréia associada a nutrição enteral: hiperglicemia e outros fatores. Arq Gastroent 1998;335:40-4. - Cunha SFC et al. Terapia de Nutrição Enteral. In: Vannucchi H, Marchini JS (eds.). Nutrição Clínica. 1ª ed. Rio de Janeiro: Guanabara Koogan; 2007. p 80-95. - Cunha SFC et al. Nutrição parenteral: aspectos clínicos e legais. In: Vannucchi H, Marchini JS (eds.). Nutrição Clínica. 1ª ed. Rio de Janeiro: Guanabara Koogan; 2007. p 96-108. - De Aguilar-Nascimento JE, Kudsk KA. Use of small-bore feeding tubes: successes and failures. Curr Opin Clin Nutr Metab Care 2007;10:291-6. - Ferreira MM et al. Efeito da desnutrição na cicatrização de anastomoses colônicas: estudo experimental em ratos. Rev Br Colo-Proctol 2006;26:239-43. - Kang W, Kdusk AK. Is there evidence that the gut contributes to mucosal immunity in humans? JPEN 2007;31:246-58. - Keown J. Medical murder by omission? The law and ethics of withholding and withdrawing treatment and tube feeding. Clin Med 2003;3:460-3. - Lasztity N et al. Effect of enterally administered n-3 polyunsaturated fatty acids in acute pancreatitis – a prospective randomized clinical trial. Clin Nutr 2005;24:198-205. - Maduro IPNN et al. Total nitrogen and free amino acid losses and protein caloric malnutrition of hemodialysis patients: do they really matter? Neph Clin Pract 2007;105:C9-17. - Maduro IPNN et al. Terapia nutricional parenteral: escolha das vias de acesso. Diagnóstico & Tratamento 2006;11:91-2. - Minicucci MF et al. Terapia nutricional no paciente crítico – O papel dos macronutrientes. Nutr 2006;31:97-109. - Minicucci MF et al. Terapia nutricional nos pacientes críticos. Diagnóstico & Tratamento 2005;10:161-3. - Monteiro JP et al. Food intake of a typical brazilian diet among hospitalized malnourished patients. Clin Nutr 2000;19:55-9. - Vannucchi H et al. Dez anos de experiência em nutrição enteral monomérica. Ribeirão Preto: Medicina 1991;24:165-74. - Vinha PP, Cunha SFC. Nutrição em Pacientes Queimados. In: Vannucchi H, Marchini JS (eds.). Nutrição Clínica. 1ª ed. Rio de Janeiro: Guanabara Koogan; 2007. p 348-65.

FOCUS

OS SUPLEMENTOS NUTRICIONAIS DEVEM SER EMPREGADOS DE ROTINA EM PACIENTES HOSPITALIZADOS?

Os dados da literatura científica podem auxiliar na seleção da modalidade terapêutica para pacientes que requerem abordagem nutricional. Entretanto, os estudos que avaliam a eficácia da suplementação nutricional requerem cuidados na sua interpretação. Não há uniformidade na condição clínica dos indivíduos que recebem suplementos nutricionais, na oferta nutricional do grupo controle, na duração da intervenção e nos critérios utilizados para avaliar a sua eficácia. Em metanálise, incluindo 55 estudos selecionados quanto à qualidade da metodologia empregada, não foram mostradas evidências de benefícios do uso de suplementos nutricionais em pacientes com estado nutricional preservado. Por outro lado, os idosos subnutridos apresentaram melhora dos parâmetros antropométricos, redução das complicações e da mortalidade. Quando os suplementos foram ingeridos por períodos prolongados, idosos da comunidade apresentaram melhora do quadro clínico e diminuição da morbidade e mortalidade. Os suplementos nutricionais orais também melhoraram o estado nutricional de pacientes em risco ou com subnutrição definida, em portadores de cirrose alcoólica ou de insuficiência renal crônica em tratamento hemodialítico ou sob diálise peritoneal. A suplementação nutricional não modificou a concentração plasmática dos marcadores nutricionais de idosos hospitalizados com úlcera de pressão ou a mortalidade daqueles com fratura de quadril, apesar de reduzir a freqüência de complicações. Assim, na prática clínica, é essencial identificar os pacientes que possam beneficiar-se com esta modalidade de terapia, já que a suplementação nutricional de rotina pode não ser benéfica para todos os pacientes hospitalizados.

da Cunha SFC, Vinha PP, da Cunha DF. FMRP-USP; 2007. Monteiro JP, Santos VM, da Cunha SFC, da Cunha DF. Food intake of a typical Brazilian diet among hospitalized malnourished patients. Clin Nutr 2000;19:55-9.

Avaliando seus conhecimentos

- Há alimentos para todos?
- Existe comida de rico e comida de pobre?
- A nutrição depende da economia e a economia depende da nutrição?
- Programas de alimentação e nutrição são políticas de investimento?
- É possível um sistema alimentar ecológica e economicamente equilibrado?
- Quanto maior a renda, melhor a alimentação e nutrição?
- Existe o risco de uma crise alimentar?

CAPÍTULO 19

Economia e Nutrição

Sinézio Inácio da Silva Júnior

. . . .

Na sociedade contemporânea, o principal acesso ao alimento é o mercado, através da ação direta dos indivíduos ou pela intermediação do Estado. Qualquer das alternativas destaca a questão da renda. A principal característica da relação entre renda e nutrição é: quanto maior a renda, menor seu percentual gasto com alimentação e maior o consumo de calorias animais e produtos processados. A renda é o principal determinante do estado nutricional. No entanto, mesmo em países com baixa renda *per capita,* pode ser encontrada uma população bem nutrida, graças a políticas de distribuição de renda e riqueza. Na determinação do poder de compra dos indivíduos, os preços também exercem sua influência. Renda e preços irão determinar o consumo alimentar. Maior renda, contudo, às vezes está associada a uma dieta menos saudável. O consumo excessivo de produtos de origem animal pode favorecer o desenvolvimento de doenças crônicas e degenerativas, uma característica da "transição nutricional". Por outro lado, a garantia de um bom estado nutricional é um fator mensurável de desenvolvimento. Programas de micronutrientes, por exemplo, oferecem importantes ganhos em produtividade e longevidade. Políticas de alimentação e nutrição possibilitam a economia ou realocação de recursos voltados para a medicina curativa. A garantia de saúde e bem-estar através da segurança alimentar da população é, antes de tudo, garantia de cidadania, ao afastar a perspectiva da desnutrição e da fome, expressão mais perversa da pobreza e exclusão social. Tais questões serão desenvolvidas e ilustradas neste capítulo.

. . . .

Aspectos gerais

O conceito de segurança alimentar, internacionalmente reconhecido, refere-se à "garantia de que todas as pessoas tenham, a todo o momento, acesso material e econômico aos alimentos básicos que necessitam para levar uma vida ativa e saudável"

INTRODUÇÃO

Economia e nutrição têm um caráter mutuamente determinante. O estado nutricional de uma população ou de um indivíduo é determinado por fatores econômicos, tais como renda, preços, subsídios, produção agrícola etc. A economia, por sua vez, pode ser afetada pelo estado nutricional, na medida em que seu funcionamento depende, basicamente, da reprodução da força de trabalho que é fundamentada no adequado consumo de alimentos em termos qualitativos e quantitativos pela população. Em outras palavras, a produtividade do trabalho humano, especialmente de processos "trabalho-intensivos" é função do estado nutricional dos indivíduos.

Ao assumir-se a renda como o mais importante determinante de estado nutricional e o bom estado nutricional como condição da garantia e melhoria de renda (pelo aumento de produtividade) chega-se a uma relação de causalidade aparentemente indefinida. Estivéssemos tratando de sociedades primitivas ou de economias de subsistência a questão seria mais simples, pois os indivíduos estariam trabalhando para a produção dos próprios alimentos e não, exatamente, para a geração de renda que lhes possibilitasse adquiri-los no mercado. No entanto, na sociedade industrial e contemporânea, a questão nutricional não se restringe a aspectos biológicos ou antropológico-culturais, mas assume, através de sua relação com a economia, aspectos políticos e sociais. De modo geral, os indivíduos não trabalham, diretamente, para a produção do próprio alimento, mas para a obtenção de renda que lhes possibilite adquiri-lo no mercado. Nesse sentido (dentro da economia de mercado), o nível de renda é determinante do bom estado nutricional.

Segurança alimentar

A insegurança alimentar coloca, permanentemente, a ameaça de fome crônica e conjuntural àquelas populações vítimas de desigualdades sociais em nível nacional e internacional.

No ano 2020, o planeta terá aproximadamente 8 bilhões de habitantes, 83% em países em desenvolvimento, e a ONU prevê que a população mundial não se estabilizará, ao redor de 10,2 bilhões, antes de 2085. Se a irracionalidade e a conduta predatória no uso dos recursos naturais, aliadas às desigualdades econômicas e sociais, forem proporcionais a essa projeção populacional, a questão alimentar pode assumir dimensões dramáticas para centenas de milhões e, quiçá, bilhões de seres humanos.

Conforme indicadores do Banco Mundial, rendas *per capita* entre US$370/ano e US$275/ano caracterizam a faixa de pobreza. Assim, 1/3 da população dos países em desenvolvimento encontra-se nessa faixa. Para entendermos a magnitude da desigualdade, 3% do consumo total dos países desenvolvidos, se destinados a essas populações, as colocaria acima dos níveis de pobreza referidos. Além do combate à desigualdade socioeconômica é necessário que áreas subexploradas, com alto potencial, sejam plantadas. Estima-se que tais áreas abriguem 45% dos pobres rurais.

No NE brasileiro, por exemplo, um estudo da Organização Internacional do Trabalho indica que se todas as terras fossem distribuídas equitativamente entre as famílias que trabalham no campo, em curto prazo, ocorreria um aumento em 80% da produção agropecuária. Na Índia, a redistribuição de apenas 5% da terra agrícola, com melhor acesso à água, reduziria em 30% a pobreza rural.

Em resumo, o sistema de segurança alimentar baseia-se em:

- Produção e circulação de alimentos.
- Estabilidade e regularidade da oferta.
- Garantia de acesso.

Exceto nas economias de subsistência, o principal acesso ao alimento necessário para a garantia da segurança alimentar é o mercado. Isto ocorre pela ação direta dos indivíduos ou pela intermediação do Estado, ou seja, através da demanda efetiva ou através de políticas públicas.

A demanda efetiva é a demanda que pode ser concretizada na aquisição de bens, é uma expressão do poder de compra, e dela são fatores determinantes a renda e os preços. Esses dois fatores, por sua vez, sofrem a influência de contextos e variáveis políticas, sociais e econômicas, destacando-se: mercado, produtividade, desenvolvimento, política social, política econômica etc.

Renda

Com a queda na produção mundial de alimentos em 1972, instalou-se no cenário mundial uma enorme crise alimentar. Como a esta crise associou-se a escassez de oferta, a tese malthusiana parecia reanimar-se como causa fundamental para a explicação do fenômeno.

Porém, 10 anos depois, em meio à abundância, o problema da fome persistia, recolocando a gênese da insegurança alimentar não no lado da oferta, mas no lado da demanda e, mais especificamente, da demanda efetiva determinada pela renda.

Assim, reforçava-se o papel da renda na determinação do estado nutricional. A relação entre renda e nutrição, por sua vez, é caracterizada por três tendências principais:

1. Com o aumento da renda, embora o gasto com alimentação também cresça, a parcela de seu total que é destinada ao consumo alimentar é menor. Assim, maior a renda, menor o seu percentual gasto com alimentação. Essa é a chamada "Lei de Engel".
2. Quanto maior a renda, maior a proporção de fontes calóricas mais caras na dieta.
3. Com o aumento da renda, também cresce o consumo de alimentos processados.

O aumento da renda está clara e positivamente relacionado com o benefício nutricional. No entanto, no caso de crianças entre 6 e 24 meses, tal benefício é menos evidente devido à influência de outros fatores, tais como: presença de infecções, digestibilidade e crenças maternas sobre alimentação infantil.

A primeira característica da inter-relação citada levanta uma questão básica para a orientação de quaisquer políticas de combate à fome e à desnutrição: qual o mínimo de renda a partir do qual começa a diminuir o gasto relativo com alimentação? Em outras palavras, qual a renda mínima para a garantia do bom estado nutricional.

Para responder a essa questão é importante a definição de alguns conceitos. É comum associar-se a noção de pobreza com fome e desnutrição. No entanto, tal associação somente é possível quando se tratar da pobreza absoluta, ou seja, do estado no qual as necessidades básicas dos indivíduos não estão sendo atendidas.

Em termos relativos, nos países com maior renda *per capita* e/ou em cuja sociedade predomina uma tendência de distribuição de renda mais eqüitativa, ser pobre não significa, obrigatoriamente, a exclusão social de necessidades ou oportunidades básicas.

A pobreza absoluta, por sua vez, não significa, necessariamente, a fome ou a desnutrição, pois na alocação intrafamiliar da renda o gasto com alimentação tende a ser privilegiado em relação a outras necessidades, tais como educação, vestuário, moradia etc. Com isso, uma população ou um indivíduo mesmo não sendo vítima da desnutrição pode estar em insegurança alimentar, na medida em que se for atender a todas as outras necessidades básicas colocará em risco a garantia de sua alimentação. Assim, a dimensão mais perversa da pobreza absoluta é a fome e a desnutrição, entendida como a impossibilidade de ingestão alimentar para a reprodução biológica.

Thomas Robert Malthus (1766-1834) foi um economista inglês cuja tese principal era a de que a população crescia em escala geométrica, enquanto a produção de alimentos crescia em escala aritmética. Assim, as guerras, as epidemias e a fome constituíam importantes fatores de equilíbrio demográfico e social. A principal crítica ao seu pensamento é a de que ele subestimou o desenvolvimento econômico em seu progresso técnico-científico e a queda de crescimento demográfico. O maior saldo de suas idéias foi a especial atenção dada às questões demográficas

O **"Dicionário de Economia Política"** (NAPOLEONI, s/d) define como "demanda", ou mais exatamente como "quantidade demandada", a quantidade de um bem ou de um serviço que um sujeito econômico está disposto a comprar. O desejo de compra unido à decisão de pagar o preço relativo chama-se "demanda efetiva"

Internacionalmente, a pobreza absoluta é medida através da renda familiar ou, mais especificamente, considerando-se o nível de renda familiar *per capita* a partir do qual o acesso às necessidades humanas básicas começa a ser colocado em risco. Pode-se denominar esse limiar de renda familiar de: linha de pobreza (*powerty line*).

No Brasil, importante contribuição para a fixação dessa linha de pobreza é dada por Sônia Rocha do Instituto de Estudos do Trabalho e Sociedade (IETS) e Marcelo Néri do Centro de Políticas Sociais do Instituto Brasileiro de Economia da Fundação Getúlio Vargas. Em 2006, para o IETS, a linha de pobreza era de R$266,15 *per capita*, atingindo 26,9% dos brasileiros, num total de aproximadamente 49 milhões de pessoas. Adotando-se a linha de miséria considerada por Néri, em R$125,00 *per capita*, para o mesmo ano chega-se a um total de aproximadamente 36 milhões de brasileiros.

Pesquisa nacional de saúde e nutrição

Também, Carlos Augusto Monteiro (Faculdade de Saúde Pública – USP), a partir de dados da Pesquisa Nacional de Saúde e Nutrição (PNSN) de 1989, concluiu que para o Brasil como um todo eram necessários US$75,00 *per capita* para a garantia de um crescimento infantil indistinguível do existente nos EUA.

Cabe lembrar que o Brasil não apresenta homogeneidade nesse aspecto. No N e NE, por exemplo, era necessária uma renda *per capita* de US$100,00 para a garantia do crescimento indistinguível do padrão estadunidense, diferente do CO, SE e S, em que eram necessários US$50,00 *per capita*.

Ainda um outro aspecto significativo, na consideração de "linhas de pobreza", é que determinados aumentos de renda, para níveis de renda muito baixos, não provocam melhoria significativa no estado nutricional. Assim, só a partir de determinado nível da renda seu aumento irá se refletir no consumo de calorias e proteínas suficientes para tal benefício; é a chamada "hipótese do limiar".

"Limiares de segurança alimentar"

É importante que se fixem "limiares de segurança alimentar" para diversas faixas etárias, diversas ocupações profissionais e locais de moradia. Para tanto, é necessário que se evitem imprecisões na informação sobre renda, considere-se o custo da cesta básica e a existência de infra-estruturas regionais, além de mecanismos de produção de subsistência.

Elasticidade-renda da demanda e efeito graduação

Com base em dados do Estudo Nacional de Despesa Familiar (ENDEF) considerou-se a elasticidade-renda do consumo de calorias (ingestão de calorias/incremento de renda) em 0,3 para a população com um déficit energético de 30 a 40%. Assim, o aumento de renda necessário para cobrir esse déficit seria de 100 a 133%. Como à época do ENDEF (1977), por exemplo, 20% da população economicamente ativa encontrava-se nessa situação, pode-se imaginar que não são simples nem pequenas as implicações de tais aumentos de renda para a economia nacional.

Renda e nutrição

A segunda e a terceira características da relação entre renda e nutrição levantam uma outra questão básica para a compreensão e resolução do problema nutricional em sua dimensão, tanto de desnutrição quanto de má nutrição, trata-se da elasticidade-renda da demanda.

Pesquisa do Banco Mundial no Brasil demonstra que o aumento no poder aquisitivo de pobres urbanos não leva, necessariamente, a um aumento na ingestão calórica, mas a um aumento no consumo de calorias mais caras. Isso ocorre, muitas vezes, através de alimentos de melhor qualidade nutricional que não contribuem, contudo, para uma ingestão calórica tão adequada quanto a ingestão protéica. Constatou-se que seria melhor que a qualidade do antigo padrão alimentar fosse mantida, porém, em maiores quantidades. Assim, observa-se que, dada a maior elasticidade-renda da demanda de calorias mais caras, o benefício nutricional obtido não é uma função linear do aumento de renda.

Embora a elasticidade-renda da demanda para tais calorias ajude a explicar o que foi observado pela pesquisa do Banco Mundial, é na sua desagregação, ou seja, no seu comportamento para distintas classes de renda que se pode buscar um instrumental mais efetivo para a orientação da política alimentar e nutricional, e projetar o impacto nutricional de planos econômicos e estratégias de desenvolvimento. É preciso saber qual o padrão de consumo para distintas classes e como tal padrão reage ao incremento da renda. A essa mudança no perfil de consumo, segundo a classe de renda, chama-se "efeito graduação".

Sem dúvida, o aumento da renda é o fator fundamental para a melhoria do estado nutricional, no entanto, também devido ao efeito graduação, as conseqüências não são tão simples e lineares. A complexidade desse efeito pode ser ilustrada pelo tipo da demanda de grãos por diferentes classes de renda.

O consumo de grãos constitui-se como a principal fonte de calorias para as populações de baixa renda. O consumo direto desses alimentos é mais pronunciado entre os mais pobres do que entre os mais ricos (Figura 19.1).

> A elasticidade da demanda pode ser definida como elasticidade-preço ou elasticidade-renda. A elasticidade-preço é o aumento ou a diminuição da demanda por determinado bem ou serviço em função da variação de seu preço. A elasticidade-renda é o aumento ou a diminuição da demanda por determinado bem ou serviço em função da variação da renda dos consumidores

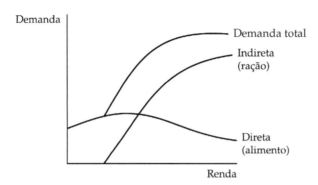

FIGURA 19.1 – Demanda por cereais (total, direta e indireta) de acordo com a renda.
Fonte: Yotopoulos, 1985. p 467.

No entanto, a maior parte da produção mundial de grãos não é destinada diretamente para consumo humano, mas sim para consumo animal na produção pecuária e, portanto, para o consumo indireto daqueles que detêm maior poder aquisitivo. O produto pecuário é um ineficiente conversor de grãos em caloria e proteína. Para a produção de uma caloria animal, em média, são necessárias sete calorias vegetais e uma área destinada à produção de soja proporciona 25 vezes mais proteína do que se destinada para a produção de carne bovina. Além disso, mesmo para o gado criado extensivamente evidencia-se a competição entre terra para pasto e terra para produção agrícola. Historicamente, tem ocorrido um efeito de expulsão, tanto de populações agrárias, quanto de produção agrícola das terras ocupadas por pastagens. Sugestivo é o grito de protesto usado pelos camponeses ingleses, quando expulsos de suas terras para a criação de campos para pastagens: *sheep eat men* (ovelhas comem homens).

> Orientação da política alimentar e nutricional

Atualmente essa competição entre alimento x ração (*food feed*) não se traduz, apenas, na disputa pelo destino do uso da terra, mas diretamente pelo destino de sua produção: grãos para ração ou alimento? Alguns números demonstram não se tratar de simples força de expressão a controvérsia entre alimento para homens ou animais. Em 1980, por exemplo, nos países desenvolvidos, 467 milhões de toneladas métricas de cereais foram consumidos, indiretamente na forma de ração, pelo equivalente a 26% da população mundial. Esse total correspondia a aproximadamente o total de cereal consumido diretamente pelos 74% restantes da população mundial.

> Produção mundial de grãos

Uma ilustração dramática dessa realidade pode ser dada pelos milhares de mortes ocorridas no início dos anos 70 na região do Sahel no norte da África. A região, atingida pela seca, vivenciou uma drástica queda na produção de alimentos, apesar disso, com apenas $1/20$ do cereal consumido pelos animais dos países

> Alimento x ração

ricos, as mortes teriam sido evitadas. Na mesma época (1974), os países do Mercado Comum Europeu tinham um estoque de 130 milhões de toneladas de carne bovina (500 quilos por europeu), equivalente ao consumo de cinco anos.

Lei da oferta e procura

A lei da oferta e procura, a partir da relação entre a produção de ração e de alimento, irá reger o acesso dos mais pobres ao consumo alimentar. Diminuindo a disponibilidade da produção de cereais e leguminosas para consumo direto, o preço dos grãos irá subir, diminuindo o poder de compra da faixa de menor renda e aumentando a insegurança alimentar dos mais pobres.

Assim, na competição entre ricos e pobres pelo consumo de grãos os preços jogam um papel fundamental. Quanto maior a elasticidade-renda da demanda de caloria e proteína animal (demanda indireta de grãos) maior deverá ser o preço destes produtos para inibição do consumo. Cuidados devem ser tomados, é claro, para não se aumentar o preço da ração (grãos), mas sim controlar o preço do produto pecuário final, visando aumentar a disponibilidade de grãos para consumo direto (as implicações desse mecanismo são mais bem tratadas no item Preços).

Preços e consumo de grãos

Essa "competição" entre pobres e ricos pelo consumo de grãos assume caráter particularmente preocupante nos países em desenvolvimento com grandes desigualdades na distribuição de renda. Pela experiência histórica, os países desenvolviam-se previamente ao crescimento acentuado da população de classe média e sua renda. Contudo, atualmente o desenvolvimento econômico é acompanhado pelo acentuado crescimento da classe média e/ou de sua renda, o que, em contextos de grande desigualdade social, traz o risco de associar-se a efeitos socialmente perversos. O equacionamento do problema nutricional de um país exige que especial atenção seja dada à taxa de crescimento de sua classe média e à taxa de crescimento da renda dessa classe.

O lado perverso da relação entre renda e nutrição não tem como reflexo apenas a subnutrição ou desnutrição dos mais pobres, mas, também, a má nutrição dos mais ricos, pois é na maior elasticidade-renda da demanda de produtos animais que se encontra a causa de diversas doenças crônicas e degenerativas. Esse fenômeno, já vivido pelos países ricos, é a chamada "transição nutricional", ou seja, alterações no padrão alimentar com implicações dietéticas e nutricionais resultantes de mudanças econômicas, sociais, demográficas e sanitárias. Os mais ricos, nesse contexto, não estão, exclusivamente, representados nas classes mais abastadas.

TRANSIÇÃO NUTRICIONAL

Mudança de hábito alimentar

A transição nutricional é efeito de relações complexas entre mudanças de ordem demográfica, socioeconômica e epidemiológica. O desenvolvimento econômico de diversos países tem sido marcado por uma crescente opção pela chamada "dieta ocidental" (maior consumo de calorias e proteínas de origem animal, açúcar refinado, lipídios insaturados etc.) associada a um estilo de vida mais sedentário e a uma urbanização crescente.

No Brasil, nas três décadas, de 1960 a 1990, a renda nacional mais do que triplicou e a participação do setor agrícola na economia caiu de 17,8 para 6,9%, a população dobrou e a proporção de população urbana cresceu de 45 para 75%.

Num intervalo de 15 anos, de 1974 a 1989, a prevalência de subpeso infantil (1 a 4 anos) caiu em mais de 60%, enquanto um pequeno sobrepeso infantil permaneceu inalterado. No mesmo período, entre os adultos, o subpeso reduziu-se substancialmente e a proporção de adultos com sobrepeso quase dobrou (5,7 a 9,6%). De 1974 a 1989, a relação de crianças com subpeso e sobrepeso foi de 4:1 para menos do que 2:1; para os adultos, porém, a relação passou de 1,5:1 para menos de 1:2.

Para as crianças de famílias de maior renda (os 30% mais ricos), um pequeno excesso de sobrepeso existente em 1974 triplicou em 1989. Para os três estratos de renda pesquisados, em 1974 e 1989 (30% mais pobres, 40% intermediários, 30% mais ricos), houve uma queda no número de adultos com subpeso e aumentou a freqüência de adultos com sobrepeso em ambos os sexos, mais acentuadamente entre os mais pobres. Em 1974, a prevalência de sobrepeso excedia o subpeso apenas entre os adultos de maior renda, já em 1989 o sobrepeso predominava entre os homens adultos de alta e média rendas, sendo que o maior aumento de casos de obesidade ocorreu entre os 30% de mulheres mais pobres.

Segundo os dados da última Pesquisa de Orçamento Familiar (POF) de 2003, entre os homens adultos maiores de 20 anos, a prevalência de déficit de peso, excesso de peso e obesidade é de, respectivamente 2,8%, 41,1% e 8,9%. Da mesma forma para as mulheres maiores de 20 anos, tem-se 5,2% de déficit de peso, 40,0% de excesso de peso e 13,1% de obesidade.

Pesquisa de orçamento familiar

No Brasil observa-se uma melhoria no estado nutricional em todas as regiões, simultaneamente a um aumento na obesidade entre todos os grupos adultos, com um aumento proporcionalmente maior nas famílias de menor renda. Assim, a sociedade tende a diminuir o número de casos de desnutrição e, clínica e epidemiologicamente, a manifestar de modo crescente a má nutrição (obesidade, doenças cardiovasculares, câncer etc.).

A transição nutricional, mais do que a mudança em um padrão tecnológico, indica a associação do desenvolvimento do sistema econômico à alteração do padrão da dieta. A transição nutricional, hoje, manifesta-se em países com PNB (Produto Nacional Bruto) muito menores do que no passado e o relativo barateamento da caloria lipídica é um fator que possibilitou o acesso em grande escala, dos países pobres, à maior participação de óleos e gorduras no total calórico (Fig. 19.2).

Produto Nacional Bruto

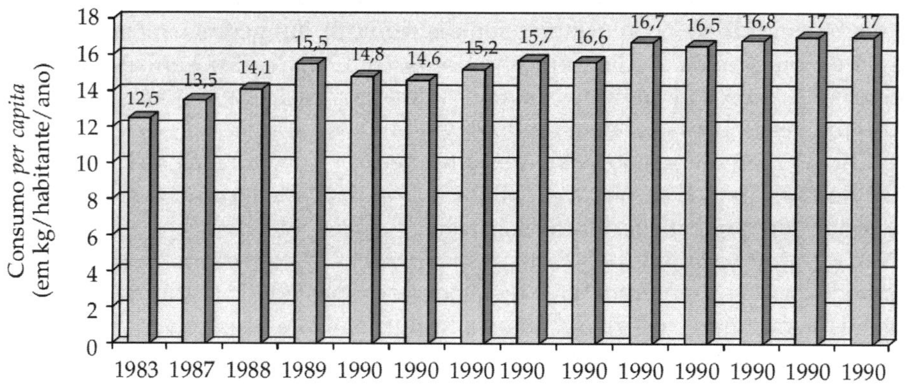

FIGURA 19.2 – Evolução do consumo *per capita* de óleo de soja (kg/habitante/ano) no Brasil. Fonte: ABIA, 2000.

Observou-se que em 1962, por exemplo, uma dieta que derivasse 20% de seu total calórico de gordura estava associada a um PNB *per capita* de US$1.900,00, enquanto em 1990 bastava um PNB *per capita* de US$900,00 para o mesmo feito.

Um importante indicativo da associação do mercado globalizado e a mudança no padrão da dieta é o caso da China. Entre os chineses, desde a última década do século passado observou-se uma crescente "ocidentalização" de hábitos alimentares. E isso não se deu à custa de importação de alimentos prontos ou de redes de *fast foods* ocidentais, mas por meio do aumento da produção doméstica e da importação de óleos vegetais.

China

Esta última observação nos permite supor que, mais do que um simples efeito de comunicação de *marketing* (especialmente se considerarmos a existência do regime comunista na China), as bases da transição assentam na dinâmica global do mercado alimentar e nas inovações tecnológicas da indústria de alimentos, aos quais a sociedade chinesa não foi impermeável.

O porquê as pessoas comem o que comem e o porquê da globalização de um padrão de dieta associado à transição nutricional são questões que transcendem a economia e exigem da sociologia da alimentação e antropologia nutricional uma contribuição relevante. Pois, mesmo sabendo-se de algumas predisposições naturais a sabores, tais como o "doce" ou o reconhecimento fisiológico da importância da gordura para a palatabilidade, é no mínimo sugestiva a frase de um texto do século XVII atribuída a um camponês francês: "Se eu fosse rei, eu não beberia nada a não ser gordura".

Renda nacional e nutrição

Assim como os países mais ricos não são, obrigatoriamente, sinônimos de nutrição mais equilibrada e saudável, fome e desnutrição não são, necessariamente, função da baixa renda *per capita* de um país, nem desaparecerão ao longo do crescimento econômico sem mudanças estruturais. Países como Sri Lanka, Coréia do Sul, China, Taiwan, Cuba ou o estado indiano de Kerala diminuíram, substancialmente, a mortalidade infantil e aumentaram a expectativa de vida, garantindo um bom estado nutricional entre os mais pobres. Desses países podem ser distintos dois padrões, em ambos prevalece uma boa distribuição de renda.

No primeiro padrão observou-se um rápido crescimento de renda e o acesso ao alimento é mantido por um cuidadoso gerenciamento de estoque, envolvendo o macromercado alimentar, fazendo com que o alimento seja encarado mais como um bem público do que como um bem privado. Uma maior atenção ao macromercado alimentar foi simultânea ao rápido crescimento da renda e a sua boa distribuição (Taiwan, Coréia do Sul).

Para o segundo padrão, a renda apresentou um grau de distribuição altamente igualitário, porém não cresceu rapidamente. O governo assumiu o alimento como um novo bem público, gerenciando sua distribuição. Tal gerenciamento ocorreu através de programas de distribuição livre ou subsidiada (Sri Lanka) ou acesso diferencial às rações alimentares, onde os alimentos básicos são altamente subsidiados para os pobres (Kerala na Índia, e Cuba).

A China apresenta-se como um caso intermediário, onde o racionamento urbano serviu mais para controlar a mobilidade populacional e promover o controle de estoques do que para servir diretamente aos mais pobres.

Não é gratuito o fato de países em desenvolvimento, com economias pobres ou intermediárias, apresentarem bons resultados em suas políticas alimentares e nutricionais garantindo um adequado estado nutricional a seus povos. Tais países beneficiam-se tanto de estratégias de desenvolvimento que consideram a questão nutricional através, por exemplo, de políticas públicas, quanto do fato de o bom estado nutricional ser um incremento ao desenvolvimento econômico. Em outras palavras, existe uma racionalidade ou justificativa econômica, além da social, para a garantia do bom estado nutricional.

Preços

Uma das maneiras de se aumentar a renda real ou o poder de compra dos consumidores é diminuir o preço dos produtos por eles consumidos; o que não é diferente para a área de alimentação. No entanto, importantes implicações da política de preços devem ser consideradas para efeito da garantia da segurança alimentar.

Embora uma queda nos preços dos alimentos possibilite uma maior efetivação da demanda, efeitos indesejáveis, do lado da oferta, podem ocorrer. No caso, a imediata preocupação é o desestímulo, ou mesmo a "quebra", do produtor rural, em especial do pequeno agricultor mais pobre. Algumas culturas alimentares básicas, como, por exemplo, o arroz e o feijão, por si já têm uma baixa elasticidade-preço de oferta, ou seja, o aumento no preço do produto apresenta pequeno reflexo no incremento da produção. Além disso, o menor preço para o pequeno produtor pode significar o comprometimento de sua segurança alimentar na medida em que decresce sua renda. Por outro lado, apesar do necessário cuidado em não achatar a renda dos agricultores mais pobres, é de se notar que, no caso de agricultores familiares, existe um menor custo de reprodução social do que entre pequenos agricultores não-familiares ou "empresariais". Mais precisamente, o pequeno proprietário que mora na cidade tende a apresentar maiores custos de moradia, água, energia elétrica e alimentação, além da despesa com seus empregados rurais.

Apesar de alguns produtos alimentares apresentarem baixa elasticidade-preço de oferta, o efeito do preço sobre a produção é mais previsível do que sobre o consumo. O impulso pela maximização de lucros tem uma causa menos complexa do que o impulso pelo consumo de determinados alimentos. Assim, um aumento no preço dos produtos agrícolas é um claro estímulo à produção, porém, pode significar um impedimento no acesso dos mais pobres ao alimento. Uma saída, proposta por alguns, para conciliar os interesses de produtores e consumidores é o subsídio.

Um programa de subsídios, ao garantir um aumento de preços menor do que o nível de subsídio, assume um efeito redistributivo, transferindo renda às populações mais pobres. Contudo, devido à baixa elasticidade-preço da oferta de alimentos básicos, estima-se que o efeito global sobre a oferta de alimentos seja pouco significativo. De qualquer forma, o subsídio concilia o aumento de preço ao produtor com a manutenção ou melhoria do poder aquisitivo do consumidor.

Entretanto, muito mais aceito em termos econômicos do que a questão do subsídio é o ganho em produtividade, como meio de barateamento do produto alimentar. Nos países em desenvolvimento, porém, milhões de pequenos agricultores subsistem, por vezes à margem do mercado, sendo necessária não apenas sua melhor integração ao sistema produtivo, mas, também, sua estratégica contribuição no aumento da produção de alimentos mais baratos. Voltadas para essas populações, talvez sejam de interesse políticas de subsídio transitórias, no sentido da capitalização e capacitação técnica, permitindo a esses segmentos o aumento da produtividade agrícola. O resgate social e econômico de tais populações para a economia de mercado poderia, assim, ser utilizado tanto para a garantia da segurança alimentar desses produtores, quanto da sociedade como um todo.

Estoques reguladores

No esforço de baratear o preço dos alimentos para a população, ou mesmo garantir o fornecimento, os estoques reguladores, também, assumem importância estratégica. Associada ou não à formação de tais estoques está a importação no sentido de resolver o déficit entre produção e consumo. Em alguns países, como incentivo à produção doméstica, pratica-se uma política de preços mais altos em relação aos grãos de maior preferência, enquanto os preços de grãos de importância secundária e de raízes são mantidos baixos (mesmo com subsídios) para a proteção dos mais pobres.

Enfim, pode-se dizer que o impacto da mudança de preço dos alimentos pode ser sentido através do efeito sobre: o consumo de alimentos, a renda exógena (poder aquisitivo dos consumidores e a realocação de sua renda) e a renda endógena (relativa aos produtores agrícolas).

Qualquer política de preços deve merecer atenção especial em contextos sociais que apresentem grandes contingentes de pobres rurais sem terra, pequenos agricultores e produtores de subsistência. Tais populações, além dos segmentos urbanos mais pobres, têm sua segurança alimentar extremamente vulnerável às alterações nas políticas agrícola e agrária do País.

Além da influência da política cambial, monetária e fiscal sobre os preços agrícolas, o comportamento do mercado determinado por altas de produção ou intempéries naturais relativas a determinados alimentos define os preços, expressando a lei da oferta e procura. Assim, a policultura pode apresentar-se não apenas como garantia de diversidade alimentar, mas também como efeito protetor da renda do produtor, pois enquanto uma cultura alimentar específica pode estar com preços diminuídos, outra pode apresentar-se mais estável ou mesmo com preços majorados. Como exemplo, se uma cultura de exportação pode ter seus preços pre-

Pequenos produtores

Oferta de nutrientes

A intervenção de uma política alimentar de preços deve coordenar-se a partir da necessidade de demanda, estoque, distribuição, sustentabilidade

Produção e consumo

judicados pela cotação do dólar, outra de maior consumo interno pode ter preços mais atrativos; se uma cultura de maior demanda hídrica está prejudicada pela seca, outra com menor necessidade de irrigação pode ser compensadora.

Nutrição e desenvolvimento

Falar em nutrição e desenvolvimento é falar em política de alimentação e nutrição que garanta e incremente a produtividade dos indivíduos. Além disso, tal política é um fator liberador de recursos para diversas políticas sociais, pois, ao prevenir inúmeras doenças que têm por base a subnutrição, poupa, aos cofres públicos, verbas importantes que seriam carreadas para uma ação curativa.

Embora a fome no mundo tenha regredido em termos relativos, ela aumentou em números absolutos, afetando 854 milhões de pessoas, 820 milhões nos países em desenvolvimento, 25 milhões em países em transição e 9 milhões em países industrializados. Atualmente, avalia-se que a deficiência de iodo atinja 780 milhões de pessoas no mundo, provocando o nascimento de aproximadamente 20 milhões de crianças com deficiência mental, filhos de mães subnutridas em iodo. A deficiência de vitamina A afeta mais de sete milhões de gestantes e 140 milhões de pré-escolares em 118 países, aumentando de 20 a 24% o risco de essas crianças morrerem de diarréia, sarampo e malária. A deficiência de zinco prejudica o crescimento, enfraquece o sistema imunológico, aumenta o risco de diarréia e pneumonia e provoca um total aproximado de 800 mil mortes por ano.

Tais números servem para dimensionar a magnitude dos recursos humanos, que seriam mais bem aproveitados, e os gastos do sistema de saúde, que seriam poupados com a erradicação da desnutrição, e apontam para políticas envolvendo micronutrientes que, freqüentemente, apresentam relação custo-benefício baixíssima.

Estudos feitos na Indonésia, no Kênia e no México, avaliando fortificação e suplementação com ferro, para combate à anemia, demonstraram uma relação custo-benefício respectivamente de 7:71 e 6:54. De acordo com estudo do Banco Mundial na Indonésia, um programa de suplementação de ferro associado a um pequeno incentivo econômico produziu uma relação custo-benefício de 1:260. Nas Filipinas, uma suplementação com megadoses de vitamina A a cada seis meses produziu benefícios 2,4 a 3,4 vezes maiores do que os custos, e os benefícios da fortificação de glutamato monossódico com vitamina A igualmente superaram os custos, na ordem de seis a 21 vezes (idem). Assim, programas alimentares e nutricionais, baseados em micronutrientes, podem oferecer importantes ganhos em produtividade e longevidade, como ilustrado nas figuras 19.3 e 19.4.

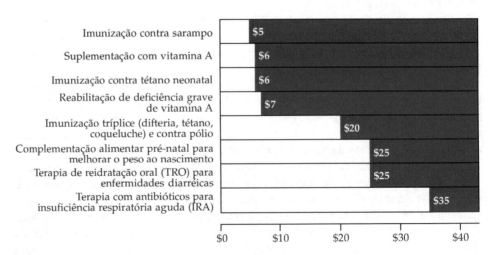

FIGURA 19.3 – Custo por ano de vida sadia ganho.
Fonte: Jamison e Mosley, Banco Mundial, 1990. Apud Sanghvi, 1993. p 6.

Políticas alimentares e nutricionais

Prevalência mundial da desnutrição

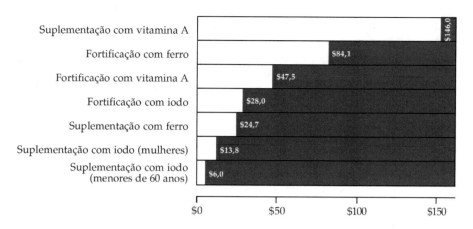

FIGURA 19.4 – Ganho em produtividade por dólar investido.
Fonte: Levin et al. Banco Mundial, 1991. Apud Sanghvi, 1993. p 5.

Política pública

Programas de alimentação e nutrição estão inseridos no plano mais geral das políticas públicas ou sociais implementadas pelo Estado. Planos e programas em nutrição podem relacionar-se com a política agrícola, saúde, educação etc., até planos de desenvolvimento econômico, influenciando políticas de renda. O significado político de ações na área pode expressar, mesmo através de uma consensual preocupação com a fome, diferentes concepções de Estado, governo e sociedade.

As políticas de alimentação e nutrição apresentam determinantes políticos e técnicos, refletindo tais fatores em sua elaboração, implantação e avaliação. Embora existam inúmeros subsídios técnicos para o diagnóstico e resolução dos problemas nutricionais, é no âmbito da Política que se situa a fonte de decisão para o enfrentamento dessa problemática. Assim, a dimensão da eficácia (custo-benefício) e efetividade (resultados obtidos), tanto na elaboração quanto na avaliação de programas de alimentação e nutrição, deve ser acompanhada de parâmetros técnicos e políticos.

Na caracterização de iniciativas dentro da política de alimentação e nutrição são úteis os seguintes parâmetros: grau de racionalidade técnica no diagnóstico e formulação das políticas; relação Estado-mercado; estilo operacional dos agentes envolvidos (ações de *lobbie*, corrupção, clientelismo, corporativismo) e tipo de política social. Na avaliação de tais iniciativas, basicamente, são consideradas a eficácia e a efetividade.

A eficiência, porém, é a primeira condição para o sucesso ou, ao menos, uma correta avaliação de um programa. Um programa, quanto a sua concepção ou desenho operacional, pode não ser falho na mesma medida que será em sua execução, seja por problemas gerenciais ou constrangimentos políticos, tornando-se ineficiente.

Freqüentemente, inclui-se a questão nutricional no âmbito da saúde, no entanto, a medida mais comum de eficácia em políticas de saúde (custo por morte prevenida) não é a mais apropriada para intervenções nutricionais.

Susan Horton alerta para outros benefícios potenciais da nutrição, tais como: decréscimo de morbidade (menor uso de cuidados institucionais com a saúde), melhoria no aprendizado e habilidade, maior produtividade.

Embora a política de alimentação e nutrição, também, deva voltar-se para a prevenção da má nutrição, presente mesmo nas sociedades mais desenvolvidas, ela assume especial importância, em termos de gasto público e prevenção de morbidade e mortalidade, nas sociedades com maior grau de pobreza e/ou desigualdade social. Em tais sociedades, incluindo-se a brasileira, o gasto com saúde devido às condições de pobreza e falta de prática preventiva tende a ser elevado.

Política de alimentação e nutrição no Brasil

Pode-se creditar ao Governo Vargas, na década de 1930, o marco inicial das políticas sociais no Brasil. Em 1937/38, dentro do contexto da política trabalhista de Vargas, é realizado um inquérito alimentar no Rio de Janeiro visando à implantação do salário mínimo. É criado, em 1940, o Serviço de Alimentação da Previdência Social (SAPS), para promover a instalação de refeitórios nas grandes empresas, fornecer refeições nas menores, realizar campanhas educativas e de formação de pessoal em alimentação. É também desta época a criação dos primeiros restaurantes populares no Rio de Janeiro, então Capital Federal.

Em 1946, funda-se o Instituto Nacional de Nutrição e, no mesmo ano, no governo Dutra, é criado o plano SALTE (Saúde, Alimentação, Transporte e Energia).

Criada em 1945, a Comissão Nacional de Alimentação (CNA) é regulamentada em 1951 como comitê da FAO. Em 1952, de um projeto mais ambicioso, firma-se a Campanha de Merenda Escolar, que será alvo de grande doação internacional de alimentos (em 1968, por exemplo, 50% dos alimentos distribuídos eram originários do *World Food Program* e *Food for Development*).

Durante o governo de Juscelino Kubitschek (1956/60) a evolução das condições alimentares e nutricionais é tida como conseqüência da produção agropecuária. O setor de saúde distribui leite para crianças e, em 1958, é criado o Conselho Coordenador de Abastecimento Urbano e a Comissão Consultiva de Armazéns e Silos.

No governo Jânio Quadros (1960/2) cria-se a Superintendência Nacional de Abastecimento (SUNAB) e a Companhia Brasileira de Alimentos (COBAL).

A partir de 1964 e durante o regime militar ocorrerá a consolidação institucional da política pública no Brasil. Os gastos da União na área social aumentam substancialmente (754,8% em termos reais de 1963 a 1977), porém, em 1978, calcula-se que metade desses recursos foi destinada ao financiamento ou à remuneração da área privada.

Em 1972, a CNA é extinta e é criado o Instituto Nacional de Alimentação e Nutrição (INAN). A partir da criação do INAN, implanta-se o incipiente I Programa Nacional de Alimentação e Nutrição (I PRONAN – 1973/74) e o II PRONAN (1976/79). Com o II PRONAN, surge o primeiro modelo de política nacional de alimentação e nutrição, baseado em programas de suplementação, ajuda ao pequeno produtor rural, combate às carências específicas, alimentação do trabalhador, pesquisa e formação de recursos humanos. Tais diretrizes orientarão programas pontuais no início da década de 1980, destacando-se o Programa de Complementação Alimentar (PCA) e o Programa de Alimentação do Trabalhador (PAT), além da continuidade (desde os anos 50) da merenda escolar sob coordenação do Programa Nacional de Alimentação Escolar (PNAE).

Em 1985, durante o governo Sarney, cria-se o Programa Nacional do Leite para Crianças Carentes (PNLCC), extinto em 1990. A partir de 1990, já no governo Collor, realiza-se um verdadeiro desmonte dos programas de alimentação e nutrição, mantendo-se apenas, com poucas alterações, o PNAE e o PAT. Outros programas não foram formalmente extintos, mas sofreram grandes modificações e redução de recursos. Destaca-se a drástica diminuição de recursos ao já pouco custoso Programa de Combate ao Bócio Endêmico (PCBE). A inovação do final de 1990 foi a criação do programa emergencial "Gente da Gente", utilizando-se de estoques públicos de alimentos para distribuição de uma cesta de 16kg a 655.000 famílias do NE.

Em 1993, durante o governo Itamar Franco, cria-se o Conselho Nacional de Segurança Alimentar (CONSEA) e é elaborado o Plano de Combate à Fome e à Miséria, além de iniciada a municipalização do PNAE.

No governo Fernando Henrique Cardoso (FHC), a partir de 1994, o CONSEA foi incorporado ao Programa Comunidade Solidária, responsável pela coordenação de políticas sociais do governo voltadas às populações mais pobres. Em 1997, é extinto o Instituto Nacional de Alimentação e Nutrição.

Em 2003, com a primeira gestão do governo Lula, a segurança alimentar passou a ter mais destaque na agenda de governo. A política de segurança alimentar, que inicialmente teve como comunicação de *marketing* a denominação de "Fome Zero", consolidou-se depois por meio de políticas de renda mínima, já iniciadas no governo FHC, tendo por eixo principal o lançamento do Programa Bolsa Família. A segurança alimentar mereceu um ministério específico, o MESA (Ministério Extraordinário de Segurança Alimentar), que foi depois absorvido no Ministério de Desenvolvimento Social e Combate à Fome (MDS). O MDS tem por missão integrar a política social e a segurança alimentar.

<small>Fome Zero</small>

Além do Bolsa Família, que tem como uma de suas condicionalidades a vigilância nutricional (antropometria infantil nas famílias beneficiadas), diversas outras ações são implementadas. Destacam-se os programas de criação de Bancos de Alimentos e Restaurantes Populares, além do apoio ao agricultor familiar baseado no incremento do PRONAF e na criação do Programa de Aquisição de Alimentos que, pela CONAB, cooperativas, governos estaduais e municipais compra diretamente do produtor. Os alimentos adquiridos são distribuídos à população-alvo por meio da merenda escolar, restaurantes populares e entidades da sociedade civil.

<small>Programa de Aquisição de Alimentos</small>

Em 2004 realiza-se a II Conferência Nacional de Segurança Alimentar e Nutricional, e em 2007, a III Conferência Nacional de SAN. Em 2006 é aprovada a LOSAN, Lei Orgânica de Segurança Alimentar e Nutricional, visando dar estabilidade e organicidade às ações de segurança alimentar e nutricional no Brasil, por meio do Sistema Nacional de Segurança Alimentar e Nutricional.

Nutrição, ecologia e cidadania

A nutrição no mundo contemporâneo e na sociedade industrial reveste-se de importantes aspectos políticos. A partir desse patamar podem ser feitas leituras do estado da cidadania em diversas sociedades. Se o mais básico direito do ser humano é a vida, para a qual a nutrição é fator primário, a fome é a mais perversa expressão de desigualdade e violência social.

A segurança alimentar, garantida apenas através da integração social dos circuitos e sistemas alimentares à economia de mercado, não deve ser pretexto para práticas cultural e ecologicamente predatórias. Nesse sentido, no contexto da relação entre economia e nutrição e para a garantia de um desenvolvimento sustentável, um conceito mais abrangente de segurança alimentar deve orientar a ação do sistema produtivo: "segurança alimentar é a garantia de que todos tenham, a todo momento, acesso material e econômico aos alimentos básicos que necessitam para levar uma vida ativa e saudável, preservando-se os recursos naturais e com uma crescente eliminação da poluição associada ao processamento alimentar".

<small>Segurança alimentar</small>

. . . .

AGORA VOCÊ JÁ DEVE SABER

- A renda é o mais importante determinante do estado nutricional e o bom estado nutricional é condição para garantia e melhoria de renda.
- No mundo contemporâneo, a principal causa da fome situa-se no lado da demanda, mais especificamente, da demanda efetiva.
- A fome é a mais perversa expressão de desigualdade e violência social.
- O aumento no poder aquisitivo dos mais pobres não leva, necessariamente, ao aumento na ingestão calórica, mas a um aumento no consumo de calorias mais caras.
- A maior elasticidade-renda da demanda de produtos animais é a base econômica de diversas doenças crônicas e degenerativas. O lado perverso da relação entre renda e nutrição, portanto, não está apenas na subnutrição e na desnutrição, mas, também, na má nutrição.
- "Transição nutricional" é um conjunto de alterações no padrão alimentar, com implicações dietéticas e nutricionais, resultantes de mudanças econômicas, sociais e demográficas. Basicamente, é um fenômeno vivido pelos países durante o desenvolvimento econômico ao assumirem a chamada "dieta ocidental", predominante nos países ricos a partir do pós-guerra.
- Boa nutrição não é um privilégio dos países ricos. Vários países em desenvolvimento atingiram o bom nível nutricional de suas populações a partir de políticas econômicas e sociais que têm em comum a boa distribuição de renda.
- Pelos ganhos em produtividade e menores gastos com saúde curativa, além da justificativa social, existe uma racionalidade ou justificativa econômica para a garantia do bom estado nutricional.
- Uma das maneiras de se aumentar a renda real da população é diminuir o preço dos alimentos por ela consumidos.
- Embora polêmico, o subsídio pode conciliar o aumento de preço ao produtor com a manutenção ou melhoria do poder aquisitivo do consumidor.

QUESTÕES PARA REFLEXÃO

1. Qual a importância da "lei de Engel" na elaboração de um plano econômico?
2. O que é demanda efetiva e quais seus principais determinantes?
3. Quais as três tendências principais que regem a relação entre renda e nutrição?
4. A linha de pobreza sempre coincide com o mínimo de renda necessário para o bom estado nutricional? Por quê?
5. O benefício nutricional é uma função linear do aumento de renda? Por quê?
6. O que é elasticidade-renda da demanda de alimentos e por que sua consideração é importante na análise de planos econômicos e estratégias de desenvolvimento?
7. Quais as características da "transição nutricional"?
8. Dos países em desenvolvimento que atingiram um bom estado nutricional emergem dois padrões básicos. Quais as características desses padrões? Cite países exemplos de cada padrão e afirme o que há de comum entre eles.
9. O investimento em políticas nutricionais pode significar uma importante ação poupadora de recursos. Por quê?

APLICANDO O QUE VOCÊ APRENDEU

1. Da renda de sua família ou casa, calcule qual o percentual gasto com alimentação.
2. Do total gasto com alimentação, determine a parcela destinada à compra de produtos de origem animal.
3. Vá a um supermercado e compare o preço do quilograma das fontes protéicas mais importantes: ovos, leite integral fluido e em pó, carne bovina, frango, peixe, proteína texturizada de soja ("carne de soja"), feijão.
4. Através da tabela de composição dos alimentos calcule a quantidade de proteína e caloria contida em cada kg. Divida o preço do kg pela quantidade de proteínas e calorias e compare o preço do grama de proteína e da kcal de tais alimentos.
5. Aplique esse raciocínio para outros alimentos e outros nutrientes (especialmente ferro, cálcio e vitamina A).
6. Descreva na sua cidade algum programa alimentar ou nutricional.
7. Nas escolas existe oferecimento de merenda escolar, calcule o seu conteúdo de nutrientes.

BIBLIOGRAFIA UTILIZADA PARA EDIÇÃO DO TEXTO

■ ABIA. O mercado brasileiro de alimentos industrializados. Produção e demanda: situação atual e perspectivas. Associação Brasileira das Indústrias da Alimentação, São Paulo; 2000. ■ Alarcón JA, Immink MDC. Elasticidad Ingresso de la Demanda de Alimentos Y Otros Bienes en Grupos de Poblacion Marginal Urbana de la Ciudad de Guatemala, Archivos Latinoamericanos de Nutricion, v. XL, n. 4, dec; 1990. ■ Campbell TC. China: From diseases of powerty to diseases of affluence. Policy implications of the epidemiological transition. Ecol Food Nutr 1992;27:133-44. ■ Drewnowski A, Popkin B..The nutrition transition: new trends in the global diet. Nutr Rev 1997;55:31-43. ■ Farina EMMQ. O Sistema Agroindustrial de Alimentos. FIPE/FEA/USP, São Paulo; 1988. 23p. (monografia). ■ Guthrie HA. Introductory Nutrition. St. Louis: Times Mirror/Mosby College Publishing; 1989. p 621. ■ Hoffmann R. Pobreza, Insegurança Alimentar e Desnutrição no Brasil. In: Seminário "Pobreza, Fome e Desnutrição no Brasil". São Paulo: IEA/USP; 1994. 16p. ■ Horton S. Unit Costs. Cost-Effectiveness, and Financing of Nutrition Interventions. Washington: World Bank; 1992. p 66. (monografia). ■ IBGE – Levantamento Sistemático da Produção Agrícola. Disponível em http://www.ibge.gov.br/home/estatistica/indicadores/agropecuaria/lspa/default.shtm, acessado em setembro de 2007. ■ IBGE. Pesquisa Nacional de Amostra por Domicílio. Disponível em http://www.ibge.gov.br, acessado em setembro de 2007. ■ IBGE. Pesquisa de Orçamento Familiar. Disponível em http://www.ibge.gov.br, acessado em setembro de 2007. ■ INAN. PNSN. Resultados Preliminares. Brasília: INAN; 1989. p 14. ■ Instituto de Economia/UNICAMP. Política de Alimentação e Nutrição no Brasil. In: Brasil 1985. Edunicamp, Campinas, 1987 (Relatório sobre a situação do país, vol. 2). ■ Leite RCC. Biomassa, a esperança verde para poucos. Disponível em http://agenciact.mct.gov.br/index.php/content/view/23858.html. ■ MAPA. Projeções do Agronegócio. Disponível em http://www.agricultura.gov.br/, acessado em setembro de 2007. ■ Montanari M. The culture of food. Oxford: Blackwell. 1996. p 214. ■ Monteiro CA. Pobreza absoluta, desnutrição e desigualdades regionais no Brasil. In: Barros RP, Urani A (eds.). 1º Relatório sobre Desigualdades de Renda e Pobreza no Brasil. Parte II: Conseqüências. Rio de Janeiro: IPEA; 1995. ■ Musgrove P. Household food consumption in the Dominican Republic: effects of income, price, and family size. Economic Development and Cultural Change 1985;34(1):83-101. ■ Napoleoni C. Dicionário de Economia Política. Madrid: Castilla; p 495. ■ Portillo JRL. La Seguridad Alimentaria. Documento preparatório para a Conferência de Barcelona sobre os direitos alimentares do Homem. Barcelona: FAO; 1991. ■ Sanghvi TA. La Justificacion Económica de las Inversiones en Programas de Micronutrientes. Washington: USAID; 1993. 12p. (monografia). ■ Selowsky M. Protecting Nutrition Status in Adjustment Programs. In: 18th Session of the United Nations Subcommittee on Nutrition. New York: World Bank; 1991. 35p. (monografia). ■ Silva AC. De Vargas a Itamar – Políticas e Programas de Alimentação e Nutrição. In: Seminário "Pobreza, Fome e Desnutrição no Brasil". São Paulo: IEA/USP; 1994. p 19. (monografia). ■ Silva Jr SI. Avaliação de Programa Nutricional Municipalizado: estudo do uso do "leite de soja" em Américo Brasiliense – SP. Araraquara: FCF/UNESP; 1995. 157f. (tese). ■ Silva Jr SI. A Importância da Política Pública e da Alternativa de Mercado na Transição Nutricional. O caso do "iogurte" de soja. São Paulo: PRONUT – FCF/FSP/FEA – USP; 2002. 262f. (tese). ■ Soares P. Pobreza cairá menos, dizem especialistas. Folha de São Paulo, 23 de setembro de 2007. Caderno Dinheiro; p B4. ■ Suavet T. Dictionnaire Économique et Social. 2ª ed. Les Éditions Ouvrières, Paris. ■ Sugimoto L., O futuro do país está no bagaço. Disponível em http://www.unicamp.br/unicamp/unicamp_hoje/ju/marco2007/ju350pag03.html, acessado em setembro de 2007. ■ Timmer PC. Food prices as a nutrition policy instrument. In: Scrimshaw NS, Walerstein MB (eds.), Nutrition Policy Implementation. Issues and Experience. New York: Plenun Press; 1982. p 437-519. ■ UNICA. Produtos, disponível em http://www.portalunica.com.br/portalunica/index.php?Secao=memória&SubSecao=cana-de-açúcar&SubSubSecao=produtos&id=%20and%20id=1. ■ Yotopoulos PA. Middle-Income Classes and Food Crises: The "New" Food-Feed Competition, Economic Development and Cultural Change 1985;34:3.

LEITURAS ADICIONAIS

■ Abramovay R. O Que é Fome? São Paulo: Abril Cultural e Brasiliense; 1985. p 116. ■ Behrman JR. The Economic Rationale for Investing in Nutrition in Developing Countries. Philadelphia: USAID; 1992. 32p. (monografia). ■ Campino ACC. Aspectos Socioeconômicos da Desnutrição. São Paulo: FEA/USP; s/d, 24p. (monografia). ■ Campino ACC. Economia da Alimentação e Nutrição (Noções Básicas). Instituto de Pesquisas Econômicas – USP, São Paulo; 1985. p 238. ■ INAN. PNSN. Brasília: INAN; 1990. p 60. ■ L'Abbate S. As políticas de alimentação e nutrição no Brasil. Revista de Nutrição da PUCCAMP. Campinas; 1988;1:87-138. ■ Monteiro CA et al. The nutrition transition in Brazil. Euro J Clin Nutr 1995;49:105-13. ■ Monteiro CA. A Dimensão da Pobreza, da Fome e da Desnutrição no Brasil. In: Seminário "Pobreza, Fome e Desnutrição no Brasil". São Paulo: IEA/USP; 1994. p 7. ■ Sen A, Drèze J. The Amartya Sen and Jean Drèze Omnibus. New Delhi: Oxford University Press; 1999. p 922.

FOCUS

O DESAFIO DOS 3 "F"

O avanço dos biocombustíveis (etanol e biodiesel) ameaça a segurança alimentar mundial? Seja a produção de alimento (*food*), ração (*feed*) ou combustível (*fuel*), tudo demanda o uso de um bem limitado: a terra. Este é o desafio dos 3 "F", que parece colocar em xeque a segurança alimentar atual.

Na visão do eminente físico Rogério Cezar de Cerqueira Leite, a substituição de todo o petróleo mundial por biomassa demandaria uma área plantada para esse fim de aproximadamente o tamanho do Brasil. No entanto, tal área equivaleria hoje a toda área cultivada com alimentos.

A crescente escassez do petróleo afeta cada vez mais a balança comercial de inúmeros países. Nesse sentido, a ONU alerta que, hoje, nos países mais pobres do mundo o gasto com petróleo já chega a cinco a seis vezes mais do que o gasto em saúde e alguns gastam com combustível duas vezes mais do que na redução da pobreza.

Desde já o inquietante cenário de concorrência entre alimentos e combustíveis se apresenta. Enquanto o aumento do preço da cerveja na Alemanha pode parecer algo pitoresco e até interessante, de modo a inibir o consumo de álcool, o aumento do preço do milho, também determinado pela demanda de matéria-prima para fabricação de etanol, literalmente convulsionou populações no México que viram na majoração do preço da *tortilla* uma ameaça a sua segurança alimentar. Tendo sua economia alimentar largamente baseada no consumo do milho, países centro-americanos e o México, grandes importadores do subsidiado cereal estadunidense, tiveram em 2006 um ensaio dramático do que significa a ausência de soberania alimentar e a majoração de preços de *commodities* disputadas pelo mercado dos biocombustíveis.

Por outro lado, hoje no mundo 1,6 bilhão de pessoas vive sem eletricidade e, antes de qualquer despreocupação idílica, é importante considerar que muitos tendem a substituí-la pela queima de madeira. Outros 2,4 bilhões atendem suas necessidades de energia queimando palha e esterco. Tais números e a simples projeção futura do nível de consumo atual de combustível fóssil colocam imperiosamente não apenas a resolução do fim da era do petróleo, mas uma planejada alocação de terras para produção de uma imprescindível alternativa de matriz energética baseada nos biocombustíveis.

O próprio desenvolvimento da oferta de etanol e biodiesel deve significar uma sobrevida às finitas reservas de petróleo, oferecendo tempo para equacionar-se o desafio dos 3 "F" sob alguns referenciais estratégicos. São eles: praticar agricultura com sustentabilidade; desenvolver agrocombustíveis com maximização positiva de balanço energético e de carbono; democratizar o acesso à renda e riqueza criadas pelo agronegócio; fortalecer a policultura; garantir a preservação ambiental; associar ganhos de produtividade com zoneamento agrícola; criar um selo ambiental e social para os biocombustíveis e mudar o padrão de consumo e de dieta redimensionando o uso de *commodities* tanto para uso alimentar, quanto para uso energético.

A soja, por exemplo, tanto pode ser consumida diretamente como feijão, proteína texturizada e extrato aquoso, quanto indiretamente na forma de ração derivada da torta produzida na extração do óleo para biodiesel. O açúcar da dieta é alternativa não apenas alimentar, mas insumo para produção de etanol.

O brasileiro consome 52kg de açúcar *per capita* por ano. Se considerada a massa consumida em excesso, para os padrões da OMS, poderiam ser fabricados aproximadamente 3,84 bilhões de litros de etanol por ano (em torno de 22% a mais da produção de 17 bilhões de litros estimada para 2007), equivalendo aproximadamente à produção de 700 mil hectares!

Por fim, destaque-se, associado à necessária preservação ambiental, o desenvolvimento da segunda geração de biocombustíveis baseada na tecnologia da hidrólise celulósica para produção de açúcares fermentáveis e álcool, possibilitando o aproveitamento integral da matéria-prima vegetal dos biocombustíveis.

Hoje, a discussão sobre biodiesel e etanol não é uma simples questão econômica, na definição estrita de "alocação de recursos escassos (terra) entre fins alternativos (alimento, ração ou biocombustível)". Mas, pelo mundo ainda apresentar 854 milhões de famintos, 820 milhões nos países em desenvolvimento e a fome matar 25.000 pessoas por dia, sendo dois terços menores de cinco anos, sacrificando mais vidas do que a aids, malária e tuberculose juntas, trata-se de uma questão humana, global e fundamentalmente de segurança alimentar.

Silva Jr SI. FCFAR-UNESP; 2007.

Avaliando seus conhecimentos

• O desenvolvimento econômico resolve os problemas da desnutrição humana e da fome?

• A chamada revolução verde e as inovações tecnológicas aplicadas à agricultura podem resolver os problemas alimentares dos países pobres?

• A urbanização e a industrialização melhoram o padrão alimentar dos assalariados de baixa renda?

• No mundo atual, a produção de alimentos e a alimentação são questões fundamentais tanto para empresas quanto para os governos?

CAPÍTULO 20

Industrialização, Alimentação e Segurança Alimentar no Brasil

José Carlos Tartaglia

O capitalismo provocou mudanças profundas na forma de produção das mercadorias. Essas mudanças afetaram a produção de alimentos, melhorando a produtividade da terra e do trabalho. Os produtos alimentares ganharam sofisticação industrial e a possibilidade de conservação por longo tempo.
A urbanização e a industrialização melhoraram as condições de vida através do saneamento, água encanada, transportes, moradias, assistência médica etc., possibilitando aos homens prolongar seu tempo de vida.
Essas transformações afetaram o padrão e os hábitos alimentares, o significado da alimentação, mas não acabaram com a fome e a desnutrição de milhões de cidadãos.
O Brasil não escapou dessas transformações, mas aqui também mais de 30 milhões de pessoas sofrem com os problemas provocados pela desnutrição e fome. Desde os anos 40, discute-se, na Organização das Nações Unidas, como acabar com a fome no planeta Terra. Criou-se o conceito Segurança Alimentar. Vários países e organizações tentam colocar em prática essa idéia.

INTRODUÇÃO

A humanidade conseguiu desenvolver conhecimento e tecnologia suficientes para produzir alimentos para todos os seres humanos existentes na face da Terra. Entretanto, devemos considerar que a transformação do alimento em energia produtiva humana ou animal é um problema para o desenvolvimento do capitalismo industrial, dado que os homens não são máquinas e colocam limites a essa transformação. A produção agrícola, embora crescente, é limitada, devido à qualidade das terras, das condições climáticas e do tempo. Mesmo com a grande absorção de inovações técnicas não se conseguiriam as quantidades necessárias para alimentar os milhões de trabalhadores e animais exigidos para produção, sem as máquinas e os motores.

Assim, a preocupação dos produtores e consumidores de energia humana teve nos motores e máquinas a saída para romper seus limites. Dessa forma, a questão da produção de alimentos deixa de ser fundamental e de primeiro plano no processo produtivo, para se igualar a produção de outras fontes de energia como carvão, petróleo, eletricidade. As máquinas são aprimoradas e o combustível que recebem passa a ser mais bem aproveitado ao se transformar em energia produtiva. Com isso, deixa de ser fundamental e estratégica (tanto na organização do processo de trabalho quanto nos custos de produção) a preocupação dos setores capitalistas que necessitam dos alimentos como fonte de energia, usada através dos trabalhadores na produção. Os substitutos (a máquina e o motor) são muito mais baratos, eficientes, mais disciplinados e podem trabalhar dias, e às vezes meses, sem descanso. Os alimentos tornam-se um valor de troca como outro qualquer na economia capitalista.

Dentro do capitalismo é essencialmente do trabalhador e sua família que deve partir a preocupação e o interesse de resolver o problema da boa nutrição, pois é através da sua força de trabalho, isto é, de sua venda, que ele deve conseguir dinheiro para todas as suas necessidades, dentre as quais as alimentares.

No passado remoto, o ato da alimentação era um ato natural, ou seja, o homem trabalhava livremente algumas horas para conseguir os alimentos necessários a sua alimentação. A evolução trouxe a divisão do trabalho e a troca entre os produtores, o que começou a transformar o ato natural da alimentação. Esse aspecto se aprofundou com o capitalismo por meio da mercantilização e com isso não basta ao homem trabalhar para comer. O trabalho significa salário e este é transformado em produtos no mercado, onde os preços, qualidade e quantidade de mercadorias disponíveis sofrem processos complexos de determinação. O ato da alimentação, portanto, não é mais um ato natural (isso é tão verdadeiro que os estados capitalistas instituíram impostos variados sobre todo e qualquer tipo de consumo alimentar) e isso talvez seja irreversível. O mundo em que vivemos é dominado pela mercadoria, e isso significa dizer que a compra e venda das coisas deve, de modo geral, buscar o lucro. Aqueles que estiverem atuando dentro desse modo de produzir devem perseguir esse objetivo ou serão expulsos do chamado mercado. Ora, a força de trabalho do homem é uma mercadoria comprada e vendida no mercado, e a sua reprodução diária depende da compra de outras mercadorias.

Dado esse quadro, há a necessidade de as pessoas trabalharem para poderem ter acesso aos produtos, caso contrário, terão de viver de programas de desemprego, quando existirem, ou viverem à margem da sociedade de consumo. Então, para se ter condições mentais e físicas para o trabalho, tem-se que tratar de conseguir recursos para adquirir os produtos necessários para isso. Poderíamos contra-argumentar dizendo que cidadãos em boas condições de saúde mental e física aumentariam a produtividade das empresas, diminuiriam a necessidade de gastos do Estado em programas de saúde, o absenteísmo ao trabalho diminuiria, a educação especial seria menos usada etc. Entretanto, a ciência utilizada no processo produtivo está liberando o homem dos trabalhos penosos, aumentando a produtividade e substituindo a força de trabalho por máquinas e robôs. Isso tudo faz aumentar ainda mais o contingente de população que engrossa a fileira dos desempregados, tanto no mundo desenvolvido quanto nos em desenvolvimento, ou nos países pobres. Portanto, hoje, mais do que no passado, para os empresários e capitalistas, a questão do trabalhador bem alimentado e nutrido não é a principal e, talvez, nem mesmo a secundária, pois as características do processo de trabalho exigem pequenas parcelas de pessoas com boas condições de desenvolvimento físico e mental. E, quando a alimentação é um problema para a empresa, ela o resolve instalando um restaurante interno ou adotando o salário alimentação via *tickets*. Em outras palavras, o contingente de trabalhadores à disposição das empresas não as obriga a gastarem muito tempo e dinheiro para solucionar os problemas de alimentação e nutrição de seus trabalhadores, e muito menos dos possíveis futuros empregados. Nos países em desenvolvimento, no início dos anos 90, mais de 100 milhões de pessoas sofriam de inanição, cerca de 14 milhões de crianças morriam antes dos 5 anos de idade, e no mundo, ainda hoje, quando 1 bilhão de pessoas passam fome.

De forma resumida e grosseira, esses são os efeitos de um determinado tipo de desenvolvimento capitalista, o qual se refere mais aos países em desenvolvimento e pobres. Deve-se reconhecer que nos países desenvolvidos, embora a base teórica de desenvolvimento seja a mesma, os problemas com a base material, a alimentação e a nutrição apresentam características específicas que não mencionamos aqui.

Alimentação e trabalho

Em primeiro lugar, o problema da alimentação e nutrição deveria ser de responsabilidade da sociedade e não somente de cada cidadão. O significado disso seria o desenvolvimento do conceito de segurança alimentar com participação do Estado, das empresas e dos cidadãos. Isto é, a sociedade seria responsável pela quantidade, qualidade e acesso a todas as pessoas a uma alimentação suficiente e equilibrada. Ao lado disso, o desenvolvimento adequado e suficiente da educação, das condições de saneamento básico e habitação. Segundo Braun JV e outros (1990) a Segurança Alimentar é definida, em termos básicos, como o acesso de toda população, em qualquer tempo, à alimentação necessária para uma vida saudável. Acesso às necessidades alimentares é uma condição, mas só isto não é suficiente para garantir uma vida saudável, sendo necessário um número de outros fatores, tais como as condições de saneamento básico, a capacidade do poder público, a democratização da economia etc.

Não seria isso uma utopia? Não. Porque a sociedade humana já conseguiu desenvolver a capacidade de organização empresarial para resolver, sem muitas dificuldades, o problema da produção de alimentos; existe dinheiro para os investimentos necessários, inclusive preservando o princípio da lucratividade; a tecnologia disponível é mais do que suficiente para resolver os problemas que poderão surgir (conservação, estocagem, distribuição etc.); terra disponível também não é problema e fome o mundo tem de sobra.

Segurança alimentar: conceito

O problema mais sério que se coloca é que o capitalismo desenvolveu-se sem precisar resolver essa questão de forma ampla e profunda. Os trabalhadores foram extremamente sacrificados, tanto nos períodos de crescimento quanto nas crises, na solução das suas condições materiais de desenvolvimento, incluindo aí a alimentação. Houve melhorias sim, sem dúvida. A qualidade de vida nos países desenvolvidos e mesmo nos países pobres melhorou, a expectativa de vida aumentou, o homem tem mais massa muscular e altura etc. Mas a acumulação dos capitalistas supera em dezenas de vezes as melhorias obtidas pelos trabalhadores assalariados, os quais tiveram que lutar muito para consegui-las. Então por que os capitalistas se disporiam agora a resolver a questão da alimentação e nutrição de seus trabalhadores e da população sem a luta deles?

REPRODUÇÃO DA FORÇA DE TRABALHO E ALIMENTAÇÃO

O mercado de trabalho no Brasil sofreu ao longo do processo de industrialização um excesso de oferta de mão-de-obra não-qualificada e semiqualificada. Ex-

Qualidade de vida

O mercado de trabalho e o nível salarial no Brasil

plicam essa afirmação as altas taxas de crescimento demográfico (entre 1900-20 a taxa geométrica de crescimento anual foi de 2,86%, entre 1920-40 de 1,50, de 1940-50 de 2,34%, de 1950-60 de 3,17%, de 1960-70 de 2,91 e de 1970-90 de 1,9%). Acrescente-se ainda a migração estrangeira (cerca de três milhões e duzentas mil pessoas entraram no Brasil entre 1900 e 1963). A soma do movimento migratório rural-urbano e a urbanização, o declínio das taxas de mortalidade, o crescimento da natalidade e, mais recentemente, o processo de modernização da agricultura produziram o ambiente negativo para melhorias nos padrões salariais e de vida e, conseqüentemente, condições desfavoráveis para a negociação das classes trabalhadoras com os capitalistas. Por outro lado, a chamada industrialização brasileira que se baseou, num primeiro momento, nos bens duráveis de consumo saltou uma etapa importante da produção de bens de capital e toda a infra-estrutura de sustentação da economia, grandes demandadoras de mão-de-obra. Por essas razões, o Estado brasileiro não é obrigado a tomar providências para assegurar as condições dignas de reprodução da força de trabalho e permite uma utilização predatória desta pelo capital.

O desempenho do setor industrial como empregador tem sido decepcionante. Os anos 1980 e 1990 por seu lado foram pródigos em perpetuar essas massas de desempregados, como mostra o documento oficial do governo "O mapa da fome no Brasil", o qual constata que nove milhões de famílias brasileiras (cerca de 32 milhões de pessoas) são indigentes.

Mapa da fome no Brasil

O Estado brasileiro não empreendeu, por seu turno, as grandes obras que nos países desenvolvidos absorveram grandes contingentes de trabalhadores não-qualificados (saneamento básico, habitação, estradas, hospitais, portos, aeroportos, educação etc.) procurando integrar essa massa ao mercado de consumo capitalista. Ao contrário, as políticas antiinflacionárias, quase sempre de caráter recessivo, os ajustes nos balanços de pagamentos, uma política de cooptação dos sindicatos, os períodos de ditadura com políticas repressivas aos movimentos sindicais ativos ajudaram e ajudam a reduzir o poder de barganha das classes trabalhadoras. Por outro lado, não houve no Brasil uma reforma agrária que dividisse a terra e permitisse a permanência de milhões de brasileiros em pequenas e médias propriedades, as quais contribuiriam para a ampliação do mercado interno, bem como a produção de excedente de alimentos e matérias-primas poderia dar um outro perfil aos problemas da economia brasileira.

O doloroso dessa questão é que ela não é particular dos anos recentes da ditadura militar e das dificuldades provocadas pelas mudanças externas. O que vamos procurar mostrar, através da bibliografia consultada sobre a questão dos padrões alimentares dos trabalhadores, é que não faz parte do contrato social brasileiro, desde o começo do século, a incorporação ao mercado interno capitalista de uma imensa quantidade de seres humanos, ou a preocupação com a reprodução da força de trabalho no Brasil.

Salário mínimo

A fixação do salário mínimo no Brasil (o mais claro exemplo disso) foi considerada no nível mínimo de subsistência. "A Legislação Trabalhista brasileira, ao definir o salário mínimo, faz clara referência ao trabalhador não-qualificado de qualquer categoria; ao especificar os itens do orçamento individual, automaticamente, fixa o gênero de vida a que o salário mínimo se refere – o mínimo fisiológico do trabalhador solteiro. Não indaga do padrão ideal a atingir, apenas o gênero de vida efetivo, de acordo com a região. (...) Este salário mínimo tem sido calculado em termos da despesa mínima necessária ao consumo, correspondente às preferências fundamentais do trabalhador com alimentação, habitação, vestuário, higiene e transporte".

O salário mínimo quando foi criado, em 1940, tinha como um dos objetivos garantir o mínimo de subsistência fisiológico quando 60 a 70% dos trabalhadores recebiam menos do que o estabelecido pelo salário mínimo. Mas deve-se dar atenção para a corrosão freqüente do salário mínimo pelos altos índices de inflação apresentados pela economia brasileira.

Trabalhando com outros dados dos anos 50 e 60, apesar dos baixos salários, a inflação e os índices de aumento de produtividade foram benéficos para os setores industriais, no sentido da transferência de recursos que seriam para o consumo e acabaram ficando nos cofres dos empresários industriais. Utiliza-se para isso a relação entre os salários e o valor adicionado. O decréscimo é bem nítido em todos os casos, especialmente na segunda metade dos anos 50, quando a taxa de inflação era mais elevada do que na primeira parte do decênio. A diminuição mais acentuada ocorreu nos ramos mais dinâmicos das indústrias substitutivas de importações, como na metalurgia e na indústria mecânica (Tabela 20.1).

Índices de aumento de produtividade

TABELA 20.1 – Razão dos salários para o valor adicionado.

	1949	1959
Indústria de transformação (total)	23	19
Têxteis	30	29
Alimentares	14	14
Siderurgia/metalurgia	27	21
Mecânica	32	23,5

Ressalte-se também o grande atraso no reajustamento do salário mínimo durante o decênio 1950-1960. Esse fato, na medida em que o salário mínimo influencia o nível geral de salários dos trabalhadores urbanos, significa ter havido ampla margem para a transferência de recursos dos assalariados para o setor da produção.

Em outras palavras, isto quer dizer que, para grande parcela dos trabalhadores urbanos, a inflação representou uma redistribuição do incremento do produto real em proveito do setor de produção. Isso significa que os trabalhadores não tiveram necessariamente reduzido seu nível de vida, mas o aumento desse último não acompanhou o crescimento do produto real. Outros indícios sobre as tendências na concentração da renda são apresentados para a indústria de transformação como um todo, mostrando que a taxa de crescimento da produtividade esteve bastante à frente do crescimento dos salários reais, tanto na segunda metade dos anos 50 quanto em grande parte da década de 60 (Tabela 20.2).

Inflação. Produtividade da força de trabalho e melhoria dos salários

TABELA 20.2 – Produtividade do operário e aumentos de salário real no setor da indústria de transformação.

	1956	1962	1964	1966
Salário	108	112	129	119
Produtividade	107	173	175	178

Considerando-se as tendências de longo prazo na distribuição de renda do Brasil e a queda dos níveis absolutos dos salários reais das classes operárias nos anos 60, não é de se admirar que as indústrias que servem aquelas classes (uma ponderação do índice de preços do consumidor nos mostra que quase 54% do salário do trabalhador é gasto em alimentação e vestuário) foram as que experimentaram as taxas mais baixas de crescimento.

Distribuição de renda e salários

Os dados anteriores mostram que os ganhos na produção, através das melhorias nas condições técnicas que aumentaram a produtividade do trabalho, ficaram grandemente concentrados nas mãos dos capitalistas. Acrescente-se a isso os ganhos com a inflação, as políticas repressivas às organizações sindicais ativas, a fragilidade das organizações sindicais no Brasil e tem-se um quadro que permanece durante décadas na economia brasileira. No interior desse processo está a família do trabalhador: amesquinhada, espremida, com salário aviltante diante de um mercado que a cada ano acrescenta novos produtos e que para ter acesso a família é obrigada a cortar a sua carne, ou seja, a sua alimentação. É uma constante na economia brasileira esse movimento de concentração de capital e de exclusão de grande parcela da força de trabalho das possibilidades de melhoria nas suas condições de reprodução.

Mudanças no padrão dos gastos da família

O salário e a estrutura dos gastos familiares

Um estudo sobre a classe operária em São Paulo estima que, nos anos 70, os gastos com alimentação, roupas e outros gastos familiares chegavam a 65%, se comparados com os 85% da década de 1930. Os salários reais cresceram entre 1939 e 1970 cerca de 60% e, se esse aumento foi gasto com outras despesas não-essenciais, as despesas com alimentação, roupas devem ter caído para 50%. Foram beneficiados os bens de uso doméstico (televisores, geladeiras etc.), transportes (público e manutenção dos veículos privados), educação e recreação. Esses gastos refletem as mudanças nos custos sociais de reprodução da força de trabalho e, por outro lado, a demanda do sistema produtivo por força de trabalho mais especializada.

Outro trabalho acadêmico constata mudanças nos padrões de consumo dos trabalhadores em São Paulo.

Orçamento familiar e alimentação

Através dos dados do Estudo Nacional de Despesa Familiar (ENDEF, 1977) e índices de preços da FIPE, observou-se que, dentre os itens que compõem a despesa total de consumo, os trabalhadores de 2 e 3,5 salários mínimos despendem cerca de 40% de seu orçamento em alimentação e, aproximadamente, 25% em aluguel, restando 35%, que correspondem à distribuição entre vestuário, higiene, assistência à saúde, transportes, educação, recreação e cultura e fumo. Isso significa que 65% do orçamento da maioria dos trabalhadores de São Paulo são destinados ao consumo de alimentação e moradia. Esses casos evidenciam o grande esforço que esses trabalhadores fazem para sobreviver, trocando quase todo o seu trabalho por alimentação e moradia.

O prolongamento da jornada de trabalho é observado por vários autores que estudam as condições de trabalho no Brasil desde o início do processo de industrialização. A utilização de menores e mulheres também era e continua sendo prática comum para reduzir salário. As mulheres e crianças também não escapavam de longas jornadas de trabalho e do trabalho noturno. A utilização de outros membros da família para ajudar no orçamento doméstico altera para pior o padrão de vida dos trabalhadores e, portanto, as condições de reprodução da força de trabalho em geral.

Trabalha-se mais para comprar menos

Outro elemento que mostra a piora das condições de vida das classes de baixa renda é a relação entre salário mínimo e ração essencial mínima, e o tempo necessário para sua aquisição. Estudo feito pelo DIEESE, apresentou, em 1959, 65 horas e 5 minutos e, em 1977, 141 horas e 49 minutos, ou seja, para comprar os mesmos alimentos, os trabalhadores deveriam trabalhar duas vezes mais em 1977 do que em 1959 na cidade de São Paulo. Em junho de 1996, o mesmo DIEESE apresenta para a cidade de São Paulo o tempo de 189 horas e 14 minutos.

Em São Paulo, onde o movimento sindical é mais combativo e organizado, a força de trabalho foi submetida a um alto nível de expropriação e não consegue usufruir amplamente dos direitos políticos e sindicais há muito difundidos e usuais nos países capitalistas mais avançados. Há que se imaginar o que ocorreu em outros estados, onde o movimento sindical inexiste ou é organizado e dirigido por líderes cooptados ou, simplesmente, "pelegos" dos capitalistas. Essa exploração da força de trabalho é bastante clara quando se observam as pesquisas sobre os níveis de concentração de renda no Brasil que se acentuam ano após ano. Apenas uma pequena parcela de trabalhadores com treinamento consegue participar das melhorias da produção capitalista no Brasil.

Um recente estudo usando dados da Pesquisa Nacional de Amostra por Domicílio (PNAD) mostra a "evolução da extensão da pobreza no Brasil, de 1981 a 1990, considerando as pessoas classificadas de acordo com seu rendimento familiar *per capita*. Em 1990, em um total de 144,4 milhões de pessoas, 63,2 milhões (43,8% do total) tinham rendimento *per capita* que não ultrapassava 0,5 salário mínimo de outubro de 1981 (ou 0,5 SM) e 32,9 milhões (22,8% do total) tinham rendimento *per capita* que não ultrapassa ¹/₄ daquele salário mínimo. Mesmo considerando que os rendimentos declarados constituem, freqüentemente, uma subestimação da renda efetivamente auferida, esses dados mostram que uma grande parcela da população brasileira não tem poder aquisitivo suficiente para sua segurança alimentar".

Aumenta a concentração da riqueza

É preciso lembrar ainda que, para ajudar a concentração da renda, o governo brasileiro adotou diversas formas de política de contenção salarial para tentar estabilizar a economia, além do uso generalizado de incentivos fiscais e de um perverso sistema tributário cada vez mais regressivo. São esses elementos que explicam o grande esforço que as famílias dos trabalhadores têm que despender, juntamente com sacrifícios até nas questões alimentares e com endividamento junto ao comércio (pagando altas taxas de juros), para ter acesso aos bens e equipamentos de consumo duráveis. Muitas vezes combinam-se péssimas condições de moradia e longas distâncias do local de trabalho com televisão, geladeira e até um "fusca" velho para os passeios aos domingos. Onde encontrar, nessas condições, melhorias no padrão de reprodução da força de trabalho?

O consumo alimentar

O texto tem procurado mostrar como numa situação de mudança no padrão de acumulação e de investimentos no Brasil transformam-se ou mantêm-se as condições de reprodução da força de trabalho. Cremos ter deixado claro que houve transformações, mas elas não acompanharam os níveis de acumulação de capital e muito menos parte dos ganhos de produtividade da indústria e agricultura foi repassada para as classes trabalhadoras, ou seja, os ganhos relativos dos capitalistas foram muito superiores aos possíveis ganhos das classes assalariadas. Isso pode ficar mais claro observando-se as mudanças no consumo alimentar das famílias dos trabalhadores.

Consumo alimentar

As alterações, diminuindo os gastos e modificando o padrão alimentar dos trabalhadores, não deterioraram a quantidade e a qualidade da ingestão alimentar da população pesquisada. É preciso lembrar, entretanto, que a população trabalhadora vivia próxima às condições mínimas de reprodução e os dados sugerem que não houve grandes modificações que alterassem favoravelmente esse quadro para os trabalhadores.

Os dados (Tabela 20.3) sintetizados de pesquisas mostram, entretanto, redução nas quantidades das calorias ingeridas. Deve-se ressaltar também que, em virtude das diferentes metodologias utilizadas, não se pode comparar os dados, mas pode-se utilizá-los como uma tendência da evolução do padrão de alimentação. O fato é que o consumo de calorias é baixo quando comparado aos padrões definidos in-

TABELA 20.3 – Ingestão *per capita* diária de calorias, proteínas, gorduras, minerais e vitaminas 1930/1974.

Ingestão	Davis 1934	Lowrie 1936/37	CNBES 1952	FGV 1961/62	FIPE 1971/72	ENDEF 1974
Calorias/kcal	2.521	2.539	2.398	2.449	2.359	2.041
Proteínas/g	81,2	81,8	73,9	66,9	70,6	66,6
Gorduras/g	70,2	66,8	75	75,8	78,8	72,5
Cálcio/mg	315,4	289,3	425,1	310,7	470	347,3
Ferro/mg	14,9	14,7	12,9	13,7	14,6	12,7
Vitamina C/mg	46,7	22,1	40,2	95,2	122,1	68,9
Vitamina B$_1$/mg	1,1	1,2	1	1,1	1,2	1
Vitamina B$_2$/mg	0,9	0,9	1	0,8	1,1	0,9

Ingestão *per capita* de calorias e nutrientes

Fonte: Wells J. Industrial Accumulation.

ternacionalmente entre 1930 e 1974 (a FAO estimava, nos anos 30, a ingestão de 3.000 calorias para um adulto com atividades moderadas e 3.500 para as atividades pesadas). Em outras palavras, houve um processo intenso de industrialização, urbanização, aumento significativo da produtividade do trabalho e os trabalhadores, ou a grande maioria deles não conseguiu obter melhorias significativas e no mesmo nível do padrão de desenvolvimento conseguido pelo capital, no seu padrão alimentar. Atualmente, estima-se como padrão internacional a ingestão necessária em 2.500 calorias.

O que os trabalhadores consumiam

Nos anos 1930, os dados mostram, sem muitas divergências, que a alimentação dos trabalhadores pesquisados era baseada em um pequeno número de produtos ricos em produção de energia como pão, pasta, batatas, arroz, feijão, açúcar e gordura. Ainda os gastos com pão, farinha e cereais absorviam cerca de 34% dos gastos com alimentação, açúcar 8% e gordura animal 10%. Em 1941, entre os trabalhadores na Usina Sta. Olimpia Ltda., uma amostra de 232 famílias, com resultados para 165, revela a monotonia da alimentação semanal dos trabalhadores pesquisados, ou seja, arroz, feijão, com pequena quantidade de carne e folhas verdes acompanhados de pão. Aos domingos havia a variação com a introdução de macarrão. Se verificarmos, nos dias atuais, a alimentação dos trabalhadores urbanos de baixa renda, vamos observar que essa alimentação básica pouco se alterou.

Alimentação dos trabalhadores urbanos

Destacam-se, também, as mudanças mais importantes na alimentação dos trabalhadores urbanos desde os anos 30. Há um declínio dramático no consumo de pão e derivados de farinha de trigo. O principal substituto desses produtos foi o arroz. Há uma considerável alteração no consumo de carne bovina fresca, substituída por carne de galinha, e considerável aumento no consumo de ovos. As gorduras animais foram substituídas por óleos vegetais, bem como a manteiga substituída por margarina vegetal. Uma modificação importante foi o aumento no consumo do leite. Os dados não mostram consumo de frutas (Tabela 20.3).

Alimentação: O que mudou em 40 anos?

Em termos qualitativos há uma tendência de, entre 1934 e 1974, aparente declínio da ingestão de proteínas e calorias. A redução do consumo de pães e carne bovina foi parcialmente compensada pelo aumento de arroz, leite, carne de frango e ovos, mas, apesar dessas substituições, houve uma redução do valor calórico e protéico ingerido pelos trabalhadores pesquisados nos *surveys*. Houve, entretanto, melhoria na ingestão de cálcio e vitamina C (Tabela 20.3).

Chamam a atenção alguns fatos que poderiam subestimar a alimentação dos trabalhadores: primeiro, a introdução de produtos processados industrialmente, substituindo produtos naturais; segundo, o aumento do número de trabalhadores que se alimentam fora da residência; terceiro, o sacrifício dos trabalhadores reduzindo os gastos em alimentação para adquirir bens duráveis.

Não há grandes diferenças do ponto de vista da qualidade básica da alimentação (arroz, feijão e farinha) entre as zonas rural e urbana, considerando os estudos até aqui apresentados. Entretanto, os aspectos econômicos, sociais, culturais e psíquicos apresentam especificidades que não permitem comparações mais aprofundadas sobre o tema.

Problema nutricional da população urbana de São Paulo

Utilizando informações das Pesquisas de Orçamento Familiar da FIPE-USP, os trabalhos da FIBGE-ENDEF e do DIEESE, e tendo como referencial a ração mínima essencial de 1938, a análise do problema nutricional da população paulistana, entre 1960 e 1990, demonstra:

1. "É mais calórico do que protéico, resultante da aquisição insuficiente de alimentos e não da escolha inadequada, portanto, o problema é mais quantitativo do que qualitativo.
2. É mais evidente nas famílias pertencentes às classes de renda mais baixa (principalmente aquelas com renda de até um salário mínimo *per capita*) sendo, portanto, conseqüência do baixo poder aquisitivo, o qual então condiciona a melhora do nível nutricional ao aumento da renda familiar.
3. Ainda, influenciado pelo tamanho e pela composição da família, o que determina a distribuição intrafamiliar dos alimentos, talvez até diminuindo o consumo *per capita*.

Por outro lado, analisando-se a evolução dos itens componentes do consumo de alimentos que caracterizam os hábitos alimentares da população paulistana, analisadas nesse estudo para as famílias com renda familiar de até seis salários mínimos, verifica-se que:

1. Houve maior diversificação de alimentos e dos seus respectivos gastos, em função da existência no mercado de maior número de alternativas para suprir as necessidades nutricionais da população.

Diversificação da alimentação

2. A adequação calórica encontra-se apenas nas classes de renda acima de um salário mínimo *per capita*. As mesmas pesquisas mostram que o município de São Paulo apresentava, em 1982/83, 26,7% de famílias não adequadas, na perspectiva nutricional, o que, expandido para a população de acordo com a composição etária das famílias, totalizava três milhões de pessoas potencialmente sujeitas à desnutrição. Em 1987, esse índice elevou-se para 43%, consideravelmente significativo do ponto de vista de saúde pública.
3. O aumento da ingestão protéica foi maior do que o da calórica, embora nas classes de renda mais baixa a situação ainda fosse inadequada. Vale lembrar que, se a quantidade de proteínas ingeridas é adequada e a de calorias insuficiente, o organismo acaba utilizando a proteína como matéria-prima para o fornecimento de energia. Essa troca é economicamente desvantajosa, uma vez que o custo da proteína é mais alto do que o da unidade de caloria. Assim, não existe adequação protéica nas classes de renda mais baixa, como constatam as pesquisas.
4. Nas classes de renda mais baixa (até 1,5 salário mínimo *per capita*) 10 alimentos perfazem 80% do total de proteínas e calorias consumidas. A maioria das pesquisas de orçamentos familiares utiliza esse percentual para identificar a composição da cesta de consumo, já que são os alimentos que mais pesam também, no que se refere aos gastos com alimentação.

Os 10 alimentos que compõem os 80% da cesta calórica são: arroz, pão, óleo, açúcar, feijão, carne, leite, ovos, frango e macarrão.

Dentre esses, arroz, pão, óleo, açúcar e feijão contribuem, em média, com 67% do total de calorias consumidas, diferindo apenas na ordem de importância no consumo.

O que se pode observar, ainda, é que, no decorrer dos anos, esses alimentos têm diminuído seu peso no total das calorias consumidas, evidenciando uma diversificação maior da alimentação. O pão, por exemplo, chegou a contribuir com 17% do total de calorias consumidas, diminuindo, até 1987, para 9,7%, provavelmente em função da retirada do subsídio ao consumo do trigo.

O arroz chegou a pesar 26% em 1974/75, diminuindo para 17,5% do total de calorias ingeridas em 1987. O óleo e o açúcar tiveram aumento significativo em seu consumo, em 1981/82 (16% e 14%, respectivamente), mantendo-se em patamares de 12,5% até 1987. Com relação a 1938, o consumo de óleo praticamente dobrou. Isso resultou num melhor balanço nutricional da alimentação (isto é, melhorou a proporcionalidade entre gorduras, hidratos de carbono e proteínas, consumidas na alimentação).

Consumo de óleo e açúcar

O leite e os ovos ricos em proteínas de origem animal aumentaram consideravelmente sua participação calórica, mostrando um relevante aumento em seu consumo. A manteiga foi substituída pela margarina. Já as farinhas de mandioca e de trigo aparecem como componentes importantes da cesta calórica apenas para as classes de baixa renda.

Aumento do consumo de produtos de origem animal

"A mistura de arroz e feijão equivale a uma combinação protéica, embora de origem vegetal, de bom aproveitamento biológico, pois esses alimentos se completam, já que o arroz possui como aminoácido limitante a lisina, cuja quantidade existente no feijão é abundante, propiciando, assim, a síntese da proteína no organismo. Em 1974/75, essa mistura pesava 38% no total de proteínas consumidas, na pesquisa realizada sobre a população paulista por Adriana MP Tasco, diminuindo seu peso para 22%, em 1987".

Arroz e feijão

Ainda segundo a autora, "o leite, bem como os ovos aumentaram de forma significativa sua importância no total de proteínas consumidas, sendo que, em 1987, o leite pasteurizado era o primeiro alimento fornecedor de proteínas da alimentação, seguido da carne, arroz, pão e feijão.

Ao longo do período 1971/87 o aumento no consumo de produtos protéicos de origem animal mostrou-se crescente, confirmando também um melhor balanço nutricional da alimentação. Leite, carne, frango e ovos representavam, em média, 37% do total de proteínas consumidas. Pão e macarrão, embora basicamente fornecedores de calorias, pela quantidade consumida contribuíam, aproximadamente, com 15% do total de proteínas ingeridas".

Análise da evolução da composição dos gastos

O peso dos alimentos nos gastos

Em 1938, a carne e o feijão eram os alimentos que mais pesavam no custo da ração mínima essencial, em função das quantidades então recomendadas. A maioria dos alimentos propostos em 1938 pelo Decreto-lei 399 teve seu peso reduzido nos gastos com alimentação, sendo a única exceção o leite. As pesquisas do DIEESE confirmam uma tendência declinante da participação do item alimentação no orçamento das famílias paulistanas, no período 1934/83.

Educação, transporte e alimentação

Pressupõe-se que o aumento das parcelas do orçamento, no decorrer do período 1934/83, direcionadas à educação e transportes, principalmente, tenham ocorrido em detrimento do item alimentação. Esse fato é comprovado pelos resultados da pesquisa DIEESE 1982/83, pois verifica-se que aumento de renda nas classes menos favorecidas resulta em aumento do percentual referente à alimentação (para as famílias consideradas adequadas nutricionalmente). No que se refere aos gastos com alimentação, não há distorções na alocação dos recursos nesse item, mas o que se verifica é uma insuficiência do montante de renda, o qual deve incluir todos os gastos relativos ao atendimento de suas necessidades.

Outro ponto relevante refere-se ao fato de que as famílias de baixa renda pagavam de 30 a 50% menos as calorias e proteínas adquiridas com relação às de alta renda.

Alimentação fora do domicílio

Uma comparação dos dados da Pesquisa de Orçamento Familiar de 1971/72 com a de 1981/82 aponta que houve grande ampliação da parcela do orçamento destinada à alimentação fora do domicílio, principalmente com lanches, alimentos semiprontos e salgados industrializados, em função principalmente do ingresso da mulher no mercado de trabalho, que determinou a opção por alimentos de preparo mais rápido no domicílio.

Duplicaram seu peso no orçamento as bebidas não-alcoólicas e triplicaram as alcoólicas. Apresentaram aumentos consideráveis, ainda, móveis e equipamentos eletrodomésticos, transporte, comunicações, viagens e bens pessoais.

Alimentação. Educação. Salário

Por meio do DIEESE, a própria Ração Mínima Essencial passou, a partir de 1959, a ser analisada sistematicamente como parâmetro dos gastos com alimentação, em relação ao salário mínimo. O aumento em número de horas necessárias para comprar a Ração evidencia as crescentes defasagens entre os ganhos do trabalhador e seus dispêndios alimentares, o que indubitavelmente resultou na perda quantitativa e qualitativa do consumo alimentar familiar.

O efeito do gasto com alimentos nas classes de baixa renda

O que se pode concluir desse rol de avaliações sobre a alimentação, é que não se trata de questão puramente técnica, ou seja, não basta educar e aumentar o salário de modo que as classes de mais baixa renda melhorem seu padrão alimentar. O que todos os trabalhos mostram é que ocorreram mudanças significativas para algumas faixas de renda, as maiores, que melhoraram seu padrão alimentar e de vida. Entretanto, as faixas de renda mais baixas da população brasileira mantiveram seu padrão alimentar próximo do mínimo fisiológico, com alterações na variedade de produtos, mas sem atingir o mínimo definido pelos padrões internacionais.

O problema mais grave é que essa questão da alimentação, juntamente com o padrão de vida das classes mais baixas, se fizermos um corte temporal, permanece desde o início do século. Ou seja, a questão é quase centenária. Poderíamos afirmar que faz parte da estrutura de funcionamento do padrão capitalista de acumulação que se desenvolve dentro do território brasileiro. Em outras palavras, foram adotadas políticas de distribuição de renda que excluem permanentemente uma grande parcela da população do crescimento e desenvolvimento capitalista brasileiro. "A participação dos 20% da população na faixa de renda mais baixa declinou de 3,8% em 1970 para 3,39% em 1980, enquanto os 10% da população de renda mais elevada aumentaram sua participação de 46,36% para 47,67%". Para essa parcela da população não há a preocupação com suas condições mínimas de reprodução. Por isso, quando ocorrem crises mais prolongadas, os efeitos são imediatos, com aumento da mortalidade infantil, epidemias, desemprego, aumento da desnutrição e subnutrição etc. Pesquisadores do Banco Mundial estimaram que 58,3% do total das crianças brasileiras com menos de 18 anos eram desnutridas em 1975; 37,2% (perto de 20 milhões de crianças) sofriam de desnutrição de primeiro grau, 20,2% (mais de 10 milhões de crianças) sofriam de desnutrição de segundo grau e, por último, 0,9% (447.000 crianças) eram desnutridas de terceiro grau. Embora os nutricionistas divirjam no que se refere ao montante de danos causados pela desnutrição de primeiro grau, existe pouco debate sobre os prejuízos ao crescimento causados pela desnutrição de segundo grau prolongada, ou sobre o rigor das manifestações da desnutrição de terceiro grau que provocam danos irreparáveis.

Distribuição de renda e desnutrição

"Fome e desnutrição tampouco são conceitos equivalentes, uma vez que, se toda fome leva obrigatoriamente à desnutrição, nem toda desnutrição se origina da deficiência energética das alimentações, sobretudo na população infantil". Ainda que não-equivalentes, os conceitos de pobreza e desnutrição são os que mais se aproximam. "Avaliando os efeitos da desnutrição infantil, utilizando dados da Pesquisa Nacional sobre Saúde e Nutrição de 1989, 'observa-se, que, em todas as regiões, a freqüência de crianças de baixa estatura excede em muito a freqüência de 2-3%, o que evidencia a natureza endêmica da desnutrição infantil e sua disseminação por todo o país'. No Brasil como um todo, crianças de baixa estatura ou crianças desnutridas representavam 15,4% do total da população infantil, ou cerca de 2,5 milhões de crianças".

Fome

São constatações que não deixam dúvida sobre o descaso dos empresários capitalistas no Brasil e das "lideranças" políticas que dirigem o País, para com os trabalhadores. É mais perverso ainda com as crianças, as quais são sempre lembradas como o "futuro do Brasil".

O que o Estado procurou fazer ao longo desse tempo foi tratar de criar mecanismos de controle mais do que encontrar soluções. Criou-se o Ministério do Trabalho para que a questão social deixasse de ser tratada como um caso de polícia, mas, em 1996, ela continuava sendo tratada como tal, bastava folhear os jornais. A Consolidação das Leis do Trabalho tornou o problema social uma questão burocrática, no pior sentido do conceito. Por isso, a cada década aumenta em mais alguns milhões, o que hoje se chama de indigentes. Não são mais seres humanos. São menos do que um número, são indigentes do capitalismo. E dessa forma são tratados. Indigente é recolhido, banhado, ganha uma muda de roupa, um prato de comida e é devolvido à rua. Esse parece ser o destino dos 32 milhões de indigentes brasileiros, herdeiros da construção dos cafezais, dos canaviais, da construção civil etc.

Ministério do Trabalho

Enquanto isso, os efeitos da distribuição de renda na alimentação dos 20% mais altos na distribuição de renda mostram que a média total das calorias ingeridas por esse grupo é cerca de 300 calorias a mais do que os grupos de rendas médias, tanto na área urbana quanto na zona rural, indicando que a satisfação calórica tende a ocorrer somente nos níveis elevados de renda. A desigualdade econômica em nosso País é extravagante, dada a complexidade do nosso parque industrial e agroindustrial. Igualmente extravagantes e difíceis são as soluções para os problemas apontados. Em função do tamanho dos números não se pode pensar em soluções pequenas, modestas e pontuais. A criação de trabalho decente e bem remunerado exige investimento elevado. A incorporação de milhões de pessoas ao mercado consumidor capitalista não se faz da noite para o dia. Pode-se, momentaneamente, "matar a fome" de uma pessoa, mas torná-la um cidadão pode exigir décadas de trabalho e vontade política. É nesse sentido que se deve ler essa síntese dos trabalhos apresentados. Foram décadas de problemas acumulados, de milhões de seres humanos sacrificados, humilhados, explorados, que esperam (infelizmente) o momento de resgatar essa dívida.

AGRICULTURA

A agricultura desempenha um papel fundamental no desenvolvimento do capitalismo, provendo alimentos, matérias-primas, liberando mão-de-obra com a introdução do progresso técnico na produção e sendo uma fonte importante de acumulação de capital, o qual é investido no setor urbano. Essas relações não são uniformes nos países em desenvolvimento. Do mesmo modo, dentro de um dado território nacional também encontramos desigualdades regionais. A concentração da produção e a divisão do trabalho entre os países e dentro de um mesmo país provocam diferenças no processo de desenvolvimento. Essas diferenças afetam de diferentes modos as condições de reprodução da força de trabalho e o padrão de vida das populações.

Até os anos 50, quando se iniciou a chamada segunda revolução agrícola, os países em processo de industrialização elaboravam políticas amplas com o objetivo de desconcentrar o uso das terras (geralmente através de reformas agrárias) e produzir alimentos para reduzir o peso deles nos gastos dos assalariados. Isso era fundamental para que os consumidores assalariados pudessem adquirir os novos produtos que a industrialização colocava no mercado. "Neste século, um dos traços mais marcantes do processo foi o barateamento alimentar. Na Europa, por exemplo, nenhum alimento custa hoje mais caro do que custava em 1914. No Reino Unido, a redução dos preços reais dos gêneros básicos foi de cerca de 20% entre 1956 e 1977, chegando a 40% para os produtos granjeiros. O aumento de eficiência do sistema agroalimentar não somente garantiu oferta abundante durante uns 80 anos, como venceu rapidamente três conjunturas de escassez relativa: as duas Guerras Mundiais e o difícil início da década de 1970".

Crescimento econômico e desenvolvimento

Após a Segunda Guerra Mundial, sob o comando dos Estados Unidos, o mundo capitalista ocidental produziu um crescimento econômico sem precedentes e significativamente desigual. No período que vai até os anos 70, a agricultura sofreu um novo processo de modernização que se impactou favoravelmente nas economias urbanas, do ponto de vista da produção alimentar. "Enquanto dobrava a produção de alimentos nos países capitalistas desenvolvidos, em apenas 20 anos (1950/70), o pessoal ocupado em suas agriculturas reduzia-se fortemente. Nos Estados Unidos ele diminuía de 23 para menos de 10 milhões de pessoas e, no Oeste Europeu, de 42 para 22,6".

Poder de compra dos assalariados e padrões de gastos e consumo

O efeito dessa transformação para os assalariados foi uma mudança no padrão de gastos e consumo. "O aumento do poder de compra dos assalariados foi muito significativo em todos os países centrais no período considerado. E isso alterou substancialmente os padrões de consumo. A parte da alimentação nas despesas das camadas populares foi se reduzindo, ao mesmo tempo em que incorporava uma proporção crescente de produtos processados pela indústria alimentar. Em contrapartida aumentavam as despesas relativas a moradia e a compra de bens duráveis, apesar da baixa relativa dos preços destes últimos. (...) E foi a partir dos anos 50 que as despesas com alimentação caíram abaixo dos 50% do orçamento familiar, permitindo que uma parte crescente da renda fosse consagrada ao consumo de bens duráveis, produtos que estavam associados aos altos crescimentos de produtividade. (...) No início da década de 1970, os americanos gastavam pouco mais de 17% da renda na compra de alimentos".

Entretanto, a grandiosidade das revoluções industriais e a velocidade das transformações que elas provocaram no mundo urbano colocaram os efeitos positivos da agricultura no desenvolvimento do capitalismo num segundo plano.

Embora o setor agropecuário apresente taxas de crescimento relativo decrescente, ao longo do tempo, seu papel no desenvolvimento econômico não deve ser medido apenas por essas taxas. Muito importantes são as transferências e vinculações que se estabelecem entre o setor agropecuário e os outros setores da economia através da divisão social do trabalho. A incorporação do progresso técnico e a modernização e a industrialização da agricultura aumentaram e criaram novas formas de transferências e vinculações entre a agricultura e os outros setores da economia. Nesse sentido, também o papel da agricultura na produção de alimentos para a sociedade transforma-se, principalmente nos países menos desenvolvidos ou atrasados.

Setor agropecuário e taxas de crescimento

No caso brasileiro, a agricultura aqui desenvolvida teve papel fundamental no padrão de acumulação capitalista, pois a sua performance positiva foi decisiva para a industrialização e a urbanização, ou seja, para a ampliação e sustentação do mercado interno. O comportamento da agricultura, a partir mais especificamente dos anos 30, foi de incorporar o progresso técnico, diversificar a produção, expandir as áreas cultivadas, prover divisas etc. E a grande polêmica, não se fez a reforma agrária.

O papel da agricultura na economia brasileira

"Ao contrário do querem fazer crer os adeptos da chamada 'lei do declínio secular da agricultura', a importância do setor não só se manteve inalterada, como até aumentou sob vários aspectos. O que mudou através do tempo foram principalmente suas funções produtivas. Em vez de estar voltado somente para as exportações, para o autoconsumo da população rural e para o abastecimento de uns poucos e pequenos núcleos urbanos, o setor agropecuário – sem deixar de alimentar sua força de trabalho e a das cidades, e sem deixar de exportar seus excedentes – passou a atender uma crescente demanda interna por parte de numerosas cidades em rápida expansão e de um setor industrial cada vez mais amplo e diversificado, primordialmente voltado para a transformação dos seus produtos".

"Lei do declínio secular da agricultura"

Se observarmos a tabela 20.4, verificaremos que, embora o crescimento da agricultura tenha ficado abaixo do da indústria, ele foi superior ao crescimento da população entre os anos 30 e 70. Durante os anos 70, os investimentos privados e incentivos governamentais consolidaram o processo de modernização da agricultura. O crédito oficial disponível e articulado à disponibilidade de insumos modernos, a criação de infra-estrutura e o apoio de um sistema de pesquisa e extensão rural permitiram um programa integrado de modernização e crescimento econômico da agropecuária. Mas isso não significou melhoria na disponibilidade *per capita* de alimentos básicos. A disponibilidade de arroz é oscilante, sem definição de tendência de aumento, o feijão e a mandioca apresentaram redução.

Crescimento da agricultura e da população

TABELA 20.4 – Taxas médias de crescimento anual dos índices de Produto Real do Brasil e PIB a custo dos fatores (%) 1920/1988.

	PRODUTO REAL				PIB	
	1920/1922 1930/1932	1930/1932 1940/1942	1940/1942 1945/1947	1945/1947 1969/1971	1970/ 1980	1980/ 1988
Agricultura	3,3	2,86	2,42	4,39	4,8	3,2
Indústria	3,51	7,2	9,18	8,31	9,3	1,4

Fonte: Haddad P (1978), apud Szmereczanyi T (1986) e Seade SP (1992).

A tabela 20.5 mostra o crescimento contínuo da área cultivada com lavouras no Brasil de 1930 a 1985, também acompanhada por um aumento importante do número de tratores após a década de 1960. É a partir dessa data que cresce o movimento da chamada modernização e industrialização da agricultura brasileira. Para

Áreas cultivadas com diferentes tipos de lavoura

394 CIÊNCIAS NUTRICIONAIS

TABELA 20.5 – Evolução da área com lavouras (mil ha) e número de tratores – Brasil 1920/1994.

Ano	Lavouras total	Lavouras permanentes	Lavouras temporárias	Tratores
1920	6,6	nd	nd	1.706
1940	18,8	5,9	12,9	3.379
1950	19	4,3	14,7	8.372
1960	28,3	7,6	20,7	61.354
1970	33,9	8,3	31,7	323.113
1980	49,1	10,4	38,7	545.205
1985	52,1	9,9	42,2	651.150
1994	50,4	9,6	40,8	nd

nd = não-disponível
Fonte: Censos Agropecuários.

Áreas com lavoura

Evolução da produção agrícola brasileira

Produtos agrícolas destinados ao processamento industrial

Agricultura e produtos para exportação

alguns autores é o momento do desenvolvimento dos complexos agroindustriais, ou a agroindustrialização. Essa agroindustrialização atinge quase todo o território brasileiro, porém de forma concentrada, beneficiando alguns estados e determinados produtos.

No interior dessas modificações tivemos alterações na estrutura empresarial agrícola, intensa apropriação e substituição de tecnologias adaptadas às nossas condições edafoclimáticas, substituição de produtos alimentares tradicionais, elevação da composição orgânica do capital agrícola, alteração nas condições de contratação da mão-de-obra, aumento da sindicalização e urbanização dos trabalhadores agrícolas. Do ponto de vista da oferta agrícola, tivemos aumento na participação dos produtos destinados ao processamento industrial (cana-de-açúcar, soja, laranja, tomate etc.). Esses produtos foram mais beneficiados com créditos, subsídios e incorporação de tecnologia, além do estímulo que receberam dos mercados externos. Os produtos mais tradicionais na alimentação dos brasileiros (arroz, feijão, mandioca) não tiveram todos os estímulos citados e, embora a oferta tenha crescido em alguns casos, ainda há espaços importantes para reduzir os custos de produção desses produtos. Houve também uma diversificação significativa na demanda por produtos hortifrutigranjeiros, mas que ainda está restrita a determinados segmentos sociais de rendas mais elevadas.

A tabela 20.6 resume com clareza essa evolução da agricultura brasileira e os efeitos das políticas agrícolas que estimularam mais os produtos de exportação do que os produtos tradicionais, impedindo que aqui ocorresse a redução significativa dos gastos dos assalariados com alimentação. Basta verificar na tabela 20.7 os diferenciais de ganhos de produtividade dos produtos de exportação para se aqui-

TABELA 20.6 – Evolução do volume produzido em culturas escolhidas, Brasil – 1930-1994 (em 1.000 ton.).

Ano	1930/1932	1940/1942	1950/1952	1960/1962	1968/1970	1979/1981	1986/1988	1988/1990	1994
Arroz	1.064,3	1.629,6	3.104,3	5.248,0	6.866,0	8.533,0	10.868,6	10.060,0	10.629,9
Feijão	701,3	826,6	1.212,6	1.728,3	2.277,1	2.165,1	2.366,4	2.466,6	3.348,1
Mandioca	5.098,3	7.677,1	12.419,6	18.559,3	29.580,1	24.314,7	23.574,5	23.166,6	24.208,8
Trigo	159	183,3	548,3	654,6	1.358,1	2.612,6	5.779,4	4.733,3	2.373,6
Milho	5.182,3	5.196,6	6.049,6	9.104,6	13.241,1	19.265,1	24.006,1	24.166,6	32.135,6
Cana-de-açúcar	16.254,3	21.763,1	34.121,3	59.697,1	77.230,1	147.824,5	255.441,1	257.866,6	280.940,4
Café	1.490,6	931,3	1.092,1	4.237,1	2.063,2	2.950,7	2.362,2	2.866,6	2.590,2
Laranja	609,5	881,2	872,1	1.258,2	14.522,6	59.217,2	72.232,1	83.900,1	93.128,1
Soja	nd	nd	nd	274,1	923,2	1.073,1	13.464,8	16.119,4	24.798,2

nd = não-disponível
Fonte: Anuários Estatísticos do Brasil.

TABELA 20.7 – Evolução da produtividade física (ton./ha) em culturas escolhidas, Brasil – 1939/1988.

Média	Arroz	Feijão	Mandioca	Trigo	Milho	Cana-de-açúcar	Laranja	Soja
1939/41	1,53	0,82	13,1	–	1,27	39	11,9	–
1949/51	1,6	0,69	13	–	1,27	38,7	11,3	–
1960/62	1,66	0,66	13,2	–	1,3	42,8	10,6	1,2
1968/70	1,46	0,63	14,7	–	1,36	45,5	11,9	0,93
1979/81	1,43	0,46	11,7	0,88	1,68	55,6	109,2	1,58
1986/88	1,85	0,42	12,8	1,61	1,84	61,8	96,4	1,67

Fonte: Anuários Estatísticos do Brasil.

Produtividade de culturas escolhidas

latar a intensidade dos estímulos governamentais para melhorar a performance dessas culturas. Como exemplo, a produtividade da cana-de-açúcar quase dobra no Brasil (no Estado de São Paulo mais do que dobrou), mesmo sabendo que as lavouras pouco desenvolvidas de algumas regiões do Nordeste puxam o índice para baixo. Os estímulos dados pelo programa do álcool combustível (Proálcool) foram os principais responsáveis por esses resultados. O mesmo ocorre com a laranja e a soja, estimuladas pelos mercados externos que são grandes compradores. Enquanto o arroz apresenta um pequeno ganho, o feijão e a mandioca reduzem a sua produtividade física. É necessário destacar que em algumas regiões os investimentos na cultura de arroz (Rio Grande do Sul) e feijão (Paraná, São Paulo, Bahia) elevaram as produtividades e os ganhos, mas na maior parte do Brasil esses produtos ainda são cultivados com técnicas atrasadas. Na década de 1980, a produção de arroz estabilizou-se em torno de 10 milhões de toneladas, melhorando em relação à década anterior, muito provavelmente como fruto da política de preços mínimos.

Cana-de-açúcar

A cultura do trigo mostra bem a dificuldade de condução, coerente, de uma política agrícola. Apesar da forte dependência que temos dos mercados externos para a obtenção do trigo, o governo abandonou no meio do caminho uma política subsetorial de estímulo a produção nacional, sem criar alternativas. Com isso, a produção do trigo já caiu pela metade no início dos anos 90, pois não existe capacidade concorrencial e nem mesmo uma política de investimento, coordenada no sentido de buscar reduzir os custos internos aos níveis da Argentina, Estados Unidos ou Canadá.

Sobre a situação atual da oferta de grãos no Brasil verificamos a "ocorrência de comportamento bastante irregular na produção total de grãos nas últimas safras, com tendência de pequeno crescimento, e disponibilidade *per capita* de todos os grãos situando-se no mesmo nível de uma década atrás. O abastecimento interno de grãos está cada vez mais dependente das importações. (...) Para o caso do trigo "este comportamento é explicável pela queda da política subsídios e condições do mercado mundial. O trigo nacional não é competitivo e o abastecimento deverá manter a dependência do produto estrangeiro, principalmente do Mercosul".

Produção atual de grãos

Os dados recentes da CONAB para importações de arroz são de 940 mil toneladas, de feijão 71 mil toneladas e trigo 4.643 mil toneladas (média anual 1991/94).

Outro elemento importante para a avaliação da situação alimentar no Brasil é a disponibilidade de calorias e proteínas (de 1970 a 1992), estudada por um grupo de pesquisadores do Instituto de Economia Agrícola de São Paulo: "Considerando a disponibilidade *per capita*/dia de calorias, notamos claramente um comportamento de estabilidade, com variações pouco significativas, para uma década e meia. O valor mais alto atingido em 1980 (2.520kcal/dia) nunca mais foi alcançado. Notamos também redução da disponibilidade na primeira metade dos anos 80, seguida de pequena recuperação. Como no caso das calorias, a evidência é de que o consumo de proteínas também está estagnado". Os dados evidenciam a estagnação do consumo de calorias e proteínas nos anos 1980 (Tabela 20.8).

A disponibilidade de calorias e proteínas no Brasil

TABELA 20.8 – Disponibilidade *per capita*.

Ano	kcal/dia	g/dia (proteína)
1970-1973		46,73
1975-1976		43,10
1980-2520		55,22
1985-2055		54,14
1992-2451		55,98

Fonte: Carvalho FC (1993) apud Carvalho Filho JJ (1994.18).

A tabela 20.9 mostra dados de outros setores importantes na produção de alimentos que apresentam diferenças significativas. A diferença de comportamento do subsetor de aves (no caso produção de frangos e ovos), que cresce vertiginosamente, através de implantação de um processo de integração dentro do conceito do complexo agroindustrial, é marcante em relação à produção bovina, suína e leiteira. As duas últimas já começaram o processo de integração da produção com a entrada de capitais externos, mas que ainda está localizado em alguns estados. A produção bovina ainda se ressente de investimentos e de capacidade empresarial para alterar suas características produtivas. Como exemplo, citamos a permanência da febre aftosa em quase todo o território brasileiro. Apesar disso, já se consegue enviar para abate bovinos de dois anos de idade com boa produtividade em algumas regiões produtoras do País. Falta, entretanto, uma política de sustentação duradoura do governo para o subsetor. Dada a característica do rebanho e a dispersão dos pequenos produtores, se não houver a condução do governo para modernização e ganhos de produtividade, apenas os empresários do setor, já capitalizados, conseguirão atingir esse objetivo.

Produção animal

TABELA 20.9 – Evolução da produção animal – Brasil 1929/1989.

	Gado abatido (mil cabeças) Bovinos	Suínos: mil cabeças	Aves: mil cabeças	Leite (milhões de litros)	Ovos: milhões de dúzias
1929	2.819	1.536	nd	2.014	nd
1939	4.280	3.758	nd	2.359	159
1949	6.023	5.072	nd	nd	nd
1959	7.783	7.109	4.794,1	4.648	497
1969	9.480	10.696	44.936,1	6.993	809
1979	nd	nd	476.884,6	nd	926
1989	13.400	10.900	943.600,1	11.900	1.213
1990	nd	nd	943.699,8	14.094	1.240

nd = não-disponível
Fonte: Anuários Estatísticos do Brasil.

Agropecuária e produção alimentar

Podemos concluir essa rápida avaliação do comportamento da agropecuária, quanto à produção alimentar, destacando:

- Ela não cumpriu o papel de reduzir os custos dos assalariados com alimentação.
- A disponibilidade interna dos produtos básicos está estagnada, sendo problemático pensar em aumento da demanda.
- O governo, ao longo dessas décadas, não apresentou política ampla para reverter esse quadro.

"Avaliando as informações (...) tanto do lado da produção quanto do lado do consumo (via disponibilidade *per capita*), acreditamos poder concluir que, embora não se possa identificar estrangulamentos de oferta, esta atende a uma demanda de alimentos reprimida e estagnada, ou seja, o equilíbrio tem ocorrido em níveis baixos de consumo. Essa constatação é relevante porque a volta ao crescimento econômico pode implicar graves problemas para o abastecimento alimentar".

PRODUÇÃO DE ALIMENTOS E COMERCIALIZAÇÃO

Mesmo que a produção agrícola fosse suficiente para alimentar todos os brasileiros ainda teríamos que pensar nas questões da comercialização, abastecimento e distribuição dos alimentos.

Cadeia alimentar

As transformações na agricultura que atingiram a produção de alimentos e o capital comercial refletiram o processo de intensa concentração de capital, tanto no atacado quanto no varejo.

As mudanças na agricultura-indústria eliminaram a intermediação comercial em alguns setores e a crescente subordinação da circulação à produção (agrícola-industrial) com a consolidação do grande capital comercial integrado ao grande capital em geral, ou seja, integração e subordinação ao grande capital.

Para os produtos alimentares (principalmente o arroz e o feijão), sem alternativas de processamento industrial, as transformações ocorridas na organização da produção e na comercialização reforçaram as formas do grande capital comercial e enfraqueceram o capital usuário mesmo entre os pequenos produtores.

Na esfera da circulação perdem importância os pequenos agentes comerciais. Ainda ocorrem:

Circulação dos alimentos

- A diferenciação entre integrantes da comercialização com base no beneficiamento dos cereais e na substituição do comércio a granel pelo empacotamento e marcas próprias.
- Concentração no varejo e desenvolvimento das grandes cadeias de supermercados que repercutem em toda a estrutura de comercialização.

As transformações na esfera da circulação caracterizam-se pela tendência à concentração do capital com consolidação do grande capital comercial (os grandes grupos econômicos que controlam as cadeias de supermercados). Esses estabelecimentos de grande porte, concentrados em cadeias e redes, participam do comércio atacadista dos produtos alimentares (em estreita articulação com grandes cooperativas, empresas agroindustriais e de beneficiamento), com isso deu-se também a redução do peso dos atacadistas que, em muitos casos, tornaram-se corretores de mercadorias.

A comercialização agrícola *strictu sensu* corresponde às relações comerciais de venda dos produtos agrícolas, em que participam diretamente os proprietários da produção os seus representantes. Para o agricultor, fatores mais gerais interferem: a formação dos preços dos produtos, a expressividade de organismos como as bolsas e a participação do Estado (via política econômica e órgãos ligados à comercialização agrícola).

Comercialização dos alimentos

A comercialização agrícola constitui-se numa questão de circulação que pode assumir distintos significados e manifestar-se sob diferentes relações entre os agentes envolvidos, conforme sejam a organização da produção agrícola e o grau de desenvolvimento da concentração de capital na economia, em geral, e nesse segmento, em particular.

No padrão moderno de comercialização a capitalização da produção rural, o desenvolvimento das cooperativas empresariais e o peso crescente da indústria expressam um processo de integração técnico-produtiva e financeira que resulta na sensível redução do espaço da intermediação mercantil realizada por um capital autônomo.

O capital comercial adquire na safra e revende na entre-safra, especulando com a diferença de preços, e o custo de retenção gera um lucro diferencial e não um lucro comercial. Isso afeta os produtos agrícolas e o abastecimento, pois envolve controle de estoques e possui conotações financeiras (interfere nas relações comerciais ao prover liquidez para muitos agentes, e pelo papel que pode desempenhar

Safra e entre-safra

Bolsa de mercadorias

na fixação de preços de algumas mercadorias). Tal é o caso, por exemplo, das bolsas de mercadorias e as operações a prazo, mercado futuro, uso da diferença entre tempo maior de circulação da mercadoria agrícola e o tempo menor de produção (exemplo: laranja, algodão, arroz, feijão, soja etc.), no qual as bolsas internacionais de suco, farelo etc. interferem nos preços. No caso do arroz e do feijão, bolsas nacionais interferem em conjunto, nas quais o governo trabalha seus estoques.

Produção de arroz (Quadro 20.1)

No mercado nacional interferem nos preços do arroz:

Arroz

- A região Centro-Oeste, por seus custos mais altos relativamente ao Rio Grande do Sul, que juntos formam a maior parcela da oferta nacional.
- Os produtores gaúchos (proprietários, arrendatários) que se apropriaram da renda diferencial e retiveram importantes ganhos de produtividade (duas vezes e meia maior que a nacional).
- No Maranhão, seus custos mais baixos propiciam ganhos comerciais apropriados na estrutura de intermediação.
- A política de crédito subsidiado para a agricultura, possibilitou a produção do Centro-Oeste de custo mais elevado e, que sem isso, elevaria o custo nacional do arroz.

QUADRO 20.1 – Distribuição regional da produção de arroz.

Região Sul	1994 – 48,3%
Rio Grande do Sul	1994 – 39,8% (1984/86 – 33,5%)
Centro-Oeste	1994 – 14,4% (1984/86 – 22,8%)
Sudeste	1994 – 10,1%
Nordeste	1994 – 17,4%
Norte	1994 – 9,8%

Além desses fatores, outros também afetam os preços:

- O maior espalhamento geográfico da produção e as perdas envolvidas no processo de comercialização.
- As deficientes infra-estruturas de transporte e armazenagem.
- O efeito da introdução de formas não-competitivas no mercado.

Produção de feijão

Feijão

Os produtores de feijão no Brasil

O feijão tem consumo generalizado no País e é tradicional na alimentação básica. O consumo de feijão tem relação inversa com a urbanização e a metropolização, mas a intensidade da urbanização aumenta mais rapidamente o consumo de feijão. Esse produto tem problemas de abastecimento desde a década de 1970 acrescidos pela insuficiência do aumento da produção (Quadro 20.2).

QUADRO 20.2 – Disponibilidade interna para consumo de feijão.

1960	24,6kg/hab
1970	24,8kg/hab
1980	16,7kg/hab
1990	16,2kg/hab
1994	14,5kg/hab

Fonte: Carvalho Filho JJ (1994).

Obs.: o feijão tem duas colheitas básicas: das águas – novembro/fevereiro; e das secas – maio/junho – com maior parte da produção nacional; e a safra de inverno – setembro/outubro – com recursos de irrigação, mas pequena produção (10 a 15% do total).

As características principais na organização da produção, nas últimas duas décadas, foram:

- Desenvolvimento de novas variedades.
- Mecanização da produção.
- Acesso crescente ao crédito institucional e, inclusive, programas especiais.
- Pesquisa voltada para melhorias do produto.

Esse processo deu-se mais intensamente no Paraná e em São Paulo, e menos intensamente e diversificado regionalmente na Bahia, em Minas Gerais e em outros estados produtores de menor importância.

São Paulo importa feijão do Paraná, Santa Catarina e Minas Gerais, e seu mercado atacadista é importante no fornecimento a outros estados, centralizando em grande medida a distribuição do feijão nos principais fluxos interestaduais desse produto. Os principais estados exportadores de feijão dentro do território nacional são Paraná, Minas Gerais e Bahia.

Na estrutura nacional de comercialização os intermediários ficam com mais de 2/3 do produto saído das lavouras. Deu-se também o surgimento das empacotadoras ligadas às redes de supermercados e o desenvolvimento de um novo padrão de consumo, diversificação por faixa salarial e marcas. Deve-se destacar o papel da zona cerealista da capital paulista – o mercado da Santa Rosa (bolsinha) – importante concentração de cerealistas que atuam como corretores entre produtores e comerciantes do interior e os grandes atacadistas da capital, supermercados e empacotadoras.

Comerecialização do feijão

A formação dos preços do feijão no País é grandemente influenciada por esse mercado atacadista da capital paulista, grandes atacadistas fixam preços a partir de uma avaliação geral das condições de produção do País. Esse preço é repassado aos agentes comerciais localizados no interior, principalmente através do mercado Santa Rosa (bolsinha), os quais se defrontam diretamente com os produtores.

Os preços no atacado flutuam mais do que os no varejo, onde são mais estáveis (o varejista freqüentemente repassa aumentos, mas raramente há reduções de preços).

Podemos por fim considerar que, pelo menos nos casos de arroz e do feijão, existe ampla margem para melhorias na produção, comercialização e abastecimento, que elevem a produtividade e reduzam os preços. Ações bem direcionadas podem criar estímulos extras para os produtores, garantir a auto-suficiência desses alimentos e ainda possibilitar a participação no mercado internacional, ajudando outros países que necessitam desses produtos.

ABASTECIMENTO

O abastecimento alimentar assume importância com a crescente urbanização a partir dos anos 50. Essa importância está relacionada com a questão do aumento do custo de vida, ou seja, com o problema da reprodução da força de trabalho. O Estado é então obrigado a interferir nessa questão através do controle dos preços, criação de estoques reguladores, intervenção na comercialização e no abastecimento. Um exemplo disso foi a criação dos entrepostos de comercialização que se generalizaram no território nacional. O sistema Ceasa, com controle da Cobal, criado a partir de 1966, era uma tentativa de desconcentrar especialmente o mercado. As centrais foram criadas para dar apoio de infra-estrutura para a iniciativa privada, na montagem das cadeias de abastecimentos dos grandes centros urbanos, na tentativa de redução dos custos, perdas, melhorar os controles etc. Foram implantados 64 Ceasas no País, sendo 14 só no estado de São Paulo. Na mesma linha, no final dos anos 70, em São Paulo, foram criados os varejões que vendiam em maior escala e com preços de 30 a 40% inferiores aos das feiras-livres. Entretanto, essa experiência ao invés de se aprimorar deteriorou-se ao longo do tempo.

Quem cuida do abastecimento alimentar?

Os governos brasileiros têm usado, como instrumentos de política agrícola, a prefixação dos preços mínimos de garantia dos produtos na determinação dos

Fixação dos preços mínimos

preços de intervenção para venda dos estoques governamentais de arroz, feijão, milho, no fornecimento dos créditos de custeio agrícola e de comercialização e no seguro da atividade agropecuária.

"Na área do abastecimento, é questionável afirmar-se que o País pratique uma 'política setorial', caracterizando-se a sua ação mais como um conjunto de medidas e atividades relativamente isoladas voltadas à prática do controle de preços e/ou ao resguardo de interesses e benefícios setoriais específicos (no caso do café, açúcar, cacau)".

Reformas institucionais e abastecimento

Na implantação dos planos de ajuste econômico do Brasil, o abastecimento alimentar passou por um grande número de reformas institucionais. No Plano Cruzado, as ações de política foram conduzidas pelo Conselho Interministerial do Abastecimento sob a direção do Ministério da Fazenda. A partir de 1986, a Secretaria Especial de Abastecimento e Preços (SEAP) voltou a comandar as ações, ficando a ela subordinadas a Cia. de Financiamento da Produção, Cobal, Cibrazem, Snab, Sunab, Portobras, Cacex e RFFSA, no tocante às medidas concernentes ao abastecimento do mercado interno.

No Plano Bresser, a SEAP é reestruturada, passando a chamar-se Secretaria Especial de Administração de Preços, enquanto as questões do abastecimento são transferidas para a SEAE (Secretaria Especial de Assuntos Econômicos), com atribuição também de administrar os preços agrícolas. Em outro momento do plano, a responsabilidade pela elaboração e execução da política nacional de abastecimento vai para o âmbito do Ministério da Agricultura. Do ponto de vista institucional, o Plano Verão foi o que trouxe o menor nível de intervenção. Na verdade, na iminência de perder definitivamente o controle da inflação, o governo acabou por delegar aos empresários, pela primeira vez desde que foi criado o CIP, em 1968, a responsabilidade pelos reajustes de preços. Cabe ressaltar, assim, que embora nunca tenha sido muito articulado, o setor institucional do abastecimento raramente experimentou tanta desestruturação quanto a verificada no momento anterior à decretação do Plano Collor.

Complexidade da produção agropecuária

O que se pode depreender desse resumo grosseiro, referente às questões da comercialização e abastecimento, é que não há uma política coerente e continuada no sentido de busca de soluções duradouras. Não se pode negar que mudanças ocorreram, mas elas foram bastante ineficientes em relação ao tamanho dos problemas. Os efeitos disso recaem diretamente sobre os custos de reprodução da força de trabalho, por não melhorarem as condições de preço e oferta dos produtos alimentares essenciais. As ações dos governos, dada a dimensão do mercado nacional, a dispersão da produção, os escassos recursos de infra-estrutura disponíveis e a pressão dos setores capitalistas, não deveriam se desenvolver como práticas conjunturais, pontuais e casuísticas. A complexidade da produção agropecuária acrescida da complexidade do sistema urbano passa, ao longo dos últimos anos, a acumular problemas e a acrescentar deficiências nos processos de comercialização e abastecimento que parecem insanáveis. Basta acompanhar o movimento dos preços dos produtos alimentares em períodos de secas mais prolongadas, geadas ou chuvas mais fortes, para sentir os efeitos dos problemas apontados. O dramático é que esses efeitos atingem mais duramente as faixas assalariadas, que têm na alimentação o peso maior no seu orçamento.

SEGURANÇA ALIMENTAR

Como desenvolver o conceito: segurança alimentar

Hoje, por exemplo, existem 820 milhões de pessoas desempregadas ou subempregadas no mundo, 30% da população economicamente ativa do planeta, segundo a Organização Internacional do Trabalho (OIT), e que, portanto, vivem em estado de insegurança alimentar. Ainda, segundo a OIT, essa é a pior crise mundial desde a Grande Depressão dos anos 30, e que as possibilidades de redução dessa taxa nos próximos anos é remota. O desemprego crônico continuará em partes da América Latina e na África. Esses números, usando um certo exagero, poderiam questionar a relação entre desenvolvimento e melhoria das condições de vida no planeta. Depois de três revoluções industriais e outras tantas na agricultura, como explicar tanto desemprego? Tanta insegurança nas famílias daqueles que vivem do salário?

Além do problema do desemprego, as mudanças ocorridas na área internacional, como a formação de volumosos capitais especulativos, sem controle dos bancos centrais, os quais podem desestabilizar a economia de qualquer país, as incertezas quanto ao comportamento dos blocos econômicos e a alta competitividade com a chamada globalização da economia, por exemplo, ajudam a complicar ainda mais a formulação de políticas de Segurança Alimentar nos países (como o Brasil) onde a fome castiga milhões de pessoas.

O problema da segurança alimentar

O problema da Segurança Alimentar deve passar por duas decisões, dentro de qualquer país, para ter chances de conseguir algum tipo de resultado positivo. A primeira, é a vontade política dos partidos (que não significa apenas discurso) e dos governos que se sucederem no comando do país. A segunda, é a sociedade assumir, no seu sentido mais amplo, a luta contra a fome e o desemprego. Trata-se de pensar soluções para os problemas desde o interior das famílias, passando pelo município até a mobilização nacional. Deve-se colocar com utopia do movimento, a mobilização de todas as pessoas em torno do tema Segurança Alimentar. Portanto, não se trata apenas de garantir alimentação suficiente para todos os cidadãos.

A partir dessa mobilização, que deve ter a característica de um grande movimento social, pode-se pensar em políticas macroeconômicas e setoriais, ou seja, o político deve preceder ao técnico.

O que os governos têm feito?

O governo do presidente Itamar Franco, através do seu Plano de Combate à Fome e à Miséria tinha como objetivos básicos: "Enfrentar as causas que contribuem para que mais de uma quinta parte da população brasileira, cerca de 32 milhões de indigentes, sobreviva em condições indignas, que não lhe permitem ultrapassar o limiar da fome e da miséria. Deflagrar um movimento nacional que possibilite a imediata adoção de providências indispensáveis para a erradicação da fome e da miséria". No governo Fernando Henrique o Plano foi abandonado e criou-se o Programa da Comunidade Solidária, combatendo a fome em municípios e locais isolados, através da distribuição de cestas básicas, sendo, portanto, menos abrangente e mais tímido do que o programa do governo Itamar Franco (a partir de 1940 os governos brasileiros desenvolveram ações consideradas compensatórias quase sempre conduzidas com irregularidade e ineficiência e sem se aproximar do sentido de uma política de segurança alimentar).

Em primeiro lugar, o governo trata a população como indigente, mesmo sabendo que entre eles estão milhões que são subempregados, ou seja, são trabalhadores que não conseguem o mínimo para sustentar sua família. São simplesmente classificados como indigentes. Em segundo lugar, o plano trata de listar princípios e ações no âmbito governamental para acabar com o problema dos 32 milhões. Embora isso seja sumamente importante, o problema da fome no Brasil não se restringe a esse número de seres humanos. A visão do governo sobre a política de Segurança Alimentar, podemos dizer, é restrita e simplificadora do problema (a garantia da reprodução da força de trabalho, de forma digna, é bastante complexa, como tentamos mostrar ao longo do texto). Tanto isso é verdade, que no item sobre a execução do plano, o texto diz que: o plano é uma resposta do Governo Federal a um apelo da sociedade para o desencadeamento de um movimento nacional, do resgate de um compromisso que os segmentos mais favorecidos da população têm para com um enorme contingente de desassistidos. Ora, os segmentos mais favorecidos, sabem muito bem o que fizeram ao longo das décadas de exploração da força de trabalho no Brasil e o resultado que isso acarretou. O movimento não foi nacional, partiu de um grupo político e não fosse o trabalho incansável de Herbert de Souza e sua equipe, tudo se resumiria a mais uma denúncia.

Uma proposta mais ampla

Não se trata de desmerecer todas as ações positivas do governo, mas de tentar identificar a visão predominante dentro dos órgãos governamentais que formulam as propostas de política. A questão da Segurança Alimentar, mesmo dentro da sua definição mais simples, mencionada no início do trabalho, não está contemplada dentro desse plano do governo.

Agribusiness

Outra abordagem, comumente adotada para a discussão da Segurança Alimentar, é produtivista e técnica, como aquela expressa na visão do *agribusiness* brasileiro. "Na condição de importante coordenador das atividades do *agribusiness*, cabe aos governos a implementação da segurança alimentar, cujas políticas e programas variam de acordo com o estágio de desenvolvimento econômico e social de cada país. Nos países desenvolvidos implementa-se o *Food Safety*, de caráter qualitativo, cujo enfoque é a defesa do consumidor, em termos de nutrição e saúde. Já nos países em desenvolvimento, o conceito prevalecente é o da *Food Security*, segundo o qual as políticas devem ser muito orientadas para a produção, com a finalidade de expandir a oferta de bens agrícolas e garantir o suprimento de energéticos à população".

O que significa "políticas devem ser muito orientadas para a produção?" Para o *agribusiness* deve significar crédito, estímulos fiscais e infra-estruturais para os produtores agrícolas aumentarem as quantidades de alimentos ofertadas. Mas o papel da agroindústria não se limita a ofertar alimentos. Os efeitos perversos da concentração da propriedade da terra e seu uso devem ser levados em conta. Do mesmo modo, as formas de modernização e industrialização da agricultura precisam se generalizar de modo a reduzir os preços dos alimentos essenciais à população. As políticas de apoio à agroindústria não devem beneficiar essencialmente os produtos de exportação. Ademais, juntamente com uma política de produção, deve haver uma política de emprego, pois ainda sentimos os efeitos da urbanização desenfreada desde os anos 60.

Uma proposta mais ampla

Uma proposta mais ampla e abrangente é a do pesquisador Renato Maluf (1994), que discute a possibilidade de alterar o modelo de desenvolvimento do País. Essa alteração incluiria o aumento da disponibilidade de alimentos a preços acessíveis e recuperar a capacidade de regulação pública das atividades econômicas. Para o autor, a inserção dos temas especificamente agrícolas e agrários, nesse quadro, requer, em primeiro lugar, a adoção de uma visão sistêmica que considere o conjunto do sistema agroalimentar composto pela agricultura, agroindústria, indústria alimentar, estruturas de distribuição e indústria de insumos agrícolas. Em segundo lugar, é preciso tomar o sistema agroalimentar e a Segurança Alimentar como elementos estratégicos do modelo de desenvolvimento, o que implica, desde logo, considerar a política de Segurança Alimentar como parte integrante do núcleo central da política econômica, e os programas "agrários/rurais" (reforma agrária e desenvolvimento rural) como elementos da mencionada revisão do modelo. Imagina-se estar, assim, dando um passo adiante em relação ao procedimento convencional de anexar-se às propostas (macro) econômicas os "pacotes" elaborados pelos especialistas em agricultura, que para formulá-los estabelecem, por seu lado, os "requisitos urbanos" (renda e outros) para dar seqüência às propostas de desenvolvimento do setor e para lograr a Segurança Alimentar.

A reforma urbana

Acredito que, dadas as condições políticas e econômicas do Brasil de hoje, é muito difícil se pensar em mudança no modelo de desenvolvimento. Defendo aqui a idéia de se pensar a Segurança Alimentar (as transformações no sistema agroalimentar) junto com uma Reforma Urbana. Gostaria de ressaltar o caráter de reforma. O seu sentido mais fundamental seria criar e sustentar oportunidades de trabalho que alterariam o perfil de distribuição de renda e ampliação do mercado interno. O sentido prático disso seria colocar, na agenda política do capital brasileiro e internacional, a necessidade de olhar o urbano como estratégia principal para acabar ou reduzir drasticamente a exclusão social. As nossas cidades são grandes depósitos de seres humanos degradados em suas condições de reprodução, ou seja, alimentação, moradia, saúde, educação, transportes e lazer. Vivem, no urbano brasileiro, cerca de 120 milhões de pessoas, enquanto o mercado consumidor, no sentido capitalista, está estimado em torno de 30 milhões de pessoas. É possível afirmar que a estrutura industrial brasileira é capaz de atender, razoavelmente bem, cerca de 50 milhões de consumidores. Os outros tantos brasileiros ou estão fora do mercado, devido aos baixos salários, ou não há produto e estrutura econômica para absorvê-los. Então, trata-se de pensar programas para serem desenvolvidos, ao longo de duas ou três décadas, para ampliar-se o mercado interno, reparando as injustiças sociais e criando as estruturas econômicas necessárias para tal fato.

Trata-se de implementar programas de instalação de redes de água, esgotos, outros saneamentos etc. para os milhões de trabalhadores urbanos. Isso, por um lado, começaria a resgatar a dignidade da vida cotidiana e estimularia grande número de empresas, criaria milhares de empregados. Ao lado dessa infra-estrutura básica, os governos deveriam adotar amplos programas de saúde, educação, transportes de massa, comunicação e habitação digna, que alterariam gradativamente o padrão urbano brasileiro e ampliariam o mercado interno com novos investimentos. Na seqüência, com esses programas em andamento, seria possível gerar uma estrutura de planejamento urbano, que garantisse a continuidade do novo padrão urbano com o desenvolvimento de outras regiões e estados. O financiamento desses programas sairia de uma parcela dos fundos sociais do governo que são gastos em programas de caráter político duvidoso, além de gerarem possibilidades de desvio e corrupção. Outra parte do financiamento viria de títulos públicos de longo e médio prazos que seriam garantidos pelos impostos gerados com o desenvolvimento desses programas.

Estrutura de planejamento urbano

A reforma urbana, aqui proposta, pressupõe uma visão nacional do processo de urbanização, ou seja, as relações estruturais (demográficas, econômicas e sociais) existentes entre as várias regiões metropolitanas, entre essas e seu interior, e o efeito da reunificação do espaço urbano com o rural no processo produtivo. Sem essa visão e sem a programação nacional dos investimentos já mencionados, as tentativas de solução intensificarão os movimentos migratórios, as especulações, a concentração urbana, os programas contratados para resolver o problema de caixa das empreiteiras etc.

Para o bem ou para o mal, o mundo contemporâneo é urbano. Nessa fase de início da democracia no Brasil os partidos políticos têm que pensar e propor um novo contrato social para o País, onde a cidadania, a economia e o social integrem um programa de reforma urbana que tente resgatar a imensa dívida acumulada com os trabalhadores brasileiros. Essa formulação não é novidade, ela apenas está escondida na gaveta da despolitização do debate nacional.

AGORA VOCÊ JÁ DEVE SABER

- O ato natural da alimentação não mais existe. Para se alimentar é preciso comprar. Quando compramos pagamos impostos sobre consumo, ou seja, pagamos impostos para nos alimentarmos.
- O capitalismo se desenvolveu criando máquinas que substituíram os homens, gerando desemprego e fome. Os alimentos são produzidos de acordo com a demanda, ou quando subsidiados são estocados e depois vendidos para quem tem dinheiro ou salário para comprar.
- A produção para o mercado cria o "mercado" da fome, principalmente nos países pobres, mas também nos países ricos.
- O Brasil se industrializou, mas não resolveu o problema da fome e do desemprego. O Brasil cresceu e se urbanizou, mas existem cerca de 32 milhões de cidadãos brasileiros considerados pelo governo como indigentes, ou seja, vivem na miséria e passam fome.
- A agricultura brasileira é capaz de alimentar todos os brasileiros, mas as chamadas leis do mercado capitalista limitam a produção.
- Um programa de Segurança Alimentar poderia ser uma solução para esses problemas no Brasil, mas para desenvolvê-lo é preciso mais do que vontade política do governo, é preciso a pressão dos cidadãos, das organizações e muito estudo. É uma vergonha para nós, seres humanos, num País de natureza rica, diversa e pródiga, aceitarmos passivamente que milhões de cidadãos morram lentamente de fome ou sobrevivam com as seqüelas da desnutrição.

QUESTÕES PARA REFLEXÃO

1. A humanidade pode resolver o problema da fome?
2. A quem interessa uma pessoa bem nutrida de proteínas e calorias, vitaminas etc.?
3. A industrialização brasileira pós-1930 resolveu o problema da fome?
   Como mudanças no consumo das famílias podem afetar seus hábitos alimentares?
4. A urbanização e os novos hábitos da vida podem melhorar o consumo de alimentos?
5. Como o desenvolvimento da agricultura pode ajudar a combater o problema da fome no Brasil?
6. Se a produção agrícola funcionasse adequadamente, que outros problemas teríamos que resolver?
7. Como podemos combinar o uso das tecnologias e políticas nacionais para combater a fome?

APLICANDO O QUE VOCÊ APRENDEU

1. Descreva na sua cidade ou estado algum tipo de programa para combater o desemprego, a fome e a desnutrição.
2. Obtenha dados sobre quantas famílias na sua cidade estão desempregadas e qual o seu padrão de alimentação.
3. Mostre estatísticas sobre a produção agrícola de seu município ou estado e avalie a produção de alimentos como arroz, feijão, mandioca, milho, em face das necessidades de sua população.
4. Calcule uma cesta básica de alimentos que garanta as proteínas, as calorias e as vitaminas básicas para uma família de quatro pessoas e compare o seu valor em reais com o valor do salário mínimo.

BIBLIOGRAFIA UTILIZADA NA EDIÇÃO DO TEXTO

- Baer WA. Industrialização e o Desenvolvimento Econômico do Brasil. 6ª ed. Rio de Janeiro: FGV; 1985. - Braun J et al. Improvings households food security, IFPR, 1990, mimeo. - Câmara CL. História da Alimentação no Brasil, São Paulo: Brasiliana; 1967. - Carvalho SA. De Vargas a Itamar – Políticas e Programas de Alimentação e Nutrição, 1994, mimeo. - Carvalho FJ. Notas sobre a produção de alimentos no Brasil e o problema da segurança alimentar. FEA/USP, 1994, mimeo. - Carvalho FC, Freitas SM. Quantificação da disponibilidade de alimentos: aspectos metodológicos e evidências para o Brasil na década de oitenta. Agricultura em São Paulo; 1988. p 35. - Casseb NCB. As condições de reprodução da força de trabalho em São Paulo: a questão alimentar. Dissertação de Mestrado. São Paulo: PUC; 1983. - Castro J. Geografia da Fome. 10ª ed. São Paulo: Brasiliense; 1967. - Conjuntura de Alimentos. 5:1, fevereiro/1993. - DIEESE. Salário Mínimo, Divulgação, 1/78, mimeo. - Hoffman R. Pobreza, insegurança alimentar e desnutrição no Brasil, 1994, mimeo. - Homen de Mello F. Um diagnóstico sobre produção e do abastecimento alimentar no Brasil. In: A questão da produção e do abastecimento alimentar no Brasil, org. Aguiar MN. Brasília, IPEA/IPLAN; PNUD, Agência Brasileira de Cooperação, 1988. - Junqueira AH. A miséria e a fome no Estado de São Paulo. Conjuntura de Alimentos 1993;5(8):11-6. - Junqueira AH. Abastecimento alimentar no plano Brasil Novo, 1990, Instituto Nacional de Administração e Políticas Públicas. - Junqueira AH. Abastecimento alimentar no Plano Brasil Novo. Uma análise de conjuntura. Instituto Nacional de Administração e Políticas Públicas, 3/5/1990, separata. - Kinouchi M. Segurança Alimentar, evolução de um conceito. mimeo, 1994. - Maluf RS. Segurança Alimentar e desenvolvimento econômico na América Latina – O caso do Brasil. Rio de Janeiro, 1994, mimeo. - Maluf R. Um mal necessário? Unicamp, Campinas, Tese de Doutorado, IE/Unicamp, 1988, mimeo. - Monteiro CA. Pobreza absoluta, desnutrição e desigualdades regionais no Brasil, 1994, mimeo. - O Mapa da Fome: subsídios à formulação de uma Política de Segurança Alimentar, documento de política nº 14, Pelliano AM, coord. março/1994. - Pierson D. Hábitos alimentares em São Paulo. Revista do Arquivo Municipal, XCVIII, set/out/1994. p 45-79. - Pinazza LA, Araujo NB. Agricultura na virada do século XX. São Paulo: Globo; 1993. - Tasco AMP. Cesta Básica. Conjuntura de alimentos, número especial, out/1991. p 8-21, Secretaria de Agricultura e Abastecimento, São Paulo. - Valentini R. A questão alimentar e a produção de alimentos nos anos 1990, mimeo. - Veiga JE. O desenvolvimento agrícola. Uma visão histórica. São Paulo: Edusp/Hucitec; 1991. - Villaça MJ. A Força de Trabalho no Brasil. São Paulo: Pioneira/USP; 1965. - Wells J. Industrial accumulation and living standard in the long-run: the Sao Paulo industrial working class, 1930-1975. J Develop Studies 1983;19:2-3. - Williamson GC. Food consumption parameters for Brazil and their application food policy. IFPR, 1982, Washington, DC, USA.

LEITURAS ADICIONAIS

- Aguiar MN. A questão da produção e do abastecimento alimentar no Brasil. IPEA, IPLAN, PNUD, Agência Brasileira de Cooperação, Brasília; 1988. - Galleazzi MA. Segurança Alimentar e Cidadania – A contribuição das Universidades paulistas. Campinas: Mercado de Letras; 1996. - Goodman D et al. Da Lavoura às Biotecnologias, Agricultura e Indústria no Sistema Internacional. Rio de Janeiro: Campus; 1990. - Kennedy P. Preparando o Século XXI. Rio de Janeiro: Campus; 1993. - Wilkinson J. O Futuro do Sistema Alimentar. São Paulo: Hucitec; 1989.

FOCUS

A PRODUÇÃO DE ALIMENTOS NO SÉCULO XXI

Algumas variáveis importantes poderão afetar positiva ou negativamente a produção de alimentos nos próximos anos. A primeira delas é o chamado efeito estufa, resultado do processo industrial no planeta, que poderá elevar a temperatura da Terra. Por um lado, com a elevação média de dois ou três graus centígrados na temperatura, poderá ocorrer o aumento do volume d'água nos oceanos e a conseqüente perda de milhões de hectares de terras agriculturáveis, salinização de rios, afetando a produção de alimentos e matérias-primas. Por outro lado, a elevação das temperaturas poderá afetar negativamente a produção de algumas culturas agrícolas em regiões tropicais e beneficiar outras em regiões frias que vão ficar mais quentes.

Outra variável que poderá afetar a produção agrícola é a crescente escassez de água para irrigação em várias partes do planeta. Milhares, senão milhões, de hectares de culturas agrícolas são viáveis devido ao processo de irrigação. Esta, porém, tem um efeito nocivo que é a salinização dos solos, tornando-os, com o tempo, inviáveis para as práticas agrícolas.

A devastação das florestas e plantas nativas poderá afetar a criação de novas variedades de sementes e plantas, fundamentais para o aumento da produção e produtividade. Sem os componentes genéticos nativos isso parece difícil.

De positivo, para o futuro da produção de alimentos, temos a evolução da biotecnologia e da genética que já conseguiram com sucesso a reprodução de tecidos unicelulares e a criação de plantas e animais de alta eficiência produtiva. A produção industrial de alimentos através da reprodução unicelular poderá ser uma alternativa eficiente ao atual padrão agrícola de produção de alimentos no próximo século.

A infinita capacidade de criação do homem será capaz de multiplicar os efeitos positivos, neutralizar os efeitos negativos da industrialização do século XX e garantir alimentos para todos os bilhões de cidadãos do mundo no século XXI?

Conhecimento tecnológico existe de sobra, falta paixão pelo ser humano e por esse milagre da natureza que é a vida.

Tartaglia JC. Ciências Nutricionais. 1ª ed.; 1998.

Avaliando seus conhecimentos

• O que são ingestões dietéticas de referência e como podem ser aplicadas?

• Quais as diferenças entre as atuais DRIs e as antigas RDAs e RNIs?

• Quais são os 4 valores de referência no conjunto das DRIs e quais os seus significados?

• O que se entende por necessidade e por ingestão habitual? Através de quais metodologias pode-se avaliar o consumo alimentar de um indivíduo?

• Quais são os requisitos básicos para a aplicação do método do ponto de corte da EAR na avaliação da ingestão de nutrientes por grupos?

CAPÍTULO 21

Ingestões Dietéticas de Referência

Cristiane Cominetti
Silvia M. F. Cozzolino

• • • • • • • • • • • • • • • • •

Existe grande probabilidade de que se a consumidores for perguntado se eles já ouviram falar de ingestão dietética de referência (IDR ou DRI), eles responderão, Não. De fato, grupos de dietistas/nutricionistas têm encontrado, que mesmo profissionais da nutrição/saúde têm ainda muitas questões de como usar os valores de IDR. Valores de IDR têm sido usados por cientistas e nutricionistas que trabalham em pesquisas ou na academia. Nutricionistas que trabalham, primariamente, com consumidores ainda não desenvolveram uma compreensão clara do IDR. Nutricionistas que preparam cardápios que devem incluir certos parâmetros nutricionais (programas de alimentação de idosos, alimentação em prisões, alimentação de militares) têm se tornado mais familiarizadas com as IDRs.

A falta de compreensão entre profissionais sobre as IDRs, não surpreende, diz Jeanne Golberg, professora da Escola de Nutrição da Tufts University, uma especialista em ciência de comunicação pública em nutrição. "As informações estão passando a serem muito mais precisas do que antes. Alguma confusão que o público tem é conseqüência do fato de que as informações têm sido publicadas gradativamente. Também as IDRs são mais complicadas de serem interpretadas pelos pacientes e pelo público.... que devem lembrar de todos os parâmetros como a diferença entre as diversas terminologias. As IDRs são dirigidas primariamente a cientistas da nutrição e não para consumidores". Explica Goldberg. Nancy Clark, MS, que faz recomendação sobre nutrição na área de Boston e comenta as pesquisas realizadas pelo *Food and Nutrition Board* em relação à habilidade de compreender as novas IDRs. Ela admite que as IDRs não sejam aspectos que ela tem que focalizar no seu trabalho de atividade física e atletas. Os seus clientes que se interessam por assuntos de nutrição não estão ainda focalizados nos IDRs. "Os IDRs, como muitos outros tópicos de nutrição, têm que ser paulatinamente traduzidos para os consumidores. As pessoas comem, se alimentam de alimentos, não de nutrientes. Eu recomendo as pessoas a comerem frutas e vegetais antes do que lhes dizer que consumam uma quantidade suficiente de vitamina C. A comunicação dos IDRs à comunidade levará tempo" diz Allison Yates, Diretor do *Food and Nutrition Board* que é responsável pelos comitês de coordenação que desenvolveram os IDRs. Durantes os 7 anos passados, Yates e seus colaboradores trabalharam muito para que a comunidade de nutrição entenda o significado e como usar os novos valores do IDR. O *Food and Nutriton Board* publicou "A Ingestão Dietética de Referência: Aplicações em Avaliação Dietética". Além disso, um bom trabalho foi realizado e é disponível em uma publicação, um guia que incluidos os relatórios sobre as IDRs. Um livro condensado de 300 páginas.

• • • • • • • • • • • • • • • • •

Adaptado de Dietary Reference Intakes: An update – *International Food Information Council, 200.*

CARACTERÍSTICAS E DEFINIÇÕES ATUAIS

Ingestão dietética de referência IDR-DRI

As *Dietary Reference Intakes* (DRIs) são um conjunto de valores de referência determinado para substituir as antigas *Recommended Dietary Allowances* (RDAs) dos Estados Unidos e as antigas *Recommended Nutrient Intakes* (RNIs) do Canadá.

As principais alterações nas DRIs com relação as antigas recomendações são:

1. Inclusão da redução do risco de doenças crônicas não-transmissíveis no planejamento das recomendações, ao contrário das anteriores, as quais consideravam somente a ausência de sinais de deficiência.

Quantidade dietética recomendada IDR-DRI-RDA

2. A utilização dos conceitos de probabilidade e de risco na determinação dos valores recomendados, bem como as informações referentes a aplicação destes no planejamento e na avaliação de dietas.
3. Níveis superiores de ingestão foram estabelecidos para nutrientes que possuíam dados sobre os riscos de efeitos adversos à saúde.
4. Dados sobre alguns componentes alimentares que não se enquadram no conceito tradicional de nutriente mas que oferecem possíveis benefícios à saúde foram revisados, e quando havia informação suficiente, foram estabelecidas ingestões de referência para tais compostos.

IDR são valores padrões para pessoas saudáveis

Da mesma maneira que as recomendações anteriores, as DRIs são padrões para pessoas aparentemente saudáveis, ou seja, não podem ser aplicadas para planejamento ou avaliação da dieta de indivíduos que apresentem doenças agudas ou crônicas ou para repleção de indivíduos que apresentem algum tipo de deficiência prévia.

De maneira geral, as DRIs podem ser utilizadas para planejar dietas individuais, para elaborar planos nutricionais e aquisição de alimentos para grupos institucionalizados, para rotulagem e *marketing* nutricional, para a fortificação de alimentos, para o desenvolvimento ou melhoramento de produtos alimentícios e para a avaliação da qualidade de alimentos.

No conjunto das DRIs estão inclusos 4 valores de referência:

Necessidade média estimada

NME-EAR

1. **EAR (*Estimated Average Requirement* ou Necessidade Média Estimada)**: é o nível de ingestão habitual que se estima que alcance as necessidades de 50% dos indivíduos saudáveis em um grupo, de acordo com o sexo e o estágio de vida. Neste nível de ingestão, a outra metade do grupo não alcançaria suas necessidades.

IDR/RDA

2. **RDA (*Recommended Dietary Allowance* ou Ingestão Dietética Recomendada)**: é o nível de ingestão dietética habitual que é suficiente para alcançar as recomendações nutricionais de aproximadamente todos os indivíduos saudáveis em um grupo, de acordo com o estágio de vida e o sexo. É determinada com base nos valores de EAR, portanto, se um nutriente não tem sua EAR definida, a respectiva RDA também não poderá ser calculada.

Se em grupo a distribuição das necessidades de um determinado nutriente é considerada normal, a RDA é calculada a partir da EAR, com a adição de dois desvios-padrão (DP) da necessidade:

$$RDA = EAR + 2 DP_{necessidade}$$

Necessidade é o nível mais baixo de ingestão continuada suficiente para manter um determinado nível de nutrição individual para um dado critério de adequação nutricional.

Nos casos em que a necessidade do nutriente tem distribuição normal, estima-se que a RDA seja suficiente para suprir as necessidades de 97 a 98% dos indivíduos em um determinado grupo de mesmo estágio de vida e sexo. Na maioria das vezes, as necessidades dos nutrientes não apresentam distribuição normal, e o DP é estimado a partir de um coeficiente de variação (CV) específico para a média da necessidade. Para a maioria dos nutrientes foi utilizado um CV de 10%, sendo a RDA destes, igual a 120% da respectiva EAR. Ainda, quando a distribuição das necessidades é distorcida, como no caso do ferro para mulheres menstruantes, a RDA é determinada de acordo com o nível de ingestão habitual entre os percentis 97º e 98º da distribuição das necessidades.

3. **AI (*Adequate Intake* ou Ingestão Adequada)**: esta recomendação pode ser determinada quando não há dados suficientes para definir um valor de EAR e, por conseqüência, da RDA. A AI é um valor baseado em níveis de ingestão obtidos experimentalmente ou na média de ingestão de um nutriente por um determinado grupo de indivíduos aparentemente saudáveis. Em casos de nutrientes que não possuem EAR e RDA, a AI pode ser utilizada como meta de ingestão, pois se estima que ela exceda os valores de EAR e, freqüentemente, de RDA de um determinado nutriente.

4. **UL (*Tolerable Upper Intake Level* ou Limite Superior Tolerável de Ingestão)**: é o nível mais alto de ingestão diária continuada de um nutriente que provavelmente não expõe a maioria dos indivíduos pertencentes a um determinado grupo de mesmo sexo e estágio de vida a riscos de efeitos adversos à saúde. Conforme a ingestão de um nutriente aumenta para níveis superiores aos do UL, o risco de surgimento de efeitos adversos à saúde também se eleva. O UL é um nível que pode, com alta probabilidade, ser tolerado biologicamente, mas não deve servir como uma meta de ingestão, pois não há efeitos benéficos na ingestão de um nutriente em níveis acima de sua RDA ou AI. A determinação dos valores de UL foi necessária devido ao aumento no número de fortificações de alimentos com nutrientes e também ao aumento na utilização de suplementos alimentares. Porém, para alguns nutrientes não foi possível delimitar esse nível devido à insuficiência de dados, o que não significa que uma ingestão elevada de tais nutrientes não ofereça riscos de efeitos adversos à saúde.

COMO UTILIZAR AS DRIs NA AVALIAÇÃO DO CONSUMO POR INDIVÍDUOS

As DRIs podem ser utilizadas para avaliar se a ingestão de um indivíduo está aparentemente adequada para manter seu estado nutricional, entretanto, não fornecem avaliações quantitativas precisas de dietas individuais e não podem ser utilizadas para avaliação exata do estado nutricional. Os principais problemas em se avaliar a adequação da ingestão de um nutriente por um indivíduo, comparando-a com a necessidade deste nutriente, estão ligados a dois fatores: as necessidades e a ingestão habitual de um indivíduo.

De acordo com estas definições percebe-se que para determinar a necessidade individual exata de um nutriente seria necessário o delineamento de estudos clínicos controlados, incluindo diversas avaliações fisiológicas e bioquímicas, além da aplicação de um número dificilmente praticável de recordatórios ou de registros alimentares que fossem avaliados através de tabelas de informação nutricional confiáveis. Dessa maneira, torna-se impossível responder precisamente a pergunta acima. Entretanto, para alguns nutrientes, é possível encontrar uma resposta aproximada. Para isto, são necessárias 3 etapas:

1. Obter informações sobre a ingestão habitual do indivíduo.
2. Escolher o padrão de referência (DRI) adequado.
3. Interpretar os dados de ingestão.

Na primeira etapa deve-se buscar a informação mais precisa possível sobre a ingestão alimentar total do indivíduo, considerando alimentos e suplementos. É preciso considerar que os resultados de ingestão total de um único ou até mesmo de vários dias podem resultar em estimativas imprecisas da ingestão habitual, devido à alta incidência de subestimações feitas pelos indivíduos e também em decorrência da variação dia-a-dia na ingestão. Alguns pontos devem ser considerados com relação à variação nas escolhas alimentares, entre eles, a variedade e a monotonia nestas escolhas, o dia da semana, a estação do ano, os feriados e as ocasiões especiais, o apetite.

A dieta de um indivíduo está suprindo as suas necessidades de nutrientes?

Limite superior tolerável da ingestão LSTI

Ingestão habitual é a ingestão individual média ao longo de um período de tempo

Para avaliar a adequação alimentar aparente é importante considerar, juntamente com os dados dietéticos, parâmetros antropométricos (ex: peso, estatura), indicadores bioquímicos (ex: albumina sérica, uréia nitrogenada sangüínea, creatinina, proteína ligadora de retinol, hemoglobina etc.), diagnósticos (ex: doença renal, má absorção etc.), estado clínico e outros fatores

Para avaliar a ingestão de nutrientes por indivíduos é necessário utilizar instrumentos de investigação como registros e recordatórios alimentares, história alimentar, questionários de freqüência alimentar, os quais raramente são capazes de obter informações precisas referentes a ingestão habitual de um indivíduo em longo prazo. Entretanto, se a aplicação de instrumentos, como um registro alimentar de 3 dias, for realizada cuidadosamente e aliada à utilização de um banco de dados de composição de alimentos confiável, é possível obter informações mais fidedignas da ingestão durante determinados períodos de tempo.

A ingestão observada através da aplicação destes instrumentos provavelmente não será igual à ingestão habitual de longo prazo, principalmente devido às variações que ocorrem dia-a-dia no consumo. Assim, a ingestão observada durante 3 determinados dias não será igual àquela obtida em outros 3 dias, e estas duas provavelmente serão ainda diferentes da ingestão habitual real. Portanto, percebe-se que a avaliação da ingestão habitual de um nutriente por um indivíduo, quando realizada de maneira isolada, pode remeter a erros de sub ou superestimação, porém, estes erros também podem ser avaliados se houver algum conhecimento sobre a variação intra-individual na ingestão de um determinado nutriente. A extensão desta variação indicará se a ingestão média observada com o uso de recordatórios ou registros alimentares de poucos dias será mais ou menos compatível com a ingestão habitual verdadeira do nutriente em questão. Em alguns países, há dados sobre esta variação intra-individual na ingestão de alguns nutrientes, compilados de estudos de avaliação de consumo alimentar realizados com grande número de participantes, como é o caso do *Continuing Survey of Food Intakes by Individuals* (CSFII) que aconteceu no período de 1994 a 1996, nos Estados Unidos. No Brasil, não se dispõem de grandes estudos de investigação de consumo alimentar, portanto para efeitos de cálculos e exemplos serão apresentadas a seguir tabelas dos nutrientes constantes no estudo citado acima (Tabelas 21.1 e 21.2).

Na segunda etapa do processo de avaliação da ingestão alimentar de indivíduos, deve-se escolher a DRI adequada a ser utilizada como padrão de referência.

TABELA 21.1 – Estimativas de desvio-padrão (DP) intra-individual e de coeficiente de variação (CV) da ingestão de vitaminas e de minerais por mulheres americanas.

Nutrientes	Crianças entre 4 e 9 anos (n = 817) DP	CV (%)	Adolescentes entre 9 e 18 anos (n = 2.480) DP	CV (%)	Adultas entre 19 e 50 anos (n = 1.002) DP	CV (%)	Adultas entre 51 e > 70 anos (n = 2.162) DP	CV (%)
Vitamina A (µg)	808	103	1.300	152	852	109	1.255	129
Caroteno (ER)	452	167	799	175	549	180	796	147
Vitamina E (mg)	3	54	5	76	4	67	6	65
Vitamina C (mg)	61	69	73	87	81	90	61	69
Tiamina (mg)	0,5	35	0,6	47	0,6	43	0,5	41
Riboflavina (mg)	0,6	35	0,6	50	0,7	42	0,6	42
Niacina (mg)	6	36	9	47	8	46	7	42
Vitamina B_6 (mg)	0,6	42	0,8	53	0,7	49	0,6	44
Folato (µg)	99	48	131	62	128	58	12	52
Vitamina B_{12} (µg)	9,6	254	12	294	5,5	142	10	237
Cálcio (mg)	313	40	325	51	374	48	256	44
Fósforo (mg)	321	32	395	39	410	38	313	33
Magnésio (mg)	61	31	86	38	86	41	74	33
Ferro (mg)	5	45	7	53	6	47	5	44
Zinco (mg)	3	41	6	61	5	50	5	58
Cobre (mg)	0,4	47	0,6	53	0,5	52	0,5	53
Sódio (mg)	930	38	1.839	44	1.313	45	1.016	41
Potássio (mg)	631	32	851	38	866	41	723	31

INGESTÕES DIETÉTICAS DE REFERÊNCIA 411

TABELA 21.2 – Estimativas de desvio-padrão (DP) intra-individual e de coeficiente de variação (CV) da ingestão de vitaminas e de minerais por homens americanos.

Nutrientes	Crianças entre 4 e 9 anos (n = 817) DP	CV (%)	Adolescentes entre 9 e 18 anos (n = 2.480) DP	CV (%)	Adultos entre 19 e 50 anos (n = 1.002) DP	CV (%)	Adultos entre 51 e > 70 anos (n = 2.162) DP	CV (%)
Vitamina A (µg)	723	86	898	91	1.160	115	1.619	133
Caroteno (ER)	454	166	681	197	875	177	919	153
Vitamina E (mg)	3	57	5	62	7	176	9	60
Vitamina C (mg)	74	76	93	89	93	92	72	71
Tiamina (mg)	0,5	37	0,8	42	0,9	46	0,7	40
Riboflavina (mg)	0,7	35	1	41	1	44	0,8	40
Niacina (mg)	7	38	11	43	12	44	9	39
Vitamina B_6 (mg)	0,7	43	1	49	1	48	0,8	42
Folato (µg)	117	50	176	60	180	61	150	53
Vitamina B_{12} (µg)	4,7	118	5	93	13	212	14	226
Cálcio (mg)	353	41	502	48	492	54	339	44
Fósforo (mg)	352	32	542	37	573	38	408	32
Magnésio (mg)	71	33	109	39	122	38	94	32
Ferro (mg)	6	43	9	50	9	51	7	44
Zinco (mg)	4	42	8	58	9	63	8	66
Cobre (mg)	0,4	41	0,6	48	0,7	48	0,7	56
Sódio (mg)	957	35	1.630	42	1.819	43	1.323	38
Potássio (mg)	750	35	1.130	41	1.147	36	922	31

Quando o CV é maior do que 60 a 70%, a distribuição das ingestões diárias não é normal e os métodos apresentados não podem ser utilizados.
Fonte: Dados do Continuing Survey of Food Intakes by Individuals 1994-1996.

Apesar de haver variações nas necessidades de nutrientes de indivíduo para indivíduo, a melhor estimativa para a necessidade individual é a EAR. Considerando tais variações, foi estabelecido um CV de 10% para a maioria dos nutrientes que possuem EAR. Se a necessidade de um nutriente apresenta distribuição normal, um CV de 10%, significa dizer que aproximadamente 95% dos indivíduos teriam suas necessidades entre 80 e 120% do valor da EAR. Se o CV for de 15%, como, por exemplo, no caso da niacina, 95% dos indivíduos teriam suas necessidades entre 70 e 130% da EAR. Para nutrientes que apresentam CV da distribuição das necessidades muito elevado ou como no caso do ferro, que não tem distribuição normal, a forma de avaliação das necessidades individuais aqui descrita não pode ser utilizada. A RDA é uma recomendação alvo para cada indivíduo e assume-se que indivíduos que têm ingestões habituais acima dos valores da RDA, provavelmente estão alcançando suas necessidades. Entretanto, se outros indivíduos apresentarem ingestões abaixo dos valores da RDA, não se pode assumir que estas não estejam satisfazendo suas necessidades. Obviamente, à medida que a ingestão habitual de um determinado nutriente se torna mais baixa com relação à RDA, a probabilidade de inadequação aumenta. Portanto, simplesmente comparar a ingestão de um indivíduo com os valores da RDA não é uma boa medida na avaliação da ingestão de nutrientes por indivíduos. Surge então uma questão chave nesta discussão: com base na ingestão de um indivíduo, observada durante um curto período de tempo, a ingestão habitual do nutriente em questão está adequada e apresenta um risco baixo de efeitos adversos?

Mesmo considerando que a avaliação da ingestão alimentar de um indivíduo é passível de erros e que há importante variabilidade intra-individual ainda que se vários registros ou recordatórios alimentares forem realizados, a dedução da adequação da dieta de um indivíduo pode ser feita calculando-se:

A necessidade média estimada NME-RDA é a melhor estimativa da necessidade individual

Simplesmente comparar a ingestão de um indivíduo com os valores da RDA não é uma boa avaliação da ingestão individual de nutrientes

$$D = \bar{Y} - EAR$$

Sendo: D = diferença.

$\bar{Y}$ = média da ingestão observada durante um determinado período.

EAR = necessidade média de determinado nutriente para o grupo de estágio de vida e sexo a que o indivíduo pertence.

Se a diferença encontrada na dedução da equação da dieta de um indivíduo for grande e positiva, a sua ingestão deverá ser adequada

Se a diferença encontrada for grande e positiva, provavelmente a ingestão do indivíduo estará adequada. Do contrário, se a diferença for grande e negativa, é provável que a ingestão do indivíduo não esteja adequada. Já se a diferença for média, há uma incerteza considerável sobre a adequação da ingestão do indivíduo. É necessário ainda saber quão grande deveria ser o valor de D para se concluir com algum grau de confiabilidade que a ingestão habitual de um indivíduo esteja excedendo a sua necessidade de determinado nutriente. Para encontrar esta resposta, é preciso conhecer o DP de D (DP_D).

O DP_D depende de três variáveis: do número de dias disponível de ingestão de um indivíduo, do desvio-padrão da necessidade (na maioria dos casos, de 10 a 15% da EAR) e do desvio-padrão intra-individual de ingestão.

$$DP_D = \sqrt{(V_{nec} + V_{intrap}/n)}$$

Sendo: DP_D = desvio-padrão da diferença.

V_{nec} = variância da distribuição das necessidades no grupo.

V_{intrap} = variância média na ingestão diária de determinado nutriente (variação intra-individual).

n = número de dias utilizados para avaliar a ingestão.

Obs.: as variâncias V_{nec} e V_{intrap} são calculadas como o quadrado dos desvios-padrões correspondentes.

Depois de calculados D e DP_D, a probabilidade de que a ingestão esteja acima ou abaixo da necessidade, pode ser determinada através da razão de D/DP_D e verificada na tabela 21.3.

TABELA 21.3 – Valores da razão D/SD_D e a probabilidade de concluir corretamente que a ingestão habitual está adequada ou inadequada.

Critério	Conclusão	Probabilidade de conclusão correta
$D/SD_D > 2,00$	Ingestão habitual adequada	0,98
$D/SD_D > 1,65$	Ingestão habitual adequada	0,95
$D/SD_D > 1,50$	Ingestão habitual adequada	0,93
$D/SD_D > 1,00$	Ingestão habitual adequada	0,85
$D/SD_D > 0,50$	Ingestão habitual adequada	0,70
$D/SD_D > 0,00$	Ingestão habitual adequada (inadequada)	0,50
$D/SD_D < -0,50$	Ingestão habitual inadequada	0,75
$D/SD_D < -1,00$	Ingestão habitual inadequada	0,85
$D/SD_D < -1,50$	Ingestão habitual inadequada	0,93
$D/SD_D < -1,65$	Ingestão habitual inadequada	0,95
$D/SD_D < -2,00$	Ingestão habitual inadequada	0,98

Valores da razão D/SD_D

Abaixo há dois exemplos de cálculo para facilitar a compreensão:

Exemplo 1

Exemplo 1 – Supondo que a ingestão habitual de zinco de um adolescente de 17 anos de idade tenha sido verificada através da aplicação de um registro alimentar de 3 dias e o resultado médio foi 11mg/dia.

Os dados necessários para a realização do cálculo de adequação são:

EAR para zinco (14-18 anos) = 8,5mg/dia

$\bar{Y}$ = média da ingestão observada = 11mg/dia

Número de dias utilizado para avaliar a ingestão = 3

$V_{nec} = (8,5 \times 10\%)^2 = 0,7225$ – Obs.: o CV do zinco é 10% da EAR

$V_{intrap} = (8)^2 = 64$ – de acordo com a tabela 21.2

CÁLCULOS

$D = \bar{Y} - EAR$ $DP_D = \sqrt{(V_{nec} + V_{intrap}/n)}$ $D/DP_D = 2,5/4,7$

$D = 11 - 8,5$ $DP_D = \sqrt{(0,7225 + 64/3)}$ **D/DP_D = 0,53**

D = 2,5 $DP_D = \sqrt{(0,7225 + 21,3333)}$ De acordo com a tabela 21.3, um valor de D/DP_D de aproximadamente 0,50, demonstra que há 70% de probabilidade de a ingestão de zinco deste indivíduo estar adequada.

$DP_D = \sqrt{22,0558}$

DP_D = 4,7

Exemplo 2 – Supondo que a ingestão habitual de niacina de uma mulher de 54 anos de idade tenha sido verificada também através da aplicação de um registro alimentar de 3 dias e o resultado médio foi 15,8mg/dia.

Os dados necessários para a realização do cálculo de adequação são:

EAR para niacina (51-70 anos) = 11mg/dia
$\bar{Y}$ = média da ingestão observada = 15,8mg/dia
Número de dias utilizado para avaliar a ingestão = 3
$V_{nec} = (11 \times 15\%)^2 = 2,7225$ – Obs.: o CV da niacina é 15% da EAR
$V_{intrap} = (7)^2 = 49$ – de acordo com a tabela 21.1

CÁLCULOS

$D = \bar{Y} - EAR$ $DP_D = \sqrt{(V_{nec} + V_{intrap}/n)}$ $D/DP_D = 4,8/4,4$

$D = 15,8 - 11$ $DP_D = \sqrt{(2,7225 + 49/3)}$ **D/DP_D = 1,09**

D = 4,8 $DP_D = \sqrt{(2,7225 + 16,3333)}$ De acordo com a tabela 21.3, um valor de D/DP_D maior do que 1,0, demonstra que há 85% de probabilidade de a ingestão de niacina deste indivíduo estar adequada.

$DP_D = \sqrt{19,0558}$

DP_D = 4,4

Como utilizar a AI na avaliação do consumo por indivíduos

A metodologia mostrada acima para avaliar a adequação aparente da ingestão de um determinado nutriente por um indivíduo compara sua *ingestão média* com uma *necessidade média*. No caso de nutrientes que possuem somente uma AI, as ingestões são comparadas a valores de *ingestão* em *excesso*. Assim, quando uma ingestão média é comparada com uma AI, é possível concluir somente se esta ingestão está acima do valor da AI ou não.

Com relação aos cálculos demonstrados anteriormente, há algumas restrições em utilizar um modelo semelhante para avaliação da ingestão habitual em relação a AI. Quando uma EAR não está disponível, não há informações sobre a distribuição das necessidades em uma população. Há um teste semelhante que utiliza as variabilidades das ingestões diárias para determinar se a ingestão habitual de um indivíduo está acima da AI. A equação consiste em encontrar a diferença (D) entre a ingestão habitual média observada e o valor de AI do nutriente em questão. Em seguida, divide-se o valor encontrado pelo DP intra-individual dividido pela raiz quadrada da quantidade de dias de ingestão observada:

$$z = \frac{\bar{Y} - AI}{DP_{intrap}/\sqrt{n}}$$

Sendo: $\bar{Y}$ = média da ingestão observada durante um determinado período.

AI = valor de referência estabelecido quando não há condições de se estabelecer uma EAR.

DP_{intrap} = desvio-padrão intra-individual obtido em estudos que avaliam a ingestão alimentar de grupos populacionais.

n = número de dias utilizados para avaliar a ingestão.

AI de um nutriente representa uma ingestão e não uma necessidade e provavelmente excede a necessidade de quase todos os indivíduos saudáveis pertencentes a um grupo de mesmo sexo e estágio de vida

Se a ingestão habitual de um indivíduo excede o valor da AI para determinado nutriente, pode-se concluir que seu consumo provavelmente está adequado. Entretanto, se sua ingestão habitual está abaixo do valor da AI, nenhuma estimativa quantitativa sobre a probabilidade de inadequação pode ser feita

Por fim, compara-se o valor obtido com aqueles da tabela 21.4 para verificar o nível de confiança em que se pode concluir que a ingestão habitual do indivíduo esteja acima da AI para determinado nutriente. Igualmente como visto anteriormente, se o CV da ingestão diária de um nutriente ultrapassa os 60 a 70%, o teste acima não pode ser utilizado, pois a distribuição da ingestão diária não é normal. Nesses casos, somente é possível realizar uma interpretação qualitativa da ingestão média observada.

TABELA 21.4 – Valores de z e nível de confiança associado para concluir que a ingestão habitual de um indivíduo é maior do que a AI ou menor do que o UL.

Critério	Conclusão	Probabilidade de conclusão correta
z > 2,00	Ingestão habitual está adequada (excessiva)	0,98
z > 1,65	Ingestão habitual está adequada (excessiva)	0,95
z > 1,50	Ingestão habitual está adequada (excessiva)	0,93
z > 1,25	Ingestão habitual está adequada (excessiva)	0,90
z > 1,00	Ingestão habitual está adequada (excessiva)	0,85
z > 0,85	Ingestão habitual está adequada (excessiva)	0,80
z > 0,68	Ingestão habitual está adequada (excessiva)	0,75
z > 0,50	Ingestão habitual está adequada (excessiva)	0,70
z > 0,00	Ingestão habitual está adequada (excessiva/segura)	0,50
z > –0,50	Ingestão habitual está adequada (excessiva)	0,30 (70% de probabilidade de a ingestão habitual estar segura)
z > –0,85	Ingestão habitual está adequada (excessiva)	0,20 (80% de probabilidade de a ingestão habitual estar segura)
z > –1,00	Ingestão habitual está adequada (excessiva)	0,15 (85% de probabilidade de a ingestão habitual estar segura)

A utilização do limite superior (LS-UL) na avaliação do consumo por indivíduo

Como utilizar o UL na avaliação do consumo por indivíduos

Como já mencionado, UL é um nível de ingestão diária crônica de um determinado nutriente que provavelmente não promove efeitos adversos à saúde de quase todos os indivíduos em uma determinada população, incluindo aqueles que apresentem alguma sensibilidade. Entretanto, é necessário ter cautela com relação aos ULs dos nutrientes, pois alguns deles são estimados a partir de todas as fontes, incluindo alimentos, água, suplementos alimentares e substâncias farmacológicas, enquanto que outros se destinam somente a ingestões de alimentos fortificados e suplementados ou a ingestões de suplementos exclusivamente. Uma ingestão ocasional pouco acima dos níveis de UL não é motivo de maiores preocupações, entretanto, como não é possível diferenciar indivíduos mais suscetíveis dos menos suscetíveis aos efeitos adversos provocados por ingestões superiores aos valores de UL, estas devem ser evitadas.

Para saber se a ingestão habitual está abaixo dos níveis de UL, há um teste semelhante àqueles aplicado no caso das AIs. O teste tem a mesma linha de construção, porém neste caso o UL é subtraído da ingestão média observada de um indivíduo. Da mesma maneira que anteriormente, este teste não pode ser utilizado para nutrientes que apresentem um CV maior do que 60 a 70%, e somente avaliações qualitativas da ingestão do indivíduo podem ser realizadas.

$$z = \frac{\bar{Y} - UL}{DP_{intrap}/\sqrt{n}}$$

Sendo:

$\bar{Y}$ = média da ingestão observada durante um determinado período.

UL = nível mais alto de ingestão diária continuada de um nutriente que provavelmente promove efeitos adversos à saúde.

DP_{intrap} = desvio-padrão intra-individual obtido em estudos que avaliam a ingestão alimentar de grupos populacionais.

n = número de dias utilizados para avaliar a ingestão.

Neste caso, também se compara o valor obtido com aqueles da tabela 21.4 para verificar o nível de confiança com o qual se pode concluir que a ingestão habitual de um indivíduo esteja abaixo dos valores de UL para determinado nutriente. Porém, quando este método é utilizado, é importante atentar para o fato de que os valores estimados dos desvios-padrões da ingestão de indivíduos (apresentados nas tabelas 21.1 e 21.2) são baseados em dados de nutrientes provenientes apenas de alimentos, não considerando suplementos alimentares. Ainda, deve-se relembrar que os dados de ingestão de indivíduos devem ser avaliados cautelosamente, de preferência combinados a outros tipos de informações complementares.

COMO UTILIZAR AS DRIs NA AVALIAÇÃO DO CONSUMO POR GRUPOS POPULACIONAIS

Para avaliar a ingestão de nutrientes de determinados grupos populacionais é necessário saber a quantidade média do nutriente que está sendo consumida e as necessidades deste nutriente. Conhecendo a ingestão habitual de cada indivíduo pertencente ao grupo e também a necessidade do nutriente em questão, é possível determinar com precisão a proporção do grupo que apresenta ingestão menor do que o recomendado.

Qual proporção de indivíduos em um grupo apresenta ingestão habitual de um nutriente menor do que a necessidade deste?

A simples comparação dos valores de ingestões médias aos valores das necessidades médias não é suficiente para responder esta pergunta. Para tanto, foram desenvolvidos dois métodos de avaliação da adequação do consumo alimentar de grupos: a abordagem probabilística e o método do ponto de corte da EAR. Na realidade, uma determinação exata da adequação do consumo não pode ser obtida, uma vez que dificilmente a necessidade real de um indivíduo é conhecida. Portanto, estas duas metodologias podem ser utilizadas para obter uma prevalência estimada da adequação da ingestão de nutrientes.

Abordagem probabilística

Este método foi desenvolvido pelo *National Research Council* (NRC), em 1986, e baseia-se na comparação de duas distribuições: 1. da necessidade do nutriente; e 2. da ingestão do nutriente. Ele considera a probabilidade que indivíduos com um nível particular de ingestão possam não satisfazer suas necessidades para determinado nutriente. A probabilidade de ingestão inadequada seria naturalmente baixa para indivíduos com ingestões mais altas e vice-versa.

Necessidade do nutriente e ingestão do nutriente

O primeiro passo na aplicação desta abordagem é construir uma curva de risco, utilizando a informação sobre a distribuição das necessidades do grupo (média e variância). Esta curva de risco especifica a probabilidade de que qualquer dada ingestão está adequada para o indivíduo consumindo aquela ingestão (Fig. 21.1). A próxima etapa da abordagem probabilística é comparar a curva de risco à distribuição das ingestões habituais da população para determinar qual proporção desta população tem ingestão inadequada.

Curva de risco de uma distribuição de necessidade normal

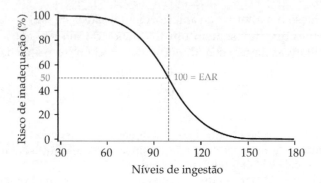

FIGURA 21.1 – Curva de risco de uma distribuição de necessidade normal com média de 100 unidades. Ingestões menores do que 50 unidades são associadas com 100% de risco de inadequação, enquanto que ingestões acima de 150 unidades têm 0% de risco de inadequação. Ingestão igual a média das necessidades tem 50% de risco de inadequação.

Para a construção da curva de risco, utiliza-se uma função estatística conhecida como função de distribuição cumulativa (fdc), em relação às necessidades. Considerando que $F_R(.)$ indica a fdc das necessidades de um nutriente para uma população, então:

$$F_R(\alpha) = Pr \text{ (necessidades} \leq \alpha\text{)}, \text{ para qualquer valor positivo}$$

Então, as F_R assumem valores entre 0 e 1. A curva de risco ρ (.) é definida como:

$$\rho(\alpha) = 1 - F_R(\alpha) = 1 - Pr \text{ (necessidades} \leq \alpha\text{)}$$

Considerando a curva de risco simulada na figura 21.1 e supondo que a distribuição da ingestão habitual para este nutriente em determinada população tenha sido estimada: se a distribuição de ingestão habitual apresentar uma probabilidade muito alta de ingestões menores que 90, então pode-se concluir que a maioria dos indivíduos no grupo provavelmente apresenta ingestões inadequadas do nutriente (Fig. 21.2).

Curva de risco combinada com uma distribuição de ingestão habitual, menor do que a EAR

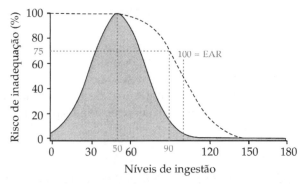

FIGURA 21.2 – Curva de risco combinada com uma distribuição de ingestão habitual, onde a ingestão média é de 50 unidades (menor que a EAR). Os níveis de ingestão são, em sua maioria, menores que 90 unidades. Com ingestão de 90 unidades, o risco de inadequação é aproximadamente de 75%.

Se a distribuição da ingestão habitual do nutriente apresentar uma probabilidade muito alta de ingestões acima de 90, então pode-se concluir que somente uma pequena proporção da população apresenta ingestão inadequada (Fig. 21.3).

Por outro lado, o que ocorre mais freqüentemente é uma sobreposição maior entre a curva de risco e a distribuição da ingestão habitual. Quando a distribuição da ingestão habitual estiver próxima ao valor da EAR, alguns indivíduos apresentam risco de inadequação, enquanto outros não (Fig. 21.4).

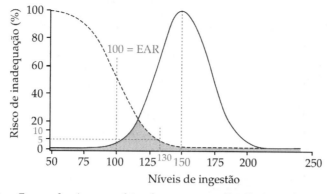

Curva de risco combinada com uma ingestão habitual maior que a EAR

FIGURA 21.3 – Curva de risco combinada com uma distribuição de ingestão habitual onde a ingestão média é 150 unidades (maior que a EAR). Aproximadamente toda a distribuição da ingestão localiza-se à direita da curva de risco. Somente indivíduos com ingestões menores que 130 unidades têm risco de ingestão inadequada (5%).

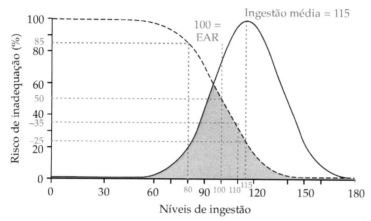

Curva de risco combinada com uma ingestão habitual de 115 unidades

FIGURA 21.4 – Curva de risco combinada com uma distribuição de ingestão habitual onde a ingestão média é de 115 unidades (um pouco maior que a EAR). A curva de risco e a distribuição da ingestão habitual têm uma sobreposição significativa. A proporção de indivíduos em risco de inadequação ao nível da ingestão média é de aproximadamente 25%.

Duas suposições são a base da abordagem probabilística: 1. ingestões e necessidades são independentes (isto é, indivíduos com ingestões mais altas não são mais propensos a ter necessidades maiores); e 2. a distribuição das necessidades é conhecida. Normalmente assume-se que a distribuição das necessidades é normal; entretanto, para alguns nutrientes, esta suposição não é garantida. É o caso do ferro em mulheres em idade fértil (algumas mulheres têm perdas menstruais de ferro muito grandes, o que promove uma distribuição possivelmente distorcida, isto é, mais mulheres têm necessidades mais altas do que o indicado por uma distribuição normal). Para alguns nutrientes, como cálcio, flúor, biotina, colina, vitamina D e ácido pantotênico não é possível verificar a normalidade da distribuição das necessidades.

Para a realização destes cálculos é necessário utilizar softwares estatísticos, como SAS, SPSS ou outro semelhante.

Abordagem probabilística

Método do ponto de corte da EAR

O método do ponto de corte da EAR foi proposto como uma simplificação da abordagem probabilística, por Beaton em 1994. Este método requer apenas que a distribuição das necessidades seja simétrica, não sendo necessário conhecer a variância real da distribuição das necessidades, mas sim o tamanho relativo da variância da ingestão, a necessidade média (EAR) do nutriente e a distribuição das ingestões habituais na população de interesse.

Ponto de corte da EAR, como uma simplificação de uma abordagem probabilística

Método do ponto de corte da necessidade média adequada NMA/EAR

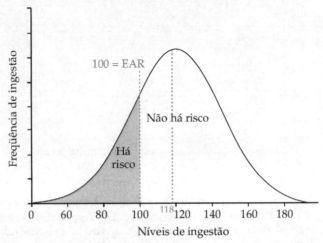

FIGURA 21.5 – O método do ponto de corte da EAR. A área sombreada representa a proporção de indivíduos no grupo cujas ingestões estão abaixo da EAR, enquanto que a área não sombreada representa a proporção de indivíduos com ingestões acima da EAR.

A prevalência de ingestões inadequadas na população é calculada como a proporção do grupo com ingestões abaixo da necessidade média (EAR) (Fig. 21.5).

Para que o método do ponto de corte da EAR responda adequadamente é necessário que:

1. As ingestões da população de interesse sejam avaliadas cuidadosamente.
2. A prevalência de ingestões inadequadas no grupo não seja extrema (nem muito baixa – menor do que 8 a 10%, nem muito alta – maior do que 90 a 92%).
3. As ingestões habituais estimadas sejam independentes das necessidades individuais.
4. A distribuição das necessidades seja simétrica.
5. A variabilidade nas ingestões entre os indivíduos do grupo de interesse seja maior do que a variabilidade das necessidades individuais.

Pequenos desvios relacionados a estas premissas provavelmente promovem apenas um pequeno efeito no desempenho do método, mas no caso de nutrientes em que há correlação significativa entre as necessidades e as ingestões, como energia, ou de nutrientes em que a distribuição das necessidades é distorcida e não simétrica, como ferro em mulheres em idade fértil, o método do ponto de corte da EAR não pode ser utilizado. Os nutrientes que se enquadram nas premissas do método são: magnésio, fósforo, selênio, tiamina, riboflavina, niacina, vitamina B_6, ácido fólico, vitamina B_{12}, vitamina C e vitamina E.

Métodos de avaliação da prevalência de ingestões inadequadas

Em ambos os métodos de avaliação da prevalência de ingestões inadequadas, a informação sobre a distribuição das ingestões do nutriente no grupo é necessária. Reconhecidamente, a dieta exerce um efeito crônico sobre as condições de saúde de um indivíduo, portanto é necessário estimar a distribuição das ingestões em longo prazo. Esta distribuição deve ter uma variância que reflita a variação das ingestões de indivíduo para indivíduo de determinado nutriente dentro do grupo. Em dados de ingestões observadas, a variância da distribuição é quase sempre muito elevada porque ela inclui as variações intra-individual e interindividual (indivíduo-a-indivíduo), resultando em estimativas de prevalência de inadequação provavelmente mais altas do que a verdadeira (Fig. 21.6). Para refletir somente a variabilidade interindividual das ingestões, a distribuição observada deve ser ajustada (Fig. 21.7). Estes ajustes podem ser aplicados a média de poucos dias de ingestão de cada indivíduo no grupo, uma vez que existem inúmeras dificuldades em coletar dados de ingestão alimentar de longo prazo em populações. Para tanto, é necessário ter ao menos dois recordatórios independentes de 24 horas (ou seja, coletados em dias não consecutivos) ou registros alimentares (de no mínimo 3 dias, se os dados forem coletados em dias consecutivos) de ao menos alguns indivíduos no grupo.

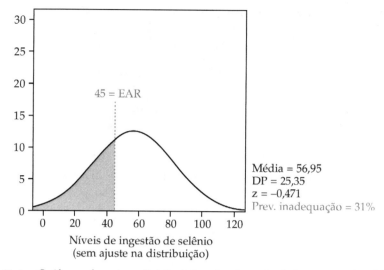

Ingestões de selênio não-ajustadas

FIGURA 21.6 – Gráfico referente a distribuição não ajustada de ingestões de selênio em um grupo de 40 indivíduos. A não remoção da variabilidade intra-individual resulta em uma curva de distribuição mais larga e achatada, com prevalência incorreta de ingestões inadequadas.

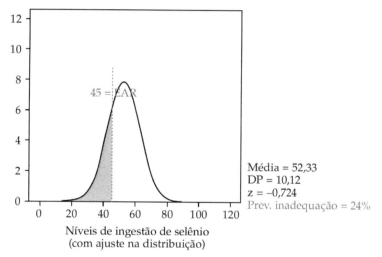

Ingestões de selênio ajustadas

FIGURA 21.7 – Gráfico referente a distribuição ajustada de ingestões de selênio em um grupo de 40 indivíduos. O ajuste reduz o desvio-padrão e fornece a prevalência real de indivíduos com ingestões inadequadas.

Como visto, a ingestão alimentar de qualquer indivíduo não é constante de um dia para o outro e difere tanto na quantidade quanto no tipo de alimentos consumidos e, portanto, na quantidade de nutrientes. Estas variações são classificadas como intra-individuais. Existem também variações na ingestão habitual de um nutriente entre diferentes indivíduos – variações interindividuais. Para estimar a ingestão habitual a partir de dados de ingestão observada (com auxílio de recordatórios de 24 horas ou de registros alimentares) é necessário excluir o efeito causado pela variabilidade intra-individual. Para isso, deve-se calcular o valor de ambas as variabilidades: intra-individual (S_w^2) e interindividual (S_b^2). A extensão destas variações pode ser avaliada através de análise de variância (ANOVA), de acordo com as seguintes relações:

Como estimar a distribuição de ingestões habituais e calcular a prevalência de inadequação

- Variância intra-individual $= MQ_w = S_w^2 \rightarrow S_w^2 = MQ_w$
- Variância interindividual $= MQ_b = S_w^2 + k\, S_b^2 \rightarrow S_b^2 = (MQ_b - S_w^2)/k$ (Tabela 21.5)

Variabilidade intra e interindividual

TABELA 21.5 – Análise de variância (ANOVA).

	Graus de liberdade	MQ	MQE
Interindividual	n – 1	MQ_b	$S_w^2 + k S_b^2$
Intra-individual	n(k – 1)	MQ_w	S_w^2

MQ = média quadrática; MQE = média quadrática esperada; n = número de indivíduos; k = número de repetições.

A variância total (S_{obs}^2) de uma distribuição observada é dada pela soma das variâncias intra e interindividuais, dividido pelo número de repetições:

$$S_{obs}^2 = S_w^2 + (S_b^2)/k$$

Para se obter a relação entre a razão do desvio-padrão observado e o desvio-padrão da variação interindividual (S_{obs}/S_b), rearranja-se a equação acima:

$$S_{obs}^2/S_b^2 = [S_b^2 + (S_w^2/k)]/S_b^2 \rightarrow 1 + S_w^2/k(S_b^2)$$

Para simplificar, retira-se a raiz quadrada e obtém-se:

$$S_{obs}^2/S_b = 1 + [S_w^2/k(S_b^2)]^{½}$$

Para remover a variação intra-individual é possível utilizar a seguinte equação:

$$\text{Valor ajustado do nutriente} = \text{média} + (X_I - \text{média}) \times S_B/S_{OBS}$$

média = ingestão média do grupo
x_i = ingestão observada de cada indivíduo
razão S_b/S_{obs} = inverso da equação S_{obs}/S_b, ou seja = $1/[1 + S_w^2/k(S_b^2)]^{½}$

A seguir, calcula-se a distribuição do nutriente ajustado a partir dos valores da última equação. Por fim, verifica-se a prevalência de ingestões inadequadas com a seguinte equação:

$$z = (EAR - \text{média})/DP$$

Onde: média = média ajustada do grupo
DP = desvio-padrão da distribuição ajustada

A distribuição da ingestão do nutriente precisa ser normal

Para a realização destes cálculos é necessário que a distribuição da ingestão do nutriente seja normal. Nos casos em que esta distribuição não é normal, deve-se aplicar uma transformação, geralmente a logarítmica, para remover a assimetria. Ao final dos cálculos compara-se o valor de "z" encontrado a uma tabela de distribuição normal padrão em que para cada valor de "z" há um valor de "P" correspondente, o qual determina a porcentagem de inadequação (Tabela 21.6).

Exemplo de cálculo de prevalência de ingestões inadequadas

Dados de ingestão de selênio obtidos de registros alimentares de 3 dias não consecutivos foram analisados. O grupo foi constituído de 40 indivíduos em idade adulta. Estes cálculos foram realizados com o auxílio do *software* SPSS versão 13.0. Inicialmente verificou-se a normalidade dos dados através do teste *One-Sample Kolmogorov-Smirnov Test*. Como o valor de *Asymp. Sig* foi menor do que 0,05, determinando que a distribuição dos dados não era normal, realizou-se a transformação de todas as variáveis em seus logaritmos naturais e, novamente, após o mesmo teste de normalidade, verificou-se que os dados passaram a ter distribuição normal. Na etapa seguinte realizou-se a análise de variância (*One-Way ANOVA*) para obter as variações intra e interindividuais. O resultado deste teste foi o seguinte:

	Sum of squares	df	Mean square	F	Sig.
Between groups	11,915	39	0,306	1,674	0,027
within groups	14,603	80	0,183		
total	26,518	119			

Tabela 21.6 – Distribuição normal padrão.

z	P	z	P	z	P	z	P	z	P	z	P
–4,00	0,0003	–2,05	0,0202	–1,00	0,1587	0,00	0,5000	1,05	0,8531	2,10	0,9821
–3,50	0,0023	–2,00	0,0228	–0,95	0,1711	0,05	0,5199	1,10	0,8643	2,15	0,9842
–3,00	0,0013	–1,95	0,0256	–0,90	0,1841	0,10	0,5398	1,15	0,8749	2,20	0,9861
–2,95	0,0016	–1,90	0,0287	–0,85	0,1977	0,15	0,5596	1,20	0,8849	2,25	0,9878
–2,90	0,0019	–1,85	0,0322	–0,80	0,2119	0,20	0,5793	1,25	0,8944	2,30	0,9893
–2,85	0,0022	–1,80	0,0359	–0,75	0,2266	0,25	0,5987	1,30	0,9032	2,35	0,9906
–2,80	0,0026	–1,75	0,0401	–0,70	0,2420	0,30	0,6179	1,35	0,9115	2,40	0,9918
–2,75	0,0030	–1,70	0,0446	–0,65	0,2578	0,35	0,6368	1,40	0,9192	2,45	0,9929
–2,70	0,0035	–1,65	0,0495	–0,60	0,2743	0,40	0,6554	1,45	0,9265	2,50	0,9938
–2,65	0,0040	–1,60	0,0548	–0,55	0,2912	0,45	0,6736	1,50	0,9332	2,55	0,9946
–2,60	0,0047	–1,55	0,0606	–0,50	0,3085	0,50	0,6915	1,55	0,9394	2,60	0,9953
–2,55	0,0054	–1,50	0,0668	–0,45	0,3264	0,55	0,7088	1,60	0,9452	2,65	0,9960
–2,50	0,0062	–1,45	0,0735	–0,40	0,3446	0,60	0,7257	1,65	0,9505	2,70	0,9965
–2,45	0,0071	–1,40	0,0808	–0,35	0,3632	0,65	0,7422	1,70	0,9554	2,75	0,9970
–2,40	0,0082	–1,35	0,0885	–0,30	0,3821	0,70	0,7580	1,75	0,9599	2,80	0,9974
–2,35	0,0094	–1,30	0,0968	–0,25	0,4013	0,75	0,7734	1,80	0,9641	2,85	0,9978
–2,30	0,0107	–1,25	0,1056	–0,20	0,4207	0,80	0,7881	1,85	0,9678	2,90	0,9981
–2,25	0,0122	–1,20	0,1151	–0,15	0,4404	0,85	0,8023	1,90	0,9713	2,95	0,9984
–2,20	0,0139	–1,15	0,1251	–0,10	0,4602	0,90	0,8159	1,95	0,9744	3,00	0,9987
–2,15	0,0158	–1,10	0,1357	–0,05	0,4801	0,95	0,8289	2,00	0,9772	3,50	0,99977
–2,10	0,0179	–1,05	0,1469	0,00	0,5000	1,00	0,8413	2,05	0,9798	4,00	0,99997

A próxima fase dos cálculos foi estimar as variâncias intra e interindividuais, a partir das equações descritas:

$S_w^2 = MQ_w$ $S_b^2 = (MQ_b - S_w^2)/k$ $S_{obs}/S_b = 1 + [S_w^2/k(S_b^2)]^{½}$ $S_b/S_{obs} = 1/S_{obs}/S_b$

$\mathbf{S_w^2 = 0{,}183}$ $S_b^2 = (0{,}306 - 0{,}183)/3$ $S_{obs}/S_b = 1 + (0{,}183/3 \times 0{,}041)^{½}$ $S_b/S_{obs} = 1/1{,}5773$

$\mathbf{S_b^2 = 0{,}041}$ $S_{obs}/S_b = (2{,}4878)^{½}$ $\mathbf{S_b/S_{obs} = 0{,}634}$

$S_{obs}/S_b = 1{,}5773$

Depois de obtidos estes dados, agruparam-se as médias de cada indivíduo para criar um novo banco de dados com os valores médios dos 3 dias de registro alimentar. Foi delineada uma nova estatística descritiva:

	N	Minimum	Maximum	Mean	Std. deviation
Log_Se_mean	40	2,98	4,57	3,9384	0,31912
Valid N (listwise)	40				

Com estes valores as variáveis de cada indivíduo puderam ser ajustadas através da equação:

Variáveis de cada indivíduo devem ser ajustadas

Valor ajustado do nutriente = média + (x_i – média) × S_b/S_{obs}

Valor ajustado do nutriente = 3,9384 + (Log_Se_mean – 3,9384) × 0,634

Onde:

Log_Se_mean refere-se à média da ingestão de selênio de cada indivíduo, transformada em seu logaritmo natural (neste caso). Realizou-se este cálculo para todos os indivíduos do grupo.

Em seguida, foi realizada a reconversão das variáveis transformadas logaritmicamente para a unidade original e, a partir de uma nova estatística descritiva destes dados reconvertidos, calculou-se a prevalência de ingestões inadequadas no grupo de estudo:

	N	Minimum	Maximum	Mean	Std. deviation
Se_final	40	28,01	76,75	52,3339	10,12532
Valid N (listwise)	40				

A prevalência de ingestões inadequadas é dada por:

No exemplo:

$$z = (EAR - \text{média})/DP$$
$$z = (45 - 52{,}3339)/10{,}12532$$
$$z = -0{,}724$$

Variações na prevalência de ingestões inadequadas

Consultando a tabela 21.6 verifica-se que o valor de "P" correspondente a z = –0,724 é igual a 0,2420, ou seja, aproximadamente 24% de prevalência de ingestões inadequadas neste grupo. Se apenas os valores médios (sem ajustes) obtidos dos registros alimentares de cada indivíduo tivessem sido utilizados para a determinação da prevalência de inadequação, esta seria de aproximadamente 31%, isto é, superestimada (Figs. 21.6 e 21.7).

Principais erros relacionados à avaliação do consumo alimentar por grupos de indivíduos

Erros relacionados à avaliação do consumo alimentar de grupos de indivíduos

A avaliação do consumo alimentar por indivíduos ou por grupos é suscetível a diversos erros, sendo que a comparação de ingestões médias observadas com a RDA é o principal deles. É comum a conclusão de que quando ingestões médias observadas são iguais ou superiores a RDA, estão adequadas. Mesmo que algumas vezes a ingestão média seja comparável com a RDA, este tipo de avaliação é inadequada e, geralmente, promove resultados bastante distorcidos. Por definição, com exceção da energia, a ingestão média de determinado nutriente deve exceder os valores de RDA para que a prevalência de ingestões inadequadas seja baixa, devendo-se ainda considerar a variabilidade na ingestão habitual. Portanto, ainda que a média de ingestão de um grupo seja igual ou maior do que a RDA, uma proporção dos indivíduos poderá apresentar ingestões menores do que suas necessidades. O mesmo acontece quando estas ingestões são comparadas a EAR, ou seja, se os valores forem iguais, uma grande proporção da população apresentará prevalência elevada de ingestões inadequadas, o que está de acordo com a definição deste parâmetro. Dessa maneira, valores de ingestões médias observadas não devem ser utilizados na avaliação da prevalência de inadequação. Para evitar sub ou superestimações é extremamente importante ajustar as distribuições das ingestões médias observadas, para se obter valores correspondentes às ingestões habituais e assim estimar mais precisamente a proporção de indivíduos em um grupo que apresenta ingestões inadequadas.

. . . .

AGORA VOCÊ JÁ DEVE SABER

- As DRIs podem ser utilizadas em diversas aplicações e são padrões para indivíduos aparentemente saudáveis.
- No conjunto das DRIs estão inclusos quatro valores de referência: EAR, RDA, AI e UL.
- As DRIs podem ser utilizadas para estimar a adequação da ingestão alimentar de um indivíduo mas não fornecem informações quantitativas precisas sobre suas dietas e sobre seu estado nutricional exato.
- Uma avaliação completa da adequação alimentar não deve apenas utilizar dados dietéticos, mas sim aliar estes dados a parâmetros antropométricos, a marcadores bioquímicos e a diagnósticos e estado clínico.
- A ingestão observada de um nutriente avaliada através de inquéritos alimentares não será igual a ingestão real de longo prazo, pois ocorrem inúmeras variações no consumo alimentar relacionadas a fatores como dia da semana, estação do ano, feriados e ocasiões especiais, entre outros.
- É necessário ter cautela na avaliação da ingestão de nutrientes que possuem apenas AI, pois nestes casos somente é possível concluir se a ingestão está acima dos valores de referência, porém nada se pode inferir sobre a adequação desta ingestão.
- Se a ingestão de um nutriente aumenta para níveis superiores aos do UL, o risco de surgimento de efeitos adversos à saúde também se eleva, portanto o UL não deve servir como uma meta de ingestão;
- Para avaliar a proporção de indivíduos em um grupo que apresenta ingestão habitual de um nutriente menor do que a necessidade não é possível simplesmente comparar os valores de ingestões médias aos valores das necessidades médias.

QUESTÕES PARA REFLEXÃO

1. Quais são as principais alterações nas DRIs com relação as antigas recomendações dietéticas?
2. Para quais finalidades o conjunto das DRIs pode ser utilizado?
3. Quais são as definições de EAR, RDA, AI e UL?
4. O que se entende por "necessidades" e por "ingestão habitual"? E como a ingestão habitual se diferencia da ingestão observada?
5. Quais são as etapas necessárias para estimar se a dieta de um indivíduo está suprindo suas necessidades de nutrientes?
6. O que se pode concluir quando a ingestão de um indivíduo apresenta-se acima ou abaixo do valor da AI de determinado nutriente?
7. Por que ingestões acima dos valores de UL dos nutrientes devem ser evitadas?
8. Quais são os métodos que podem ser utilizados na avaliação da ingestão de nutrientes por grupos e qual a principal diferença entre eles?

APLICANDO O QUE VOCÊ APRENDEU

- Suponha que a ingestão habitual de riboflavina por um adolescente de 17 anos tenha sido estimada através de 3 recordatórios alimentares não consecutivos e o resultado médio tenha sido 1,1mg/dia. Qual a probabilidade de a ingestão deste nutriente estar adequada? Obs.: o CV da riboflavina é 10% da EAR. **(Resposta: $D/DP_D = 0,42$; $P = 0,50$)**
- Suponha que a ingestão de cálcio de uma mulher de 32 anos de idade tenha sido avaliada através de registro alimentar de 3 dias não consecutivas e o valor médio foi de 1.235,0mg de cálcio/dia. Qual o nível de confiança que se pode concluir que a ingestão habitual neste caso está acima dos valores de AI determinados para este mineral? **(Resposta: $z = 1,09$; $p = 085$)**
- Com o auxílio de um *software* ou de um profissional estatístico, crie ou compile um banco de dados de ingestão alimentar de determinado nutriente que se enquadre nas premissas do método do ponto de corte da EAR, de um grupo com mais do que 30 indivíduos e com ao menos 2 avaliações dietéticas em dias não consecutivos. Verifique a normalidade da distribuição dos dados e, se necessário, transforme os logaritmicamente para que obtenham uma distribuição normal. Calcule as variâncias intra e interindividuais e, a partir disso, determine a prevalência de ingestões inadequadas neste grupo.

BIBLIOGRAFIA UTILIZADA PARA EDIÇÃO DO TEXTO

- Beaton GH. Approaches to analysis of dietary data: relationship between planned analyses and choices of methodology. Am J Clin Nutr 1994;59(Suppl.): 253S-61S.
- Carriquiry AL. Assessing the prevalence of nutrient inadequacy. Public Health Nutr 1999;2(1):23-33.
- Fisberg RM et al. Inquéritos Alimentares – Métodos e Bases Científicos. Barueri: Manole; 2005.
- Guenther PM et al. Development of an Approach for Estimating Usual Nutrient Intake Distributions at the Population Level. J Nutr 1997;127:1106-12.
- Hoffmann K et al. Estimating the distribution of usual dietary intake by short-term measurements. Eur J Clin Nutr 2002;56(Suppl. 2): S53-62.
- National Academy of Sciences. Nutrient Adequacy: Assessment Using Food Consumption Surveys. Washington (DC): National Academic Press; 1986.
- National Academy of Sciences. Dietary Reference Intakes: Application in Dietary Assessment. Washington (DC): National Academic Press; 2000.
- Nusser SM et al. A Semiparametric Transformation Approach to Estimating Usual Daily Intake Distributions – Dietary Assessment Research Series Report 2. Staff Report 95-SR 74 (Revised). Iowa: Center for Agricultural and Rural Development; 1995. p 29.
- Slater B et al. Estimando a prevalência da ingestão inadequada de nutrientes. Rev Saúde Pública 2004;38(4):599-605.

FOCUS

FOME E ALIMENTOS

O segredo de uma boa alimentação está ao nosso alcance. Para chegar lá é preciso só ter a vontade de chegar lá e mudar, para podermos garantir uma boa saúde e uma vida plena (Gerbardinger).

A questão da fome no mundo e no Brasil é apontada pelos estudiosos como tendo causas várias. Cada um defende uma tese. Muito se discute e pouco se faz. Enquanto eles se engalfinham em discussões intermináveis, milhões de crianças crescem desnutridas ou subnutridas, com sérias conseqüências para seu desenvolvimento físico, mental e intelectual, enquanto outro tanto – adultos e crianças – morre de fome. Enquanto isso, milhares de toneladas de alimentos são jogadas no lixo.

Calcula-se que o consumo anual de alimentos no mundo é de 375 milhões de toneladas e a maior parte dele provém das plantas. Se se considerar que 10% deste alimento são vegetais consumidos *in natura* e que outros 10% destes vegetais são de folhas e talos aproveitáveis na alimentação e são jogados fora, tem-se um desperdício de quase 4 milhões de toneladas de alimentos.

A quantia acima aventada pode ser superior ou inferior a 10% que hipoteticamente se considerou, mas mesmo assim é um desperdício muito grande de alimentos. O desperdício se dá em todas as fases da produção de alimentos, desde o seu plantio e colheita, até o consumidor final. Calcula-se que hoje, no Brasil, 20% de toda a sua produção agrícola se perde durante a colheita e outro tanto durante o transporte ou devido a embalagens inadequadas. Esta perda só não se compara aos países do Primeiro Mundo, onde ela é menor, mas há países que perdem até 70% de sua produção devido a causas diversas.

Tudo isso determina a incineração de milhares de toneladas de alimentos devido a sua má conservação, deterioração ou contaminação por agrotóxicos. Só para se ter uma idéia, no CEAGESP do Rio de Janeiro há um desperdício diário de 40 toneladas de alimentos. Outro fato que se deve destacar em relação ao Brasil é o de que existe uma lei que não permite que restaurantes distribuam as sobras de alimentos. Não aqueles que sobraram nos pratos, mas os não-consumidos. Se isso fosse permitido, algumas toneladas de alimentos de boa qualidade e já preparados poderiam ser distribuídas entre as camadas mais pobres da sociedade.

Muitos economistas e governantes justificam a fome pela densidade demográfica. Dizem que há muita população para pouco alimento. Se assim fosse, a África, com uma densidade demográfica de 18h/km^2 não sofreria com a fome; enquanto a Europa Ocidental, com 98h/km^2, estaria com um sério problema de alimentação. O fato é que se dá exatamente o contrário, o que determina a invalidade desta tese.

Outros alegam que há fome na África porque somente 30% de suas terras são produtivas. Essa tese também é invalidada se ela for comparada a Mônaco, um miniestado onde não se passa fome. O fato é que na primeira não há poder de compra, enquanto na segunda esse poder é bastante grande.

Há aqueles que dizem haver muita população para pouco alimento. No entanto, se se considerar que um adulto não-desportista necessita de 2.500 calorias diárias e se imaginar que uma criança consuma tanto quanto um adulto, observar-se-á que a produção atual de alimentos é suficiente para uma população projetada para o ano 2015.

Portanto, o problema da fome não é devido a nenhum dos fatos acima relacionados, mas político-econômico.

As estimativas mundiais atuais indicam que:
1. Cerca de 24.000 pessoas morrem diariamente devido à fome ou a causas relacionadas com ela. Este número diminuiu de 35.000 há dez anos, e de 41.000 há vinte anos.

2. Atualmente, 10% das crianças dos países em desenvolvimento morrem antes dos 5 anos de idade. Há cinqüenta anos, esta porcentagem era de 28%.
3. A escassez de alimentos e as guerras são responsáveis por apenas 10% das mortes devido à fome, embora sejam estas, normalmente, as causas apontadas mais freqüentemente. A maior parte das mortes por fome é provocada pela desnutrição crônica. As famílias simplesmente não conseguem obter comida suficiente.
4. Além da morte, a desnutrição crônica também provoca diminuição da visão, apatia, atrofia do crescimento e aumenta consideravelmente a suscetibilidade às doenças. As pessoas que sofrem de desnutrição grave ficam incapacitadas de funções até mesmo a um nível mais básico.
5. Segundo as estimativas, cerca de 800 milhões de pessoas em todo o mundo sofrem de fome e subnutrição, cerca de 100 vezes mais do que as que morrem anualmente em conseqüência dela.
6. Muitas vezes, são necessários apenas alguns recursos simples para que os povos empobrecidos tenham capacidade de produzir alimentos o bastante para se tornarem auto-suficientes. Estes recursos incluem sementes de boa qualidade, ferramentas adequadas e acesso à água. Pequenas melhorias nas técnicas de cultivo e nos métodos de armazenamento de alimentos também são úteis.
7. Muitos peritos nas questões da fome acreditam que, fundamentalmente, a melhor maneira de reduzir a fome é por meio da educação. As pessoas instruídas têm maior capacidade para sair deste ciclo de pobreza que provoca a fome.(*)

Alguns desses problemas como a fome podem ser resolvidos com pequenas modificações, tais como acesso à água, novos tipos de semente, orientação para o cultivo, solos etc. Mas o que fundamentalmente tem maiores chances de reduzir a fome é a educação de qualidade voltada para a formação de um cidadão consciente e preparado para a vida, capaz de resolver os problemas que se lhe opuserem.

O caso brasileiro

O Brasil é um País de contrastes: é o 4º produtor mundial de alimentos, mas ocupa o 6º no mundo em subnutrição, perdendo apenas para a Índia, Bangladesh, Paquistão, Filipinas e Indonésia; é o 8º País nos indicadores econômicos e o 52º nos sociais, o que demonstra o desequilíbrio que existe entre seu potencial econômico e a qualidade de vida da população.

Nos dias de hoje, 30% da população é mal nutrida, 9% das crianças morrem antes de completar um ano de vida e 37% do total dos trabalhadores rurais são sem-terra. Existe ainda o problema crescente de concentração da produção agrícola, ou seja, um pequeno grupo de agricultores latifundiários, ou agroindústrias, produzem a maior parte dos alimentos, sendo ela voltada unicamente para a exportação. Isso determina que o pequeno produtor, tradicionalmente voltado para produtos de consumo interno, seja expulso de suas terras, aumentando as migrações, os conflitos de terra e o aumento da fome, uma vez que o pequeno agricultor expropriado perde em muito seu poder de compra.

Com toda essa problemática, todos sofrem conseqüências sérias, principalmente as crianças e os jovens. Nas escolas públicas de ensino fundamental são notórias as conseqüências geradas pela subnutrição e desnutrição. Esses alunos são apáticos, têm grandes dificuldades de aprendizagem, são lentos e muitas vão para a escola para ter direito à merenda escolar, talvez sua única alimentação diária. Se bem que ela não consegue nutrir todas as suas necessidades, ao menos as minimiza.

Apesar das diversas explicações e teorias que pretendem explicar esse problema, as verdadeiras causas da fome, ou melhor, o conjunto de causas, não surgem nelas ou delas são escamoteadas. E ainda há pessoas que acreditam nelas.

Considerando-se apenas os aspectos políticos, sociais, econômicos e culturais, a verdadeira explicação para a fome está em vários fatores:

- a grande diferença de renda e seu contraste: poucos ganham muito, e muitos, pouco;
- o subaproveitamento do espaço rural por atividades agropastoris, enquanto milhões de pessoas não possuem terra para cultivar;
- a utilização da terra para uma agricultura comercial de exportação, em detrimento da agricultura voltada para o mercado interno;
- a injusta e antidemocrática estrutura fundiária, marcada na concentração de grandes latifúndios nas mãos de poucos;
- o difícil acesso aos meios de produção pelos pequenos produtores rurais e população em geral;
- a invasão do campo pelo capitalismo selvagem;
- a influência das transnacionais de alimentos na produção agrícola e nos hábitos alimentares da população;
- a utilização do agropoder ou da "diplomacia de alimentos" como arma nas relações entre os países;
- a canalização de grandes recursos financeiros para a produção de material bélico e que poderiam ser mais bem utilizados na produção de alimentos;
- o grande consumo de cereais (60,6%) na alimentação animal dos países desenvolvidos, em contraposição à falta de alimentos nos países subdesenvolvidos;
- a relação entre as dívidas externas do Terceiro Mundo e a deterioração cada vez mais elevada de seu nível alimentar;
- a relação entre a cultura e a alimentação;
- a falta de uma política agrária que leve o homem do campo a lá permanecer e produzir;
- a falta de informação à população de como usar os alimentos por completo, usando-os na alimentação diária, em sucos, chás e adubação orgânica.

Alterar essas situações significa mudar, alterar a vida da sociedade, o que irá certamente contrariar interesses das elites e seus privilégios. É mais cômodo para eles responsabilizar o crescimento populacional, a "preguiça" do homem do campo pela fome existente no País.

Mas a situação tem e deve ser mudada. Não adianta esperar por iniciativas do governo, pois elas dificilmente virão. É a sociedade em geral e principalmente aqueles grupos sociais mais carentes que devem buscar a solução para seu problema nutricional. Esse trabalho é individual e grupal a um só tempo: individual na iniciativa e utilização de alimentação alternativa, e social na divisão do saber sobre este tipo de alimentação e na sua pregação.

E essa mudança deve ser iniciada na escola pública, cuja clientela é a que mais sofre com os problemas de subnutrição e desnutrição. Com orientações simples e corretas, pode-se conseguir uma mudança de hábito e ensinar ao aluno como melhor utilizar aqueles alimentos, principalmente os vegetais, a que tem mais fácil acesso, a evitar o desperdício dentro de casa e a reciclar os alimentos.

Oliveira JED, Marchini JS. Nutritional sciences in Brazil: the pioneer work of institutions and scientists. Nutrition 2004;20:174-6. Oliveira JED, Marchini JS. Clinical and subclinical nutricional deficiencies. Suécia: Int J Vit Nut Research 1984;26:59-65.

Avaliando seus conhecimentos

• Por que existem diferenças de dados entre diferentes tabelas?

• Quais os cuidados que devem ser tomados se as concentrações de nutrientes se referem somente ao alimento cru?

• Por que é importante que as tabelas de composição de alimentos apresentem valores de umidade?

• Podem ser utilizadas tabelas de outros países no lugar das tabelas nacionais?

• Dados de fibra bruta e fibra alimentar alteram muito o cálculo de energia apresentado por uma tabela?

CAPÍTULO 22

Tabelas e Bancos de Dados de Composição de Alimentos

Elizabete Wenzel de Menezes
Eliana Bistriche Giuntini

As tabelas e bancos de dados de composição de alimentos são ferramentas fundamentais para avaliar dados de alimentos, seja comparando informações e rótulos, seja desenvolvendo e controlando a qualidade de produtos, recomendando ingestão e avaliando consumo. Dados de composição de alimentos, no entanto, não podem ser considerados como absolutos, pois, como se referem a material biológico, apresentam variações em função de inúmeros fatores como safra, solo, clima, produção, preparação e outros; os dados encontrados em uma tabela de composição química representam um valor médio, decorrente de um determinado número de amostras analisadas, portanto, pequenas variações podem ser consideradas normais. A detalhada identificação dos alimentos permite a adequada seleção deste, o que é fundamental quando se utiliza um dado de composição química, pois, além das variações naturais, podem ocorrer outras referentes à formulação, no caso de produtos industrializados, e variedade/espécie entre os alimentos de origem vegetal e animal. Deve-se observar também se o dado é relativo ao alimento cru ou cozido, e usar preferencialmente a informação mais condizente com a forma usual de consumo, pois as concentrações dos nutrientes podem ser bastante diferentes; nesse caso, devem ser aplicados índices de cocção e/ou fatores de correção e, ainda assim, a concentração de alguns nutrientes pode variar em função do preparo. É extremamente importante que a tabela de composição ofereça subsídios básicos como a definição e/ou a descrição do método analítico empregado, a disponibilização de todos os dados de nutrientes e fatores para cálculos e conversões, a classificação e descrição do alimento, o número de amostras, os critérios adotados na compilação, a fim de garantir a confiabilidade das informações. A Tabela Brasileira de Composição de Alimentos – USP (TBCA-USP), que agrega dados de composição de mais de 1.800 alimentos brasileiros, tem como premissa a divulgação de dados de composição de alimentos de qualidade, portanto confiáveis. Essa base de dados, disponível na Internet (www.fcf.usp.br/tabela), foi criada em 1998 pela Faculdade de Ciências Farmacêuticas da USP e Rede Brasileira de Composição de Alimentos (BRASILFOODS).

INTRODUÇÃO

Conteúdo de nutrientes e outros componentes dos alimentos

A informação em relação ao conteúdo de nutrientes e de outros componentes de alimentos, tanto *in natura* quanto processados, é necessária para a elaboração de programas nas áreas da nutrição, saúde e educação, além de agricultura, indústria e *marketing* de alimentos. Dados de composição de boa qualidade são de fundamental importância para a indústria e políticas governamentais, tanto na padronização e regulamentação de alimentos, como no favorecimento do comércio internacional, através da rotulagem.

Pela análise de dados de consumo de alimentos em um país ou região, a relação existente entre o total de energia consumido e a porcentagem de energia proveniente de gordura, e o quanto desta gordura tem origem animal, podem ser observadas características de transição nutricional e associá-las ao aparecimento/agravamento de doenças crônicas não-transmissíveis (DCNT). O monitoramento das condições nutricionais de uma população é essencial para selecionar e implementar políticas públicas e programas efetivos para garantir o seu bem-estar nutricional e prevenir as DCNT. Nas diversas etapas desse processo, as tabelas e bancos de dados de composição de alimentos são ferramentas fundamentais.

Bancos de dados de alimentos são usados para inúmeras atividades, porém todos os usuários têm algumas expectativas comuns. Eles esperam que os dados representem os alimentos de uma região, que tenham sido obtidos por métodos de análise apropriados, de maneira criteriosa, e que reflitam a composição real do alimento. Vale lembrar que Atwater enfatizou que bancos de dados de composição de alimentos são ferramentas científicas, que devem ser usadas corretamente, e que seu uso correto depende do treinamento e da perícia do usuário.

EVOLUÇÃO DO ESTUDO DE COMPOSIÇÃO DE ALIMENTOS

Composição nutricional dos alimentos

Durante séculos, vários estudos químicos começaram a fundamentar o que viria a ser o estudo sistemático sobre composição de alimentos. Descobertas sobre combustão, O_2, H_2, CO_2 permitiram a Lavoisier entender o processo de produção de energia a partir dos alimentos. Ainda no século XVIII foram identificados vários componentes químicos nos alimentos, mas durante o século XIX a base para a experimentação foi a nutrição animal, por causa da importância econômica da criação animal. Em 1850, Hennenberg e Stohmann propuseram o método Weende, para a ração animal, no qual se baseia a composição centesimal utilizada até hoje. Para a conversão de nitrogênio em proteína foi adotado o fator 6,25, baseado no conhecimento de que a proteína animal isolada continha 16% de nitrogênio; considerava-se que toda proteína continha essa mesma porcentagem, e que todo o nitrogênio era produto da proteína; mas, soube-se mais tarde que ambas as hipóteses não eram verdadeiras.

Conteúdo de energia bruta

A investigação sistemática do conteúdo de energia bruta dos alimentos pode ser atribuída ao médico e fisiologista Rubner, na Alemanha, e a Atwater (que estudou com Rubner) nos Estados Unidos, usando bombas calorimétricas. Rubner, além de determinar a densidade energética de vários alimentos, demonstrou que o corpo humano não consegue aproveitar toda energia proveniente da combustão dos alimentos. Atwater e Bryant aprofundaram esses estudos e determinaram coeficientes de disponibilidade energética (Tabela 22.1) para os macronutrientes, através da determinação do conteúdo de lipídios e nitrogênio de alimentos consumidos em dietas mistas e da urina e fezes de indivíduos que consumiram essas dietas; os carboidratos resultaram da diferença entre a quantidade total de material orgânico e a soma de proteína e gordura. Dessa forma propuseram os fatores de Atwater para cálculo de energia proveniente dos alimentos, utilizados até hoje.

Nitrogênio protéico

Em 1941, Jones sugeriu que o fator de conversão 6,25 para cálculo de proteína fosse substituído por fatores específicos, baseado no conhecimento de que o nitrogênio pode estar presente em outros compostos, como aminoácidos livres, nucleo-

TABELA 22.1 – Fatores de Atwater para a combustão, coeficiente de disponibilidade e energia disponível para macronutrientes em uma dieta mista.

Macronutriente	Energia de combustão (kcal/g)	Coeficiente de disponibilidade (%)	Energia disponível (kcal/g total nutriente)
Proteínas	5,65	92	4,0*
Lipídios	9,40	95	8,9
Carboidratos	4,10	97	4,0

* Corrigido para material não-oxidado na urina (5,65kcal/g x 0,923 – 1,25kcal/g).

Fator de Atwater

tídeos, creatina e colina, cujo nitrogênio não-protéico (NPN) está disponível apenas em parte para a síntese de aminoácidos não-essenciais, e que o conteúdo de nitrogênio varia de acordo com o peso molecular dos aminoácidos; desse modo o percentual de nitrogênio pode variar de 13 a 19%, dependendo da composição de aminoácidos. Estes fatores específicos de Jones variam de 5,30 para nozes e sementes a 6,38 para leite, e foram adotados pela FAO.

Em 1955, Merrill e Watt refinaram os fatores do sistema de Atwater, criando fatores específicos para conversão em energia, baseados na variação do calor de combustão e no coeficiente de digestibilidade de diferentes proteínas, lipídios e carboidratos. Esses fatores, com poucas modificações, foram republicados em 1973. Paralelamente, Southgate e Durnin, em 1970, testaram novamente os fatores gerais de Atwater e constataram a sua validade, exceto quando há grande consumo de carboidratos não-disponíveis, pois há um aumento de excreção de lipídios, nitrogênio fecal e, conseqüentemente, da energia derivada desses nutrientes.

Os estudos sobre composição de alimentos passaram por quatro revoluções. A primeira, com Atwater, que descreveu a energia advinda dos alimentos, a segunda com a caracterização de vitaminas e minerais que se mostraram importantes para evitar as doenças decorrentes de sua deficiência. Na terceira revolução, conhecendo-se melhor a composição dos alimentos, foram feitas associações entre dieta e doenças, incluindo as relacionadas com má nutrição e as doenças crônicas degenerativas, agora denominados crônicas não-transmissíveis. A quarta relaciona-se com a descoberta de outras substâncias nos alimentos que também podem afetar a saúde humana, como os compostos bioativos e fatores antinutricionais.

Alterações nos estudos sobre composição de alimentos

O PAPEL DA FAO, UNU E INFOODS

Em 1949, a FAO (*Food and Agriculture Organization of the United Nations*) publicou pela primeira vez uma tabela de composição, *Food Composition Tables for International Use*, com dados compilados de países do mundo inteiro, onde há uma referência datada de 1948 sobre dados de alimentos brasileiros.

Com o progresso da ciência da nutrição, referente às necessidades nutricionais e ao entendimento sobre a variabilidade do conteúdo dos nutrientes, tornou-se evidente a importância de aprimorar o conhecimento sobre os alimentos típicos de cada região; assim, a partir de 1958, a FAO iniciou um programa de publicação de tabelas de composição de alimentos regionais. Em 1961 foi lançada a primeira delas, para a América Latina – *Food Composition Table for use in Latin America*, de Leung e Flores, cujos dados foram utilizados em programas de políticas governamentais em nutrição e saúde; mas muitos países na América Latina já tinham suas próprias tabelas.

Publicações da FAO UNU INFOODS

Depois de colaborar na preparação das tabelas regionais de composição de alimentos, a FAO reduziu suas atividades nessa área na década de 1970, quando completou sua série de tabelas. Alguns anos mais tarde, baseada na recomendação de um grupo internacional coordenado pela *United Nations University* (UNU), em 1984, foi criada a *International Network of Food Data Systems* (INFOODS), com o objetivo de estimular e coordenar esforços para melhorar a qualidade e disponibilização de dados analíticos de alimentos através do mundo.

Tabelas regionais da composição de alimentos

BRASILFOODS

A estratégia de atuação da FAO é através de um modelo regional, onde os países foram agregados por região, uma vez que, geralmente, suas necessidades e facilidades em composição de alimentos são similares. Este modelo visa a geração, disseminação e promoção do uso de informação de composição de alimentos de alta qualidade em larga escala por profissionais, pesquisadores e instituições governamentais. Os bancos de dados dos diferentes países devem ser compatíveis e padronizados; dessa forma, o trabalho harmonizado promove a redução de gastos associados com a geração e manutenção de dados de composição numa base global e, conseqüentemente, diminui custos de produção de dados em países em desenvolvimento. Assim foram criadas redes regionais que centralizam as atividades em cada região, basicamente as redes: AFROFOODS; ASEANFOODS; CARICOMFOOD; CARKFOODS; EUROFOODS; LATINFOODS; MASIAFOODS; MEFOODS & GULFOODS; NORAMFOODS; OCEANIAFOODS; SAARCFOODS. O BRASILFOODS (Rede Brasileira de Dados de Composição de Alimentos) está ligado ao LATINFOODS (*Red Latinoamericana de Composición de Alimentos*) e colabora com a *Tabla de Composición de Alimentos da América Latina* (http://www.rlc.fao.org/bases/), que divulga dados de composição de alimentos dos países dessa região.

Cabe ao INFOODS traçar diretrizes e criar modelos para garantir a uniformização e harmonização internacional de dados de composição, especialmente orientar sobre métodos analíticos, definir prioridades para análise de componentes e alimentos, criar critérios de compilação e identificadores (tagnames), entre outros.

Os identificadores (tagnames) são uma codificação utilizada para identificar e organizar os nutrientes dos alimentos de forma precisa. O identificador é específico para cada nutriente, incluindo na sua definição a unidade na qual o nutriente é expresso e o método analítico utilizado, conforme exemplificado na tabela 22.2.

TABELA 22.2 – Exemplos de identificadores/metodologia analítica adotados para a descrição de cada componente.

Nutrientes	Unidades	Identificadores do INFOODS
Umidade	g	<WATER> Umidade em estufa 105ºC
Lipídios totais	g	<FAT> Lipídios totais <FATCE> Lipídios totais obtidos através de extração contínua (método Soxhlet)
Cinzas	g	<ASH>
Proteínas		<PROCNT> Proteína total. Para cálculo das proteínas a partir do nitrogênio total foram usados fatores de conversão da FAO/73 *Produtos animais*: Carnes e peixes – 6,25; Gelatina – 5,55; Leite e derivados – 6,38; Caseína – 6,40; Leite humano – 6,37; Ovo: inteiro – 6,25, albumina – 6,32, vitelina – 6,12 *Produtos vegetais*: Trigo: inteiro – 5,83, farelo – 6,31, embrião – 5,80, endosperma – 5,70; Arroz e farinha de arroz – 5,95; Centeio e farinha de centeio – 5,83; Cevada e farinha de cevada – 5,83; Aveia – 5,83; Milho – 6,25; Feijões – 6,25; Soja – 5,71 *Oleaginosas*: Castanha-do-pará – 5,46; outras – 5,30. Para os demais alimentos foi utilizado o fator 6,25
Fibra alimentar total	g	<FIBTG> Fibra alimentar total determinada por método enzímico-gravimétrico ou não-enzímico-gravimétrico (para alimentos com baixa concentração de amido) da AOAC (Cho; Devries, Prosky, 1997; LI; Cardozo, 1992)
Carboidratos "disponíveis"	G	<CHOAVLDF> Carboidratos metabolizáveis. Exclui a fração fibra alimentar (100g – gramas totais de umidade, proteína, lipídios, cinzas e fibra alimentar)
Energia	kJ	<ENERC> Energia total metabolizável expressa em kilojoule (kJ), calculada a partir da energia dos nutrientes, considerando os fatores de conversão de Atwater: (17 x g proteína) + (16 x g carboidratos – total carboidratos – fibra alimentar) + (37 x g total lipídios) + (29 x g etanol)
Energia	kcal	<ENERC_KCAL> Energia total metabolizável, calculada a partir da energia dos nutrientes, considerando os fatores de conversão de Atwater: (4 x g proteína)+ (4 x g carboidratos – total carboidratos – fibra alimentar) + (9 x g total lipídios) + (7 x g etanol). Obs.: 1kcal = 4, 184kJ

Fonte: INFOODS (disponível em http://www.fao.org/infoods).

O simples nome do nutriente ou outro componente dos alimentos não é, em geral, suficientemente específico para determinar se um dado valor pode ser diretamente comparado a outro, pois podem ter sido obtidos por diferentes métodos analíticos ou expressos por unidades diversas; assim a criação desses identificadores tem como principal objetivo garantir que o valor associado a um nutriente possa ser comparável e intercambiável.

ELABORAÇÃO DE BANCOS DE DADOS E TABELAS DE COMPOSIÇÃO DE ALIMENTOS

A geração de bancos de dados ou tabelas de composição de alimentos de qualidade necessita estar delineado por diretrizes básicas que envolvem, em linhas gerais, conceitos de representatividade, abrangência e harmonização.

Banco de dados e tabelas de composição de alimentos

Por muitas décadas as tabelas de composição de alimentos foram elaboradas para avaliação nutricional, dessa forma o conceito tradicional de REPRESENTATIVIDADE refere-se aos dados de alimentos não sazonais, presentes em todas as regiões do país e suficientemente confiáveis para permitir a avaliação da ingestão de nutrientes e seu impacto na saúde da população. Entretanto, hoje os bancos de dados têm inúmeras finalidades, como a de fornecer informações específicas para as áreas da saúde, agricultura, comércio, ciência dos alimentos, ciências ambientais e economia, além da avaliação nutricional; assim toda a informação sobre composição de alimentos é de grande importância. O conceito de representatividade atualmente deve estar relacionado com a utilização da informação. Dados de diferentes cultivares, de lotes experimentais, de cultivares não comerciais, sazonais ou de pequenas regiões podem ser importantes para decisões de políticas agrícolas ou de intervenções, visando a segurança alimentar, assim como também é necessário conhecer a composição química de diferentes cultivares de um determinado alimento antes do desenvolvimento de um organismo geneticamente modificado (OGM).

Organismos geneticamente modificados (OGM)

A questão da ABRANGÊNCIA representa um dos dilemas significativos para a qualidade de bancos de dados de composição. O banco ideal deveria conter todos os alimentos e todos os componentes, entretanto, isso é um objetivo impossível de ser alcançado. Para minimizar esse problema, a forma mais utilizada é o desenvolvimento de bancos com dados provenientes de diferentes origens (analisados, compilados e importados), devendo, necessariamente, conter informações dos alimentos e nutrientes-chave.

Para que exista uma HARMONIZAÇÃO é preciso adotar determinados padrões para garantir o intercâmbio de informações sem ambigüidade ou risco de perda do dado, entre eles estão os critérios ou convenções relacionados à descrição dos alimentos, identificação de nutrientes (tagnames), unidades e modo de expressão (definidos pelo Sistema Internacional – SI), e além das definições de macronutrientes e fatores de conversão de energia.

Harmonização e adoção de padrões

A obtenção de dados para a elaboração de tabelas de composição de alimentos pode ser através da análise direta, da compilação e da conjugação entre análise direta e compilação. A análise direta é a forma ideal, mas envolve custo elevado, infra-estrutura (equipamentos e pessoal treinado), padronização e validação de metodologias, entre outras variáveis.

A compilação envolve uma base teórica complexa, com critérios preestabelecidos para avaliação cuidadosa da qualidade dos dados. Nessa avaliação devem ser considerados diversos fatores, tais como plano de amostragem, descrição do tratamento dado à amostra, identificação e procedimento do método analítico adotado, fatores de conversão, controle de qualidade analítica, identificação detalhada dos nutrientes e alimentos.

Um plano de amostragem adequado e representativo tem por objetivo oferecer dados precisos e confiáveis, e minimizar a dispersão dos dados analíticos. É importante, também, conhecer e saber interpretar o número de amostras que expressa um determinado dado.

Plano de amostragem

Metodologia apropriada e validada

Um ponto que pode afetar os resultados de uma análise refere-se ao tratamento dado à amostra; portanto, deve haver informações sobre tempo e temperatura de estocagem, processamento (trituração, pesagem), homogeneização, umidade e métodos de extração. O adequado tratamento dado às amostras, tanto individuais como compostas, é ponto crítico para assegurar a estabilidade dos nutrientes dos alimentos e não comprometer o resultado da análise.

A utilização de metodologia analítica apropriada e validada, bem como o apropriado controle da qualidade analítica (exatidão/precisão), é essencial para a obtenção de dados confiáveis de composição. Dessa forma, todos esses aspectos que provocam dispersão dos resultados de composição de alimentos têm que ser considerados e devidamente descritos, para possibilitar a adequada avaliação das informações e sua incorporação em bancos de dados de alimentos.

Estimativa de carboidratos por diferença

Uma prática adotada, que interfere nos resultados, é a estimativa de carboidratos por diferença. Embora bastante utilizada, essa estimativa permite que esse dado seja uma fonte de erro recorrente, pois se trata de cálculo dependente de análise de outros nutrientes e pode acumular variações referentes a elas, bem como incluir outros componentes. Ainda hoje, muitas tabelas de composição de alimentos adotam essa estimativa, ou seja, descontam-se de 100 os valores de umidade, cinzas, lipídios e proteínas. Esse valor obtido refere-se ao total de carboidratos, no qual a fibra alimentar (FA) está incluída. Para o cálculo do valor energético deve ser descontado o valor de FA da quantidade de carboidratos totais do alimento. Portanto, ao se utilizar uma tabela com dados de fibra analisada pelo método de fibra bruta ou fibra detergente neutro, ou no caso da FA não ter sido analisada, deve-se saber que esses alimentos podem estar com valor energético superestimado. Há um consenso que a fibra alimentar deva ser analisada por método enzímico-gravimétrico ou não-enzímico-gravimétrico para alimentos com reduzida concentração de amido, ou enzímico-químico, a fim de identificar a fração fibra alimentar em sua totalidade. Além de estar diretamente ligada ao valor energético do alimento, é importante quantificar a FA devido aos seus inúmeros efeitos fisiológicos, e sua associação à prevenção de doenças crônicas não-transmissíveis.

Pesquisa de Orçamentos Familiares (POF)

O IBGE divulgou, em 2005, dados da Pesquisa de Orçamentos Familiares (POF) 2002-2003, referentes à disponibilidade domiciliar de alimentos pela população brasileira e sua contribuição em termos de macronutrientes e energia. No entanto, o cálculo de energia pode estar superestimado, pois as tabelas empregadas nesse estudo não têm o valor energético calculado a partir dos carboidratos "disponíveis", ou seja, a quantidade de fibra alimentar não foi descontada do conteúdo de carboidratos totais. Quando se utilizam dados de carboidratos por diferença para o cálculo de energia, é recomendada a utilização dos carboidratos disponíveis. Por exemplo, o feijão, que tem uma participação importante na dieta do brasileiro, é fonte de fibra alimentar, assim sendo, sua contribuição em termos de energia é menor do que se supõe (Tabela 22.3). Esta variação pode superar, inclusive, a margem de tolerância de 20% com relação ao(s) valor(es) do(s) nutriente(s) declarado(s) no rótulo do produto, aceita pela resolução RDC 360/03 da Agência Nacional de Vigilância Sanitária.

Valor energético dos alimentos

O valor energético dos alimentos pode sofrer inúmeras interferências em função da utilização de diferentes definições de macronutrientes e também de diferentes fatores de conversão aplicados nos cálculos. No caso da energia podem ser empregados, por exemplo, os fatores gerais e fatores específicos derivados de Atwater, ou dados de energia bruta (GE-Gross Energy). Diferentes fatores também podem ser aplicados na conversão de nitrogênio para proteínas. Paralelamente, para determinados nutrientes existem diferentes definições, como ocorre com a fibra alimentar e polissacarídeos não-amido, gerando distintas concentrações desses componentes, o que em última instância afeta o cálculo da energia dos alimentos. Todas essas diferentes definições de macronutrientes e variadas formas de cálculo de energia dos alimentos podem gerar centenas de combinações diferentes quando da elaboração de uma tabela.

TABELA 22.3 – Comparação do valor energético entre feijões, calculados a partir de carboidratos totais e carboidratos "disponíveis", da TBCA-USP[§], em 100g de alimento.

Composição centesimal	Feijão-carioca cozido	Feijão-preto cru
Umidade	77,20	11,70
Proteínas (g)	4,77	23,50
Lipídios (g)	0,53	1,32
Carboidratos totais (g)	16,91	59,41
Carboidratos "disponíveis" (g) (Carb. totais – FAT)	11,31	38,28
Fibra alimentar total (g) (FAT)	5,60	21,13
Energia (kcal) a partir dos carboidratos totais*	91	344
Energia (kcal) a partir dos carboidratos "disponíveis"[#]	69	259

* (Carb. totais x 4) + (Prot. x 4) + (Lip. x 9).
# (Carb. "disponíveis" x 4) + (Prot. x 4) + (Lip. x 9).
§ TBCA-USP – Tabela Brasileira de Composição de Alimentos – USP.

Comparação do valor energético entre feijões

Carboidratos totais (<CHOCDF>) ou disponíveis (<CHOAVLDF>), calculados por diferença, são apenas duas das formas para obtenção desse nutriente. Outras formas seriam: carboidratos totais pela soma de seus diversos componentes (<CHOCSM>), incluindo açúcares solúveis, dextrina, oligossacarídeos, amido, glicogênio e fibra alimentar; carboidratos "disponíveis" (<CHOAVL>) pela soma de componentes, incluindo açúcares solúveis, dextrina, amido e glicogênio; e carboidratos "disponíveis" expressos como equivalentes em monossacarídeos (<CHOAVLM>), incluindo as mesmas frações do anterior. Os identificadores específicos de cada forma de expressar os carboidratos então entre parênteses.

Carboidratos totais ou disponíveis

DISCUTINDO VARIAÇÕES DE VALORES DE COMPOSIÇÃO DE ALIMENTOS

A variabilidade de dados é fato decorrente da própria natureza do alimento. Quando são avaliados e comparados valores oriundos de diferentes tabelas, devem-se observar quais critérios foram adotados para esse fim. A omissão de detalhes analíticos ou a adoção de procedimento analítico inadequado, por exemplo, podem afetar o julgamento das informações. Minimizando estas interferências, podem-se então identificar fontes de variações, que não se trata de erros.

Variabilidade de teor de nutrientes

Para discutir melhor sobre variabilidade, pode-se tomar como exemplo o feijão; esse é um alimento que pode apresentar diversas variações de composição em decorrência de variedade, tempo de armazenamento, modo de preparo, entre outras, como pode ser observado na tabela 22.4. O feijão analisado por um determinado laboratório (Lab X) foi identificado como um produto de merenda escolar, tipo carioca, cozido e temperado. Se esse dado for comparado com dados de outras preparações, com feijões de três variedades e diferentes formas de preparo, como o feijão-mulatinho, em preparação típica com concentração elevada de gordura, aumenta a possibilidade de encontrar diferentes concentrações de nutrientes.

Outro fator que pode gerar grandes variações é o caldo presente em algumas preparações, pois é preciso definir a proporção entre caldo e alimento cozido. No caso do feijão, as tabelas geralmente apresentam dados por 100g do alimento, na forma de grãos, sendo que a forma usual de consumo é o feijão acompanhado de caldo. Comparando dados de um mesmo tipo de feijão, em diferentes proporções entre caldo e grão, verifica-se que as variações são muito acentuadas. No caso da preparação "feijão-carioca", com 70% de feijão cozido para 30% de caldo, calculada pela TBCA-USP, e do feijão preparado analisado pelo Lab X, verifica-se que só há uma variação maior em relação ao valor energético, isso pode decorrer do fato de esse laboratório não ter analisado a fibra alimentar (FA) e, portanto, não descontar essa fração da concentração de carboidratos totais no cálculo da energia.

Alimentos crus e cozidos

TABELA 22.4 – Composição centesimal de feijão cozido de acordo com dados da TBCA-USP[#] e Lab X.

Tabela	Alimento	Umidade (g)	Energia (kcal)	Proteínas (g)	Lipídios (g)	CHO totais (g)	Cinzas (g)	FAT (g)
TBCA	Feijão-carioca cozido (50% de grãos/50% de caldo)	38,60	34,50	2,39	0,27	8,45	0,30	2,80
TBCA	Feijão-carioca cozido (70% de grãos, 30% de caldo)	54,04	48,30	3,34	0,37	11,84	0,41	3,92
Lab X	Feijão-carioca cozido e temperado (ME*)	n.i.	56,25	3,42	0,25	10,08	n.i.	n.a.
TBCA	Feijão-mulatinho cozido e temperado (70% de grãos, 30% de caldo)	47,25	85,46	3,08	3,33	15,76	0,38	5,04
TBCA	Feijão-mulatinho cozido e temperado (50% de grãos/50% de caldo)	33,75	61,00	2,20	2,38	11,26	0,42	3,60
TBCA	Feijão-preto cozido (70% de grãos, 30% de caldo)	42,70	81,90	5,08	0,53	20,94	0,75	6,71
TBCA	Feijão-preto cozido (50% de grãos, 50% de caldo)	30,50	58,50	3,63	0,38	14,96	0,54	4,79

CHO totais = carboidratos totais; FAT = fibra alimentar total; n.a. = não analisado; n.i. = não informado.
* ME = merenda escolar.
[#] Tabela Brasileira de Composição de Alimentos – USP.

Dados laboratoriais de composição centesimal

Dessa forma, as diferenças encontradas entre a mesma variedade parecem estar associadas à forma de preparo (quantidade de caldo/grão) e, no caso do valor energético, à falta de análise de FA.

Quando se pretende comparar dados analíticos, tanto de composição centesimal como de outros nutrientes, é fundamental que sejam conhecidas as concentrações de determinados componentes, principalmente de umidade, para que as devidas conversões de base (seca/integral) possam ser realizadas. Quando faltam dados de determinados nutrientes, esta tarefa torna-se difícil e inviabiliza a possibilidade de troca de informações entre laboratórios. É o caso dos dados apresentados pelo Lab X que não forneceu as concentrações de umidade, cinzas e fibra alimentar.

Cabe ainda lembrar que os alimentos destinados à merenda escolar, muitas vezes, são formulados especialmente para atender às exigências nutricionais do programa, outras vezes para minimizar custos; dessa forma pode não ser recomendada a utilização de dados desses alimentos, para comparação com alimentos similares ou cálculos fora do programa.

O cálculo de preparações é bastante complexo. Esse assunto vem sendo discutido exaustivamente; inclusive, preconiza-se a implantação de normas de procedimento para esse fim, pois é uma parte importante na compilação de dados de composição de alimentos e considerada essencial nos estudos de consumo e ingestão. A utilização de procedimentos consistentes, baseados em normas bem definidas, possibilitará que resultados obtidos de diferentes sistemas de cálculos de receitas possam ser comparados. Entre os aspectos abordados está a listagem de ingredientes e peso de cada um deles; utilização de fatores de rendimento para alteração de peso; modo de preparo; peso total e da porção (para que se possa relacionar a lista de ingredientes de acordo com 100g da preparação pronta).

Estudos comparativos de ingestão diária de nutrientes

Estudos comparando a ingestão diária de nutrientes, através de análise química de amostras de refeições e cálculo de dietas baseadas em tabelas de composição de alimentos, observaram que a utilização de dados relativos ao alimento cru pode ser a principal causa da diferença entre os valores obtidos, pois os resultados das análises referem-se ao alimento cozido. No caso de não haver dados de alimento cozido, é preciso que sejam aplicados, cuidadosamente, fatores de correção e/ou índices de cocção, ainda assim alguns nutrientes podem variar, pois pode haver ganho/perda de umidade e lipídios, além da possibilidade de formação de complexos e perdas de compostos termolábeis.

Para que dados sobre a composição de alimentos possam ser comparados, é necessário estabelecer critérios, a fim de minimizar interferências no julgamento das informações. É de grande importância a seleção adequada do produto contido nas tabelas para a realização de qualquer comparação. No caso de produtos industrializados, pode-se observar que produtos similares podem ter formulações distintas, o que pode explicar algumas variações. Não é adequada, também, a utilização de um dado genérico, para representar ou ser comparado com produtos de diferentes tipos (por exemplo: biscoito doce – genérico – pode ter composição química bastante diferente de um biscoito de chocolate, recheado com creme de baunilha e cobertura de chocolate, ou biscoito tipo maisena). Dessa forma, a identificação dos alimentos em uma tabela de composição de alimentos deve ser bastante detalhada, com a finalidade de assegurar uma opção mais correta por parte do usuário.

Efeito do calor na composição de alimentos

AS PRINCIPAIS TABELAS UTILIZADAS NO BRASIL

As principais tabelas disponíveis no Brasil são:

1951 – Tabela de Composição Química de Alimentos, de Guilherme Franco do Serviço de Alimentação da Previdência Social. Essa tabela não descreve a forma de obtenção dos dados e, embora tenha sido reeditada inúmeras vezes, suas informações não têm sido atualizadas.

A tabela de Guilherme Franco

1977 – Tabela de Composição de Alimentos – Estudo Nacional de Despesas Familiares do Instituto Brasileiro de Geografia e Estatística. Adaptada aos objetivos do ENDEF, essa tabela é uma compilação de dados internacionais e nacionais, quando foram escolhidos os dados mais representativos, considerando-se números de amostras e métodos analíticos utilizados na época. Esses são mencionados na parte introdutória da publicação, bem como é identificada a origem das informações; apresenta também o nome científico dos alimentos e informações de alimentos crus e preparados. As publicações utilizadas são das décadas de 1960 e 1970. Em função do significativo desenvolvimento dos métodos analíticos e processos de análise, muitas das informações não estão adequadas, por exemplo, os dados de fibra apresentados referem-se à fibra bruta; o mesmo ocorre com as vitaminas e minerais.

Estudo Nacional de Despesas Familiares do IBGE

1995 – Tabela de Composição de Alimentos, editada pela Universidade Federal Fluminense. Essa tabela apresenta informações sobre preparo das amostras; nome científico, nome em espanhol e inglês dos alimentos e metodologia utilizada na análise. Porém, a fibra insolúvel foi obtida com solução detergente (ácido e neutro), método desenvolvido para análise de forragens e rações, e determina basicamente celulose, lignina e hemicelulose insolúvel. Para fibra solúvel só foi quantificada a pectina; dessa forma, nem toda fibra solúvel foi determinada, portanto os dados de fibra podem estar subestimados.

Tabela da Universidade Federal Fluminense

1998 – Tabela Brasileira de Composição de Alimentos – USP (TBCA-USP) (http://www.fcf.usp.br/tabela), da Faculdade de Ciências Farmacêuticas da Universidade de São Paulo/BRASILFOODS. O banco de dados da TBCA-USP baseia-se em análises químicas efetuadas na FCF/USP e compilação de dados de alimentos nacionais, levantados em publicações, dissertações, teses, informações internas de laboratórios públicos e privados, e de indústrias de alimentos. Os dados levantados são avaliados criteriosamente para a verificação das informações disponíveis sobre a metodologia analítica utilizada, o plano de amostragem, o número de amostras, o controle de qualidade analítica, o tratamento dado à amostra e a descrição detalhada do alimento. Dados que não tenham sido analisados por metodologia adequada são descartados. Análises de certos componentes são, às vezes, efetuadas pela FCF/USP, a fim de complementar a informação, como é o caso da fibra alimentar (FA) ou, ainda, umidade e cinzas. A FA deve ser analisa-

Tabela Brasileira de Composição de Alimentos TBCA/FCF/USP

da por metodologia específica – enzímico-gravimétrico – a fim de que os carboidratos disponíveis e a carga energética possam ser calculados de maneira adequada.

Virtual Nutri FSP/USP

2002 – Tabela de Composição de Alimentos – suporte para decisão nutricional. Tem por base o banco de dados utilizado no Virtual Nutri – Programa de nutrição e cálculo de dietas, da Faculdade de Saúde Pública da Universidade de São Paulo, e traz dados de várias tabelas, nacionais e internacionais, e dados de rótulos de produtos industrializados.

Tabela Brasileira de Composição de Alimentos TACO-UNICAMP

2004 – Tabela Brasileira de Composição de Alimentos – TACO, do Núcleo de Estudos e Pesquisa em Alimentação da Universidade Estadual de Campinas (NEPA/UNICAMP). Disponível em http://www.unicamp.br/nepa/taco. É uma tabela com dados de energia, macronutrientes, vitaminas e minerais de 454 alimentos, e 282 dados de frações de ácidos graxos, considerados como representativos do hábito alimentar brasileiro. A carga energética foi obtida utilizando dados de carboidratos totais, o que inclui a fração fibra alimentar.

Recomenda-se, preferencialmente, a utilização de tabelas com dados da região onde os alimentos são consumidos, porém tabelas e bancos de dados internacionais podem ser utilizados para complementar informações, principalmente no que se refere a micronutrientes. A disponibilidade desses dados no Brasil ainda é incipiente; a metodologia analítica evoluiu muito, possibilitando a quantificação dos micronutrientes e outros compostos de forma mais precisa, mas essas análises envolvem equipamentos de custo elevado e mão de obra especializada. Ao mesmo tempo, o mercado de alimentos cresce vertiginosamente, o que prejudica a produção de informações de composição desses novos alimentos. Nesse caso, o uso de tabelas internacionais é recomendado, mas ao serem utilizadas as informações de diferentes fontes devem ser adotados certos procedimentos para que haja uma uniformidade quanto aos cálculos; por exemplo, deve ser feita a correção pela umidade e recalcular o valor energético, se a tabela utilizada estiver baseando seu cálculo sobre carboidratos totais.

Fontes de dados internacionais recomendadas

Tabelas Internacionais

- Danish Food Composition Databank (http://www.foodcomp.dk/).
- Finnish Food Composition Database (http://www.ktl.fi/fineli/).
- Food Composition and Nutrition Tables de Souci-Fachmann-Kraut (http://www.sfk-online.net).
- Tabla de Composición de Alimentos de América Latina (http://www.rlc.fao.org/bases/alimento).
- USDA – National Nutrient Database for Standard Reference (http://www.nal.usda.gov/fnic/foodcomp).

Com exceção da tabela latino-americana, as tabelas apresentam seus dados na língua original e também em inglês. Os dados são acessados por busca, pelo nome do alimento, sendo que algumas também apresentam dados por grupo de alimentos e/ou ordem alfabética. Todas apresentam a concentração dos nutrientes em 100g de alimentos e/ou por medida caseira. Nas tabelas americana, dinamarquesa e finlandesa os dados podem ser visualizados, também, por nutriente, em ordem crescente ou decrescente. Em relação aos dados de fibra alimentar e cálculo do conteúdo energético, não há um consenso entre as diversas tabelas de composição de alimentos; paralelamente quase todas utilizam carboidratos calculados por diferença, com exceção da tabela alemã de Souci-Fachmann-Kraut, que apresenta dados analíticos das diferentes frações de carboidratos.

Tabela Brasileira de Composição de Alimentos (TBCA-USP)

Desde sua criação, em 1998, pela Faculdade de Ciências Farmacêuticas (FCF/USP) e BRASILFOODS, a TBCA-USP sofreu uma série de atualizações em termos de número de alimentos e/ou estrutura, mas a versão 4.1, lançada em julho de 2004, foi totalmente modificada em termos de apresentação, em relação às versões anteriores. Em função do número de alimentos cada vez maior, o formato de tabela tornou-se inapropriado para a navegação pela Internet, assim foi adotado o sistema de busca pelo nome do alimento, em português, inglês ou nome científico.

No *website* podem ser encontrados, na página inicial, vários itens que fornecem subsídios para usar e conhecer a TBCA-USP. Em "Qualidade dos dados e critérios adotados" pode-se tomar conhecimento sobre a metodologia analítica utilizada, identificadores (tagnames), fatores de conversão e cálculo de energia, com o objetivo de garantir a padronização e confiabilidade dos dados. Todos os dados são criteriosamente avaliados antes de serem inseridos no banco; as informações sobre produtos industrializados, obtidos das próprias empresas, são baseadas no laudo analítico, informações sobre amostragem, tratamento das amostras, metodologia analítica adotada e controle da qualidade analítica.

TBCA-FCF-USP

Todos os dados do alimento, a respeito do qual se procura a informação, são apresentados em uma única página, por 100g de porção comestível e por gramas de determinada medida caseira/unidade, visando uma maior identificação com as necessidades dos usuários. No rodapé da página de dados do alimento selecionado pode ser encontrada a recomendação da porção daquele alimento para uma dieta de 2.000kcal ou 8.400kJ, de acordo com a ANVISA, visando auxiliar a elaboração de rótulos de alimentos de acordo com a legislação vigente. Também pode ser encontrada a referência ou a fonte de dados sobre o alimento, ou seja, a publicação ou nome do laboratório ou empresa que analisou o produto.

Com a finalidade de facilitar a busca por informações de alimentos/produtos não contemplados pela TBCA-USP, estão disponíveis aos usuários no item "Sites relacionados".

No item "Como enviar dados", o formulário para compilação, acompanhado de manual de preenchimento, está disponível para *download*, tanto para estimular a remessa de informações, como para incentivar os pesquisadores a divulgarem seus dados de maneira mais completa, a fim de que possam ser devidamente avaliados em termos de qualidade da informação. Para facilitar o trabalho de compilação de dados e promover a uniformização das informações enviadas, o formulário é composto de planilhas de compilação independentes para os grupos de nutrientes: carboidratos, aminoácidos, ácidos graxos, minerais, vitaminas lipossolúveis, vitaminas hidrossolúveis, composição centesimal, além de incluir as planilhas para a identificação dos alimentos e para avaliação da qualidade analítica dos dados. A planilha "Identificação do Alimento" é composta de uma série de colunas que deverão ser preenchidas conforme a característica do alimento, a fim de identificar de forma mais completa possível o alimento, a saber: grupo, número, nome genérico, tipo (I a IV), parte, maturidade, processo (I a III), nome comercial, nome regional, nome científico, variedade ou cultivar/linhagem, nome curto em inglês, fonte, outros, referência. As informações registradas nessa seqüência comporão o nome final do alimento.

Como enviar dados

Atualmente a TBCA-USP totaliza dados de 1.838 alimentos e produtos, sendo 1.200 referentes a composição centesimal, 193 a fibra alimentar, 128 a amido resistente, 198 a vitamina A e carotenóides e 119 a ácidos graxos e colesterol. Cabe lembrar que os dados de composição centesimal apresentam dados de fibra alimentar em alimentos de origem vegetal e em produtos industrializados que não sejam essencialmente de origem animal; portanto, os 193 dados de fibra alimentar, referem-se a alimentos dos quais não estavam disponíveis dados completos da composição centesimal. Além da manutenção e inserção de dados de novos alimentos nos bancos existentes, a TBCA-USP está iniciando a inclusão de novos bancos de dados, como frações de carboidratos, resposta glicêmica e compostos bioativos.

Dados de alimentos e produtos

AGORA VOCÊ JÁ DEVE SABER

- Os valores apresentados em uma tabela de composição de alimentos representam uma estimativa média, referente a um determinado número de amostras analisadas ou dados de alimentos compilados, portanto, variações entre tabelas podem ocorrer.
- Os alimentos, por seu caráter biológico, podem conter diferentes concentrações de nutrientes em função da variedade, safra, solo, clima, produção, formulação, entre outros, assim sendo devem-se utilizar preferentemente tabelas de composição de alimentos com dados da região estudada, com dados mais próximos da realidade dos alimentos consumidos.
- O valor energético dos alimentos pode estar superestimado se uma tabela de composição de alimentos apresentar dados de fibra bruta ou não conter dados de fibra alimentar, ou calcular a energia a partir de carboidratos totais, e não de carboidratos disponíveis (que é obtido descontando-se a concentração de fibra alimentar dos carboidratos totais).
- É importante que as tabelas de composição apresentem sempre os dados de umidade, além das informações de concentrações dos nutrientes ou outros compostos, para assegurar a conversão de bases (seca e integral) se necessário, e identificar a base de obtenção dos dados.
- Só é possível garantir a confiabilidade dos dados de uma tabela de composição de alimentos verificando os critérios adotados que devem envolver a descrição detalhada do alimento e de todo o processo analítico, desde a amostragem até o controle da qualidade analítica, bem como do procedimento de compilação utilizado.

QUESTÕES PARA REFLEXÃO

1. Como os dados de fibra podem afetar o cálculo de energia dos alimentos?
2. Qual a diferença entre carboidratos totais e disponíveis?
3. Quais são os principais fatores a serem considerados na avaliação da qualidade dos dados de um alimento?
4. Por que a identificação de um alimento deve ser bem detalhada?
5. Quais cuidados devem ser tomados se uma tabela de composição de alimentos só apresentar dados de alimentos crus?
6. É possível avaliar ou comparar um dado de composição centesimal se não forem apresentados dados de cinzas e umidade? Por quê?

APLICANDO O QUE VOCÊ APRENDEU

- Compare dados de um mesmo alimento (aveia, por exemplo) em diferentes tabelas de composição (nacionais e estrangeiras) e verifique se há variabilidade de dados. Tente entender por que.
- Verifique em algumas tabelas utilizadas o tipo de informação disponível sobre sua elaboração e os critérios adotados. Tome esse cuidado também em relação a programas computadorizados.

BIBLIOGRAFIA UTILIZADA PARA EDIÇÃO DO TEXTO

- Burlingame B. Fostering quality data in food composition databases: visions for the future. J Food Compos Anal 2004;17:251-8. - Charrondiere UR et al. Impact of different macronutrient definitions and energy conversion factors on energy supply estimations. J Food Compos Anal 2004;17:339-60. - Food and Agricultural Organization (FAO). Food energy: methods of analysis and conversion factors. Report of a technical worshop. FAO, Food and Nutrition Paper, 77, Rome, 2003. Disponível em: <ftp://ftp.fao.org/docrep/fao/006/y5022e/y5022e00.pdf>. Acesso em: abril de 2007. - Giuntini EB et al. Composição de alimentos: um pouco de história. Arch Latinoam Nutr 2006;56(3):295-303. - Giuntini EB et al. Tabela Brasileira de Composição de Alimentos TBCA-USP (Versões 3 e 4) no contexto internacional. Arch Latinoam Nutr 2006;56(4):183-203. - Greenfield H, Southgate DAT. Food Composition data: production, management and use. 2ed. Food and Agriculture Organization of

United Nations (FAO), Rome. 2003. p 288. ▪ Klensin JC. INFOODS Food Composition Data Interchange Handbook. Tokyo: United Nations University Press, 1992. p 165. ▪ Menezes EW et al. Brazilian food composition database: Internet dissemination and others recent developments. J Food Compos Anal 2002;15(4):453-64. ▪ Southgate DA. Data quality en sampling, analysis and compilation. J Food Compos Anal 2002;15(4):507-13. ▪ Menezes EW et al. A questão da variabilidade e qualidade de dados de composição de alimentos. Nutr Rev Soc Bras Alim Nutr 2003;26:63-76. ▪ Menezes EW et al. An application of criteria to evaluate quality of dietary fibre data in Brazilian foods. J Food Compos Anal 2000;13:455-73. ▪ Menezes EW et al. Measurement of carbohydrate components and their impact on energy value of foods. J Food Compos Anal 2004;17:331-8. ▪ Menezes EW et al. Composição de alimentos: compilação e uniformização de estruturas para intercâmbio de dados. Braz J Food Tech 2005;8(1):25-33. ▪ Merril AL, Watt BK. Energy value of foods, basis and derivation (revision). Agric. Handbook n.94, US Department of Agriculture, Washington. 1973. 105p. Disponível em: <http://www.nal.usda.gov/fnic/foodcomp/Data/Classics/ah74.pdf>. Acesso em: julho de 2007. ▪ Rand WM et al. Compiling data for food compositon data bases. Tokio: United Nations University Prest; 1991. p 68. ▪ Universidade de São Paulo (USP). Faculdade de Ciências Farmacêuticas. Departamento de Alimentos e Nutrição Experimental). Tabela Brasileira de Composição de Alimentos-USP. Versão 4.1. No ar desde 1998. Disponível em: <http://www.fcf.usp.br/tabela>. Acesso em: julho de 2007.

LEITURAS ADICIONAIS

▪ Burlingame B. Proximate methods and modes of expression: variability as a harmonization issue. In: National Nutrient 21st Databank Conference, June 20–22, 1996, Baton Rouge, Louisiana. Disponível em: <http://www.nal.usda.gov/fnic/foodcomp/conf/NDBC21/p6-1.pdf>. Acesso em: julho de 2007. ▪ Cho S et al. Dietary fiber analysis and applications. Maryland: AOAC International; 1997. p 202. ▪ FAO/WHO. Food and Agricultural Organization/World Health Organization. Carbohydrates in human nutrition. Report of a Joint FAO/WHO Expert Consultation, Rome, 1997. Rome: FAO, 1998. p 140. (Food and Nutrition Paper, n. 66). ▪ Food and Agriculture Organization/Rede Latino Americana de Composição de Alimentos. FAO/LATINFOODS. Conferência electrónica sobre Compilación de datos para bases de datos y tabla de composición química de alimentos. 6 a 24 de maio de 2002. Disponível em: <http://www.rlc.fao.org/foro/latfoods/>. Acesso em: julho de 2007. ▪ Food and Agriculture Organization/Rede Latino Americana de Composição de Alimentos. FAO/LATINFOODS. Segunda Conferência Eletrônica "Avaliação da qualidade dos dados para bases de dados e tabelas de composição química de alimentos". 11 a 29 de novembro de 2004. Disponível em: <http://www.rlc.fao.org/foro/latinfoods/>. Acesso em: julho de 2007. ▪ Food and Agriculture Organization/Rede Latino Americana de Composição de Alimentos. FAO/LATINFOODS. Tabla de Composición de Alimentos de América Latina. No ar desde 2000. Disponível: <http://www.rlc.fao.org/bases/alimento>. Acesso em: julho de 2004. ▪ Koivistoinen PE et al. Memorandum on terms, definitions and analytical procedures of protein, fat and carbohydrates in food for basic composition data: issues and recommendations. Food Chem 1996;57(1): 33-5. ▪ Marchini JS et al. Determinação de macronutrientes em alimentos normalmente consumidos pela população Brasileira. São Paulo: Rev Instit Adolfo Lutz 1993;53:11-6. ▪ Philippi ST. Tabela de Composição Centesimal: suporte para decisão nutricional. Brasília: ANVISA, FINATEC/NUT-Unb; 2001. p 133. ▪ Tabela Brasileira de Composição de Alimentos (TACO). Campinas: Nepa-Unicamp, 2004. 42p. Disponível em: <http://www.unicamp.br/nepa/taco>. Acesso em: outubro de 2004. ▪ Truswell AS et al. INFOODS Guidelines for describing foods: a systematic approach to describing foods to facilitate international exchange of food composition data. J Food Comp Anal 1991;4:18-38. ▪ US Department of Agriculture – Agricultural Research Service (USDA-ARS). Nutrient Data Laboratory. Disponível em: <http://www.nal.usda.gov/ fnic/foodcomp>. Acesso em: julho de 2007. ▪ US Department of Agriculture, Washington. 1973. 105p. Disponível em: <http://www.nal.usda.gov/fnic/foodcomp/Data/Classics/ah74.pdf>. Acesso em: julho de 2007.

FOCUS

SEGURANÇA ALIMENTAR, BIODIVERSIDADE E COMPOSIÇÃO DE ALIMENTOS

Fatores como clima, solo, temperatura, geoquímica, práticas agrícolas (fertilização), composição genética do cultivar afetam a concentração dos nutrientes; da mesma forma, as mudanças climáticas e outros fenômenos ambientais também podem ser responsáveis por alterações de concentrações previamente conhecidas. Já se sabe que a depleção de ozônio altera a concentração do betacaroteno, de outros carotenóides e de compostos bioativos não-nutrientes; e, também, que o aquecimento global pode alterar o perfil de carboidratos e ácidos graxos, pois o conteúdo de lipídios em peixes tem sido utilizado como biomarcador para avaliar efeitos do *El Niño*. Essas alterações podem comprometer a segurança alimentar. Paralelamente os organismos geneticamente modificados (OGM) vêm sendo amplamente estudados ao mesmo tempo que tem sido evidenciada a superioridade na concentração de micronutrientes de espécies menos utilizadas ou selvagens em relação às amplamente utilizadas. A disponibilização de dados de nutrientes sobre a biodiversidade de alimentos existente deveria ser pré-requisito para a decisão de iniciar trabalhos com os OGM. Em muitos países, para comprovar a segurança alimentar de um OGM é empregado o conceito de "equivalência substancial", quando o novo produto é comparado com o convencional, assim sendo dados de composição de alimentos convencionais são essenciais. Seja pensando em alterações climáticas ou ambientais, seja em estudos relacionados à biodiversidade e OGM, as informações presentes em tabelas e bancos de dados de composição de alimentos são as ferramentas utilizadas para desenvolver estratégias visando à segurança alimentar e à nutrição humana.

de Menezes EW, Giuntini EB. FCF-USP; 2007.

Avaliando seus conhecimentos

- O que são isótopos estáveis? Qual a diferença entre isótopos leves e pesados?
- Em quais tipos de estudos metabólicos podem ser usados isótopos estáveis?
- Quais são os princípios da utilização de isótopos estáveis para estudos nutricionais?
- Quais as aplicações do deutério, oxigênio-18 e nitrogênio-15 para estudos nutricionais?

CAPÍTULO 23

Uso de Isótopos Leves em Ciências Nutricionais

Eduardo Ferriolli
Beatriz Miranda da Cruz
Karina Pfrimer

O emprego de isótopos estáveis como traçadores metabólicos oferece vantagens importantes em relação a outros métodos. Em química, todas as formas de um elemento, com exceção das formas radiativas, existem naturalmente e são estáveis; devido ao mesmo número de prótons, eles ocupam a mesma ("iso") posição ("topo") na tabela periódica, possuem massas diferentes, porém apresentam propriedades químicas idênticas. Entre esses, são exemplos o carbono de massa atômica 13 (^{13}C), o hidrogênio de massa atômica 2 (^{2}H, ou deutério) e o nitrogênio de massa atômica 15 (^{15}N). Eles são inócuos ao ser humano, podendo ser empregados em gestantes, crianças, doentes e idosos, sem nenhuma conseqüência clínica. Isótopos estáveis (também designados como compostos marcados) são utilizados principalmente em estudos que necessitam de dados de composição corpórea, gasto energético total, consumo de nutrientes, osteoporose, estudo da biodisponibilidade de vitaminas e minerais, bem como análise de alimentos e detecção de infecção. Dentre as técnicas nucleares também podemos incluir a espectrometria de massa, a espectrometria de absorção atômica e a espectrometria infravermelha, que são métodos laboratoriais empregados em ciências nutricionais na detecção de isótopos estáveis.

INTRODUÇÃO

Técnicas analíticas nucleares

Técnicas analíticas nucleares são métodos de análise de um elemento químico baseadas nas propriedades dos seus átomos. Dentre estas técnicas podemos mencionar a ativação da análise de nêutron (NAA), a absorcimetria de raios X de dupla-energia (DEXA), a ressonância magnética (RM) e a tomografia computadorizada (CT), que são técnicas normalmente caras e disponíveis em hospitais e serviços de radioimagem. Dentre as técnicas nucleares, também podemos incluir as espectrometrias de massa, de absorção atômica e infravermelha, que são métodos laboratoriais empregados em ciências nutricionais. Exemplos de técnicas nucleares em doenças nutricionais em vários estágios de vida estão resumidos na tabela 23.1.

TABELA 23.1 – Técnicas nucleares e isotópicas usadas em ciências nutricionais.

Estágio de vida	Doença nutricional	Técnica nuclear aplicável
• Embrião/feto • Recém-nascido • Pré-escolares	• Restrição do crescimento intra-uterino • Baixo peso ao nascer • Desnutrição energética e protéica • Deficiências de ácido fólico, iodo, vitamina A e ferro	• RIA (ferritina, ácido fólico, T_3, T_4, TSH e outros hormônios) • Água duplamente marcada com $^2H_2^{18}O$ (composição corpórea e gasto energético) • Água marcada com deutério (^2H_2O) (consumo de leite materno e composição corpórea)
• Escolares • Adolescentes • Mulheres grávidas ou amamentando • Adultos • Idosos	• Desnutrição energética e protéica • Deficiências de ácido fólico, iodo, ferro e cálcio • Obesidade • Câncer • HIV/aids • Osteoporose	• Isótopos estáveis (micronutrientes, por exemplo, ^{57}Fe, ^{67}Zn • ^{13}C e ^{15}N, substratos marcados (macronutrientes, ^{13}C-vitamina A, ^{13}C-uréia para detectar infecção por *Helicobacter pylori*) • DEXA, CT (densidade óssea e composição corpórea) • Radioisótopos (substratos marcados)

RIA = radioimunoensaio; TSH = hormônio estimulador da tiróide; T_3 = triiodotironina; T_4 = tiroxina;.DEXA = absorcimetria de raios X de dupla-energia; CT = tomografia computadorizada. Fonte: Modificado da WHO/NHD 99.9.

Isótopos estáveis (também designados como compostos marcados) são utilizados principalmente em estudos que necessitam de dados de composição corpórea, gasto energético total, consumo de nutrientes, osteoporose, estudo da biodisponibilidade de vitaminas e minerais, bem como análise de alimentos e detecção de infecção.

Traçadores metabólicos

O emprego de isótopos estáveis como traçadores metabólicos oferece vantagens importantes em relação a outros métodos. Eles são inócuos ao ser humano, podendo ser empregados em gestantes, crianças, doentes e idosos, sem nenhuma conseqüência clínica. Os métodos são precisos, de alta acurácia e precisão, além de pouco invasivos (na maioria dos casos, requerem, apenas, a ingestão de água ou aminoácidos e a coleta de urina ou saliva para a análise).

Isótopos estáveis em nutrição

Em ciências nutricionais, a utilização de isótopos estáveis permite cada vez mais o seguimento do caminho metabólico, velocidade de formação e quantidades de metabolitos intermediários de moléculas biologicamente importantes, *in vivo*.

Em outras palavras, permite o estudo dos aspectos dinâmicos dos componentes do corpo humano, como afirma o título da publicação pioneira do pesquisador Rudolf Schoenheimer em 1939, que usou inicialmente o óleo de linhaça parcialmente marcado com deutério em experimentos para estudar seu metabolismo intermediário e *turnover*.

Nos últimos 20 anos, houve grande progresso em computação e em espectrometria de massa, que abriu muitas novas possibilidades para entendermos o metabolismo humano.

PRINCÍPIOS BÁSICOS

Os átomos são compostos por um núcleo denso circundado por uma camada de elétrons. No núcleo encontram-se prótons, carregados positivamente, e nêutrons, que não possuem carga. O número de prótons determina o elemento químico e é representado pelo número atômico (Z). A soma do número de prótons e nêutrons é denominada número de massa (A).

Certos elementos são compostos por átomos quimicamente idênticos, mas com discreta diferença no peso, e esses átomos são denominados isótopos. Isótopos possuem o mesmo número de prótons, portanto têm as mesmas propriedades químicas, mas número diferente de nêutrons e, então, diferentes números de massa. A abundância dos isótopos, na natureza, não é equilibrada, havendo isótopos de cada elemento largamente mais abundantes que outros.

Isótopos

Há duas formas de isótopos: radiativos, que emitem radiação ionizante, e estáveis, que não são emissores de radiação. Um mesmo elemento pode apresentar isótopos radiativos e estáveis.

Isótopos radiativos podem ser detectados através da radiação emitida por eles, e existe evidências que baixas doses de radiação de baixa energia não apresentam efeitos nocivos à saúde. No entanto, existe o estigma de que usar radioisótopos em qualquer concentração pode ser nocivo. Há vários usos importantes e benéficos de isótopos radiativos em saúde, como, por exemplo, em tratamentos de câncer com radioterapia ou em estudos no metabolismo de novas drogas. Entretanto, a preocupação com a segurança no uso de material radiativo em relação aos efeitos nocivos à saúde humana e sua remoção do ambiente tem diminuído seu uso.

Isótopos radiativos

Radioisótopos não existem naturalmente, com exceção de alguns poucos radionuclídeos de meia-vida longa. Com a introdução de modernos instrumentos, com excepcional capacidade de detecção e que permitem, portanto, o uso de quantidades extremamente pequenas de radioisótopos, o uso seguro de radioisótopos em estudos nutricionais humanos deveria ser reexplorado.

Emprego de isótopos radiativos

Em química, todas as formas de um elemento, com exceção das formas radiativas, existem naturalmente e são estáveis. Como afirmado anteriormente, devido ao mesmo número de prótons, eles ocupam a mesma ("iso") posição ("topo") na tabela periódica, possuem massas diferentes, porém apresentam propriedades químicas idênticas. Entre esses, são exemplos o carbono de massa atômica 13 (^{13}C), o hidrogênio de massa atômica 2 (^{2}H, ou deutério) e o nitrogênio de massa atômica 15 (^{15}N).

Isótopos estáveis

As concentrações de diferentes isótopos estáveis podem ser determinadas por técnicas analíticas nucleares e, por isso, estes podem ser empregados como marcadores do metabolismo.

As vantagens e desvantagens do uso de isótopos estáveis e radiativos podem ser resumidas na tabela 23.2.

Em razão de suas vantagens e desvantagens, atualmente os isótopos estáveis estão sendo usados preferencialmente para estudos metabólicos em seres humanos, especialmente em recém-nascidos, crianças e mulheres grávidas ou amamentando, por não apresentarem praticamente nenhum risco à saúde.

O fato é que a maioria dos elementos químicos existe na natureza com uma mistura de duas ou mais formas de isótopos estáveis não-radiativos. Exemplo: ^{12}C tem 6 prótons e 6 nêutrons no seu núcleo; ^{13}C, 6 prótons e 7 nêutrons; e ^{14}C, 6 prótons e 8 nêutrons. Todos fazem parte das mesmas reações químicas dentro do corpo humano.

Isótopos estáveis não-radiativos

^{14}C é o isótopo radiativo de carbono. A quantidade de ^{14}C em uma amostra, que pode ser medida pelo uso de um contador de cintilação, é extremamente pequena (10^{-18} mol; partes por 10^{10}) se comparada com partes por milhão (partes por 10^{6}) de ^{13}C, isótopo estável, usada na espectrometria de massa.

A abundância natural de alguns isótopos estáveis de interesse é mostrada na tabela 23.3.

TABELA 23.2 – Vantagens e desvantagens dos isótopos radiativos e estáveis.

Isótopos / Utilidade	Radioisótopos	Isótopos estáveis
Vantagens	• Autênticos rastreadores (não estão presentes naturalmente) • Fácil detecção • Geralmente de baixo custo • Mínima preparação da amostra • Medida do corpo todo, retenção pode ser determinada	• Mínimo risco para a saúde, podem ser empregados em recém-nascidos, crianças, mulheres grávidas ou amamentando • Podem-se usar vários elementos de uma só vez • Rastreador pode ser seguido por períodos longos • Amostra pode ser guardada sem perder o rastreador • Reanálise pode ser feita na mesma amostra
Desvantagens	• Preocupação com segurança pela exposição à radiação • Não se pode usá-los em recém-nascidos, crianças ou mulheres grávidas ou amamentando • Tempo de decaimento pode ser muito rápido • Somente um elemento pode ser empregado de cada vez • Análise da amostra deve ser baseada na meia-vida do elemento	• Problema com lixo radiativo, muito caro • Não são verdadeiros rastreadores, por isso é necessário o emprego de maiores quantidades • Custo elevado • Preparação da amostra demorada • Análise complexa e cara • Determinação direta da retenção não é possível

Fonte: Miranda-da-Cruz et al., in: Trace Elements in Medicine 2003;4:341-7.

Vantagens e desvantagens do emprego dos isótopos

TABELA 23.3 – Isótopos estáveis freqüentemente empregados em pesquisas metabólicas e suas abundâncias naturais.

Elemento	Isótopo estável (massa)	Abundância natural (%)
H	1	99,985
	2	0,015
C	12	98,89
	13	1,11
N	14	99,63
	15	9,37
O	16	99,76
	17	0,037
	18	0,204
S	32	95,0
	33	0,76
	34	4,22
Fe	54	5,82
	56	91,66
	57	2,19
	58	0,33

Fonte: Adaptado de Wolfe, Radioactive and stable isotope tracers in biomedicine.

Enriquecimento por isótopos estáveis

Enriquecimento por isótopos estáveis é a combinação feita pelo homem na qual a proporção dos diferentes isótopos é diferente da proporção que existe naturalmente. Por exemplo, poderíamos ter uma amostra com enriquecimento de 83,9% de ^{43}Ca e isto mudaria a predominância normal do ^{40}Ca na amostra.

Isótopos leves

Elementos não-metálicos usados em pesquisas biomédicas como ^2H (deutério), ^{13}C (carbono-13), ^{15}N (nitrogênio-15) e ^{18}O (oxigênio-18) são geralmente chamados de isótopos leves.

O corpo humano contém, normalmente, quantidade substancial de isótopos estáveis. Uma pessoa de 50kg, por exemplo, tem em seu organismo aproximadamente 225g de isótopos leves, sendo 137g de ^{13}C, 68,6g de ^{18}O, 12,3g de ^{17}O, 5,10g de ^{15}N e 1,50g de ^2H.

Em contraste, os elementos metálicos usados em pesquisas metabólicas como ferro, cálcio, cromo, cobre, zinco, magnésio, selênio e molibdênio são chamados de isótopos pesados.

Isótopos pesados

Quando usamos um rastreador metabólico, o termo "isótopo estável" denomina o isótopo não-radiativo, que é menos abundante naturalmente.

Usando a definição acima, alguns dos isótopos estáveis de maior interesse em ciências nutricionais são: ^{2}H (deutério), ^{13}C (carbono-13), ^{15}N (nitrogênio-15), ^{18}O (oxigênio-18), ^{54}Fe (ferro-54), ^{57}Fe (ferro-57), ^{58}Fe (ferro-58), ^{42}Ca (cálcio-42), ^{43}Ca (cálcio-43), ^{44}Ca (cálcio-44), ^{46}Ca (cálcio-46), ^{48}Ca (cálcio-48), ^{66}Zn (zinco-66), ^{67}Zn (zinco-67), ^{68}Zn (zinco-68) e ^{70}Zn (zinco-70).

Rastreadores em estudos metabólicos são compostos ou moléculas de interesse biológico nos quais um ou mais átomos são substituídos por isótopos menos abundantes do átomo.

Rastreadores

Apesar de se usar, indistintamente, o termo isótopo estável para denominar compostos marcados, é incorreto referir a um composto marcado como sendo um isótopo estável, já que este termo se refere aos átomos e não às moléculas. Na verdade, a molécula ou rastreador está marcado pelo isótopo estável.

É possível sintetizar compostos altamente enriquecidos, nos quais 99% dos átomos em uma posição particular de uma molécula foram substituídos por um isótopo mais pesado daquele átomo. Exemplo: 99% dos átomos do N-amino da molécula ^{15}N-glicina são nitrogênio-15 (^{15}N) e não nitrogênio-14 (^{14}N); na ^{13}C-uréia, 99% dos carbonos são carbono-13 (^{13}C) e não carbono-12 (^{12}C); na ^{2}H-fenil-alanina, 99% dos 5 hidrogênios no anel aromático são substituídos por deutério. Este último exemplo é o de um composto marcado com vários isótopos na mesma molécula. Estes compostos altamente marcados podem ser "diluídos" com material não-marcado para se obter um enriquecimento em qualquer porcentagem acima da abundância natural.

Compostos altamente enriquecidos

ESPECTROMETRIA DE MASSA

A abundância de certo isótopo estável em relação a outro, em qualquer material biológico, pode ser determinada por espectrômetros de massa de razão isotópica. Eles se baseiam no fato de que, quando acelerados por meio de um campo magnético, os isótopos desenvolvem uma curva que depende de sua relação carga/massa (m/z). Para empregar esse efeito para a determinação da razão isotópica, os espectrômetros possuem uma câmara de ionização, em que uma amostra gasosa é ionizada em moléculas positivas (pelo choque com elétrons gerados por um filamento), que são, então, aceleradas por uma diferença de potencial para um tubo ("tubo de vôo", ou *flying tube*) que passa através de um magneto. Dentro desse tubo, submetidos ao campo magnético, os isótopos de um elemento realizam diferentes curvas, separando-se em diferentes correntes de íons. No término do tubo existem coletores de íons, posicionados, onde cada corrente os atinge. As correntes de íons que atingem cada coletor são quantificadas, e, após processamento eletrônico, é estabelecida a razão da abundância entre o isótopo mais pesado e o isótopo mais leve (razão isotópica). A figura 23.1 apresenta o esquema de um espectrômetro de massa de razão isotópica.

Desde o primeiro modelo, os espectrômetros de massa de razão isotópica foram extensamente aprimorados até os modelos atuais, que possuem grande acurácia, precisão e empregam, para a análise, quantidades mínimas de amostra, o que reduziu expressivamente o custo de pesquisas envolvendo isótopos estáveis de custo elevado.

A fonte de ionização e os tubos e coletores dos espectrômetros de massa são mantidos em alto vácuo, para que não haja colisão dos íons estudados com os átomos componentes do ar e combustão dentro da fonte ou oxidação do seu filamento. Os modelos diferem quanto ao número de entradas, forma de transporte e injeção das amostras e quanto ao método de ionização da amostra. Além disso, o

Espectrômetros de massa de razão isotópica

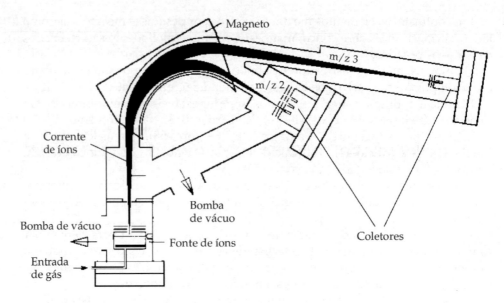

FIGURA 23.1 – Esquema de um espectrômetro de massa, demonstrando a separação de uma corrente iônica de deutério (^2H-^1H, m/z = 3) e hidrogênio (^1H-^1H, m/z = 2). Adaptado do folheto explicativo do Espectrômetro de Massa, ANCA 20-20, com autorização.

Descrição do sistema dos espectrômetros de massa

campo magnético pode ser fixo ou de intensidade variável (gerado por eletromagneto, o que permite a análise de diferentes elementos, por exemplo hidrogênio, nitrogênio, carbono e oxigênio), e o número de coletores varia de equipamento para equipamento.

Quanto à forma de transporte e injeção das amostras, estas podem ser injetadas diretamente na câmara de ionização ou carreadas por um fluxo contínuo de gás inerte. Neste caso, o sistema é continuamente percorrido por um fluxo de hélio; pelo emprego de um sistema auto-amostrador, o fluxo de hélio é "desviado" por segundos por um tubo com a amostra que é, então, carreada para a câmara de ionização.

UNIDADES E PADRÕES INTERNACIONAIS

Serão, a seguir, apresentadas as principais notações e unidades empregadas para a quantificação de isótopos estáveis por espectrometria de massa que são empregadas na literatura.

Abundância

Os isótopos estáveis podem ser medidos de forma absoluta, ou seja, pela quantificação do número de átomos do isótopo em 100 átomos do elemento. Esta medida é conhecida como *Abundância*, e expressa como átomos %. O exemplo para átomos de hidrogênio é:

$$\text{Abundância de } ^2H \text{ (átomos \% } ^2H) = 100 \times [^2H]/[^1H + ^2H]$$

Átomos % em excesso (APE)

Outra forma de medir isótopos estáveis é determinar a abundância da amostra acima de determinado nível basal. Esta medida é conhecida como *átomos % em excesso (APE)*. Em biologia, neste caso, uma amostra basal é colhida antes da ingestão ou aplicação da dose de traçador, e a abundância da amostra enriquecida é subtraída da abundância desta amostra basal. Para o mesmo exemplo do hidrogênio:

$$APE = \text{átomos \% } ^2H_{t1} - \text{átomos \% } ^2H_{t0}$$

onde:
  T1 = amostra pós-dose
  T0 = amostra pré-dose

Uma terceira forma de medir isótopos naturais é obter uma medida relativa a uma referência interna do laboratório, calibrada contra uma referência internacional. Esta forma é denominada *valores delta*, sendo a unidade *unidades por mil (‰) ou deltas por mil*. A fórmula desta medida é:

$$d = 1.000 \times [R_{amostra} - R_{referência}]/R_{referência}$$

onde:

$R_{amostra}$ = razão entre o isótopo pesado em relação ao isótopo leve medida na amostra.
$R_{referência}$ = razão entre o isótopo pesado em relação ao isótopo leve medida no padrão.

A medida em deltas, conforme referido, é, em geral, expressa em relação a um padrão internacional arbitrariamente determinado como 0‰. Para o hidrogênio, este padrão é a V-SMOW *(Vienna Standard Mean Ocean Water)*. Para o nitrogênio o padrão é o ar, uma vez que a razão isotópica do ar ambiente, no mundo todo, é considerada homogênea. Para o carbono, o padrão é o fóssil carbonado cretáceo *Bellemnitella americana*, da formação *Peedee* da Carolina do Sul (PDB). Habitualmente, os laboratórios usam padrões internos calibrados contra os padrões internacionais, de forma direta ou, até mesmo, indireta (contra padrões de outro laboratório que, por sua vez, foram calibrados contra os padrões internacionais).

São apresentadas, a seguir, as notações recomendadas para estudos envolvendo isótopos estáveis para estudos de água deuterada ou água duplamente marcada pela *International Dietary Energy Consultancy Group* (IDECG), que são empregadas na literatura:

Isótopos:
Isótopos inespecíficos de hidrogênio e oxigênio ..... *H ou *O
Oxigênio .... O ou ^{16}O e ^{18}O
Hidrogênio .... H ou ^{1}H
Deutério .... D ou ^{2}H

Variáveis relativas à dose:
Dose administrada .... A (A_D e A_O)
Dose diluída para a análise .... a (a_D e a_O)
Quantidade de água usada para a diluição .... W

Tamanho do espaço de diluição e constante de decaimento:
Tamanho do espaço de diluição .... N (N_D e N_O)
Constante de decaimento (*rate constant*) .... k (K_O e K_d)
Taxa de produção .... r

Variáveis de espectrometria de massa:
Enriquecimento isotópico .... δ
Abundância C
Átomos % em excesso .... APE
Partes por milhão .... ppm
Padrão de trabalho .... ws
Vienna Standard Mean Ocean Water .... SMOW
Standard Light Artic Precipitation .... SLAP

PARÂMETROS DE DESEMPENHO

Alguns parâmetros de desempenho são essenciais para a qualidade da análise de um laboratório de espectrometria de massa. Os principais são *acurácia* e *precisão*.

Acurácia

A acurácia representa o quão próximo o valor medido se encontra do valor real de abundância do isótopo na amostra. Como os espectrômetros medem relações isotópicas e não valores absolutos, este parâmetro pode ser difícil de ser atingido. Na prática, as amostras analisadas são comparadas com um padrão cuja razão absoluta é conhecida, o que corrige, em parte, este problema.

Acurácia

A acurácia é essencial em análises da área de geologia, hidrologia e outras que exigem o conhecimento exato da razão isotópica. Ela não é tão crítica em estudos metabólicos, pois, nestes, o que se objetiva é medir a diferença de enriquecimento antes e após a ingestão ou infusão de um traçador. Neste caso, erros de acurácia ocorrerão tanto para a amostra basal quanto para a enriquecida, o que anula, em parte, o problema. Há, também, a análise da "dose diluída", descrita adiante, que permite medir a quantidade de dose ingerida independente de seu valor de razão isotópica absoluta.

Precisão

A precisão representa a reprodutibilidade de uma medida e é determinada pelo desvio-padrão de análises repetidas de uma mesma amostra. A precisão interna refere-se ao desempenho do equipamento em si. Ela é obtida pela análise repetida de um gás puro. A precisão externa refere-se ao desempenho de toda a análise, incluindo a preparação da amostra, equilíbrio com gás e análise do gás equilibrado.

Este parâmetro é essencial em estudos metabólicos, e os valores de precisão externa devem aproximar-se de 1/600 do enriquecimento inicial, ou seja, para um enriquecimento inicial típico de cerca de 600 deltas por deutério, em um estudo de água duplamente marcada, é necessário precisão de cerca de 1 delta, e para um enriquecimento de cerca de 160 deltas por oxigênio-18, de 0,26 delta.

Acurácia e precisão

Uma forma prática para a avaliação de precisão é a repetição da análise de amostras de um estudo de água duplamente marcada em dias separados. O coeficiente máximo de variação da produção de CO_2, em um estudo de água duplamente marcada, deve ser em torno de 4%, ou seja, 2 a 3,5% para o método de múltiplos pontos e 4% para o de dois pontos.

ALGUMAS APLICAÇÕES DE ISÓTOPOS ESTÁVEIS LEVES EM CIÊNCIAS NUTRICIONAIS

Isótopos estáveis e pesquisa

Como afirmado anteriormente, o emprego dos isótopos estáveis para pesquisas em ciências nutricionais deve-se ao fato de que isótopos de baixa abundância na natureza podem ser artificialmente concentrados e empregados como traçadores metabólicos. Um exemplo de fácil compreensão é o emprego do deutério para a determinação da água corpórea total. Como se pode observar na tabela 23.3, a abundância natural do deutério na natureza e, portanto, na água corpórea é de apenas 0,015%. Portanto, se o deutério concentrado é administrado a uma pessoa (óxido de deutério – ^2H_2O, ou água deuterada, disponível comercialmente em concentração de até 99%), este se distribui por toda a água corpórea e, medida sua concentração (representada pela abundância) por espectrometria de massa, é possível determinar a água corpórea total pelo princípio da diluição.

Na prática, é medida a abundância inicial de deutério em uma amostra basal de água corpórea (que pode ser saliva, sangue ou urina) e em amostras obtidas algumas horas após a administração de uma dose conhecida de deutério. O conhecimento da dose administrada e da diferença da abundância permite o cálculo da água corpórea total.

Carbono-13

Da mesma forma, podem-se empregar substâncias marcadas por outros isótopos, como aminoácidos marcados por carbono-13 ou nitrogênio-15, glicose marcada por deutério, ácidos graxos marcados por carbono-13, entre outros, e acompanhar seus passos metabólicos pela análise de sua abundância relativa, por espectrometria de massa, em produtos intermediários ou finais de reações metabólicas.

MÉTODO DA DILUIÇÃO DE ÓXIDO DE DEUTÉRIO

O corpo humano usa a energia dos alimentos (calorias) para as funções metabólicas diárias de manutenção e atividades físicas.

A composição corpórea constitui um importante indicador nutricional. Normalmente, usa-se o termo composição corpórea para descrever o peso de diferentes compartimentos da pessoa, especialmente a massa gordurosa e a massa magra (tecidos metabolicamente "ativos": músculos, ossos e água).

Composição corpórea

Peso e índice de massa corpórea (IMC)

O IMC [peso (kg)/altura (m)^2] são índices usados para monitorizar o estado nutricional dos indivíduos, porém não distinguem a massa gordurosa da massa magra, o que muito acrescenta ao conhecimento metabólico das doenças nutricionais, tanto para o excesso quanto para a falta de alimentos.

Estimativas corretas das mudanças de massa gordurosa e magra são úteis em estudos metabólicos das doenças nutricionais.

Há várias maneiras de medir a composição corpórea, devido aos diversos componentes existentes no organismo como água, massa gordurosa, massa magra e ossos (Fig. 23.2).

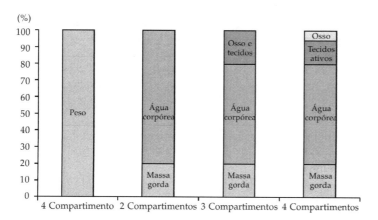

Composição corpórea

FIGURA 23.2 – Composição corpórea em vários modelos de compartimentos (um, dois, tres ou quatro compartimentos).

Método

O método da diluição de óxido de deutério ou da água deuterada, para a determinação da composição corpórea, foi validado em dois estudos de 1977 realizados por Culebras et al. e Halliday et al. O método baseia-se na ingestão de uma dose conhecida de óxido de deutério pelo voluntário (cerca de 0,12mg/kg de massa magra estimada) e na determinação, por espectrometria de massa, do enriquecimento por deutério de uma amostra de água corpórea (saliva, urina ou sangue), antes – amostra basal – e algumas horas após a ingestão do óxido de deutério (habitualmente são coletadas amostras 2, 3 e 4 horas após a ingestão). Neste tempo, a água enriquecida por deutério distribui-se por todo o corpo e equilibra-se com a água corpórea, estando o enriquecimento em fase de platô. Pela diferença de enriquecimento antes e após a ingestão da dose, determina-se a água corpórea total com precisão.

Emprego do deutério para a determinação da composição corpórea

A determinação da composição corpórea, por este método, baseia-se no princípio da constante de hidratação da massa magra, que afirma que, em mamíferos, 73,2% da massa magra corpórea é composta por água. Diversas pesquisas mostraram que este valor é estável em adultos e não se altera com o envelhecimento normal. Dessa forma, pela quantificação da água corpórea calcula-se a massa magra corpórea:

Constante de hidratação da massa magra

$$\text{Massa magra (MM)} = (\text{água corpórea}/0{,}732) \times 100$$

A espectrometria de massa de razão isotópica é um método altamente preciso, mas de acurácia variável (ou seja, a determinação do enriquecimento da amostra

Acurácia do equipamento

repete-se, com boa precisão, em várias medições, porém a comparação com o valor real e conhecido de um padrão pode apresentar diferenças, pela compressão de escalas no processo de equilíbrio das amostras e por particularidades de cada espectrômetro). Como o objetivo, em pesquisas clínicas, é medir variações do enriquecimento antes e após o emprego de um traçador, a acurácia não é crítica. No entanto, se o enriquecimento proporcionado pela quantidade de deutério ingerida fosse estimado simplesmente pela medida do peso ou volume oferecido, diferenças de acurácia seriam críticas para a precisão do método, pois o resultado obtido poderia diferir do esperado pela quantidade de deutério ingerida. Por esta razão, é separada uma alíquota da dose oferecida ao voluntário, que é diluída em uma quantidade conhecida de água (usualmente, 250ml, com pesagem da dose com precisão até a quarta casa decimal), em proporção próxima a que se espera ocorrer *in vivo* (dose diluída, ou DD). A dose diluída é analisada no mesmo momento que as amostras de fluido corpóreo, e seu enriquecimento é empregado para o cálculo da água corpórea total, o que anula qualquer problema de acurácia do equipamento, e mesmo variações da análise entre diferentes ensaios.

A fórmula empregada para o cálculo da água corpórea pela análise de enriquecimento das amostras* é:

Cálculo da água corpórea

$$N \text{ (moles)} = \frac{WA}{18{,}02a} \times \frac{(\delta_a - \delta_t)f}{(\delta_s - \delta_p)}$$

onde:

N = água corpórea.
W = quantidade de água usada para diluir a dose
A = dose administrada
a = dose diluída para análise
δ = enriquecimento da dose (a), água (t), amostra (s) e amostra pré-dose (p)
f = fator de correção, dependente do isótopo empregado

Cuidados necessários

O método, conforme afirmado anteriormente, exige uma série de cuidados com relação ao preparo e ao armazenamento da dose a ser administrada, e também com relação à coleta e ao armazenamento das amostras. Os principais referem-se: a) à pesagem precisa da dose a ser administrada e da dose diluída; e b) ao armazenamento da dose e amostras que precisam ficar com o menor contato possível com o ar, devido ao fracionamento do isótopo que ocorre com a evaporação (evapora, em maior proporção, o isótopo leve).

Jejum

O experimento é realizado após jejum de 10 a 12 horas. O voluntário pode beber água neste período.

Determinação da dose

Determinação da dose

– A dose deve ser calculada de acordo com o peso da massa magra (aproximadamente 0,12g de óxido de deutério a 99,9% por kg de água corpórea).
– A massa magra pode ser estimada por bioimpedância, pregas cutâneas, absorcimetria de raios X de dupla-energia (DEXA) ou mesmo por estimativa visual.
– Para facilitar a ingestão, o óxido de deutério pode ser diluído à proporção de 7 a 10% em água filtrada. Desta forma, a dose a ser ingerida será da ordem de 60 a 90ml.
– Os frascos para a dose devem ser de 200ml (redução do risco de respingar), esterilizados.

---

* IDECG Working Group report: recommendations for doubly labeled water studies, chapter 4: calculation of *pool* sizes and flux rates.

Preparo da dose

- A dose deve ser filtrada, usando-se uma seringa de 50ml, em filtro de 0,22 mícron (Millipore) algumas horas antes do uso.
- O frasco deve ser pesado antes de se colocar a dose.
- Uma alíquota de cerca de 2ml da dose deve ser separada para análise (dose diluída, conforme descrito acima) e estocada em criotubo com tampa de rosca e parafilme.
- A alíquota da dose deve ser mantida em um lugar separado das outras amostras.
- Todos os tubos e frascos devem ser bem fechados, identificados e selados com parafilme, por fora da tampa.

Administração da dose

- As doses devem ser pesadas com precisão de 0,5 a 1% da quantidade que cada voluntário receberá – é necessário o uso de uma balança de precisão.
- A dose deve ser mantida em um frasco fechado até a administração, para se evitar fracionamento.
- A amostra basal (saliva, urina ou sangue) precisa ser coletada antes da administração da dose.
- Toda a dose precisa ser ingerida, sem perdas.
- Se for utilizado canudo, deve-se certificar de que a dose no canudo é consumida ou soprada de volta para o frasco.
- Cerca de 50ml de água deve ser adicionada no frasco, misturada e administrada. Este passo deve ser repetido uma vez, para a certificação de que foi ingerida toda a dose (neste caso, não é necessário pesar o copo e o canudo, novamente, após a administração da dose).
- A dose exata ingerida deve ser anotada, bem como a data e a hora de ingestão.
- Se qualquer quantidade da dose é perdida (por exemplo, por cair na roupa ou chão) durante sua administração, o experimento é interrompido.
- Uma hora após a ingestão da dose, o voluntário pode ingerir 300ml de fluidos e uma refeição com cerca de 300kcal. Se não quiser comer, pode ingerir fluido com calorias (suco, leite, café etc.).

Coleta de amostras de urina

- Regime de coleta: basal, antes da ingestão da dose; 3, 4 e 5 horas após a ingestão da dose.
- As amostras não podem ser contaminadas por água ou sujeitas a evaporação: os frascos devem ser selados assim que possível e em todos os estágios de manipulação.
- A data e a hora da coleta das amostras devem ser anotadas.
- Devem-se usar frascos de urina secos, de 125ml.
- Os frascos devem ser mantidos na geladeira, até que sejam transferidos para criotubos ou frascos selados, de 4ml.

Coleta de saliva

- Dois métodos podem ser empregados:
  - cuspir em um tubo de 20ml, até que cerca de 15ml seja preenchido (há espuma e, após centrifugação, o volume reduz-se para 4 a 5ml);
  - usar bolas de algodão, que devem ser colocadas na cavidade oral. Após saturação, o algodão deve ser colocado dentro de uma seringa e comprimido com a saída da saliva para um tubo.
- As amostras de saliva levam a mais variação nos resultados, pela evaporação.
- A saliva deve ser centrifugada por 5 minutos, em alta velocidade – para a remoção de proteína e espuma. O sobrenadante deve ser aspirado e guardado em duas alíquotas.

Armazenagem de amostras

– As amostras devem ser estocadas em tubos, de preferência tampados com rosca, cobertos por parafilme, por até um ano.
– Devem-se manter as amostras em geladeira ou *freezer*, para minimizar o crescimento bacteriano.
– Nunca se deve estocar amostras no mesmo lugar que a dose.
– O tempo em que os tubos ficam abertos deve ser mínimo, especialmente em ambientes úmidos.
– Sempre se deve misturar bem as amostras antes da abertura do tubo, especialmente se houver condensação na sua parte superior.

Identificação de amostras

Os tubos de amostras devem ter as seguintes informações:

– Identificação do voluntário.
– Data da coleta da amostra (dia, mês e ano).
– Hora da coleta da amostra (hora, minuto).
– Se a amostra é basal ou enriquecida.

Devem ser tomados cuidados especiais com a etiqueta, sendo esta preferencialmente à prova d'água e protegida por fita.

Transporte de amostras

– As amostras podem ser transportadas em gelo ou mesmo em temperatura ambiente, não sendo necessário gelo seco ou congelamento.
– As amostras devem ser agrupadas por voluntários, em plásticos tipo *zip-lock*.
– As doses devem ser transportadas separadamente – em outro *container*.

Diluição da dose para análise

A dose deve ser diluída em balão volumétrico. O cálculo para diluição considera que cada voluntário tenha cerca de 50% de água corpórea. Embora não haja um valor impositivo de volume de água em que a dose será diluída, 250ml é um volume que garante segurança quanto à precisão. Neste caso, o cálculo da dose a ser diluída (a) será:

$$a = dose\ administrada/(peso\ voluntário \times 0,5) \times (250/1.000).$$

O valor aproximado será 0,5g da dose para 250ml de água. A água a ser empregada para diluição é a de torneira (que deve ser filtrada e estocada como padrão, mas não submetida a destilação ou deionização), cujo enriquecimento deve ser conhecido.

Pipetagem das amostras para análise

Para a análise das amostras, estas devem ser pipetadas com variação máxima de 5%. O volume da amostra varia de 100 a 500µl, dependendo do volume disponível. As amostras são analisadas em triplicata.

Método de equilíbrio da amostra

O espectrômetro de massa analisa amostras gasosas. Por esta razão, é necessário que o hidrogênio contido na amostra seja equilibrado com gás hidrogênio (em concentração de 30 a 100% – volumes menores de amostra devem ser equilibrados, de preferência, em hidrogênio em menor concentração), que é injetado no tubo para o qual a amostra foi pipetada. Para o equilíbrio, é empregado um catalisador de platina, que promove a liberação do hidrogênio da amostra até o equilíbrio com o gás injetado (há duas opções para a injeção: pode ser feito vácuo nos tubos, com posterior injeção de hidrogênio, pelo emprego de instrumento apropriado, ou o tubo pode ser "lavado" com hidrogênio, pelo emprego do próprio sistema auto-amostrador do espectrômetro de massa).

Quanto ao catalisador, pode ser empregado um catalisador em pó (pó de platina em alumínio a 5%, 325 *mesh*), com tempo de equilíbrio de três dias, ou um catalisador em bastões (*Thermoquest platinum catalyst rods*, Finnigan-Matt, Alemanha), com tempo de equilíbrio de 3 horas. A desvantagem deste último método é a alta sensibilidade à temperatura do equilíbrio atingido (elevado *turnover* do hidrogênio da amostra), o que exige controle estrito da temperatura no auto-amostrador ou em toda a sala.

Após o tempo de equilíbrio, a amostra é injetada no espectrômetro de massa, por método automatizado, e a leitura, em delta-SMOW (ou partes por milhão), obtida. Alguns ajustes matemáticos para os valores obtidos são realizados, incluindo a correção para padrões naturais e enriquecidos analisados no mesmo dia (com valores absolutos, em delta-SMOW, conhecidos, para a correção de variações, intra e interensaio, da acurácia) e a "compressão" do resultado, com base nos padrões enriquecido e natural. Isso se faz para a correção de efeitos de escala (diferenças de leitura de amostras naturais e muito enriquecidas, que pode ocorrer em espectrometria de massa de razão isotópica).

Delta-SMOW

É considerado que há equilíbrio da diluição de deutério quando a diferença do enriquecimento de amostras consecutivas (por exemplo, entre 4 e 5 horas) não é superior a 2%.

Vantagens e desvantagens do método

O método da diluição de óxido de deutério, para a determinação da água corpórea, apresenta elevada precisão. O emprego de isótopos estáveis, nas doses utilizadas, é absolutamente inócuo. A existência da constante de hidratação da massa magra permite a avaliação da composição corpórea, também com elevada acurácia. O método pode ser empregado, portanto, para a validação de métodos mais simples de avaliação da composição corpórea, como a bioimpedância, a antropometria e a absorcimetria por raios X de dupla-energia (DEXA).

DEXA

Por outro lado, a disponibilidade da espectrometria de massa é restrita, sendo os equipamentos empregados de alto custo. As condições de realização do método não permitem seu emprego no dia-a-dia, sendo principalmente restrito à realização de pesquisas. Como já afirmado, a espectrometria de massa é um método quase artesanal, exigindo dedicação constante de um profissional/técnico, com o surgimento de problemas técnicos relativamente freqüentes, cuja solução envolve, muitas vezes, altos custos.

Finalmente, os resultados obtidos seguem o modelo de composição corpórea de dois compartimentos (massa magra e massa gordurosa), não permitindo avaliação da distribuição da água corpórea em diferentes compartimentos (por exemplo, intra e extracelular) nem da distribuição da gordura corpórea. Por essa mesma razão, o método não deve ser empregado em voluntários com edema, insuficiência cardíaca não-estável ou outras condições em que o volume hídrico corpóreo esteja alterado.

Pessoas doentes

MÉTODO DA ÁGUA DUPLAMENTE MARCADA

Método

O método da água duplamente marcada foi criado por Lifson et al., da Universidade de Minnesota, no final dos anos 40. O princípio básico do método, descoberto por estes autores, é o de que o oxigênio do dióxido de carbono se encontra em equilíbrio isotópico com o oxigênio da água corpórea. Outro fato que permitiu a criação da técnica foi o desenvolvimento, na mesma universidade e mesma época, de espectrômetros de massa sensíveis e de alta acurácia.

Água duplamente marcada

Inicialmente, o método foi empregado em pequenos animais – ratos, camundongos e aves. O emprego do método era limitado pelo alto custo do oxigênio-18 e por dificuldades técnicas. Estudos envolvendo humanos foram iniciados na década de 1970, viabilizados, em parte, por redução parcial do preço dos isótopos mas, principalmente, pela melhora da sensibilidade e acurácia dos espectrômetros de massa.

Aspectos históricos do método

O modelo inicialmente desenvolvido por Lifson, em 1975, mostrou-se de pouca aplicabilidade a estudos em humanos. Novos modelos foram desenvolvidos em 1988 por Coward e Schoeller, mostrando-se válidos. A acurácia do método encontra-se na faixa de 1 a 3%, e a precisão, de 2 a 8%.

Princípios do método

O método baseia-se na determinação da taxa de eliminação dos isótopos. A eliminação do hidrogênio (H) dá-se pela excreção de água (H_2O) na urina, acrescida de perdas de água no suor, perspiração, fezes etc. Enquanto isso, a eliminação do oxigênio (O) dá-se por duas maneiras, ou seja, pelas mesmas vias acima descritas, acrescida da eliminação pelo dióxido de carbono (CO_2) do ar expirado. Portanto, após a ingestão de uma dose de água marcada tanto por deutério quanto por oxigênio-18 (daí o termo "duplamente marcada"), a diferença entre as curvas de eliminação do oxigênio-18 e do deutério, medida, por exemplo, na urina, reflete a produção de dióxido de carbono (Fig. 23.3), que pode ser convertida, pelas equações clássicas da calorimetria indireta, em gasto energético.

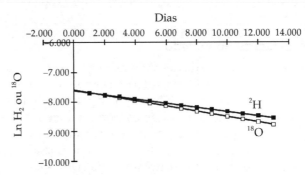

FIGURA 23.3 – Curvas logarítmicas de decaimento do deutério (marcas pretas) e oxigênio-18 (marcas brancas) de um voluntário. A diferença de decaimento representa a produção (e eliminação) de CO_2.

Premissas

O método da água duplamente marcada exige premissas que, apesar de serem, na prática, apenas parcialmente válidas, permitem a adoção de diversas correções para a solução de eventuais imprecisões. Dessa forma, em condições normais, não há comprometimento da acurácia do método. As premissas são:

O volume de água corpórea deve ser constante durante todo o período de experimento – esta premissa depende da ausência de alterações de peso, durante o estudo, na ausência de formação de edemas e de alterações do estado de hidratação dos voluntários. Estas condições devem ser observadas em todos os estudos.

As taxas de entrada e saída de água e gás carbônico devem ser constantes durante todo o período de experimento – esta premissa exige que não se altere o padrão de atividade física durante o estudo, não ocorram mudanças no padrão de ingestão de água e alimentos e não se mude o clima de forma intensa (por exemplo, por viagens para locais de clima diferente).

Isótopos marcam água e gás carbônico no corpo

Os isótopos marcam somente a água e o gás carbônico no corpo – esta premissa não é real, mas os desvios foram calculados. Há trocas de isótopos com proteínas e gordura, em especial do deutério. Isso faz com que o espaço de diluição de deutério seja cerca de 1,03, o espaço de diluição do oxigênio-18, sendo o deste último o mais próximo da realidade. Este, inclusive, é um dos parâmetros de acurácia do método: os espaços dilucionais devem ter uma razão em torno de 1,03 (1,01 a 1,06).

Os isótopos deixam o corpo apenas na forma de água e gás carbônico – há perdas por outras formas, como evaporação, mas existem fatores de correção para essas perdas.

As concentrações dos isótopos na água e gás carbônico que deixam o corpo são as mesmas da água corpórea naquele momento (ou seja, não há fracionamento de isótopos) – esse princípio não é verdadeiro para a água perdida na respiração e evaporação, porém há, nas formas de cálculo, fatores de correção para esses fracionamentos.

A água e o gás carbônico que deixam o corpo não entram nesse novamente – esta premissa é real, em condições normais.

A abundância natural (nível de *background*) mantém-se constante durante todo o experimento – para isso, não devem ocorrer viagens durante o experimento nem mudanças da fonte de água da dieta, como a passagem de nutrição parenteral para a via oral, ou passagem da amamentação materna para a ingestão de fórmulas.

O método proposto por Coward et al. (1988) adota a coleta de amostras diárias de urina, por 10 a 14 dias, e construção de curvas logarítmicas de enriquecimento *versus* tempo (os dados também podem ser analisados por construção de curvas exponenciais, a partir dos dados brutos, ou de *Poisson*, dependendo da ocorrência de erros de análise detectados – ver a seguir). Por colher diversas amostras, este método é conhecido como "múltiplos-pontos". A extrapolação da curva logarítmica para o tempo zero determina a água corpórea total. Este método permite a construção de curvas de regressão e o cálculo de resíduos para cada ponto medido, o que permite verificar a precisão do método (em momentos diferentes do estudo, auxiliando na escolha dos melhores métodos de correção de eventuais erros de medida); é menos sensível a erros randômicos do enriquecimento isotópico; o grau de co-variância dos resíduos das curvas de deutério e oxigênio-18 provê informação sobre a acurácia analítica; impede erros potenciais da adoção de uma relação fixa de 1,03 entre os volumes diluicionais de oxigênio e deutério. No entanto, o método exige a coleta e a análise de várias amostras, o que o torna mais caro, menos prático e mais trabalhoso, além de ser menos sensível a mudanças da produção de CO_2 ou do *turnover* de água durante o experimento.

Método de múltiplos pontos

O método proposto por Schoeller et al. (1988) adota a coleta de amostras em dois pontos: três amostras no período de platô, logo após a ingestão da dose, para a determinação da água corpórea total e apenas no último dia do estudo, com o cálculo da eliminação de isótopos entre esses dois pontos (inicial e final). Por esta razão, o método é conhecido como "dois pontos". Este modelo tem as vantagens de ser pouco sensível a mudanças do *turnover* de água e produção de CO_2 durante o experimento, ser mais simples e menos oneroso (análise de número menor de amostras) e de permitir a coleta de amostras no laboratório ou hospital, o que garante melhor controle para erros de coleta. Como desvantagens, ele não permite a construção de curvas de regressão, o que impede a verificação da precisão; é mais sensível a erros de análise das amostras e pode causar erro importante se o cálculo da água corpórea total por um único isótopo diferir da relação assumida de 1,03 dos *pools* de hidrogênio e oxigênio. No entanto, em equipamentos precisos e de boa acurácia, isto não é crítico e obtém-se boa precisão.

Método de dois pontos

O cálculo empregado para a determinação da produção de CO_2, no caso do método de Coward, é:

$$F_{CO_2} = (K_o \cdot V_o - K_d \cdot V_d - S[f_2 - f_1]/(2f_3 + Q[f_2 - f_1])$$

onde:

F_{CO_2} = taxa de produção de CO_2 (l/d)

K_o e K_d = inclinações das curvas logarítmicas do enriquecimento isotópico *versus* tempo (d) para O e H, respectivamente

V_o e V_d = intersecções (1/antilog) das curvas logarítmicas

Q = número de moles de água expirados por mol de CO_2 (assumido 1,1)

S = perda transcutânea de água (assumido 27,3mol/dia)

f_1, f_2 e f_3 = proporções de ^2H na água (0,941), ^{18}O na água (0,992) e ^{18}O no CO_2 (1,037), respectivamente

O cálculo para a determinação da produção de CO_2, pelo método de Schoeller, é:

$$F_{CO2} = (1/2f_3)(N_O \cdot k_O - N_D \cdot K_D) - rH_2O(f_2 - f_1)/2f_3$$

F_{CO2}, f_1, f_2, f_3, conforme definido acima. rH_2O é a taxa de produção de água. N_O e N_D são calculados pelo método do platô, conforme descrito anteriormente para o método da diluição de óxido de deutério.

Avaliações da precisão do método

Alguns parâmetros são empregados para a verificação da precisão dos resultados obtidos pelo emprego deste método. São eles:

Verificação dos métodos de diluição

Verificação dos espaços de diluição – os espaços de diluição de deutério e oxigênio-18 não são semelhantes, sendo o espaço de diluição do deutério cerca de 3% superior ao do oxigênio. Isso se deve, principalmente, à ligação do deutério a proteínas. Por essa razão, a razão dos espaços de diluição de deutério e oxigênio-18 (N_D/N_O) deve situar-se na faixa de 1,01 a 1,06. Dados que fugirem a essa faixa devem ser rejeitados, e a amostra reanalisada.

Verificação das curvas de resíduos

Verificação das curvas de resíduos – este procedimento é possível apenas no modelo de Coward (múltiplos pontos). Os resíduos provêem informação sobre três aspectos: 1. eles destacam desvios do modelo teórico, denunciando, por exemplo, alterações no fluxo ou espaço dilucional; 2. eles provêem informação sobre a estrutura dos erros apresentados, determinando qual é o melhor procedimento de plotagem dos dados (transformação logarítmica – preferencial quando há erros proporcionais no enriquecimento, exponencial – preferencial quando a estrutura de erros é constante, ou de Poisson – em casos que se encontram entre os dois extremos); 3. eles provêem a melhor maneira de avaliar a co-variância entre os dados do deutério e oxigênio-18, o que permite verificar a acurácia da análise espectrométrica.

Curvas do produto e da razão

Construção de curvas do produto e da razão entre os enriquecimentos de deutério e oxigênio-18 ($\delta_O \cdot \delta_D$ e δ_O/δ_D) – a construção da curva de razão entre δ_O e δ_D permite a verificação da constância da produção de CO_2 e a qualidade da técnica analítica. O bom ajustamento da curva de regressão e baixos resíduos indicam produção constante de CO_2 e técnica analítica adequada. Além disso, a intersecção desta curva com o eixo Y indica, diretamente, a relação entre os espaços de diluição. Um valor de 0,03, na intersecção, indica relação de N_D/N_O igual a 1,03. Resíduos elevados nos pontos iniciais da curva indica que o volume calculado pela intersecção difere do que seria obtido pelos pontos iniciais, o que sugere imprecisão da análise.

A construção de curvas do produto dos enriquecimentos ($\delta_O \cdot \delta_D$) traz informações sobre a constância do *turnover* de água. Baixos resíduos e bom ajustamento da curva de regressão indicam ausência de flutuações.

ASPECTOS PRÁTICOS DOS PROCEDIMENTOS DO MÉTODO

Preparo do isótopo

– Misturar deutério e oxigênio-18 na proporção de 6g de óxido de deutério a 99,9% para cada 100g de oxigênio-18 a 10%; misturar bem e deixar em repouso por uma noite.

- Transferir para frascos menores, cuidadosamente.
- Manter no refrigerador, se possível. Não congelar.
- Todos os frascos e tubos precisam ser bem fechados, identificados e fechados com parafilme por fora da tampa.
- Manter um livro para registro, inventário.

Determinação da dose

- A dose deve ser calculada de acordo com o peso da massa magra (2g de oxigênio-18 a 10% por kg de água corpórea e 0,12g de óxido de deutério a 99,9% por kg de água corpórea).
- Os outros procedimentos e cuidados a serem adotados seguem as diretivas apresentadas para o método da diluição de óxido de deutério.

Preparo e administração da dose

Para o preparo e administração da dose, deve-se seguir as mesmas diretivas apresentadas para o método da diluição de óxido de deutério.

Preparo e administração da dose

Coleta de amostras de urina

Regime de coletas:
- Basal, antes da ingestão da dose.
- Duas, três e quatro horas após a ingestão da dose.
- Após o primeiro dia, e até diariamente, conforme conveniência (as mais importantes são as dos dias 0 e 14). No último dia (dia 14), colher uma segunda amostra, uma hora após a primeira coleta, para estudos de precisão do método.

Manipulação e estocagem de amostras

- As amostras não devem ser contaminadas por água ou sujeitas a evaporação; selar assim que possível e em todos os estágios de manipulação.
- Anotar, com precisão, a data e a hora da coleta das amostras.
- Usar frascos de urina secos, de 125ml.
- Manter na geladeira, até transferir para criotubos ou frascos selados, de 4ml.

Coleta e manipulação das amostras

Identificação e transporte, estocagem de amostras no laboratório

Para estes procedimentos, devem ser seguidas as diretivas já apresentadas para o método da diluição de óxido de deutério.

Preparo da dose diluída

Devem ser seguidas as diretivas já apresentadas para o método da diluição de óxido de deutério.

Métodos de equilíbrio das amostras

Alíquotas diferentes das amostras de urinas devem ser empregadas para a análise de deutério e oxigênio-18. Para a análise do enriquecimento por deutério, são seguidos os procedimentos já descritos anteriormente. Para a análise de oxigênio-18, os tubos com 500µl de urina são preenchidos com gás carbônico, e o equilíbrio obtido pelo repouso dos tubos, em temperatura ambiente, por 24 horas. Neste caso, não é necessário o emprego de catalisadores. Opcionalmente, o tubo pode ser colocado em agitação, a 200 rotações por minuto, em banho à temperatura de 25°C, atingindo-se o equilíbrio em 4 horas.

Análise das amostras

As amostras são analisadas em espectrômetro de massa de fluxo contínuo, em momentos diferentes para o hidrogênio e oxigênio-18. O aparelho, conforme afirmado anteriormente, necessita de calibrações diferentes para a análise de cada um desses isótopos.

Análise laboratorial das amostras

MÉTODO DA GLICINA MARCADA COM NITROGÊNIO-15 PARA A AVALIAÇÃO DO METABOLISMO PROTÉICO

Uma série de técnicas, empregando a leucina marcada por carbono-13 e a glicina marcada por nitrogênio-15, é descrita na literatura, com resultados precisos e altamente informativos acerca do metabolismo protéico.

Método

O método da glicina marcada por nitrogênio-15 foi descrito por Picou e Taylor (1969), que o empregaram para a análise do metabolismo protéico de crianças.

Princípios do método da glicina marcada

O método embasa-se no fato de a glicina marcada, administrada em dose conhecida (por via oral ou intravenosa), ser incorporada no *pool* metabólico e participar, de maneira proporcional, da síntese e da degradação protéica e do ciclo da uréia. O nitrogênio marcado, advindo da glicina que não é empregada na síntese protéica, é excretado na urina, incorporado em amônia e uréia.

A figura 23.4 ilustra o princípio do método.

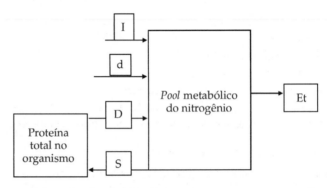

FIGURA 23.4 – Modelo do metabolismo protéico. I = ingestão protéica; d = dose oral ou infusão de N-marcado; D = degradação; S = síntese; Et = excreção de nitrogênio; Et = soma da excreção de uréia e amônia. Fonte: Picou e Taylor-Roberts (1969, p 284).

O método baseia-se em algumas premissas:

1. O tamanho do *pool* metabólico, em relação ao elemento marcado, é constante.
2. O nitrogênio-15 percorre o mesmo caminho metabólico que o nitrogênio-14.
3. Os aminoácidos derivados da dieta e da degradação protéica são direcionados para o *pool* metabólico.
4. A ^{15}N-glicina é um marcador válido para o N-amino.

Premissas teóricas do método

Da mesma forma que ocorre com o método da água duplamente marcada, tais premissas são apenas parcialmente válidas, mas os desvios não atingem magnitude suficiente para invalidar o método.

Cálculo dos elementos do metabolismo protéico

Sendo conhecida a ingestão protéica e determinada a excreção de nitrogênio-15 (e, por extrapolação, a síntese protéica), é possível determinar os outros elementos do metabolismo de proteínas, pela fórmula:

$$I + D = S + Et = Q$$

onde:
- I = ingestão protéica
- D = degradação protéica
- S = síntese protéica
- Et = excreção de nitrogênio
- Q = valor do metabolismo total ou fluxo do N-amino

O método da glicina marcada com nitrogênio-15 tem como vantagens o fato de ser inócuo e não-invasivo, de demandar pouco tempo de coleta de amostras (cerca de nove horas), e permitir a avaliação metabólica de diferentes compartimentos (uréia, amônia e enriquecimento da uréia plasmática), o que o torna menos sensível a possíveis desvios.

Uma potencial desvantagem inclui a possível ressíntese endógena de glicina, especialmente em situações de estresse metabólico, o que poderia reduzir a acurácia do método. No entanto, a proporção desse fenômeno é pequena, e diversos estudos demonstram não haver diferenças estatísticas entre resultados obtidos pelo método da glicina marcada com nitrogênio-15 e outros métodos isotópicos de estudo do metabolismo protéico.

Vantagens e desvantagens do método

Os passos técnicos do método são:

1. O estudo deve ser realizado após jejum de 12 horas.
2. É administrada dose de glicina marcada por nitrogênio-15 (nos estudos aqui descritos foi empregada dose de 200mg de glicina a 98% – Cambridge Isotope Laboratories, Andover, MA, USA).
3. Durante o estudo pode ser fornecida dieta, fracionada ou não, na dependência dos seus objetivos.
4. É coletada amostra basal de urina e, após a ingestão da glicina, toda a urina produzida durante o experimento (por exemplo, separada em dois períodos de 4,5 horas). O volume de urina deve ser mensurado e, após, deve ser adicionado ácido clorídrico 1N para evitar a proliferação bacteriana.
5. De cada amostra são determinados o nitrogênio total, a uréia e a amônia totais, pelos métodos de Kjeldahl, da urease e da microdifusão de Conway.
6. A seguir, a uréia e a amônia são isoladas e a quantificação do enriquecimento por ^{15}N é determinada por espectrometria de massa de razão isotópica. Neste caso, as amostras são carbonizadas, diretamente, à temperatura de 1.000°C e o nitrogênio liberado carreado, também por fluxo contínuo, para a fonte de ionização.
7. É colhida uma amostra de plasma basal, uma após 4 horas e meia da ingestão do aminoácido, e uma amostra de plasma no final do período do estudo. Destas três amostras de plasma, são determinados a uréia total e o enriquecimento de ^{15}N-uréico.

Aspectos práticos do método

Cálculo do fluxo protéico

O fluxo protéico é calculado pelos valores médios do isótopo (^{15}N) excretado na urina, sendo uréia e amônia os produtos finais, em um período de 9 horas de estudo. Este fluxo é calculado como:

$$Q = d \cdot Ex/ex$$

onde:
  Q = valores de fluxo
  d = valores da dose de isótopo administrada (^{15}N, em mg)
  Ex = amostra do produto final excretado (gN/4,5 horas)
  ex = enriquecimento da amostra pelo isótopo ^{15}N excretado no produto final (gN/4,5 horas).

Cálculo dos valores da dose administrada

A dose de glicina administrada (d) é calculada como:

Cálculo da dose administrada

$$\text{Peso molecular de } ^{15}N\text{-glicina} = [(\text{peso molecular de } ^{14}N\text{-glicina} \times 2) + (\text{peso molecular de } ^{15}N\text{-glicina} \times 98)] \times 100^{-1}$$

onde:
  2 = porcentagem de ^{14}N-glicina
  98 = porcentagem de ^{15}N-glicina

A partir do peso molecular, calcula-se a quantidade em milimoles de glicina na dose oferecida:

Milimoles de glicina na dose oferecida =
dose de ^{15}N-glicina (196mg) × (peso molecular de ^{15}N-glicina)$^{-1}$

Quantidade de ^{15}N na dose (mg) =
(milimoles de glicina na dose oferecida × 98) × 15 × 100^{-1}

Cálculo do enriquecimento do nitrogênio excretado

O enriquecimento da amostra do isótopo ^{15}N excretado (ex) tanto da uréia plasmática quanto da amônia e da uréia urinárias é calculado da seguinte forma:

Ex: ^{15}N (g) = (enriquecimento da amostra − enriquecimento basal) ×
100^{-1} × 15 × 14^{-1} × nitrogênio excretado.

Portanto, o cálculo do fluxo será:

Q = dose de ^{15}N-glicina × (1.000)$^{-1}$ ×
(enriquecimento da amostra − enriquecimento basal)$^{-1}$ × 100 × 15^{-1} × 14

Este cálculo representa o fluxo de 4 horas e meia e 9 horas, tanto para a amônia quanto para a uréia. A partir destes dados, é calculada a média do fluxo final de cada produto. Tanto a amônia quanto a uréia podem ser empregadas para o cálculo do fluxo do estudo. A consideração das duas leva à maior precisão, porém pode ser empregado o enriquecimento isolado de um dos dois produtos finais.

Cálculo do fluxo plasmático

Nitrogênio uréico

Para o cálculo do fluxo da uréia é corrigida a velocidade de metabolização ou a reciclagem êntero-hepática da retenção de *pool* de nitrogênio por meio da uréia plasmática. Para o cálculo do N-uréico retido no *pool*, no período de 9 horas, utiliza-se o conteúdo de água corpórea total que corresponde a 92% no plasma. Segue o cálculo do fluxo da uréia plasmática:

N-uréico (mg) por litro de água no plasma = nitrogênio uréico plasmático
dos períodos basal, 4,5 horas e 9 horas (mg/%) × 10 × 100 × 92^{-1}

Para o cálculo da água corpórea total utiliza-se a fórmula:

Água corpórea total (litros) = 0,6 × peso corpóreo para homens ou
0,5 × peso corpóreo para mulheres

Para o cálculo do N-uréico no *pool* corpóreo utiliza-se a fórmula:

N-uréico em mg no *pool* corpóreo =
N-uréico (mg) por litro de água no plasma × água corpórea total (litros)

Para o cálculo do N-uréico retido no *pool* corpóreo enriquecido utiliza-se a fórmula:

N-uréico retido no *pool* corpóreo =
[(mg de N-uréico no *pool* de 4,5 horas) − (mg de N-uréico no *pool* basal)] ×
[(enriquecimento N-uréico plasmático de 4,5 horas) −
(enriquecimento N-uréico basal)] × 15 × 14^{-1} × 100^{-1}

Cálculos do N-uréico retido

O mesmo é feito para o cálculo do N-uréico retido no *pool* corpóreo após 9 horas, em relação ao basal. Com o valor dos fluxos é realizada a soma do N-uréico retido em 4 horas e meia com o basal e o N-uréico retido em 9 horas com o basal e a unidade transformada de mg para g. Sendo assim, o fluxo da uréia urinária é subtraído do fluxo do *pool* de N-uréico retido. Após esta subtração, é calculada a média harmônica do fluxo da amônia e da uréia, sendo este considerado o fluxo total.

Cálculo da síntese e degradação

A estimativa de síntese e degradação é:

$$Q = Nint + D = Ex + S$$

onde:

Q = valores de fluxo total (g de N/9 horas)
Nint = valores de nitrogênio ingerido (g de N/9 horas)
D = valores de proteína degradada (g de N/9 horas), Q = Nint
Ex = valores da amostra do produto final excretado (g de N/9 horas)
S = valores de síntese protéica (g de N/9 horas), Q = Ex.

Cálculo do balanço nitrogenado

A estimativa do balanço nitrogenado é calculada como a diferença entre a síntese e a degradação por g de nitrogênio. Outra possível estimativa de balanço nitrogenado é calculada pela seguinte fórmula:

Balanço nitrogenado

$$BN = Nint - (Nex + 2)$$

onde:

BN = balanço nitrogenado (g de nitrogênio)
Nint = nitrogênio ingerido (g de nitrogênio)
Nex = nitrogênio excretado (g de nitrogênio)
2 = valor de excreção de nitrogênio para fezes, suor e outros em g.

AGORA VOCÊ JÁ DEVE SABER

- Isótopos estáveis são formas de um mesmo elemento químico, portanto, com o mesmo número atômico e com pesos diferentes e não emitem radiação.
- Os isótopos estáveis podem ser concentrados artificialmente e medidos por métodos analíticos nucleares, portanto, podem ser empregados como traçadores em estudos metabólicos.
- O deutério pode ser empregado, entre outros, para o estudo da composição corpórea e, associado ao oxigênio-18, para o estudo do gasto energético. O nitrogênio-15 pode ser empregado para o estudo do metabolismo protéico.

QUESTÕES PARA REFLEXÃO

1. Quais são os métodos que empregam isótopos estáveis para o estudo do metabolismo mineral e vitamínico?
2. Verifique a utilização do método do deutério para a avaliação do aleitamento materno?
3. Cite alguns estudos importantes, em nutrição humana, que empregaram os isótopos estáveis.

APLICANDO O QUE VOCÊ APRENDEU

1. Quais isótopos e quais metodologias seriam usados para planejar estudos de composição corpórea e gasto energético em idosos?
2. Quais isótopos de ferro poderiam ser usados em estudos de biodisponibilidade de ferro?

BIBLIOGRAFIA UTILIZADA PARA EDIÇÃO DO TEXTO

- Abrams SA. Using stable isotopes to assess mineral absorption and utilization by children. Am J Clin Nutr 1999;70:955-64.
- Barrie A, Prosser SJ. Automated analysis of light-element stable isotopes by isotope-ratio mass spectrometry. In: Boutton TW, Yamasaki CI (eds.). Mass Spectrometry of Soils. New York: Marcel Dekker; p 1-46.
- Basile Filho A, Marchini JS. O uso de isótopos estáveis no estudo da Cinética protéica em Medicina Intensiva. Rev Bras Terapia Intensiva (RBTI) 2004;16(3):192-6.
- Coward WA. The doubly-labelled water ($^2H_2^{18}O$) method: principles and practice. Proc Nutr Soc 1988;47:209-18.
- Golden MHN, Waterlow JC. Total protein synthesis in elderly people: a comparison of results with [15N] glycine and [14C] leucine. Clin Sci Mol Med (London) 1977;53:277-88.
- Halliday D, Miller DG. Precise measurement of total body water using tracer quantities of deuterium oxide. Biomed Mass Spectrom 1977;4:82-7.
- IDECG Working Group. The doubly labelled water method for measuring energy expenditure: a consensus by the IDECG Working Group. Editado por Prentice, Viena: AM International Atomic Energy Agency; 1990.
- James WPT et al. Recent progress in studies on energy expenditure: are the new methods providing answers to old questions? Proc Nutr Soc 1988;47:195-208.
- Jackson AA. The glycine story. Eur J Clin Nutr (London) 1991;45:59-65.
- Jackson AA et al. Whole-body protein turnover in man determined in three hours with oral or intravenous 15N-glycine and enrichment in urinary ammonia. Hum Nutr Clin Nutr (London) 1987;41C:263-76.
- Jackson AA et al. Whole body protein turnover can be measured non-invasively in women using the end product method with [15N] glycine to show changes with the menstrual cycle and pregnancy. Eur J Clin Nutr (London) 2000;54:329-36.
- Jordão AA et al. Efeito do tempo de difusão na determinação de amônia urinária pelo método de Conway. Rev Bras Anal Clin (São Paulo) 1994;26(1):12-3.
- Mellon FA et al. Stable isotope methods for studying nutrient mineral metabolism in humans. Endeavour 1997;21(1):12-8.
- Miranda-da-Cruz B et al. Stable isotopes used in nutrition research: some aspects of safety considerations. Trace elements in Medicine 2003;4:341-7.
- Nagy KA. CO_2 production in animals: analysis of potential errors in the doubly-labelled water method. Am J Physiol 1980;238:R466-73.
- Nier AO. A mass spectrometer for routine isotope abundance measurements. Rev Sci Instr 1940;11:212-6.
- Pace N, Rathbun EN. The body water and chemically combined nitrogen contend in relation to fat contend. J Biol Chem 1945;158:685-91.
- Picou D, Taylor-Roberts T. The measurement of total protein synthesis and catabolism and nitrogen turnover in infants in different nutritional states and receiving different amounts of dietary protein. Clin Sci (London) 1969;36:283-96.
- Ritz P. Investigators of the Source and of the Human Nutrition Research Centre – Auvergne. Chronic cellular dehydration in the aged patient. J Gerontol Med Sci 2001;56A:M349-52.
- Scringeour CM et al. A simplified method for deuterium/hydrogen isotope ratio measurements on water samples of biological origin. Biol Mass Spectr 1993;22:383-7.
- Schoeller DA. Measurement of energy expenditure in free-living humans by using doubly-labelled water. J Nutr 1988;118:1278-89.
- Schoeller DA. Energy expenditure from doubly-labelled water: some fundamental considerations in humans. Am J Clin Nutr 1983;38:999-1005.
- Schoeller DA et al. Validation of saliva sampling for total body water determination by $H_2^{18}O$ dilution. Am J Clin Nutr 1982;35:591-4.
- Schoeller DA et al. Total body water measurements in humans with ^{18}O and ^2H labeled water. Am J Clin Nutr 1980;33:2686-93.
- Wong WW et al. Evaluation of a dual mass-spectrometer system for rapid simultaneous determination of hydrogen-2/hydrogen-1 and oxygen-18/oxygen-16 ratio in aqueous samples. Anal Chem 1984;38:999-1005.
- Young VR, Ajami A. Isotopes in nutrition research, The Rudolf Schoenheimer Centenary Lecture. Proceedings of the Nutrition Society 1999;58:15-32.

LEITURAS ADICIONAIS

- Coward WA et al. Theoretical and practical considerations in the doubly labelled water ($^2H_2^{18}O$) method for the measurement of carbon dioxide production rate in humans. Eur J Clin Nutr 1988;42:207-12.
- Culebras JM, Moore FD. Total body water and the exchangeable hydrogen in man. Am J Physiol 1977;232:R54-9.
- Fern EB et al. Apparent compartimentation of body nitrogen in one human subject: its consequences in measuring the rate of whole-body protein synthesis with 15N. Clin Sci (London) 1985a;68:271-82.
- Garlick PJ et al. Influence of low-energy diets on whole-body protein turnover In obese subjects. Am J Physiol (Bethesda) 1980;238:E235-44.
- Iyengar V. Nuclear and isotopic techniques for addressing nutritional problems, with special reference to current applications in developing countries. Food and Nutrition Bulletin (FNB) 2002;23(1):3-10.
- Junqueira-Franco MVM et al. Aplicação clínica de isótopos estáveis: utilização da técnica de espectrometria de massa. Soc Bras Alim e Nutr. Cadernos de Nutrição 1999;18:35-54.
- Lifson N et al. $D_2^{18}O$ method for CO_2 output in small animals and economic feasibility in man. J Appl Physiol 1975;39:657-63.
- Marchini JS et al. Obese women on a low energy rice and bean diet: effects of leucine, arginine or glycine supplementation on protein turnover. Braz J Med Biol Res (S Paulo) 2001;34:1277-83.
- Matthews DE. Protein and aminoacids. In: Shils ME et al. (eds.). Modern Nutrition in Health and Disease. 9th ed. New York: Lippincott Williams & Wilkins; 2003.
- Valencia ME et al. Body composition by hydrometry (deuterium oxide dilution) and bioelectrical impedance in subjects aged > 60 years from rural regions of Cuba, Chile and Mexico. Intern J Obes 2003;27:848-55.
- Viteri FE, Warren R. Considerations on the use of radioisotopes in human nutrition research. Food and Nutrition Bulletin 2002;23(3) supplement:7.
- Wolfe RR. Basic characteristics of isotopic tracers. In: Robert W (ed.). Radioactive and stable isotope tracers in biomedicine. New York: Wiley-Liss; 1984. p 1-18.

FOCUS

ISÓTOPOS ESTÁVEIS DE HEME USADOS PARA MEDIR ABSORÇÃO DE FERRO EM CRIANÇAS

O uso de isótopos estáveis de ferro tem ajudado muito no entendimento da absorção de ferro em seres humanos, mas os dados são principalmente em ferro não-heme. O objetivo foi estudar a absorção do ferro heme enriquecido com ^{58}Fe e os efeitos do consumo de zinco na absorção do ferro em crianças. A hipótese seria que a absorção fracional do ferro heme diminuiria se aumentasse sua ingestão e também o aumento da ingestão de zinco diminuiria sua absorção. Foi produzido o ferro heme enriquecido com ^{58}Fe usando a hemoglobina bovina. Quarenta e oito crianças consumiram refeições idênticas randomizadas com ferro marcado contendo uma das três doses de ferro marcado (2, 4 ou 8mg de hemoglobina) acrescidas de uma das duas doses de zinco inorgânico (1 ou 9mg). Medidas da absorção do ferro e do zinco ou de ambos foram feitas em 40 crianças. Ferro heme foi produzido com um enriquecimento de 9,5% de ^{58}Fe (massa/massa). A absorção de ferro foi significativamente afetada pela ingestão de ferro heme ($P = 0,0013$) e zinco ($P = 0,0375$), mas, ao contrário do esperado, a absorção de ferro heme foi alta quando a ingestão de zinco também foi alta. A absorção absoluta de ferro heme foi maior no grupo de alta ingestão de zinco, mas só no grupo que tinha menor ingestão de ferro (2mg; $P = 0,0147$). Mesmo que a absorção de zinco tenha diminuído com o aumento da sua ingestão ($P = 0,031$), a absorção absoluta de zinco aumentou no limite estudado neste trabalho ($P = 0,018$).

Conclusões

Ferro heme enriquecido com ^{58}Fe pode ser produzido em quantidades suficientes para ser usado em estudos humanos. Em crianças, a absorção de ferro heme e zinco diminuem quando a dose destes minerais aumenta. Ferro heme não inibe a absorção de zinco. Em ingestões baixas de ferro heme, a ingestão de zinco pode aumentar sua absorção.

Paz Etcheverry et al. Production of stable-isotope-labeled bovine heme and its use to measure heme-iron absorption in children. Am J Clin Nutr 2007;85:452-9.

Avaliando seus conhecimentos

- O que são alimentos transgênicos?
- Alimentos em geral são sempre seguros?
- O que é equivalência substancial?
- Alimentos transgênicos causam alergias?
- Alimentos transgênicos são plantados no Brasil?
- A EMBRAPA estuda alimentos transgênicos?
- A pesquisa sobre transgênicos é grande?

CAPÍTULO 24

Avaliações de Segurança Alimentar de Alimentos Transgênicos

Edson Watanabe
Marília Regini Nutti
José Luiz Viana de Carvalho

A avaliação de segurança alimentar de alimentos geneticamente modificados (transgênicos) tem como base a aplicação do princípio da equivalência substancial. O termo equivalência substancial, que já causou muita polêmica, encontra-se em desuso. Atualmente, é mais comum nos referirmos a uma "análise comparativa" entre o alimento geneticamente modificado e o alimento convencional, quando avaliamos se o alimento geneticamente modificado é tão seguro quanto o convencional. Também, é importante ressaltar que a avaliação de segurança alimentar é definida caso a caso, isto é, não existe um protocolo padrão a ser seguido para todo e qualquer alimento geneticamente modificado, pois cada etapa realizada dá indicações das próximas etapas a serem seguidas. Atualmente, nos países onde a comercialização de alimentos transgênicos é permitida, os mesmos são submetidos, antes de serem aprovados para consumo, a um processo de avaliação de segurança que é constituído por diversos tipos de estudos: moleculares, agronômicos, de composição, toxicológicos, de alergenicidade, de nutrição animal e de impacto ambiental. A aplicação deste tipo de análise comparativa não constitui, por si só, na avaliação de segurança, mas no seu ponto de partida, auxiliando na identificação de similaridades e possíveis diferenças entre o alimento convencional e o novo produto.

ESTUDOS DE COMPOSIÇÃO DO ALIMENTO

Segurança alimentar

O primeiro passo a ser dado para a avaliação de segurança alimentar de um alimento geneticamente modificado é a determinação de sua composição centesimal. Assim, são realizadas análises para a determinação de seu conteúdo de umidade, carboidratos, proteínas, lipídios e cinzas (minerais). Este tipo de análise é sempre realizado para a determinação da composição de qualquer alimento, e não se restringe aos alimentos transgênicos. Também são quantificados os teores de algumas vitaminas e minerais específicos. Por exemplo, em feijão, estaremos interessados no conteúdo de ferro (o feijão é uma fonte de ferro) e, em uma laranja, estaremos interessados no conteúdo de vitamina C (a laranja é fonte de vitamina C), pois, como já foi dito, a avaliação é definida caso a caso. Assim, não iremos determinar o conteúdo de vitamina C em uma fruta que não seja fonte desta vitamina e/ou que não a possua quantidades significativas.

Compostos antinutricionais

Também teremos que determinar o conteúdo dos componentes-chave do alimento em questão, assim como os teores de compostos antinutricionais e/ou tóxicos presentes. Como exemplo de componente-chave, temos as isoflavonas da soja, hoje tão conhecidas por suas alegadas propriedades contra, por exemplo, os sintomas do climatério, doenças cardíacas e alguns tipos de câncer. Novamente, como cada caso é um caso, não teremos que determinar o conteúdo de isoflavonas em arroz.

No caso dos componentes antinutricionais ou tóxicos, temos, por exemplo, o inibidor de tripsina em feijão e as lectinas em soja que, normalmente, são destruídos durante o processamento e/ou cocção. Assim, estaremos analisando a ocorrência de quaisquer antinutrientes, naturalmente presentes no alimento, para se ter certeza de que seus níveis não tenham aumentado como resultado da modificação genética.

O EFEITO DO PROCESSAMENTO

Processamento

Se o alimento é consumido somente na forma cozida ou processada, como é o caso do feijão e da soja (ninguém consome feijão e soja na forma de grãos crus), é recomendável que se compare o alimento transgênico cozido/processado com o alimento convencional cozido/processado. Logicamente, seguindo o raciocínio de que cada caso é um caso, não iremos comparar mamão transgênico cozido com mamão convencional cozido, uma vez que o mamão nunca é consumido dessa forma. Logicamente, deve-se também considerar o fato de que alguns alimentos específicos são consumidos de maneiras diferentes em diferentes partes do mundo.

ALIMENTOS TRANSGÊNICOS E ALERGIAS ALIMENTARES

Transgenia

Um dos pontos que mais preocupam as pessoas, em geral, é a possibilidade de os alimentos geneticamente modificados poderem causar reações alérgicas naqueles que os consumirem. Entretanto, é bom esclarecer que esta possibilidade é a mesma tanto para alimentos transgênicos como para alimentos convencionais. Além disso, logo no início do desenvolvimento de um novo projeto, se for verificado através de estudos de bioinformática que o novo gene inserido poderá produzir um componente que provoque reações alérgicas, o projeto é cancelado.

Alimentos alergênicos: amendoim, soja, leite e ovos

No mundo, em torno de 2% da população adulta (e 6-8% das crianças) é alérgica a algum tipo de alimento. Os alimentos mais conhecidos por provocarem alergias são: amendoim, soja, leite, ovos, peixe, crustáceos, trigo e castanhas, que respondem por 90% de todas as reações alérgicas a alimentos, de moderadas a severas, podendo chegar à morte. Estudos indicam que mais de 160 alimentos podem provocar reações alérgicas esporádicas.

Com a introdução dos alimentos geneticamente modificados na cadeia alimentar de alguns países como os Estados Unidos e a Argentina, foi difundida a idéia de que eles seriam mais propensos a provocar reações alérgicas nos consumidores. Muitos já devem ter ouvido o caso do milho geneticamente modificado, aprovado para uso em ração animal, que teria sido inadvertidamente misturado com milho para consumo humano. Tal "contaminação" teria provocado reações alérgicas nos consumidores desta mistura de milho. Entretanto, este e outros casos nunca foram cientificamente comprovados e, assim, não passaram de boatos.

Também temos o exemplo do desenvolvimento de uma variedade de soja geneticamente modificada, na qual foi inserido material genético proveniente da castanha do Brasil (castanha-do-pará). Essa soja seria utilizada na produção de ração animal, pois contém alto teor aminoácido metionina, normalmente adicionado a rações. Entretanto, devido ao fato de que tal material genético provocasse reações alérgicas, o projeto foi interrompido. Muitos projetos deste tipo são descartados logo no início, se for constatado que o material genético a ser utilizado apresenta qualquer similaridade com substâncias conhecidas por provocarem alergias ou por serem tóxicas.

Soja e castanha do Brasil

Na verdade, segundo a Organização Mundial da Saúde, a engenharia genética oferece a oportunidade de reduzir ou eliminar dos novos alimentos os compostos que provocam alergias, os chamados alergênicos. Pesquisadores têm trabalhado para retirar alergênicos naturalmente presentes em trigo, leite e até mesmo amendoim. Tanto é que, atualmente, já se encontra em desenvolvimento uma variedade de soja geneticamente modificada para não provocar alergia. A biotecnologia tem trabalhado para reduzir os problemas com relação às alergias alimentares e não para agravá-los.

Assim, um dos componentes do processo de avaliação de segurança alimentar de um alimento geneticamente modificado consiste na avaliação de sua alergenicidade, isto é, de seu potencial de causar alergias. Muitos estudos são propostos para este fim.

ESTUDOS DE ALERGENICIDADE

O primeiro passo na avaliação de alergenicidade de um alimento geneticamente modificado consiste na verificação da fonte do material genético, pois esta pode ser alergênica (como no caso da castanha do Brasil, anteriormente mencionado). Para isso, procura-se identificar qualquer identidade e similaridade de composição e estrutura do material genético a ser utilizado, com substâncias sabidamente alergênicas ou tóxicas. Depois, procede-se ao teste de resistência à digestão com pepsina, uma enzima produzida no estômago. Este teste é realizado, pois se sabe que substâncias que provocam alergias, além de outras características, normalmente são mais resistentes à digestão.

Dependendo do caso, recomendam-se testes com o soro do sangue de pacientes hipersensibilizados a certos grupos de materiais que provocam alergias, testes cutâneos por punctura, testes com placebo e testes com animais. Entretanto, é bom lembrar que muitas destas propostas referem-se a métodos de análise que ainda se encontram em fase de desenvolvimento e validação para alimentos transgênicos. Cabe também ressaltar que todas essas análises nunca foram exigidas durante o desenvolvimento de novos alimentos convencionais (como, por exemplo, grãos obtidos por melhoramento genético convencional).

Hipersensibilidade

Até o momento, não se tem conhecimento de nenhum produto agrícola ou alimento geneticamente modificado aprovado que tenha causado alergias. Pode-se concluir que, pelo menos com relação às alergias alimentares, os alimentos geneticamente modificados são até mais seguros do que alimentos convencionais, pois passam por uma rigorosa avaliação de seu potencial alergênico, que envolve muita pesquisa, estudos e análises laboratoriais.

Nos laboratórios, pesquisadores desenvolvem projetos para retirar compostos que provocam alergias, naturalmente presentes em alguns alimentos. Assim, a biotecnologia tem trabalhado para reduzir os problemas com alergias alimentares e não para agravá-los.

TESTES COM ANIMAIS (ESTUDOS TOXICOLÓGICOS)

Toxicologia

Você tem idéia de como é avaliada a segurança dos aditivos utilizados em alimentos? Um dos testes consiste em alimentar animais de pequeno porte (como ratos e camundongos), com o aditivo alimentar, que é misturado à ração ou diluído na água fornecida ao animal.

Aditivo alimentar

O aditivo alimentar é misturado em doses crescentes, até que seja observado um efeito adverso à saúde do animal. A dose imediatamente inferior àquela em que o efeito adverso começa a ser observado é determinada como sendo a "ingestão diária aceitável" (IDA). A IDA é então extrapolada para seres humanos, dividindo-a por um fator de segurança, geralmente 100. Assim, na maioria dos casos, a IDA de aditivos alimentares para seres humanos é da ordem de miligramas, milésimos de grama, ou menos.

No caso de aditivos, estamos falando de compostos químicos e, portanto, de substâncias bem caracterizadas, geralmente sem valor nutricional, e que podem ser fornecidas a animais em quantidades muito superiores às que estariam presentes na dieta da população.

No caso dos alimentos transgênicos, estamos tratando de misturas complexas. Por exemplo, um cereal transgênico possui os mesmos componentes que um cereal convencional (carboidratos, proteínas, lipídios, vitaminas etc.). A única diferença entre eles é a presença, no transgênico, de quantidades ínfimas de uma nova substância, geralmente uma proteína, produzida pelo novo gene inserido, que lhe confere uma característica especial (como a resistência a um herbicida ou a tolerância a um tipo de inseto).

Além disso, a contribuição de um cereal para a dieta não é apenas trivial e seu efeito na saciedade é muito superior ao de um aditivo. Isto é, na média, a população consome uma quantidade diária de cereais muito superior às miligramas de um aditivo, podendo chegar a centenas de gramas em uma única refeição.

Desbalanceamento *versus* modificação genética

Assim, na avaliação toxicológica de um cereal transgênico, teríamos que fornecer aos animais em estudo quantidades absurdamente superiores às que eles normalmente consumiriam. Os efeitos adversos observados, se tais quantidades pudessem ser consumidas, certamente seriam devidos ao desbalanceamento da dieta e não à modificação genética. A conclusão é que, no caso dos transgênicos, não é possível simplesmente aplicar um fator de segurança de 100.

Equivalência

Para contornar todas essas limitações, a nova proteína pode ser extraída, purificada e avaliada como se fosse um aditivo alimentar. Devido à grande quantidade necessária, a nova proteína é produzida em bactérias, como acontece com a insulina, utilizada por diabéticos já há muitos anos. Obviamente, é necessário confirmar que a proteína produzida em bactérias é equivalente à produzida na planta. Procede-se, então, a vários testes, como: composição, pureza, concentração e, dependendo do caso, atividade funcional. Uma vez determinada a equivalência, avalia-se a toxicidade oral aguda. Cabe ressaltar aqui que, durante a avaliação da toxicidade oral aguda de um milho transgênico comercializado em alguns países, nenhum efeito adverso foi observado nos animais em estudo, apesar de quantidades absurdamente altas da nova proteína terem sido utilizadas, equivalentes a uma pessoa consumir, num único dia, quilos desse milho.

Atualmente, as grandes empresas também realizam alguns estudos em que outras espécies animais (porcos, vacas, peixes, frangos etc.), e não apenas animais de laboratório, são alimentados com rações produzidas à base de seus produtos geneticamente modificados (no caso da soja e do milho). Cabe ressaltar aqui que estes estudos não são exigidos por nenhuma agência reguladora internacional.

Eles são realizados com a finalidade de mostrar para a indústria da carne/ração que seus produtos são tão nutritivos para os animais quanto os convencionais, e servem para prover suporte adicional à aceitação comercial das novas variedades desenvolvidas.

LABORATÓRIOS

Existe a recomendação de que todos os estudos conduzidos para a avaliação de segurança de um alimento geneticamente modificado sejam realizados em laboratórios acreditados em BPL (Boas Práticas de Laboratório). Além disso, a metodologia utilizada deve ser validada, o que envolve ensaios interlaboratoriais, quando os laboratoristas demonstram que têm competência para realizar as análises propostas, dispondo da infra-estrutura necessária para elas. Desta forma, garante-se a qualidade e a credibilidade internacional dos dados obtidos, que poderão então ser comparados com resultados obtidos em qualquer outro laboratório credenciado que também esteja conduzindo a mesma análise. Obviamente, a implantação das BPL em um laboratório implica em investimentos em infra-estrutura e treinamento, assim como na manutenção dos equipamentos.

Boas práticas de laboratórios

OUTROS ASPECTOS DA AVALIAÇÃO DE SEGURANÇA

A avaliação de segurança completa de um alimento geneticamente modificado envolve muitos outros estudos, alguns realizados muito antes de o produto final ser obtido, ou seja, antes da avaliação de segurança alimentar propriamente dita. Entre esses outros estudos, podem ser citados os estudos de caracterização molecular, de caracterização de novos compostos que podem ser produzidos pela modificação genética, quando, geralmente, são realizados os estudos toxicológicos com animais de laboratório, e os estudos de caracterização agronômica no campo, onde se avalia, entre outros fatores, a produtividade/rendimento da nova variedade produzida. Também não se pode deixar de citar os estudos de segurança ambiental que compreendem, entre muitos outros, os estudos de fluxo gênico e o impacto em espécies não-alvo (no caso, por exemplo, de um grão que tenha sido geneticamente modificado para ser resistente a um tipo específico de inseto).

Fluxo gênico

Produtividade

Na prática, poucos dos alimentos convencionais hoje consumidos foram submetidos a quaisquer testes toxicológicos. Mesmo assim, esses alimentos são geralmente aceitos como seguros. Contudo, segundo alguns pesquisadores de renome internacional, muitos dos alimentos convencionais hoje existentes provavelmente apresentariam efeitos adversos à saúde se pudessem ser consumidos em quantidades suficientemente grandes.

Ausência de testes toxicológicos em alimentos convencionais

Como pode ser visto, os alimentos geneticamente modificados são extensivamente avaliados antes de serem aprovados para comercialização e não existem casos documentados de efeitos prejudiciais à saúde humana/animal devidos ao seu consumo. Nenhum tipo de alimento convencional é submetido a avaliações de segurança tão rigorosas, complexas, demoradas e dispendiosas como os alimentos geneticamente modificados.

A biotecnologia é uma ferramenta poderosa no combate a diversos males que afligem a humanidade e tem sido utilizada, na área de alimentos, não só para reduzir alergias ou para produzir grãos tolerantes a herbicidas e resistentes a insetos. Hoje, já se encontram em desenvolvimento produtos como banana e batata que funcionam como vacinas no combate ao HPV (papilomavírus humano), uma doença sexualmente transmissível, como também tomate com alto teor de licopeno, um antioxidante que poderia baixar o risco de câncer de mama, próstata e doenças do coração.

Combate ao HPV

AGORA VOCÊ JÁ DEVE SABER

- Os alimentos transgênicos aprovados para consumo são tão seguros quanto os alimentos convencionais.
- Antes de serem aprovados para comercialização, os alimentos transgênicos passam por uma rigorosa avaliação de segurança.
- Não existe um protocolo de avaliação de segurança comum para todos os alimentos transgênicos, cada caso é um caso.

QUESTÕES PARA REFLEXÃO

1. Quais são os estudos geralmente conduzidos para avaliar o potencial de alergenicidade de um alimento transgênico?
2. Estudos com animais são sempre conduzidos como parte da avaliação de segurança de um alimento transgênico?
3. Por que, no caso de alguns produtos transgênicos, não são conduzidos estudos toxicológicos e de alergenicidade?

APLICANDO O QUE VOCÊ APRENDEU

- Liste quais subprodutos da soja são analisados para avaliar os efeitos do processamento quando se compara grãos transgênicos com os grãos convencionais.
- Citar as razões pelas quais existe a recomendação de que as análises realizadas para a avaliação de segurança alimentar de alimentos transgênicos sejam conduzidas em laboratórios acreditados em BPL.

BIBLIOGRAFIA UTILIZADA PARA EDIÇÃO DO TEXTO

■ Codex Alimentarius Comission. Guideline for the conduct of food safety assessment of foods derived from recombinant-DNA plants. CAC/GL 45-2003. In: Codex Alimentarius – Foods derived from modern biotechnology. Rome: FAO/WHO, 2004. p 7-26. Available: ftp://ftp.fao.org/codex/Publications/Booklets/Biotech/Biotech_2003e.pdf. ■ Donaldson L, MAY R. Health implications of genetically modified foods. London: Department of Health; 1999. ■ Kuiper HA et al. Assessment of the food safety issues related to genetically modified foods. Plant Journal 2001;27:503-28. ■ Nutti MR, Watanabe E. Considerações sobre a Segurança de Alimentos Geneticamente Modificados. In: Mir L. (ed.) Genômica. São Paulo: Atheneu; 2004;37:753-66. ■ World Health Organization. Safety aspects of genetically modified foods of plant origin. Report of a Joint FAO/WHO Expert Consultation on Foods Derived from Biotechnology. Geneva: WHO; 2000. p 29.

LEITURAS ADICIONAIS

■ Atherton K. Genetically Modified Crops: Assessing Safety. New York: Taylor & Francis; 2002. p 256. ■ Dutra-de-Oliveira JE. Entrevista: Alimentos Transgênicos – Polêmica Mundial. Nutrição em Pauta; 2000;43:1-4. ■ Lajolo FM, Nutti MR. Transgênicos: bases científicas de sua segurança. São Paulo: SBAN; 2003. p 112. ■ Sites de interesse: ■ Comissão Técnica Nacional de Biossegurança: www.ctnbio.gov.br ■ Conselho de Informações sobre Biotecnologia: www.cib.org.br ■ Associação Nacional de Biossegurança: www.anbio.org.br ■ Agriculture and Biotechnology Strategies Inc.: www.agbios.com/main.php ■ International Life Sciences Institute: www.ilsi.org

FOCUS

BIOFORTIFICAÇÃO

Estima-se que, no mundo, três bilhões de pessoas sofrem os efeitos traiçoeiros da deficiência de micronutrientes porque não têm meios para comprar carne vermelha, frango, peixe, frutas, legumes e hortaliças nas quantidades necessárias. Mulheres e crianças da África Subsaariana, da Ásia Meridional, do Sudeste Asiático, da América Latina e do Caribe são os que correm maior risco de adquirir doenças, de morte prematura e de deterioração de sua capacidade cognitiva por consumirem dietas pobres em micronutrientes essenciais, particularmente ferro, vitamina A, iodo e zinco.

Dados da Organização Mundial da Saúde mostram que este problema não é exclusivo de países em desenvolvimento, mas também de países desenvolvidos. Entre os micronutrientes mais estudados, o ferro, a vitamina A e o iodo são apontados como os mais correlacionados a problemas de saúde pública no Brasil e no mundo. Também, cálcio, zinco, selênio e cobre, entre outros elementos essenciais, são de extrema importância para uma nutrição adequada e o perfeito desenvolvimento do indivíduo.

O trabalho que se realiza atualmente para combater a desnutrição nos países em desenvolvimento tem como enfoque o fornecimento de suplementos de vitaminas e minerais para mulheres grávidas e crianças pequenas, além da fortificação de alimentos com esses nutrientes através de processamento pós-colheita. Muitos resultados já foram alcançados com esta estratégia.

Em regiões com infra-estrutura adequada e que dispõem de mercados bem estabelecidos para a distribuição de alimentos processados (como sal, açúcar e farinhas de cereais), a fortificação de alimentos pode melhorar enormemente o consumo de micronutrientes por parte das populações vulneráveis.

No Brasil, medidas neste sentido foram iniciadas com a fortificação do sal de cozinha com iodo, a fluoretação da água e, mais recentemente, com a obrigatoriedade da fortificação das farinhas de trigo e milho com ferro e ácido fólico, que visam diminuir, respectivamente, os altos índices de anemia e de defeito do tubo neural.

Entretanto, há limites para a fortificação e o fornecimento de suplementos comerciais. É possível que alimentos fortificados não alcancem uma grande parte da população necessitada, devido à insuficiente infra-estrutura de mercado. Do mesmo modo, a suplementação depende de um sistema de saúde com infra-estrutura altamente funcional, raramente encontrada em países em desenvolvimento. Assim, novos enfoques são necessários para complementar as intervenções já em andamento.

A introdução de produtos agrícolas biofortificados – variedades melhoradas que apresentam maiores conteúdos de minerais e vitaminas – complementará as intervenções em nutrição existentes e proporcionará uma maneira sustentável e de baixo custo para alcançar as populações com limitado acesso aos sistemas formais de saúde e mercado.

Tais variedades nutricionalmente melhoradas podem ser desenvolvidas por melhoramento convencional ou por transgenia, em instalações centralizadas de pesquisa; dessa forma, as sementes obtidas poderão ser adaptadas às condições de inúmeros países. Variedades biofortificadas apresentam o potencial de fornecer benefícios contínuos, ano após ano, nos países em desenvolvimento, a um custo recorrente inferior ao da suplementação e da fortificação pós-colheita.

O Programa Desafio em Biofortificação *HarvestPlus* foi elaborado com o objetivo de melhorar a qualidade nutricional das principais culturas alimentares, que devem ser adaptadas às regiões onde são cultivadas. Foi idealizado para assegurar que os avanços científicos e tecnológicos sejam aplicados para enriquecer a dieta alimentar das populações mais pobres do mundo, que praticam agricultura de subsistência e vivem nas zonas marginais dos trópicos.

O *HarvestPlus*, iniciativa do Grupo Consultivo sobre Pesquisa Agrícola Internacional (CGIAR), é uma aliança mundial de instituições de pesquisa e de entidades executoras que se uniram para melhorar e disseminar produtos agrícolas que contribuam para uma melhor nutrição.

Os trabalhos iniciais de biofortificação concentram-se em seis produtos agrícolas de primeira necessidade, para os quais estudos de pré-viabilidade de melhoramento já foram concluídos: feijão, mandioca, milho, arroz, batata-doce e trigo. O programa também estudará o potencial de melhoramento do teor de nutrientes em outros dez produtos, que são componentes importantes das dietas das populações que sofrem de deficiência de micronutrientes: banana-plátano, cevada, feijão-caupi ou feijão-de-corda, amendoim, lentilha, milheto, feijão-guandu, batata, sorgo e inhame.

O programa, iniciado em 2004, foi concebido para um período de 10 anos e conta com o apoio financeiro de várias instituições: Fundação Bill e Melinda Gates, Agência Dinamarquesa para o Desenvolvimento Internacional (DANIDA), Agência Sueca para o Desenvolvimento Internacional (SIDA), Agência Americana para o Desenvolvimento Internacional (USAID) e Banco Mundial.

No Brasil, o principal componente do *HarvestPlus* é o projeto "Biofortificação de Produtos Agrícolas para Nutrição Humana", coordenado pela Empresa Brasileira de Pesquisa Agropecuária (Embrapa), que tem como objetivo a definição de populações segregantes de mandioca, feijão e milho com potencial agronômico e maior valor nutricional (teores mais elevados de ferro, zinco e pró-vitamina A). No primeiro ano do projeto, foram selecionadas e multiplicadas 3.000 variedades de mandioca, feijão e soja; estas serão avaliadas quanto aos seus teores de ferro, zinco, carotenóides totais e betacaroteno. As variedades promissoras serão utilizadas no desenvolvimento de variedades biofortificadas. Pretende-se, ainda durante este ano, a condução de estudos de retenção de betacaroteno (em mandioca) e de ferro e zinco (em feijão), utilizando-se, para isso, variedades convencionais; o objetivo de tais estudos é estimar as perdas destes nutrientes durante o processamento e o armazenamento.

Um problema comum em muitos países em desenvolvimento é a falta de um sistema de entrega e distribuição de produtos – sejam eles insumos para a saúde ou produtos agrícolas – às populações mais carentes. O *HarvestPlus* está superando esta limitação mediante o uso de tecnologias que têm como base a semente, próprias ao enfoque da biofortificação. Quando alimentos ricos em micronutrientes são cultivados em propriedades familiares, o sistema de distribuição de micronutrientes é incorporado ao processo existente de produção e mercado. Uma vez que os agricultores tenham adotado a nova semente, pouca intervenção ou investimento é necessário. Além do mais, sementes ricas em micronutrientes podem ser facilmente guardadas ou compartilhadas até mesmo pelas famílias mais pobres.

Os alimentos contemplados no programa *HarvestPlus* já são largamente produzidos e consumidos em nosso país, o que significa que agricultores e consumidores não têm que mudar seus hábitos alimentares para se beneficiar da biofortificação. Além do mais, o trabalho de melhoramento para aumentar o conteúdo de minerais não deve necessariamente alterar a aparência, o sabor, a textura ou a qualidade culinária do alimento.

Uma forma de se assegurar que os agricultores tenham interesse pelas novas variedades é permitir que eles opinem sobre quais características das plantas devem ser melhoradas. O melhoramento participativo de plantas, em que os cientistas, durante o processo de desenvolvimento, levam em consideração as perspectivas e preferências dos agricultores, pode ser mais efetivo em termos de custos do que confinar o melhoramento a estações de pesquisa.

A solução definitiva para a erradicação da desnutrição nos países em desenvolvimento é aumentar substancialmente, por parte da população carente, o consumo de carne vermelha, frango, peixe, frutas, legumes e hortaliças, o que pode demorar várias décadas e custar bilhões de dólares. Entretanto, a biofortificação faz sentido como parte de um enfoque que considere um sistema alimentar integrado para reduzir a desnutrição.

A biofortificação ataca a raiz do problema da desnutrição, tem como alvo a população mais necessitada, utiliza mecanismos de distribuição já incorporados, é cientificamente viável e efetiva em termos de custos, além de complementar outras intervenções em andamento para o controle da deficiência em micronutrientes. É, em suma, um primeiro passo essencial que possibilitará que famílias carentes melhorem, de maneira sustentável, sua nutrição e, conseqüentemente, sua saúde. Como já foi dito neste texto, a biotecnologia é uma ferramenta poderosa no combate a diversos males que afligem a humanidade e será uma aliada essencial no desenvolvimento de produtos agrícolas biofortificados. Mais informações sobre o *HarvestPlus* podem ser encontradas no site *www.harvestplus.org*.

Watanabe E, Nutti EWMR, de Carvalho JLV. EMBRAPA-RJ; 2007.

Avaliando seus conhecimentos

- O que são microrganismos probióticos?
- Quais as funções desempenhadas pela microbiota intestinal?
- Quais as características necessárias para que um microrganismo seja considerado como um probiótico?
- Como os microrganismos probióticos podem beneficiar o organismo?
- Cite alguns microrganismos probióticos.
- Qual a diferença entre probióticos e prebióticos?
- Quantas espécies de microrganismos compõem, aproximadamente, a microbiota intestinal?
- Quais os principais alimentos que contêm microrganismos probióticos?

Probióticos

Guilherme Pádua Rodrigues

. . . .

Os probióticos são microrganismos vivos adicionados a um alimento que, em concentrações adequadas, exercem um benefício para a saúde humana. Geralmente são bactérias anaeróbias gram-positivas. Em sua maioria são produtoras de ácido láctico, como *Lactobacillus*, *Streptococcus* e *Lactococcus*, entre outras. Neste grupo se incluem as bifidobactérias, as quais estão bastante ligadas pela semelhança de suas características funcionais e bioquímicas. Os microrganismos descritos acima compõem um percentual importante da microbiota intestinal. Ainda, existem alguns probióticos não-bacterianos, como algumas espécies de leveduras, especialmente aquelas do gênero *Saccharomyces*. Os probióticos mais investigados e utilizados são as bifidobactérias e os *Lactobacillus*, e entre suas características mais importantes estão o crescimento rápido, o poder de sobrevivência ao trato grastrintestinal, sua capacidade de resistir ao pH ácido e à bile e o fato de entregarem como produto final de seu metabolismo o ácido láctico.

. . . .

INTRODUÇÃO

O trato gastrintestinal humano constitui o habitat de uma comunidade bastante diversificada de microrganismos. A colonização do trato gastrintestinal inicia-se imediatamente após o nascimento. Durante os primeiros dias de vida extrauterina, o intestino é colonizado por bactérias provenientes do ambiente e da mãe. A composição da microbiota é relativamente simples nas primeiras semanas de vida, mas vai tornando-se cada vez mais complexa atingindo entre 400 e 600 diferentes espécies nos adultos. Entretanto, somente 10 a 20 espécies compõem em torno de 90% das células bacterianas que ocupam o intestino humano. Inicialmente, *Escherichia coli* e estreptococos são dominantes, mas com o advento da amamentação, o número de bifidobactérias aumenta enquanto *E. coli*, estreptococos e *Clostridium* diminuem. A mudança para microbiota adulta acontece após o desmame e, já no segundo ano de vida, a constituição da microbiota intestinal torna-se similar àquela de um adulto e mantém-se relativamente estável ao longo da vida.

A quantidade e variedade de microrganismos aumentam progressivamente desde o estômago até o cólon. Em um indivíduo adulto, o trato gastrintestinal contém 10 vezes mais bactérias do que o número de células do corpo humano inteiro. Como esses microrganismos são metabolicamente ativos e interagem continuamente com o seu ambiente, são capazes de exercer uma influência significativa no desenvolvimento pós-natal e na fisiologia do hospedeiro. Para efeito de comparação, considera-se a atividade metabólica da microbiota intestinal como equivalente àquela do fígado.

Enquanto a maior parte da microbiota intestinal é benigna, algumas espécies possuem o potencial de provocar danos ao hospedeiro. Normalmente, existe um equilíbrio entre os organismos considerados como promotores da saúde e os organismos potencialmente danosos. Entretanto, quando esse delicado equilíbrio ecológico é perturbado por fatores fisiológicos ou ambientais, a predisposição para doenças infecciosas ou imunoinflamatórias aumenta.

CONCEITO DE PROBIÓTICOS

Desde as observações iniciais feitas por Elie Metchnikoff, os efeitos benéficos de bactérias ácido-lácticas na saúde de humanos e animais têm sido investigados. Há aproximadamente um século, este vencedor de prêmio Nobel sugeriu que a saudável longevidade de pastores búlgaros resultava do seu consumo de produtos lácteos fermentados, ou iogurte. Ele acreditava que quando consumidos, os bacilos fermentadores influenciavam positivamente a microbiota intestinal, diminuindo a "putrefação" e as atividades microbianas tóxicas. Metchnikoff estabeleceu que as bactérias não são necessariamente danosas ao homem, mas podem, ao contrário, representar um importante papel no nosso bem-estar. Ele foi o primeiro a recomendar a ingestão de culturas vivas de microrganismos benéficos, como as bactérias ácido-lácticas. A teoria de Metchnikoff deu origem ao conceito de probióticos muito antes do termo ser cunhado por Parker, em 1974, que o definiu como "organismos ou substâncias os quais contribuem para o equilíbrio microbiano intestinal".

Atualmente, probióticos são definidos como microrganismos vivos os quais conferem benefícios de saúde ao hospedeiro, quando administrados em quantidades adequadas. Porém, delicados pontos de discussão relacionados ao sítio de atividade, a viabilidade das cepas probióticas e a concentração de células necessárias para que o efeito probiótico específico seja observado, bem como a matriz alimentar que irá entregar o microrganismo probiótico ao consumidor suscitam diversas discussões sobre a adequação desta e de outras definições do conceito de probióticos. Apesar do crescente número de publicações relacionadas a probióticos, apenas poucas cepas identificadas possuem eficácia clinicamente comprovada na entrega do benefício ao consumidor. Assim, para ser considerado um probiótico, um microrganismo deve apresentar as seguintes características:

- Ser comprovadamente seguro.
- Estar presente na forma de células vivas e em quantidades adequadas no alimento antes da ingestão.

- Exercer benefícios clinicamente comprovados ao consumidor.
- Permanecer estável e vivo até o fim do prazo de validade do alimento.
- Chegar vivo e ativo ao seu sítio de atuação no organismo, sobrevivendo aos ataques dos ácidos gástricos e sais biliares.

Classificação dos alimentos probióticos

A classificação usada normalmente para se descrever um alimento que contenha microrganismos probióticos, alimento probiótico, na realidade incorre em um equívoco terminológico, senão vejamos: probióticos são microrganismos vivos, que, naturalmente, não serão digeridos, portanto não constituem fonte de nutrientes para o consumidor, desta forma, o termo mais adequado para se definir este tipo de produto seria alimento contendo probióticos.

Discutiremos a seguir alguns dos benefícios nutricionais e fisiológicos que estejam clinicamente provados e sejam entregues por microrganismos probióticos.

EFEITO DA AÇÃO DE PROBIÓTICOS SOBRE OS NUTRIENTES

CARBOIDRATOS

Intolerância à lactose

A intolerância a lactose ocorre em aproximadamente 70% da população mundial, exceto em recém-nascidos, onde a intolerância primária é praticamente inexistente. A importância clínica da intolerância à lactose é predominante principalmente em crianças da primeira infância, e, na maioria das vezes, é revelada pela diarréia ácida e pelas fezes contendo açúcares reduzidos. Nos adultos, os sintomas digestivos são menos severos: dor abdominal, câimbra ou flatulência. Além disso, a intolerância secundária à lactose é freqüentemente observada em pacientes com enterite ou que se submeteram à cirurgia intestinal.

Sabe-se que o iogurte melhora a absorção da lactose em pacientes deficientes em lactase e pode impedir os sintomas digestivos desta deficiência. O melhor efeito é obtido após a ingestão da bactéria viva, selecionada por sua capacidade beta-galactosidase (lactase) ativa. A bactéria protege sua enzima da acidez do estômago para em seguida, no intestino delgado, liberar a lactase em função da atuação da bile, que altera a permeabilidade da membrana celular. O tratamento térmico do produto fermentado pode inibir a bactéria ácido-láctica presente no alimento e a própria lactase. Um segundo mecanismo de ação foi descrito como um impedimento da liberação intestinal da lactose após o consumo do iogurte, quando comparado com a ingestão de leite normal, devido à textura viscosa do iogurte, que retém o açúcar.

Polissacarídeos complexos não-digeridos no intestino delgado, como pectina, xilanos e glicoproteínas são quebrados pela flora intestinal, no cólon, recuperando assim a energia entregue por estes carboidratos.

PROTEÍNAS

Proteínas e seus hidrolisados

No intestino, as proteínas digeridas são hidrolisadas liberando peptídeos. Por sua vez, as enzimas peptidases degradam estes peptídeos em aminoácidos que são absorvidos pela mucosa intestinal, e dali, são transportadas para as células de todo o corpo para serem usadas nos processos de síntese para se produzir proteínas humanas, como é possível verificar em algum outro lugar deste livro.

Nos produtos lácteos, os probióticos possuem intensa ação proteolítica, escolhendo, para tanto, como seu principal substrato a caseína. Participam, assim, como coadjuvantes no processo digestivo de proteínas, obtendo-se peptídeos e aminoácidos, fundamentais para o metabolismo humano. Ainda, o produto da degradação protéica irá servir de nutriente para a replicação bacteriana posterior.

Existem também alguns peptídeos oriundos da ação de probióticos que são resistentes ao processo digestivo e que têm despertado enorme interesse por suas propriedades: são os peptídeos funcionais. Tais peptídeos podem exercer sua função, de modo geral, a distância do intestino, quando carregadas pela circulação sangüínea. As principais funções dos peptídeos funcionais, ora estudadas, são:

- O efeito antitrombótico e anti-hipertensivo, considerando-se o sistema cardiovascular.
- O efeito analgésico, considerando-se o sistema nervoso.
- O efeito sobre a motilidade intestinal, o efeito antimicrobiano e o efeito imunomodulador, considerando-se o intestino.

LIPÍDIOS

Gorduras nos alimentos fermentados

Os alimentos fermentados são, de um modo geral, produtos com baixa concentração de lipídios. Sabe-se que a atuação dos probióticos nos alimentos altera seu perfil lipídico, reduzindo a concentração de ácidos graxos de cadeia longa e aumentando a concentração de ácidos graxos de cadeia curta.

Os principais ácidos graxos provenientes da ação de microrganismos probióticos são o ácido propiônico e o ácido butírico. A presença destes ácidos contribui para o abaixamento do pH intraluminal, estimulando o movimento peristáltico e a secreção de muco.

Ainda, a presença de probióticos age indiretamente modificando o metabolismo do colesterol e dos sais biliares, geralmente decompondo-os e alterando, assim, sua absorção.

VITAMINAS

A maioria das bactérias ácido-lácticas possui a capacidade de produzir algumas vitaminas de maneira constante e regular. São elas:

Produção de micronutrientes

- Tiamina.
- Riboflavina.
- Piridoxina.
- Cianocobalamina.
- Ácido pantotênico.
- Biotina.
- Ácido fólico.
- Niacina.
- Vitamina K.

MINERAIS

Produtos fermentados são fontes de cálcio

A maioria dos produtos fermentados, em função do fato de sua principal matéria-prima ser leite, constitui uma excelente fonte de cálcio, e existe grande quantidade de informação acerca de sua importância no desenvolvimento ósseo e na dentição. Ainda, o cálcio participa de inúmeros processos como contração muscular, agregação plaquetária, neurotransmissão, ativação enzimática, entre outros.

Nos leites fermentados, a produção de ácidos orgânicos e de ácidos graxos de cadeia curta com seu conseqüente abaixamento do pH intraluminal provocam a ionização do cálcio, aumentando sua solubilidade e facilitando sua absorção, bem como possuem ação favorável sobre ao relação cálcio-fósforo.

Ainda, com a ingestão de produtos adicionados de probióticos tem-se aumentada a absorção de ferro, zinco, cobre e magnésio.

OUTROS EFEITOS ASSOCIADOS AO CONSUMO DE PROBIÓTICOS

DIARRÉIA ASSOCIADA A ANTIBIÓTICO (DAA)

Diarréia associada a antibióticos

Aproximadamente 20% dos pacientes tratados com antibióticos desenvolvem DAA em função da sua flora intestinal, responsável pela resistência à colonização natural, estar alterada ou reduzida. A modificação da flora intestinal (em particular na população bacteriana ácido-láctica) pode ser a causa da diarréia, da desidratação e do desequilíbrio eletrolítico. A fermentação no cólon também pode ser reduzida. Muitas preparações foram testadas quanto a sua eficácia preventiva contra DAA. Publicação recente de estudos conduzidos na Inglaterra mostram resultados bastante positivos com utilização de *Lactobacillus casei defensis* na redução da ocorrência de diarréia causada por *Clostridium difficile* associado ao tratamento com antibióticos, reduzindo-a em torno de 22%.

GASTROENTERITE

As causas das gastroenterites podem ser virais, bacterianas ou parasitárias. Mesmo sendo a gastroenterite a principal causa da diarréia aguda, a recuperação espontânea em poucos dias é bastante comum. Geralmente, o tratamento é restrito ao uso de soluções de hidratação oral, sendo o tratamento com antibiótico raramente necessário. O uso de probióticos, entretanto, deve ser considerado sob uma óptica tanto profilática quanto terapêutica. Seguem-se alguns exemplos da utilização de probióticos no tratamento e prevenção de gastroenterites:

Gastroenterites

Gastroenterite por rotavírus em crianças

Diversos estudos tiveram como objetivo quantificar o efeito das bactérias ácido-lácticas contidas em preparações para alimentação infantil na diarréia, apresentando graus de sucesso variados. A maioria dos estudos bem-sucedidos foram aqueles que relacionaram a prevenção e o tratamento da diarréia por rotavírus pela cepa *Lactobacillus casei defensis* DN 114-001. Esta cepa foi utilizada repetidamente para reduzir a duração da diarréia aguda de forma significativa. Sucessos similares foram obtidos por outras cepas, entre as quais *Lactobacillus, Casei Shirota*, *Lactobacillus rhamnosus* GG, *Enterococcus faecium* SF 68 e, inclusive, o iogurte tradicional, porém com menos eficácia.

Rotavírus

Com relação à prevenção do rotavírus, o estudo mais notório foi conduzido por Saavedra et al. em crianças hospitalizadas por um longo período. Em um estudo duplo-cego, controlado por placebo, os autores descobriram que *Streptococcus thermophilus* e *Bifidobacterium bifidum* poderiam reduzir significativamente o risco de diarréia (7% dos casos com probióticos *versus* 31% no grupo controle) e a sobrevivência do rotavírus (10% com probióticos *versus* 39% no grupo controle).

Infecção por *Clostridium difficile* após tratamento com antibiótico

As infecções por *Clostridium difficile* são freqüentemente encontradas em pacientes recorrentes de mais idade. Estima-se que em torno de 20% dos pacientes tratados da primeira infecção terão reincidência a infecção por *Clostridium difficile* e, mais de 40% após tratamentos subseqüentes. Vários estudos realizados sugerem um potencial papel terapêutico de diferentes cepas probióticas, incluindo *Saccharomyces boulardii*. Entretanto, essas indicações requerem confirmação em novos estudos clínicos.

CRESCIMENTO BACTERIANO EXCESSIVO

Alguns estudos indicaram que o crescimento bacteriano moderado pode ser tratado com lactobacilos. Apesar da *Saccharomyces boulardii* ser inefetiva para este tratamento, tem-se demonstrado capaz de reduzir a duração da diarréia induzida pela alimentação por tubo. Ainda, a diarréia provocada pela irradiação do abdômen também foi reduzida pela administração de probióticos.

Proliferação bacteriana

DOENÇA INFLAMATÓRIA INTESTINAL

A heterogeneidade das desordens clínicas, conhecidas como doença inflamatória intestinal, que incluem a doença de Crohn e colite ulcerativa, está em evidência. A etiologia da doença inflamatória intestinal permanece desconhecida, embora se saiba que os fatores genéticos e ambientais, bem como os fatores microbianos estão envolvidos. As complexidades dos diferentes padrões de doença implicam que potenciais aplicações de probióticos deveriam ser estudados extensiva e cui-

Doença de Crohn e colite ulcerativa

dadosamente, destacando-se para o fato de que propriedades específicas de cepas podem ser requeridas para determinadas categorias dos subconjuntos dos pacientes. Coquetéis de cepas probióticas aplicadas em doses específicas podem ser desenvolvidos para o uso individual. Ainda, há uma necessidade de mais um tipo de pesquisa mecanicista, que é indispensável para selecionar efetivamente a cepa mais apropriada para cada paciente e sua condição. Seguem-se alguns exemplos do uso de probióticos no tratamento de doenças inflamatórias intestinais:

Doença de Crohn e colite ulcerativa

Uma recente revisão concisa foi preparada por Hamilton-Miller. Já foi demonstrado que as bactérias probióticas contrariam os processos inflamatórios pelo aumento da degradação de antígenos enterais, pela redução da secreção de mediadores inflamatórios, pela melhoria da normalização da flora natural e por estabilizar as funções de barreira do intestino. Como conseqüência, o restabelecimento das propriedades da microbiota natural por cepas específicas é um importante argumento da terapia probiótica da doença inflamatória intestinal. As melhores cepas documentadas incluem a mistura VSL#3 (8 cepas incluindo lactobacilos, bifidobactéria e *Streptococcus*) e a preparação de *E. coli* Nissle.

Pouchite

Até 50% dos indivíduos que se submeteram a cirurgia por colite ulcerativa desenvolve pouchite. Esta patologia inclui movimentos intestinais freqüentes e urgentes, câimbras abdominais, hemorragia e febre. A maioria dos casos de pouchite responde bem ao tratamento com antibióticos, mas a inflamação recorre em aproximadamente 2/3 dos pacientes. A causa exata da pouchite é desconhecida, mas está associada aos reduzidos níveis de algumas bactérias normalmente encontradas no trato intestinal.

REDUÇÃO DA ALERGIA

Nos últimos anos, a hipótese de higiene não foi descartada. Os bebês nascem com a Th_2 induzida pela resposta imunológica como conseqüência da modulação imune placentária para antígenos fetopaternos. Acredita-se que esta resposta da Th_2 (promoção de alergia) pode ser regulada para baixo pelo contato pós-natal com produtos microbianos. O desenvolvimento da composição inicial da microbiota intestinal é considerado por ser crucial no desenvolvimento das funções de barreira do intestino normal e pode ser importante na modulação imune normal do neonatal. A microbiota intestinal direciona o ajuste à resposta imunológica por afetar o desenvolvimento do tecido linfático associado ao intestino (GALT) na idade precoce. Assim, o uso apropriado de agentes microbianos para alterar efetivamente esta microbiota intestinal poderia reduzir o risco de atopia. Um estudo de intervenção pré e pós-natal com probióticos em crianças com alto risco de desenvolver doença atópica, provou que os probióticos reduzem significativamente a prevalência de dermatite atópica naqueles neonatais quando comparados com o grupo controle, crianças que receberam placebo. Entretanto, neste estudo não foi observado nenhum efeito positivo no IgE total, IgE específico ou no teste de pele. Isto sugere um mecanismo alternativo para a modificação do balanço Th_1/Th_2; então, o efeito dos probióticos pode prolongar-se além desta modulação de equilíbrio de citocinas. Ainda, não se pode criar expectativa que a bactéria ácido-láctica será eficiente na redução de todas as formas de alergia, apesar de alguns resultados positivos em manifestações alérgicas específicas.

SÍNDROME DO INTESTINO IRRITÁVEL

A síndrome do intestino irritável é uma desordem gastrintestinal multifatorial que afeta 15 a 20% da população em países industrializados e 25 a 50% de todos os pacientes dos serviços ambulatoriais gastroenterológicos. A síndrome do intestino irritável não está associada a uma doença orgânica. As mulheres são mais sensíveis que os homens e aproximadamente 20 a 50% dos pacientes recorrem a um hospital. A síndrome do intestino irritável é comum após uma gastroenterite ou após um período de uso de antibióticos e é caracterizada por dor abdominal, flatulência, inchaço abdominal e hábito intestinal variável (constipação, diarréia estrutural) ou, até mesmo, dispepsia. Exceto as causas físico-fisiológicas, o distúrbio de mobilidade e má fermentação no cólon têm sido mencionados. Freqüentemente, a má fermentação no cólon tem sido relacionada a uma flora anormal, com o aumento no número de organismos facultativos, tais como *Klebsiella* spp. e enterococos, e uma redução no número de lactobacilos e bifidobactérias.

Alguns estudos conduzidos com a administração de *Bifidobacterium animalis* mostraram melhoria na dor e na flatulência ou alívio na constipação. Outros estudos apontaram alguns benefícios limitados, geralmente devido aos baixos níveis de conformidade ou por não terem sido significantes para todos os parâmetros testados. O uso preventivo de probióticos contra a síndrome do intestino irritável conquistou confiança no caso de tratamento com antibióticos. Mais pesquisas devem ser conduzidas para se identificar os exatos casos de síndrome do intestino irritável, onde os probióticos podem contribuir e selecionar as cepas que são realmente efetivas.

Síndrome do cólon irritável e probióticos

CÂNCER DE CÓLON

O câncer colorretal é a quarta causa mais comum de morbidade e mortalidade por câncer por todo o mundo (8,9% de todos os novos tipos de câncer, com aproximadamente 400.000 óbitos/ano). Altas taxas de incidência ocorrem na Europa ocidental, na América do Norte e na Austrália, taxas intermediárias, na Europa oriental e as menores taxas são encontradas ao sul do Saara, na África. No presente, existem poucas evidências experimentais diretas da supressão de câncer em humanos pela bactéria probiótica, mas diversas evidências indiretas têm sido descritas e alguns mecanismos têm sido sugeridos, dentre os quais:

- Modulação do sistema imunológico (melhoria da resistência dos fatores químicos, inflamatórios e outros).
- Redução do tempo de trânsito intestinal, diminuindo a retenção do bolo fecal e a conseqüente produção de compostos carcinogênicos.
- Ligação e/ou degradação de potenciais carcinogênicos (melhoria da atividade metabólica intestinal).
- Alteração das atividades metabólicas da microbiota intestinal (produção de compostos antitumorigênicos e antimutagênicos).
- Alteração das condições físico-químicas no cólon (melhoria da permeabilidade intestinal; impedimento ou lentidão na absorção de toxinas; melhoria na renovação de colonócitos).
- Melhoria (quantitativa/qualitativa) da microbiota intestinal, reduzindo os conhecidos produtores de carcinogenes e promotores de câncer (melhoria da microecologia intestinal, por exemplo, mais ácido biliar degradando bactéria; menos bactérias produzindo enzimas azorredutase, nitrorredutase, beta-glicuronidase, beta-glicosidase, entre outras).

Câncer de cólon e bactéria probiótica

DIARRÉIA DO VIAJANTE

Ainda que muito comum entre viajantes em áreas de alto risco, o uso profilático de antibióticos contra a diarréia não é recomendado em todos os casos. Os probióticos foram considerados como uma ferramenta alternativa de prevenção e tratamento.

INFECÇÃO POR *HELICOBACTER PYLORI*

A infecção estomacal por *Helicobacter pylori* está associada à gastrite, úlceras gástricas ou duodenais e, possivelmente, associada ao câncer gástrico. Ainda que

H. pylori, gastrite, úlceras gástricas e câncer gástrico

o uso de antibióticos para tratamento da gastrite seja totalmente efetivo, a erradicação nem sempre é alcançada e a reinfecção pode ocorrer. Efeitos inibitórios *in vitro* e *in vivo* do *Helicobacter pylori* são relatados para diversas bactérias ácido-lácticas. Este efeito pode ser alcançado tanto pela bactéria viável como por aquela eliminada pelo calor, ou pela cultura sobrenadante; entretanto, a erradicação total da *H. pylori* nunca foi obtida.

INFECÇÕES VIRAIS

Probióticos e vírus

O efeito dos probióticos nas infecções virais está diretamente relacionado ao efeito estimulante do agente probiótico no sistema imunológico do hospedeiro. Com relação aos efeitos imunológicos dos probióticos, vários mecanismos de ação foram propostos, envolvendo reações imunes não-específicas (por exemplo, fagocitose por macrófagos) ou imunidade específica (envolvendo, por exemplo, T_4 auxiliar; T_8 citotóxica; ou linfócitos B produzindo anticorpos). Inúmeras pesquisas focaram no tecido linfático associado ao intestino (GALT) e, pelo menos em animais, as bactérias ácido-lácticas apresentaram propriedades adjuvantes. Em humanos, estudos demonstraram que as bactérias ácido-lácticas podem estimular a produção de gama-IFN pelos linfócitos sangüíneos periféricos, podem aumentar o IgA sérico e podem estimular a capacidade fagocítica dos leucócitos. Uma melhoria na resposta imunológica também pode ser notada *versus* uma vacina oral contra *Salmonella typhi* ou rotavírus. Um segundo mecanismo de ação de probióticos está relacionado a um potencial efeito de barreira contra patógenos, freqüentemente denominada como exclusão competitiva.

A pólio é um enterovírus e tem o primeiro passo da multiplicação na mucosa intestinal. Um estudo recente mostrou que os probióticos induzem uma resposta imunológica e fornecem proteção contra as polioviroses pelo aumento da produção de vírus – neutralizando os anticorpos. Ainda, outros estudos indicaram que o consumo de probióticos a longo prazo pode reduzir infecções do trato respiratório, inclusive o resfriado comum.

EFEITOS DA REDUÇÃO DO COLESTEROL

Dislipidemias e bactérias ácido-lácticas

A hipercolesterolemia tem sido relacionada com o aumento no risco de doenças coronarianas, sendo atualmente uma das principais causas de morte. O uso de probióticos para reduzir o risco parece muito atrativo, principalmente se consumido diariamente como parte de uma alimentação normal. Embora vários laboratórios tenham observado a relação entre o consumo de bactérias ácido-lácticas e colesterol, um ensaio sugeriu que *L. acidophilus* poderia remover o colesterol em laboratório, na presença de bile. Entretanto, alguns autores apontaram que isso poderia ser devido à atividade de desconjugação do sal biliar. Poucos estudos em humanos sugeriram uma redução das concentrações de colesterol sérico durante o consumo de grandes quantidades de iogurte ou leite fermentado. Entretanto, a redução do colesterol após o consumo de leite foi considerada satisfatória. Por fim, um experimento conduzido em pacientes hipercolesterolêmicos mostrou uma significante redução dos níveis de colesterol sérico após a administração de uma preparação de *Lactobacillus reuteri*.

CÁLCULOS BILIARES

A formação de cálculos biliares é diretamente afetada pelo aumento dos níveis de desoxicolato e de colesterol biliar, provocados pelo aumento no tempo de retenção do bolo fecal. Em populações normais, o aumento da incidência de cálculos biliares está associado ao aumento na prevalência de constipação, especialmente em mulheres não obesas.

CONSTIPAÇÃO

Os benefícios da utilização de probióticos sobre a constipação funcional provavelmente constituam o benefício mais estudado e, conseqüentemente, comprovado entre as diversas funções atribuídas aos probióticos. Os lactobacilos e, principalmente, as bifidobactérias têm sido exaustivamente pesquisadas em seres humanos e seus efeitos na redução do tempo de trânsito intestinal consistentemente provados.

Constipação intestinal e os lactobacilos

Diversos são os mecanismos propostos para se explicar o efeito de algumas cepas específicas de probióticos sobre o intestino, no que diz respeito à redução do tempo de trânsito:

- Aumento do peso e do volume das fezes em função do aumento da massa bacteriana, resultando na estimulação do movimento peristáltico.
- Incremento na concentração de ácidos graxos de cadeia curta na luz intestinal, estimulando o trânsito.
- Abaixamento do pH intraluminal pela produção de ácido-láctico e ácido acético.
- Produção de gases, que reduziriam o período de trânsito.
- Estimulo à produção de colecistocinina.
- Redução do limiar de resposta a estimulação química da musculatura lisa do ceco.
- Metabolização bacteriana dos ácidos biliares liberados, resultando no estímulo ao trânsito.

Percebe-se, desta forma, que a conseqüente redução do tempo de trânsito intestinal é resultado de um conjunto de ações, formando um mecanismo complexo, que apesar dos benefícios facilmente comprováveis, necessita de mais estudos que expliquem de maneira mais consistente o funcionamento exato de cada aspecto listado acima, bem como as interações entre tais aspectos quando ocorrerem de forma concomitante.

Trânsito intestinal e as bifidobactérias

O papel de grande divulgador dos benefícios de alimentos contendo probióticos atribuído à bifidobactéria pode ser explicado pela facilidade com que o consumidor percebe o efeito da ação probiótica nos seus hábitos defecatórios. Um estudo conduzido com mulheres sem qualquer causa aparente para o intestino preguiçoso, utilizando-se marcadores radiopacos, onde foi administrado *Bifidobacterium animalis* DN 173-010, mostrou uma redução no tempo de trânsito sigmóide da ordem de 39%, sendo que a redução do tempo de trânsito total foi de 21%. Outro estudo conduzido com indivíduos idosos, com idade superior a 70 anos, mostrou que o tempo de trânsito intestinal foi reduzido em até 40% quando administrada a mesma bactéria, *Bifidobacterium animalis* DN 173-010, em concentrações de 10^{11} ufc, na matriz alimentar iogurte. A interrupção do fornecimento do produto aos indivíduos provocou o retorno à situação inicial em menos de 4 semanas, indicando que este probiótico não coloniza o intestino, mantendo-se em concentrações abaixo daquelas necessárias para se perceber o benefício.

AGORA VOCÊ JÁ DEVE SABER

- Nem todos os microrganismos vivos contidos nos alimentos podem ser classificados como probióticos, mesmo que não causem nenhum dano à saúde.
- Os benefícios que os probióticos entregam dependem de uma série de fatores, principalmente da especificidade da cepa e da matriz alimentar. Qualquer estudo clínico deve levar em consideração estes dois aspectos.
- Os probióticos já são conhecidos de longa data da humanidade, apesar de só recentemente ter sido dada a devida atenção a esta ciência.
- Ainda existe um longo caminho a ser percorrido pela probiótica na compreensão dos mecanismos de funcionamento dos benefícios, bem como na descoberta de novas cepas que promovam novos benefícios.

QUESTÕES PARA REFLEXÃO

1. Você seria capaz de citar os mecanismos de ação propostos para os probióticos na redução do tempo de trânsito intestinal?
2. Consultando a literatura proposta você conseguiria identificar novos microrganismos probióticos além daqueles citados no texto acima?
3. Qual a influência dos probióticos na absorção dos seguintes nutrientes:
   - cálcio
   - proteínas
   - lipídios
   - polissacarídeos complexos
   - lactose.
4. Por que não se devem classificar como alimentos probióticos os produtos alimentícios contendo cepas probióticas?

APLICANDO O QUE VOCÊ APRENDEU

1. Quais os critérios mais relevantes na administração de probióticos?
2. Como a especificidade da cepa influencia na escolha do probiótico?
3. Como e por que o abaixamento do pH intraluminal afeta o tempo de trânsito intestinal?
4. E a absorção de nutrientes?
5. Como os probióticos afetam a função imune?
6. Questão para discussão: A administração de probióticos tem um efeito positivo na resposta do sistema imunológico?

BIBLIOGRAFIA UTILIZADA PARA EDIÇÃO DO TEXTO

▪ Antoine JM et al. A fermented milk (Bifidobacterium animalis DN-173 010) is active on one gut function: transit time. Biomed Environ Sci 2001;14:160-2. ▪ Ayabe T et al. Secretion of microbicidal alpha-defensins by intestinal Paneth cells in response to bacteria. Nat Immunol 2000;1(2):113-8. ▪ Bjorksten B et al. Allergy development and the intestinal microflora during the first year of life. J Allergy Clin Immunol 2001;108(4):516-20. ▪ Blaut M et al. Probiotics and the intestinal microflora: what impact on the immune system, infections and aging? Curr Nutr Food Sci 2006:2:79-95. ▪ Bourlioux P et al. The intestine and its microflora are partners for the protection of the host. Am J Clin Nutr 2003;78(4):675-83. ▪ Cremonini F et al. Meta-analysis: the effect of probiotic administration on antibiotic-associated diarrhea. Aliment Pharmacol Ther 2002;16:1461-7. ▪ D'Souza AL et al. Probiotics in prevention of antibiotic associated diarrhea. Br Med J 2002;324:1361-6. ▪ Fang H et al. Modulation of humoral immune response through probiotic intake. FEMS Immunol Med Microbiol 2000;29(1):47-52. ▪ Freitas M et al. Microbial-host interactions specifically control the glycosylation pattern in intestinal mouse mucosa. Histochem Cell Biol 2002;118(2):149-61. ▪ Gavini F et al. Differences in the distribution of bifidobacterial and enterobacterial species in human faecal microflora of three different (children, adults, elderly) age groups. Microb Ecol Health Dis 2001;13:35-42. ▪ Gill HS, Guarner F. Probiotics and human health: a clinical perspective. Postgrad Med J 2004;80:516-26. ▪ Gionchetti P et al. Prophylaxis of pouchitis onset with probiotic therapy: a double-blind, placebo-controlled trial. Gastroenterol 2003;124(5):1202-9. ▪ Hatakka K et al. Effect of long term consumption of probiotic milk on infections in children attending day care centers: double blind, randomized trial. Br J Med 2001;322:1327-9. ▪ Hebuterne X. Gut changes attributed to ageing: effects on intestinal microflora. Curr Opin Clin Nutr Metab Care 2003;6(1):49-54. ▪ Hooper LV et al. A molecular sensor that allows a gut commensal to control its nutrient foundation in a competitive ecosystem. Proc Natl Acad Sci USA 1999;96(17):9833-8. ▪ Hooper LV et al. Molecular analysis of commensal host-microbial relationships in the intestine. Science 2001;291(5505):881-4. ▪ Huang JS et al. Efficacy of probiotic use in acute diarrhea in children: a meta-analysis. Dig Dis Sci 2002;47(11):2625-34. ▪ Isolauri E et al. Diet during rotavirus enteritis affects jejunal permeability to macromolecules in suckling rats. Pediatr Res 1993;33(6):548-53. ▪ Isolauri E et al. Probiotics in the management of atopic eczema. Clin Exp Allergy 2000;30(11):1604-10. ▪ Isolauri E et al. Role of probiotics in food hypersensitivity. Curr Opin Allergy Clin Immunol 2002;2(3):263-71. ▪ Kaila M et al. Preponderance of IgM from blood lymphocytes in response to infantile rotavirus gastroenteritis. Gut 1992; 33(5):639-42. ▪ Kalliomaki M et al. Probiotics and prevention of atopic disease: 4-year follow-up of a randomized placebo-controlled trial. Lancet 2003;361(9372):1869-71. ▪ Kalliomaki M et al. Probiotics in primary prevention of atopic disease: a randomized placebo-controlled trial. Lancet 2001;357(9262):1076-9. ▪ Lesourd B. Nutrition and immunity in the elderly: modification of immune responses with nutritional treatments. Am J Clin Nutr 1997;66(2):478S-84S. ▪ Marteau P et al. Bifidobacterium animalis strain DN-173 shortens the colonic transit time in healthy women: a double-blind, randomized, controlled study. Aliment Pharmacol Ther 2002;16(3):587-93. ▪ Marteau P, Shanaban F. Basic aspects and pharmacology of probiotics: an overview of pharmacokinetics, mechanisms of action and side-effects. Best Pract Res Clin Gastroenterol

2003;17(5):725-40. ▪ McNerlan SE et al. Changes in natural killer cells, the CD57CD8 subset, and related cytokines in healthy aging. J Clin Immunol 1998;18(1):31-8. ▪ Mercenier A et al. Probiotics as biotherapeutic agents: present knowledge and future prospects. Curr Pharmaceut Design 2003;9:175-91. ▪ Nagata S et al. Human Peyer's patch T cells are sensitized to dietary antigen and display a Th cell type 1 cytokine profile. J Immunol 2000;165(9):5315-21. ▪ Ouelette AJ. Paneth cells and the innate immunity in the crypt microenvironment. Gastroenterol 1997;113:1779-84. ▪ Ouwehand AC et al. Differences in bifidobacterium flora composition in allergic and healthy infants. J Allergy Clin Immunol 2001;108(1):144-5. ▪ Ouwehand AC et al. Adhesion of four Bifidobacterium strains to human intestinal mucus from subjects in different age groups. FEMS Microbiol Lett 1999;172(1):61-4. ▪ Pedone CA et al. Multicentric study of the effect of milk fermented by Lactobacillus casei on the incidence of diarrhea. Int J Clin Pract 2000;54(9):568-71. ▪ Picard C et al. Review article: bifidobacteria as probiotic agents – physiological effects and clinical benefits. Aliment Pharmacol Ther 2005;22:495-512. ▪ Prantera C, Scribano ML. Probiotics and Crohn's disease. Dig Liver Dis 2002;34(2):S66-7. ▪ Rafter J. Lactic acid bacteria and cancer: mechanistic perspective. Br J Nutr 2002;88(1):S89-94. ▪ Reid G et al. New scientific paradigms for probiotics and prebiotics. J Clin Gastroeneterol 2003;37(2):105-18. ▪ Reid G et al. New scientific paradigms for probiotics and prebiotics. J Clin Gastroenterol 2003;37(2):105-18. ▪ Reid G, Bruce AW. Urogenital infections in women: can probiotics help? Postgrad Med J 2003;79:428-32. ▪ Saunier K, Dore J. Gastrintestinal tract and the elderly: functional foods, gut microflora and healthy ageing. Dig Liver Dis 2002;34(2):S19-24. ▪ Saxelin M et al. Probiotic and other functional microbes: from markets to mechanisms. Curr Opin Biotec 2005;16:204-11. ▪ Schiffrin EJ et al. Immunomodulation of human blood cells following the ingestion of lactic acid bacteria. J Dairy Sci 1995;78(3):491-7. ▪ Shanaban F. Probiotics: a perspective on problems and pitfalls. Scand J Gastroenterol 2003;237:34-6. ▪ Szajewska H, Mrukowicz JZ. Probiotics in the treatment and prevention of acute infectious diarrhea in infants and children: a systematic review of published randomized, double-blind, placebo-controlled trials. J Pediatr Gastroenterol Nutr 2001;33(2):S17-25. ▪ Van Niel CW et al. Lactobacillus therapy for acute infectious diarrhea in children: a meta-analysis. Pediatrics 2002;109(4):678-84.

FOCUS

O PAPEL DAS AUTORIDADES REGULATÓRIAS

A recente explosão no número de alimentos com alegação de probióticos observada atualmente em alguns países do mundo trazem à tona novas preocupações dos aspectos regulatórios associados a esta vertente. As dificuldades observadas vão desde a inexperiência na criação de uma regulamentação específica, até à inexistência de critérios científicos consensuais para avaliação da eficácia destes produtos.

Apesar de alguns países já conviverem com produtos probióticos considerados, pelo tempo de presença no mercado, como tradicionais, novos produtos contendo novas cepas de microrganismos que se pretendem probióticos criam situações, que pela necessidade de embasamento, obrigam a adoção de legislações mais restritivas que comprovem a efetiva entrega do benefício alegado.

O artigo recém-publicado como editorial da revista da *Federation of European Microbological Societies*, avaliando os produtos probióticos presentes no mercado na comunidade européia, aponta a ausência de sustentação científica em mais de 90% destes produtos como um dos alvos que deveriam ser foco da elaboração de qualquer legislação sobre probióticos.

O mesmo artigo, ainda, lista os critérios que necessariamente teriam que ser avaliados para se garantir que o benefício prometido efetivamente seja entregue. O mais crítico seria a inexistência de estudos clínicos que avaliem o efeito da cepa probiótica na matriz alimentar que veicula tal microrganismo. É notório que o efeito da matriz alimentar é determinante para a sobrevivência do probiótico na passagem pelo estômago, bem como para a sua multiplicação no intestino. Tal efeito é mais perceptível na grande diferença dos benefícios entregues por produtos probióticos, onde as cepas se mantêm viáveis, como produtos lácteos, quando comparados com a baixa eficácia dos produtos probióticos preparados com microrganismos liofilizados, como pós e cápsulas. Em seguida surge a contagem de células necessárias para que o benefício alegado seja efetivamente entregue ao consumidor. É claro que microrganismos diferentes demandam número de unidades formadoras de colônias diferentes, mas a ausência dos citados estudos na própria matriz alimentar dificulta a avaliação desta eficiência, exatamente pelo impacto da matriz na sobrevivência dos probióticos. Ainda, a ausência de metodologias de identificação e contagem de unidades formadoras de colônias, proposta pelas indústrias e específicas para as cepas presentes nos produtos, dificulta ainda mais a avaliação do produto.

Percebe-se que as autoridades sanitárias têm um longo trilhado antes de chegar a um ponto de maturidade regulatória que de um lado proteja o consumidor, tanto nos aspectos relativos à segurança alimentar, quanto à real eficiência do produto e, de outro lado, permita à indústria o desenvolvimento de produtos sérios que efetivamente contribuam com a saúde e nutrição do consumidor.

Rodrigues GP. DANONE-Research; 2007.

Avaliando seus conhecimentos

- O que é a interface agricultura x nutrição?
- Como e onde surgiram as plantas cultivadas?
- Que são Centros de Origem de Diversidade Genética Vegetal?
- O que é biodiversidade genética vegetal e como preservá-la?
- Como preservar a biodiversidade vegetal?
- O que é uma variedade comercial ou cultivar?
- Como se reproduzem as plantas cultivadas?
- Como manipular a variabilidade genética?
- Quais são os objetivos do melhoramento genético vegetal?
- O que é a agricultura como agente de poluição ambiental?
- Que medidas devemos tomar a fim de viver em equilíbrio?

CAPÍTULO 26

Ciências Nutricionais e Agricultura

Alfredo Lam-Sánchez

. . . .

A agricultura é indissociável da civilização humana, sendo ela o seu grande esteio alimentar, desde que o homem deixou de ser nômade e se estabeleceu em comunidade. Acredita-se que o primeiro grande passo no desenvolvimento humano foi a elaboração e utilização do arado para cultivar a terra. O melhoramento vegetal tem sido praticado desde as mais remotas épocas em caráter empírico. Mais tarde, tornou-se o alicerce da moderna agricultura, altamente produtiva e com outras características desejáveis, como a incorporação de nutrientes específicos visando ao tratamento de carências nutricionais panepidêmicas. As respostas às ações desta ciência foram possíveis pela existência de variabilidade genética nas espécies vegetais, que permitiram que respostas positivas e contínuas às pressões seletivas fossem obtidas.

. . . .

INTRODUÇÃO

Agricultura e avanços da civilização

A organização social e o crescimento da população exigiam, dia a dia, uma demanda em alimentos (Lei de Malthus), o que somente poderia ter sido atingido por meio de uma agricultura mais e mais produtiva, por meio do esforço e participação de várias ciências, entre elas melhoramento genético vegetal. As respostas às ações desta ciência foram possíveis pela existência de variabilidade genética nas espécies vegetais, que permitiram que respostas positivas e contínuas às pressões seletivas fossem obtidas. Foi com a cultura do milho (*Zea mays*, L.) que se realizaram os maiores avanços na ciência da genética, evidenciando a maior tecnologia revolucionária do milho híbrido, e por causa disto ele se tornou uma das principais *commodities* mundiais. Nascia, assim, a agricultura de altos insumos e altos rendimentos. Os Estados Unidos da América, no início do século passado, estabeleceram, em base a isto, um dos maiores e mais modernos sistemas agrícolas, derivando disto um avanço científico tecnológico, que o tornou potência mundial. A maior indústria presente naquele, então, era a indústria agrícola, ou seja, aquela que gira em torno da agricultura, pelos avanços dos inúmeros setores envolvidos direta ou indiretamente com ela. Um deles foi o setor de alimentos, que disponibilizou alimentos, *in natura* e processados, tanto animais como vegetais, contribuindo muito para a alimentação e nutrição.

Cultura do milho

INTERFACE AGRICULTURA X NUTRIÇÃO

Fontes alimentares vegetarianas

Estas duas grandes áreas de conhecimento possuem uma interface muito grande, uma vez que a agricultura, mais especificamente a parte relativa às plantas, proporciona ao homem todos os elementos possíveis para suprir suas necessidades primárias. Quanto à alimentação, as espécies vegetais suprem quase todos os nutrientes necessários para uma boa alimentação, desde proteínas, carboidratos, glicídios, vitaminas, sais minerais (macro e micronutrientes) até outros componentes químicos específicos para determinadas deficiências ou carências. Isto leva a estabelecer a ciência da nutrição como uma ciência multidisciplinar e pluriprofissional, em que os problemas e soluções são evidenciados e obtidos, como resultados de ações conjuntas entre vários setores.

Desta maneira, resta responder a seguinte pergunta: Quanto sabemos sobre as plantas ou agricultura?

COMO E ONDE SURGIRAM AS ESPÉCIES VEGETAIS?

O homem, desde o seu aparecimento na face da Terra, foi sempre um convidado no reino vegetal, aproveitando-se das plantas para seu sustento. Cansado de correr atrás dos grandes bichos, a fim de caçá-los e comê-los, onde várias vezes ele era a caça e a comida, decidiu observar a natureza e viu que muitos animais comiam partes de plantas, principalmente frutos e sementes. Dessa maneira, dentro de uma ação de instinto de sobrevivência e de preservação da espécie chegou um momento em que decidiu que as grandes viagens chegavam ao seu fim, deixando de ser nômade e estabelecer-se em determinados lugares. Estes não seriam nenhum lugar, mas sim lugares onde houvesse uma grande vegetação e disponibilidade de recursos naturais, principalmente água.

Centros de origem das plantas cultivadas

Nikolai Ivanovich Vavilov (1951), grande cientista russo, por meio de suas pesquisas e viagens, estabeleceu os Centros de Origem das Plantas Cultivadas, que seriam os lugares onde as espécies vegetais dentro de determinado gênero apresentariam a maior diversidade genética possível. Ele estabeleceu a presença de oito centros, que por coincidência correspondem a lugares onde grandes civilizações se desenvolveram. Isso não deve ter sido por acaso, civilizações como os chineses, hindus, persas e babilônios, israelitas, turcos, egípcios, grego-romanos, cartagineses, maia-astecas, incas e tribos amazônicas estavam presentes nos centros de origem. Os centros são:

1. Centro de Origem Chinesa – é o centro de maior contribuição em espécies vegetais, entre elas a soja (*Glycine max* L., Merrill), grande número de cereais, bambus, tubérculos como o cará e inhame, cebola, alho, e muitas outras hortaliças, que por causa delas fizeram da comida chinesa um alimento de gosto universal. Fruteiras de clima temperado, como pêssegos, maçãs, pêras, caqui e outras rosáceas. Dentro das fruteiras de clima subtropical tem-se a laranja. Aqui se fez presente um grande número de especiarias e plantas medicinais, que foram motivo de cobiça na Idade Média por parte de viajantes e navegantes europeus. **Soja e a China**

2. Centro de Origem Indiana – a grande contribuição é o arroz (*Oryza sativa* L.) e outros cereais como o sorgo. Outra contribuição de importância grande é a cana-de-açúcar (*Sacharum officinarum* L.). Plantas fibrosas como o algodão arbóreo (*Gossypium arboreum* L.), plantas estimulantes, entre elas a *Cannabis indica* L., plantas produtoras de óleos, taninos e resinas, como as acácias e os jasmins.
   a) Centro de origem indo-malaia – coco, cana-de-açúcar, gengibre.

3. Centro de Origem Asiática Central – centro de origem do trigo (*Tritricum vulare* Vill.) e de outras gramíneas importantes como centeio (gênero *Secale*). Leguminosas, como grão-de-bico, ervilha, lentilha, e hortaliças, como cenoura, cebola, alho, espinafre. Fruteiras como a pistácia, oliveira, amêndoa, melão, damasco e videira. **Ásia Central e o trigo**

4. Centro de Origem do Oriente Próximo – aqui estão presentes grande número de espécies do trigo (gênero *Tritricum*) com número cromossômico 2n:14 e 2n:28, diferentes da espécie *T. vulgare* (trigo comum), que possui 2n:42 cromossomos. Leguminosas como alfafa, ervilhaca. Oleaginosas como linho, colza, mamona de semente pequena. Plantas produtoras de óleos etéreos como anis, rosa, coentro, papoula. Hortaliças como beterraba, que é utilizada na produção de açúcar, repolho, melões e abóboras. Fruteiras como figo, videira, cereja, castanhas e nozes. Especiarias como o açafrão.

5. Centro de Origem do Mediterrâneo – bom número de espécies de trigo, aveia e cevada. Forrageiras como os trevos. Oleaginosas como a oliveira. Hortaliças como o repolho e outras básicas, aspargos, espécies de alho. Plantas produtoras de óleos e especiarias, lavanda, cuminho, hortelã, louro, lúpulo. **Cereais e leguminosas no Mediterrâneo**

6. Centro de Origem Abissínio – este centro apesar de ser na África, apresenta uma grande diversidade em espécies de trigo e cevada. A grande contribuição deste centro é o café (*Coffea arábica* L.), o quiabo e o açafrão.

7. Centro de Origem do Sul do México e da América Central – um dos centros de origem do milho (*Zea mays* L.) e do feijão (*Phaseolus vulgaris* L.), amaranto, bom número de abóboras ou cucurbitáceas. Batata-doce, araruta. Especiarias como as pimentas, ou espécies do gênero *Capsicum*. Fruteiras como a cactácea *Opuntia* sp., muito usada como forrageira em lugares áridos. Espécies de anonáceas, como a fruta-do-conde e a graviola, sapotis, mamão, abacate, goiaba, caju. Estimulantes como o cacau e o fumo.

8. Centro de Origem Sul-Americana, que inclui as regiões altas do Peru, Bolívia e Equador – a maior contribuição é o milho, principalmente a subespécie amilácea. Um grande número de espécies de tomateiro, além do comum, *Lycopercicum esculentum* Mill, muitas espécies selvagens. Há uma grande diversidade de espécies de batata. Plantas típicas cultivadas como lupinos. *Chenopodiaceas* comestíveis: quinua e canhigua. Plantas estimulantes como a árvore-da-coca (*Erythroxylon coca* Lam), especiarias como o urucum (*Bixa orellana* L.), pimentas. Fruteiras como maracujá, goiaba, anonáceas, e uma planta medicinal de vital importância no combate à malária, a *Cichona calisaya* Wedd e o fumo. **Milho na América Latina**
   a) Centro de Origem da Ilha de Chiloe – a maior contribuição deste subcentro é a batata cultivada, a *Solanum tuberosum*. Espécies de morango do gênero *Fragaria*.
   b) Centro de Origem Brasileiro-Paraguaia – mandioca, amendoim, cacau, seringueira, erva-mate, grande número de fruteiras tropicais cultivadas e exóticas. **Mandioca**

CENTROS DE ORIGEM DAS PLANTAS CULTIVADAS?

Por que ter conhecimento dos Centros de Origem das Plantas Cultivadas?

Para mostrar que durante a evolução do mundo a distribuição das espécies vegetais sobre a cobertura terrestre não era completamente uniforme, havendo certas peculiaridades em cada centro. Uma grande civilização humana floresceu em cada centro, em que as plantas serviam de fonte de alimento. O homem, a partir das suas conquistas, migrações, e intercâmbios, induziu indiretamente a migração das espécies vegetais, sendo difícil para elas sobreviver a adaptações e aclimatações aos novos locais.

As espécies vegetais, dentro de um determinado ambiente, tal como os animais e o homem, estabelecem grande competição e prevalência entre elas, cada uma tentando dominar a totalidade do ambiente. Esta dinâmica populacional, ou seja, esta competitividade entre espécies vegetais, baseia-se primeiro no número de sementes produzidas pelo indivíduo, não tendo nada a ver com o tamanho delas, tanto é assim que as grandes árvores possuem sementes tão leves, que são facilitadas na sua distribuição, porque, além de serem leves, elas possuem um tipo de asas; e segundo, a porcentagem de estas sementes germinarem e chegarem a produzir descendência. Dentro de uma população destas, as formas genéticas mais uniformes, e conseqüentemente mais estáveis, encontram-se na parte central; e as mais agressivas e competitivas e geneticamente menos uniformes, na periferia. Assim, elas estão aptas para poder sobreviver e adaptar-se ao novo ambiente conquistado. Tudo isto é resultado da evidência de combinações gênicas obtidas pelo processo de divisão celular da meiose (processo sexual) e o confronto delas com o ambiente, para ver seu grau de adaptação. Em poucas palavras, isto é uma competição entre genes, na natureza existe uma eterna vontade individual de colocar seus genes em evidência, sendo a vida uma eterna briga de genes.

Relação entre o homem e o meio ambiente

No início da relação entre o homem e o reino vegetal, não foi ele que conquistou as plantas, mas foram as plantas que conquistaram o homem, por quê? Porque, desde o início se realizou um esquema de melhoramento genético e, antes de tudo, teve que saber que plantas poderiam ser utilizadas. Depois, quando o homem entendeu e compreendeu que sua sobrevivência dependia delas, por mais fome que tivesse, ele sempre teria de guardar certa quantidade de sementes ou frutos para constituir um novo plantio. Isto se torna mais drástico em países onde existe o rigor do inverno, onde as áreas de plantio ficam cobertas de neve. Por outro lado, os antigos sacerdotes sempre de olhos bem abertos selecionavam e distribuíam os melhores estoques genéticos para estabelecerem os novos plantios. A mulher, desde o tempo em que homem era colhedor e caçador, desempenhou um papel importante na obtenção de alimentos, já que era responsável pela colheita. Este fato se repete até hoje em certas tribos ou grupos humanos.

Os centros e origem nos dão uma idéia de como o homem nas suas viagens e conquistas levou para o velho mundo espécies vegetais de extrema importância para o desenvolvimento e sobrevivência humana; da China e Índia, trouxe plantas importantíssimas como o arroz, o trigo e as especiarias. Da América do Sul, ele levou para a Europa a batata, que se tornou o alimento básico da dieta européia, e quando era escassa aconteciam grandes epidemias de fome e conseqüentes migrações. Outras culturas, como o milho, o feijão, o tomate, o fumo, o cacau, foram para lá levadas. Assim, os italianos, que tanto se gabam do originalíssimo espaguete com molho de "pomidoro" (tomate), importaram o macarrão da China e o tomate do Peru. Em compensação, os povos americanos receberam do outro mundo a cana-de-açúcar, o café, a soja, a laranja, e acabaram introduzindo no seu hábito alimentar o uso do trigo.

Outra informação importante é que o número de espécies vegetais de grande importância econômica, as chamadas *commodities*, não passa de dez, e na maioria são originárias de centros lugares acima ou no Trópico de Câncer. Um fato importante é que grandes extensões territoriais não serão obrigatoriamente contribuintes de um grande número de espécies vegetais.

CENTROS INTERNACIONAIS DE PRESERVAÇÃO DE BIODIVERSIDADE VEGETAL

Com o avanço do progresso da civilização mundial e com a extensão da urbanização, lógico e certo de que muitos destes centros desaparecerão e conseqüentemente muita diversidade genética vegetal desapareceria, porém a preocupação e a engenhosidade humanas são grandes e precavidas. Organismos internacionais conservam e preservam esta biodiversidade vegetal. Existem os Centros Internacionais de Pesquisa, mantidos por organizações internacionais, que guardam e preservam biodiversidade genética vegetal, como variedades, espécies e gêneros de espécies importantes. Tem-se assim o Centro Internacional de Melhoramento de Milho e Trigo (CIMMYT), no México; Centro Internacional da Batata (CIP), no Peru; Centro Internacional de Pesquisa Agrícola do Trópico Semiárido (ICRISAT), na cidade de Hayderabad, Índia que conserva variabilidade de muitas leguminosas comestíveis; Centro Internacional de Pesquisas com Arroz (IRRI), em Los Baños, Filipinas; Centro Internacional de Agricultura Tropical (CIAT), em Palmira, Colômbia, que guarda variabilidade de feijão e mandioca; Instituto Internacional de Agricultura Tropical (IITA), em Ibadan, Nigéria, que preserva diversidade de leguminosas de grão, raízes e tubérculos; Centro Internacional para Pesquisa Agrícola em Áreas Secas (ICARDA), no Egito, que preserva germoplasma de trigo, cevada, lentilhas.

Preservação de biodiversidade deve ser uma prioridade

Nestas instituições a variabilidade genética era preservada por meio da conservação de sementes ou partes de plantas em câmaras especiais, em que a temperatura e a umidade eram rigorosamente controladas. Devia ter-se o cuidado de manter, além da identidade genética, o poder germinativo das partes conservadas, ou seja, sempre o material estaria apto a reproduzir a variedade preservada. Outra maneira de conservar a variabilidade era por meio de coleções vivas, prática muito onerosa e exigente em grandes cuidados. Hoje se preserva recursos genéticos, ou biodiversidade, por métodos mais vantajosos, sem exigir grandes espaços físicos, por meio da cultura de tecidos, de células vegetais específicas, ou por fragmentos de DNA, tudo isto pelos avanços da Biotecnologia.

De maneira geral, esta diversidade genética vegetal, chamada de biodiversidade, está em perigo, além dos esforços para preservá-la perante as violentas mudanças pela urbanização nos nichos ecológicos. Existe uma corrida no mundo, principalmente por parte dos países desenvolvidos, em querer estabelecer patentes, ou direitos autorais, sobre os materiais genéticos obtidos por pesquisa em melhoramento vegetal convencional e principalmente por técnicas modernas de biotecnologia. Mas não somente sobre este tipo de germoplasma, existe também o estabelecimento de direitos de propriedade sobre a flora estrangeira, como é o caso de certos países desenvolvidos reclamarem direitos sobre certas plantas nativas da Amazônia, por quê? Porque eles possuem argumentos legais de registro ou patente, que acreditam lhes concede estes "ditos" direitos. Temos assim o registro de plantas como o cupuaçu (*Theobrama grandiflorum*), o açaí (*Euterpe oleracea*), o santo-daime ou ayahuasca, e outras que já foram registradas, estabelecendo grandes brigas internacionais, a fim de reparar a situação. Existem também os falsos cientistas visitantes que, em missões de colaboração científica, acabam fazendo "biopirataria", levando secretamente para fora o material genético a fim de ter fontes naturais de possíveis produtos químicos, e patentes de ambos, as plantas e os produtos obtidos. Tem germoplama que foi levado em quase sua totalidade para o exterior, como é o caso da estévia (*Stevia rebaudiana*), planta da região brasileiro-paraguaia que fornece adoçante não-nutritivo. O Brasil nem o Paraguai possuem uma coleção genética tão completa desta espécie. Hoje, com a chegada dos transgênicos, estabelece-se e regulamenta-se melhor a lei de registros e patentes dos produtos obtidos por estas modificações genéticas.

A biodiversidade na Amazônia

**Cultivar?
Variedade comercial?**

Genética

Que é uma variedade comercial ou cultivar?

Uma variedade comercial ou cultivar é aquela variação genética dentro de uma determinada espécie, que tem importância econômica, e ocupa com seu plantio boas extensões territoriais. Ela pode ser representada pela seguinte fórmula:

Fenótipo (cultivar) = genótipo (G) + meio ambiente (MA) + interação G × MA

Onde o fenótipo é a expressão de uma determinada característica em uma variedade. O genótipo é a carga genética do indivíduo, hoje chamada genoma, considerando que, pelos processos convencionais tradicionais, esta carga genética resulta da união de metade da carga genética da mãe e metade do pai, ou seja, a junção dos gametas (forma haplóide, "n") na formação do embrião reconstitui-se o número de cromossomos (diplóide, "2n") característico da espécie.

Todo este milagre (se assim podemos dizer) é devido ao processo da meiose, no processo normal de formação de gametas nos progenitores, em que cada cromossomo se parea com seu homólogo, para dar a formação de células sexuais haplóides.

Outro componente da fórmula é o conturbado meio ambiente, que tantas ameaças e agressões está sofrendo dia a dia e, como conseqüência direta, ele inflige grandes pressões sobre os organismos vivos quebrando assim um equilíbrio entre ele e o genótipo, que foi obtido através de longos e longos períodos de tempo.

A natureza é agredida de todas as maneiras possíveis, e isto resulta em conseqüências irreversíveis, e os organismos vivos têm que se adaptar a estas mudanças para poder sobreviver a elas. Dessa maneira, modifica-se e quebra a interação entre o genótipo x meio ambiente, fazendo com que certos genótipos se diferenciem e destaquem sob certas condições de ambiente.

USO DA BIODIVERSIDADE PELO MELHORAMENTO GENÉTICO VEGETAL

Em condições normais, a engenhosidade do homem a fim de estabelecer a melhor interação genótipo x ambiente fez surgir novas variedades por meio do melhoramento genético vegetal, o qual é embasado em rigor científico muito grande, eliminando a mais mínima possibilidade do erro, a fim de atender os mais específicos objetivos.

Melhoramento de plantas

Para atender estes objetivos, o homem buscava sempre a existência de variabilidade quanto à característica procurada, transferindo-a para a variedade comercial ou criando novas variedades, que, além de produtivas, deveriam ser adaptadas e específicas quanto a certas características. Esta variabilidade poderia ser encontrada em variedades, estabelecendo-se cruzamentos a fim de se obter combinações genéticas desejáveis, uma vez que a diferença entre elas está somente nos caracteres mendelianos, ou seja, todo a nível de um loco genético em determinado cromossomo. Esta variabilidade ou característica faltante pode existir em outra espécie dentro de um gênero ou talvez em outro gênero. O melhoramento de plantas, algumas vezes, a fim de transferir esta característica, realiza cruzamentos intervarietais ou intergênicos, tendo como dificuldade inicial vencer a barreira da esterilidade que os possíveis produtos obtidos apresentavam. Isto decorre da diferença no número de cromossomos entre espécies, quanto ao número e estrutura dos cromossomos. A falta de homologia, ao não se parearem os cromossomos, resulta, como conseqüência, em alto grau de esterilidade, como em animais, nos quais os híbridos são estéreis. Esta esterilidade decorre da impossibilidade de pareamento de cromossomos, a fim de formar gametas. Em planas pode-se recorrer a certas técnicas que utilizam produtos químicos como a colchicina, a fim de se obter sucesso duplicando o número de cromossomos.

A natureza no decorrer dos tempos realizou naturalmente cruzamentos deste tipo, porém, o tempo necessário para evidenciar produtos viáveis é difícil de ser determinado, mas uma coisa é certa, são muitos anos. Hoje, a Biotecnologia evidencia a transferência de fragmentos de DNA dentro do genoma de variedades comerciais, sendo este DNA que condiciona características específicas provenientes de outras espécies, gêneros ou reino. Será que os produtos obtidos já mostraram totalmente sua interação genótipo x ambiente?

As mutações criam variabilidade nas espécies vegetais. Elas são ocasionadas por fatores mutagênicos, naturais ou induzidos, presentes cada vez mais e mais em qualidade e quantidade no meio ambiente. Após as bombas atômicas utilizadas no Japão na Segunda Guerra Mundial, foi tentado com muita intensidade e propaganda o uso da energia nuclear como agente mutagênico dirigido e fins pacíficos, porém os sucessos obtidos não foram os mais satisfatórios.

Como se reproduzem as plantas cultivadas?

As plantas, como todo ser vivente, seja do reino vegetal seja animal, possuem divisão celular: a meiose e a mitose. Onde: a mitose divide as células sem reduzir o número cromossômico, ela é mais presente nas células somáticas. A meiose faz-se presente, como já foi visto, nas células reprodutivas, onde elas produzem células específicas (gametas) com o número de cromossomos, reduzido à metade, e que quando se juntam reconstituem a número de cromossomos característico da espécie.

Reprodução de plantas

As espécies vegetais possuem os dois sexos, bem definidos e bem posicionados. Pelo processo de evolução, elas estabeleceram os sistemas de reprodução bastante específicos e são classificadas e determinadas em plantas autógamas (feijão, trigo, soja, arroz, cevada) e plantas alógamas (milho, algodão, mandioca, repolho). Essa classificação determina os tipos de métodos de melhoramento a serem aplicados nelas.

As autógamas são provenientes da autofecundação, em que o pólen de uma flor fertiliza seus óvulos, tendo como conseqüência direta um alto grau de homozigose na população. Para isso, existem sistemas que favorecem e forçam a autofecundação, como flores perfeitas e hermafroditas (ambos os sexos na mesma flor) como conseqüência uma variedade deste tipo de plantas não possui variabilidade genética, todas as plantas são geneticamente idênticas.

As plantas alógamas, pelo contrário, forçam a polinização cruzada, tudo começa pelo tipo de estrutura floral, como é o caso do milho. Ele possui os órgãos masculinos na parte superior, no pendão, e a parte feminina embaixo (nas bonecas, futuras espigas), sendo a espiga o fruto e produto da polinização cruzada, uma vez que o pólen da própria planta pode fertilizar os óvulos por gravidade, ou de outra planta pelo vento ou outros agentes polinizadores. Como conseqüência, a população obtida apresenta uma grande variabilidade, uma vez que a contaminação genética é fácil. Este sistema favorece a polinização cruzada porque este tipo de planta não suporta a consangüinidade, que lhe traz efeitos negativos. Dentre os fatores que favorescem esta situação, está a expressão do sexo, onde existem plantas (esporófitos, que produzem esporos) masculinas e femininas, como é o caso do aspargo, as tâmaras, o lúpulo, a maconha e muitas espécies florestais. Existem ainda fatores como a esterilidade masculina, onde a planta está impossibilitada de produzir gametas masculinos e, se ela produz sementes, será proveniente de polinização cruzada. Este sistema de reprodução, aliado à esterilidade masculina, fez com que milho, torna-se a planta mais importante comercialmente, pelo uso do milho híbrido, e também responsiva aos avanços científicos da genética e melhoramento vegetal.

Polinização cruzada e o milho

Na natureza, mesmo as plantas autógamas, protegendo-se contra a polinização cruzada, existe a possibilidade de haver cruzamentos naturais e, em certos casos, manifesta-se vigor híbrido, que é completamente heterozigoto. Porém, este híbrido, após sucessivas gerações de autofecundação ou reprodução natural, volta a se tornar homozigoto.

A natureza é muito pródiga, por que estabelece cruzamentos naturais entre variedades, espécies e gêneros, e os produtos obtidos são submetidos à "aprova-

Híbrido

ção" do ambiente, que evidenciará as formas mais adaptadas. O triticale é um híbrido natural entre os gêneros *Tritricum* (trigo) e *Secale* (centeio), que possui certa importância econômica e que conseguiu vencer a barreira da esterilidade.

Reprodução assexuada

Uma outra maneira das plantas se reproduzirem é por meio da reprodução assexuada, onde a população obtida é um "clone", ou seja, todas as plantas são geneticamente idênticas à planta mãe. Elas são obtidas por sementes ou pelo uso de partes vegetativas, quando tomam participação desta reprodução vegetativa somente células somáticas. É o caso do uso de toletes como a cana-de-açúcar, tubérculos como na batata (caules) ou batata-doce (raízes), estacas, garfos, borbulhas como nas fruteiras, estolões como no morango e certas gramíneas. No caso de sementes, uma célula somática diferencia-se em embrião e uma nova planta aparece idêntica à planta mãe. Assim, nessa particularidade, além do embrião verdadeiro (por reprodução sexuada), aparecem vários outros somáticos, chamados de embriões nucelares ou adventícios, como acontece nos citros e em algumas fruteiras. O produto dessa reprodução é chamado de clone. Um dos riscos de plantar grandes áreas com uma variedade ou população possuindo um único genótipo é a possível suscetibilidade a uma determinada doença, na qual a população será ou resistente ou suscetível.

No embrião, existem certas células no citoplasma que se auto-reproduzem, por possuírem DNA próprio, e elas condicionam algumas características, como a esterilidade masculina no milho. Por serem de natureza citoplasmática, elas são indicativas das características maternais, daí abrirem um novo capítulo na genética, que se chama herança maternal, herança citoplasmática ou extracromossômica.

Quais são as principais características que uma cultivar deve possuir?

Produtividade e suas implicações

O principal objetivo é a produtividade, ou seja, a maior produção de um determinado produto comercial da planta por uma determinada área. Digam-se, tantos quilos de um determinado produto comercial por uma unidade de área. De maneira geral, o produto a ser colhido e utilizado é a única parte da planta, o que é pouco perante a grande produção de biomassa produzida pela espécie vegetal, e os resto culturais ficam no campo, indicando que em certas culturas há um grande desperdiço. Por outro lado, procuraram-se variedades altamente produtivas, com uma grande resposta à quantidade de insumos: adubos, inseticidas, herbicidas e outros produtos químicos utilizados. Hoje, com as novas tendências de proteção ao meio ambiente, a agricultura moderna defronta-se com novos desafios estabelecidos pela humanidade, que exige uso mais racional e organizado destes produtos, os quais, se mal usados ou usados fora das recomendações técnicas, podem ser altamente tóxicos e prejudiciais ao meio ambiente e conseqüentemente ao homem.

O uso contínuo de produtos químicos nas lavouras leva a uma contaminação do meio ambiente, principalmente pela percolação de produtos químicos para o subsolo, que traz como conseqüência a contaminação dos aqüíferos subterrâneos e os cursos de água pela contaminação superficial e arrasto. Assim, a água, este elemento de importância vital, está bastante comprometida.

"Agricultura orgânica"

Como conseqüência, hoje entrou no modismo a "agricultura orgânica", em que se produzem alimentos vegetais sem a participação de produtos químicos e muito menos agrotóxicos, como assim são chamados. Com relação a esta situação dentro da agricultura moderna, foi altamente produtiva e altamente consumidora de insumos agrícolas, como no hemisfério norte, durante a metade final do século passado. Cultivar, para dar o máximo de produtividade, deve estabelecer-se no quanto precisa de macro e microelementos químicos, na forma de adubos e fertilizantes, para estabelecer uma grande produtividade. Verifica-se pelas análises de solos feitos antes do plantio que cultivar mostra o quanto o solo pode fornecer e assim a diferença a menos é suprida pela adubação ou fertilização. Na agricultura orgânica, todo é suprido pelo uso de adubo orgânico. Como pode ser vislumbrada esta grande produção de matéria orgânica, produzida sob condições tropicais, de alta umidade e temperatura, que efetuam um ciclo de nitrogênio muito rápido, em que os restos culturais rapidamente se transformam, e muito do nitrogênio volta para o ar.

O nitrogênio é um elemento bastante instável em solos tropicais e equatoriais. Diferentemente nos solos dos países temperados, onde existe acúmulo de matéria orgânica, pelos restos culturais não-decompostos, isto se faz por longos e longos períodos sem haver queima do nitrogênio, chegando ao cúmulo de haver solos completamente orgânicos. Será que teremos capacidade de produzir tanta quantidade de adubos orgânicos para atingir a demanda de alimentos orgânicos? Por outro lado, os solos tropicais são deficientes em certos microelementos, as plantas apresentarão deficiência deles, e, se dependemos delas para supri-los nas dietas, como conseqüência poderá haver deficiência para o consumidor.

Nas situações atuais, o que tem faltado em tudo isto é o bom senso e, muito mais do que isso, certa conscientização e até um alto grau de honestidade por parte de quem produz alimentos vegetais, em que a vantagem e o lucro imediato e seguro, muitas vezes, não são muito honestos. Há uso desmedido de certos produtos químicos que põem em risco a saúde do consumidor. Principalmente na produção de verduras e frutas, o caso é crítico, e a aplicação de agroquímicos, como fungicidas e inseticidas, têm certo tempo de carência para consumir os alimentos tratados e também desde que o produtos químicos tenham sido aplicados na dose correta. É o caso do tomate, tão boa fonte de provitamina A, de boa utilidade para proteger a próstata, que pode ser um veículo de morte; veja-se a quantidade de conseqüências maléficas que aparecem nos trabalhadores desta cultura. E o nosso morango, tão apreciado e cobiçado no inverno? Hoje, do ponto de vista de alimentação, a fim de evitar certos alimentos que ocasionam obesidade, recorre-se ao consumo de frutas e vegetais, ficando o paradoxo ou morremos por obesidade (e os efeitos das gorduras) ou por contaminação ou câncer devido à toxicidade dos produtos agroquímicos ou defensivos agrícolas, mal utilizados. E os conservantes e estabilizantes? A situação, como se dizia antigamente, está preta: "Se correr o bicho pega, se ficar o bicho come". E agora, José?

Agroquímicos

E os transgênicos? Pelas novas técnicas da Biotecnologia, da Engenharia Genética, da Biologia Molecular, hoje é possível transferir genes ou fragmentos de DNA entre espécies completamente divergentes. Como foi dito anteriormente, a natureza submetia os cruzamentos naturais ao seu confronto, onde sempre se evidenciou o mais forte e o mais adaptado, sendo tudo isto avaliado durante um bom e prolongado tempo. Hoje, estas modernas técnicas se antecipam a tudo isto e, existe, porém, a reação da própria natureza a esta evidência genética artificial, sendo que só o tempo o dirá ou mostrará. Qual será a reação que o meio ambiente evidenciará a esta rápida e mediata técnica? No final do século passado, foi verificado que existia no mercado cerca de 50 produtos trasngênicos, produzidos por grandes e poderosos laboratórios multinacionais. Um grande debate foi estabelecido, uma vez que alguns países desenvolvidos os consideravam potencialmente nocivos à saúde. Sempre em situações como esta se faz certa pantomina (para inglês ver!), e no final vence o poder econômico. O tempo transcorrido de uso dos transgênicos é muito pequeno para se ter uma evidência de resultado. A pressão de quem os planta é muito grande, e a legislação que se estabelece é tão frágil que, em pouco tempo, é modificada. E a lei? Ora a lei.

Transgênicos, biotecnologia, engenharia genética, biologia molecular

ADAPTAÇÃO DE ESPÉCIES A NOVOS AMBIENTES

Isto é um dos grandes trunfos do melhoramento genético vegetal, veja-se o exemplo do milho, originário do Centro do Sul do México e do Peru. Hoje ele é plantado em todas as latitudes e altitudes mundiais, sendo um alimento humano e animal. É o caso já mencionado da batata que, mesmo sendo originária da América do Sul, é conhecida como batata-inglesa. Na adaptação a ambientes desfavoráveis, como solos com alto teor de salinidade, hoje muitas fruteiras conseguem suportar estes altos teores de sais no solo. Atualmente, o Brasil é o maior produtor de soja na região tropical equatorial. Antes, a soja era limitada somente a latitudes tropicais, sendo esta nova técnica um produto da pesquisa genética agrícola brasileira.

Ecologia

Adaptação das espécies

MELHORAMENTO VISANDO ÀS CARACTERÍSTICAS NUTRICIONAIS E TECNOLÓGICAS

Melhoramento nutricional de plantas

As culturas apresentam certa variabilidade para os principais componentes nutricionais, como óleo e proteína, no caso o milho, em que populações mostraram contínuas respostas a ciclos longos de seleção para alto e baixo teor de óleo e proteína. Na cultura do milho mostrou-se, em 1964, a presença de mutantes exóticos, como o opaco-2, que evidenciava teores mais vantajosos dos aminoácidos essenciais lisina e triptofano, por causa de modificação na composição das frações protéicas do grão. Após isto, vários outros mutantes foram identificados e testados. No caso das leguminosas, houve também programas de melhoramento genético neste sentido, como é o caso do feijão e soja, que apresentam leve deficiência no aminoácido sulfurado e metionina. Em um escopo alimentar, nessas duas famílias, gramíneas e leguminosas, base alimentar de muitos povos, principalmente no continente americano, existe evidência muito boa sob o ponto de vista de alimentação e nutrição. Em trabalhos experimentais com ratos, em que se forneceram dietas à base de milho e feijão (INCAP, Guatemala) e de arroz e feijão (FMRP-USP), variava-se a proporção da gramínea de 0 a 100%, e a da leguminosa, de 100 a 0%. Os ratos, experimentalmente, escolhiam como a melhor proporção 70% da gramínea (arroz ou milho) e 30% da leguminosa (feijão), que proporcionavam um crescimento normal e estabelecia uma proporção ótima de proteína a 50% e 50% de ambas as espécies. Isto indica que o arroz com feijão é uma grande refeição.

Feijão e soja

Trigo

Algumas espécies vegetais foram introduzidas com grande êxito na dieta do povo, o caso do trigo, que hoje, por meio da panificação e massas, tem um destaque muito grande na alimentação brasileira. O Brasil, desde muito tempo atrás, ocupa um lugar de destaque na produção mundial de soja, cuja composição química é bastante vantajosa quanto aos principais componentes: proteína (40%), óleo (20%), com um bom teor (85%) de ácidos graxos não-saturados, e carboidratos (35%). Atualmente, a soja representa uma grande fonte de divisas para o Brasil, que cada dia se diferencia como um grande ou talvez o maior exportador de matéria-prima. Várias tentativas foram feitas na década de 1980 para ver as possibilidades de estabelecê-la como alimento da população. Em tentativas infrutíferas e muito goradas, ela foi até acusada de ser vilã, por possuir isoflavonas, como a ginesteína, a qual tem efeito estrogênico, e seu consumo seria responsável por possíveis alterações na sexualidade masculina, porém não se levantou a hipótese de ser um repositório natural de hormônio feminino. Por outro lado, verifica-se que a soja brasileira, é um alimento para o povo que tem poder aquisitivo alto, produtos de alta tecnologia e alto preço que os países desenvolvidos produzem.

Fatores antinutricionais

Outra linha de pesquisa evidenciou-se tentando abaixar os teores de fatores antinutricionais presentes nas leguminosas, como as fitoemoglutininas e os fatores antitrípticos, que são termolabéis, estabelecendo a necessidade do cozimento dos grãos para seu consumo.

Quanto ao objetivo de melhorar as características de processamento, várias linhas de pesquisas foram evidenciadas quanto à hidratação e cozimento de grãos de leguminosas. Por outro lado, busca-se aumentar o tempo de prateleira de muitos produtos, a fim de que suportem mais tempo em exposição e também os rigores do transporte.

Um dos grandes problemas que a agricultura se defronta é o desperdício que se evidência desde a colheita até chegar à mesa do consumidor. O montante é muito grande, chega a ser em torno de 30%, o que, em números globais, é uma outra safra considerável que se joga fora.

RESISTÊNCIA A DOENÇAS E PRAGAS

De maneira geral, as plantas comerciais apresentam variabilidade quanto a serem resistentes ao ataque de patógenos vegetais, sejam eles fungos, sejam bactérias, vírus e nematóides. Quanto aos fungos, as plantas cultivadas apresentam um mecanismo gênico que interage com o mecanismo genético do patógeno, a fim de evidenciar resistência, ou suscetibilidade à doença, chamada de teoria de gene x gene. Os fungos, tal quais as plantas, apresentam variabilidade, evidenciando raças fisiológicas, indicando que, muitas vezes, a resistência a um determinado patógeno não dura muito tempo. Por outro lado, têm certas doenças ocasionadas por vírus, aos quais não tem sido possível encontrar uma boa fonte confiável de resistência, o que torna as culturas errantes.

Combate a doenças e pragas

IMPLICAÇÕES DA AGRICULTURA DE ALTA PRODUTIVIDADE

Em geral, hoje a agricultura se encontra em uma situação alarmante, existe o confronto entre a agricultura de alta produtividade, com alto consumo de insumos, e alto poder de contaminação. Por outro lado, a conscientização popular em âmbito mundial sobre os grandes problemas ambientais ameaçadores foram criados e as soluções que envolvem a humanidade como um todo estão difíceis de serem atingidas. Há uma grande pressão econômica internacional na produção de produtos vegetais e uso da terra. Também se visa ao lucro rápido, contínuo e crescente, sem se importar muito com as gerações futuras e o que elas irão receber de nós quanto aos recursos naturais.

Eficiência agrícola e produtuvidade

Hoje, terra arável é um grande fator limitante no mundo, e sua disponibilidade encontra-se somente nos países da América e África, países com dívidas gigantescas. Esses países, principalmente na América Latina, são grandes produtores de matéria-prima, muitas vezes sem adicionar um valor agregado aos produtos exportados, o que traria muitas vantagens econômicas. Por outro lado, evidenciou-se a necessidade de um controle da poluição ambiental e suas terríveis conseqüências sobre o aquecimento global, pelo uso de energia proveniente de fontes renováveis. Há necessidade de um cuidado muito grande para que não exista uma redução de área para produzir alimentos, que sempre foram produzidos pelos pequenos agricultores, e também não aumentar a contaminação do solo e da água, pela ânsia de querer produzir. Isso vem provar que é mais vantajoso ter os dólares para poder comprar sem correr o perigo de contaminar os recursos naturais próprios, mostrando uma vez mais a velha paródia sobre as diferenças entre o primo rico e o primo pobre.

Produção de alimentos

Muita ênfase está-se dando ao possível risco de contaminação dos nossos mananciais e cursos de água, evidenciando sua futura falta. Especificamente, vastos e imensos reservatórios de água, como é o aqüífero Guarani, que cobre uma grande extensão territorial brasileira, já mostram sinais de contaminação química.

Hoje há necessidade urgente em se estabelecer uma consciência mundial a fim de conservar nosso planeta. As agressões têm sido constantes, a fim de se obter o lucro rápido e vantajoso.

A agricultura tem sua grande parte de responsabilidade. Além da poluição de solo e água, existe o desmatamento irresponsável, em que se arranca a mata para plantar capim e depois criar gado, o qual produz, por meio das suas fezes, grandes quantidades de metano. Alguns destes solos não são aptos para este tipo de exploração agrícola, criando-se uma contínua corrente em que a solução que existe é o estabelecimento de consciência e responsabilidade.

Desmatamento mundial

Parece que o homem se esqueceu ou não sabe que este velho planeta, para chegar a esta situação global ambiental, passou ao longo de milhões de anos por grandes e drásticas mudanças. Como conseqüência, os quatro elementos básicos (terra, fogo, ar e água) passaram por grandes câmbios nas suas proporções. Nosso ar respirável é constituído aproximadamente de: oxigênio (20%), nitrogênio (79%) e quantidades ligeiramente variáveis de dióxido de carbono (CO_2), vapor de água, argônio e outros gases nobres. Esta composição nem sempre foi desta maneira. Esta "evolução" (se assim pode ser dito) no meio ambiente, a fim de se chegar à atual composição e proporção, induziu nos organismos vivos uma adequação e adaptação nas suas funções metabólicas, havendo assim uma grande "co-evolução". As espécies não evoluíram isoladamente, mas em conjunto, tendo como grande inflector o meio ambiente. Diga-se que o homem com freqüência, principalmente no ultimo século, tem feito modificações muito drásticas no meio, realizando barbaridades incontáveis a todas as espécies viventes, inclusive e principalmente a humana.

Efeito estufa ou aquecimento global

Hoje sentimos diretamente o grande problema do "efeito estufa" ou do aquecimento global, como conseqüência da grande produção de dióxido de carbono (CO_2). As plantas como operação vital, durante o dia, sob ação da luz do Sol e da clorofila (pigmento vegetal, presente nos cloroplastos), pegam este CO_2 e, na presença da água, realizam uma das mais importantes reações metabólicas, sintetizando carboidratos.

$$6CO_2 + 6H_2O \longleftrightarrow C_6H_{12}O_6 + 6O_2$$

As plantas durante a noite realizam a reação inversa, pela respiração, ou seja, metabolizam os carboidratos e consomem oxigênio, tal como as espécies animais fazem o tempo todo para sobreviver. Esta reação tem como grande componente a movimentação de energia, por meio de estruturas particulares.

As estruturas envolvidas na assimilação clorofiliana e no mecanismo de oxigenação em animais, ou seja, a clorofila e a hemoglobina possuem estruturas químicas bastante semelhantes, ambas são porfirinas, que possuem quatro anéis pirrólicos e tendo como núcleo central o magnésio na clorofila e o ferro na hemoglobina. Isto talvez indicata a co-evolução acima mencionada.

Como pode ser observado, a cobertura vegetal é uma necessidade e tem quer tratada de maneira racional, a fim de estabelecer sempre equilíbrio no meio ambiente. As atitudes humanas devem ser cheias de respeito, a fim de preservar o mundo que recebemos sob a forma de empréstimo, e tendo como obrigação de devolvê-lo melhor do que foi recebido. O pior de tudo é que tudo se conhece e muito bem, desde o diagnóstico até as medidas para solucionar os problemas. Por que não tomar uma atitude?

Legumes e falsos legumes

Uma questão um pouco mais particular: os leitores destas linhas não devem cometer o erro de confundir o termo "legume" com vegetal ou hortaliça, uma vez que legume é sinônimo de vagem, e que é o fruto específico das plantas da família leguminosa, como feijão, soja, ervilha, lentilha, feijão-de-corda e muitas outras. Dói quando se oferece nos restaurantes um bife com legumes, e ele aparece acompanhado de batata, cenoura, chuchu, e outros e outros "falsos legumes".

. . . .

AGORA VOCÊ JÁ DEVE SABER

- Que nutrição e agricultura possuem uma interface muito grande.
- Que as plantas cultivadas são originárias de centros de origem bem definidos.
- Que existem esforços e centros internacionais para preservar a biodiversidade genética das espécies vegetais.
- Que as características de uma cultivar são o resultado de um longo processo de melhoramento, onde se utilizam os conhecimentos de várias ciências.
- Que as cultivares podem ser obtidas por processos tradicionais de melhoramento genético e por modernas técnicas de biotecnologia.
- Como todo organismo vivo, as plantas são os resultados do processo sexual, e os resultados são submetidos à aprovação do meio ambiente.
- Que a agricultura pode ser um agente poluidor ambiental.

QUESTÕES PARA REFLEXÃO

1. Como melhor utilizar as ações e os resultados da interação nutrição x agricultura?
2. Como estabelecer medidas a fim de fazer bom uso das técnicas agrícolas e não ser agente poluidor ambiental?
3. Como estabelecer um equilíbrio nas ações envolvidas nas diversas fases de produção, consumo, processamento de alimentos vegetais?
4. Como exercer a nossa cidadania de maneira plena e consciente?

BIBLIOGRAFIA UTILIZADA PARA EDIÇÃO DO TEXTO

■ Lam-Sánchez A. Genética e Melhoramento Vegetal. Apontamentos de aula. Jaboticabal: FCAV-UNESP; 2002. p 105. ■ Vavilov NI. Centros de origem das plantas culltivadas. Tradução e compilação de Alfredo Lam-Sánchez. Jaboticabal: FUNEP; 1993. p 45. ■ Welsh JR. Fundamentals of plants genetics and breeding. New York: John Wiley & Sons; 1981. p 290.

FOCUS

EMBRAPA VAI TESTAR ARROZ DOURADO – GRÃO GENETICAMENTE MODIFICADO TEM ALTA CONCENTRAÇÃO DE BETACAROTENO

O Brasil pode ter seu próprio "arroz dourado" em alguns anos. A Embrapa e o gerente do projeto internacional, Jorge Mayer, começam a conversar sobre o assunto na terça-feira, em Brasília. O arroz dourado é um grão transgênico com alta concentração de betacaroteno, que se converte no corpo em vitamina A, cuja deficiência pode provocar problemas de saúde, como a cegueira, especialmente em crianças. A intenção da Embrapa é usar o conhecimento dos cientistas do projeto internacional para criar uma versão nacional, que seria testada no Maranhão. O arroz dourado foi apresentado em 1999 como uma promessa da biotecnologia para remediar a falta de vitamina A na mesa dos países pobres. Ele contém dois genes de outras espécies, um retirado de uma bactéria ou do lírio, e outro, do narciso. Os genes foram implantados na variedade japônica, comum nos países asiáticos. O plano da Embrapa é colocar esses dois genes na variedade índica, a mais utilizada no Brasil. Para tanto, só falta fechar o acordo. Esse transgênico pertence à multinacional Syngenta – que liberou a patente em alguns países pobres e para produções pequenas. Acredita-se que, para abrir mão dos *royalties* no Brasil, a empresa pedirá contrapartida. "Podem querer um intercâmbio de conhecimento", acredita o pesquisador Afonso Celso Valois, da Embrapa.

O Maranhão e o arroz dourado
Afonso Celso Candeira Valois
Pesquisador da Embrapa
valois@sede.embrapa.br

O Estado do Maranhão é um grande produtor e consumidor de arroz no Brasil, situando-se na posição de quarto produtor nacional e terceiro em área plantada. Em termos do Nordeste brasileiro, esse Estado, na safra de 2004/2005, alcançou o total de 528 mil hectares em 787 mil hectares plantados nessa região, com a produção de 818 mil toneladas em 1.258 obtidas no conjunto dos nove estados que compõem o Nordeste brasileiro, embora com baixa produtividade de cerca de 1.550kg/ha, em decorrência do baixo nível de tecnologia praticado nesse Estado da magna Federação brasileira.

No entanto, o Maranhão, como é do conhecimento público, é um dos estados mais carentes do Brasil, possuindo um total de 83 municípios entre os 100 mais pobres do País. O total de municípios do Estado é de 217 comarcas.

O Estado detém indicadores de qualidade de vida bastante deficitários, para não dizer deprimentes no âmbito de um país como o Brasil, mesmo dispondo de riquíssimos recursos naturais e um povo entusiasmado, com excelente espírito empreendedor. Dentro do Maranhão, com um total de 5,6 milhões de habitantes, encontra-se uma população que sobrevive com extremas dificuldades, especialmente nos 83 municípios acima referidos. Nesses sofridos locais estão os piores índices de desenvolvimento humano (IDH), ou seja, a população do Estado que, em média, tem o maior percentual de adultos analfabetos apresenta a menor taxa de matrículas nos diferentes níveis de ensino e possui a menor renda média pessoal. Trata-se de uma região onde o principal alimento é o arroz, porém a população apresenta sérios casos de cegueira e de anemia bem pronunciada. O arroz dourado poderá constituir-se na grande solução alternativa ao alcance de todos!

O arroz dourado é um alimento nutracêutico, geneticamente transformado, que contém altos teores de betacaroteno, o precursor da vitamina A. Foi desenvolvido para auxiliar na redução ou mesmo na extinção da mortalidade e da cegueira causada pela deficiência da citada vitamina em meio à população de países pobres, onde a alimentação básica é o arroz. A deficiência em vitamina A tem causado a cegueira total ou parcial em cerca de 500 mil crianças a cada ano em todo o mundo. A mais recente variedade do arroz dourado possui cerca de 20 vezes mais pró-vitamina A em relação ao genótipo inicialmente transformado geneticamente. O arroz dourado poderá contribuir para a salvação de crianças nos trópicos!

De posse das biotécnicas disponíveis de transformação e regeneração do arroz, o genótipo (planta) transgênico foi desenvolvido contendo os genes *psy* e *lyc*, clonados da planta ornamental *Narcissus pseudonarcissus*, produtora de belas flores no norte da Europa, além do gene *cryt1* transferido da bactéria *Erwinia uredovora*. Além disso, os conhecimentos disponíveis sobre a bioquímica da produção dos carotenóides precursores da vitamina A auxiliaram os cientistas Peter Beyer e Ingo Portrykus no alcance do sucesso dos resultados obtidos no importante projeto de pesquisa, de cunho social, patrocinado por um conjunto de universidades e empresas, com destaque para a Syngenta. Esta última trata-se de uma companhia privada de proteção de plantas, produção e comercialização de agroquímicos, desenvolvimento de biotecnologias etc., que abriu mão dos *royalties* referentes aos seus direitos de propriedade intelectual sobre as variedades transgênicas do arroz dourado, desde que cultivadas e consumidas em países pobres.

Para isso, a Syngenta criou um "Programa Humanitário do Arroz Dourado" para atuar nos países carentes da África, Ásia e América Latina, onde, em princípio, o Brasil não foi incluído por recomendação da FAO, por entender que o Brasil não é um país pobre, o que, aliás, é o pensamento de outras instituições internacionais! Mas, por meio da perseverança, persistência e determinação do Convênio da Embrapa com o Governo do Maranhão e outras instituições da sociedade civil organizada estão sendo feitas gestões junto à Syngenta e tudo leva a crer que o Estado possa vir a ser incluído no referido Programa, obedecendo à legislação brasileira, levando em conta aquilo que o arroz representa na alimentação básica do maranhense, especialmente nos 83 municípios mais pobres, com baixíssimos índices de desenvolvimento humano e infantil. Deve ser enfatizado que "todos têm seus direitos humanos assegurados ao acesso diário, regular e permanente à alimentação adequada (DHAA), sem restringir o acesso a outras necessidades essenciais para o alcance de uma qualidade de vida condígna"!

Para complementar e elevar a importância alimentícia do arroz dourado, os cientistas também adicionaram outros genes a esse genótipo, o que aumentou consubstancialmente o teor de ferro no grão desse arroz. Assim, além de corrigir a perigosa deficiência em vitamina A, o novo arroz também combate a anemia ferropriva, bastante comum na população dos 83 municípios do Maranhão, para não dizer das regiões mais carentes de todo o Nordeste do Brasil! Além disso, atualmente o arroz dourado passa por um adicional e vantajoso processo de melhoramento genético pela inclusão de genes do milho em seu genoma, o que elevará ainda mais sua importância nutracêutica e ampliar a aplicabilidade das análises de biossegurança para o benefício dos consumidores.

Nos 83 municípios maranhenses de pior IDH (média de 0,49), sobrevive uma população de 1,48 milhão de pessoas, isto é, aproximadamente ¼ da população maranhense. Para efeito de comparação, o IDH médio do Maranhão é de 0,647, enquanto o IDH do Brasil é de 0,77. Dentre os dez municípios mais pobres entre os 83 referidos, o IDH é de 0,4943, o que confirma a convergência dos dados para essa lamentável cifra de desumanidade e apartação social!

Para esse contingente da população maranhense extremamente carente, estima-se, com base nos dados do Censo Demográfico de 2000, que 40,55% da população maior de dez anos é analfabeta ou cursou no máximo um ano de escola. Isso equivale a aproximadamente 470 mil maranhenses nessa infeliz condição sub-humana.

Além disso, 71,11% (1,055 milhão) da população dos 83 municípios sobrevive em domicílios particulares que não estão conectados ao serviço de água tratada, sem possuir pelo menos uma torneira no interior do domicílio.

Sem acesso ao serviço de saneamento básico, não dispondo de pelo menos uma fossa séptica no domicílio para acolher os dejetos humanos, sobrevive 1,4 milhão de maranhenses ou 94,39% da população residente nesses 83 municípios. Sem o acesso ao serviço de coleta sistemática de lixo, de forma direta ou indireta, sobrevive 1,36 milhão de pessoas ou o equivalente a 91,55%.

Ainda mais, vivendo em domicílios cuja renda varia de zero a dois salários mínimos (menos de R$ 2,00 por pessoa, por dia), está um contingente de maranhenses da ordem de 1,19 milhão ou 79,9% da população desses 83 municípios.

A junção ponderada dessas enormes e desumanas carências remete para um índice chamado de "índice de exclusão social (IES)", o que conduz a um total de 1,11 milhão de seres humanos socialmente excluídos, sobrevivendo de maneira sofrida e perversa, com enorme apartação social, nos 83 municípios de menor IDH do Estado.

Diante desse quadro desolador, é extremamente prioritária a adoção de medidas otimistas, responsáveis, competentes e pragmáticas para mitigar ou evitar o sofrimento desumano de um povo brasileiro que quase "vegeta" nessas condições maranhenses.

Assim, diante da misericordiosa e altiva atitude do "Programa Humanitário do Arroz Dourado" socialmente justo, muito bem implantado e conduzido pela Syngenta, é que existe a feliz oportunidade e larga vantagem comparativa de incluir esses 83 municípios do Maranhão em tão majestoso Programa, para a introdução e desenvolvimento de um consistente processo de geração, difusão e transferência de tecnologia apropriada usando o milagroso arroz dourado, para o benefício dessas populações extremamente carentes do estado do Maranhão.

Esses dados nefastos de baixíssimos índices de desenvolvimento humano, a importância do arroz na alimentação e culinária maranhenses com forte participação no desempenho social, econômico, ambiental e político do Estado, além das sérias constatações de limitações de saúde humana ligada à cegueira e à anemia em parte da população, bem como a necessidade da prática continuada da segurança alimentar e dos alimentos, justificam plenamente a inclusão bioética, digna e humana do Maranhão no "Programa Humanitário do Arroz Dourado", liderada pela Syngenta.

EMBRAPA. Biotecnologia; 20 de março; 2006.

Avaliando seus conhecimentos

- O que é um animal ruminante?
- Quanto de proteína é necessário para produzir um quilo de leite?
- Os ruminantes contribuem para o efeito estufa?
- O ruminante consegue obter energia a partir de celulose e hemicelulose?
- Você sabe como surgiu o ruminante que hoje conhecemos?
- Alimentos alternativos podem ser usados na alimentação de ruminantes?

CAPÍTULO 27

Nutrição de Ruminantes

Junio Cesar Martinez
Flávio Augusto Portela Santos
Diogo Fleury Azevedo Costa

Ruminantes são animais que podem-se alimentar exclusivamente de plantas e que tiveram o seu trato digestório modificado ao longo da evolução das espécies. Uma teoria sobre a origem desses animais é a de que eles evoluíram de um ancestral capaz de ruminar, o que seria uma vantagem evolutiva, pois, uma vez não tendo grande habilidade de fuga e defesa, não precisariam ficar muito tempo se alimentando nos campos abertos e expostos aos predadores. O termo ruminante deve-se ao fato de este tipo de animal ingerir o alimento muito rapidamente, mastigando somente o mínimo necessário para engolir, e somente depois, entre períodos de alimentação, ele regurgita o alimento de volta para a boca, quando é então mastigado vigorosamente (ruminado) e novamente deglutido.

Retículo, rúmen, omaso, abomaso

Ruminantes são animais que podem-se alimentar exclusivamente de plantas e que tiveram o seu trato digestório modificado ao longo da evolução das espécies para um sistema digestório dividido em quatro compartimentos: retículo, rúmen, omaso e abomaso. Esta compartimentalização do sistema digestório foi a razão para serem também chamados de animais poligástricos, contrariamente aos monogástricos que possuem um só compartimento gástrico, o estômago. Uma teoria sobre a origem desses animais é a de que eles evoluíram de um ancestral capaz de ruminar, o que seria uma vantagem evolutiva, pois, uma vez não tendo grande habilidade de fuga e defesa, não precisariam ficar muito tempo se alimentando nos campos abertos e expostos aos predadores. O termo ruminante deve-se ao fato de este tipo de animal ingerir o alimento muito rapidamente, mastigando somente o mínimo necessário para engolir, e somente depois, entre períodos de alimentação, ele regurgita o alimento de volta para a boca, quando é então mastigado vigorosamente (ruminado) e novamente deglutido. A principal característica dos ruminantes é o consumo de fibras obtidas das forrageiras. Como não possuem um aparato enzimático para digerir esta fibra, os ruminantes vivem em simbiose com microrganismos que fazem essa digestão. Esses microrganismos são principalmente bactérias e protozoários que vivem no retículo-rúmen e fermentam as fibras, produzindo ácidos orgânicos que são assimilados pelos ruminantes como fonte de energia. Esses mesmos microrganismos após morrerem e escaparem do rúmen para as porções seguintes do trato digestório, ao chegarem ao intestino, esses microrganismos são importantes fontes de proteína e vitaminas para os ruminantes. Como exemplos de animais ruminantes temos, dentre outros, bovinos, ovinos, bubalinos, cangurus e veados. A figura 27.1 apresenta os caminhos percorridos e o destino dos alimentos ao longo do trato digestório de um bovino.

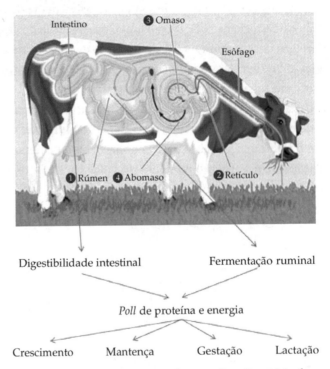

FIGURA 27.1 – Principais compartimentos do aparelho digestório fornecedores de proteína e energia para os ruminantes.

ANATOMIA E FISIOLOGIA DO TRATO DIGESTÓRIO

Digestão especial dos ruminantes

O trato digestório dos ruminantes é composto dos seguintes componentes: boca, língua, esôfago, estômago, intestino delgado (ID), intestino grosso (IG) e ânus. O fígado e o pâncreas são componentes anexos ao sistema digestório. O estômago é dividido em pré-estômagos (retículo, rúmen, omaso) e o estômago propriamente dito, onde ocorrem as digestões químicas, o abomaso. A presença destes pré-estômagos multicavitários tem colocado os ruminantes em posição de destaque entre os mamíferos, pois o desenvolvimento destas estruturas anatômicas permitiu a sobrevivência e crescimento da flora microbiana, responsável pela fermentação das frações fibrosas das plantas, fazendo com que esse animal não concorra com os humanos, ou qualquer outro animal monogástrico pelo mesmo tipo de alimento.

Um ruminante nasce com um estômago simples e com o abomaso como o maior e mais importante dos quatro compartimentos, o que evidencia um grande desenvolvimento evolutivo desses animais. A partir das primeiras semanas de vida, por volta de 3 a 4 semanas, dependendo da dieta a que são submetidos, os compartimentos do pré-estômago se tornam funcionais por meio de estímulos físicos promovidos pelo contato com alimentos fibrosos, e por estímulos químicos, principalmente o ácido butírico oriundo da fermentação desta fibra.

No desenvolvimento do rúmen, estabelecem-se bactérias amilolíticas em um primeiro momento e depois celulolíticas e metanogênicas. O retículo, o rúmen e o omaso possuem um epitélio mucoso, não-glandular e com capacidade absortiva. O abomaso tem similaridades com o estômago dos monogástricos, apresentando glândulas secretoras. O rúmen possui várias invaginações e pilares de sustentação que lhe conferem a capacidade de se movimentar (peristaltismo), homogeneizando a dieta, facilitando a fermentação pelas bactérias e a absorção dos nutrientes pelas papilas presentes no seu epitélio. No ruminante adulto, o rúmen é o maior e o principal compartimento gástrico.

O intestino delgado é um tubo longo, todo dobrado em circunvoluções, que se inicia no orifício pilórico, com uma porção inicial, bem delimitada, denominada duodeno. É no duodeno que a grande maioria das reações enzimáticas ocorre, com enzimas oriundas não somente do próprio duodeno, mas também do fígado e do pâncreas. Suspensa na cavidade abdominal fica o grande mesentério, conhecido em anatomia animal por jejuno-íleo. Este termina no intestino grosso, onde se inicia por um orifício circundado por uma saliência anular da mucosa, a válvula ileocecal.

Ao nascer, somente o abomaso está completamente funcional. Os demais compartimentos do estômago poligástrico estarão completamente desenvolvidos como em um indivíduo adulto somente após três a quatro semanas de vida

O intestino grosso consiste em ceco, colo e reto. Nos herbívoros poligástricos o IG é de tamanho relativamente pequeno, apresentando pouca importância digestiva. O ceco dos ruminantes é desprovido de constrições, apresentando um único fundo cego que se projeta caudalmente. O IG dobra-se sobre si mesmo várias vezes formando uma espira e a última porção, o reto, termina no ânus.

O ânus situa-se logo abaixo da raiz da cauda, é provido de dois esfíncteres: um interno, constituído por fibras musculares lisas, e um externo, formado por fibras estriadas.

As atividades metabólicas do fígado são essenciais para o fornecimento de energia, principalmente para o ruminante. O fígado é a usina metabólica do organismo, a maior parte do suprimento de glicose para o organismo é em função das transformações de propionato realizadas neste órgão. A maior parte dos compostos absorvidos nas paredes do rúmen e no intestino passa através do fígado, o que permite que ele regule o nível de muitos metabolitos no sangue.

O pâncreas é uma glândula que desempenha funções de secreção exócrina e endócrina. O tecido de função exócrina constitui a maior parte da glândula, e é responsável pela elaboração do suco pancreático que é entregue ao duodeno através do duto pancreático.

MANUTENÇÃO DO AMBIENTE RUMINAL

O conjunto retículo-rúmen é uma grande câmara de fermentação cuidadosamente controlada, na qual o substrato (alimento e saliva) e a água são adicionados e os produtos finais do metabolismo após a ação das bactérias e protozoários são removidos, ou pela absorção pelo epitélio ou pela eructação pela boca. Os microrga-

Câmara de fermentação

Nos rebanhos comerciais as dietas são minuciosamente balanceadas pelo homem, objetivando otimizar os eventos que acontecem dentro do rúmen, a fim de maximizar o desempenho dos animais

nismos que vivem no rúmen sobrevivem do alimento que o animal ingere, ou de produtos intermediários de sua degradação e, portanto, a osmolaridade, os produtos da fermentação, o volume, a ausência de oxigênio, a motilidade, a temperatura e principalmente o pH da câmara de fermentação devem-se manter dentro de padrões fisiológicos passíveis de manter um equilíbrio relativamente constante.

Entretanto, nos dias atuais são utilizadas dietas contendo cada vez mais concentrados (grãos) objetivando que o desempenho desses animais seja cada vez mais próximo do seu potencial genético. Estas dietas induzem alterações na fisiologia ruminal, pois alteram a população de microrganismos, taxa de passagem do alimento, a motilidade e a velocidade de absorção de nutrientes, causando impacto sobre a digestão dos ruminantes. Assim, para se obter bons índices na produção de ruminantes, deve-se ficar atento para as interações entre o animal e o processo digestório, a fim de evitar distúrbios alimentares.

O pH do rúmen normalmente está entre 5,8 e 7,0 e diminui toda vez que o animal se alimenta. Quedas no pH são mais acentuadas quando grande quantidade de carboidratos fermentáveis estão presentes. Por outro lado, quando os animais estão em jejum, o pH pode ultrapassar 7,0 devido aos incrementos de saliva no rúmen.

O ruminante tenta manter o pH do rúmen em níveis adequados produzindo saliva (60 e 180 litros/dia no bovino), pois uma vez tendo altas concentrações de bicarbonatos e fosfatos, a saliva é alcalina (pH = 8,1) e um excelente agente tamponante. Entretanto, o homem utiliza cada vez mais dietas desafiadoras buscando maximizar desempenho; e se não forem respeitados alguns parâmetros, anomalias fatais podem ocorrer, como, por exemplo, o uso excessivo de dietas com alto teor de amido ou açúcar que aumentam a formação de ácido láctico e diminuem o pH do rúmen para valores abaixo de 5,0, acarretando em distúrbios metabólicos como a acidose, laminite, ou até mesmo o timpanismo, que se não tratados podem levar à morte do animal.

MICROBIOTA RUMINAL: UM ECOSSISTEMA ESPECIAL

De todos os microrganismos capazes de habitar o rúmen, as bactérias são os mais importantes.

O ecossistema ruminal é habitado por bactérias, protozoários e fungos. As bactérias são responsáveis pela maior parte da digestão dos alimentos, por causa da sua predominância numérica e pela diversidade metabólica. Os protozoários são os microrganismos ruminais de maior tamanho e podem contribuir de 40 a 50% da biomassa e da atividade enzimática total no rúmen. A biomassa de fungos representa muito pouco da microbiota ruminal, ela aumenta substancialmente em dietas ricas em volumosos e praticamente ausentes em dietas ricas em grãos de cereais.

O aumento no teor de concentrados ricos em amido estimula o aumento na população de protozoários no rúmen, porém o número de protozoários pode reduzir, ou até mesmo ser exaurido em animais alimentados com dietas contendo mais de 75% de concentrado à base de grãos de cereais, devido principalmente ao abaixamento do pH ruminal.

DEGRADAÇÃO DE PROTEÍNA E CARBOIDRATOS NO RÚMEN

A microbiota ruminal se une para atacar e degradar o substrato presente a fim de obter energia e crescer

A degradação dos componentes dos alimentos deve ser feita por espécies de bactérias fisiologicamente complementares que se associam para formar complexos digestivos microbianos nas superfícies expostas dos alimentos. A aderência das bactérias às partículas é seguida da ação de enzimas bacterianas na superfície da célula (*cell-bound*).

Para a proteína, uma ação sinérgica de várias proteases é necessária para que ocorra a degradação. Os peptídeos e aminoácidos resultantes são transportados para o interior da célula microbiana, onde podem ser degradados por peptidases até aminoácidos e serem incorporados em proteína microbiana, ou deaminado a ácidos graxos voláteis (AGV), CO_2 e amônia, dependendo da disponibilidade de energia na forma de carboidrato (CHO).

O destino dos aminoácidos dentro da célula microbiana vai depender da disponibilidade de CHO. Com energia disponível, os aminoácidos serão transaminados ou usados direto para a síntese de proteína microbiana. Caso a energia seja limitante, os aminoácidos serão deaminados e os esqueletos carbônicos serão fermentados em AGV (Fig. 27.2).

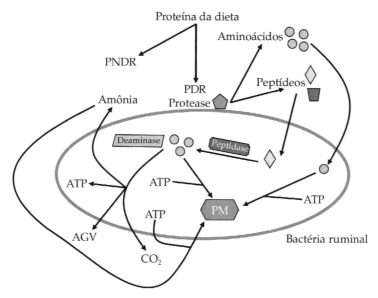

Síntese e degradação da proteína

FIGURA 27.2 – Degradação da proteína no rúmen. Adaptado de Bach, (2005).

Algumas bactérias não têm o mecanismo de transporte de aminoácidos para o meio extracelular e o excesso precisa ser excretado como amônia.

Para que a amônia ruminal seja utilizada pelos microrganismos para a síntese de suas próprias proteínas, é essencial a presença de esqueletos carbônicos, oriundos da degradação ruminal de celulose, amido, pectina e de proteína verdadeira. A maioria das bactérias ruminais sintetizam suas proteínas utilizando aminoácidos sintetizados a partir de amônia e de cadeias de carbono precursoras, mas algumas espécies também utilizam aminoácidos pré-formados e que entraram na célula livre, ou como peptídeos. A proteína assim formada é chamada de proteína microbiana. Esta proteína pode representar de 50 a 80% da proteína metabolizável no intestino delgado do ruminante.

A amônia que não é incorporada pelos microrganismos é absorvida pela parede do rúmen e atinge a corrente sanguínea, sendo novamente convertida em uréia pelo fígado, já que esta é menos tóxica do que a amônia ao organismo animal. É então excretada via urina ou reciclada, através da saliva ou diretamente por absorção da parede do rúmen. A eliminação de nitrogênio não protéico excedente induz energético pelo animal, denominado "custo-uréia".

Potencial hidrogeniônico (pH) é um dos principais determinantes do bom funcionamento das atividades inerentes ao rúmen

Quando um animal não tem sua exigência de proteína atendida, a produtividade é limitada mesmo com oferta abundante de energia. A necessidade de se suprir proteína para ruminantes é para atender as exigências das bactérias ruminais e também do próprio animal. O suprimento de aminoácidos para o animal depende do conteúdo de proteína da dieta, sua transferência líquida do rúmen para o intestino, seja em proteína da planta não degradada ou em proteína microbiana, e finalmente da absorção intestinal. A retenção de proteína depende da eficiência do uso da proteína metabolizável, que é dependente da disponibilidade de substratos energéticos não protéicos e aminoácidos essenciais limitantes.

No rúmen o alimento sofre degradação microbiana. No abomaso e intestino delgado, a fração do alimento que restou da fermentação ocorrida no rúmen sofre digestão enzimática. Os sistemas mecanicistas para balanceamento de dieta para ruminantes desconsideram os eventos que acontecem no intestino grosso

Produção de ácidos graxos voláteis

FATORES QUE AFETAM A DEGRADAÇÃO RUMINAL DA PROTEÍNA

A solubilidade da proteína é importante determinante da suscetibilidade às proteases microbianas e, portanto, da sua degradação. No entanto, não é só a solubilidade que afeta a degradabilidade ruminal das proteínas. Algumas albuminas, por exemplo, são solúveis, mas contêm ligações de dissulfeto, o que as faz ser lentamente degradáveis no rúmen.

A taxa de diluição ruminal afeta a degradação da proteína, pois é inversamente relacionada com a taxa de passagem pelo rúmen. A taxa de passagem da digesta é maior para uma dieta 40:60 volumoso:concentrado do que para uma dieta 70:30 volumoso:concentrado. Essas alterações são pequenas e representam apenas um pequeno aumento no fluxo de proteína não degradável no rúmen (PNDR) para o intestino delgado.

O pH é outro fator de grande importância. O pH ótimo para enzimas proteolíticas fica entre 5,5 e 7,0. Sob baixo pH ruminal a atividade cai consideravelmente. Além do pH, o tipo de substrato sendo fermentado ou a população microbiana predominante induzida pela dieta podem afetar a degradação ruminal da proteína. Assim, o amido pode interferir na degradação de proteínas, assim como o nitrogênio ligado na fração FND do alimento só é digerido depois que a despolimerização da celulose se inicia. Portanto, a degradação da proteína no rúmen depende de diversas enzimas proteolíticas, mas também não proteolíticas.

A degradação do carboidrato (CHO) é a responsável pela maior parte da energia consumida pelos ruminantes, sendo essa derivada de polissacarídeos presentes na parede das células vegetais, como a celulose, hemicelulose e pectina (CHOs estruturais) ou de polissacarídeos de reserva, como os açúcares solúveis, amido e frutosanas (CHO não-estruturais).

A maior parte dos carboidratos é fermentada pelas bactérias do rúmen através de sistemas enzimáticos associados às membranas das bactérias. O piruvato é o produto intermediário comum do catabolismo e a partir dele várias rotas podem ser utilizadas até os produtos finais da fermentação, sendo o acetato, o propionato e o butirato os mais importantes. Desses AGVs citados, o acetato e o propionato representam a maior parte do aporte de energia ao animal. A figura 27.3 demonstra uma seqüência da degradação dos carboidratos no rúmen.

A proporção com que cada um desses ácidos graxos voláteis (AGV) produzido depende da espécie bacteriana, que pode ser especializada em produzir um tipo ou outro, e principalmente da concentração de agentes redutores (NADH e H_2).

A degradação de lipídios representa uma pequena parte em relação ao aporte total de energia, pois os organismos que degradam gordura crescem muito lentamente e não conseguem se estabelecer no rúmen. Os lipídios podem ser classifica-

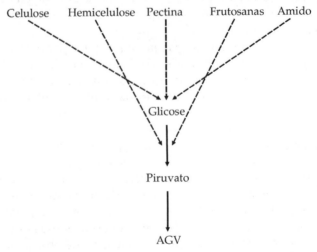

FIGURA 27.3 – Degradação dos carboidratos pelas bactérias ruminais. Adaptado de Kozloski, 2002.

dos em lipídios de reserva (principalmente triglicerídeos), lipídios presentes nas folhas (galactolipídios e fosfolipídios) e uma série de outras estruturas moleculares (ceras, carotenóides, clorofila etc.) Ruminantes que se alimentam exclusivamente de forrageiras apresentam baixos teores de lipídios em sua dieta – entre 1 e 4% da matéria seca (MS) da dieta. A adição de gordura, ou sementes de oleaginosas pode aumentar consideravelmente os níveis de lipídios presentes na dieta, porém, níveis acima de 6 a 7% da MS da dieta prejudicam a atividade microbiana por inibirem a fermentação ruminal. O processo de bio-hidrogenização no rúmen faz com que a gordura depositada no tecido dos ruminantes seja mais alta do que nos monogástricos, uma vez que ocorre saturação dos ácidos graxos no ambiente ruminal. O glicerol e a galactose são prontamente metabolizados a AGVs. Na figura 27.4 está apresentado um esquema simplificado da degradação dos lipídios pelas bactérias ruminais.

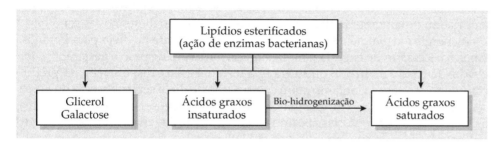

FIGURA 27.4 – Degradação dos lipídios pelas bactérias ruminais. Adaptado de Kozloski, 2002.

DIGESTÃO E ABSORÇÃO INTESTINAL

Quando o ruminante ingere um alimento, o processo de digestão começa com a fermentação ocorrida dentro do rúmen. A digestão no rúmen influencia tanto a quantidade, quanto a composição das frações do alimento que chegam ao intestino delgado. Muitos nutrientes não são completamente degradados no rúmen. Então, esses componentes, além da proteína microbiana, seguem para os compartimentos de digestão gástrica como as que ocorrem nos monogástricos, passando primeiro pelo abomaso e depois indo para o intestino delgado.

O epitélio intestinal apresenta grande superfície de contato e a superfície da mucosa é recoberta por vilosidades, que são projeções epiteliais que aumentam a superfície de contato em mais de 10 vezes, maximizando assim os processos de digestão.

Digestão é a quebra física e química de substâncias complexas em moléculas simples para que possam ser absorvidas pelo epitélio intestinal e utilizadas pelos animais para manutenção das suas atividades vitais e crescimento. A digestão química dos carboidratos, gorduras e proteínas ocorre por hidrólise enzimática, ou seja, as ligações são rompidas com a inserção de uma molécula de água.

FERMENTAÇÃO NO INTESTINO GROSSO

A degradação de carboidratos ocorrida no intestino grosso, assim como no rúmen, vai resultar em cadeias carbônicas e ácidos graxos voláteis. As cadeias carbônicas são então utilizadas para a confecção de aminoácidos dos microrganismos presentes, formando-se a proteína microbiana. Porém, esta é posteriormente perdida nas fezes do animal, ou então reciclada no próprio intestino grosso em nova proteína. Os AGVs gerados são passíveis de serem absorvidos pela parede do intestino, sendo assim aproveitados como fonte de energia para o animal. As fontes de proteína que escaparam até o intestino grosso, podem, assim como a proteína microbiana aí presente, serem perdidas nas fezes, ou recicladas em nova proteína microbiana, sem valor nutricional para o animal.

EXIGÊNCIAS NUTRICIONAIS

Metabolismo anaeróbico e tecidos dos ruminantes

A nutrição dos ruminantes pode ser vista como a nutrição de dois ecossistemas seqüenciais. A nutrição do ecossistema inicial refere-se aos microrganismos ruminais, que por meio do metabolismo anaeróbico hidrolisam os polímeros dos tecidos das plantas em pequenos monômeros. O segundo ecossistema a ser nutrido são os tecidos do ruminante, nutrição esta que derivada primariamente e diretamente do metabolismo dos ácidos graxos voláteis absorvidos e indiretamente dos aminoácidos produzidos pela digestão intestinal e fluxo de proteína microbiana. Os dois ecossistemas têm produtos metabólicos e características nutricionais distintas, diferenças estas que têm importantes implicações nutricionais para o ruminante e para o balanceamento de rações feito pelo homem.

Nutrição dos ecossistemas

A nutrição destes ecossistemas é também afetada pelo melhoramento genético realizado com o intuito de aumentar o potencial produtivo dos bovinos, particularmente das vacas leiteiras. Com isso, aumentou-se também a necessidade por nutrientes, a fim de suportar as altas exigências para produção destes novos genótipos.

A energia é usualmente o primeiro nutriente limitante na dieta para bovinos. Após o necessário de energia para mantença, variações de peso e gestação (se for o caso), tem sido deduzido que a energia residual estará disponível para produção (leite, carne etc.). Contanto que a composição da dieta seja conhecida ou possa ser predita, o necessário de energia para produção pode ser estimado. O sistema britânico apresenta uma classificação da energia nos alimentos para bovinos que pode ser facilmente entendida (Tabela 27.1).

TABELA 27.1 – Distribuição da energia do alimento de vacas leiteiras.

Consumo de matéria seca (kg/dia)	18
Ingestão de energia bruta (MJ/dia)	350
Energia perdida nas fezes	135
Energia perdida na urina	12
Energia perdida por metano	24
Incremento calórico	70

Fonte: Phillips, 2001.

Energia

A estimativa fatorial da transformação de energia pelo ruminante é determinada calculando-se o necessário de energia de mantença com base na utilização de energia durante o jejum, ajustado para o peso vivo (PV) do animal e atividades físicas, dividida pela eficiência de utilização da energia metabolizável para mantença. Com base nos valores apresentados na tabela 27.1, podemos calcular as diferentes formas de energia pelas seguintes equações:

$$\text{Teor de energia digestível} = \frac{350 - 135}{18} = 11,9 \text{MJ/kg MS}$$

$$\text{Teor de energia metabolizável} = \frac{350 - (135 + 12 + 24)}{18} = 9,9 \text{MJ/kg MS}$$

$$\text{Teor de energia líquida} = \frac{350 - (135 + 12 + 24 + 70)}{18} = 6 \text{MJ/kg MS}$$

A eficiência de utilização da energia para mantença é dependente da energia metabolizável da dieta, mas normalmente se mantém por volta de 70%. A utilização da energia durante o período de jejum é assumida por ser mais alta em touros do que em outras categorias animais, em parte por causa da quantidade de gordura subcutânea reduzida.

Necessidade nutricional para bovinos de corte

O necessário de nutrientes pelos bovinos de corte, segundo NRC (1996), é apresentado nas tabelas 27.2, 27.3 e 27.4.

TABELA 27.2 – Necessidade nutricional para bovinos de corte em crescimento e terminação.

Variação de peso		200-450kg					
Variação no ganho de peso diário		0,5-2kg					
Peso vivo (kg)		200	250	300	350	400	450
Necessidade para mantença							
ELm	Mcal/dia	4,1	4,84	5,55	6,23	6,89	7,52
MP	g/dia	202	239	274	307	340	371
Ca	g/dia	6	8	9	11	12	14
P	g/dia	5	6	7	8	10	11
Necessário para crescimento							
GPD	Energia líquida necessária para ganho (Mcal/dia)						
0,5	kg/dia	1,27	1,50	1,72	1,93	2,14	2,33
1,0	kg/dia	2,72	3,21	3,68	4,13	4,57	4,99
1,5	kg/dia	4,24	5,01	5,74	6,45	7,13	7,79
2,0	kg/dia	5,81	6,87	7,88	8,84	9,77	10,68
Proteína metabolizável necessária para ganho (g/dia)							
0,5	kg/dia	154	155	158	157	145	133
1,0	kg/dia	299	300	303	298	272	246
1,5	kg/dia	441	440	442	432	391	352
2,0	kg/dia	580	577	577	561	505	451
Cálcio necessário para ganho (g/dia)							
0,5	kg/dia	14	13	12	11	10	9
1,0	kg/dia	27	25	23	21	19	17
1,5	kg/dia	39	36	33	30	27	25
2,0	kg/dia	52	47	43	39	35	32
Fósforo necessário para ganho (g/dia)							
0,5	kg/dia	6	5	5	4	4	4
1,0	kg/dia	11	10	9	8	8	7
1,5	kg/dia	16	15	13	12	11	10
2,0	kg/dia	21	19	18	16	14	13

Necessidade nutricional de bovinos

TABELA 27.3 – Necessidade nutricional para novilhas de corte durante a gestação.

Peso adulto	533kg								
Peso da cria ao nascer	40kg								
Idade na inseminação	15 meses								
Meses após a concepção	1	2	3	4	5	6	7	8	9
Necessidade de energia líquida (Mcal/dia)									
Mantença	5,98	6,14	6,30	6,46	6,61	6,77	6,92	7,07	7,23
Crescimento	2,29	2,36	2,42	2,48	2,54	2,59	2,65	2,71	2,77
Gestação	0,03	0,07	0,16	0,32	0,64	1,18	2,08	3,44	5,37
Total	8,31	8,57	8,87	9,26	9,79	10,55	11,65	13,23	15,37
Necessidade de proteína metabolizável (g/dia)									
Mantença	295	303	311	319	326	334	342	349	357
Crescimento	118	119	119	119	119	117	115	113	110
Gestação	2	4	7	18	27	50	88	151	251
Total	415	425	437	457	472	501	545	613	718

(continua página seguinte)

TABELA 27.3 – Necessidade nutricional para novilhas de corte durante a gestação (*continuação*).

Necessidade de cálcio (g/dia)									
Mantença	10	11	11	11	12	12	12	13	13
Crescimento	9	9	9	8	8	8	8	8	8
Gestação	0	0	0	0	0	0	12	12	12
Total	19	19	20	20	20	20	33	33	33
Necessidade de fósforo (g/dia)									
Mantença	8	8	8	9	9	9	10	10	10
Crescimento	4	4	3	3	3	3	3	3	3
Gestação	0	0	0	0	0	0	7	7	7
Total	12	12	12	12	12	13	20	20	20
Ganho de peso vivo (kg/dia)									
Crescimento	0,39	0,39	0,39	0,39	0,39	0,39	0,39	0,39	0,39
Gestação	0,03	0,05	0,08	0,12	0,19	0,28	0,40	0,57	0,77
Total	0,42	0,44	0,47	0,51	0,58	0,67	0,79	0,96	1,16

TABELA 27.4 – Necessidade nutricional para vacas de corte.

Peso adulto	553kg	Gordura do leite	4,0%
Peso da cria ao nascer	40kg	Proteína do leite	3,4%
Idade a parição	60 meses	Intervalo entre partos	12 meses
Produção de leite no pico	8,0kg		

Meses após a parição	1	2	3	4	5	6	7	8	9	10	11	12
Necessidade de energia líquida (Mcal/dia)												
Mantença	10,25	10,25	10,25	10,25	10,25	10,25	8,54	8,54	8,54	8,54	8,54	8,54
Crescimento	0,00	0,00	0,00	0,00	0,00	0,00	0,00	0,00	0,00	0,00	0,00	0,00
Lactação	4,78	5,74	5,17	4,13	3,10	2,23	0,00	0,00	0,00	0,00	0,00	0,00
Gestação	0,00	0,00	0,01	0,03	0,07	0,16	0,32	0,64	1,18	2,08	3,44	5,37
Total	15,03	15,99	15,43	14,41	13,42	12,64	8,87	9,18	9,72	10,62	11,98	13,91
Necessidade de proteína metabolizável (g/dia)												
Mantença	422	422	422	422	422	422	422	422	422	422	422	422
Crescimento	0	0	0	0	0	0	0	0	0	0	0	0
Lactação	349	418	376	301	226	163	0	0	0	0	0	0
Gestação	0	0	1	2	4	7	14	27	50	88	151	251
Total	770	840	799	724	651	591	436	449	471	510	573	672
Necessidade de cálcio (g/dia)												
Mantença	16	16	16	16	16	16	16	16	16	16	16	16
Crescimento	0	0	0	0	0	0	0	0	0	0	0	0
Lactação	16	20	18	14	11	8	0	0	0	0	0	0
Gestação	0	0	0	0	0	0	0	0	0	12	12	12
Total	33	36	34	31	27	24	16	16	16	29	29	29
Necessidade de fósforo (g/dia)												
Mantença	13	13	13	13	13	13	13	13	13	13	13	13
Crescimento	0	0	0	0	0	0	0	0	0	0	0	0
Lactação	9	11	10	8	6	4	0	0	0	0	0	0
Gestação	0	0	0	0	0	0	0	0	0	5	5	5
Total	22	24	23	21	19	17	13	13	13	18	18	18
Ganho de peso vivo (kg/dia)												
Crescimento	0,00	0,00	0,00	0,00	0,00	0,00	0,00	0,00	0,00	0,00	0,00	0,00
Gestação	0,00	0,00	0,02	0,03	0,05	0,08	0,12	0,19	0,28	0,40	0,57	0,77
Total	0,00	0,00	0,02	0,03	0,05	0,08	0,12	0,19	0,28	0,40	0,57	0,77
Leite (kg/dia)	6,7	8,0	7,2	5,8	4,3	3,1	0,00	0,00	0,00	0,00	0,00	0,00

Necessidade nutricional para bovinos de leite

Para vacas em lactação, a necessidade de energia para ganho varia em função da composição do ganho. Vacas em final de lactação que estão repondo a sua gordura corpórea podem necessitar de mais energia por quilo de ganho de peso vivo do que vacas primíparas que ainda estão crescendo durante a primeira lactação, uma vez que as vacas estão depositando gordura e as primíparas estão depositando outros tecidos como músculo, que apresenta menor necessidade energética. As necessidades de nutrientes para bovinos leiteiros (NRC, 2000) estão apresentados nas tabelas 27.5 e 27.6.

TABELA 27.5 – Necessidade nutricional de novilhas leiteiras de raças pequenas (peso adulto = 450kg).

PV (kg)	GPD (kg/dia)	CMS (kg/dia)	NDT (%)	ELm (Mcal/dia)	ELc (Mcal/dia)	EM (Mcal/dia)	PDR (g/dia)	PNDR (g/dia)	PB (%)	Ca (g/dia)	P (g/dia)
100	0,5	3,1	60,7	2,64	0,82	6,7	284	175	15,0	21	10
	0,6	3,1	62,9	2,64	1,00	7,0	298	207	16,3	25	11
	0,7	3,1	65,2	2,64	1,19	7,3	310	239	17,7	28	12
	0,8	3,1	67,7	2,64	1,37	7,6	323	270	19,0	31	13
150	0,5	4,1	60,7	3,57	1,11	9,1	385	152	12,9	22	11
	0,6	4,2	62,9	3,57	1,36	9,5	403	180	13,9	25	12
	0,7	4,2	65,3	3,57	1,61	9,9	421	207	14,9	28	13
	0,8	4,2	67,7	3,57	1,86	10,3	437	234	15,9	31	14
200	0,5	5,1	60,7	4,44	1,38	11,3	478	131	11,8	23	12
	0,6	5,2	62,9	4,44	1,68	11,8	500	156	12,6	26	13
	0,7	5,2	65,3	4,44	1,99	12,3	522	179	13,4	29	14
	0,8	5,2	67,7	4,44	2,31	12,8	543	202	14,2	32	15
250	0,5	6,1	60,7	5,24	1,63	13,4	565	113	11,1	24	13
	0,6	6,1	62,9	5,24	1,99	14,0	592	135	11,8	27	14
	0,7	6,2	65,3	5,24	2,36	14,6	617	155	12,5	30	15
	0,8	6,2	67,7	5,24	2,73	15,2	642	175	13,2	32	16
300	0,5	7,0	60,7	6,01	1,87	15,3	648	98	10,7	26	14
	0,6	7,0	62,9	6,01	2,28	16,0	678	117	11,3	28	15
	0,7	7,1	65,3	6,01	2,70	16,7	707	135	11,9	31	16
	0,8	7,1	67,7	6,01	3,13	17,4	736	151	12,5	34	17
Concepção											
350	0,5	8,7	60,5	6,18	1,92	19,0	805	315	12,9	43	22
	0,6	8,7	62,8	6,18	2,35	19,8	836	330	13,4	46	23
	0,7	8,7	65,3	6,18	2,78	20,4	865	345	14,0	48	24
	0,8	8,6	67,8	6,18	3,22	21,1	893	358	14,5	51	25
	0,9	8,5	70,6	6,18	3,66	21,8	921	371	15,1	53	25
400	0,5	9,6	60,3	6,91	2,15	21,0	887	305	12,4	45	23
	0,6	9,6	62,6	6,91	2,62	21,8	921	319	12,9	47	24
	0,7	9,6	65,0	6,91	3,11	22,5	953	331	13,4	50	25
	0,8	9,5	67,6	6,91	3,60	23,3	985	342	13,9	52	26
	0,9	9,4	70,3	6,91	4,09	24,0	1015	352	14,5	55	26
450	0,5	10,5	60,1	7,62	2,37	22,8	965	301	12,1	46	24
	0,6	10,5	62,4	7,62	2,89	23,7	1.003	313	12,5	49	25
	0,7	10,5	64,8	7,62	3,42	24,5	1.038	324	13,0	51	26
	0,8	10,4	67,4	7,62	3,96	25,4	1.073	333	13,5	54	27
	0,9	10,3	70,1	7,62	4,51	26,1	1.106	341	14,0	56	28

TABELA 27.6 – Necessidade nutricional de novilhas leiteiras de raças grandes (peso adulto = 650kg).

PV (kg)	GPD (kg/dia)	CMS (kg/dia)	NDT (%)	ELm (Mcal/dia)	ELc (Mcal/dia)	EM (Mcal/dia)	PDR (g/dia)	PNDR (g/dia)	PB (%)	Ca (g/dia)	P (g/dia)
150	0,7	4,2	61,7	3,57	1,22	9,3	393	230	14,9	30	13
150	0,9	4,2	65,3	3,57	1,61	9,9	421	292	16,9	37	16
150	1,1	4,2	69,2	3,57	2,00	10,6	446	352	18,9	43	18
200	0,7	5,2	61,7	4,44	1,51	11,5	488	205	13,4	30	14
200	0,9	5,2	65,3	4,44	1,99	12,3	522	260	15,0	37	17
200	1,1	5,2	69,2	4,44	2,49	13,1	554	314	16,6	43	19
250	0,7	6,1	61,7	5,24	1,79	13,6	577	182	12,4	31	15
250	0,9	6,2	65,3	5,24	2,36	14,6	617	232	13,7	37	17
250	1,1	6,2	69,2	5,24	2,94	15,5	655	280	15,1	43	19
300	0,7	7,0	61,7	6,01	2,05	15,6	661	161	11,7	33	16
300	0,9	7,1	65,3	6,01	2,70	16,7	707	205	12,9	38	18
300	1,1	7,1	69,2	6,01	3,37	17,7	751	248	14,1	44	20
350	0,7	7,9	61,7	6,75	2,30	17,6	742	141	11,2	34	17
350	0,9	8,0	65,3	6,75	3,03	18,8	794	181	12,3	40	19
350	1,1	8,0	69,2	6,75	3,78	19,9	843	218	13,3	45	21
400	0,7	8,7	61,7	7,46	2,55	19,4	821	124	10,9	35	18
400	0,9	8,8	65,3	7,46	3,35	20,7	878	159	11,8	41	20
400	1,1	8,8	69,2	7,46	4,18	22,0	931	192	12,8	46	22
Concepção											
450	0,7	10,5	62,9	7,49	2,55	23,9	1.010	433	13,7	53	26
450	0,9	10,4	66,8	7,49	3,37	25,2	1.066	462	14,7	58	28
450	1,1	10,3	71,2	7,49	4,19	26,4	1.118	488	15,6	63	20
500	0,7	11,4	62,6	8,17	2,79	25,7	1.088	419	13,3	54	27
500	0,9	11,3	66,5	8,17	3,67	27,2	1.149	444	14,1	59	29
500	1,1	11,1	70,8	8,17	4,58	28,5	1.206	465	15,0	65	31
550	0,7	12,2	62,3	8,84	3,02	27,5	1.164	407	12,9	56	29
550	0,9	12,1	66,2	8,84	3,98	29,1	1.229	428	13,7	61	30
550	1,1	12,0	70,5	8,84	4,95	30,5	1.291	445	14,5	66	32
600	0,7	13,0	62,1	9,50	3,24	29,3	1.238	397	12,5	58	30
600	0,9	13,0	66,0	9,50	4,27	30,9	1.308	416	13,3	63	31
600	1,1	12,8	70,2	9,50	5,32	32,5	1.374	430	14,1	68	33
650	0,7	13,8	61,9	10,14	3,46	31,0	1.211	392	12,3	59	31
650	0,9	13,8	65,8	10,14	4,56	32,7	1.385	408	13,0	64	32
650	1,1	13,6	70,0	10,14	5,68	34,4	1.456	418	13,8	69	34

A determinação da quantidade de alimento a ser consumida pelo animal é um dos principais entraves na formulação de dietas para animais criados pelo homem

BALANCEAMENTO DE DIETAS PARA RUMINANTES

O balanceamento de dietas visando fornecer a quantidade exata de nutrientes para o animal é um fator prioritário nos sistemas de exploração animal, o que explica ser esse fator um dos principais focos das pesquisas realizadas com animais nos últimos 200 anos. Excesso de nutrientes poderá acarretar maior custo de produção e contaminar o meio ambiente. A deficiência poderá resultar em menor desempenho dos animais e não utilização dos recursos produtivos de forma adequada. O balanceamento de ração não é uma tarefa simples, uma vez que algumas predições, como as estimativas de consumo, não retratam a quantidade exata consumida pelo animal. Na prática, deficiências marginais de nutrientes resultam em aumento no consumo voluntário, não acarretando grandes problemas produtivos e reprodutivos, mas restrições severas causam diminuição do consumo (Gráfico 27.1).

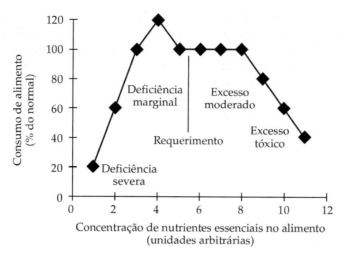

GRÁFICO 27.1 – Inter-relações entre a concentração de nutrientes essenciais no alimento e a taxa de consumo voluntário. Adaptado de Forbes, 1995.

Concentração de alimentos essenciais e taxa de consumo voluntário

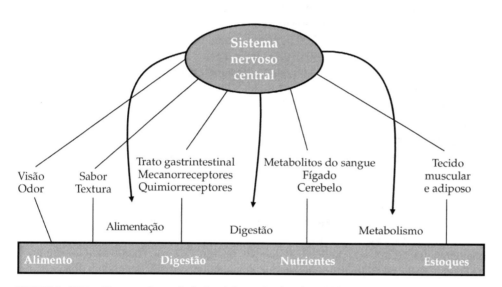

FIGURA 27.5 – Cascata da saciedade. Adaptado de Blundell e Halford, 1994.

Cascata da saciedade

A ingestão voluntária é controlada por sinais enviados pelo trato digestório, fígado e outros órgãos, em resposta à presença de nutrientes. Os animais também respondem às características estruturais e sensoriais do alimento (aparência, odor, textura etc.) (Fig. 27.5), que são definidos para determinar a preferência, com base em experiência prévia.

Como resultado de uma extensa pesquisa realizada ao longo do século XX, as dietas podem ser construídas com grande acerácea, capazes de levar em consideração o sexo, o estágio fisiológico em seus vários níveis, raças, estado nutricional, condições ambientais, sistema de produção, dentre outros fatores. Vários sistemas mecanísticos foram desenvolvidos, sendo o NRC e o sistema de CORNELL uns dos mais importantes e difundidos no mundo. Entretanto, todos os sistemas são relativamente falhos quando se trabalha com bovinos mantidos em pastagens, principalmente se a abordagem for feita com referência a sistemas de produção explorando pastagens de clima tropical, uma vez que um número limitado de estudos tem sido conduzido para se determinar os nutrientes mais limitantes para o ganho de peso, ou para a produção de leite de bovinos mantidos em pastagens. Tanto para gramíneas de clima temperado como para de clima tropical, bem manejadas, a ingestão de energia metabolizável constitui-se na maior limitação ao desempenho do animal.

Nutrientes limitantes nas dietas

O sistema NRC

Ao utilizarmos o sistema NRC para formular, por exemplo, dietas para vacas produzindo acima de 30kg de leite/dia, estas devem conter de 30 a 45% de CNF (carboidratos não-fibrosos), os quais se constituem na principal fonte de energia para o animal. Entretanto, gramíneas de clima temperado e tropical apresentam valores bem inferiores aos necessários, da ordem de 15 a 22% nas de clima temperado e valores similares ou inferiores nas de clima tropical. Logo, as formulações de dietas para se obter alto desempenho de vacas mantidas em pastagens necessitam da inclusão de ingredientes concentrados.

Trabalhos com gramíneas em ecossistemas de pastagens têm mostrado respostas superiores quando a suplementação energética é feita via fontes ricas em CNF (cereais) comparadas com fontes ricas em gordura (caroço de algodão). Entretanto, a combinação de fontes ricas em CNF com fontes ricas em gordura tem mostrado resultados superiores ao fornecimento exclusivo de fontes ricas em CNF, principalmente em termos de produção de leite corrigido para gordura.

Embora o teor de CNF das pastagens não seja capaz de promover altos desempenhos, o fator determinante que limita a produção animal exclusivamente em pastagens tropicais não é o teor de energia ou proteína dessas plantas. Limitação na capacidade de ingestão de MS (matéria seca) de forragem parece ser o fator preponderante. O consumo de MS de forragem de vacas mantidas exclusivamente em pastagens tropicais foi em média 2,34%, com valores máximos de 2,8% do PV.

Energia é fator lmitante

De acordo com o NRC (2001) para uma vaca com 520kg de PV, produzindo leite com 3,8% de gordura e 3,2% de PB, o consumo de 12,2kg de MS de pasto (2,34% do PV) com 16% de PB e 63% de NDT supre energia líquida e proteína metabolizável para a produção de 11kg de leite. A ingestão de 17kg de MS dessa mesma forragem supriria energia e proteína para a produção de 20kg de leite. Ainda utilizando-se do NRC, porém a versão para gado de corte, NRC (1996), um garrote de 300kg de PV de raça continental, com PV à maturidade de 560kg, consumindo 7,6kg de MS de pasto com 11% de PB apresentaria energia metabolizável, possibilitando um ganho de peso diário (GPD) de 0,87kg e proteína metabolizável que permitiria um GPD de 1,4kg, ou seja, energia é o fator limitante nesta situação. A não-ocorrência de consumos de forragens tropicais nessa magnitude impõe desafios aos pesquisadores, consultores e produtores de leite, para aperfeiçoar práticas de manejo da pastagem e do animal visando maximizar o consumo de forragem e conseqüentemente o desempenho produtivo e reprodutivo dos rebanhos.

Indiscutivelmente, maximizar o consumo de forragem de animais em pastejo é o grande desafio em sistemas de produção em pastagens tropicais. O consumo de forragem é determinado por fatores intrínsecos do animal, como sua capacidade de ingestão, e fatores intrínsecos do pasto como a concentração de nutrientes, taxa de degradação e de passagem ruminal, composição morfológica e estrutura do pasto em pré e pós-pastejo. Além desses aspectos mencionados, o consumo de forragem também é afetado por aspectos de manejo, como conforto térmico, competição entre animais, distância percorrida pelo animal etc.

Produtividade do sistema

Uma vez atingido o potencial máximo de desempenho animal exclusivo em pastagem, a suplementação com concentrado torna-se, então, ferramenta fundamental quando se objetiva aumentar a produção de leite ou carne por animal, com impacto positivo também na lotação dos pastos e conseqüentemente na produtividade do sistema. Sistemas que utilizam vacas de bom potencial genético, mantidas em pastagens tropicais manejadas intensivamente com suplementação de concentrado, podem atingir produções superiores a 30.000kg de leite por hectare/ano. Por outro lado, o fornecimento de concentrado energético pode dobrar a produção de carne por área em sistemas de recria durante o período das águas. Produtividades entre 10 e 26.000kg de leite por hectare/ano e produtividades variando de 30 a 50 arrobas de carne por hectare/ano, em sistemas comerciais, podem ser facilmente observadas. Entretanto, ao lançar mão de suplementos concentrados para aumentar a densidade energética das dietas, o nutricionista precisa balancear cuidadosamente a nova dieta a fim de evitar distúrbios alimentares nos animais. Além de possíveis distúrbios alimentares, a suplementação com concentrados energéticos pode prejudicar o aproveitamento da forragem pela modificação do ambiente ruminal. As bactérias celulolíticas funcionam melhor a um pH de 6,5 ou acima. Quando suplementos ricos em energia, principalmente os ricos em amido, são fornecidos, há produção rápida de ácidos orgânicos resultando na queda do pH ruminal e na substituição das bactérias celulolíticas por bactérias amilolíticas. A atividade celulolítica é deprimida e a eficiência da síntese de proteína microbiana decresce significativamente em pH < 6,0.

Outro fator passível de acontecer é a substituição de uma fração do alimento (forragem) por outro (concentrado), chamado de efeito de substituição. O efeito de substituição é caracterizado pela redução na ingestão de energia digestível oriunda da forragem, enquanto se observa aumento no consumo de concentrado. O consumo total de energia digestível é mantido constante ou pode aumentar. O efeito de substituição é variável em função da quantidade e composição do suplemento fornecido, bem como do valor nutritivo da forragem. As forragens de baixo valor nutritivo sofrem menor efeito de substituição em comparação com forragens de alto valor nutritivo. Coeficientes de substituição de 0,25 a 1,67, com média de 0,69, foram observados para forragens de baixo a alto valor nutritivo.

Efeito de substituição

Ao balancearmos dietas devemos levar em consideração que as respostas à suplementação com concentrado dependem diretamente do efeito de substituição, existindo uma relação negativa entre o efeito de substituição e o desempenho animal. Normalmente trabalhos de pesquisa de curta duração têm o efeito de substituição como o principal motivo da baixa resposta à suplementação com concentrado, variando de 0,3 a 0,6kg de leite para cada kg de concentrado fornecido. Outro fator que deve ser levado em consideração quando se formula dietas para vacas leiteiras é o estágio de lactação. Um maior efeito de substituição é obtido no estágio inicial da lactação comparativamente aos estágios mais avançados, devido a um menor potencial de consumo de MS das vacas no início da lactação. O consumo de MS é reduzido drasticamente, de forma que em início de lactação o consumo de energia metabolizável é um pouco defasado em relação às necessidades produtivas, de forma que os animais precisam mobilizar consideráveis quantidades de reservas corpóreas.

Taxa de lotação

Uma segunda abordagem a ser considerada sobre o efeito de substituição refere-se à taxa de lotação. Apesar de as taxas altas de substituição reduzirem a resposta em produção animal por kg de suplemento fornecido, a produção por área pode ser aumentada de forma expressiva, em função do aumento na taxa de lotação dos pastos. Além disso, a suplementação com concentrado para animais em pasto pode auxiliar no manejo do pastejo e viabilizar o fornecimento de aditivos ou promotores de crescimento.

FONTES DE PROTEÍNA PARA O BALANCEAMENTO DE RAÇÕES

Durante o processo de balanceamento de ração para ruminantes, um segundo fator a ser observado são as exigências em proteína. A versão mais recente do NRC para gado leiteiro (NRC, 2001) calcula as exigências em proteína do animal não mais em proteína bruta, mas em proteína metabolizável. Proteína metabolizável corresponde ao total de aminoácidos absorvidos no intestino delgado, provenientes da digestão intestinal da proteína endógena, da proteína microbiana e da PNDR. Dentre as fontes protéicas, as mais utilizadas na formulação de concentrados no Brasil são o farelo de soja, soja grão, farelo de algodão, caroço de algodão, resíduo de cervejaria, farelo de glúten de milho (refinasil ou promill) e uréia (nitrogênio não-protéico).

Fontes de proteína de rações

É importante um balanceamento adequado da dieta em proteína, pois, além do impacto no fator produtivo, os suplementos protéicos representam uma parcela considerável do custo das dietas para ruminantes. Em vacas confinadas com

Energia digestível

produções acima de 30kg/dia, a produção de leite sofre efeito quadrático com relação aos teores de PB nas dietas, com incrementos na produção de leite de 0,75kg/dia, aumentando a concentração dietética de proteína de 15 para 16%, e 0,35kg/dia com aumento de 19 para 20% de PB na dieta. Com referência a novilhos em terminação, o suprimento protéico pode ser feito via NNP, reduzindo o custo de produção.

O Brasil oferece grande quantidade de subprodutos agroindustriais passíveis de uso na alimentação animal, como o caroço de algodão, a polpa cítrica, o farelo de trigo, a casca de soja etc.

A utilização de concentrado com teores excessivos de PB resulta em teores altos de N-uréico no plasma, e no caso de vacas leiteiras, também no leite. Isto pode prejudicar o desempenho reprodutivo das vacas e aumentar as exigências em energia uma vez que são necessárias 13,3kcal de energia digestível para excretar 1g de N. Ainda, os concentrados protéicos são caros e a grande quantidade de N excretado pode gerar impacto ambiental negativo. O monitoramento de valores de N-uréico no leite é uma das ferramentas que permitem avaliar a adequação protéica da dieta consumida pelas vacas. Os valores recomendáveis variam em função do estágio de lactação e produção de leite (Gráfico 27.2 e Tabela 27.7).

Nitrogênio uréico no leite

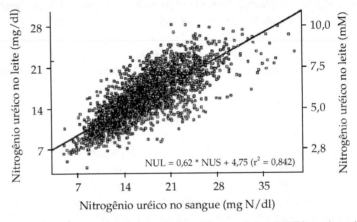

GRÁFICO 27. 2 – Regressão para nitrogênio uréico no leite (NUL) e nitrogênio uréico no sangue (NUS) usando todos os dados através do procedimento MIXES do SAS. Adaptado de Broderick; Clayton, 1997.

TABELA 27. 7 – Fatores únicos de regressão no nitrogênio uréico do leite (NUL) utilizando-se do procedimento MIXED (SAS).

Fator[1]	Equação	r^2
PB (% da MS)	Y = 0,269 NUL (mg N/dl) + 13,7	0,839
PB/n – EL_L (g/Mcal)	Y = 1,79 NUL (mg N/dl) + 84,4	0,833
PR/d – EL_L (g/Mcal)	Y = 2,59 NUL (mg N/dl) + 85,3	0,878
Eficiência de uso do N	Y = –0,004 NUL (mg N/dl) + 0,309	0,626
Excesso de N ingerido (g N/dia)	Y = 11,0 NUL (mg N/dl) + 313	0,772
Amônia ruminal (mg N/dl)	Y = 0,686 NUL (mg N/dl) + 6,43	0,574

[1] PB/n–EL_L = PB da dieta por unidade de EL_L, onde EL_L foi calculada pelas tabelas do NRC (1989).
[2] PB/d-EL_L dieta = PB da dieta por unidade de EL_L, onde EL_L foi calculada à partir da digestibilidade *in vitro* da matéria seca (DIVMS).
Eficiência de uso do N = secreção de N no leite/consumo de N.
Nitrogênio em excesso = N total consumido – secreção de N no leite.
Fonte: Adaptado de Broderick; Clayton, 1997.

Confinamento e balanceamento do leite

No caso de vacas mantidas em confinamento, com produções entre 30 e 46kg de leite/dia, o balanceamento da dieta deve fornecer, além da PDR (proteína degradável no rúmen), uma suplementação com fontes ricas em PNDR, dada a alta exigência imposta pelo nível de produção proporcionado pelo mérito genético desses animais. Atenção especial deve ser dada à qualidade da proteína utilizada para compor a proteína *by pass* (PNDR). Em substituição parcial ou total ao farelo de soja convencional, a suplementação com PNDR tem sucesso somente quando se utilizam fontes ricas e bem balanceadas em lisina e metionina (farinha de peixes) ou fontes com perfil de aminoácidos essenciais similares ao do farelo de soja, porém com menor degradabilidade ruminal (farelo de soja tratado a alta temperatura ou quimicamente). Atualmente, a combinação de fontes ricas em PNDR e aminoácidos, principalmente lisina e metionina protegidos da degradação ruminal, tem apresentado os melhores resultados.

Proteína *by pass*

O sistema de produção, confinamento ou a pasto, também deve ser levado em consideração na decisão de fornecer proteína *by pass*. Simulação feita utilizando o modelo dinâmico de Cornell (CNCPS), vacas leiteiras mantidas em pastagens, mesmo quando apresentam produções de leite similares às apresentadas por vacas confinadas, dificilmente irão responder à suplementação com fontes ricas em PNDR, em comparação com o farelo de soja convencional, uma vez que o principal nutriente limitante continua sendo a energia metabolizável e não a PNDR.

FONTES DE ENERGIA PARA BALANCEAMENTO DE RAÇÕES

A suplementação energética para animais em pastagens pode ser feita através do fornecimento de fontes ricas em carboidratos ou em gordura ou a combinação de ambas as fontes. No caso da suplementação com fontes ricas em carboidratos, esta pode ser feita com o uso de fontes ricas em amido, como os grãos de cereais (milho, sorgo, milheto, cevada, aveia, trigo etc.) ou raízes tuberosas e tubérculos (mandioca e batata), através de fontes ricas em açúcares (melaço) e através de fontes ricas em fibra de alta digestibilidade, por exemplo a pectina – polpa cítrica, casca de soja, farelo de trigo, farelo de glúten de milho (refinasil ou promill) etc. No caso de fontes ricas em gordura, destacam-se as oleaginosas como o caroço de algodão e o grão de soja.

Suplementação energética para animais em pastagem

O milho é o principal cereal utilizado nos concentrados para vacas leiteiras no Brasil. O principal componente do milho é o amido, em torno de 65 a 72% da MS. Portanto, a utilização eficiente desta fonte energética depende em grande parte da digestibilidade do amido. O grão de milho inteiro apresenta baixa digestibilidade do amido, com grande perda deste nutriente nas fezes de vacas leiteiras, devido ao fato de o consumo de MS ser superior ao de animais de recria e engorda. As altas perdas ocorridas com a utilização de milho grão-inteiro para bovinos de corte confinado devem-se normalmente a formulações impróprias. Ao se utilizar o milho grão-inteiro, esse deve realizar o papel da fibra na dieta do ruminante e permanecer por mais tempo no rúmen. Muitos profissionais posicionam-se contrários à adoção deste tipo de dieta pelo envolvimento de maiores riscos com distúrbios metabólicos, optando por dietas com inclusão de forragem ou grão processado. Com o objetivo de otimizar a utilização deste nutriente em rações para bovinos, várias formas de processamento de grãos têm sido estudadas.

Digestibilidade dos grãos e o desempenho dos ruminantes

Muitos tipos de processamentos físicos e químicos estão disponíveis para melhorar a digestibilidade dos grãos e o desempenho dos ruminantes. Os fundamentos de todas as formas de processamentos são a melhoria da digestibilidade dos alimentos por meio da quebra das barreiras que impedem o acesso dos microrganismos ruminais e das enzimas aos componentes nutricionais dos alimentos. Na prática, os diferentes tipos de processamento atuam aumentando a área de superfície dos grãos, reduzindo a interação da matriz protéica com os grânulos de amido e/ou aumentando a solubilidade dos grânulos de amido em água. Com isso podem aumentar a disponibilidade do amido no rúmen e no intestino delgado e modificar as características da fermentação ruminal, da taxa de passagem e o sítio de digestão. A maioria dos métodos de processamento melhora a eficiência de utilização dos nutrientes pelos microrganismos, com resultados positivos sobre produção animal.

O processamento do milho através da floculação e silagem de grãos úmidos tem-se mostrado superior à moagem grosseira ou laminação a seco ou com vapor. A ensilagem de grãos úmidos é vantajosa em relação ao processamento seco como a moagem ou laminação, pois resulta em maior digestibilidade do amido e maior

NDT do cereal. Isto se deve principalmente ao processo de proteólise durante a ensilagem. A floculação destrói de forma efetiva a matriz protéica que envolve os grânulos de amido e que limitam sua digestão. Também ocorre gelatinização do amido e aumento da área superficial do grão. A moagem fina do grão de milho ainda é motivo de discussão entre os pesquisadores.

UTILIZAÇÃO DE ALIMENTOS ALTERNATIVOS – SUBPRODUTOS

O interesse dos pecuaristas por fontes energéticas alternativas vem crescendo nos últimos anos, e esta tendência se acentua de forma significativa em anos de preços elevados das fontes tradicionais de energia para ruminantes. A inclusão destas fontes energéticas alternativas ao milho, por exemplo, tem como principal objetivo baixar os custos da alimentação, mantendo desempenho satisfatório. Outro benefício da inclusão de subprodutos na dieta pode ser a redução no teor de amido das dietas ricas em grãos, com concomitante aumento nos teores de fibra digestível, contribuindo para melhoria do ambiente ruminal e composição do leite.

Entretanto, mesmo levando em consideração a alta capacidade de digestão de fibra e o fato de o ruminante ser capaz de aproveitar alimentos impróprios para o consumo humano, prestando um grande serviço à humanidade, uma vez que elimina resíduos muitas vezes indesejáveis do ponto de vista ambiental, ao mesmo tempo que gera produtos de alta qualidade (carne, leite, lã etc.) para o consumo humano, mesmo assim a incorporação de subprodutos nas rações de ruminantes necessita de um planejamento cuidadoso. Rações baseadas na utilização de subprodutos devem ser eficientes, econômicas e permitir desempenhos semelhantes aos proporcionados pelos demais alimentos que venham a substituir.

MODELAGEM UTILIZADA PARA BALANCEAMENTO DE DIETAS PARA BOVINOS DE CORTE (NRC, 1996)

A modelagem é dividida em quatro seções: mantença, crescimento, lactação e gestação.

Mantença – as necessidades de mantença são calculadas ajustando-se a energia líquida de mantença para a raça, o *status* fisiológico, atividade física e produção ou perda de calor (Tabelas 27.8 e 27.9).

Crescimento – o necessário para crescimento é calculado para peso vivo em jejum, ganho de peso, composição de carcaça e tamanho relativo do corpo (Tabela 27.10).

Necessidades para crescimento de novilhas de reposição – os coeficientes para animais até o momento da monta baseados no NRC (1996). Os coeficientes para após a primeira parição com base nos dados de Gregory et al. (1992). O peso vivo algo no momento do parto é 0,80, 0,92, 0,96 e 1,0 do peso adulto na parição 1, 2, 3 e 4, respectivamente (Tabela 27.11).

Consumo de matéria seca – as equações da tabela 27.12 são usadas para predizer o consumo de vários tipos de bovinos de corte. Os fatores de ajuste são apresentados na tabela 27.13.

TABELA 27.8 – Multiplicador para energia necessária para mantença em função das raças.

Raça	Multiplicador – EL de mantença
Brahman, Nelore, Santa Gertrudes	0,90
Braford, Brangus	0,95
Angus, Charolês, Chianina, Devon, Hereford, Limousin, Piemontês,	1,00
Pardo Suíço, Holandês, Jersey, Simental	1,20

TABELA 27.9 – Energia necessária para mantença em ambiente termo-neutro (A_1) = 0,077 Mcal/dia por kg de $PV^{0,75}$.

Ajuste da energia de mantença para temperatura prévia (A_2) = 0,0007 [20 – temperatura prévia (°C)]
Ajuste para raça, sexo, estágio fisiológico e condição corpórea $EL_m = [A_1 * PV_j^{0,75} * L * R * S * C] + A_2$ $C = 0,8 + [(CS - 1) * 0,05]$ PV_j = peso vivo em jejum (kg); L = 1 se lactante, 1,2 se não lactante; R = raça (observar tabela 27.9; S = sexo – 1,15 para touros e 1 para demais bovinos; CS = escore corpóreo (escala de 1 a 9)
Ajuste para atividade se em pastejo $EL_{at} = \{[(0,006 * CMS * (0,9 - (NDT/100))] + [0,05 * T/(OF + 3)]\} * PV/4,184$ CMS = consumo de matéria seca (kg); NDT = nutrientes digestíveis totais (%); T = terreno (1 para plano e 2 para montanhoso); OF = oferta de forragem (t/ha); PV = peso vivo (kg)
Correção para a ingestão de mantença caso não esteja em pastejo $EL_{at} = 0$ $I_m = (EL_m + EL_{at})/(EL_d * D)$ EL_d = energia líquida da dieta para mantença (Mcal/kg); D = 1.12 para dietas com ionóforos e 1 para as demais dietas
Ajuste para animais em crescimento (para computar o incremento calórico) $ER = (CMS - I_m) * EL_g$ ER = energia retida (Mcal/kg); EL_g = energia líquida da dieta para ganho
Ajuste para animais em lactação (para computar o incremento calórico) $(ER + YE_n + EL_{ge}) = (CMS - I_m) * EL_d$ YE_n = energia líquida do leite; EL_{ge} = energia líquida retida para a gestação
Proteína necessária para mantença $PM_m = 3,8 = PV^{0,75}$

Energia necessária para mantença

TABELA 27.10 – O necessário para o crescimento.

$PV_v = 0,891 * PV_j$ $GPV = 0,956 * GPV_j$ PV_v = peso vivo vazio (kg); PV_j = peso vivo em jejum; GPV = ganho de peso vivo vazio (kg); GPV_j = ganho de peso vivo em jejum (kg)
Peso de referência para a composição final esperada da carcaça: RPV = 478kg – pequeno grau de marmoreio (28% de gordura)   462kg – leve grau de marmoreio (26,8% de gordura)   435kg – apenas traços de marmoreio (25,2% de gordura) $EPV_j = PV_j * (RPV/PV_{ja})$ $EPV_v = 0,891 * EPV_j$ $ER = 0,0635 * EPV_v^{0,75} * GPV^{1,097}$ $PL_g = PV_j [268 - (29,4 (ER/PV_j))]$ Caso o EPV_v seja ≤ 300kg $PM_g = PL_g/[0,83 - (EPV_v * 0,00114)]$ Para todas as outras situações: $PM_g = PL_g/0,492$ EPV_j = peso equivalente em jejum (kg); PV_{ja} = peso vivo de um indivíduo adulto em jejum (kg); EPV_v = peso vazio equivalente (kg); ER = energia retida (Mcal/dia); PL_g = proteína líquida para ganho (g/dia); PM_g = proteína metabolizável para ganho (g/dia)
Predição do ganho de peso médio diário quando a energia líquida para ganho é conhecida: $GPV = 12,341 * EPV_v^{-0,6837} * ER^{0,9116}$ $GPV_j = 13,91 * ER^{0,9116} * EPV_j^{-0,6837}$

Necessário para crescimento

Necessidade para novilhas de reposição

TABELA 27.11 – Necessidades para crescimento de novilhas de reposição.

Previsão do peso vivo e taxas de ganho:

$PV_m = PV_a * (0,55$ – raças de duplo propósito; $0,60$ – *Bos taurus*; $0,65$ – *Bos indicus*)

$ID_m = ID_p - 280$

$GPD_n = (PV_m - PV_j)/(ID_m - I)$

$GPD_g = [(PV_a * 0,8) - PV_m]/280$

$GPD_p = (PV_n - PV_c)/IP$

PV_m = peso vivo desejado para o momento da monta; PV_a = peso adulto (kg); ID_m = idade desejada para monta (dias); ID_p = idade desejada para parição (dias); I = idade (dias); GPD_n = ganho de peso até a monta ou inseminação (kg/dia); GPD_g = ganho de peso diário durante gestação (kg/dia); PV_n = peso vivo desejado (kg); PV_c = peso vivo corrente (kg); IP = intervalo entre partos (dias).

Consumo de matéria seca para bezerros

TABELA 27.12 – Predição do consumo de matéria seca para bezerros em crescimento.

$CMS = [PV_j^{0,75} * (0,2435\ EL_m/0,0466\ EL_m^2 - 0,1128)]/EL_m * F * B * A * T * L$

F = fator de ajuste (Tabela 27.13); B = fator de ajuste (Tabela 27.8); A = fator de ajuste para aditivos na dieta (Tabela 27.13); T = fator de ajuste para temperatura (Tabela 27.13); L = fator de ajuste para lama (Tabela 27.13)

Predição do consumo de matéria seca para animais de um ano de idade

$CMS = PV_j^{0,75} * (0,2435 * EL_m - 0,0466 * EL_m^2 - 0,0869)/EL_m * F * B * A * T * L$

Predição do consumo de matéria seca para vacas não gestantes

$CMS = PV_j^{0,75} * (0,04997 * EL_m^2 + 0,03840)/EL_m * T * L + 0,2 *$ Produtividade $* M$

M = produção de leite (kg)

Predição do consumo de matéria seca para vacas nos últimos três meses de gestação

$CMS = PV_j^{0,75} * (0,04997 * EL_m^2 + 0,0361)/EL_m * T * L + 0,2 * M$

TABELA 27.13 – Fatores de ajuste para o consumo de matéria seca de bovinos de corte.

Fator de ajuste	Multiplicador
Raças (Tabela 27.8)	
Holandesa	1,08
Holandesa *vs.* raças de corte	1,04
Efeito da gordura corpórea	
21,3 (para 350kg de peso equivalente)	1,00
23,8 (400kg)	0,97
26,5 (450kg)	0,90
29,0 (500kg)	0,82
31,5 (550kg)	0,73
Animais com implante anabólico	1,00
Animais sem implante anabólico	0,94
Temperatura	
> 35°C sem resfriamento noturno	0,65
> 35°C com resfriamento noturno	0,90
25 a 35	0,90
15 a 25	1,00
5 a 15	1,03
–5 a 5	1,05
–15 a –5	1,16
Lama	
10 a 20cm	0,85
30 a 60cm	0,70

MODELAGEM UTILIZADA PARA BALANCEAMENTO DE DIETAS PARA BOVINOS DE LEITE (NRC, 2000)

Assim como o NRC para o gado de corte, o NRC para o gado de leite também divide as necessidades em quatro seções: mantença, crescimento, lactação e gestação. Existem quatro classes de animal: vaca em lactação, vaca seca, novilhas de reposição e bezerras em crescimento.

Mantença – são computados ajustando a energia líquida metabolizável necessária para o metabolismo rápido, com base em estado fisiológico, atividade e estresse (Tabela 27.14).

TABELA 27.14 – Cálculo de energia metabolizável necessária para o metabolismo rápido.

Vacas secas e lactantes
EL_m (Mcal/dia) = [(PV – PV_c)^{0,75} * 0,08] + EL_{at}
EL_{at} = [(D/1000) * T] * (0,00045 * PV) + (0,0012 * PV)
PV_c = peso vivo na concepção; D = distância (km); T = número de vezes que o animal faz o percurso
Ajuste para terrenos montanhosos
EL_{atm} = EL_{at} + (0,006 * PV)
Concentração de energia na dieta e quantidade de alimento necessário para mantença
EL_p = (CMS_t – A_m) * (EL_t/CMS_t) * 0,65
EL_p = energia líquida para produção; CMS_t = consumo de MS total; A_m = consumo de alimento para atender as exigências de mantença; EL_t = energia líquida total
Novilhas sem estresse
EL_{ms} = [(PV_j – PV_c)^{0,75}] * [(0,086 * C) + A] + EL_{at}
A = 0,0007 * (20 – temperatura prévia)
C = 0,8 + [(CS – 1) * 0,5]
CS = [(CC – 1) * 2] + 1
EL_{at} = [(0,0009 * PV) + (0,0016 * PV)] – caso a novilha esteja pastejando, caso contrário o valor é zero
EL_{atm} = EL_{at} + (0,006 * PV) – caso o terreno seja montanhoso
EL_{ms} = energia líquida para mantença (ambiente sem estresse); CC = condição corpórea (1 a 5)
Ajustes para o efeito do ambiente sobre as novilhas
SC = 0,09 * ($PV_j^{0,67}$)
PC = [ingestão de energia metabólica (Mcal/dia) – energia líquida para produção]/SC
IE = [(7,36 – (0,296 * Velocidade do vento, kph) + (2,55 * P) * C)] * 0,8
IT (Mcal/m²/°C/dia) = IE + Fator I (Tabela 27.16)
TC = 39 – (IT * PC * 0,85)
Se TC for maior que a temperatura ambiente, então:
EM_f = SC * (TC – temperatura)/IT
Caso contrário, se a TC for menor que a temperatura ambiente, então:
EC = [(EL_d/EL_t/CMS) * EM_f]
EL_m = [(EL_{ms} + EC) * Tx] + EL_{at}
SC = superfície corpórea (m²); PC = produção de calor (Mcal/m²/dia); IE = insolação externa; IT = insolação total; TC = temperatura crítica; EM_f = energia metabolizável necessária para o frio (Mcal/dia); P = tamanho do pelo (0,63cm no verão e 1,27cm no inverno); C = condição da pele (Tabela 27.16); EL_d = concentração de EL na dieta (kg MS/dia); EL_t = consumo total de energia líquida; Tx = taxa respiratória (Tabela 27.16)
Necessidades de proteína para mantença
PM_m = [0,3 * (PV – PV_c)^{0,60}] + [4,1 * (PV – PV_c)^{0,50}] + [CMS * 1.000 * 0,03 – 0,5 (PM_b/0,8) – PM_b] + PB_{er}
PM_b = proteína metabolizável suprida pelo microbiota (g/dia); PB_{er} = proteína dietética necessária para suprir a exigência em proteína endógena (g/dia)

Energia metabolizável necessária para o metabolismo rápido

Insolação

Crescimento – é calculado para o peso vivo em jejum (Tabela 27.15) como sendo 96% do peso vivo, e peso vivo vazio tido como 89,1% do peso vivo em jejum. Os ganhos de peso são calculados levando em consideração o peso vivo adulto e o peso vivo adulto em jejum. A tabela 27.16 apresenta os muliplicadores para os índices de insolação, estado da pele e taxa respiratória do animal.

Energia e gestação

Lactação – o cálculo da energia do leite, se o conteúdo de lactose não for disponível, está na tabela 27.17.

Gestação – o cálculo da energia para gestação está na tabela 27.18.

Cálculo do peso vivo em jejum

TABELA 27.15 – Cálculo do peso vivo (PV) em jejum.

$PV_{aj} = 0,96 * PV_a$
$PV_j = 0,96 * PV$
$PV_v = 0,891 * PV_j$
$GPV = 0,956 * GPV_j$

Multiplicadores para vários índices

TABELA 27.16 – Multiplicadores para os índices de insolação, estado da pele do animal e taxa respiratória.

Índice de insolação	
Idade (dias)	Fator I
≤ 30	2,5
31 a 183	6,5
184 a 362	5,1875 * (0,3125 * CS)
≥ 363	5,25 * (0,75 * CS)
Condição da pele do animal	
Limpa e seca	1,0
Alguma lama	0,8
Úmida ou muito suja	0,5
Coberta de neve ou lama	0,2
Taxa respiratória	
Sem alteração ou menor que 30	1,00
Movimentos rápidos	1,07
Com a boca aberta	1,18

Cálculo de energia do leite

TABELA 27.17 – Cálculo de energia do leite.

Se o conteúdo de lactose do leite não for disponível
Eleite (conteúdo energético do leite) = (0,0929 * GordLeite) + (0,547 * ProtVerdadeiraLeite/0,93) + 0,192

Se o conteúdo de lactose do leite for disponível
Eleite = (0,0929 * GordLeite) + (0,547 * ProtVerdadeiraLeite/0,93) + (0,0395 * Lactose)

As quantidades de energia, proteína e gordura no leite então são computadas:
ELtotal = ELlact (energia transformada em leite-dia, Mcal/dia) = (ELleite * ProdLeite)
PLtotal (proteína transformada em leite-dia, kg/dia) = ProdLeite * (ProtVerdadeiraLeite/100)
GLtotal (gordura transformada em leite-dia, kg/dia) = ProdLeite * (GordLeite/100)
PMlact (Proteína metabolizável necessária para lactação) = (Ptotal/0,67) * 100

A equação seguinte é utilizada para converter para "leite corrigido em gordura" (LCG):
LCG = 0,4 * ProdLeite + 15 * (GordLeite/100) * ProdLeite

TABELA 27.18 – Cálculo da energia necessária durante a gestação.

Novilhas de reposição e vacas prenhas

Constantes utilizadas para os cálculos são:

Km = conversão de EM para EL = 0,64

EficEMprenhes = eficiência com que a EM é utilizada para a prenhez = 0,14

EficPMprenhes = eficiência com que a PM é utilizada para a prenhez = 0,33

Até o 190º dia de prenhes, nenhuma necessidade para prenhez é computado neste modelo. O número máximo de dias que uma vaca pode estar prenha que é assumido é de 279 dias.

PBN (peso do bezerro ao nascimento) = peso à maturidade * 0,06275

PF (peso do feto) = {18 + [(dias prenhez – 190) * 0,665] * (PBN/45)}

GPDpren (GPD do feto) = 665 * (PBN/45)

EMpren (EM necessária para prenhez) = [2 * 0,00159 * dias prenhez – 0,0352] * (PBN/45)/EficEMprenhes

PMpren (PM necessária para prenhez) = [(0,69 * dias prenhez – 69,2) * (PBN/45)]/EficPMprenhes

ELpren = energia líquida necessária para a prenhez = ELpren * Km

Energia durante a gestação

AGORA VOCÊ JÁ DEVE SABER

- Os ruminantes são mamíferos que possuem o estômago poligástrico, dividido em retículo, rúmen, omaso e abomaso.
- Devido a simbiose com os microrganismos que habitam o rúmen, o ruminante é capaz de obter energia de alimentos ricos em fibras e que não competem com a alimentação humana.
- O ruminante não possui enzimas para digerir a fibra, portanto, o que não for degradado no rúmen pela microbiota sairá nas fezes como fibra indigestível.
- A proteína microbiana é a que possui o balanceamento de aminoácidos mais próximo ao da proteína necessária pelo animal, devendo então compor a maior fração da proteína metabolizável necessária pelos bovinos.
- Há mais de 200 anos que os cientistas vêm desenvolvendo e aprimorando os diversos sistemas de nutrição e balanceamento de rações para ruminantes.
- Os ruminantes podem se alimentar de alimentos alternativos que não competem com a alimentação humana, ao mesmo tempo que podem eliminar resíduos indesejáveis do ponto de vista ambiental.
- Não se deve fornecer dieta com excesso de proteína, pois os ruminantes não conseguem armazenar o nitrogênio excedente, podendo contaminar o meio ambiente.

QUESTÕES PARA REFLEXÃO

1. Qual a função dos microrganismos que habitam o rúmen dos ruminantes?
2. Como um ruminante consegue manter o rúmen como um ambiente capaz de ser povoado por bactérias, protozoários e fungos?
3. Quais os cuidados que o homem deve ter ao formular dietas para ruminantes?
4. Por que a fração fibrosa é importante para a mantença da saúde do rúmen?
5. Por que a proteína *by pass* deve possuir ótimo balanceamento em aminoácidos essenciais?
6. Qual a importância da suplementação com concentrados para animais mantidos em pastagens?

APLICANDO O QUE VOCÊ APRENDEU

- Calcule as exigências de energia e proteína para novilhos da raça nelore, confinados, em dietas de terminação e pesando em média 420kg de peso vivo. O ganho de peso desejado é de 1,6kg/dia. Atente-se para o peso à maturidade utilizado e a possibilidade da utilização de aditivos, lembrando-se que, de acordo com nossa legislação atual, fica vetada a utilização de hormônios.

BIBLIOGRAFIA UTILIZADA PARA EDIÇÃO DO TEXTO

- Bach A et al. Nitrogen metabolism in the rumen. Lancaster: J Dairy Sci 2005;88(1): E9-21. ■ Bargo F et al. 2002. Milk response to concentrate supplementation of high producing dairy cows grazing at two pasture allowances. J Dairy Sci 1792;85:1777-92. ■ Bargo F et al. Production and digestion de vacas suplementadas em pastagens. J Dairy Sci 2003;86:1-42. ■ Berchielli TT et al. Nutrição de ruminantes. Jaboticabal: FUNEP; 2006. p 583. ■ Berg JM et al. Bioquímica, New York and Basingstoke, USA: W.H. Freeman and company; 2005. p 1059. ■ Blundell JE, Halford JCG. Regulation of nutrient supply: the brain and appetite control. Proc Nutr Soc 1994;53:407-18. ■ Boin C et al. Atendimento de exigências nutricionais de bovinos em pastejo rotacionado. In: Peixoto AM et al. (eds.) FEALQ. Simp. sobre manejo da pastagem, 14. Fundamentos do pastejo rotacionado. 1997, Piracicaba: Anais. Piracicaba; 1997. p 297-316. ■ Broderik AG, Clayton MK. A statistical evaluation of animal and nutrition factors influencing concentrations of milk urea nitrogen. Savoy: J Dairy Sci 1997;80(11):2964-71. ■ CEPEA – Centro de Estudos Avançados em Economia Avançada – www.cepea.esalq.usp.br, acesso em: junho de 2007. ■ Corsi M. Potencial das pastagens para a produção de leite. In: Peixoto AM et al. (eds.). Bovinocultura Leiteira: Fundamentos da Exploração Racional. Piracicaba: FEALQ; 1996. p 147-54. ■ Costa DFA. Respostas de bovinos de corte à suplementação energética em pastos de capim-marandu submetidos a intensidades de pastejo rotativo durante o verão. Dissertação (Mestrado) – Escola Superior de Agricultura "Luiz de Queiroz", Universidade de São Paulo; 2007. p 98. ■ D'Arce RD, Flechtmann CHW. Introdução à anatomia e fisiologia animal. São Paulo: Nobel; 1979. p 187. ■ D'Mello JPF. Farm Animal Metabolism and Nutrition. Wallingford, UK: CABI Publishing; 2000. ■ Da Silva SC, Pedreira CGS. Fatores predisponentes e condicionantes da produção animal a pasto. In: Peixoto AM et al. (eds.) FEALQ. Simp. sobre manejo da pastagem. 13ª Produção de bovinos a pasto. 1996, Piracicaba. Anais. Piracicaba; 1996. p 319-52. ■ Delahoy JE et al. 2003. Supplemental carbohydrates sources for lactating dairy cows on pasture. J Dairy Sci 86:(In press). ■ Delgado C et al. Livestock to 2020: The Next Food Revolution. Discussion Paper 28, IFPRI; 1999. ■ Fonty G et al. Manipulation of the gut microflora: experimental approach in animals. Proc Nutr Soc 1993;52:345-56. ■ Forbes JM. Voluntary Food Intake and Diet Selection in Farm Animals. Wallingford, UK: CAB International; 1995. ■ Hillesheim A. Fatores que afetam o consumo e perdas de capim elefante sob pastejo. Piracicaba: Dissertação (Mestrado) – Escola Superior de Agricultura "Luiz de Queiroz"/USP; 1987. p 94. ■ Kosloski GV. Bioquímica dos ruminantes. Santa Maria: UFSM; 2002. p 140. ■ Lanna DPD, Medeiros SR. Uso de aditivos na bovinocultura de corte. In: 6º Simpósio sobre Bovinocultura de Corte: Requisitos de qualidade na bovinocultura de corte, 2007, Piracicaba: Anais. Piracicaba: FEALQ; 2007. p 297-324. ■ Lima LG. Local, taxa e extensão da digestão de nutrientes em rações para vacas leiteiras com base em capim-elefante (Pennisetum purpureum, Schum cv cameron) suplementadas com fontes e níveis de energia e proteína. Piracicaba, SP: ESALQ 2000. p 99. Dissertação (M.S.) – Escola Superior de Agricultura "Luiz de Queiroz". ■ Lucci CS. Nutrição e manejo de bovinos leiteiros. São Paulo: Manole; 1997. p 169. ■ Martinez JC. Substituição do milho moído fino por polpa cítrica peletizada no concentrado de vacas leiteiras mantidas em pastagens de capim elefante durante o outono-inverno. Escola Superior de Agricultura Luiz de Queiroz Dissertação de Mestrado; 2004. p 121. ■ Morais JAS et al. Aditivos. In: Berchielli TT et al. (eds.). Nutrição de ruminantes. Jaboticabal: Funep; 2006. p 539-83. ■ National Research Council. Nutrient Requirements of Dairy Cattle. 7th rev. ed. National Academy Press, Washington, DC; 2001. ■ Nocek JE, Tamminga S. Site of Digestion of Starch in the Gastrintestinal Tract of Dairy Cows and Its Effect on Milk Yield and Composition. J Dairy Sci 1991;74:3598-629. ■ NRC. 1996. Nutrient requirements of beef cattle. 7th ed. Rev. Washington, National Academy of Sciences; 1996. ■ Owens FN et al. Limits to starch digestion in the ruminants small intestine. J Anim Sci 1986;63:1634-48. ■ Parsons SD, Allinson CD. Grazing management as it affects nutrition, animal production and economics of beef production. In: Mass J. (ed.) Veterinary Clinics of North America. Philadelphia: W.B. Saunders Company; 1991. p 77-97. ■ Phillips CJC. Principles of cattle production. Wallingford, UK: CABI Publishing; 2001. ■ Pires AV et al. Uso de aditivos em dietas de gado de corte. Confinamento de bovinos de corte. Piracicaba: FEALQ; 2000. p 125-40. ■ Poppi DP, MaClennan SR. Protein and energy utilization by ruminants at pasture. Savoy: J Anim Sci 1995;73:278-90. ■ Reynolds CK. Economics of visceral energy metabolism in ruminants: Toll keeping or internal revenue service. J Anim Sci 2002;80:E74-84. ■ Robaina AC et al. Responses to grain feeding by grazing dairy cows. Aust J Exp Agric 1998;38:541-9. ■ Russell JB et al. A net carbohydrate and protein system for evaluating cattle diets. I. Ruminal fermentation. J Anim Sci 1992;70:3551-61. ■ Santos FAP, Balsalobre MAA. Por que confinar? Confinamento de bovinos de corte. Piracicaba: FEALQ; 2000. p 7-20. ■ Santos FAP. Utilização da suplementação com concentrado para vacas em lactação mantidas em pastagens tropicais. Visão técnica e econômica da Produção Leiteira. In: Simpósio sobre Bovinocultura Leiteira, 5, 2005. Piracicaba, Anais. Piracicaba: FEALQ; 2005. p 219-94. ■ Santos FAP et al. Sistemas intensivos de recria de bovinos com suplementação em pastagens e terminação em confinamento. In: Simpósio sobre Bovinocultura de Corte. Requisitos de qualidade na bovinocultura de corte, 6, 2007, Piracicaba, Anais. Piracicaba: FEALQ; 2007. p 183-220. ■ Santos FAP et al. Utilização da suplementação com concentrado para vacas em lactação mantidas em pastagens tropicais. In: Simpósio Gioano sobre Manejo e Nutrição de Bovinos de Corte e Leite, 5, Goiânia, 2003. Anais. Goiânia: CBNA; 2003. p 289-346. ■ Tedeschi LO et al. Aditivos para Bovinos de Corte. Pecuária de Corte, Edição 72. 1997. ■ Theurer CB et al. Invited review: summary of steam-flaking corn or sorghum grain for lactating dairy cows. J Dairy Sci 1999;82:1950-9. ■ Voltolini TV. Adequação protéica em rações com pastagem ou cana-de-açúcar e efeito de diferentes intervalos entre desfolhas da pastagem de capim elefante sobre o desempenho lactacional de vacas leiteiras. Tese de Doutorado, Escola Superior de Agricultura "Luiz de Queiroz", Universidade de São Paulo; 2006. ■ Zinn RA, Shen Y. Probiotics in diets for feedlot cattle. In: Simpósio Latino-Americano de Nutrição Animal e Seminário sobre Tecnologia de Produção de Rações, 1 Anais. Campinas: CBNA; 1994. p 185-96.

LEITURAS ADICIONAIS

- Coppock CE et al. A review of the nutritive value and utilization of whole cottonseed, cottonseed meal and associated by-products by dairy cattle. Amsterdam: Animal Feed Science and Technology 1987;18:80-129. ■ Grant RJ. Interactions Among Forages and Nonforage Fiber Sources. J Dairy Sci 1997;80(7):1438-46. ■ Henderson SJ et al. Influence of dietary protein concentration and degradability on milk production, composition, and ruminal protein metabolism. J Dairy Sci 1985;68:2227-37. ■ Nussio CMB et al. Fontes de Amido de Diferentes Degradabilidades e sua Substituição por Polpa de Citrus em Dietas para Vacas Leiteiras. Acta Scien 2002;24(4):1079-86. ■ Santos FAP et al. Processamento do Grão de Milho e sua Substituição Parcial por Polpa de Citros Peletizada sobre o Desempenho, Digestibilidade de Nutrientes e Parâmetros Sanguíneos. Acta Scientarium 2001;23(4):923-31. ■ Santos FAP et al. Associação de plantas forrageiras de clima temperado e tropical em sistemas de produção animal de regiões sub-tropicais. In: Simpósio sobre Manejo da Pastagem; Produção Animal em Pastagem, Situação Atual e Perspectivas, 20, Piracicaba, Anais. Piracicaba: FEALQ; 2003. p 215. ■ Santos FAP et al. Suplementação energética de bovinos de corte em confinamento. In: 5º Simpósio Sobre Bovinocultura de Corte. Fundação de Estudos Agrários "Luiz de Queiroz". Anais. Piracicaba; 2004.

FOCUS

UTILIZAÇÃO DE IONÓFOROS PARA MAXIMIZAR O DESEMPENHO DE BOVINOS

A demanda por alimentos de origem animal é crescente em âmbito mundial. Segundo projeções, o crescimento da produção animal será a próxima revolução na produção de alimentos. Este autor projetou que, nos países em desenvolvimento, o consumo de carnes vermelhas dobrará entre 1993 e 2020.

O Brasil é o País que mais apresenta condições de suprir tal demanda por carnes vermelhas a curto prazo. O crescimento das exportações brasileiras de carne bovina tem sido vigoroso e consistente nos últimos anos, permitindo que o País galgasse o posto de maior exportador mundial desde 2003/2004. No primeiro trimestre de 2007 houve aumento de 40% da quantidade de carne bovina exportada em relação ao mesmo período de 2006.

O aumento da eficiência do processo de produção de animais terá importância cada vez maior, e inserido neste contexto enquadra-se o uso de aditivos na bovinocultura de corte, para amplificar o desempenho animal em circunstâncias específicas. A adoção de um determinado aditivo pela pecuária brasileira deve ser embasada por conceitos técnicos e científicos que possibilitem recomendações do correto uso de qualquer que seja o aditivo. Os aditivos utilizados na pecuária brasileira podem ser enquadrados em: ionóforos, antibióticos, probióticos, inoculantes, leveduras e tamponantes.

Existem mais de 120 ionóforos descritos. A monensina sódica e a lasalocida sódica são os ionóforos com maior comprovação por meio de experimentos científicos em todo o mundo. Além da monensina e lasalocida, no Brasil está também registrada, no Ministério da Agricultura, a salinomicina. Inicialmente, os ionóforos foram utilizados, e ainda o são, como coccidiostáticos na avicultura, mas descobriu-se que a suplementação oral melhorava o desempenho de ruminantes. O seu efeito deve-se à alteração na fermentação ruminal, com alterações na proporção de ácidos graxos voláteis produzidos e na concentração de amônia, processos-chave que afetam diretamente o metabolismo de energia e proteína do animal. Os efeitos dos ionóforos podem ser o aumento da retenção de energia fermentada no rúmen, devido a uma alteração no padrão de fermentação, e esta seria usada de forma mais eficiente. Os ionóforos parecem também diminuir a degradação da proteína ruminal, sem diminuir a proteólise e, portanto, reduzindo a degradação de peptídeos e aminoácidos por um grupo de bactérias hiperprodutoras de amônia, resultando em menor produção de amônia e maior escape de peptídeos do rúmen, com vantagens equivalentes ao escape da proteína da fermentação ruminal. A diminuição de distúrbios metabólicos, como acidose e timpanismo, pela menor concentração de ácido láctico e menor produção de mucopolissacarídeos que dão estabilidade à espuma, também é um dos efeitos positivos dos ionóforos.

Antibióticos são substâncias produzidas por microrganismos que impedem o crescimento microbiano. Eram inicialmente usados na produção animal apenas no combate contra infecções, mas descobriu-se que doses subterapêuticas poderiam ser fornecidas através da alimentação animal, resultando em melhores desempenhos. Este efeito é devido à inibição ou diminuição do crescimento de microrganismos que estariam impedindo o animal de expressar o seu potencial de produção, sendo assim, a resposta ao uso destes compostos é melhor expressa em ambientes com piores condições de sanidade. Existe a possibilidade de seleção com o freqüente uso de antibióticos. Este fato pode favorecer a opinião de que o uso de antibióticos na alimentação animal seja restringido.

Probióticos são produtos baseados em culturas de organismos vivos, não-patogênicos, que se estabeleceriam no trato digestório, especialmente intestino. O uso de probióticos, teoricamente, deve induzir a ocorrência de alteração da população presente no trato gastrintestinal, resultando em maior digestão e proteção contra disfunções fisiológicas e doenças. Sendo assim, a colonização do meio por microrganismos probióticos evita ou ao menos diminui a presença de bactérias patogênicas. Esta diminuição pode ocorrer por competição por nutrientes, por espaço ou por ação direta ou indireta de metabólitos produzidos pelo probiótico. Ainda existem outros benefícios, como a produção de vitaminas pelo agente probiótico. Um exemplo de microrganismo utilizado como probiótico são os *Lactobacilli* que, pela produção de ácido láctico no intestino diminui o pH e, dessa forma, inibe a proliferação de bactérias patogênicas, tais como a *E. coli*. Dentre aqueles apontados como mais efetivos para ruminantes, encontram-se o fungo *Aspergillus oryzae* e a levedura da espécie *Saccharomyces cerevisae*.

Inoculantes são culturas de microrganismos ruminais facilmente encontradas no mercado, sendo muitas delas apenas o conteúdo de fluido ruminal coletado em abatedouros e liofilizado. Nesse caso, fica fácil entender o porquê da ausência de resposta com produtos dessa natureza. A explicação simples é que ela não acrescenta nada de novo ao rúmen do animal. É comum a recomendação ser feita para animais jovens, justificando-se o uso baseado na premissa que haveria um adiantamento da colonização do rúmen. A contaminação natural do animal jovem ocorre de maneira bastante rápida, não havendo vantagem em se tentar adiantá-la.

Leveduras utilizadas são fungos unicelulares, especialmente do gênero *Saccharomyces*. Estas não têm importante papel na fermentação ruminal e são incapazes de competir e crescer no rúmen, portanto é necessário repô-las freqüentemente para manter sua atividade. Existem estudos mostrando algum efeito, e outros não, para a inclusão de *Saccharomyces cerevisae* para a produção de carne.

Tamponantes são substâncias usadas almejando-se diminuir as variações no pH do rúmen. A faixa ideal para degradação da fibra é entre 6,2 e 6,8 e a degradabilidade é muito afetada com valores inferiores, o que pode ocorrer em animais recebendo dietas ricas em concentrado, como resultado de uma maior produção de ácidos orgânicos, devido à maior fermentação de CNE, associada a menor estímulo à salivação. As substâncias mais usadas como tamponantes são o bicarbonato de sódio, bicarbonato de potássio, óxido de magnésio e o carbonato de cálcio. Há na literatura muitos trabalhos em que a inclusão de tamponantes não surtiu efeitos positivos. As situações em que pode haver vantagem no uso de tamponantes são: início de confinamento, altos teores de concentrado, uso de silagens (principalmente de milho e grãos de alta umidade), concentrado oferecido separadamente do volumoso ou troca de dietas completas.

Lam-Sánchez A. FAV-UNESP, Jaboticabal; 2007.

Avaliando seus conhecimentos

• O que o adolescente tem de peculiar?
• Como deveria ser a nutrição de um adolescente normal?
• Há diferenças na orientação nutricional para um menino ou uma menina?
• Quais as dificuldades mais comuns na prescrição alimentar do adolescente normal?
• Quais os distúrbios nutricionais mais comuns na adolescência?
• Quais as recomendações nutricionais mais recentes para os adolescentes?

CAPÍTULO 28

Nutrição na Adolescência

Carlos Alberto Nogueira de Almeida
Elza Daniel de Mello

A adolescência é o período compreendido entre os 10 e os 20 anos de idade. Durante esse período, destaca-se o desenvolvimento da puberdade que leva a significativas mudanças no padrão biopsicossocial da criança, culminando com seu completo amadurecimento. A alimentação do adolescente sofre, necessariamente, marcante influência dessas mudanças, não apenas no ponto de vista biológico como também de todo o processo de adaptação emocional e social a que está submetido. A nutrição e as necessidades nutricionais do adolescente são influenciadas pelo início da puberdade. Ao redor dos 11 anos de idade, as meninas têm 88% da sua estatura final e 54% do seu peso final, e os meninos, 80% da estatura final e 50% do peso final. O crescimento do adolescente é acompanhado de aumento da proporção de gordura na menina e de massa magra no menino. Adolescentes são capazes de comer independentemente dos responsáveis, podendo até providenciar os seus alimentos. Esta independência pode estar associada a problemas nutricionais no momento e futuros, já que estão aprendendo a fazer suas escolhas sozinhos. É uma população suscetível ao *marketing* e às influências grupais.

PARTICULARIDADES DA ADOLESCÊNCIA

Adolescência e puberdade são coisas diferentes

Se a adolescência pode ser definida em termos cronológicos, o mesmo não se pode dizer da puberdade. As significativas mudanças do período puberal costumam se completar em um período de seis anos e podem ser, apenas didaticamente, divididas em três fases: fase preparatória, fase do estirão e fase da desaceleração do crescimento. Cada uma dessas fases dura cerca de dois anos e se inicia, na menina, por volta dos dez anos e, no menino, em torno dos doze anos. Na primeira, começa a preparação hormonal e surgem os primeiros caracteres sexuais secundários; na segunda, acelera-se muito a velocidade de crescimento e completam-se os caracteres sexuais secundários. Na terceira, ocorre apenas um crescimento residual e os tecidos e órgãos terminam seu amadurecimento. Todas essas modificações têm implicações no processo de alimentação e nutrição.

Puberdade rima com variabilidade

Se existe uma característica marcante do período puberal é sua grande variabilidade, que se manifesta em relação ao momento de início dos eventos, a sua duração e, até mesmo, à seqüência de aparecimento. Por esse motivo, qualquer abordagem nutrológica, nessa fase, precisa sempre ser individualizada. Aspectos como gasto energético, necessidades nutricionais podem variar grandemente entre dois adolescentes de mesma idade e sexo, entre outros fatores.

Meninos e meninas são diferentes

Em geral, as meninas iniciam a puberdade cerca de dois anos mais cedo, completando-a também antes dos meninos. Apesar de ocorrer marcado aumento de massa corpórea nos dois sexos, nos meninos ocorre incremento principalmente de massa muscular, ao contrário das meninas, em que o tecido corpóreo se eleva mais. O percentual de gordura passa de cerca de 14%, no início da adolescência, para 18% aos 18 anos, nos meninos; nas meninas, esses valores crescem de 19 até 25% no mesmo intervalo. Outra diferença importante é observada em relação aos aspectos ginecológicos, como a maior perda de ferro pela menstruação e a possibilidade de gravidez e lactação, prerrogativas exclusivas das meninas e que podem interferir em suas necessidades nutricionais. A prática de esportes, por outro lado, tem mostrado ser mais prevalente entre os meninos, bem como a busca por ganho muscular e o desejo de uso de dietas hiperprotéicas e de anabolizantes. Os distúrbios do comportamento alimentar, principalmente anorexia e bulimia, costumam aparecer na adolescência e têm prevalência bem mais elevada nas meninas.

O grupo tem o poder

Uma das realidades mais marcantes da adolescência é a importância que o grupo ocupa nas decisões e nos desejos do jovem. Ao profissional cabe, sempre, inteirar-se das "dietas da moda" em voga no momento, dos "mitos e verdades" que norteiam as atitudes "da turma", dos padrões de beleza, das definições de "certo e errado" etc. Por mais que o profissional seja competente e que a família esteja envolvida, é o grupo quem dita as regras. Garantir a confiança do adolescente pode implicar em se fazer até mesmo pequenas concessões que o façam ver, no profissional, um parceiro e não um elemento autoritário e castrador.

Se hay gobierno, soy contra

Pode-se dizer que o adolescente, a princípio, discorda. Essa realidade, aparentemente infantil, faz parte, justamente, do processo de obtenção da identidade. O profissional deve estar preparado para ser questionado e, mesmo, veementemente pressionado. Nos dias atuais, com o enorme avanço das tecnologias de informação, especialmente da internet, o jovem consegue encontrar embasamento para praticamente qualquer teoria. São conhecidas páginas que dão toda a teoria e a prática para a anorexia nervosa, para o uso de anabolizantes etc. Essas informações, mesmo que de fontes duvidosas, servem muitas vezes de munição para o confrontamento com o profissional que deve mostrar-se capaz de ser, ao mesmo tempo, acolhedor e firme.

ALIMENTAÇÃO DO ADOLESCENTE NORMAL

Adolescente precisa de mais... energia, proteína, ferro, zinco, cálcio, vitaminas

A adolescência é uma fase de crescimento rápido e de intensa atividade anabólica. Para que ela transcorra sem problemas, é fundamental que estejam presentes os substratos construtores e reguladores e que exista energia suficiente para que o processo ocorra.

De forma geral, o aporte energético é naturalmente controlado pela fome do adolescente e é observado por pais e profissionais que ela aumenta consideravelmente nesse período. O maior desafio é direcionar adequadamente essa fome para que a alimentação seja concretizada através de um cardápio balanceado e capaz de satisfazer as necessidades próprias da idade.

As recomendações atuais de energia e dos principais nutrientes estão descritas na tabela 28.1.

TABELA 28.1 – Recomendações atuais de energia e alguns micronutrientes.

Sexo	Energia (kcal/dia)	Proteínas (g/dia)	Ferro (mg/dia)	Zinco (mg/dia)	Cálcio (mg/dia)	Vitamina A (µg/dia)	Vitamina C (mg/dia)	Vitamina D (µg/dia)	Vitamina E (mg/dia)
Meninos 9 a 13 anos	2.500	27	8	8	1.300	600	45	5	11
Meninos 14 a 18 anos	3.000	44	11	11	1.300	900	75	5	15
Meninas 9 a 13 anos	2.200	28	8	8	1.300	600	45	5	11
Meninas 14 a 18 anos	2.200	38	15	9	1.300	700	65	5	15

PROBLEMAS NUTRICIONAIS MAIS COMUNS

As razões para escolher uma dieta vegetariana são diversas e incluem benefícios para saúde, sociopolíticos, ecológicos e étnicos. Os tipos e composições das dietas vegetarianas variam muito e têm importantes implicações no crescimento e desenvolvimento do adolescente. A dieta vegetariana varia de acordo com o grau de que se deseja evitar alimentos de origem animal, classificando-se em: semivegetariana – carne geralmente é ingerida, mas na forma de peixe e eventualmente de galinha; lactoovovegetariana – ovo, leite e derivados do leite são liberados, mas não a carne; lactoovegetariana – leite e derivados do leite são ingeridos, mas não ovo, nem carne; macrobiótica – grãos inteiros, especialmnete arroz integral e vegetais, frutas secas, legumes e algas, e algumas vezes liberado peixe 1 a 2 vezes por semana; *vegan* – todos produtos animais são proibidos, assim como mel e produtos oriundos de animais como couro ou lã, alimentos conservados e processados de forma não-orgânica. As conseqüências dependem da idade do indivíduo, e deve-se considerar que quem adota esta dieta, em geral, também evita fumo, álcool, drogas e pratica atividade física regular, itens extremamente saudáveis. É possível ingerir tais dietas, desenvolver-se e crescer adequadamente, desde que a dieta seja avaliada e orientada. Além da energia, deve-se avaliar a ingestão de proteína, ferro, zinco, cálcio (1.300mg cálcio por dia, com alimento eriquecido ou suplementação), vitamina D (alimento enriquecido ou exposição solar adequada), vitamina B_{12} (para quem não ingere nada de origem animal, deve utilizar alimento enriquecido como cereal ou suplemento).

Doutor, quero ser vegetariano

Embora diversas manifestações de transtornos alimentares tenham sido descritas nesta faixa etária, as mais freqüentemente encontradas são anorexia nervosa e bulimia. Estas síndromes têm várias características em comum, principalmente a preocupação excessiva com o peso e o formato do corpo, porém se diferenciam pelo padrão de ingestão. Na bulimia, o alimento é consumido (freqüentemente em grandes quantidades – "farras alimentares") e depois eliminado por vômito ou purgação, ao passo que na anorexia predominam a recusa de alimentos e a preocupação com o exercício.

Anorexia nervosa e bulimia são distúrbios psiquiátricos

Em relação à anorexia, que é muito mais prevalente na adolescência que a bulimia, adolescentes de grupos socioeconômicos favorecidos são freqüentemente os mais afetados: é comum esses adolescentes terem alto desempenho, serem perfeccionistas ou evitarem traços francamente obsessivos, mas terem baixa autoestima. A ambição principal é ser magro. Pressões psicológicas e da mídia, que estigmatizam a obesidade e associam a magreza ao sucesso, provavelmente contribuem para o aumento da prevalência dessas doenças, atuando como fatores desencadeantes. Quando a anorexia nervosa se manifesta durante a puberdade ela retarda de forma significativa a progressão do desenvolvimento endócrino e o estirão puberal. Na maioria dos casos, a recuperação acompanha-se de retomada da puberdade, sendo atingidos plenamente a altura final, o desenvolvimento das mamas e o início da menstruação. Entretanto, em alguns casos crônicos e graves, ocorre interrupção da puberdade, com um longo atraso da menarca. As manifestações de anorexia em moças jovens podem ser bastante insidiosas. A preocupação com o exercício, contagem de calorias e pequenas oscilações do peso pode já ser um alerta. A recusa aberta a alimentos com freqüência só aparece mais tarde, muitas vezes depois de o adolescente ter recorrido a outras estratégias, como esconder alimentos, exercitar-se em segredo ou utilizar laxantes de forma abusiva. A detecção em fase inicial pode ser compatível com o tratamento em regime ambulatorial. Os critérios para acompanhamento em regime de internação incluem: peso < 80% do peso esperado para altura, desidratação, hipercalemia e falência circulatória periférica; vômitos persistentes; e evidências de características psiquiátricas complicadoras (em geral depressão). A conduta na anorexia nervosa deve ser multidisciplinar, mas pontos básicos são que os pais serão os principais responsáveis pela alimentação do adolescente, sendo esse um ponto essencial para a recuperação e que se deverá chegar a um acordo com o adolescente, pais e equipe sobre o peso adequado a ser atingido.

Ortorexia e vigorexia: novos distúrbios à vista

A ortorexia caracteriza-se por uma preocupação exagerada com o tipo de alimento consumido. Os ortoréxicos acreditam que apenas as comidas naturais – muitos vegetais, cereais, ausência de carnes ou enlatados – fazem bem ao organismo.

A vigorexia é a adição ou dependência ao exercício. É um transtorno no qual as pessoas realizam práticas esportivas de forma contínua e fanática, com exigência extrema do organismo, levando riscos à saúde.

As duas condições acima são entidades de descrição recente e ainda com muitas dúvidas em relação a critérios diagnósticos e mesmo terapêuticos, mas vale a pena ficar atento a elas, devido à freqüência com que têm aparecido nas consultas hebiátricas.

A epidemia da obesidade

A prevalência de obesidade tem aumentado em todas as faixas etárias e não é diferente na adolescência. Essa fase caracteriza-se por um gasto energético elevado, o que pode ser considerado um fator preventivo para a instalação da obesidade; por outro lado, também é um período de intenso anabolismo, importante para o crescimento tecidual acelerado. Esse fato faz com que a ingesta alimentar excessiva seja rapidamente incorporada ao organismo. Dessa forma, pode-se dizer que tanto emagrecer quanto engordar são eventos comuns na adolescência. Além da prescrição de um cardápio equilibrado, deve-se levar em conta o gasto energético de forma individualizada, respeitando-se a fase puberal e as atividades físicas efetivamente realizadas.

Menstruação, gravidez e lactação

O início dos ciclos menstruais na menina é marcado por irregularidades de freqüência e quantidade de fluxo, de modo que é preciso estar atento, de forma individualizada, para as perdas sangüíneas e o risco de deficiência de ferro e anemia. De igual forma, a presença de gravidez e lactação na adolescência é evento cada vez mais comum; nessas condições, as necessidades nutricionais modificam-se, conforme pode ser visto na tabela 28.2.

Atividade física é diferente de esporte

Nos dias atuais, tem crescido entre os adolescentes a preocupação com a prática de atividade física. O profissional de saúde precisa ficar atento a esse fato, ajudando o jovem a diferenciar a prática regular de atividades físicas da esportiva. Não apenas pela questão conceitual, relativa à busca de resultados, o esporte também se caracteriza pelas maiores intensidade e freqüência da prática. Sendo assim, o adolescente atleta necessita, com freqüência, de seguimento especializado, a fim de adequar suas necessidades nutricionais.

Não posso perder tempo comendo e odeio café da manhã

Adolescentes tendem a pular refeições devido aos seus horários irregulares. Café da manhã e almoço habitualmente são esquecidos, embora, por atividades sociais e escolares, possam também pular o jantar. Aproximadamente de 12 a 50%

TABELA 28.2 – Necessidades nutricionais de energia e micronutrientes.

	GRAVIDEZ							
Trimestre	Energia (kcal/dia)	Ferro (mg/dia)	Zinco (mg/dia)	Cálcio (mg/dia)	Vitamina A (µg/dia)	Vitamina C (mg/dia)	Vitamina D (µg/dia)	Vitamina E (mg/dia)
Primeiro	2.368	27	13	1.300	750	80	5	15
Segundo	2.708	27	13	1.300	750	80	5	15
Terceiro	2.820	27	13	1.300	750	80	5	15
	LACTAÇÃO							
Período	Energia (kcal/dia)	Ferro (mg/dia)	Zinco (mg/dia)	Cálcio (mg/dia)	Vitamina A (µg/dia)	Vitamina C (mg/dia)	Vitamina D (µg/dia)	Vitamina E (mg/dia)
Primeiros 6 meses	2.698	10	14	1.300	1.200	115	5	19
Segundos 6 meses	2.768	10	14	1.300	1.200	115	5	19

dos adolescentes não tomam café da manhã e os motivos são: falta de tempo, início muito cedo das atividades escolares ou pouco apetite pela manhã. A omissão da ingestão do café da manhã pode comprometer o desempenho escolar e toda a qualidade alimentar. Quando essa refeição está presente, ocorre aumento da ingestão calórica em torno de 25%; além de calorias, também ocorre maior ingestão de frutas, pães, cálcio e ferro. As meninas é que mais comumente não ingerem o café da manhã, com o objetivo de emagrecer, mas acabam ingerindo essas calorias "poupadas" na refeição seguinte ou durante a noite.

O *fast-food* já é um hábito e não podemos bani-lo, mas sim aprender a fazer as escolhas corretas. O problema de freqüentar restaurantes de *fast-food* depende da qualidade nutricional dos cardápios, da escolha dos itens do menu para fazer a refeição, das quantidades consumidas e da freqüência em que estes menus são consumidos. A maioria dos *fast-food* oferecem refeições ricas em energia, em gordura total e saturada, colesterol e sódio, e pobres em vitaminas A e C, ácido fólico, fibra e cálcio. Essas características são comuns em hambúrguers, batatas fritas e refrigerantes. A gordura representa de 45 a 55% das calorias em algumas refeições. Além disso, têm a questão dos tamanhos das porções e dos acréscimos de extras como queijo e *bacon*. O adolescente valoriza mais a questão do volume do que a qualidade; além disso, tende a comer rapidamente, sem prestar atenção na quantidade que está ingerindo. Portanto, pode-se freqüentar *fast-food*, mas fazendo escolhas mais adequadas (quando comer sanduíches, escolher aqueles sem camadas duplas, porções extras, carnes empanadas). Além disso, as deficiências desta refeição podem ser compensadas nas outras refeições do dia. Deve-se também encorajar para que seja feita a escolha de porções menores, além de variar os restaurantes de *fast-food*, pois estaremos variando alguns itens da alimentação.

Fast-food – eu adoro comer!

Ninguém sabe por que algumas pessoas desenvolvem acne, enquanto outras não. A hereditariedade desempenha um papel importante, mas certamente os hormônios da adolescência também contribuem para a estimulação das glândulas da pele. O óleo natural da pele é fabricado em glândulas profundas e supõe-se que seja liberado através de diminutos ductos até a superfície. Na acne, os ductos tornam-se obstruídos e as secreções oleosas acumulam-se. Embora os medicamentos fabricados a partir da vitamina A sejam eficientes para tratar a acne, a própria vitamina A não tem nenhum efeito e suplementos dela podem ser tóxicos. Entre os alimentos acusados de causar a acne estão o chocolate, as bebidas à base de cola, os alimentos gordurosos ou oleosos, o leite, as nozes e o açúcar. Nenhum desses alimentos foi comprovadamente identificado como fator agravante. O estresse psicológico, claramente, agrava a acne. Sol e natação ajudam, talvez por serem relaxantes e também porque os raios solares matam as bactérias e a água limpa a pele.

Acne: posso evitá-la com a alimentação?

RECOMENDAÇÕES NUTRICIONAIS NA ADOLESCÊNCIA – NA PRÁTICA

O guia alimentar geral sugerido para os adolescentes é o seguinte:

- Consumir uma variedade de nutrientes, mas cuidar na escolha de alimentos com gorduras saturadas e *trans*, colesterol e grande quantidade de açúcar e sal.
- Consumir uma quantidade suficiente de frutas e vegetais cada dia, preferencialmente selecionar todos os subgrupos de vegetais (como verdes-escuros, cor de laranja, legumes) várias vezes por semana.
- Consumir habitualmente 2 copos de frutas e 2,5 copos de vegetais por dia numa referência de 2.000 calorias por dia.
- Consumir 3 copos por dia de leite.
- Consumir grãos integrais, pelo menos a metade de todos os grãos consumidos.
- Quando selecionar carnes, preferir as com pouca quantidade de gordura e com preparações assadas ou grelhadas.
- Manter a ingestão de gorduras num total de 25 a 35 do total de calorias ingeridas, e que estejam presentes nesta quantidade gorduras poliinsaturadas e monossaturadas como peixes, nozes e óleos vegetais.
- Consumir menos de 1 colher de chá de sal por dia (2.300mg).
- Consumir pouco açúcar branco e, caso o faça, fazer higiene bucal em seguida.

Especificando-se por faixa etária, a tabela 28.3 mostra o consumo sugerido de porções para os diferentes grupos de alimentos:

TABELA 28.3 – Consumo de porções para os diferentes grupos de alimentos.

Grupo	Meninas de 11 a 18 anos 2.200kcal	Meninos de 11 a 14 anos 2.500kcal	Meninos de 15 a 18 anos 3.000kcal
	Número de porções		
Pães e cereais	7	8	9
Verduras e legumes	4¹/₂	4¹/₂	5
Frutas	4	4	5
Leguminosas	2	1	1
Carne e ovos	2	2	2
Leite e derivados	3	3	3
Açúcar e doces	1¹/₂	2	2
Óleos e gorduras	1¹/₂	2	2

PORCIONAMENTO DOS PRINCIPAIS ALIMENTOS EM CADA GRUPO

Grupo dos pães e cereais
- Arroz branco polido ou integral: 4 colheres de sopa.
- Macarrão: 4 colheres de sopa.
- Pão francês: 1 unidade.
- Pão de forma: 2 unidades.
- Batata: 2 unidades médias.
- Farináceos: 3 colheres de sopa.

Grupo das verduras e legumes
- Verduras em folha: 6 folhas.
- Verduras cozidas: 1 colher de sopa.
- Legumes cozidos picados: 1 colher de sopa.

Grupo das frutas
- Maçã e pêra: 1 média.
- Banana-nanica: ¹/₂ unidade.
- Suco de laranja, mamão, maçã: 1 copo americano.

Grupo das leguminosas
- Feijão, ervilha e lentilhas cozidos: 2 colheres de sopa.

Grupo das carnes e ovos
- Bife de carne magra: 1 pequeno.
- Peito de frango: 1 filé médio.
- Coxa e sobrecoxa de frango: 1 unidade.
- Ovo cozido: 2 unidades.
- Salsicha: 1 unidade.

Grupo do leite e derivados
- Leite de vaca integral: 1 copo americano.
- Queijo mussarela: 2 fatias.
- Iogurte de frutas: 1 pote.
- Leite em pó: 2 colheres de sopa.

Grupo do açúcar e dos doces
- Açúcar refinado: 1 colher de sopa rasa.
- Bala tipo caramelo: 4 unidades.
- Achocolatado em pó: 1 colher de sopa rasa.
- Refrigerante: 1 copo americano.

Grupo dos óleos e gorduras
- Margarina ou manteiga: 1 colher de chá.
- Óleo de soja ou azeite: 1 colher de sopa.

AGORA VOCÊ JÁ DEVE SABER

- O adolescente apresenta peculiaridades que precisam ser levadas em conta para que sua nutrição seja adequada e, mesmo considerando-se o conjunto dos adolescentes, a grande variabilidade apresentada faz com que seu planejamento nutricional deva ser individualizado.
- Na adolescência acentuam-se as diferenças entre meninos e meninas também sob o ponto de vista nutricional; nas meninas, a possibilidade de gravidez e lactação faz com que o cuidado seja redobrado.
- Ao orientar o adolescente é preciso levar em conta a importância que ele dá ao seu grupo e às informações que busca nas diferentes mídias.
- Alguns distúrbios e práticas alimentares são muito comuns na adolescência e é preciso estar atento a eles, diferenciando opções individuais de doenças psicológicas e abordando de forma diferente cada um deles.

QUESTÕES PARA REFLEXÃO

1. Quais as necessidades nutricionais do adolescente?
2. Quais são as particularidades de cada faixa etária dentro da adolescência?
3. Quais as diferenças entre meninos e meninas na adolescência?
4. Que modismos podem ser encontrados quando se vai orientar um adolescente e como abordá-los?
5. Quais os distúrbios do comportamento alimentar presentes na adolescência e como abordá-los?
6. Como atuar junto à adolescente grávida ou lactante?
7. O que o adolescente que pratica atividade física precisa saber?

APLICANDO O QUE VOCÊ APRENDEU

- Escolha um grupo de adolescentes e aplique um recordatório alimentar e de atividade física. Depois obtenha peso e estatura de cada um e avalie seu estado nutricional. Compare os dados de sua entrevista com os dados antropométricos.

BIBLIOGRAFIA UTILIZADA PARA EDIÇÃO DO TEXTO

- Canada's Food Guide to Healthy Eating. Focus on children six to twelve years. Minister of Public Works and Government Services Canada; 1997. p 17. - Coleman KJ et al. Prevention of epidemic increase in child risk of overweight in low-income schools. Arch Pediatr Adolesc Med 2005;159:217-24. - De Almeida CAN. De Fofinho a Gordinho. Editora Funpec; 2004. - Del Rio L et al. Bone mineral density of the lumbar spine in white mediterranean Spanish children and adolescents: changes related to age, sex and puberty. Pediatr Res 1994;35:362-6. - Dutra-De-Oliveira JE et al. Fortification of drinking water to control iron- deficiency anemia in preschool children. Food and Nutrition Bulletin (Tokyo) 2007;28:173-80. - Fomon SJ et al. Body composition of reference children from birth to age 10 years. Am J Clin Nutr 1982;35:1169-75. - Fundo Nacional de Desenvolvimento da Educação. Resolução nº 38, de 23 de agosto de 2004. - Ganji V, Betts N. Fat cholesterol, fiber and sodium intakes of US population: evaluation of diets reported in 1987-88. Nation wide Food Consumption Survey. Eur J Clin Nutr 1995;49:915-20. - Gong JE, Heald FP. Diet, nutrition and adolescence. In: Shils ME et al. (eds.). Modern Nutrition in Health and Disease. Local, Lea & Ferbiger; 1994. p 759-69. - IHS Best Practice Model. School Health – Physical Activity and Nutrition. American Academy of Pediatrics. Public Policy & Advocacy. AH Organization Policy. Disponível em: http://www.aap.org/advocacy/ahproject/AHOrganization Policy Food for Thought: Schools and Nutrition. Health Canada. Disponível: http://www.hc-sc.gc.ca/nutrition. - Institute of Medicine, Food and Nutrition Board. Dietary Reference Intakes for Energy, Carboydrates, Fiber, Fat, Fatty Acids, Cholesterol, Proteins, and Aminoacids(macronutrients). Washington DC: National Academy Press; 2202. - Institute of Medicine, Food and Nutrition Board. Dietary Reference Intakes for Thiamin, Riboflavin, Niacin, Vitamin B6, Folate, vitamin B_{12}, Panthothenic Acid, Biotin and Coline. Washington DC: National Academy Press; 1998. - Institute of Medicine, Food and Nutrition Board. Dietary Reference Intakes for Vitamin C, Vitamin E, Selenium and Carotenoids. Washingtom DC: National Academy Press; 2000. - Larsson B et al. Blood lipid and diet in Swedish adolescents living in Norsjö, an area of high incidence of cardiovascular diseases and diabetes. Acta Paediatr Scand 1991;80:667-74. - Looker AC et al. Calcium intakes of Mexican Americans, Cubans, Puerto Ricans, non-Hispanic whites and no non-Hispanic blacks in the United States. J Am Diet Assoc 1993;93:1274-9. - Marchini JS et al. Cálculo das recomendações de ingestão protéica: aplicação a pré-escolar, escolar e adulto utilizando alimentos brasileiros. Rev Saúde Públ 1994;28:146-52. - Markkovic V et al. Timing of peak bone mass in Caucasian females and its implication for the prevention of osteoporosis. J Clin Invest 1994;93:799-808. - Müller MJ et al. Prevention of obesity – more than an intention. Concept and first results of the Kiel Obesity Prevention Study (KOPS). Int J Obes 2001;25(Suppl. 1):S66-74. - Muñoz KA et al. Food intake in US children and adolescents compared with recommendations. Pediatrics 1997;100:323-9. - Neves MBP. Alimentação Saudável. Cadernos de Escolas Promotoras de Saúde-I. Departamento Científico de Saúde Escolar. Sociedade Brasileira de Pediatria; p 38-41. - Nicklas TA et al. Impact of breakfast consumption on nutritional adequacy of diets of young adults in Bogalusa, Lousiana: Ethnic and gender contrasts. J Am Diet Assoc 1998;98:1432-938. - Philippi ST et al. Pirâmide alimentar adaptada: guia para escolha dos alimentos. Rev Nutr 1999;12(1):65-80. - Position of the American Dietetic Association: Dietary Guidance for Healthy Children Ages 2 to 11 Years. J Am Diet Assoc 2004;104:660-77. - Ricco RG et al. Puericultura Princípios e Práticas. Atheneu; 2001. - Salas-Salvadó J et al. Influence of adiposity on the thermic effect of food and exercise in lean and obese Adolescents. Int J Obes 1993;17:717-22. - Samuelson G. Dietary habits and nutritional status in adolescents over Europe. A overview of current studies in the Nordic countries. Eur J Clin Nutr 2000;54(Suppl. 1):21-8. - Silva CS. Escola Promotora de Saúde: uma visão crítica da Saúde Escolar. Cadernos de Escolas Promotoras de Saúde-I. Departamento Científico de Saúde Escolar. Sociedade Brasileira de Pediatria; p 14-20. - Trumbo P et al. Dietary References Intakes: VitaminA, Vitamin K, Arsenic, Boron Chromium, Copper, Iodin, Manganese, Molybdenium, Nickel, Silicon, Vanadium, and Zinc. J Am Diet Assoc 2001;101(3):294-301. - United States Department of Agriculture and United States Department of Health and Human Services – My pyramid. www.mypyramid.gov accessed 13/09/2005. United States Department of Agriculture and United States Department of Health and Human Services: Dietary Guidelines for Americans, 2005. www.health.gov/dietaryguidelines accessed 13/09/2005. - United States Department of Health and Human Services. Centers for Disease Control and Prevention. National Center for Chronic Disease Prevention and Health Promotion. Preventing Obesity and Chronic Diseases Through Good Nutrition and Physical Activity; 2004. p 4. - Yattes AA et al. Dietary References Intakes: the new basis for recommendations for calcium and related nutrients, B vitamins, and choline. J Am Diet Assoc 1998;98(6):699-706.

FOCUS

EDUCAÇÃO E DIREITO À ALIMENTAÇÃO

A falta de conhecimento sobre alimentação e nutrição, sobre seu papel para o desenvolvimento físico e mental e para a qualidade de vida tem justificado a pouca importância sobre o que se deve fazer para que todos possam ser bem alimentados – um direito humano básico e fundamental. Hoje, felizmente, o problema vem sendo discutido com mais seriedade, sob diferentes aspectos biológicos, sociais, educacionais, econômicos. Espera-se que mais conhecimentos e diagnósticos da situação alimentar e nutricional, levem a melhores soluções. Nesse contexto incluímos a segurança alimentar e nutricional.

Inúmeros estudos no Brasil têm sido realizados sobre diferentes aspectos da alimentação e nutrição. Um dos mais interessantes – o Estudo Nacional sobre Defesa Familiar (Endef)–, realizado em 1974/1975, levantou dados sobre o consumo de alimentos da população brasileira, trazendo informações que justificavam a alta incidência da desnutrição protéico-calórica encontrada em determinados grupos populacionais e em diversas partes do País. Quinze anos depois, em 1989, o Ministério da Saúde realizou um levantamento sobre o estado nutricional de crianças, adolescentes, adultos e idosos, a chamada Pesquisa Nacional de Saúde e Nutrição (PNSN). Verificou-se uma tendência à redução dos índices de desnutrição infantil, mas também um quadro nutricional complexo, com evidentes diferenças regionais e em diferentes grupos etários. Um mapa da fome, contendo estimativas das famílias brasileiras em situação de pobreza extrema, mostrava que mais de trinta milhões de brasileiros viviam nessa condição. Note-se que estabelecer a "linha de indigência" pelo custo de uma cesta básica de alimentos tem sido bastante questionado. Esse indicador, a renda, continua a ser apontado quase sempre como o principal responsável pela má alimentação dos pobres. É preciso ter claro, entretanto, que, embora pouco citada, a educação também o é, e precisa cada vez mais ser reconhecida como tal. A desnutrição nas camadas ricas da população mostra cada vez mais isso. Apesar de boa situação econômica, distúrbios da nutrição como obesidade em todas as idades, doenças cardiovasculares, hipertensão, diabetes vêm aumentando. Há, então, muitas pessoas que têm dinheiro para comprar comida e comem mal, pouco sabem sobre alimentação e, conseqüentemente, tornam-se desnutridas. Entre as adolescentes, dois exemplos de mau comportamento alimentar começam a aparecer com maior freqüência: a magreza das que seguem modelos e a obesidade. Ambos não sabendo se alimentar adequadamente.

Dutra-de-Oliveira JE. Educação e Direito à Alimentação. Estudos Avançados 2007;21(60):127-34.

Avaliando seus conhecimentos

- Qual a relação entre o hábito alimentar e a mídia?
- O que é transição nutricional?
- De que forma os meios de comunicação interferem no desenvolvimento infantil?
- Qual é o impacto das doenças crônico-degenerativas na saúde?
- Como se caracterizam os alimentos veiculados na TV no que diz respeito à qualidade nutricional?
- Quais são as regulamentações sobre propagandas de alimentos existentes no Brasil?
- Como os profissionais da saúde podem participar do processo de educação em nutrição?
- De que forma pode ser feita a promoção em saúde no ambiente familiar e no escolar?
- Qual a relação entre embalagem, empresa e consumidor?
- Que características da embalagem interferem na escolha de um alimento?
- O que o profissional de saúde deve saber sobre rotulagem?
- Quais são os itens obrigatórios na rotulagem de alimentos?
- O que é proibido em um rótulo de alimento?
- Qual a diferença entre alimento *diet* e *light*?

CAPÍTULO 29

Transição Nutricional e Desenvolvimento de Hábito de Consumo Alimentar na Infância

Thalita Feitosa Costa
Tatiana Elias de Pontes
Anne Lise Dias Brasil
Annete Bressan Rente Ferreira Marum
José Augusto de Aguiar Carrazedo Taddei

O profissional de saúde que faz orientação nutricional de crianças e adolescentes precisa informar-se sobre rotulagem, divulgação e promoção de alimentos processados que progressivamente passam a compor a dieta da população infanto-juvenil. O crescimento geométrico de alternativas alimentares que caracterizam a sociedade pós-moderna traz, em si, grandes vantagens nutricionais ao facilitar o transporte, o armazenamento e o preparo de refeições para crianças e adolescentes. São grandes as possibilidades de enriquecimento com micronutrientes, pró e prebióticos, assim como as oportunidades de formulação de alimentos que levem a mais conforto, prazer e melhores níveis de saúde. Tal crescimento, no entanto, traz em seu bojo algumas influências negativas que vêm piorando o padrão de consumo das crianças e dos adolescentes. A alimentação inadequada está vinculada ao estímulo de alimentos em quantidade excessiva e qualidade inadequada, com excesso de açúcares, sódio, gorduras e deficiência de fibras e micronutrientes. A exposição das novas gerações a erros alimentares introduzidos pela inundação do mercado por alimentos pouco balanceados, desde a primeira infância, deve levar ao aumento da morbimortalidade, podendo mesmo diminuir a expectativa de vida desses futuros cidadãos que comporão a população adulta das próximas décadas. A possibilidade de orientação da população quanto ao consumo adequado de alimentos pode corrigir erros alimentares, diminuir seus efeitos deletérios e, ao mesmo tempo, promover o redirecionamento da oferta de alimentos pelo setor produtivo à sociedade de consumo e seus mecanismos de divulgação. Para participar ativamente desse processo de educação em saúde e nutrição, o profissional de saúde que atende à criança e ao adolescente deve ter conhecimento sobre propagandas, embalagens e rótulos de alimentos para melhor orientá-los e sua família.

PROPAGANDAS DE ALIMENTOS

O *MARKETING*, A MÍDIA E AS PROPAGANDAS

O *marketing* pode ser definido como o processo de planejamento e execução da concepção, definição de preço, promoção e distribuição de idéias, mercadorias e serviços para criar trocas que satisfaçam objetivos individuais e organizacionais. Nesse sentido, ele inclui pesquisa de mercado, distribuição, definição de preço, embalagem, desenvolvimento de produto, publicidade, promoções e relações públicas.

Como uma das vertentes desse amplo processo, figura a mídia, que pode ser compreendida como o conjunto dos meios de comunicação de massa, como jornais, revistas, rádio e televisão, onde são veiculados os anúncios.

Assim, dentre os anúncios, encontram-se as propagandas tradicionais, consideradas aquelas com duração variável de 15 a 90 segundos; os patrocínios, que são oferecimentos ou vinhetas de abertura e encerramento, vinculados ao patrocinador do programa; e, por fim, o *merchandising*, definido como menção, exposição ou aparição dos produtos durante os programas, com o auxílio do apresentador ou de outro participante, como mascotes, platéia ou assistentes de palco.

Por meio da mídia, as empresas buscam influenciar o grupo de consumidores tradicionalmente conhecido como o das crianças. O que antes era campo de ação de poucas empresas de brinquedos e entretenimento passou a ser um empreendimento enorme de múltiplos tentáculos.

As crianças são bombardeadas por propagandas em toda parte e passam cerca de 40 horas semanais envolvidas com a mídia, assistindo, em média, a quarenta mil comerciais/ano somente na televisão. Muitas crianças brasileiras buscam suprir sua necessidade de novos conhecimentos e estímulos por meio dos veículos de comunicação televisivos. Os canais de TV abertos preenchem as lacunas geradas pela falta de acesso a teatro, cinema, lazer e informação.

Desde cedo, as crianças com freqüência assistem à televisão sem a presença de adultos que possam ajudá-las a entender as mensagens de *marketing*. Assim, em vista da exploração de sua inocência pelos meios de comunicação, os efeitos deletérios sobre o desenvolvimento psíquico infantil são consideráveis, robotizando-as e interferindo em sua imaginação e em sua individualidade.

Cleinman afirma que: "criando demandas de consumo, impondo sonhos e fantasias, naturalizando exclusões e dominações, a comunicação vai ocupando espaços e legitimando-se como fonte de verdade. Entretanto, ela é a *bocca de la verità* do capital. E é nessa posição que determina a concepção dos valores e princípios que devem reger nossas vidas como, por exemplo, o afeto". Dessa forma, por mais críticos às propagandas que crianças de mais idade e adolescentes possam ser, a agregação de valores emocionais ao anúncio, muitas vezes, acaba afetando a crítica sobre o desejo de comprar e consumir produtos alimentícios.

O *MARKETING* ALIMENTÍCIO

A compreensão plena dos ditames que regem os investimentos do *marketing* alimentício requer o conhecimento da nova dinâmica da sociedade contemporânea. A partir da década de 1960, os processos de transição demográfica, epidemiológica e nutricional ocorreram em vários países, incluindo o Brasil, decorrentes das modificações no padrão demográfico, no perfil de morbimortalidade, no consumo alimentar e na atividade física.

Transição nutricional e doenças crônicas não-transmissíveis

Transição nutricional é a mudança gradual no comportamento alimentar na sociedade que vem ocorrendo nas últimas décadas. Tal processo acompanha a crescente urbanização e a industrialização. O padrão alimentar "tradicional", baseado no consumo de grãos e cereais, cada vez mais é substituído por alimentos, refeições e hábitos nutricionais menos adequados ao estilo de vida saudável.

Alguns aspectos deste padrão alimentar contemporâneo a serem destacados são o aumento exacerbado do consumo de refrigerantes, de produtos industrializados e alimentos de origem animal, acompanhados da introdução de novos atores, entre os quais, as cadeias de *fast-food* e *delivery*. O *fast-food* é o principal fenômeno de consumo no mundo moderno e a carne aparece como o alimento de maior prestígio no Ocidente. O sanduíche e os refrigerantes ganham a preferência quando o primordial na alimentação passa a ser a praticidade e a rapidez.

Os hábitos alimentares emergentes levam a população a maiores ofertas calóricas e a dietas pouco equilibradas, com excessos de carboidratos, sódio, gordura e teores reduzidos de micronutrientes e fibras alimentares. Tais comportamentos, inimagináveis há pouco mais de três décadas, só se arraigaram no novo estilo de vida da sociedade graças aos esforços da publicidade.

No Brasil, há poucos anos, os principais desafios em Saúde Pública relacionados à alimentação eram a desnutrição energético-protéica e as deficiências de micronutrientes entre crianças, bem como as doenças infecciosas, principalmente na infância e na adolescência.

No entanto, a partir dos processos de transição epidemiológica e nutricional, ganharam importância as doenças crônicas não-transmissíveis, que compõem o grupo de doenças que se caracterizam por apresentar longo período de latência, tempo de evolução prolongado, etiologia não elucidada totalmente, lesões irreversíveis e complicações que acarretam graus variáveis de incapacidade ou óbito precoces.

Tal grupo de doenças, desencadeadas parcialmente pela nutrição inadequada e excessiva, foi responsável, em 2003, por quase 50 óbitos/100.000 habitantes no Brasil, figurando como a principal causa de morte da população brasileira.

O processo de Transição Nutricional inseriu na sociedade hábitos alimentares e um estilo de vida poucos saudáveis

As doenças crônicas não-transmissíveis revelam um novo padrão de morbimortalidade das sociedades contemporâneas

A participação do *marketing* no novo padrão de consumo alimentar

A formação dos hábitos alimentares processa-se gradualmente, principalmente durante a primeira infância, de forma que quaisquer inadequações devem ser retificadas no tempo adequado, sob orientação correta. Nesse processo, também estão envolvidos valores culturais, sociais, afetivos/emocionais e comportamentais, de modo que se tornou crescente a percepção de que existe grande diferença entre comer, um ato social, e nutrir-se, uma atividade biológica.

Concomitantemente a esse contínuo processo de construção, a criança, apesar de sua fragilidade e dependência de cuidados para sobreviver, exerce um papel ativo desde os primeiros anos de vida, quando já é capaz de influenciar os cuidados e as relações familiares de que participa. Em outras palavras, é um processo que ocorre dentro das relações bidirecionais, em que a criança influencia e é influenciada por aqueles ao seu redor.

A mídia, em especial a televisiva, tem participação ativa e majoritária nas atividades prosaicas infanto-juvenis; assim, não é de estranhar que os meios de comunicação acabam por desempenhar papel estruturador na construção e desconstrução de hábitos e práticas alimentares.

A propaganda agrada às emoções, não ao intelecto, afetando mais profundamente crianças que adultos; e o falso conceito de alimento como algo que dê poder é perigoso por permitir que as indústrias alimentícias explorem a vulnerabilidade das crianças.

A criança exerce um papel ativo no processo de construção de seus hábitos alimentares

A presença do *marketing* alimentício na TV

Estudo de 2007 desenvolvido pela Universidade Federal de São Paulo analisou os comerciais veiculados em programação infantil de canais abertos da TV brasileira. Surpreendentemente, os alimentos constituíram 10% de todas as propagandas veiculadas.

No Brasil, os adolescentes passam cerca de cinco horas por dia em frente à TV. O tempo que um adolescente passa assistindo à programação televisiva pode estar associado à obesidade, pois cada hora diante do aparelho pode resultar em aumento de até 2% em sua prevalência. As propagandas influenciam o comportamento alimentar, de modo que tal hábito está diretamente relacionado a pedidos, compras e consumo dos alimentos anunciados.

O tempo que um adolescente passa em frente à TV está diretamente relacionado com maior risco para o desenvolvimento da obesidade

Dessa forma, o comportamento sedentário evocado pelo hábito de ficar em frente à TV, associado ao consumo excessivo e continuado dos alimentos veiculados, nas escolhas alimentares de crianças e adolescentes, pode indicar uma situação preocupante no campo da saúde pública.

Saciam-se, pois, os interesses mercantilistas, por meio de vultosos investimentos no *marketing* televisivo, um campo promissor e lucrativo, em detrimento da saúde de nossas crianças e adolescentes. Utilizando-se da mídia televisiva, o *marketing* alimentício tem como objetivo único ampliar suas vendas e garantir seu futuro mercado consumidor, incutindo precocemente o paradigma da sociedade de consumo de massa no público infanto-juvenil.

A qualidade nutricional dos alimentos veiculados na TV

Os produtos alimentícios presentes nas propagandas de TV do horário infanto-juvenil são, em sua maioria, inadequados do ponto de vista nutricional.

Almeida et al. (2002) constataram que cerca de 60% dos alimentos veiculados estavam no grupo alimentar representado por gorduras, óleos, açúcares e doces. Verificaram também que houve total ausência de frutas e vegetais. A reconstrução da pirâmide alimentar a partir das propagandas analisadas diferiu significativamente da considerada ideal: 60% concentraram-se no grupo de gorduras, óleos e doces, com conseqüente redução do grupo de pães, cereais, arroz e massas, além da ausência dos carboidratos complexos.

A pesquisa de 2007 verificou que, entre as propagandas de alimentos, cerca de 45% correspondiam a guloseimas (chocolates, bolachas recheadas, balas, gomas de mascar, salgadinhos e sorvetes), 22,5% a institucionais (lanches de redes de *fast-food*), 18% a bebidas não-lácteas (refrigerantes, sucos), 9% a cereais (cereais matinais e pães), 4% a bebidas lácteas (iogurtes, bebidas achocolatadas), 0,5% a alimentos pré-preparados (macarrão instantâneo, hambúrgueres) e 1% a outros.

Muito provavelmente, nos últimos anos, não só os fabricantes de biscoitos, salgadinhos e chocolate estão cada vez mais investindo na mídia; principalmente as redes de *fast-food* já vêem no *marketing* televisivo um investimento promissor e extremamente lucrativo.

Em suma, a maioria dos alimentos veiculados em propagandas televisivas é de alta densidade energética, com reduzido valor nutricional, sendo ricos em sódio, gorduras e açúcares e com quantidades reduzidas de fibras alimentares e carboidratos complexos.

REGULAMENTAÇÕES BRASILEIRAS SOBRE O *MARKETING* INFANTO-JUVENIL

A publicidade televisiva é a mais amplamente regulamentada da série de técnicas usadas para divulgar produtos alimentícios para crianças. No caso brasileiro, coexistem regulamentações estatais e auto-regulamentações empresariais.

As regulamentações estatais sobre publicidade televisiva são, normalmente, encontradas em leis nacionais que regem a publicidade, a rádio-teledifusão, a mídia ou a proteção ao consumidor. Por outro lado, a auto-regulamentação brasileira, representada pelo Conselho Nacional de Auto-Regulamentação Publicitária (CONAR), dispõe sobre as diretrizes éticas a serem adotadas pelos próprios anunciantes.

Regulamentações estatais

Baseiam-se no princípio orientador geral de que a publicidade não deve ser abusiva ou enganosa e têm por finalidade restringir o horário e o conteúdo das propagandas, além de também fazer com que anunciantes acatem determinadas diretrizes.

Em termos legislativos, a regulamentação sobre o assunto é feita por um artigo do Estatuto da Criança e do Adolescente (ECA), de 1990, discorrendo sobre a promoção de programas televisivos e de rádio com funções educativas, culturais, artísticas e informativas e outros dois artigos do Código de Defesa do Consumidor, também de 1990, que dizem respeito à proibição de propagandas abusivas, enganosas ou discriminatórias.

Não obstante, tais regulamentações, do início da década de 1990, estão obsoletas para o paradigma atual da publicidade alimentícia, que cada vez mais dispõe de recursos criativos e financiamentos significativos na interminável tentativa de ampliar seu mercado consumidor. Dessa forma, o fato é que o Brasil ainda não possui uma legislação federal específica para as propagandas de alimentos, de modo que se tornou extremamente fácil para as grandes multinacionais driblarem as incoerências e os hiatos das leis atuais, em nome do aumento de suas vendas e da lucratividade e em detrimento à saúde do próprio consumidor.

Todavia, desde 2006, é observado um movimento das autoridades em vigilância sanitária, profissionais da saúde e sociedade civil em prol da regulamentação do *marketing* alimentício. Isso devido ao aumento significativo da obesidade e suas co-morbidades, decorrente do consumo contínuo e exagerado dos alimentos pouco saudáveis anunciados na TV, principalmente durante o horário comercial da programação infanto-juvenil.

Liderando tal movimentação, está a Agência Nacional de Vigilância Sanitária (ANVISA). No fim de 2006, foi publicada uma Consulta Pública para incitar a opinião da sociedade civil, bem como a apresentação de críticas e sugestões relativas à proposta de uma nova regulamentação. Esse instrumento legal trata da oferta, propaganda, publicidade, informação e outras práticas correlatas, cujo objeto seja a divulgação ou promoção de gêneros alimentícios. Preocupa-se, prioritariamente, com os alimentos de maior potencial obesogênico, que têm quantidades elevadas de açúcar, de gordura saturada e *trans*, de sódio e bebidas com baixo teor nutricional, quaisquer que sejam as formas e os meios de sua veiculação.

Segundo a própria ANVISA, seu objetivo principal, com a proposta, é diminuir o avanço das doenças crônicas não-transmissíveis, em especial junto ao público infantil, a partir da restrição da publicidade de alimentos potencialmente prejudiciais à saúde.

Esta regulamentação inovadora propõe que as propagandas de alimentos incorporem, em seu conteúdo, um caráter educacional, veiculando alertas que sensibilizem o consumidor sobre as possíveis conseqüências para a saúde do consumo excessivo de certos nutrientes contidos no produto anunciado, como o sódio e as gorduras *trans*. Em contrapartida, incentivem a ingestão de frutas, verduras e legumes, ricos em micronutrientes e fibras e a prática de atividades físicas.

Em outras palavras, encontra-se em processo de gestação a legislação específica necessária para o *marketing* alimentício, que não deve tender à censura ou ignorar os interesses empresariais, respeitando, sobretudo, a autonomia de escolha do consumidor e sua saúde.

Auto-regulamentação: o CONAR

O Conselho Nacional de Auto-Regulamentação Publicitária (CONAR), segundo o próprio órgão, é uma organização não-governamental que visa promover a liberdade de expressão publicitária e defender as prerrogativas constitucionais da propaganda comercial. É formado por empresas anunciantes, isto é, que fazem uso da propaganda como estratégia de venda de seus produtos por grandes agências publicitárias e por veículos de comunicação, como emissoras de rádio, TV e jornais.

É responsável por zelar pelo cumprimento do Código Brasileiro de Auto-Regulamentação Publicitária (1978). Seus interesses são intrinsecamente mercadológicos, defendendo primeiramente o mercado publicitário. Afinal, são os próprios conglomerados empresariais e os grandes veículos de comunicação de massa – e não a sociedade civil – que estão à frente de tal órgão.

A publicidade alimentícia brasileira necessita de uma nova regulamentação, que respeite principalmente seu mercado consumidor

Informações sobre noções básicas de nutrição nas propagandas de alimento podem conscientizar o consumidor a fazer escolhas mais saudáveis no momento da compra

A auto-regulamentação tem-se mostrado insuficiente para evitar a veiculação de propagandas abusivas ou enganosas e para zelar pelos interesses do consumidor

Logo, se teoricamente lutam para que eventuais propagandas abusivas ou enganosas saiam da veiculação da mídia, por outro lado, sabidamente muitas das empresas processadas têm vínculos com os próprios dirigentes do Conselho, ou seja, descumprem a legislação pela qual, pressupostamente, comprometem-se a zelar.

Assim, conquanto não se possa negar a importância da auto-regulamentação em um estado laico como o brasileiro, ela, por si só, tem-se mostrado insuficiente para garantir o cumprimento legal de seus códigos de ética e mesmo para defender os interesses do consumidor, dado o *lobby* empresarial e o jogo de poderes existentes entre seus componentes.

BRINCADEIRAS E ATIVIDADES FÍSICAS

Quaisquer intervenções feitas por profissionais da saúde devem levar em conta a adoção de hábitos alimentares saudáveis estando inseridas em um amplo contexto de promoção de saúde. Quão mais precoce estiverem arraigados tais conceitos no indivíduo, menor a possibilidade do desenvolvimento futuro de distúrbios alimentares, como obesidade, anorexia e bulimia.

Não obstante, ações intervencionistas dirigidas a crianças e adolescentes são mais eficientes quando se adaptam ao contexto social infanto-juvenil. Em outras palavras, elas devem ocorrer nos ambientes familiar e escolar. As ações devem estimular uma dieta alimentar equilibrada, associada a brincadeiras e atividades físicas, fomentando alternativas atraentes e prazerosas que ocupem o tempo de lazer em substituição à televisão e ao computador.

No ambiente familiar é fundamental que os pais participem ativamente das escolhas alimentares de seus filhos desde a primeira infância. Participar deste processo, no entanto, é muito mais do que o preparo da comida; é preconizar que as refeições sejam feitas à mesa, preferencialmente com todos os familiares, tornando aquele momento prazeroso à criança e ao adolescente. Em uma sociedade onde o tempo livre está cada vez mais escasso, é imprescindível a otimização dos poucos horários em que a família pode reunir-se.

Por outro lado, vale salientar a importância dos pais na adoção, ou não, de hábitos saudáveis. Durante o desenvolvimento neuropsicomotor da criança, as figuras materna e paterna são tidas como referenciais a serem seguidos e imitados. Assim sendo, escolhas nutricionalmente adequadas serão incorporadas aos comportamentos alimentares futuros da criança se a dieta de seus próprios pais for condizente com a qual preconizam.

Logo, ações sobre o ambiente familiar requerem intervenções sobre um contexto muito mais amplo e implicam não só mudanças de hábitos e da dieta infanto-juvenil, mas também de toda sua família, englobando desde refeições à mesa – e não à frente da TV – até a prática de atividades físicas em família.

Tais atividades em família não significam a despeito do que pensam muitos pais, tão-somente a prática desportiva com seus filhos. Dizem respeito também a passeios ao ar livre, como caminhar ou andar de bicicleta em parques públicos, cuidar do jardim, brincar com o cachorro, fazer compras ou participar de eventos culturais nos finais de semana e evitar que crianças e adolescentes fiquem reclusos e sedentários em casa, assistindo à televisão ou usando o computador. São alternativas mais atrativas que o tradicional e tedioso "passeio" ao *shopping center* ou às conhecidas redes de *fast-food*.

Quanto ao ambiente escolar, a meta da educação nutricional deve ser a instrução das crianças e adolescentes sobre os princípios gerais de nutrição, orientando comportamentos específicos para que estes se tornem aptos a fazerem escolhas conscientes ao longo de suas vidas (Revista FAPESP, 2004).

Com isso, se no ambiente familiar a promoção de hábitos saudáveis se faz principalmente por certa "imitação" dos comportamentos dos próprios pais, na escola ocorre a conscientização das escolhas alimentares, por meio da incorporação de conhecimentos básicos de nutrição e do aprendizado da importância de uma boa alimentação para a saúde a longo prazo. Em outras palavras, é no universo escolar que crianças e adolescentes deveriam compreender de modo lógico e esclarecido a educação nutricional preconizada por seus pais e que, tão precocemente, tiveram por referencial, podendo criar suas próprias opções de cardápio e estilo de vida.

Brincar é mais que uma atividade física sem conseqüências para a criança. Brincando, ela não apenas se diverte, mas também aprende, cria e recria, interpreta e relaciona-se com o mundo. Desenvolve, ao mesmo tempo, aptidões nos campos cognitivo, lingüístico, espacial-visual, corpóreo, musical, social – como a capacidade de esperar (tolerância), de estabelecer acordos e de criar vínculos afetivos.

> Ao contrário da TV, as brincadeiras estimulam a criatividade e ajudam no desenvolvimento neuropsicomotor infantil

Baseando-se nesta definição, é inegável o prejuízo significativo ao desenvolvimento neuropsicomotor infantil causado pelo excesso de tempo em frente à televisão. Por mais educativa que a programação possa ser, a interação com os desenhos e personagens animados é autolimitada. Como, em geral, as imagens são veiculadas de forma rápida, a criança acaba não tendo tempo suficiente para compreender parte do que é transmitido, nem para desenvolver certo senso crítico ou mesmo um raciocínio lógico a respeito de tais informações.

Assim sendo, como a televisão abrevia parte da criatividade das crianças, os pais devem investir nas brincadeiras como alternativa extremamente benéfica ao desenvolvimento cognitivo de seus filhos. Ademais, tal investimento é ainda mais "lucrativo" se levar em conta que, indiretamente, ele fomenta hábitos de vida mais saudáveis, indo contra o sedentarismo e o consumo excessivo de guloseimas e refrigerantes entre as refeições enquanto assistem à TV.

> Nutrição pode ser aprendida brincando

Brincando, a criança não apenas se diverte, mas recria e interpreta o mundo em que vive, relaciona-se com este mundo; exercita corpo e mente; aprende, de forma prazerosa, agradável e criativa. Também cultiva o senso de responsabilidade individual e coletiva, em situações que requerem cooperação, desenvolvendo estratégias de jogo e de raciocínio lógico e idéias para obter a vitória. Logo, é na infância que certos comportamentos sociais e práticas vinculadas à qualidade de vida são introduzidos e é por isso que, cada vez mais, educadores recomendam que jogos e brincadeiras ocupem um lugar de destaque no ambiente familiar e no programa escolar.

> O excesso de tempo em frente à TV está relacionado ao sedentarismo, a hábitos alimentares inadequados e à obesidade infanto-juvenil

Todavia, se muitas vezes o ato de brincar pode adquirir função educativa, em outras pode ser ótimo exercício para o corpo como um todo. Assim, entendida como uma atividade física para pré-escolares e escolares, as brincadeiras em ambiente aberto atuam como uma importante medida preventiva e mesmo terapêutica na obesidade infanto-juvenil e devem, portanto, ser fomentadas tanto em casa como na escola.

É evidente que a introdução da TV no cotidiano das crianças brasileiras tem progressivamente obliterado parte de experiências imprescindíveis para seu desenvolvimento, para o fortalecimento dos laços familiares e mesmo para a criação de vínculos sociais. Além disso, nas últimas décadas, tal fato tem sido associado como fator de risco para um sério problema de saúde pública, a obesidade infanto-juvenil e suas co-morbidades, graças à qualidade nutricional questionável dos alimentos veiculados no meio televisivo e ao estilo de vida sedentário que promovem.

Logo, se a TV preenche as lacunas geradas pela falta de lazer e acesso a parques, clubes, teatros e museus, os profissionais da saúde devem estimular uma participação efetiva e eficiente dos pais, durante toda a infância de seus filhos, seja na transmissão de valores e hábitos de vida saudáveis, seja no fomento a brincadeiras e atividades sociais alternativas que corroborem e otimizem o desenvolvimento neuropsicomotor.

EMBALAGENS DE ALIMENTOS

AS EMBALAGENS COMO MEIO DE COMUNICAÇÃO

Embalagem é o recipiente, o pacote ou o envoltório destinado a garantir a conservação e facilitar o transporte e manuseio dos alimentos. Tradicionalmente, as embalagens para alimentos têm sido planejadas para proteger o produto funcionando, assim, como uma barreira inerte entre o alimento e o ambiente.

> A embalagem é um elo de comunicação entre as empresas alimentícias e seu mercado consumidor

Todavia, a embalagem comercial não é apenas um meio de acondicionamento para o armazenamento e o transporte de um produto. Para o consumidor, é a parte visível do alimento, que traduz a identidade do produto e fabricante, definindo as reações de vinculação, aceitação ou rechaço do produto. Em muitos casos, é o único meio de comunicação entre o produtor e o consumidor do alimento. Dessa forma, as embalagens apresentam-se, como o principal elo de comunicação entre o consumidor, o produto e a marca, de modo que através dela este identifica, escolhe e usa ou não o produto.

As embalagens ajudam as empresas a se comunicarem com os consumidores e a fornecerem proteção, armazenagem e conveniência, ajudando as empresas a diferenciar seus produtos e a aumentar o valor da marca entre os consumidores finais. No segmento alimentício, utilizar a embalagem e o rótulo para atrair a atenção do consumidor e comunicar os benefícios do produto diretamente na prateleira da loja constitui-se, assim, em fator de vantagem competitiva.

AS EMBALAGENS: "VENDEDORES MUDOS"

Nas últimas décadas, as empresas alimentícias passaram a investir fortemente no *design* das embalagens de seus produtos, agregando valor a eles ao adequá-los de forma eficiente às necessidades e expectativas do consumidor, dando enfoque especial à praticidade, à conveniência, à facilidade de uso, ao conforto, à segurança e à proteção ao produto. Tais atributos podem ser potencializados pela embalagem graças ao seu alto poder de comunicação, evocando valores emocionais, que também acabam tendo reflexos práticos e bastante objetivos como percepção de funcionalidade, identidade, personalidade e, principalmente, fidelidade à marca.

As embalagens, como "vendedores mudos", contêm em seu *design* mensagens visuais diretas, transmitindo significados e imagens que despertam no consumidor, de maneira planejada e peculiar, a predisposição para aceitação, compra e utilização do produto.

O APELO VISUAL

Estudos indicam que 75% das empresas que investiram recentemente em *design* aumentaram suas vendas, sendo que 41% destas empresas também conseguiram reduzir seus custos. Ainda, não houve registro de empresa que tenha investido em *design* de embalagem e tenha sentido queda nas vendas.

Outra recente pesquisa constatou que, "além de praticidade, o consumidor busca travar uma relação emocional com a embalagem; ele espera ser seduzido por ela no ponto-de-venda". Ademais, constatou-se que o consumidor não dissocia a embalagem do seu conteúdo, considerando os dois constituintes de uma mesma entidade indivisível.

Tal relação emocional, similarmente, também se faz presente nas embalagens de produtos alimentícios. Tanto isso é verdade que, em geral, apresentam forte apelo visual, extremamente sedutor para o público infanto-juvenil que, atraído, é significativamente influenciado no momento da compra.

O *DESIGN* DAS EMBALAGENS

Cada vez mais tem-se tornado necessária a ajuda da estética no *marketing*. A publicidade alimentícia não foge a tal regra. Uma vez que existem produtos similares, a embalagem acaba sendo um ponto de diferenciação entre os concorrentes. Tendo isso em vista, certos atributos do *design* agregam valor ao produto e à marca, em termos de praticidade e de conveniência e, principalmente, para atrair o consumidor, despertar sua atenção e evocar emoções.

A legibilidade em *design* diz respeito à clareza das letras, números, frases e palavras na embalagem. O "cartão de visita" de muitos produtos é seu próprio nome ou sua marca, especialmente quando ambos já estão difundidos no mercado de consumo. Logo, uma boa legibilidade garantirá ao consumidor uma rápida e fácil visualização do alimento desejado na prateleira.

Entretanto, talvez a coloração seja o atributo de maior importância para a indústria de embalagens. Utiliza-se a influência da cor e dos seus efeitos psicológicos e sensitivos sobre o consumidor para lançar produtos que agem diretamente sobre esses fatores.

Em geral, a cor relaciona-se, sobretudo, com a característica do produto. Logo, ela segue determinados padrões que, normalmente, são usados por *designers* de embalagens. Cores quentes, como vermelho e amarelo, são aplicadas preferencialmente em embalagens de alimentos, bebidas e redes de *fast-food*, uma vez que estimulam o sistema nervoso central, abrem o apetite, instigam uma sensação de bem-estar e alegria, destacam-se visualmente e são as mais rapidamente identificadas. Em contrapartida, cores frias como azul, prata e tons pastel são freqüentemente usadas em alimentos *light*, já que provocam a sensação de leveza, equilíbrio, frescor e diminuição do apetite. Já outras, como o verde, são pouco empregadas em guloseimas como biscoitos, porque lembra bolor, mofo, dando falsa impressão de que o alimento está estragado.

A PRATICIDADE DAS EMBALAGENS

O ritmo acelerado da vida moderna criou um novo consumidor que se caracteriza fundamentalmente pela falta de tempo. As empresas alimentícias precisaram incorporar à estética e funcionalidade de suas embalagens componentes que suprissem essa demanda do mercado. Assim, as formas tornaram-se mais arrojadas e os tamanhos mais reduzidos, facilitando o transporte e o consumo. As atuais embalagens individuais de sucos naturais, refrigerantes e bebidas lácteas, prontos para o consumo, são facilmente transportadas na bolsa ou na mochila escolar das crianças e adolescentes.

As novas demandas do mercado consumidor foram incorporadas à estética e à funcionalidade das embalagens

Vistas como alternativas práticas e criativas, pouco se discutem as implicações da introdução destas novidades na dieta. Aparentemente inofensivas em seu tamanho reduzido, as porções individuais podem apresentar quantidades significativas de calorias e alto teor de carboidratos, gorduras e sódio. Como o indivíduo come uma menor quantidade do produto por embalagem, ele acaba ingerindo mais porções do alimento por dia; isto é, apesar de o consumo de uma unidade não ser deletério, várias delas podem levar a desequilíbrio energético e nutricional da dieta diária.

O consumo excessivo e continuado das embalagens de porções individuais pode levar a um importante desequilíbrio energético e nutricional

Outro mercado em crescimento é o de saches, voltados para o maior número de pessoas que residem sozinhas e para facilitar a *shelf-life*, uma vez que o produto pode ser aberto em porções individualizadas, tendo sua integridade preservada. Por outro lado, encontram-se os congelados, na versão *frozen dinner*, contendo refeições completas prontas para serem consumidas em apenas alguns minutos de aquecimento. Esses produtos caracterizam-se pela facilidade e rapidez de preparo e por serem em porções individuais de consumo.

É notória a plasticidade das empresas alimentícias. Elas estão cotidianamente renovando a linha de seus produtos para atender as novas demandas. Então, se hoje o consumidor vive sozinho, evita desperdícios e está sem tempo para cozinhar, tornou-se interessante explorar tais demandas.

Se esse é um fato irreversível, para evitar danos maiores, as indústrias poderiam produzir embalagens individuais de alimentos nutricionalmente adequados, com mais fibras e menos gordura, açúcar e sal. Exemplos dessa tendência positiva são as barras de cereais. Fica, no entanto, com a difusão desses hábitos, mesmo com adequação nutricional dos alimentos, não assegurada a gratificação emocional e afetiva do preparo do alimento, da refeição em família e o significado cultural dessa prática.

A sociedade progressivamente vem renegando refeições nutritivas e adequadas a sua saúde, em nome da praticidade e da comodidade proporcionadas pela introdução de novas embalagens

Rótulo é toda e qualquer informação referente a um produto que esteja transcrita em sua embalagem

Apesar de a população achar importante o rótulo de alimentos conter as informações nutricionais, a grande maioria não sabe utilizá-la

As necessidades nutricionais das crianças e dos adolescentes variam de acordo com a idade e o sexo

As necessidades nutricionais são diferentes para as crianças e adolescentes que praticam algum tipo de atividade física

RÓTULOS

Todavia, os rótulos são muito mais do que isso. Sendo parte da embalagem, são também elo na comunicação entre produtores e consumidores, principalmente quando se trata da rotulagem de alimentos. Daí a importância de as informações do rótulo serem claras e poderem ser utilizadas para orientar a escolha criteriosa de alimentos.

Os rótulos com informações nutricionais passaram a ser utilizados na segunda metade da década de 1980, como um instrumento de *marketing*. A partir daí, surgiu também uma série de normas, ampliando a legislação.

Aproximadamente 70% das pessoas consultam rótulos dos alimentos no momento da compra, no entanto, mais da metade não compreende adequadamente o significado das informações. Em pesquisa realizada em Brasília, 74,8% dos pesquisados liam as informações nutricionais dos rótulos, porém, apenas 25% desse grupo tinham o hábito de ler os rótulos de todos os alimentos. Verificaram também que mais da metade desses consumidores que consultavam, liam os rótulos apenas de alimentos específicos, tendo como principal objetivo conhecer o valor calórico daquele alimento.

É uma questão de educação e os profissionais da saúde têm a atribuição de ajudar nessa instrução, orientando a população.

Durante a orientação da escolha alimentar deve-se ressaltar aos pais que nem sempre os percentuais da ingestão diária recomendada (IDR) indicados nos rótulos correspondem à alimentação adequada à idade de seus filhos, e que as necessidades nutricionais diárias variam de acordo com a idade e o sexo da criança.

A seguir serão apresentadas as referências para o cálculo do valor diário de acordo com a idade e o percentual de alguns macronutrientes importantes de serem analisados durante a consulta dos rótulos dos alimentos.

Necessidades nutricionais

Por esse motivo, na hora da leitura do rótulo para a escolha do alimento é preciso saber quais são as necessidades nutricionais da criança.

Nas tabelas 29.1 a 29.10 serão apresentadas as necessidades nutricionais de nutrientes, percentuais de gordura ingerida e faixa de distribuição aceitável de macronutrientes por idade e sexo.

Nas tabelas 29.1 e 29.2 está demonstrada a faixa aceitável de ingestão de macronutrientes em relação ao valor energético ideal para consumo. Em outras palavras, para uma criança de 4 anos de idade, a recomendação ideal é de aproximadamente 1.700kcal/dia, sendo que, desse valor, entre 45 e 65% deve corresponder à ingestão de carboidratos.

Existem recomendações em relação aos tipos de gorduras existentes, as que são mais prejudiciais à saúde, como as saturadas, não devem fornecer mais que 10% das calorias diárias recomendadas. O interessante é que tal porcentagem não é o valor considerado ideal, mas a quantidade máxima permitida.

Já as gorduras *trans*, como não são essenciais nem fornecem benefício algum à saúde, não há recomendação de ingestão diária; logo, devem ser evitadas sempre que possível.

Em relação ao colesterol, há valores médios de referência para ingestão infanto-juvenil (Tabela 29.3).

TABELA 29.1 – Faixa de distribuição aceitável de macronutrientes em relação à oferta energética.

Idade	Nutrientes		
	Carboidratos	Proteínas	Lipídios
1-3 anos	45-65%	5-20%	30-40%
4-18 anos	45-65%	10-30%	25-35%

Fonte: Institute of Medicine – Dietary Reference Intake, 2002.

TABELA 29.2 – Ingestão diária recomendada de macronutrientes na dieta de crianças.

Macronutrientes	Idade e sexo					
	Crianças		Meninas		Meninos	
	1-3 anos	4-8 anos	9-13 anos	14-18 anos	9-13 anos	14-18 anos
Valor energético total (kcal)	1.000	1.700	2.000	2.300	2.280	3.100
Carboidratos (g)	130	130	130	130	130	130
Proteínas (g)	13	19	34	46	34	52
Gorduras totais (g)	ND	ND	ND	ND	ND	ND
Fibras (g)	19	25	26	26	31	38
Sódio (mg)	1,0	1,2	1,5	1,5	1,5	1,5

ND = não disponível.
Fonte: Institute of Medicine – Dietary Reference Intake, 2001 e 2002.

TABELA 29.3 – Distribuição de gordura e colesterol na dieta da criança e do adolescente; ingestão recomendada.

Macronutrientes	Idade e sexo					
	Crianças		Meninas		Meninos	
	1-3 anos	4-8 anos	9-13 anos	14-18 anos	9-13 anos	14-18 anos
Gordura saturada (g/dia)	ND	ND	ND	ND	ND	ND
Gorduras *trans* (g/dia)	ND	ND	ND	ND	ND	ND
Colesterol (g/dia)	ND	ND	ND	ND	ND	ND
ω-3 (g/dia)	0,7	0,9	1,0	1,1	1,2	1,6
ω-6 (g/dia)	7,0	10,0	10,0	11,0	12,0	16,0

ND = não disponível.
Fonte: Institute of Medicine – Dietary Reference Intake, 2001 e 2002.

ANVISA e regulamentações

No Brasil, a Agência Nacional de Vigilância Sanitária (ANVISA), órgão responsável pela regulação da rotulagem de alimentos, estabelece as informações que devem estar contidas em um rótulo, visando à garantia de qualidade do produto e a saúde do consumidor.

Para adequar-se às normas estabelecidas pelas Resoluções do Grupo do Mercado Comum (GMC), vinculado ao Mercosul, quanto à obrigatoriedade da informação nutricional em alimentos embalados, a ANVISA publicou as normas 359 e 360.

Com a publicação das normas para a rotulagem nutricional, as informações contidas nos rótulos passaram a ser mais complexas. Assim, passou-se a exigir maior habilidade do consumidor para interpretá-las e entendê-las e, conseqüentemente, ainda mais conhecimento do profissional da área de saúde para que possa instruir seu paciente.

A preocupação com a qualidade da gordura ingerida é essencial

Componentes fundamentais e obrigatórios dos rótulos

Alguns elementos devem estar sempre presentes nos rótulos de alimentos, tais como:

- Lista de ingredientes deve estar em ordem decrescente de quantidade utilizada no produto.
- Origem – fabricante, local de fabricação etc.
- Prazo de validade – quando o prazo de validade for inferior a três meses devem apresentar pelo menos o dia e o mês; para os que têm prazo de validade maior que três meses devem apresentar o mês e o ano.
- Lote para controle da empresa – caso aconteça algum erro na produção é possível localizar todas as outras unidades produzidas no mesmo lote.
- Conteúdo líquido – expresso em massa ou volume.
- Informação nutricional obrigatória – ver item rotulagem nutricional a seguir.

Rotulagem nutricional

Em 26 de dezembro de 2003, a ANVISA publicou as Resoluções RDC nº 359 e a RDC nº 360 incorporando as normas aprovadas no Mercosul ao ordenamento jurídico nacional. Entre as alterações apresentadas nas normas merecem destaque:

a) Alimentos excluídos da obrigatoriedade:
   - Bebidas alcoólicas.
   - Especiarias (como por exemplo, orégano, canela e outros).
   - Águas minerais naturais e as demais águas envasadas para o consumo humano.
   - Vinagres.
   - Sal.
   - Café, erva mate, chá e outras ervas sem adição de outros ingredientes (como leite ou açúcar).
   - Alimentos preparados e embalados em restaurantes e estabelecimentos comerciais, prontos para o consumo como sobremesas, pudim, salada de frutas.
   - Produtos fracionados nos pontos de venda a varejo, comercializados como pré-medidos como queijos, salames, presuntos.
   - Frutas, vegetais e carnes *in natura*, refrigerados e congelados.

b) Nutrientes a serem declarados obrigatoriamente:
   - Valor energético.
   - Carboidratos.
   - Proteínas.
   - Gorduras totais, saturadas e *trans*.
   - Fibra alimentar.
   - Sódio.

c) Nutrientes a serem declarados opcionalmente:
   - Vitaminas e minerais, desde que estejam presentes em quantidades maiores ou iguais a 5% da IDR por porção indicada no rótulo.
   - Outros nutrientes que o fabricante considere relevante.

Deve haver uma expressão, ao final de cada tabela da rotulagem nutricional, que deixe claro para o consumidor essa idéia

d) Valor de referência diário (%VD) em 2.000kcal:
   - O valor de 2.000kcal não se trata de uma referência para guias alimentares, que nesse caso cada país do Mercosul deve ter sua referência aplicada à realidade da população. Esse é apenas um valor para efeito exclusivo de rotulagem de alimentos embalados.

e) Porções dos alimentos:
   - A informação nutricional deve ser expressa em porções do alimento em gramas (g) ou mililitro (ml) e apresentar uma medida caseira correspondente, tendo como referência utensílios domésticos, como colheres, xícaras, copos, entre outros (Tabela 29.4).
   - As principais obrigatoriedades da informação nutricional estão ilustradas de forma clara e objetiva na figura 29.1.

f) Apresentação da rotulagem:
   - A informação nutricional deve estar expressa no idioma do país de consumo (português ou espanhol), e colocada em lugar visível de forma legível.
   - Os valores energéticos e dos nutrientes devem ser apresentados em forma numérica.
   - As unidades utilizadas na rotulagem nutricional devem ser: quilocaloria (kcal) ou quilojoule (kJ) para valor energético; grama (g) para proteínas, carboidratos, gorduras e fibra alimentar; miligrama (mg) para sódio, colesterol, vitaminas e minerais, sendo que os dois últimos também podem ser expressos em microgramas (μg).
   - Existem três modelos preexistentes de rotulagem propostos pela ANVISA: os modelos verticais A e B e o modelo linear (Tabelas 29.5 e 29.6).

TABELA 29.4. Porções de alimentos e suas correspondentes medidas caseiras.

Alimento	Porção (g/ml)	Medida caseira
Arroz cru	50g	¹/₄ de xícara
Barra de cereal	30g	1 barra
Bolo (sem recheio)	60g	1 fatia
Leite	200ml	1 copo
Queijo-de-minas	50g	2 colheres das de sopa
Requeijão	50g	2 colheres das de sopa
Suco de frutas	200ml	1 copo
Óleo vegetal	13ml	1 colher das de sopa
Farofa pronta	35g	1 colher das de sopa
Açúcar	5g	1 colher das de chá
Aveia	30g	2 colheres das de sopa
Manteiga/margarina	10g	1 colher das de sopa
Doces em pasta	20g	1 colher das de sopa
Presunto	40g	1 fatia
Queijo mussarela	40g	2 fatias
Pão francês	50g	1 unidade

Fonte: Manual de Orientação do Consumidor – Educação para o Consumo Saudável – ANVISA, 2005.

Porção
É a quantidade média do alimento que deve ser usualmente consumida por pessoas sadias a cada vez que o alimento é consumido, promovendo a alimentação saudável

Medida caseira
Indica a medida normalmente utilizada pelo consumidor para medir alimentos. Por exemplo, fatias, unidades, pote, xícaras, copos, colheres de sopa

Informação nutricional obrigatória: porção g ou ml (medida caseira)

Quantidade por porção	%VD (*)
Valor energético	kcal = kJ
Carboidratos	g
Proteínas	g
Gorduras totais	g
Gorduras saturadas	g
Gorduras *trans*	g
Fibra alimentar	g
Sódio	mg

(*) % Valores diários com base em uma dieta de 2.000kcal ou 8.400kJ. Seus valores diários podem ser maiores ou menores, dependendo de suas necessidades energéticas.
Fonte: Manual de Orientação do Consumidor – Educação para o Consumo Saudável – ANVISA, 2005.

A apresentação da medida caseira é obrigatória
Esta informação vai ajudar você, consumidor, a entender melhor as informações nutricionais

%VD
Porcentual de valores diários (%VD) é um número em percentual que indica o quanto o produto em questão apresenta de energia e nutrientes em relação a uma dieta de 2.000 calorias

Cada nutriente apresenta um valor diferente para se calcular o VD.
Veja os valores diários de referencial:

Valor energético – 2.000kcal/8.400kJ
Carboidratos – 300g
Proteínas – 75g
Gorduras totais – 55g
Gorduras saturadas – 22g
Fibra alimentar – 25g
Sódio – 2.400mg
Não há valor diário de referência para as gorduras trans

FIGURA 29.1 – Informação nutricional obrigatória.

TABELA 29.5 – Modelo vertical A de apresentação da rotulagem nutricional.

Informação nutricional: porção g ou ml (medida caseira)		
Quantidade por porção		**%VD (*)**
Valor energético	kcal = kJ	
Carboidratos	g	
Proteínas	g	
Gorduras totais	g	
Gorduras saturadas	g	
Gorduras *trans*	g	(Não declarar)
Fibra alimentar	g	
Sódio	mg	

Não contém quantidade significativa de valor energético e/ou o(s) nome(s) do(s) nutriente(s). Esta frase pode ser empregada quando se utiliza a declaração nutricional simplificada.

* %Valores diários com base em uma dieta de 2.000kcal ou 8.400kJ. Seus valores diários podem ser maiores, ou menores dependendo de suas necessidades energéticas.

Fonte: ANVISA, 2003.

TABELA 29.6 – Modelo vertical B de apresentação da rotulagem nutricional.

Informação nutricional Porção g ou ml (medida caseira)	Quantidade por porção	%VD (*)	Quantidade por porção	%VD (*)
	Valor energético kcal = kJ		Gorduras saturadas g	
	Carboidratos g		Gorduras *trans* g	(Não declarar)
	Proteínas g		Fibra alimentar g	
	Gorduras totais g		Sódio mg	

Não contém quantidade significativa de valor energético e/ou nome(s) do(s) nutriente(s). Esta frase pode ser empregada quando se utiliza a declaração nutricional simplificada.

* %Valores diários de referência com base em uma dieta de 2.000kcal ou 8.400kJ. Seus valores diários podem ser maiores ou menores dependendo de suas necessidades energéticas.

Fonte: ANVISA, 2003.

Modelo linear de apresentação de rotulagem nutricional

Informação nutricional: porção ___g ou ml; (medida caseira), valor energético... kcal = ...kJ (...%VD), carboidratos ...g (...%VD); proteínas ...g (...%VD); gorduras totais........g (...%VD); gorduras saturadas.....g (%VD); gorduras *trans* ...g; fibra alimentar ...g (%VD); sódio ...mg (%VD). "Não contém quantidade significativa de ......[valor energético e/ou o(s) nome(s) do(s) nutriente(s)]". (Esta frase pode ser empregada quando se utiliza a declaração nutricional simplificada).

* % Valores diários com base em uma dieta de 2.000kcal ou 8.400kJ. Seus valores diários podem ser maiores ou menores, dependendo de suas necessidades energéticas.

Fonte: ANVISA, 2003.

Quando alguns nutrientes estão presentes em tão baixas concentrações que essas são consideradas quantidades não-significativas para a alimentação do indivíduo, o fabricante pode utilizar a Declaração Nutricional Simplificada. Nela, a informação nutricional será expressa como "zero" ou "0" ou "não contém" para valor calórico e como "não-significativo" para os demais nutrientes (Tabela 29.7).

INFORMAÇÕES NUTRICIONAIS COMPLEMENTARES

Informação nutricional complementar é qualquer representação que afirme, sugira ou implique que um alimento possui uma ou mais propriedades nutricionais particulares relativas ao seu valor energético e/ou seu conteúdo de nutrientes

Ela é permitida e opcional a todos os alimentos e não deve induzir o consumidor ao erro ou engano.

Quando a Informação Nutricional Complementar tiver um caráter comparativo, deve ser feita em relação a uma diferente versão do mesmo alimento ou a um alimento similar. A diferença relativa entre os nutrientes dos alimentos comparados pode ser verificada na tabela 29.8.

TABELA 29.7 – Quantidades consideradas insignificantes dos nutrientes.

Valor energético/nutrientes	Quantidades não-significativas por porção (expressa em g ou ml)	
Valor energético	Menor ou igual a 4kcal	Menor que 17kJ
Carboidratos	Menor ou igual a 0,5g	
Proteínas	Menor ou igual a 0,5g	
Gorduras totais (*)	Menor ou igual a 0,5g	
Gorduras saturadas	Menor ou igual a 0,2g	
Gorduras *trans*	Menor ou igual a 0,2g	
Fibra alimentar	Menor ou igual a 0,5g	
Sódio	Menor ou igual a 5mg	

Fonte: ANVISA, 2003.

TABELA 29.8 – Termos e condições para informação nutricional complementar comparativa.

Valor energético/nutriente	Atributo	Condições no produto pronto para consumo
Valor energético	Reduzido	Redução mínima de 25% do valor energético total e diferença maior que: 40kcal/100g (sólidos) 20kcal/100ml (líquidos)
Açúcares	Reduzido	Redução mínima de 25% de açúcares e diferença maior que: 5g de açúcares/100g (sólidos) 5g de açúcares/100ml (líquidos) e Mesmas condições exigidas para os atributos *reduzidos* ou *baixo valor energético*, ou frase "este não é um alimento com valor energético reduzido" ou, frase equivalente, quando a redução de mais de 25% de açúcar implicar aumento ou manutenção do valor energético do produto
Gorduras totais	Reduzido	Redução mínima de 25% em gorduras totais e diferença maior que: 3g de gorduras/100g (sólidos) 1,5g de gorduras/100ml (líquidos)
Gorduras saturadas*	Reduzido	Redução mínima de 25% em gorduras saturadas e diferença maior que: 1,5g de gordura saturada/100g (sólidos) 0,75g de gordura saturada/100ml (líquidos) e Energia fornecida por gorduras saturadas deve ser no máximo 10% do valor energético total
Colesterol*	Reduzido	Redução mínima de 25% em colesterol e diferença maior que: 20mg colesterol/100g (sólidos) 10mg colesterol/100ml (líquidos) e Máximo de 1,5g de gordura saturada/100g (sólidos) e energia fornecida por gorduras saturadas devem ser no máximo 10% do valor energético total
Sódio	Reduzido	Redução mínima de 25% em sódio e diferença maior que: 120mg/100g (sólidos) 120mg/100ml (líquidos)
Proteínas	Aumentado	Aumento mínimo de 25% do teor de proteínas e diferença maior que: 10% de IDR/100g para sólidos 5% de IDR/100ml para líquidos
Fibras	Aumentado	Aumento mínimo de 25% do teor de fibras alimentares e diferença maior que: 3g/100g para sólidos 1,5g/100ml para líquidos
Vitaminas	Aumentado	Aumento mínimo de 25% do teor de vitaminas e diferença maior que: 15% de IDR/100g para sólidos 7,5% de IDR/100ml para líquidos

* Para as informações nutricionais complementares relativas à gordura saturada e colesterol, os ácidos graxos *trans* devem ser computados no cálculo de gorduras saturadas (quando aplicável).
Fonte: ANVISA, 1998.

A seguir, nos próximos itens, serão discutidas algumas definições que muitas vezes nos parecem óbvias e corriqueiras como alimentos *diet*, *light*, fonte, enriquecidos, alto teor, entre outros, mas que nem sempre sabemos corretamente seus significados.

Alimentos *diet* x alimentos *light*

São feitas modificações no conteúdo de nutrientes, adequando-os a dietas de indivíduos que pertençam a esses grupos da população. Apresentam na sua composição quantidades insignificantes ou são totalmente isentos de algum nutriente. São muito comuns para pacientes diabéticos que necessitam de uma dieta com restrição de açucares.

Para que um alimento possa ser considerado *light* em um nutriente ele deve atender um teor pré-definido, como indica a tabela 29.9.

Diet são os alimentos especialmente formulados para grupos da população que apresentam condições fisiológicas específicas

Os alimentos *light* são aqueles que apresentam a quantidade de algum nutriente ou valor energético reduzido quando comparado a um alimento convencional

TABELA 29.9 – Termos utilizados para cada atributo de um determinado nutriente.

Atributo	Conteúdo absoluto de nutrientes e /ou valor calórico	Termos estrangeiros correspondentes
Baixo	Baixo (pobre, leve)	*Light, lite, low...*
Não contém	Não contém (livre..., zero..., sem..., isento de...)	*Free, no..., without..., zero...*
Alto teor	Alto teor (rico em..., alto conteúdo...)	*High..., rich...*
Fonte de	Fonte de...	*Source...*
Muito baixo	Muito baixo	*Very low...*
Sem adição de	Sem adição de...	*No... added*
Reduzido	Reduzido... (leve)	*Light..., lite...*
Aumentado	Aumentado...	*Increased...*

Fonte: ANVISA, 1998.

Alimento fonte x alimento enriquecido

Por exemplo, um alimento é fonte de proteína quando ele tiver pelo menos 5% da IDR de referência em 100ml ou 10% em 100g do produto pronto. Entretanto, para que seja considerado enriquecido ou com alto teor, ele deve conter pelo menos 10% da IDR de referência em 100ml, do produto pronto, ou 20% em 100g.

A tabela 29.10 apresenta essa relação para os demais nutrientes.

A diferença entre estes alimentos está na quantidade relativa de nutriente que cada um fornece

O que é proibido em um rótulo de alimento

Em vista de todas essas normas, a ANVISA também preconiza que se deve tomar cuidado com informações que possam levar o consumidor ao erro ou engano. Por isso, em seu "Manual de Orientação ao Consumidor", ela apresenta algumas "proibições", como mostra a figura 29.2

TABELA 29.10 – Condições para as declarações relacionadas ao conteúdo de nutrientes e/ou valor energético.

Valor energético/ nutriente	Atributo	Condições no produto pronto para consumo
Valor energético	Baixo	Máximo de 40kcal (170kJ)/100g (sólidos) Máximo de 20kcal (80kJ)/100ml (líquidos)
	Não contém	Máximo de 4kcal/100g (sólidos) Máximo de 4kcal/100ml (líquidos)
Açúcares	Baixo	Máximo de 5g de açúcares/100g (sólidos), máximo de 5g de açúcares/100ml (líquidos) e mesmas condições exigidas para os atributos *reduzidos* ou *baixo valor energético*, ou frase "este não é um alimento com valor energético reduzido" ou frase equivalente
	Não contém	Máximo de 0,5g de açúcares/100g (sólidos), máximo de 0,5g de açúcares/100ml (líquidos) e mesmas condições exigidas para os atributos *reduzidos* ou *baixo valor energético*, ou frase "este não é um alimento com valor energético reduzido" ou frase equivalente
	Sem adição de açucares	Açúcares não foram adicionados durante a produção ou embalagem do produto e não contêm ingredientes nos quais eles tenham sido adicionados e mesmas condições exigidas para os atributos *reduzidos* ou *baixo valor energético*, ou frase "este não é um alimento com valor energético reduzido" ou frase equivalente
Gorduras totais	Baixo	Máximo de 3g de gorduras/100g (sólidos) e máximo de 1,5g de gorduras/100ml (líquidos)
	Não contém	Máximo de 0,5g de gorduras/100g (sólidos) e máximo de 0,5g de gorduras/100ml (líquidos)
Gorduras saturadas*	Baixo	Máximo de 1,5g de gordura saturada/100g (sólidos) Máximo de 0,75g de gordura saturada/100ml (líquidos) e energia fornecida por gorduras saturadas deve ser no máximo 10% do valor energético total
	Não contém	Máximo de 0,1g de gordura saturada/100g (sólidos) Máximo de 0,1g de gordura saturada/100ml (líquidos)
Colesterol*	Baixo	Máximo de 20mg de colesterol/100g (sólidos), máximo de 10mg de colesterol/100ml (líquidos) e máximo de 1,5g de gordura saturada/100g (sólidos) Máximo de 0,75g de gordura saturada/100ml (líquidos) e energia fornecida por gorduras saturadas deve ser no máximo 10% do valor energético total
	Não contém	Máximo de 5mg de colesterol/100g (sólidos) e máximo de 5mg de colesterol/100ml (líquidos) Máximo de 1,5g de gordura saturada/100g (sólidos) Máximo de 0,75g de gordura saturada/100ml (líquidos) e energia fornecida por gorduras saturadas deve ser no máximo 10% do valor energético total
Sódio	Baixo	Máximo de 120mg de sódio/100g (sólidos) e máximo de 120mg de sódio/100ml (líquidos)
	Muito baixo	Máximo de 40mg de sódio/100g (sólidos) Máximo de 40mg de sódio/100ml (líquidos)
	Não contém	Máximo de 5mg de sódio/100g (sólidos) e máximo de 5mg de sódio/100ml (líquidos)
Proteínas	Fonte	Mínimo de 10% da IDR de referência por 100g (sólidos) Mínimo de 5% da IDR de referência por 100ml (líquidos)
	Alto teor	Mínimo de 20% da IDR de referência por 100g (sólidos) Mínimo de 10% da IDR de referência por 100ml (líquidos)
Fibras alimentares	Fonte	Mínimo de 3g de fibras/100g (sólidos) Mínimo de 1,5g de fibras/100ml (líquidos)
	Alto teor	Mínimo de 6g de fibras/100g (sólidos) Mínimo de 3g de fibras/100ml (líquidos)
Vitaminas e minerais	Fonte	Mínimo de 15% da IDR de referência por 100g (sólidos) Mínimo de 7,5% da IDR de referência por 100ml (líquidos)
	Alto teor	Mínimo de 30% da IDR de referência por 100g (sólidos) Mínimo de 15% da IDR de referência por 100ml (líquidos)

* Para as informações nutricionais complementares relativas à gordura saturada e colesterol, os ácidos graxos *trans* devem ser computados no cálculo de gorduras saturadas (quando aplicável).
Fonte: ANVISA, 1998.

560 CIÊNCIAS NUTRICIONAIS

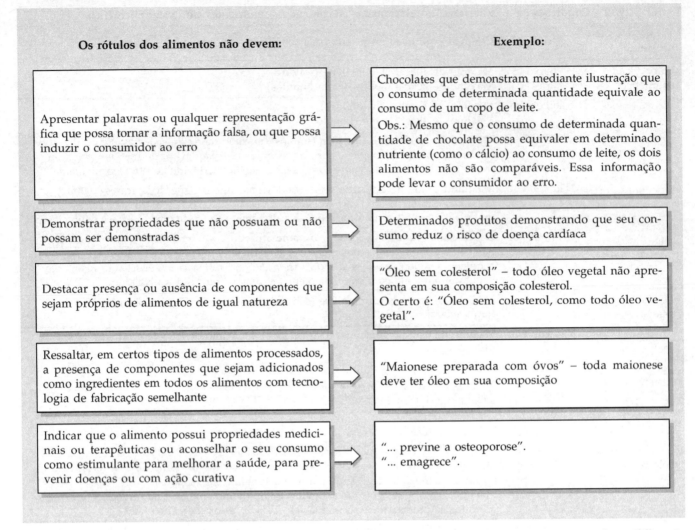

FIGURA 29.2 – O que um rótulo de alimento não deve conter. Fonte: Manual de Orientação ao Consumidor – Educação para o consumo saudável – ANVISA, 2005.

AGORA VOCÊ JÁ DEVE SABER

- Que a televisão é o meio mais poderoso para a formação do hábito de consumo.
- O tempo que um adolescente passa em frente à TV está diretamente relacionado com aumento para o risco da obesidade.
- Informações sobre nutrição nas propagandas de alimento podem conscientizar o consumidor a fazer escolhas mais saudáveis.
- A importância da embalagem como um meio de comunicação.
- Qual a importância das embalagens de alimentos conterem um rótulo.
- Que todos os rótulos devem conter os valores por porção e que essas porções devem ser expressas também em medidas caseiras.
- Quando um alimento pode ser considerado fonte.
- O que um rótulo não deve conter.

QUESTÕES PARA REFLEXÃO

1. Tendo em vista o conceito de promoção de saúde elabore uma estratégia de ação para ser aplicado em escolas de ensino fundamental.
2. Pegue o rótulo de um alimento qualquer e analise seu rótulo. Verifique se ele está de acordo com a legislação vigente e em qual dos três modelos de rótulo da ANVISA ele se enquadra.

APLICANDO O QUE VOCÊ APRENDEU

1. Relacione transição alimentar, hábitos alimentares e obesidade.
2. Quem regulamenta, e como, a publicidade de alimento?
3. Quais são os profissionais que podem interferir no hábito alimentar da criança e do adolescente? Como cada um deles pode interferir nesse processo?
4. Quais são os alimentos que não precisam de rótulo?
5. Diferencie:
   a) alimento fonte de enriquecido.
   b) alimento *diet* de *light*.

BIBLIOGRAFIA UTILIZADA PARA EDIÇÃO DO TEXTO

- Agência Nacional de Vigilância Sanitária. Consulta Pública nº 71, de 10 de novembro de 2006. Disponível em: http://www4.anvisa.gov.br/base/visadoc/CP/CP%5B16556-1-0%5D.PDF.
- Agência Nacional de Vigilância Sanitária. Portaria nº 27, de 13 de janeiro de 1998. Disponível em: http://e-legis.anvisa.gov.br/leisref/public/showAct.php?id=97&word=.
- Agência Nacional de Vigilância Sanitária. Resolução RDC nº 359, de 23 de dezembro de 2003. Disponível em: http://e-legis.bvs.br/leisref/public/showAct.php?id=9058.
- Agência Nacional de Vigilância Sanitária. Resolução RDC nº 360, de 23 de dezembro de 2003. Disponível em: http://e-legis.bvs.br/leisref/public/showAct.php?id=9059.
- Almeida SS et al. Quantidade e qualidade de produtos alimentícios anunciados na televisão brasileira. Rev Saúde Pública 2002;36(3):353-5.
- Associação Brasileira de Embalagens. Comitê de *design*: o valor do *design*. Disponível em: http://comite*design*.abre.org.br/.
- Azeredo HMC et al. Active packaging for foods. Ciência e Tecnologia de Alimentos. 2000;20(3):337-41.
- Bleil SI. O padrão alimentar ocidental: considerações sobre a mudança de hábitos no Brasil. Cadernos de Debate Unicamp; 1998;6:1-25.
- Brito LMT. From "father knows best" to "how to educate your parents": considerations regarding children's television programs. Psicologia & Sociedade [periódico na Internet]. 2005;17(1):48-55. Disponível em: http://www.scielo.br/pdf/psoc/v17n1/a07v17n1.pdf.
- Cleinman B. Comércio de luas e estrelas. Revista Jurídica Edição Especial 2002;4(8):30-1.
- Conselho Nacional de Auto-Regulamentação Publicitária. Disponível em: http://www.conar.org.br/.
- Crepaldi L. O invisível e tão presente mundo simbólico na publicidade e propaganda. São Caetano do Sul: IMES; 2000.
- Dietz WH, Gortmaker SL. Do we fatten our children at the television set? Obesity and television viewing in children and adolescents. Pediatrics 1985;75:807-12.
- Educacional: A educação na internet. Estatuto da criança e do adolescente (ECA): Por que devemos conhecê-lo? Disponível em: http://www.educacional.com.br/falecom/psicologa_bd.asp?codtexto=590.
- FURG – Fundação Universidade Federal do Rio Grande. Portal de Embalagens. Disponível em: http://www.furg.br/portaldeembalagens/.
- Halpern G. Comerciais veiculados em programação infanto-juvenil de canais abertos de TV e sua relação com escolha de alimentos em amostra de escolares [dissertação]. São Paulo (SP):Universidade Federal de São Paulo/Escola Paulista de Medicina; 2003.
- Hawkes C. *Marketing* de alimentos para crianças: o cenário global das regulamentações. Tradução Gladys Quevedo Camargo. Brasília: Organização Pan-Americana da Saúde/Agência Nacional de Vigilância Sanitária; 2006.
- IDEC. Código de defesa do consumidor. Disponível em: http://www.idec.org.br/cdc.asp.
- Instituto Alana. Criança e Consumo. O que fazer para proteger nossas crianças do consumismo. São Paulo: Inst. Alana; 2006. Disponível em: http://www.criancaeconsumo.org.br/e-book1.pdf.
- Linn S. Crianças do consumo: a infância roubada. Tradução Cristina Tognelli. São Paulo: Instituto Alana; 2006.
- Ministério da Saúde, Secretaria de Atenção à Saúde, Coordenação-Geral da Política de Alimentação e Nutrição. Guia alimentar para a população: promovendo a alimentação saudável. Brasília: Ministério da Saúde; 2006.
- Ministério da Saúde. Portal da Saúde. Informações de Saúde. [banco de dados na Internet] IDB – Indicadores e Dados Básicos – Brasil 2003. Indicadores de mortalidade: taxa de mortalidade específica por doenças do aparelho circulatório. Disponível em: http://tabnet.datasus.gov.br/cgi/tabcgi.exe?idb2005/c08.def.
- Monteiro RA et al. Consulta aos rótulos de alimentos e bebidas por freqüentadores de supermercados em Brasília, Brasil. Rev Pan Salud Publ 2005;18(3):172-7.
- Monteiro CA et al. Mudanças na composição e adequação nutricional da dieta familiar nas áreas metropolitanas de São Paulo (1988-1996). Rev Saúde Pública 2000;34:251-8.
- Pontes TE. Análise da adequação nutricional e econômica de alimentos veiculados em propagandas durante o horário infantil nas duas emissoras de maior audiência da TV brasileira. Projeto de Iniciação Científica (CNPq/ICPIBIC) apresentado à Universidade Federal de São Paulo; 2007.
- Presidência da República. Casa Civil. Subchefia para Assuntos Jurídicos. Lei 8069 de 13 de julho de 1990. Estatuto da criança e do adolescente. Disponível em: http://www.planalto.gov.br/CCIVIL/Leis/L8069.htm.
- Reis Jr JA. Either figure me out or I'll eat you alive. Caderno CEDES 2005;25(65):59-70.
- Revista Pesquisa FAPESP. Escolhas conscientes: crianças descobrem os alimentos mais saudáveis com incentivo de jogo educativo. Tecnologia : Nutrição. Edição 104, Out 2004. p.2. Disponível em: http://www.revistapesquisa.fapesp.br/?art=2600&bd=1 &pg=2&lg=.
- Secretaria de Estado de Saúde SP. Centro de Vigilância Epidemiológica. Doenças crônicas não-transmissíveis. Disponível em: http://www.cve.saude.sp.gov.br/htm/dcnt_menu.htm.
- Serra GMA, Santos EM. Saúde e mídia na construção da obesidade e do corpo perfeito. Ciênc Saúde Coletiva [periódico na Internet]. 2003;8(3):691-701. Disponível em: http://www.scielo.br/scielo.php?script=sci_arttext&pid=S1413-81232003000300004 &lng=pt&nrm=iso.
- Silveira Neto WD. Avaliação visual de rótulos de embalagens [dissertação]. Florianópolis (SC):Universidade Federal de Santa Catarina; 2001.
- Taddei JAAC et al. Manual Crech Eficiente: guia prático para educadores e gerentes. São Paulo (SP): Unifesp; 2006.
- Taddei JAAC, coordenador. Jornadas científicas do NISAN 2004/2005. São Paulo: Manole; 2006.

LEITURAS ADICIONAIS

- Linn S. Crianças do consumo: a infância roubada. Tradução Cristina Tognelli. São Paulo: Instituto Alana; 2006.
- Henriques IVM. Publicidade abusiva dirigida à criança. Curitiba: Juruá Editora; 2006.
- Taddei JAAC. Jornadas do NISAN (Núcleo Interdepartamental de Segurança Alimentar) 2004/2005. São Paulo: Editora Manole; 2007.

FOCUS

DEPOIMENTO DE UM PUBLICITÁRIO

A seguir temos o depoimento de Sérgio Lopes durante uma das Jornadas Científicas do NISAN. Sérgio Lopes é sócio-diretor e vice-presidente de criação da QG:

"(...) Uma das funções do publicitário é encontrar os meios mais persuasivos de convencer o consumidor a escolher a marca ou o produto de seu cliente e não do concorrente.

Esta atividade gera empregos, estimula a livre concorrência e gera riquezas, o que me parece muito bom e a torna legítima.

E, para ajudar o consumidor a escolher, o publicitário utiliza-se dos meios de comunicação disponíveis para enviar mensagens pertinentes, que convencem por meio do humor, da emoção, comparação ou até com referenciais de estilo de vida.

Essas formas de persuasão, quando trabalhadas com eficiência, transformam ou iniciam novos hábitos nos indivíduos e, em alguns casos, levam ao consumo exagerado de determinados produtos.

(...) Antes de analisar a influência da propaganda nessa questão, veremos que existe uma verdadeira cadeia de responsabilidade no processo de consumo de alimentos saudáveis ou não, que começam pela legislação da indústria alimentícia.

Numa economia formal, uma indústria de alimentos, para existir, tem que se submeter a uma legislação, o que lhe concederá o alvará de funcionamento.

A legislação (...) deveria atender a evolução dos conceitos alimentares e possuir regras claras a respeito do teor nutritivo ou saudabilidade de alimentos produzidos e comercializados no país.

(...) Num raciocínio simplista, se não é saudável não poderia ser produzido (...) rótulos com informações adequadas e corretas sobe o teor dos alimentos, além de instruírem o consumidor, deveriam ser a razão de escolha de determinado alimento.

(...) Aqui, entramos numa discussão de ordem cultural (...) se o brasileiro médio não tem o hábito de se informar sobre o que ingere outros responsáveis pela ingestão de alimentos não-saudáveis pelos jovens seriam os orientadores desses jovens: pais e professores. (...)"

Taddei JAAC. Jornadas Científicas do NISAN. 2004/2005. São Paulo: Manole; 2006.

Avaliando seus conhecimentos

• Como aprendemos a nos alimentar de forma saudável?
• Como estimular hábitos alimentares saudáveis?
• Qual a importância da educação alimentar e nutricional?
• Qual o papel da escola na educação alimentar e nutricional?
• O que é um desejável comportamento alimentar?
• Quem são os responsáveis pela prática de uma educação alimentar e nutricional?
• O que os profissionais devem fazer para que ocorra uma incorporação de práticas alimentares saudáveis?

Educação Alimentar e Nutricional

Fabíola Rainato Gabriel
Mariana de Senzi Zancul
J. E. Dutra-de-Oliveira

No Brasil e no mundo, um número muito grande de pessoas alimenta-se mal e conseqüentemente a maioria da nossa população é mal nutrida. Leva-se a pensar que existe uma falta de conhecimento generalizado a respeito do que é uma boa alimentação, uma alimentação equilibrada e saudável. Uma das grandes causas desta ignorância é a falta de educação alimentar e nutricional, ao lado de fatores sociais, econômicos, culturais, psicológicos, antropológicos e até políticos. Educação nutricional define-se como a parte da nutrição aplicada que orienta seus objetivos para o aprendizado, adequação e incorporação de hábitos nutricionalmente adequados. Entretanto, os trabalhos realizados nessa área no Brasil mostram resultados modestos no que diz respeito a se conseguir esse desejável e adequado comportamento alimentar de cada pessoa e da população em geral. Portanto, nesse capítulo discutiremos essa problemática e fazemos algumas propostas para elaboração, execução e avaliação de trabalhos educativos na área de alimentos, alimentação e nutrição.

INTRODUÇÃO

Alimentação é vida, boa alimentação e boa nutrição dão como resultado bom desenvolvimento físico e mental, boa capacidade de aprender, de agir, de trabalhar, de ter boa saúde e de prevenir doenças.

A constatação cada vez mais freqüente de que um número muito grande de brasileiros se alimenta mal, quantitativa e qualitativamente falando, leva a se pensar que existe uma falta de conhecimento generalizado a respeito do assunto, do que é uma boa alimentação, uma alimentação equilibrada e saudável.

Falta de conhecimento generalizado a respeito do que é uma boa alimentação, uma alimentação equilibrada e saudável

A má alimentação e a conseqüente má nutrição levam as pessoas (crianças, adultos e idosos) à desnutrição. Desnutrição por que comem pouco, comem mal, passam fome e também porque outros comem muito e/ou comem mal. Os que comem pouco e comem mal vão emagrecendo, autoconsumindo-se e os outros vão engordando, ficam obesos e doentes. Além disso, muitos desses que comem muito e mal são sérios candidatos a doenças crônicas degenerativas, como doenças cardiovasculares, hipertensão, diabetes, osteoporose e até certos tipos de câncer.

É comum que pobres e ricos não ingiram diariamente a qualidade de nutrientes dos alimentos que necessitam para seu desenvolvimento e funcionamento normal do seu organismo. Uma das grandes causas desta situação é que não sabem o que comer, que falta e faltou a eles esclarecimento e aquele mínimo de educação alimentar e nutricional que os orientasse como se alimentar bem. E é certo também que ao lado dessa cultura alimentar outros fatores sociais, econômicos, psicológicos, antropológicos e até políticos influenciaram em maior ou menor proporção o desenvolvimento da sua desnutrição.

Em qualquer nível social, pode-se comer melhor se as pessoas receberem informações, orientações, enfim, educação alimentar e nutricional

Entretanto, vários estudos apontam que a falta de educação, a falta de conhecimento sobre alimentos, a alimentação e a conseqüente nutrição ou desnutrição são realmente os principais fatores. Em qualquer nível social, por exemplo, pode-se comer melhor se as pessoas receberem e tiverem informações, orientações, enfim educação alimentar e nutricional.

EDUCAÇÃO E EDUCAÇÃO NUTRICIONAL

Educação é o processo que visa capacitar o indivíduo a agir, a se comportar conscientemente diante de diferentes situações de vida, com aproveitamento da experiência interior e anterior, tendo em vista a integração, a continuidade e o progresso pessoal e social, conforme as necessidades de cada um, para atender necessidades individuais e coletivas.

A incorporação de um bom e desejável comportamento alimentar é o resultado que devemos esperar da educação alimentar e nutricional

Educação nutricional define-se como a parte da nutrição aplicada que orienta seus recursos para o aprendizado, adequação e incorporação de hábitos nutricionalmente adequados, de acordo com as crenças, valores, atitudes, representações, práticas e relações sociais que se estabelecem em torno do ato de se alimentar. A incorporação e a prática de uma boa e desejável alimentação são o resultado que devemos esperar da educação alimentar e nutricional, e não apenas a melhoria de conhecimento sobre alimentação e nutrição.

A educação nutricional muitas vezes ainda consiste simplesmente em orientações e conhecimentos pontuais e restritos, com o emprego de técnicas educativas inadequadas e tradicionais constituídas de palestras formais, utilizadas indiscriminadamente e como uma fria transmissão de conhecimentos. Os conteúdos muitas vezes são baseados na descrição dos "nutrientes" e uma alimentação teórica, selecionados pelo próprio educador, quase sempre não especializado no assunto e sem contar com uma análise racional da problemática alimentar, que englobasse seu contexto científico, psicossocial, cultural, político e econômico. Este tipo de enfoque não é efetivo, porque leva o educando a assumir uma atitude passiva no processo de ensino-aprendizagem, ignorando o sentido ativo e prático que deve caracterizar o dito processo, por parte tanto dos educadores como dos educandos.

Durante a abordagem educativa em alimentação e nutrição, deve-se ter, por princípio, a participação ativa de especialistas de diferentes e vários setores, como Educação, Comunicação, Agricultura, Horticultura, Saúde Pública, Ciências da Nutrição, Comércio e Indústria e outros.

A análise das causas da má nutrição revela que ela é o resultado da interação de múltiplos fatores, requerendo uma estratégia intersetorial, considerando os aspectos sociológicos, psicológicas, antropológicos, políticos, econômicos e nutricionais. Mesmo em ações realizadas em comunidades isoladas, necessita-se de um esforço interdisciplinar (por exemplo: colaboração entre o professor, o agricultor e o trabalhador de saúde). Para realizar um trabalho interdisciplinar, é essencial a colaboração intersetorial, porque é muito difícil encontrar especialistas de todas as disciplinas necessárias em uma mesma instituição. O enfoque de multimeios, devido ao uso de diversos canais de comunicação, requer atividades intersetoriais que geralmente implicam a participação de diversos organismos do Estado e de várias instituições. Só assim conseguiremos educar, mudar e implantar hábitos alimentares saudáveis.

COMPORTAMENTO ALIMENTAR

A busca para a explicação desta pergunta foi iniciada há muitos anos, envolvendo muitos estudos e pesquisas na área de alimentação e nutrição. Estudos sobre comportamento alimentar têm despertado ultimamente grandes interesses por serem reconhecidos como um elemento fundamental para a garantia de uma melhor qualidade de vida.

O comportamento alimentar é influenciado por aspectos nutricionais, demográficos, econômicos, sociais, culturais, ambientais e psicológicos em um indivíduo ou em uma comunidade. Dessa forma, para que haja mudança de comportamento alimentar é necessário considerar as causas múltiplas, os aspectos interprofissionais e multissetoriais da área. É preciso que sejam incluídos aspectos próprios de diferentes áreas do conhecimento técnico e científico.

O comportamento alimentar é influenciado por vários aspectos

No processo educativo, o grande desafio é fazer com que as pessoas que aprenderam os diferentes aspectos da alimentação e nutrição os traduzam em ação, em seu próprio comportamento habitual. É preciso traduzir conhecimentos em ação, em uma boa alimentação diária. É importante ressaltar que a adoção de um bom comportamento alimentar ocorre de forma gradativa e no decorrer de anos.

FATORES QUE CONDICIONAM O COMPORTAMENTO ALIMENTAR

As estratégias para mudança de comportamento não podem ser vistas como a única responsabilidade de um setor qualquer, pois existem fatores que condicionam o comportamento alimentar. Portanto, programas de educação nutricional devem ser multissetoriais e envolver a participação ativa da população, dos governos, da indústria, da mídia e dos consumidores. Apesar de os consumidores escolherem no final quais alimentos consumir, suas escolhas são condicionadas por uma série de fatores como experiência, costume, disponibilidade e custo. Esses fatores, por sua vez, são afetados pelas ações do governo, da indústria alimentar e da mídia. A disponibilidade alimentar, por exemplo, depende da produção, da capacidade da indústria produzir e entregar os produtos ao consumidor a preços acessíveis e promovê-los apropriadamente, assim como da política do governo sobre os padrões alimentares e os subsídios e/ou taxas sobre os produtos alimentares.

Programas de educação alimentar

Podemos colocar como exemplo: o consumo de uma alimentação hiperlipídica pode refletir as políticas do governo sobre o controle da qualidade alimentar, a propaganda de produtos de alto teor de gordura pela indústria alimentar e pela mídia, acesso imediato aos *fast-foods* que contêm grande quantidade de lipídios, estilos de vida que favorecem a conveniência de refeições prontas e o consumo excessivo impulsionando pela agradável palatabilidade da gordura quando consumida.

Alvos apropriados para estratégias de intervenção educativa: políticas alimentares, mídia, indústria/comércio, consumidores

As responsabilidades compartilhadas dos governos, indústria alimentar, mídia e consumidores oferecem vários locais para intervenção educativa. Os alvos apropriados das estratégias de alimentação e nutrição identificados pela FAO e OMS incluem:

Políticas alimentares

Políticas alimentares

Os governos são responsáveis pelo apoio a pesquisas e coletas de informação sobre a ingestão alimentar e estado nutricional da população por meio de investigações e vigilância epidemiológicas. Os programas com o propósito de melhorar o bem-estar nutricional das pessoas, em particular dos grupos de maior risco, devem ser apoiados pela disponibilidade de recursos adequados tanto pelo setor público quanto pelo privado, de forma a garantir a sua sustentabilidade.

Os fatores políticos que interferem na problemática alimentar/nutricional são disponibilidade dos alimentos (produzir alimentos e os comercializar a preços acessíveis); acesso aos alimentos (acesso aos alimentos muitas vezes são limitados pelo salário); acesso à terra (o governo precisa fornecer infra-estrutura para fixar o trabalho no campo, de forma que tenha condições de vida digna); produção de alimentos (a produção agrícola deve ser suficiente para suprir o mercado interno e externo); e renda (apontado como determinante do estado nutricional da população).

Mídia

A mídia é crucial na implantação ou defesa de um bom comportamento alimentar, publicando sucessos ou expondo alegações de alimentação, nutrição e saúde muitas vezes fraudulentas.

Indústria/comércio

A indústria alimentar desempenha um papel importante no desenvolvimento e na promoção de alimentos saudáveis acessíveis, enquanto o comércio cabe educar e proteger o consumidor, além de desenvolver e executar diretrizes alimentares e informação/rotulação alimentar.

Além dessas propostas pela FAO e OMS, devemos pensar em outros fatores que condicionam o comportamento alimentar.

Fatores que condicionam o comportamento alimentar: cognitivo, recursos humanos, psicológicos, situação econômica, normas sociais, padrões culturais e cadeia alimentar

Cognitivo do comportamento alimentar

Corresponde o que o indivíduo sabe cientificamente e não-cientificamente sobre alimentos, alimentação e nutrição, e o que ele traduz e incorpora no seu próprio comportamento.

Recursos humanos – profissionais capacitados

Para conseguir que um indivíduo ou comunidade tenha um bom ou uma mudança de comportamento alimentar, as pessoas devem ser auxiliadas por profissionais especializados com essa visão inter e multidisciplinar, técnica e científica da área. Há necessidade urgente de melhorar o treinamento dos profissionais da área de alimentação e nutrição, para que sejam habilitados a bem educarem sobre alimentação e nutrição.

Necessidades psicológicas

O alimento para o ser humano é muito mais que uma fonte de energia e nutrientes, vai além das necessidades fisiológicas, em que o componente afetivo exerce grande influência sobre o comportamento alimentar.

O processo alimentar é um dos eixos da vida emocional. A formação de traços de personalidades tem sido referida por diferentes teorias com a experiência alimentar do bebê, ou seja, considera-se que as situações psicológicas que acompanham o processo alimentar exerçam fortes influências no desenvolvimento posterior do indivíduo. Isto significa que o desenvolvimento satisfatório de determinadas funções adaptativas tem sido relacionados a êxito na alimentação infantil. Os problemas alimentares na infância têm sido também associados a perturbações emocionais futuras.

Devido as suas necessidades, o indivíduo pode ser levado a buscar alimentos, descanso, afeto, aprovação social e outras necessidades (Quadro 30.1).

QUADRO 30.1 – Necessidades que interferem no comportamento alimentar.

Fisiológicas	Psicológicas
Alimento	Segurança
Água	Afeto
Sono e repouso	Auto-estima
Atividade	Aprovação social
Moradia	Auto-realização
Temperatura adequada	
Sexo	

Necessidades que interferem no comportamento alimentar

Situação econômica, normas sociais e padrões culturais

Existe uma inter-relação entre processos fisiológicos, psicológicos, sociais, culturais e econômicos. Normalmente, costuma-se valorizar o valor calórico e nutritivo dos alimentos que as pessoas podem ou devem ingerir, descuidando-se de outros aspectos, como emocionais e sociais envolvidos com o ato de se alimentar.

Situação econômica, normas sociais e padrões culturais influenciam o comportamento alimentar

Por meio da cultura, transmitem-se, ao longo das gerações, atitudes, crenças, valores veiculados por instituições como família, escola e igreja. Assim, os hábitos alimentares também são transmitidos culturalmente e adquirem peculiaridades conforme o grupo social. Nesse sentido, refletem os padrões socioeconômicos e culturais dominantes em determinada sociedade, constituindo parte importante do comportamento das pessoas, que são motivadas a agir em função daquilo que julgam relevantes para suprir suas necessidades. Assim, as normas sociais e os padrões culturais vão contribuindo para a formação dos hábitos alimentares, desenvolvendo-se de forma lenta, gradativa e, às vezes, pouco perceptível uma valorização diferenciada do alimentar-se que se incorpora as nossas características pessoais.

Cadeia alimentar

A comida é o ponto de partida da cadeia alimentar, começando com a produção de alimentos biológicos e nutricionalmente sadios, passando pelo abastecimento, o armazenamento e a comercialização, oferecendo condições higiênicas básicas para sua preparação e consumo, tendo como resultado final uma boa ou má alimentação e nutrição. É nesse sentido que a educação alimentar e nutricional deve transmitir os conhecimentos necessários sobre adquirir, preparar e consumir os alimentos.

MODIFICAÇÃO DO COMPORTAMENTO ALIMENTAR

É importante saber que, para os indivíduos modificarem seu comportamento alimentar, ele passa por estágios de mudança, para que possam ocorrer alterações nos padrões alimentares. Estas devem ser detectadas e consideradas para que ocorram a intervenção nutricional. Para levar em conta estas alterações do comportamento alimentar, o modelo a ser adotado é o transteorético (MT), também chamado de teoria de estágios de mudança. Ele descreve a mudança de comportamento como um processo no qual os indivíduos progridem, por meio de uma série de fases discretas ou estágios de mudança.

Estágios de mudança do comportamento alimentar

Os estágios de mudança são divididos em cinco: pré-contemplação, contemplação, preparação, ação e manutenção (Fig. 30.1).

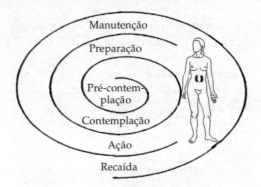

FIGURA 30.1 – Modelo dos estágios de mudança.

Pré-contemplação – é o estágio no qual um indivíduo não tem intenção de mudar um comportamento relevante em futuro previsto. Neste estágio, as pessoas não percebem ou recusam o conhecimento do risco, ou ainda decidiram por alguma razão não adotar um comportamento mais saudável.

Contemplação – é o estágio no qual um indivíduo começa a considerar a necessidade de mudar o comportamento em algum ponto do futuro. As pessoas freqüentemente permanecem neste estágio por um longo período de tempo devido à dificuldade de avaliação dos custos e benefícios da mudança de seu comportamento.

Preparação – o indivíduo toma a decisão de mudar seu comportamento, sendo mais comumente caracterizado como um período de planejamento da estratégia da mudança de comportamento.

Ação – é o estágio no qual os indivíduos implementam seu plano de mudança do comportamento e começam a efetuá-lo de maneira consistente.

Manutenção – é o estágio final no qual a prática comportamental já está solidificada e incorporada na rotina, sendo caracterizada por esforços para prevenir relapsos. O relapso pode ocorrer em qualquer parte desta seqüência, podendo ou não ser seguido por uma interrupção do progresso através dos estágios de mudança.

Os programas de educação nutricional podem ser beneficiados caso considerem os diferentes estágios de mudança comportamental, tendo em vista que cada um deles corresponde a diferentes atitudes e percepções perante a alimentação, a nutrição e a saúde. As intervenções nutricionais tradicionalmente utilizadas partem do pressuposto de que os indivíduos estão prontos para a ação, isto é, para aceitarem uma mudança do seu comportamento alimentar, o que tem-se mostrado insustentável na maioria das situações. Dessa forma, o desenvolvimento de intervenções específicas para cada estágio de mudança de comportamento alimentar pode proporcionar maior eficácia e eficiência quanto à motivação dos indivíduos a adotar e manter o comportamento alterado.

Na maioria dos programas de educação nutricional, espera-se que os indivíduos estejam dispostos a mudarem seu comportamento, o que nem sempre ocorre. Sem o desejo interno do indivíduo, todo trabalho de educação nutricional é inútil. Portanto, é importante considerar dois tipos de motivação para que ocorra uma mudança de comportamento: a intrínseca e a extrínseca. A motivação intrínseca é aquela que surge do indivíduo, abrange seus desejos, necessidades e metas. A motivação extrínseca é o suporte social recebido durante a modificação de comportamento alimentar, seja este estímulo por um profissional, seja um familiar ou alguém querido. Cabe ressaltar que as variáveis intrínsecas e extrínsecas estão envolvidas na motivação dos indivíduos para modificar o comportamento alimentar, de forma dinâmica e simultânea.

O educador nutricional é apenas um facilitador de implantação ou mudanças de comportamento; sendo assim, é de fundamental importância à percepção do indivíduo a vontade de mudar e reconhecer a necessidade de alteração dos hábitos alimentares. É importante que o profissional seja treinado para aquisição de habilidades técnicas, de modo a contribuir para a melhor motivação do indivíduo ou do grupo-alvo.

> O educador nutricional é um facilitador das mudanças de comportamento

Para motivar, é necessário conhecer certos princípios do comportamento humano. Os três principais princípios são:

1. Todo comportamento tem uma causa.
2. Todo comportamento visa ao atendimento de uma determinada meta.
3. Toda pessoa é um indivíduo à parte.

Diversas estratégias de educação nutricional são atualmente descritas na literatura, contudo, alcançar a motivação da população para uma mudança efetiva do padrão alimentar ainda é um dos grandes desafios para os profissionais da área de educação alimentar e nutricional.

EDUCAÇÃO ALIMENTAR E NUTRICIONAL EM GRUPOS ESPECÍFICOS

É de fundamental importância adequar as ações do programa de educação nutricional aos diferentes indivíduos de várias idades, utilizando recursos e métodos apropriados, pois, as crianças, os adolescentes e os adultos de idades diferentes aprendem de modo diferente.

> Adequar a ações do programa de educação nutricional aos diferentes indivíduos de várias idades

Hoje, mais do que em qualquer época anterior, sabe-se que tipo de alimentação é o mais adequado para o crescimento e o desenvolvimento de crianças e jovens, tornando-se uma garantia a uma futura saúde e nutrição saudável (McBean e Miller, 1999). Portanto, estes primeiros anos de vida são ideais para fornecer informações e construir hábitos alimentares adequados. Já na adolescência, para ocorrer mudança de comportamento alimentar, é necessário que o adolescente queira mudar, ele precisa sentir-se autônomo para ter o sentido real de compromisso com qualquer mudança proposta de estilo de vida. Na idade adulta e nos idosos, a educação nutricional é mais complicada, pois os hábitos alimentares já estão formados, portanto, o trabalho educativo torna-se mais difícil.

Entretanto, o tipo de educação nutricional que estamos propondo vai além da parte alimentar e nutricional na infância, na adolescência, na idade adulta ou na velhice, pois devemos considerar neste contexto todos os aspectos que condicionam o comportamento alimentar (ver item Fatores que condicionam o comportamento alimentar) e procurar desenvolver conhecimento, atitudes, comportamentos e habilidades por meio de programas efetivos de educação alimentar/nutricional.

> Desenvolver conhecimento, atitudes, comportamentos e habilidades

É importante capacitar gestantes, crianças, jovens, adultos e idosos a fazer escolhas certas que promovam a boa nutrição do indivíduo, famílias e comunidades. Isto pode ser conseguido por meio de uma abordagem problematizadora ou participativa, na qual o indivíduo ou a comunidade passa de uma situação na qual sua conduta alimentar é determinada pelo condicionamento e pelo hábito repetido mecanicamente, para outra, na qual ele, compreendendo seu próprio corpo e aprendendo a ouvi-lo e observá-lo, passa a se tornar sujeito de sua conduta alimentar.

PROGRAMAS DE EDUCAÇÃO ALIMENTAR E NUTRICIONAL

Existem diferentes propostas de intervenção em educação alimentar e nutricional com crianças e adolescentes dentro das escolas, sendo várias as possibilidades e as estratégias para a abordagem da questão. Recursos como aulas teóricas e

> Educação nutricional por meio de uma abordagem problematizadora ou participativa

práticas, jogos, cartilhas, cozinha experimental, vídeos têm sido utilizados para o tratamento da temática. Diferentes práticas de educação nutricional podem ser observadas em escolas públicas e particulares de vários países.

É interessante ressaltar que os projetos, em sua maior parte, são realizados nas aulas de Ciências ou Biologia, embora a educação alimentar e nutricional esteja relacionada ao tema transversal Saúde, proposto como um tema para ser trabalhado em todas as disciplinas do currículo escolar, de acordo com os Parâmetros Curriculares Nacionais (PCN).

Uma pesquisa sobre a educação nutricional no programa de Ciências para o ensino fundamental, realizada em escolas públicas de Piracicaba (SP), avaliou que o tema alimentação e nutrição deveriam ter, na prática, destaque maior entre os conteúdos de ensino de ciências reservados para a educação fundamental.

De acordo com a pesquisa, os professores, na maioria das vezes, seguem o livro didático, reforçando o entendimento da nutrição e da alimentação no enfoque exclusivo da Biologia. **Os conteúdos são quase sempre repetitivos, não motivando mudanças de hábitos** e deixando de envolver os interesses imediatos dos escolares sobre o tema.

Em outro estudo, o mesmo grupo analisou o conteúdo de educação nutricional nos livros didáticos recomendados pelo Programa Nacional do Livro Didático PNLD, do MEC – Ministério da Educação – para o ensino fundamental. As pesquisadoras partiram do pressuposto de que o livro didático é o mais importante e difundido recurso pedagógico das escolas brasileiras, considerando o conteúdo de educação nutricional deste material como muito importante, uma vez que deve fazer frente a todo o tipo de mensagem publicitária, veiculada pela indústria de alimentos nos meios de comunicação.

O resultado da análise dos conteúdos de educação nutricional presentes nesses livros didáticos confirmou a ênfase excessiva dada ao aspecto biológico da alimentação e da nutrição, deixando-se de valorizar outros fatores que interferem no padrão de consumo alimentar dos escolares, como a mídia e as propagandas de alimentos, por exemplo.

Seguindo uma linha de trabalho, com a utilização de materiais concretos e personagens de histórias, um projeto, de intervenção em uma creche no município do Rio de Janeiro, foi realizado durante um ano. Na avaliação, os pesquisadores concluíram que é necessário o uso de estratégias adequadas às pessoas às quais a educação nutricional é dirigida. Embora o projeto tenha sido realizado com crianças, em idade pré-escolar, os resultados apontam a importância da escolha da metodologia apropriada à clientela para a obtenção dos resultados desejados.

Baseado em pesquisas que apontam **baixo consumo de frutas e verduras** no Reino Unido, um outro tipo de projeto de intervenção foi realizado visando melhorar o consumo de tais alimentos. O objetivo foi promover uma boa alimentação na escola oferecendo oportunidade de aproximações entre o currículo escolar, a cantina, a merenda escolar, os pais e a comunidade. O trabalho foi realizado em duas escolas da Escócia, uma das quais passou pela intervenção e outra que serviu como controle. O programa de intervenção procurou aumentar a quantidade de frutas e verduras oferecidas na cantina e no restaurante da escola. Informações também foram divulgadas em folhetos e materiais educativos elaborados para alunos, pais e professores.

Os resultados encontrados pelos pesquisadores, depois de nove meses de intervenção, foram similares aos de outros estudos nas escolas do Reino Unido e mostraram aumentos significativos no consumo de frutas e pouca variação no consumo de vegetais. Segundo os autores, os resultados apontam as possibilidades de impacto de um programa de intervenção na alimentação em uma fase em que os hábitos alimentares estão sendo construídos. No entanto, eles ressaltam que é necessário considerar que o curto período da intervenção, nove meses, não pode ser usado para demonstrar mudanças permanentes nestes hábitos.

Outro projeto de intervenção é relatado em um estudo realizado na Cidade de São Paulo (SP), envolvendo estudantes e professores de oito escolas públicas. O estudo analisou o desenvolvimento, a implementação e o impacto de um programa de educação nutricional sobre conhecimentos e atitudes relativos a hábitos alimentares saudáveis. Três das escolas foram submetidas a uma intervenção educativa, educação nutricional, e as demais foram usadas como controle, avaliando-se os efeitos da educação nutricional sobre conhecimentos e atitudes dos estudantes. Os resultados apontaram melhora na escolha alimentar dos estudantes e redução no consumo de alimentos com alta densidade energética após a intervenção. Também foram observados melhora de conhecimentos e desenvolvimento de atitudes de professores em relação à prevenção da obesidade. Os pesquisadores afirmaram, no entanto, que as mudanças foram modestas em relação ao esperado no planejamento da pesquisa.

Conhecimentos e hábitos alimentares saudáveis

O Centro de Recuperação e Educação Nutricional (CREN) realizou um outro projeto de intervenção em educação alimentar e nutricional intitulado "Eu aprendi, eu ensinei". O objetivo foi capacitar profissionais de escolas públicas estaduais de Minas Gerais e técnicos das Superintendências Regionais de Ensino, em relação à educação alimentar e nutricional. O projeto, desenvolvido em 53 escolas públicas de ensino médio em 11 cidades do Norte de Minas Gerais, atingiu cerca de 800 professores e 23 mil alunos do ensino médio.

"Eu aprendi eu ensinei"

Na análise dos resultados, foi apontada uma participação ativa dos jovens, que passaram a utilizar o que aprenderam com os professores, tornando-se multiplicadores junto à comunidade, em diferentes ações de alimentação e nutrição voltadas para segmentos de jovens, crianças e adultos.

É importante ressaltar também que o trabalho com educação nutricional e alimentar deve levar em conta que o hábito alimentar é influenciado por valores religiosos, morais, culturais e sociais. Desse modo, para o sucesso do trabalho é necessário conhecer e considerar estas variáveis, já que a educação é um processo dinâmico, que precisa da participação de todos os envolvidos no processo.

A inserção de programas de educação alimentar e nutricional nas escolas é recente e estudos concluídos indicam resultados semelhantes e modestos no que se refere ao comportamento e às mudanças de hábitos alimentares. De acordo com tais estudos, os hábitos alimentares permanecem os mesmos ou se modificam muito pouco no final das intervenções.

Trabalhos realizados em educação nutricional no Brasil mostram resultados modestos em relação à mudança de hábitos alimentares

PROPOSTA DE UM PROGRAMA DE EDUCAÇÃO NUTRICIONAL

Os resultados obtidos a partir dos programas de educação nutricional realizados durante anos em nosso país mostram então a necessidade de planejar estratégias mais efetivas que promovam uma alimentação nutricionalmente adequada para a população. A avaliação dos efeitos de uma intervenção em alimentação e nutrição deve incluir não só aspectos cognitivos, mas necessariamente a verificação de mudanças atuais e comportamentais na própria alimentação de cada pessoa. Portanto, neste item do capítulo incluímos uma proposta de um programa de educação nutricional, procurando salientar os aspectos que podem interferir no comportamento alimentar das pessoas.

Um programa de educação nutricional é um conjunto de atividades organizadas, cuja finalidade é conseguir adoção de bons hábitos alimentares de um indivíduo ou população. Devem-se levar em conta as quatro etapas de um programa de educação nutricional, que são as seguintes:

Etapas de um programa educativo

IDENTIFICAÇÃO DOS PROBLEMAS E NECESSIDADES

Nesta análise da situação dos problemas e necessidades é importante conhecer as prioridades, analisar as condutas relacionadas aos problemas detectados, e os fatores que condicionam a situação observada, assim como detectar influências negativas que exercem sobre os hábitos alimentares.

Portanto, é necessário coletar informações gerais sobre os aspectos demográficos; os problemas sociais, econômicos e culturais da comunidade; os conhecimentos sobre alimentos, alimentação e nutrição; analisar do ponto de vista microbiológico os locais onde são realizadas as refeições; avaliar a alimentação em quantidade e qualidade; avaliar o estado nutricional de todas as pessoas envolvidas, o comércio e a propaganda de alimentos (funcionários, familiares, crianças, professores etc.).

FASE DE INTERVENÇÃO

Intervenção

Esta etapa é importante para intervir nos pontos detectados, determinando as atividades, os recursos, os materiais necessários e a utilização do método educativo mais apropriado, para educar crianças, pais, professores, funcionários, cuidadores, idosos, adultos, enfim, todos que estiverem envolvidos naquela localidade ou comunidade.

EVOLUÇÃO

Nesta etapa, é importante avaliar e acompanhar o processo, os resultados, a eficácia, a efetividade e a eficiência do programa educativo.

Devemos considerar nessa avaliação os seguintes aspectos: social, hábitos alimentares, as tomadas de decisões, o interesse e a conscientização, a aquisição de conhecimento, atitudes e motivação e o desenvolvimento de habilidades.

INTERVENÇÃO

Nesta fase, se uma nova intervenção for necessária em algum aspecto, devem-se rever os recursos didáticos e os métodos utilizados. Lembrar que a mudança de comportamento é gradual e precisa ser contínua.

PROPOSTA DE CURSO DE EDUCAÇÃO NUTRICIONAL

Educadores capacitados para planejar, executar e avaliar um programa de educação nutricional

Diante do que foi visto, é importante que os educadores estejam capacitados para planejar, executar e avaliar um programa de educação nutricional considerando os aspectos multissetoriais e interdiciplinares da área. Os programas de educação alimentar e nutricional devem ser organizados e ministrados por pessoas especializadas no assunto.

Além disso, as pessoas que aprenderam alimentação e nutrição devem traduzi-las no seu próprio comportamento alimentar, a curto e a longo prazo. Portanto, alunos dos cursos de graduação e pós-graduação em nutrição devem ter como foco principal a mudança do seu próprio comportamento para então conseguir mudar o comportamento alimentar de outras pessoas. Dentro dessas premissas, incluímos a seguir uma proposta de um Curso de Educação Nutricional.

MÓDULO 1
Educação e educação nutricional
- Conceitos, conceito de educação, formas de educação, teorias e linhas educacionais.
- Conceito de educação nutricional.
- História da educação nutricional e panorama da educação nutricional no Brasil.
- Nova abordagem da educação nutricional como importante prática educativa em alimentação nutrição e saúde.
- Educação nutricional crítica.

MÓDULO 2
Educação nutricional: bases sociológicas, antropológicas e psicológicas
- Educação nutricional e sociologia.

- Educação nutricional e antropologia.
- Educação nutricional e psicologia.

MÓDULO 3
Educação nutricional: comportamento alimentar
- Fatores que condicionam o comportamento alimentar.
- Mudança de comportamento alimentar.

MÓDULO 4
Educação alimentar e nutricional: cadeia alimentar
- Educação alimentar e nutricional na produção de alimentos.
- Educação alimentar e nutricional no abastecimento de alimentos.
- Educação alimentar e nutricional na comercialização de alimentos.

MÓDULO 5
Educação nutricional: *marketing*
- Estratégias de *marketing* e educação nutricional.
- A influência da mídia no comportamento alimentar.
- Educação nutricional e mídia.

MÓDULO 6
Educação nutricional: políticas alimentares
- Epidemiologia nutricional.
- Os fatores políticos que interferem na problemática nutricional.
- Programas de alimentação e nutrição.

MÓDULO 7
Educação nutricional: diferentes ciclos da vida
- Educação nutricional na infância.
- Educação nutricional na adolescência.
- Educação nutricional na gestação.
- Educação nutricional na velhice.

MÓDULO 8
Educação nutricional e nutrição clínica
- Aconselhamento nutricional: o indivíduo em questão.
- Educação nutricional em diferentes situações clínicas (obesidade, anorexia, bulimia, diabetes, hipertensão e dislipidemias).
- Educação na área clínica – relato de experiência.

MÓDULO 9
Educação nutricional e nutrição social
- Educação nutricional individual e em grupo.
- Educação na área social – relato de experiência.

MÓDULO 10
Educação nutricional em unidade de alimentação e nutrição (UAN)
Educação em UAN – relato de experiência.

MÓDULO 11
Planejamento, ações e avaliação de programas de educação nutricional
- Planejamento de um programa educativo.
- Ações de um programa educativo.
- Avaliação de um programa educativo.

CONSIDERAÇÕES FINAIS

É preciso saber, em primeiro lugar, que os programas de educação alimentar e nutricional devem ser organizados e ministrados por pessoas especializadas no assunto. Que levem em consideração aspectos interprofissionais e multissetoriais da área. Que os programas considerem os vários aspectos socioeducacionais e biológicos da alimentação e nutrição. Que as pessoas que aprenderam alimentação e nutrição as traduzam no seu próprio comportamento alimentar, a curto e a longo prazo. Que a avaliação dos efeitos de uma intervenção em alimentação e nutrição deve incluir não só aspectos cognitivos (aquisição de um conhecimento), mas também a verificação de mudanças comportamentais na sua própria alimentação. Consideramos eles de fundamental importância para mostrar a eficácia e a eficiência de quaisquer programas de educação alimentar.

AGORA VOCÊ JÁ DEVE SABER

- Definir o que é educação, educação nutricional e sua importância.
- É importante diagnosticar os componentes do comportamento alimentar dos indivíduos ou coletividade (cognitivo, afetivo, situação econômica, infra-estrutura, normas sociais, padrões culturais, políticos, apoios estruturais, coerção social e outros).
- Os indivíduos só alterarão seu comportamento alimentar quando estiverem motivados para tal.
- Devemos motivar os indivíduos a transformar o conhecimento em ação.
- Sem o desejo interior do indivíduo, todo trabalho de educação alimentar/nutricional é inútil.
- Os indivíduos passam por fases de mudança e manutenção de suas condutas alimentares, estas devem ser detectadas e consideradas para que ocorra a intervenção alimentar.
- Saber as fases de um programa de educação alimentar/nutricional (identificação dos problemas e necessidades, fase de intervenção, evolução e intervenção novamente se necessário).

QUESTÕES PARA REFLEXÃO

1. Como está a alimentação das pessoas no Brasil e na sua cidade?
2. Qual é o objetivo da educação alimentar/nutricional?
3. Porque as estratégias em educação alimentar nutricional devem ser intersetorial e interdisciplinar?
4. Quais são os fatores que condicionam o comportamento alimentar?
5. Quais são os estágios de mudança para ocorrer alterações nos padrões alimentares?
6. Como deve ser a abordagem educativa em grupos específicos?
7. Quais as etapas de um programa de educação nutricional?

APLICANDO O QUE VOCÊ APRENDEU

1. Anote sua ingestão de um dia, incluindo todas as refeições. Após, reflita sobre o que você sabe sobre alimentos, alimentação e nutrição. Verifique como está sua alimentação e estabeleça metas para modificá-la e incorporá-la ao seu dia-a-dia.
2. Faça uma análise reflexiva sobre artigos de educação nutricional. Usam técnicas educativas adequadas? Os resultados mostram mudança de hábitos alimentares?
3. Planeje, elabore e execute um programa de educação nutricional?

BIBLIOGRAFIA UTILIZADA NA EDIÇÃO DO TEXTO

- Anderson AS et al. The impact of a school-based nutrition education intervention on dietary intake and cognitive and attitudinal variables relating to fruits and vegetables. Public Health Nutr 2005;8(6):650-6. - Aranceta BJ. Educación nutricional. In: Serra Majem Ll et al. (eds.). Nutrición y salud pública: métodos, bases científicas y aplicaciones. Barcelona: Masson; 1995. p 334-42. - Bissoli MC, Lanzillotti HS. Educação nutricional como forma de intervenção: avaliação de uma proposta para pré-escolares. Campinas: Rev Nutr 1997;10(2):107-13. - Bizzo MLG, Leder L. Educação nutricional nos parâmetros curriculares nacionais para o ensino fundamental. Campinas: Rev Nutr 2005;18(5): 661-7. - Brasil. Secretaria de Educação Fundamental. Parâmetros Curriculares Nacionais: terceiro e quarto ciclos: apresentação dos temas transversais/ Secretaria de Educação Fundamental. Brasília: MEC/SEF; 1998. p 436. - Costa EQ et al. Programa de Alimentação escolar: espaço de aprendizagem e produção de conhecimento. Campinas: Rev Nutr 2001;14(3):225-9. - Doyle EI, Feldman RHL. Factors affecting nutrition behavior among middle-class adolescents in urban area of Northen region of Brasil. São Paulo: Rev Saude Publ 1997;31(4):342-50. - Gaglianone CP et al. Nutritional education in public elementary schools of São Paulo, Brazil: the reducing risks of illness and death in adulthood project. Campinas: Rev Nutr 2006;19(3):309-20. Gobbi LS. A educação nutricional para a prevenção da obesidade infantil em uma instituição particular de ensino do município de Bauru – SP. 2005. 183f. Dissertação (Mestrado) – Universidade Estadual Paulista. "Júlio de Mesquita Filho". Faculdade de Ciências Farmacêuticas. Programa de Pós-Graduação em Alimentos e Nutrição. Araraquara; 2005. - Karayiannis D et al. Prevalence of overweight and obesity in Greek school-age children and adolescents. London: Europ J Clin Nutr 2003;57(9):1189-92. - Mantoanelli G et al. Educação nutricional: uma resposta ao problema da obesidade em adolescentes. São Paulo: Rev Bras Cresc Desenv Hum 1997;7(2):85-93. - Ministério da Saúde. Eu aprendi, eu ensinei. Disponível em: www.unifesp.br/suplem/cren/aprendi/index.htm. - Nowak M, Büttner P. Relationship between adolescents' food-related beliefs and food intake behaviors. New York: Nutr Res 2003;23(1):45-55. - Ochsenhofer K et al. O papel da escola na formação da escolha alimentar: merenda escolar ou cantina? São Paulo: Nutrire 2006;31(1):1-16. - Pipitone MAP. A relação saúde educação na escola de 1º grau. Rev Alim Nutr 1994;65:48-52. - Pipitone MAP et al. A educação nutricional no programa de ciências para o ensino fundamental. Piracicaba: Saúde em Revista 2003;5(9):29-37. - Pipitone MAP et al. A educação nutricional nos livros didáticos de ciências utilizados no ensino fundamental. Higiene Alimentar 2005;19(130):12-9. - Promoção da Saúde. Escolas promotoras. Disponível em: www.saude.gov.br/programas/promocao/escolas.htm. - Santos LAS. Educação alimentar e nutricional no contexto da promoção de práticas alimentares saudáveis. Campinas: Rev Nutr 2005;18(5):681-92.

LEITURAS ADICIONAIS

- Alaimo K et al. Food insufficiency and american school-age children's cognitive, academic, and psychosocial development. Philadelphia: Pediatrics 2001;108(1):44-53. - Burgess-Champoux T et al. Perceptions of children, parents, and teachers regarding whole-grain foods, and implications for a school-based intervention. J Nutr Educ Behav 2006;38:230-7. - McBean LD, Miller GD. Enhancing the nutrition of american´s youth. J Am Coll Nutr 1999;18(6):563. - Muñoz KA et al. Food intake os US children and adolescents compared with recommendation. Pediatrics 1997;100(3):323-9. - OPAS – Organización Panamericana de la Salud. La administración estratégica: lineamento para su desarollo: los contenidos educacionales. Washington (DC); 1995. p 35-45. - Romanelli G. O significado da alimentação na família: uma visão antropológica. Ribeirão Preto: Medicina 2006;39(3):333-9. - Turconi G et al. Reliability of a dietary questionnaire on food habits, eating behaviour and nutritional knowledge of adolescents. London: Eur J Clin Nutr 2003;57(6):753-63.

EDUCAÇÃO NUTRICIONAL
Texto de Maria Cristina Faber Boog

"Nos últimos tempos, expressões como qualidade de vida e alimentação saudável vêm atraindo a atenção de pessoas de diferentes idades, classes sociais e graus de instrução. De igual modo, desperta interesse a possibilidade de se desenvolver estilos de vida saudáveis, em que ocupam posto privilegiado a alimentação e a educação nutricional. Mas, afinal, o que é Educação Nutricional? A educação é inerente à vida. O ser humano aprende e se desenvolve ao longo de sua existência no esforço por responder aos desafios cotidianos. A educação acontece nesse cotidiano social e também por intermédio de ações de instrução e ensino planejadas por pessoas capacitadas para tal. Assim, como não se faz educação musical, artística ou moral em cursinhos de cinco dias, não há nenhuma fórmula mágica para conseguir que as pessoas passem a comer melhor de um dia para outro. Isto não justifica, porém, desconsiderar essa importante ação em prol da promoção da saúde. A educação nutricional, enquanto especialidade de interesse acadêmico, remonta à década de 1940, quando, no período pós-guerra, aventava-se a possibilidade de, perante a súbita escassez de recursos, melhorar a qualidade da alimentação de populações pauperizadas, por intermédio de modificações na alimentação que permitiriam obter a melhor relação custo/benefício mediante o emprego de alimentos mais baratos e nutritivos. Nesta época, a antropóloga Margareth Mead foi secretária executiva do Comitê sobre Hábitos Alimentares do Conselho Nacional de Pesquisa dos Estados Unidos, que reunia nutrólogos, antropólogos, psicólogos e educadores, para agregar conhecimentos, buscando estratégias mais eficazes para melhorar a alimentação. No Brasil, foi criada, no início da década de 1940, a função da Visitadora de Alimentação, uma profissional de saúde que deveria ir à casa das pessoas para fazer educação alimentar no local onde a alimentação era preparada, ou seja, na cozinha. A iniciativa foi considerada invasiva pela população, que reprovava a intromissão de profissionais de saúde no âmbito doméstico. Nas décadas de 1950 e 1960, vemos a Educação Nutricional ligada sobretudo às campanhas que visavam à introdução da soja na alimentação. Por ser a soja em produto exportável, privilegiava-se o interesse econômico em detrimento da preferência nacional pelo feijão. Neste período a educação voltava-se também para a utilização dos produtos obtidos através do convênio MEC-USAID, por meio do qual eram doados a países pobres do Terceiro Mundo os excedentes agrícolas dos Estados Unidos para primeiro garantir estabilidade dos preços no mercado internacional e fomentar o desenvolvimento de mercados externos, compostos por potenciais compradores que se habituariam a certos produtos recebidos inicialmente por intermédio destas doações. Evidentemente, não faltaram críticas a tais iniciativas, o que levou ao descrédito a Educação Nutricional, por razões de ordem ética e política.

Nas décadas de 1960 e 1970, no âmbito internacional, a Educação Nutricional distanciou-se de suas raízes sociais e antropológicas. A sociologia cedeu lugar à medicina como mentora dos programas de Educação Nutricional, e o critério de êxito, inspirado nas concepções behavioristas de educação, passou a ser exclusivamente a mudança de comportamento observável.

No Brasil, nas décadas de 1970 e 1980, ela passou a ser vista como prática domesticadora, repressora e até aviltante, reprovada por todos os que prezassem a liberdade de expressão.

Comer o que se quer, na hora que se quer e como se quer era uma forma de exercer o direito à liberdade, e ensinar o que é melhor para a saúde era entendido como cerceamento desse direito. Autores que analisaram a questão se referiram ao fato dizendo que a Educação Nutricional fora para o exílio.

No início da década de 1990, fatos novos fizeram ressurgir o interesse pelo assunto: a divulgação dos resultados da Pesquisa Nacional Sobre Saúde e Nutrição realizada pelo Ministério da Saúde, que apontavam para o expressivo aumento na prevalência de obesidade, principalmente entre mulheres de baixa renda; a comparação dos resultados da Pesquisa de Orçamento Familiar, realizada pelo Instituto Brasileiro de Geografia e Estatística, com estudos de décadas anteriores, evidenciou incremento importante no consumo de alimentos, especialmente daqueles mais calóricos e menos nutritivos.

No mesmo período, observou-se decréscimo no consumo de frutas, cereais e leguminosas. O tradicional arroz e feijão perdia seu prestígio, enquanto biscoitos, doces, refrigerantes e embutidos ocupavam terreno nas gôndolas dos supermercados. Por outro lado, a constatação científica do fato de que a alimentação de má qualidade é um fator de risco para várias doenças, fez com que a Educação Nutricional fosse lembrada como medida a ser considerada para reverter a tendência ao crescente consumo de gorduras, açúcar e produtos industrializados que não trariam benefícios à saúde. Então, ensinar a comer é necessário?

Quem se vê às voltas com níveis elevados de colesterol, quem está com a pressão alta e tem excesso de peso, quem experimenta uma crise de gota buscam uma orientação sobre como mudar a alimentação. Escolas começam a contratar nutricionistas para oferecer merendas de melhor qualidade e serviços de alimentação de empresas a preocupar-se em atender às expectativas dos usuários para oferecer alternativas alimentares mais saudáveis. Há uma notória demanda por orientação profissional na área de alimentação, Serviços de saúde que contam com nutricionistas são muito procurados atualmente, porque há uma percepção de que é preciso reeducar-se para tornar a alimentação mais saudável e isso não é mais visto como imposição, mas como uma chance de ganhar mais vida com qualidade, pondo em prática alguns conhecimentos gerados pela ciência da nutrição, devidamente trabalhados por quem sabe que o fenômeno da alimentação não é apenas biológico. Não comemos nutrientes, mas alimentos, e o significado deles na esfera afetiva, psicológica e nas relações sociais não podem jamais ser desconsiderados pela Educação Nutricional. Educar no campo da nutrição implica criar novos sentidos e significados para o ato de comer. Foi-se o tempo em que se puxava da gaveta dietas prontas de 1.200kcal que proibiam o consumo de tudo que não fosse arroz, bife grelhado e salada. Educar, no âmbito da alimentação, implica conhecer profundamente o que é alimentação. O filósofo Edgar Morin, discorrendo acerca do respeito à condição humana, no seu livro: A cabeça bem feita, lembra que: O que há de mais biológico – o sexo, o nascimento, a morte – é também o que há de mais impregnado de cultura. Nossas atividades biológicas mais elementares: comer, beber, defecar estão estreitamente ligadas a normas, proibições, símbolos, mitos, ritos, ou seja, ao que há de mais especificamente cultural; nossas atividades mais culturais – falar, cantar, dançar, amar, meditar – põem em movimento nossos corpos, nossos órgãos; portanto, o cérebro.

Educar em nutrição é tarefa complexa que pode ser pensada pelo paradigma da complexidade. Além da busca por um certo conhecimento necessário à tomada de decisões que afetam a saúde, cabe analisar as atitudes e condutas relativas ao universo da alimentação. Atitudes são formadas por conhecimentos, crenças, valores e predisposições pessoais e sua modificação demanda reflexão, tempo e orientação competente.

E, por fim, mas com o devido destaque, cabe mencionar que a sinalização da segurança alimentar como meta de governo trouxe a esta temática novos desafios. À Educação Nutricional compete desenvolver estratégias sistematizadas para impulsionar a cultura e a valorização da alimentação, concebidas no reconhecimento da necessidade de respeitar, mas também modificar crenças, valores, atitudes, representações, práticas e relações sociais que se estabelecem em torno da alimentação. Visa-se ao acesso econômico e social a uma alimentação quantitativa e qualitativamente adequada, que atenda aos objetivos de saúde, prazer, convívio social. Iniciativas relativas ao incremento da qualidade da alimentação e à Educação Nutricional podem estar contempladas dentro de projetos de promoção à saúde tais como criação de ambientes favoráveis à saúde, ações comunitárias e reorientação dos serviços de saúde que ponham em relevo ações destinadas a fomentar saúde. Também é fundamental que os cidadãos problematizem a questão da pobreza, da fome e da desnutrição. Doar alimentos quando se vai a *shows* e outros eventos é muito pouco. Discutir essa questão, especialmente com os jovens de classes mais favorecidas, representa o desafio de romper a disjunção existente entre aqueles que passam fome daqueles que jamais experimentaram a sensação de não saber se amanhã haverá o que por na mesa. Diferente de desastres naturais, a fome atinge exclusivamente um segmento social que permanece à margem da sociedade, justamente porque está excluído. Estudar e discutir a fome é discutir o problema dos outros, e o desafio que se apresenta é de superar essa disjunção nós/outros, desenvolvendo uma educação para a solidariedade que permita perceber esses outros, como fazendo parte da sociedade à qual pertencemos.

A alimentação de cada cidadão, de cada ser humano, não pode ser descolada da sociedade que a determina e por isso o ensino da nutrição não pode ser visto apenas do ponto de vista biológico, separadamente desse fenômeno rico e instigante que é a alimentação humana situada no âmbito da ecologia e da cultura. O desafio que se apresenta hoje à Educação Nutricional é o de aproximar esses múltiplos componentes com a finalidade de promover a saúde e a qualidade de vida por intermédio da ampliação da compreensão sobre a multidimensionalidade da alimentação humana, cujo estudo encontra espaço nas ciências biológicas, humanas, econômicas, tecnológicas, nas artes e na literatura. E ninguém conseguiu expressar isso melhor do que Neruda".

> *¡Cuán simple y sublime eres!,*
> *Hecho de granos y de fuego;*
> *Milagro repetido,*
> *Acción del hombre,*
> *Voluntad de vida.*
> *Todo nació para ser*
> *Entregado, compartido,*
> *Multiplicado.*
> *Todos los seres*
> *tendran derecho a la vida.*
> *Así será el pan de mañana,*
> *Para todas las bocas,*
> *sagrado y consagrado,*
> *Porque será el producto*
> *De la mas larga*
> *Y de la mas dura*
> *Lucha humana*

Pablo Neruda

Maria Cristina Faber Boog

Avaliando seus conhecimentos

• Sabe explicar a diferença entre processamento e preparo de um alimento?

• Os alimentos processados são maléficos à saúde?

• O alimento processado está na contramão da boa nutrição devido à perda de nutrientes?

• Um prato de arroz com feijão é exemplo de alimento processado?

• Quantos tipos de processamento você conhece?

• Existe diferença entre ingrediente e aditivo?

• Há possibilidade de se obter ganhos em nutrientes com o processamento?

• Os macronutrientes são passíveis de sofrerem perdas durante o processamento?

• Quais são os micronutrientes mais suscetíveis a perdas durante o processamento?

• Continuam os fitatos sendo aqueles vilões de sempre?

• Os nutrientes minerais poderiam ser destruídos ou perdidos com o processamento?

• Saberia dizer o que é tecnologia emergente e qual sua implicação no valor nutritivo?

• Depois de tudo, poderia se afirmar que para a alimentação ser saudável deveria conter exclusivamente produtos não-processados?

CAPÍTULO 31

Valor Nutritivo dos Alimentos Processados

Jaime Amaya Farfan

• • • • • • • • • • • • • • • • • •

O alimento deve fornecer calorias, proteínas, vitaminas, óleos, minerais, enfim, aquilo que é necessário à boa qualidade de vida. As pessoas precisam ser informadas a esse respeito e devem exigir alimentos saudáveis. Não se pode vender nem comprar alimentos nutricionalmente ruins. É preciso exigir responsabilidade da indústria e do comércio de alimentos sobre o que produzem.

No entanto, poucos entendem ou sabem sobre o valor nutritivo dos alimentos. Quase ninguém entende o que está descrito nas "informações nutricionais". Não basta indicar a porcentagem de proteína ou vitaminas, é preciso orientar as pessoas. Por outro lado, muitas dessas informações são baseadas em dados norte-americanos, que muitas vezes não correspondem à realidade brasileira, ao hábito, à tradição do nosso povo e do nosso país. O que significa um tanto de lipídios, um tanto de glicídios? O que significa uma dieta baseada em um número determinado de calorias? Ninguém sabe. É preciso explicar isso para que a população entenda esses dados.

As pessoas baseiam sua alimentação em conhecimentos muito superficiais, em propagandas de alimentos ou de dietas que deveriam ser proibidas. É preciso ensinar como se alimentar nas escolas, pelo rádio, pela TV. Como pode existir nas escolas públicas cantinas vendendo tantos doces, refrigerantes e frituras aos alunos, e não leite, frutas ou sucos naturais?

• • • • • • • • • • • • • • • • • •

INTRODUÇÃO

Por que industrializar os alimentos

O homem optou por efetuar uma série de manipulações nos seus alimentos como resposta automática a sua escassez periódica, sazonalidade e perecibilidade, garantindo assim uma oferta estendida, não só em termos da disponibilidade de um produto ao longo do ano, como também na amplitude da variedade ofertada em qualquer época. As primeiras tentativas de alterar os alimentos datam entre dez e trinta mil anos atrás, principalmente pelo uso do calor. Devemos distinguir entre preparo e processamento, sendo que o primeiro é caracterizado pelas operações de limpeza, remoção das partes não-comestíveis e cocção, realizadas no ambiente doméstico, enquanto o segundo é constituído daquelas operações realizadas em ambiente de fábrica, sob condições muito bem controladas, que podem compreender limpeza, diversos tipos de seleção, fracionamentos, tratamentos térmicos e embalagem, entre outros.

É inegável que o processamento que visava à simples preservação, assim como ao melhoramento ou diversificação das propriedades funcionais tecnológicas e sensoriais, conduzia inexoravelmente à modificação do valor nutricional, a maioria das vezes diminuindo-o, mas ocasionalmente aumentando-o. Com o grau de conscientização do consumidor em aumento, e dada a rapidez com que hoje as inovações científicas e tecnológicas são implantadas, a indústria de alimentos busca hoje, mais do que nunca, antecipar-se ao mercado consumidor, melhorando seus processos e formulados, introduzindo passos que tornem os produtos mais corretos, de acordo com as exigências da boa saúde. Exemplo disso tem sido a *nutrificação* dos cereais matutinos, como os tipo *corn flakes*, cereais expandidos, e muitos outros, que foram inicialmente fortificados com 4 ou 5, depois com 7, e hoje com 11 ou 12 minerais e vitaminas.

Valor nutritivo do alimento

O valor nutritivo final de um alimento depende de uma longa lista de fatores que vai desde o tipo de solo em que eles são produzidos, até adubação, acidez, cultivar, no caso dos vegetais, e raças, técnicas de alimentação, entre outros, no caso de produtos de origem animal, não incluindo o modo do preparo doméstico. Considerando que os fatores que influem no valor nutritivo são tão numerosos, apenas aqueles relacionados com o manuseio industrial serão aqui tratados. Projeções poderiam ser facilmente feitas, entretanto, para algumas situações durante o preparo doméstico. É pertinente ressaltar novamente que, quando falamos em modificação do valor nutricional com o processamento, devemos preparar para registrar tanto perdas quanto ganhos no valor nutritivo. Não é correto pensar que o processamento só traz perdas, pois na maioria dos casos o que se comprovam são transformações, com perdas de um lado e ganhos de outro. Há nutrientes que diminuem em quantidade, ou até desaparecem, mas ao longo dos processos aparecem outros que podem ser particularmente desejáveis.

Quando se alcança o ponto final de um tratamento devidamente executado, uma carne em *roast beef* poderá ter perdido 15% do seu conteúdo de tiamina, ao passo que um cultivar de amendoim torrado terá 35-55% a menos de tiamina, mas a carne melhorará suas características sanitárias, possuirá maior digestibilidade e apelo sensorial diferenciado. Por sua vez, a torração do amendoim poderá destruir toxinas fúngicas, garantindo sua qualidade fitossanitária e ainda redundando na diminuição do teor de fatores antinutricionais. Finalmente, a torração conferirá ao produto final características sensoriais ímpares.

As vitaminas C e E podem ser perdidas por oxidação

De modo geral, para os produtos resultantes da transformação ou degradação das vitaminas não se conhecem utilidades e, portanto, a diminuição do teor de vitaminas, *per se*, ocorrida durante o processamento de uma matéria-prima pode ser considerada como perda real. Independente do tipo de processo, as vitaminas C e E são perdidas por oxidação. A oxidação pode provir da exposição ao ar, ação enzimática provocada pelo corte, trituração ou moagem dos tecidos vegetais, ocasionando a destruição das estruturas celulares, exposição à luz e liberação de íons Fe^{2+} e Cu^{2+}. Após a elaboração de extratos de frutas ou vegetais, a exposição à luz durante a estocagem, sem a devida adição de antioxidantes, é capaz de acelerar a descoloração ou *bleaching* e a perda das outras características sensoriais. Em extratos de manga, mamão, ou conservas em vidro, o tom e intensidade da cor dos carotenóides é indicação da qualidade do processamento e do tempo de estocagem. De forma natural, a cor e o valor nutricional em carotenóides resistem até se exaurirem as reservas em vitamina E do produto (~9 meses de estocagem), pois o alfa-tocoferol finalmente perde a capacidade de formar o radical protetor tocoferoxila e, portanto, sua capacidade antioxidante.

As vitaminas C e B_1 estão entre as mais suscetíveis à degradação e à perda. É um fato também que estas vitaminas não são muito difíceis de ser monitoradas analiticamente, razão pela qual são comumente utilizadas para avaliar o uso de boas práticas no processamento.

Os tipos de processos que serão contemplados neste capítulo servem mais para ilustrar o que ocorre no alimento com os diversos tratamentos, apreciar seu relativo valor, do que para fornecer dados específicos para cada processo ou alimento em particular. Cada produto ou processo tem sido estudado exaustivamente por tecnólogos em várias épocas da história, cada vez introduzindo novas técnicas e aprimoramentos. Esses dados são encontrados em livros específicos, nos quais são observadas as condições para se obter ótimo rendimento, maximização do benefício, com perda mínima dos nutrientes críticos.

A grande maioria dos processos envolve algum tipo de aquecimento, com ou sem elevação significativa da temperatura. Os tipos mais comuns de processamento são:

Quais são os vários processos de processamento dos alimentos?

1. Branqueamento.
2. Congelamento.
3. Fracionamento: beneficiamento, moagem, extração, refino.
4. Tratamentos térmicos: branqueamento, pasteurização, esterilização, desidratação, assamento, torrefação, extrusão.
5. Fermentação.
6. Salga.
7. Irradiação.
8. Defumação.
9. Outros processos de uso recente: tecnologias emergentes.

BRANQUEAMENTO E CONGELAMENTO

O congelamento é um tipo de processo que consiste na retirada de calor da matéria-prima. Considerando apenas que o resfriamento deve preservar perto de 100% de todos os nutrientes na matéria-prima, este processo seria o melhor de todos, considerando apenas a preservação dos nutrientes no alimento *in natura*. Problemas surgem, porém, porque há destruição física das estruturas celulares por ocasião do congelamento ou durante o descongelamento. Tais estruturas são responsáveis pela retenção mecânica de quase todos os nutrientes, além da "contenção" de enzimas líticas que se encarregam de "dissolver" o produto, uma vez liberadas. É interessante observar que foi devido às alterações mais visíveis, como as de ordem sensorial, que se reconheceu a necessidade de efetuar a inativação prévia das enzimas degradativas mediante o branqueamento.

Os vegetais podem ser congelados somente após inativar as enzimas

O branqueamento, então, é um tratamento térmico brando, efetuado em frutas e verduras antes do congelamento e mediante o qual se inativam enzimas degradativas. Este tratamento, embora não resulte em perdas significativas de nutrientes, não é suficiente para destruir microrganismos patogênicos e não é adequado como meio de preservação dos produtos.

Desde que bem executado o congelamento, um produto vegetal congelado pode ser estocado, em temperatura de ou inferiores a −20°C, com pouca alteração por períodos até superiores a nove meses. Qualquer desvio das regras básicas do congelamento pode resultar, entretanto, na alteração de atributos sensoriais, assim como da não-retenção dos nutrientes lábeis (Tabela 31.1).

Perda de vitaminas no processamento

TABELA 31.1 – Perda de vitaminas C e B_1 em verduras durante o branqueamento e congelamento.

Produto	Perda de vitamina C Média (e faixa) %	Perda de vitamina B_1 Média (e faixa) %
Aspargos	10 (6-15)	–
Vagem	23 (12-42)	9 (0-14)
Fava-verde	24 (19-40)	36 (20-67)
Brócolis	36 (12-50)	–
Couve-de-bruxelas	22 (21-25)	–
Couve-flor	20 (18-25)	–
Ervilha	21 (1-35)	11 (3-23)
Espinafre	50 (40-76)	60 (41-80)

Adaptado de Harris e Karmas, 1975.

As características do branqueamento variam com o tipo e a finalidade do produto. Por exemplo, o branqueamento que antecede o congelamento ou a desidratação visa inativar enzimas degradativas que, se permanecerem ativas após o congelamento, deteriorariam as características de cor, textura, retenção de água, sabor, aparência e valor nutritivo durante a estocagem. Sem o branqueamento, o descongelamento conduziria a um produto sensorialmente inaceitável, independente do preparo a que for submetido posteriormente. Já aquele tratamento térmico aplicado logo antes do enlatamento visa amaciar ou deixar mais tenras as folhas, frutas e verduras, mediante a ativação limitada da metilpectinesterase, e, ainda, remover gases (especialmente O_2) e facilitar a embalagem. As perdas de nutrientes ocorrem geralmente no grupo das vitaminas hidrossolúveis, embora seguindo boas práticas de fabricação. Elas são pequenas, como pode verificar-se na tabela 31.2, para verduras.

Por que as vitaminas hidrossolúveis são mais facilmente perdidas?

TABELA 31.2 – Efeito do branqueamento na perda de vitaminas C, B_1, B_2 e carotenos totais em verduras durante a estocagem sob congelamento.

Produto	Condições de estocagem	Vitamina C (%)	Vitamina B_1 (%)	Vitamina B_2 (%)	Carotenos (valores relativos)
Vagem					
Sem branquear	9 meses	35			
Branqueada	–19°C	10			
Sem branquear	1 ano	91	74	39	A
Branqueada	–20°C	47	22	3	<<A
Espinafre					
Sem branquear	9 meses	54			B
Branqueada	–20°C	24			B

Adaptado de Harris e Karmas, 1975.

Lixiviação

Como já foi dito, íons minerais e enzimas circulam no meio aquoso dos tecidos. Além disso, qualquer ruptura das estruturas causa a lixiviação dos hidrossolúveis que não estejam ligados a membranas ou estruturas subcelulares.

A tabela 31.2 ilustra como os produtos, ao serem congelados sem ter passado por um branqueamento prévio, apresentariam perdas significativamente maiores, como é o caso da vagem e do espinafre. Poderá notar-se que os efeitos destrutivos da estocagem, mesmo sob congelamento, são perceptíveis nas vitaminas sujeitas à oxidação, especialmente depois de nove meses de estocagem. Os carotenóides, surpreendentemente, não mostraram maiores perdas nesse estudo, talvez devido ao fato de que as técnicas analíticas empregadas na época em que esses estudos foram realizados não eram tão sensíveis e específicas quanto o são hoje. Dados modernos indicam que perdas, principalmente devido à oxidação, são reais.

Um estudo mais detalhado sobre as perdas dos carotenóides mais comuns em alimentos, independente de serem provitamínicos A, durante o processamento, estocagem e preparo já foi publicado no Brasil (Rodriguez-Amaya, 1997).

É importante lembrar que várias enzimas presentes em todo tecido vegetal, como lipoxigenases e alfa-galactosidases, podem permanecer ativas, mesmo em temperaturas de até –20°C. As reações de oxidação de lipídios estão entre as mais nocivas, já que, além de destruírem os carotenóides, geram aldeídos e cetonas, que são altamente reativos, encarregando-se de destruir aminoácidos, vitaminas (lipo e hidrossolúveis) e outros componentes lipídicos insaturados.

Lipoxigenases

Quando o produto não é congelado por processo rápido ou a temperatura de estocagem não é mantida sequer em torno de –20°C, o resultado final será equivalente a congelar e descongelar várias vezes o produto. Isto é, as paredes celulares e membranas teciduais rompem-se, liberando os sucos celulares. Esses sucos contêm albuminas, minerais e vitaminas hidrossolúveis. Além de os atributos de textura e sabor serem perdidos, o caldo dificilmente será recuperado durante o preparo do produto.

A tabela 31.3 ilustra as perdas médias de alguns nutrientes em verduras congeladas.

TABELA 31.3 – Perdas aproximadas (%) de vitaminas e minerais em verduras armazenadas sob congelamento a –18°C, durante 12 meses.

Produto	Vitamina B_1	Vitamina B_2	Niacina	Vitamina B_6	Vitamina K	Ácido fólico	Ácido pantotênico	Carotenos	Fe	Outros minerais
Vagem	0-32	0	0	0-21	0	6	53	0-23	18	0
Favas	–	45	26	0	–	–	–	0	–	–
Brócolis	–	–	–	–	6	–	–	0	–	–
Repolho	–	–	–	0	0	–	–	–	–	–
Ervilha	0-16	0-8	0-8	7	–	0	29	0-4	20	0
Espinafre	–	0	–	–	42	–	–	–	–	–

Adaptado de Harris e Karmas, 1975.

Estudos já demonstraram que o branqueamento a vapor é significativamente mais eficiente na preservação de nutrientes do que o branqueamento por imersão em água, pois a água tem a propriedade de extrair ou lixiviar os nutrientes hidrossolúveis.

FRACIONAMENTO, MOAGEM, REFINO

Qual é a necessidade de fracionar e refinar os componentes dos alimentos? A resposta geralmente se encontra em uma ou todas as explicações seguintes: 1. a necessidade histórica de preservar o produto, que, quando *in natura*, deteriora-se com facilidade; 2. o desejo de melhorar a palatabilidade, realçando sempre os sabores mais aceitáveis; e 3. o desejo de remover substâncias de efeito nutricional negativo, tendo sido esta a menos determinante para o tecnólogo. Como exemplos de fracionamento veremos o beneficiamento do arroz, a moagem do grão de trigo, o refino da farinha e a extração e refino do açúcar e dos óleos vegetais.

Fracionar e refinar tem explicação prática, mas os excessos oferecem riscos

Arroz – o que ocorreu com o arroz, mais de 100 anos atrás, constitui um exemplo típico de como as tecnologias são introduzidas em certas épocas para melhorar a qualidade de vida da população, sem prejuízo de que mais tarde a própria sociedade ou a ciência questionem tais "inovações" e exijam a revisão dos padrões e processos, na luz de novos conhecimentos científicos.

O beneficiamento ou polimento do arroz consiste na remoção da camada externa (aleurona) do grão integral, a qual possui proteínas enzimáticas, e do germe, óleos, vitaminas lipo e hidrossolúveis (especialmente tiamina), minerais (especial-

Beneficiamento do arroz

Arroz polido

mente zinco, ferro e cobre) e fibras (especialmente as solúveis). Desse processo resultam o arroz polido e o pó ou farelo, como resíduo. O engenho entrega o arroz polido ao agricultor, recebe o preço do beneficiamento e fica ainda com o farelo, como lucro adicional. O farelo é vendido como ingrediente para rações, mas as quantidades de farelo que podem ser utilizadas para esse fim são muito limitadas, devido ao efeito antinutricional associado ao excesso de fitatos e a rancificação exacerbada do óleo ali contidos. Alguns engenhos extraem o óleo do farelo (novo fracionamento) para comercializar em separado e vendem o novo resíduo desengordurado como farelo estabilizado, sem o problema da rancificação.

A remoção da camada aleurônica também possibilitou o melhoramento do sabor e a multiplicação das aplicações na elaboração para uma gama mais ampla de derivados. Mais recentemente, tem-se evidenciado outra vantagem nutricional, que é o resultado da eliminação do alto teor de fitatos que se concentra no farelo. O ácido fítico, ou fitato (hexafosfato de mioinositol) quela (seqüestra) e imbiodisponibiliza minerais-chave para o crescimento da criança, como o zinco, mostrando esta substância uma ação claramente antinutricional. Foi depois de o consumo de arroz polido ter se tornado tradicional por várias gerações e contando com a suplementação da dieta com vitaminas-chave, como a vitamina A, é que se registraram aumentos significativos da estatura média nas populações asiática e latino-americana.

Arroz com feijão é um prato semi-industrializado?

O feijão não é normalmente submetido a processos industriais, mas o arroz polido sim. Existe hoje no Brasil tecnologia patenteada que oferece feijão pré-cozido para o preparo instantâneo do prato em casa. Estes produtos, além de apresentarem características sensoriais indistinguíveis do preparado tradicional, não mostram diminuição no teor dos nutrientes mais característicos.

A tabela 31.4 mostra como o fracionamento separa seletivamente os nutrientes presentes no arroz integral. Note que o farelo, apesar de ser rico em sais minerais, não é boa fonte de minerais, pelo fato de eles se encontrarem imbiodisponíveis para os animais, dado seu elevado teor de fitatos.

TABELA 31.4 – Alteração do teor de vitaminas (mg/100g), proteína, gordura sais e fibras com o beneficiamento do arroz.

Vitamina	Arroz integral	Arroz polido	Farelo
Tiamina	0,34	0,07	2,26
Riboflavina	0,05	0,03	0,25
Niacina	4,70	1,60	29,80
Piridoxina	1,03	0,45	2,50
Pantotenato	1,50	0,75	2,80
Folato	0,02	0,02	0,15
Inositol	119,00	10,00	463
Colina	112,00	59,0	170,00
Biotina	0,01	0,01	0,06
Proteínas (%)*	8,15	7,44	14,81
Gorduras (%)	0,66	0,45	4,44
Sais (%)	0,72	0,45	6,10
Fibras totais (%)	0,28	0,22	**45,00

* N × 5,95.
** Fibra total no farelo desengordurado.
Adaptado de Harris e Karmas, 1975.

Fitatos

Apesar do conceito negativo em torno dos fitatos, atualmente há trabalhos que apontam para a existência de propriedades benéficas para a saúde, associadas aos fitatos e fibras, como aquelas contidas nos farelos de arroz e trigo. Estas vão desde a função controladora da oxidação de produtos alimentícios, até sua função como meio de prevenir a intoxicação do organismo com metais pesados, mesmo com níveis de ingestão relativamente inócuos, como o chumbo. Obviamente, a solução não é voltar para o consumo exclusivo do arroz integral. O mundo continuará polindo o arroz, apesar da perda de nutrientes. Para voltarmos ao consumo diário do arroz integral, o lógico seria encontrar cultivares com apenas 10 ou 20% do teor atual de fitatos, ou adotar a ingestão racional de misturas de grãos refinados e não-refinados, pois tanto o exclusivo consumo de grãos integrais quanto a ingestão sistemática de alimentos praticamente isentos de fitatos chegam a ser indesejáveis.

Arroz integral

Trigo – de forma semelhante ao arroz, as propriedades funcionais tecnológicas e sensoriais da farinha de trigo foram magnificadas com a moagem e o grau de refino do grão, mas também ao custo de perder fibras, minerais e vitaminas (Tabela 31.5).

TABELA 31. 5 – Teor de vitaminas em trigo Durum integral e sua distribuição na farinha refinada e na massa para pão.

Nutriente	Grão integral ({mg/g)	Farinha comercial (%)	Mistura para pão (%)*
Tiamina	6,7	23	30
Riboflavina	1,1	34	161
Niacina total	111,0	28	39
Piridoxina total	4,3	15	12
Tocoferóis	58,0	11	11
Cinzas (%)	1,8	14	–
Proteína (%)	12	10	–
Fibras (%)	2,5	0	–

Teor de vitaminas no trigo

* O valor pode ultrapassar 100% devido aos aditivos da massa.
Adaptado de Harris e Karmas, 1975.

Tendo em conta que nas sementes as proteínas do embrião possuem maior valor biológico do que as proteínas de estocagem, a perda das proteínas do germe que ocorrem durante a moagem deixa as proteínas da farinha de trigo ainda mais pobres em lisina (apenas em torno de 2,3% da composição interna), embora o teor de aminoácidos sulfurados (metionina + cistina = 1,3 + 2,2%) seja razoável. A maior parte das perdas em vitamina E (tocoferóis) do grão é também devida à remoção do germe. Para ver com mais detalhe as perdas de vitaminas ao longo da extração da farinha, consultar Gregory III, 1996.

Os fitatos do trigo também se encontram na camada externa do grão. Com a remoção do pericarpo, as proteínas da farinha do trigo, que já eram pobres em valor biológico, empobrecem-se ainda mais em lisina e triptofano. Os resíduos resultantes, germe e farelo, gozam de melhor valor comercial do que o farelo de arroz, devido ao fato de possuírem teores mais baixos de fitatos e óleos menos rancificáveis. Estes dois subprodutos concentram proteínas e vitaminas no germe, e fibras e fitatos, no farelo. Apesar de o trigo integral conter menos fitatos do que o arroz, seu consumo crônico durante a primeira e terceira idades não é recomendável.

Fitatos do trigo se encontram na camada externa

Óleos – com relação ao refino e à transformação dos óleos vegetais, deve ser mencionado que a lavagem com álcali diluído para a remoção dos ácidos graxos livres terá efeito mínimo na composição de ácidos graxos dos triacilgliceróis (TGAs), teores de provitamina A (carotenóides) e vitamina E. Já os passos de branqueamento (descoloração ou *bleaching*, não *blanching*), por meio de aquecimento ou passagem por argilas, efetivamente eliminam esses nutrientes dos óleos para cozinhar. Óleos virgens não passam por refino nenhum. Após expressão e filtragem simples podem ser engarrafados e, naturalmente, não sofrem tais alterações. Estes óleos e azeites são geralmente de cor esverdeada e devem ser

Óleos vegetais

As margarinas surgiram como remediação tecnológica contra o risco de doenças associadas ao consumo da manteiga, mas continuam requerendo aperfeiçoamento

mantidos protegidos da luz, pois as clorofilas ali contidas produzem radicais livres que destroem as provitaminas, vitaminas e outras substâncias bioativas, deteriorando ainda as características sensoriais.

A hidrogenação catalítica dos óleos, por sua vez, muda as características físicas e químicas do óleo, sendo capaz de alterar até a composição em ácidos graxos dos triacilgliceróis, em grau variável, especialmente pelos processos mais antigos, que geravam quantidades muito elevadas de ácidos graxos de isomeria *trans*. Esses ácidos graxos aberrantes, além de ainda possuírem energia, oferecem risco de toxidez. A constante busca por métodos de hidrogenação mais racionais diminuiu a quantidade de ácidos graxos *trans* em margarinas e gorduras sólidas para fritura, mas estudos mostraram que qualquer quantidade de isômeros *trans* são prejudiciais à saúde. A solução tem sido abolir a hidrogenação (processo químico) e usar o método físico-químico da transesterificação, ou interesterificação, que consiste em mudar apenas a posição dos ácidos graxos na molécula de glicerol. Embora a esterificação natural nas novas margarinas tenha sido considerada como a solução para os problemas causados pelas gorduras *trans*, novas pesquisas apontam para o desarranjo da relação LDL/HDL-colesterol e hiperglicemias.

Os processos de invernização (*winterization*) e desodorização removem algumas gomas que podem flocular com o frio do inverno e não trazem perdas significativas dos nutrientes clássicos conhecidos.

Embora as gorduras animais, com exceção da manteiga, não sofram processos industriais consideráveis, os óleos de peixes marinhos estão sujeitos à deterioração, via auto-oxidação, durante a elaboração e cura de molhos (por exemplo, alguns alimentos étnicos, como o molho de peixe chinês), se não forem utilizados antioxidantes. Perdem-se ácidos ômega-3, além de se gerar produtos de oxidação e radicais livres que são altamente nocivos à saúde. O processo oxidativo pode ser tão forte que se tem notícia da combustão espontânea de depósitos fechados de farinha de peixe em porões de barcos e armazéns de portos.

O que o homem fez com a cana-de-açúcar ilustra o anseio natural de extrair e purificar os componentes que mais chamaram sua atenção

Açúcar – o fracionamento do açúcar da cana começa com a concentração do açúcar, de 15% para soluções supersaturadas, por meio da fervura em meio levemente alcalinizado com cal. Empregando uma técnica melhor, o caldo da cana é adicionado de pequenas quantidades de fosfato, para facilitar a retirada de colóides e impurezas por filtração, e o dióxido de enxofre para descolorir. Outra via é mediante o uso de mais cal, o qual será depois precipitado, junto com impurezas, borbulhando CO_2 para formar o carbonato insolúvel. O caldo clarificado é depois concentrado sob vácuo e deixado cristalizar. Os cristais são removidos por centrifugação e o licor-mãe submetido a repetidos ciclos de concentração. No final desse processo, tem-se o açúcar cristal e o licor-mãe que se apresenta viscoso e escuro e é conhecido como "melaço". O melaço é usado como ingrediente para rações ou na produção de álcool.

No engenho (refinaria), o açúcar cristal é purificado mediante lavagem e centrifugação usando mais ácido fosfórico ou cal-CO_2 e, finalmente, branqueado por filtração com carvão ativado. O produto final é 99,9% de sacarose, ou seja, reagente quase puro. Isto implica a perda quase que total dos minerais. Algumas refinarias costumavam misturar pequenas quantidades de farinha de osso calcinada ou sais antiumectantes para evitar a higroscopicidade excessiva do produto. Deve ser lembrado que um produto com tal grau de pureza se comporta química e físico-quimicamente como um reagente, de tal forma que o consumo rotineiro de açúcar refinado, em excesso ou de forma isolada deveria ser evitado.

No processo artesanal, a concentração faz-se totalmente por evaporação ao calor, produzindo-se blocos marrons chamados de rapadura. Este açúcar artesanal contém quase todos os minerais do caldo da cana, isto é, potássio, ferro, magnésio, pequenas quantidades de proteína, outros compostos nitrogenados e quantidades variáveis de umidade. Já os açúcares mascavo e demerara representam estágios intermediários entre a rapadura moída e o açúcar refinado.

Do ponto de vista nutricional ou de saúde, o consumo de pequenas quantidades de açúcar refinado não traria maiores conseqüências. Muitos estudos têm sido desenvolvidos, tentando responder a questão básica do bem ou mal que o consumo de açúcar refinado pode causar ao organismo, sem que, entretanto, tenha se chegado a uma conclusão definitiva. Nem mesmo a questão de o *quanto de açúcar* na dieta que seria permitido foi respondida. Via de prudência e bom senso, a Pirâmide Alimentar indica entre uma e duas porções de açúcar refinado no total do dia (puro ou em doces), cada porção de 28g ou 110kcal.

Consumo de açúcar

OUTROS TRATAMENTOS TÉRMICOS

Como foi mencionado acima, o branqueamento é um dos tratamentos térmicos mais brandos que se pode aplicar a um produto *in natura*. Dependendo das condições de manipulação, mais nutrientes podem ser perdidos durante o armazenamento ou durante o preparo de um alimento, do que no branqueamento.

A adição de calor às matérias-primas expandiu o cardápio da humanidade

Pasteurização e esterilização – durante a pasteurização, processo aplicado a líquidos como leite, sucos de frutas e produtos cárneos, podem ocorrer também pequenas alterações, dependendo das condições variáveis de temperatura e tempo de aplicação (*holding time*). Quanto menor o tempo e a temperatura da aplicação, maior será a retenção de nutrientes. Curvas e equações de otimização dos tratamentos térmicos encontram-se em manuais e livros. Todos eles objetivam maximizar a ação deletéria do calor sobre os microrganismos, preservar as propriedades sensoriais e reter os nutrientes, assim como minimizar custos. Nos tratamentos térmicos, a tiamina é uma das vitaminas mais sensíveis. Por isso, estudos de otimização de processos térmicos usam os teores de tiamina como indicador.

Processo de esterilização

A tabela 31.6 mostra os tipos de produtos nos quais a utilização da pasteurização é comum. Já a tabela 31.7 ilustra a afirmação de que a esterilização resulta sempre em perdas maiores de nutrientes, basicamente por esta requerer temperaturas mais elevadas.

Poderá ser notado que os pHs dos produtos são naturalmente ácidos ou foram acidificados por fermentação, sendo que nessas condições as perdas de nutrientes

TABELA 31.6 – Alguns tipos de produtos nos quais a pasteurização é de uso comum.

Faixa de temperatura (°C)	Produto pasteurizado
60-65	Leite (processo por batelada), leite para extração de manteiga, ovos, sorvetes, presunto defumado (temperatura interna), bebidas carbonatadas
65-70	Carnes defumadas prontas para consumo (temperatura da carne), salsichas em conserva, presuntos enlatados (EUA), vinhos, bebidas de frutas, não-alcoólicas
70-75	Pickles, *dilled*, leite (processo *flash*), salsichas, mortadela (porco), sucos de frutas, carbonatados
75-80	Suco de maçã (processo por batelada), suco de uva, creme para manteiga, cerejas em calda enlatadas ou em vidro
80-85	Vinho (EUA), verduras em *pickles*, *mixes* para sorvetes (processo *flash*), coco ralado
85-90	Suco de maçã (processo *flash*), azeitonas enlatadas, sucos cítricos, tomates sem pele
90-95	Puré de tomate, sucos cítricos (processo *flash*), suco de tomate, tomates sem pele
95-100	Vinho (processo *flash*), purés e sucos de frutas, frutas enlatadas (temperatura interna), mortadela enlatada

Tipos de produtos pasteurizados

Adaptado de Gregory, 1996.

TABELA 31.7 – Comparação da perda de nutrientes no leite durante a pasteurização e esterilização.

Nutrientes	Pasteurizado HTST (%)	Pasteurizado Holder (%)	Esterilizado UHT (%)	Esterilizado no vidro (%)
Proteína	0	0	Proteínas séricas desnaturam	Proteínas séricas desnaturam
Gorduras	0	0	Perda média de PUFAs	Perda média de PUFAs
Carboidratos	0	0	0	Perdas leves
Minerais	0	0	0	0
Vitamina A	0	0	0	0
Vitamina D	0	0	0	0
Riboflavina	0	0	0	0
Vitamina B_6	0	0	0	0
Pantotenato	0	0	0	0
Biotina	0	0	0	0
Niacina	0	0	0	0
Tiamina	10	10	10	35
Vitamina C	10	20	10	50
Ácido fólico	0	0	10	50
Vitamina B_{12}	0	10	20	30

são pequenas. As perdas por oxidação, entretanto, poderão ser altas se os métodos utilizados forem antiquados, como é o caso da pasteurização com trocadores de calor por via direta.

Desidratação – a desidratação é geralmente um processo de remoção de água, de um produto líquido ou semilíquido, mediante a adição de calor, algumas vezes com aplicação de vácuo. Invariavelmente, entretanto, os componentes sólidos do produto que estavam em solução sofrem aproximação física crítica em temperaturas elevadas. Nessas condições, mesmo em temperatura ambiente, reações de escurecimento tipo Maillard levam à destruição de proteínas e de algumas vitaminas. É por essa razão que os processos devem ser otimizados para distribuir o calor da forma mais eficiente e minimizar o tempo de exposição entre as moléculas de soluto, quando elas estão muito próximas. O leite condensado, por exemplo, já possui um apreciável grau de caramelização e baixo valor nutritivo. Substituição do leite normal por leite condensado ou em pó produz diarréia e deficiência de crescimento em ratos.

Os produtos da reação de Maillard não possuem pleno valor nutritivo devido ao fato de os aminoácidos assim modificados não serem reconhecidos pelas enzimas proteolíticas, o que resulta em baixa digestibilidade das proteínas e passagem de grandes peptídeos para o intestino baixo. No intestino baixo, tais peptídeos servem de substrato para a flora, podendo ocasionar desde diarréia até apendicite aguda.

A presença natural de menos que 0,5% de glicose na clara de ovo (em base seca) impede a desidratação direta da clara fresca para a obtenção de ovo em pó. A deterioração é total antes de o produto atingir 10% de umidade. Para evitar a deterioração, a clara deve ser tratada com glicose-oxidase antes da desidratação. A enzima oxida a glicose para ácido glucônico e, assim, a reação exacerbada de Maillard é evitada.

Torração – uma extensão da desidratação é o processo de torração. Por meio da torração, obtêm-se propriedades especiais dos componentes de alguns grãos. Para tanto, temperaturas de 150 a 170°C e tempos superiores aos 30 minutos são empregados. Embora não se espere maior contribuição nutricional de proteínas (assim com de outros nutrientes) em produtos que tenham sido submetidos a tão intensos tratamentos térmicos, graus de torrefação em cacau não muito extremos (150°C, 38 minutos) têm mostrado reter um valor nutritivo de aproximadamente 80%. Proteínas de chocolates amargos e solubilizados por processo alcalino, entretanto, podem possuir valor nutricional quase nulo. Observe-se que, apesar de haver perda no valor nutritivo das proteínas, há um ganho efetivo nas propriedades sensoriais do produto, pois novas substâncias são geradas durante a torração, a expensas da fração nitrogenada.

Torrefação

Extrusão – uma situação interessante apresenta-se com o tratamento térmico de certos amidos. Produtos cozidos de várias fontes farináceas, como a banana, a batata e o trigo, possuem maior teor de polissacarídeos não-solúveis (NSP) do que produtos da mesma matéria-prima crua ou resfriada, depois de cozidos. Embora o mecanismo químico exato não seja conhecido, físico-quimicamente os amidos se comportam de forma análoga às proteínas quando aquecidas a altas temperaturas, isto é, tornam-se resistentes à ação das amilases. O que poderia ser visto como uma perda de valor nutritivo dos carboidratos é hoje aceito como uma transformação desejável em produtos para consumidores que buscam alimentos com reduzido valor calórico ou índice glicêmico. Os amidos resistentes também são benéficos para o consumidor normal, pois, uma vez no intestino grosso, são fermentados pela microbiota até ácidos graxos de cadeia curta, com propriedades anticolesterolemiantes, antilipidemiantes e anticarcinogênicas, e produzidos.

Índice glicêmico

Outros dois casos, nos quais o tratamento térmico resulta na formação de substâncias que são mais benéficas à saúde do que as respectivas substâncias precursoras no produto *in natura*, estão na produção do *ketsup*, ou *catchup* (massa agridoce de tomate cozido) e na carne bovina assada ou termicamente processada. No primeiro caso, forma-se o isômero 9-*cis*-licopeno, a partir do todo-*trans*. Tem sido relatado recentemente que o *cis*-licopeno é mais biodisponível ao organismo do que seu precursor todo-*trans*, fazendo com que, contrário ao esperado, seja melhor consumir massa de tomate ou *ketsup* do que o tomate fresco, se o objetivo for a ingestão máxima de licopeno. O segundo caso trata-se da formação dos CLAs (ácidos linoléicos conjugados) nas gorduras da carne bovina, na medida em que a carne é submetida a tratamento térmico. Deve-se ter precaução, todavia, pois excesso de aquecimento resulta em oxidação prejudicial nos dois casos.

Tratamento térmico e formação de substâncias benéficas à saúde

FERMENTAÇÃO

É o emprego de microrganismos do gênero *Sacharomyces* ou *Lactobacillus acidophilus* ou *bulgaricus*. De forma geral, as bactérias do ácido láctico não produzem etanol, a não ser em pequenas quantidades. Elas utilizam piruvato como receptor do hidrogênio (poder redutor) resultante da glicólise. Por outro lado, as leveduras (*Sacharomyces cerevisiae* e *carlsbergensis*), além de produzirem etanol, convertem alguns aminoácidos para compostos voláteis por processos de transaminação e descarboxilação. Dessa forma, aminoácidos nutricionalmente indispensáveis como fenilalanina e os de cadeia lateral ramificada (valina, leucina e isoleucina) são "destruídos" para formar compostos aromáticos típicos de produtos fermentados. Ácidos orgânicos (acéticos, propiônico e até butírico), aldeídos, cetonas, ésteres e álcoois são formados, com tendência à produção dos derivados reduzidos (álcoois). Quanto às perdas de aminoácidos, pode-se dizer que nutricionalmente elas são insignificantes, mas os ganhos estarão com as novas substâncias produzidas. Da mesma forma, quanto menor for o nível de aldeídos e cetonas gerado, mais saudável o produto será.

Microrganismos e fermentação

Além dos efeitos já mencionados com as fermentações, geralmente ocorre melhora do conteúdo vitamínico, das do grupo B (muitas destas são produzidas industrialmente por microrganismos), e a produção de ácidos graxos de baixo peso molecular, coletivamente conhecidos como substâncias *probióticas*. Estas são bastante conhecidas nos derivados fermentados do leite. É bem sabido que o leite fermentado, além de possuir reduzido conteúdo de lactose, contribui com bacilos que são benéficos para o rebalanceamento da microbiota intestinal do consumidor.

SALGA

A salga é um processo primitivo de preservação de carnes e peixes, que consiste na adição gradativa de sal ao produto *in natura*, simultaneamente com a exposição do material ao ar/sol para a eliminação da água. Em termos de valor nutritivo, a salga só deveria ser utilizada em casos de extrema carência de outros meios de preservação. O charque produzido é apenas levemente resistente ao ataque de bactérias, especialmente no estágio inicial de crescimento, mas conduz à perda de certos nutrientes presentes no produto fresco, como vitaminas hidrossolúveis e minerais. Proteínas solúveis em água, peptídeos de possível ação bioativa e aminoácidos importantes são também perdidos.

IRRADIAÇÃO

A irradiação com raios gama, produzidos em bombas principalmente de cobalto-60 (^{60}Co), é um método de preservação que tem sido objeto de prolongados estudos desde meados do século XX. Somente nos últimos dois anos do século XX, entretanto, essa técnica veio a ser aprovada pela FDA, especialmente para o tratamento de frutas, verduras e carnes. Em baixas doses de radiação (< 10kGy [quilo Gray]), os elétrons acelerados (^{137}Cs) ou raios gama (^{60}Co) destroem insetos e microrganismos nos produtos agrícolas após ionizar moléculas orgânicas vitais, como ácidos nucléicos e enzimas. Essas reações ionizantes, porém, são capazes de causar também modificações em vitaminas, gorduras, carboidratos etc., como tem sido detectado.

A deterioração de alguns ácidos graxos, por exemplo, resulta no aparecimento de ciclobutanona, cetona cíclica não-natural que pode ser dosada por HPLC e servir como indicador do tratamento (ver Giese, 1997, para outros métodos de detecção).

Entretanto, na faixa de 0,1 a 10kGy, a evolução de calor e produtos da radiólise e radicais livres é mínima, de modo que os produtos de oxidação no alimento irradiado são considerados desprezíveis e não prejudiciais à saúde. Note-se que os alimentos não se tornam radiativos pelo simples fato de serem bombardeados com as emissões das bombas de cobalto ou césio. De modo geral, então, os estudos atestam que as perdas de nutrientes como vitaminas e proteínas não são superiores às perdas registradas com os processamentos térmicos, embora as condições possam variar largamente, dependendo da taxa de irradiação.

Quando o objetivo é deter ou demorar o amadurecimento de frutas e verduras ou a germinação de grãos e tubérculos, as doses baixas serão suficientes. Já para esterilização em latas (radiapertização), doses superiores aos 10kGy são necessárias.

DEFUMAÇÃO

O emprego da defumação como meio de preservação tem origens remotas e acidentais, parecidas com o uso da nitritação. As reações químicas ocorridas na chama, nas quais participam os gases combustíveis que destilam da lenha e os gases atmosféricos N_2 e O_2, produzem espécies altamente reativas como o N_2O_3 (trióxido de dinitrogênio, agente nitrosante), radicais livres e compostos aromáticos policíclicos, entre muitos outros. O efeito global das espécies reativas é a aniquilação de microrganismos e inativação de enzimas do próprio produto. Com o tempo de exposição aos gases, o poder reativo é capaz de atingir os tecidos do produto em profundidades consideráveis (8cm ou mais).

De modo geral, micronutrientes vitamínicos serão irreversivelmente destruídos, especialmente aqueles mais suscetíveis à oxidação, como ácido ascórbico, tocoferóis, carotenóides, tiamina, vitamina B_{12} etc. Proteínas e nutrientes lipídicos insaturados também sofrerão alteração no sentido da perda de valor nutritivo. De maior preocupação do que a própria perda de valor, entretanto, é a formação de substâncias nocivas à saúde, particularmente quando a cura é executada em condições tecnicamente impróprias, isto é, não obedecendo as distâncias mínimas de 90cm e as temperaturas máximas.

ADITIVOS

Secularmente, toda cultura adicionou substâncias aos alimentos, antes do seu consumo, para melhorar o sabor ou estender a vida útil do alimento. Com a industrialização, facilitou-se esta operação, expandindo-se para centenas de substâncias, com as mais variadas finalidades. Em muitos casos, as substâncias adicionadas podem já estar naturalmente presentes em alguns alimentos. Quando adicionadas intencionalmente aos alimentos, tais substâncias são conhecidas como "aditivos alimentares", tenham ou não valor nutritivo. Do ponto de vista regulamentar, cada aditivo deve apresentar pelo menos uma função ou atributo útil e aceitável que justifique seu uso. Geralmente, aumento na vida de prateleira, preservação de nutrientes ou das características sensoriais, melhoria do valor nutricional, fornecimento e melhoria de propriedades funcionais, facilidade no processamento e aumento da aceitação por parte do consumidor são considerados funções aceitáveis dos aditivos alimentares.

Uso de aditivos para aumentar a vida útil dos alimentos

O uso de aditivos para mascarar danos e defeitos da matéria-prima ou processo, ou para confundir o consumidor, é expressamente proibido pelas leis que estabelecem normas para o uso dessas substâncias em alimentos. Além disso, o uso de aditivos é desencorajado quando efeitos sensoriais equivalentes podem ser obtidos por meio de boas práticas de fabricação.

Leis x aditivos

Conforme a definição adotada pelo Mercosul, aditivo é: qualquer ingrediente adicionado intencionalmente aos alimentos, sem o propósito de nutrificar, [mas] para modificar as características químicas, físicas, biológicas ou sensoriais, durante a fabricação, processamento, preparo, tratamento, embalagem acondicionamento, armazenamento, transporte e manipulação. Não devem ser confundidas com substâncias contaminantes ou claramente nutritivas adicionadas ao produto, que são os ingredientes.

Conforme a tendência dos últimos tempos, o ideal é utilizar aditivos naturais e que, de preferência, cumpram várias funções, inclusive acrescentando também algum valor nutricional.

CLASSES ESPECÍFICAS DE ADITIVOS

Agentes de massa – proporcionam aumento de volume e/ou massa, sem contribuir significativamente para o valor energético do alimento.

A maioria dos aditivos participa em quantidades mínimas e podem contribuir com algum valor nutritivo

Antiespumantes – previnem ou reduzem a formação de espuma em líquidos durante seu processo de fabricação, ou no produto final.

Antiumectantes – substâncias anídricas que absorvem umidade sem se tornarem úmidas e são adicionadas a produtos particulados, impedindo a aglomeração das partículas.

Antioxidantes – têm como função evitar a oxidação durante a fabricação e estocagem, retendo as características nutricionais e sensoriais. Substâncias naturais com atividade antioxidante são compostos fenólicos, aminas e aminoácidos. Ainda, os antioxidantes podem ser primários, como BHA, BHT, TBHQ (sintéticos), tocoferóis, ácido ascórbico (naturais); e secundários, como ácido cítrico, ácido fítico (também naturais); e, finalmente, sinergistas (mistura de vários antioxidantes). Esta classe desempenha o papel de seqüestrantes de metais oxidantes.

Corantes – os corantes artificiais têm sido muito controvertidos, não apenas do ponto de vista da inocuidade, mas pela sua importância para o atributo aparência, e por terem sido empregados em substituição às boas práticas de fabricação em grande número de alimentos.

Conservantes – são usados com a função de prevenir ou retardar a deterioração causada, principalmente por microrganismos. Agem alterando a permeabilidade das membranas de microrganismos. São permitidos para determinados produtos, sendo a quantidade máxima a prescrita em legislação. Alguns conservantes são encontrados naturalmente em alimentos, como, por exemplo, o ácido propiônico, no queijo do tipo suíço, e o ácido benzóico, nas cerejas. Podem possuir valor nutricional, mas, devido ao seu baixo conteúdo, ele pode desprezível.

Edulcorantes – são substâncias não-glicídicas, sintéticas, utilizadas para conferir sabor doce aos alimentos, substituindo parcial ou totalmente os açúcares convencionais em alimentos destinados a diabéticos e a consumidores que necessitam de menor oferta calórica. Geralmente não contribuem para o valor nutritivo do alimento, inclusive devido a sua baixa participação percentual.

Espessantes – aumentam a viscosidade de um alimento. Têm caráter hidrofílico e encontram-se dispersos na solução na forma de colóides, o que leva à designação de hidrocolóides. Em alguns casos, podem formar géis. São usados, geralmente, em concentrações de até 2%, porque muitos apresentam dispersibilidade limitada. São passíveis de contribuírem como fibras solúveis.

Geleificantes – substâncias que promovem a formação de gel. Elas podem ser de natureza protéica e glicídica. Minerais como o cálcio podem também ser utilizados para este fim. Geralmente, contribuem para o valor nutricional.

Emulsificantes e estabilizantes – qualquer substância capaz de auxiliar na formação de uma mistura estável de duas substâncias imiscíveis é chamada de emulsificante; e qualquer substância que auxilie a manter a emulsão depois de formada é chamada de estabilizante. De preferência, utilizam-se substâncias que contribuem com valor energético e, portanto, possuem valor nutricional.

Aromatizantes – o sabor e o aroma são fatores interligados, decisivos na aceitabilidade dos alimentos. Perda parcial ou total de voláteis ocorrida com o processamento exige a adição de aromatizantes. A classificação dos aromatizantes é complexa e, de modo geral, são adicionados em quantidades muito pequenas, não tendo contribuição nutricional significativa. Segundo a legislação brasileira, podem ser distinguidas as seguintes classes de aromatizantes: matéria-prima, aromatizante natural, produto aromatizante natural, substância aromatizante natural, substância aromatizante idêntica à natural e substância aromatizante artificial.

Umectantes – são substâncias higroscópicas necessárias para manter a umidade de determinados produtos, como pães e bolos, quando expostos a ambientes de baixa umidade relativa. Têm em comum com os antiumectantes sua capacidade de ligar água, com a diferença de que estes a transferem para o produto. Têm também a função de facilitar a dissolução de outras substâncias. Embora utilizados em quantidades não desprezíveis, podem ter pouca contribuição nutricional.

Reguladores de acidez – são geralmente tampões do pH. Podem ter valor nutricional.

Acidulantes – substâncias ácidas que diminuem o pH ou conferem sabor ácido ao alimento. Possuem também utilidade como preservantes e podem contribuir ao valor nutricional.

Melhoradores das farinhas – quando agregados às farinhas, melhoram suas qualidades tecnológicas, de acordo com os fins a que se destinam. Valor nutricional baixo.

Realçadores de sabor – são substâncias que intensificam ou realçam o sabor/aroma de um alimento. Podem ser de natureza aminoacídica ou de bases purínicas e possuem algum valor energético.

Fermentos químicos – substâncias ou misturas que liberam gás, aumentando o volume da massa. Valor nutritivo desprezível.

Glaceantes – quando aplicados na superfície externa de um alimento, conferem aparência brilhante ou revestimento protetor. São geralmente ceras (ésteres de ácidos graxos) de baixo valor energético.

Agentes promotores da firmeza – são geralmente sais que tornam ou mantêm os tecidos de frutas ou hortaliças firmes ou crocantes, ou interagem com agentes geleificantes para produzir ou fortalecer um gel. A firmeza e a textura de alguns vegetais e frutas podem ser manipuladas durante o processamento sem a necessidade do uso direto de aditivos. O grau de firmeza produzido após um branqueamento a baixas temperaturas pode ser controlado pelo uso adequado do tempo de exposição ao calor. Quando são sais de cálcio, podem contribuir nutricionalmente.

Seqüestrantes – desempenham importante papel na estabilização de alimentos em relação a reações com íons metálicos e alcalinos, formando complexos que preservam as características de alguns alimentos e até indisponibilizam minerais para o crescimento de microrganismos. Muitos dos seqüestrantes utilizados na indústria de alimentos são substâncias naturais presentes em alimentos. Agentes seqüestrantes são antioxidantes secundários, por removerem íons metálicos que catalisam a oxidação. Valor nutricional desprezível.

Estabilizantes da cor – estabilizam, mantêm ou intensificam a cor natural de um alimento. São excelentes alternativas para diminuir ou eliminar o uso de corantes artificiais. Exemplo: cloreto estanoso. Valor nutricional desprezível.

Espumantes – possibilitam a formação ou a manutenção de dispersão uniforme de fase gasosa em alimento líquido ou sólido. Valor nutritivo desprezível.

CONSIDERAÇÕES FINAIS

Finalizando, deve ficar claro que o processamento das matérias-primas que servirão de alimento para o homem teve um papel fundamental no desenvolvimento das sociedades modernas e na alimentação de uma população, que hoje passa dos 6,6 bilhões de seres humanos. Sem o processamento industrial, o preparo das refeições seria hoje uma tarefa dispendiosa e caótica nos grandes centros urbanos, não permitindo o florescimento das especializações nas sociedades atuais. O uso do calor, eminentemente, permitiu a preservação, por eliminar microrganismos patogênicos, inativar ou destruir antinutrientes, melhorar a digestibilidade e elevar a temperatura do alimento até a temperatura corpórea. Por outro lado, nem sempre se registrou a perda de nutrientes, pois há situações em que, além da extensão da vida útil, barateamento dos produtos agrícolas e proteção à saúde, o processamento introduz novas substâncias que resultam ser benéficas ao indivíduo. Apesar de serem evidentes as perdas de alguns nutrientes, o ganho líquido auferido foi enorme. Por meio do estudo dos mecanismos de transformação química dos nutrientes durante o processamento e das formas químicas dos nutrientes utilizáveis pelo organismo humano, podemos encontrar novas formas de maximizar a preservação do valor nutritivo, evitar a formação de derivados aberrantes, tudo dentro do mais amplo significado de "nutriente".

Com a adoção da nova filosofia na ciência de alimentos, que engloba os alimentos funcionais e o próprio significado do termo "nutrição", o papel do processamento de alimentos se torna mais amplo e complexo. Por um lado, o termo "nutrição" possui agora um sentido mais abrangente do que no passado, quando classicamente se enfatizava a garantia do crescimento do jovem e a manutenção da estrutura física do adulto. A tendência atual é enfatizar uma condição de mais difícil mensuração: a garantia da saúde mediata da alimentação, ou seja, investir na promoção da saúde pela alimentação, independente da fase da vida.

Exigências sensoriais

É interessante ponderar o impacto das nossas "exigências sensoriais" quando tentamos justificar a necessidade de processar os alimentos. Instintivamente, o homem busca aparência atraente, maciez, aroma, palatabilidade, prazer no momento da ingestão, e vive constantemente "negociando" estas características com aquelas de importância nutricional ou de saúde. O processamento tem servido de meio para aumentar a digestibilidade, biodisponibilidade dos nutrientes e da energia, maximizando o valor biológico global. As críticas existentes aos produtos com alta densidade energética, alto grau de gelatinização dos amidos (índice glicêmico elevado), baixo conteúdo de resíduos e facilidade de administração das refeições são exemplos de desvantagens pouco discutidas dentro do campo da tecnologia dos alimentos, sendo estas, quiçá, mais importantes do que a atual perda de alguns nutrientes.

Importância nutricional

Complementando, o reconhecimento de um grande número de substâncias que embora tendo sempre estado presentes nos alimentos, nunca antes receberam importância nutricional, hoje nos apresentam uma série de novos desafios técnicos. Para o nutricionista, o tecnólogo e o engenheiro de alimentos, a preocupação volta-se também para toda essa gama de substâncias, além das tradicionais cinco classes de nutrientes. Poder-se-ia dizer que continuamos na busca do alimento ideal para as fases posteriores ao desmame, mas, com o passar dos séculos, as prioridades da humanidade, em termos de alimentação, evoluíram de "matar a fome" para "saciar o apetite com prazer", para "saciar o apetite com prazer e saúde".

. . . .

AGORA VOCÊ JÁ DEVE SABER

- Que a industrialização foi uma maneira de garantir a disponibilidade contínua de alimentos visando sua preservação de alimentos, assim como o melhoramento de suas propriedades funcionais.
- Que o processamento dos alimentos pode influir no seu valor nutritivo, podendo determinar perdas, mas, outras vezes, melhora a disponibilidade de certos nutrientes.
- Que existem diversos processos de processamento dos alimentos.
- Que o branqueamento e o congelamento é um deles.
- Que o fracionamento, a moagem e o refino são outros processos de preservação.
- Que o arroz e o trigo sofrem diferentes processos de beneficiamento.
- Que o nosso feijão tem uma tecnologia patenteada de pré-cozimento.
- Que os óleos vegetais comestíveis são refinados e que sua lavagem com álcalis remove os ácidos graxos livres e que os óleos virgens não passam por nenhum refino.
- Que a quanto menor o tempo e a temperatura da pasteurização do leite e frutas menor será a perda de nutrientes.
- Que proteínas de chocolates amargos e solubilizados por processo alcalino e torração perdem praticamente o seu valor nutritivo.
- Que os microrganismos do gênero *Sacharomyes* ou *Lactobacillus acidophilus* ou *bulgaricus* produzem só pequenas quantidades de etanol.
- Que a irradiação com raios gama é um método de preservação de alimentos utilizado desde o século XX.
- Que os aditivos utilizados hoje na alimentação são inúmeros e utilizados para melhorar o sabor ou estender a vida útil de alimentos.
- Que o aspecto nutricional no processamento dos alimentos ganha cada vez mais importância.

QUESTÕES PARA REFLEXÃO

1. Como se determinam o valor nutritivo das proteínas do arroz e feijão?
2. O beneficiamento do arroz melhora ou piora seu valor nutritivo?
3. Como se realizam no homem estudos para se demonstrar a digestibilidade e balanço de nutrientes no homem?
4. Quais os conceitos de digestibilidade, coeficiente de digestibilidade aparente e de balanço de nutrientes?
5. Como se avalia o valor energético e a energia metabolizável de um alimento?
6. Quais os métodos físico-químicos específicos nos alimetnos de maior interesse do ponto de vista de nutrição?
7. Como se pode determinar a presença de substâncias antinutricionais nos alimentos?

APLICANDO O QUE VOCÊ APRENDEU

1. O valor nutritivo de alimentos *in natura* e industrializados estão presentes em tabelas de composição de alimentos e mostram valores diferentes? Exemplifique?
2. Analise os alimentos industrializados que compõem suas refeições diárias e os discuta do ponto de vista de nutrientes que possam ter seu valor prejudicado pela industrialização.
3. Nos supermercados, os alimentos industrializados incluem dados de valor nutricional. Faça um levantamento de alguns desse produtos e comente as informações e os valores apresentados.
4. Analise criticamente e dê exemplos da fortificação dos alimentos industrializados.
5. Os refrigerantes e especialmente os "zero calorias" podem ser considerados alimentos?

BIBLIOGRAFIA UTILIZADA PARA EDIÇÃO DO TEXTO

- Abecia-Soria L et al. Soluble albumin and biological value of protein in cocoa (Theobroma cacao L.) beans as a function of roasting time. J Food Sci 2005;70:S194-98.
- Cúneo F et al. Dietary phytates protect the rat against lead toxicity. J Food Agr Environ 2006;4(3-4):45-9.
- Fennema OR. Food Chemistry. 3rd ed. New York: Marcel-Dekker, Inc.; 1996. p 1069.
- Finley JW, Leveille GA. Macronutrient substituents. In: Present Knowledge in Nutrition. 7th ed. Washington DC: ILSI Press; 1996;59:581-95.
- Giese J. Identifying bioengineered and irradiated foods. Food Technology 1997;51(11):88.
- Gregory III JF. Vitamins. In: Fennema OR (ed.). Food Chemistry. 3rd ed. New York: Marcel-Dekker, Inc.; 1996. p 531-649.
- Harris RS, Karmas E. Nutritional Evaluation of Food Processing. 2nd ed. Wesport, CT: The Avi Publishing Co, Inc; 1975.
- Philippi ST et al. Pirâmide alimentar adaptada: Guia para escolha dos alimentos. Campinas: Rev Nutr 1999;12(1):65-80.
- Rodriguez-Amaya DB. The retention of provitamin A carotenoids in prepared, processed and stored foods. Washington, DC: John Snow, Inc; 1997. p 88.
- Sapers GM, Simmons GF. Hydrogen peroxide disinfection of minimally processed fruits and vegetables. Food Technol 1998;52(2):48-52.
- Sundram K et al. Stearic acid-rich interesterified fat and trans-rich fat raise the LDL/HDL ratio and plasma glucose relative to palm olein in humans. Nutr Metabol 2007;4:1-12.
- Thorne S. Food irradiation. London, New York: Elsevier Applied Food Science Series; 1991. p 332.

LEITURAS ADICIONAIS

- Dutra de Oliveira JE. Oficial methods of analysis of the Association of Official analytical Chemists. 15th ed. Association of Offcial Analytical Chemists (AOAC) Washington; 1990.
- Larkey E et al. Dietary trans fatty acid in early life. A review. Ear Hum Develop 2001;65:531-41.
- Ulberth F, Teich H. Gaz chromatography determination in processed foods. Food Chem 1992;43:387-91.

FOCUS

PROCESSOS RECENTES DE INDUSTRIALIZAÇÃO DE ALIMENTOS

Dentre os tipos de processos mais recentes de industrialização de alimentos, podemos considerar os tratamentos hiperbáricos e o emprego de alguns probióticos como nutrificantes, ou de bacteriocinas, com a finalidade de atuarem como conservantes dos produtos. Com o acesso à nanotecnologia, cogita-se em aumentar a biodisponibilidade de alguns nutrientes mediante a associação molecular do nutriente a uma matriz orgânica que facilite sua absorção. Outra aplicação da nanotecnologia está na inocuidade bacteriológica de certos produtos e utensílios. Em princípio, estas novas tecnologias podem ser introduzidas em alimentos de consumo comum, em qualquer momento, dependendo apenas de considerações econômicas, alegando-se vantagens na segurança, redução de perdas de nutrientes e manutenção das propriedades sensoriais do alimento.

Hoje, está também sendo proposta a exposição de alimentos (verduras e frutas) minimamente processados a inóculos de *Bacillus acidophilus*, com a finalidade de garantir a predominância destes sobre os patogênicos. Ocorre que uma das formas de se preservar verduras é por meio do tratamento com H_2O_2. Os vapores de peróxido de hidrogênio são usados como agente antibacteriano (lista GRAS bactericidas e branqueadores da USFDA; Sapers e Simmons, 1998), com vantagem sobre o hipoclorito. Os efeitos nutricionais deste processo, todavia, devem ser mais bem estudados, pois o eritorbato (isômero de baixo custo e sem atividade vitamínica do ácido ascórbico) utilizado para remover os resíduos de H_2O_2 é completamente destruído e isto lança dúvidas sobre o valor em vitamina C das verduras. No meio ácido para o *B. acidophilus* de alguns produtos minimamente processados, como pepinos, picles, todavia, poderia-se esperar a perda parcial dos carotenóides provitamínicos A, que sofreriam, ao menos, isomerização.

Já o uso das técnicas hiperbáricas para o tratamento de líquidos, ainda incipiente no Brasil, pode representar um progresso em relação às perdas de nutrientes durante o branqueamento. Este é um processo que utiliza pressões de quilo a mega-Pascal, condição que literalmente esmaga os microrganismos e, embora os fragmentos permaneçam, a patogenicidade decorrente da proliferação é impedida. Registram-se pequenos aumentos de temperatura com o processo, garantindo-se a retenção de todos os nutrientes presentes nos produtos logo antes do branqueamento.

Farfan JA. UNICAMP; 2007.

Avaliando seus conhecimentos

- Qual é a disciplina que estuda as relações entre alimentação e doença?
- Em que níveis pode-se avaliar a alimentação das pessoas?
- Quais são as considerações práticas e teóricas na escolha do método mais apropriado para avaliação da alimentação dos indivíduos?
- Que importância tem o "tempo" na escolha dos métodos?
- Como se avalia a alimentação atual e a habitual?

CAPÍTULO 32

Epidemiologia Nutricional: Uma Nova Disciplina

Betzabeth Slater Villar

....

A análise histórica revela que os primeiros estudos de nutrição mostravam que o interesse pelos alimentos e sua relação com a saúde pertenciam mais à religião dos povos que à medicina. As associações entre a alimentação e a nutrição/saúde, que estão implícitas nas regras religiosas, fazem-se explícitas no decorrer da história das civilizações. Assim, os estudos experimentais em humanos, resultado de observações e associações clínicas no século XVIII, mostraram que limões e laranjas eram efetivos na cura do escorbuto e que a falta de consumo de leite poderia ser a causa da pelagra, conhecida como o *mal de la rosa* (OPS, 1988). Com o decorrer do tempo, as bases da ciência da nutrição moderna, que surgem paralelamente ao método científico e com grande força junto ao descobrimento das vitaminas, demonstraram a existência da relação entre certas doenças já conhecidas e o consumo habitual de alimentação carentes de uma ou outra vitamina.

....

Evidências históricas

Estudos populacionais sobre a alimentação humana começaram a aparecer em relatos do século XVIII. Por sua vez, as bases da ciência da nutrição moderna surgiram o desenvolvimento da metolologia científica.

Na segunda metade do século XX, juntamente com os grandes avanços tecnológicos, confirma-se a relação entre a composição da alimentação e o desenvolvimento das chamadas enfermidades crônicas não-transmissíveis como a primeira causa de morte nos países em desenvolvimento. Este fato dá lugar ao surgimento de uma nova disciplina dentro da área da nutrição humana: Epidemiologia Nutricional

Esta nova disciplina de investigação tem como objetivo descrever a distribuição e a magnitude das doenças relacionadas com a alimentação/nutrição e os desequilíbrios nutricionais e alimentares na população, assim como elucidar as causas da enfermidade e proporcionar informações necessárias para o planejamento de ações de saúde destinadas a prevenir, controlar e tratar tais doenças.

Epidemiologia nutricional

A Epidemiologia Nutricional (EN) usa o método epidemiológico para determinar as relações entre os fatores da alimentação e a ocorrência da doença. Mais que uma especialização da epidemiologia, a EN deve ser entendida considerando-se os conceitos da nutrição como ciência da saúde.

Com muita freqüência, alguns autores têm restringido e considerado a EN como o estudo quantitativo de consumo de energia e nutrientes e a avaliação do estado nutricional do indivíduo. No entanto, o âmbito de atuação da EN é muito maior e inclui diferentes temas, dentre os quais vem-se destacando o desenvolvimento e a avaliação de instrumentos de medição do consumo alimentar individual e populacional.

Metodologia do estudo

A medição da informação dietética é realizada por meio de diversos métodos de avaliações ou inquéritos alimentares, os quais serão escolhidos de acordo com os objetivos da pesquisa ou tipo de estudo e com os recursos disponíveis; entretanto, em pesquisas clínicas e epidemiológicas são necessários instrumentos de avaliação do consumo alimentar que devem reger-se pelos princípios de validade e reprodutibilidade, além de serem capazes de caracterizar a alimentação dos indivíduos.

A escolha do método não é uma tarefa simples e depende mais da prática do que de considerações teóricas. Além das considerações antes mencionadas, o autor assinala como importantes: o impacto da exposição na vida dos indivíduos, a sensibilidade dos sujeitos no questionamento da exposição, a freqüência da exposição e a variabilidade na freqüência e o nível da exposição sobre o tempo. Todos estes fatores são decisivos para se determinar qual será o instrumento de medição utilizado no estudo. Neste sentido, a avaliação da alimentação é um tópico importante e crucial nos estudos epidemiológicos, pois a fidedignidade dos resultados encontrados dependerá da qualidade da informação obtida por meio desses instrumentos.

MEDIDA DA ALIMENTAÇÃO NOS ESTUDOS EPIDEMIOLÓGICOS

Consumo alimentar e estudos epidemiológicos

Durante as últimas décadas, o consumo alimentar vem sendo estudado, por sua potencial relação com doenças crônicas não-transmissíveis. A avaliação correta do consumo alimentar em estudos epidemiológicos representa um grande desafio para os pesquisadores. Esta afirmação baseia-se em dois fatos: a complexidade da alimentação como variável de exposição (considerando a alimentação como evento aleatório) e a dimensão do "tempo" no surgimento da enfermidade.

Por estes fatores, a avaliação da alimentação torna-se complexa e muitas vezes difícil, pois os conceitos relativos à alimentação dos indivíduos são mal interpretados. A ingestão ou o consumo verdadeiro de um indivíduo ou de uma coletividade não será igual ao seu consumo habitual e suas diferenças derivam da maneira como os métodos colhem e mensuram a informação alimento nutricional. Conceitos de alimentação atual e alimentação habitual possuem diferenças sutis, mas muito importantes. Sabe-se que, se a epidemiologia nutricional descritiva (estudos transversais e ecológicos) permite o conhecimento da alimentação atual, a EN analítica (estudos caso controle e de coorte) possibilita que se conheça a alimentação habitual de períodos prolongados; a primeira é relativamente fácil de medir, enquanto a segunda requer um trabalho metodológico muito bem sistematizado.

Para isso, são necessários conceitos claros de alimentação atual e alimentação habitual, sobretudo em estudos que examinam o papel etiológico da alimentação em algum tempo do passado. A *alimentação habitual* pode ser definida como a média do consumo de alimentos em um longo período de tempo, em que um padrão de alimentação é mantido. Por outro lado, a *alimentação atual* refere-se à média do consumo alimentar de um curto período do tempo corrente.

Alimentação atual e alimentação habitual

Para se avaliar a alimentação atual ou habitual em estudos epidemiológicos, existem três formas de abordagens que podem ser usadas:

- Informação do consumo de alimentos, que pode ser usada diretamente para calcular a ingestão de nutrientes.
- Medidas bioquímicas de sangue ou tecido, que provêem indicadores da alimentação.
- Medidas das dimensões ou composição corporal que refletem os efeitos da alimentação de períodos prolongados.

Neste capítulo serão descritas características, vantagens e limitações dos métodos de avaliação alimentar utilizados na primeira abordagem, ou seja, o da informação sobre o consumo de alimentos.

Métodos de avaliação alimentar

A informação alimentar pode ser obtida em âmbito nacional, regional, local, familiar e individual, mediante o uso de metodologias que se baseiam na disponibilidade de alimentos de um país, região ou localidade na distribuição interna do orçamento familiar destinado à aquisição de alimentos e na ingestão de alimentos pelo indivíduo. Estes dados posteriormente serão transformados em energia e nutrientes por meio de tabelas e *softwares* de composição de alimentos.

Com a finalidade de se obter informação do consumo de alimentos em âmbito individual, as metodologias foram classificadas conforme o período de tempo em que colhem a informação. Desta maneira, existem métodos prospectivos, que registram a informação presente, e métodos retrospectivos, os quais colhem a informação do passado imediato ou de longo prazo.

MÉTODO RECORDATÓRIO DE 24 HORAS

Os inquéritos alimentares foram usados pela primeira vez nos anos 30 do século passado para descrever o estado nutricional das populações. O método R24h foi apresentado por sua autora, Bertha Burcke, como método básico para ensinar as mães a registrar o consumo de alimentos por seus filhos. Anos mais tarde, Wiehl utilizou o método pela primeira vez para quantificar o consumo de energia e nutrientes de trabalhadores industriais. O R24h pode ser considerado o instrumento mais utilizado para a avaliação da ingestão de alimentos e nutrientes de indivíduos e diferentes grupos populacionais no mundo todo e também aqui no Brasil. Grandes pesquisas como a da Saúde e Nutrição das crianças de São Paulo (1988) e o estudo Multicêntrico (pesquisa não publicada) usaram a citada metodologia para recolher a informação dietética.

Inquéritos populacionais

O recordatório de 24 horas, como o nome indica, consiste em definir e quantificar todos os alimentos e bebidas ingeridas no período anterior à entrevista, que pode ser as 24 horas precedentes ou, mais comumente, o dia anterior. Segundo Buzzard (1998), este método mostra-se útil quando se deseja conhecer a ingestão média de energia e nutrientes de grupos culturalmente diferentes, isto é, o método é sensível às diferenças culturais, já que pode descrever um amplo número de alimentos e hábitos alimentares.

Recordatório 24 horas

Trata-se de uma entrevista pessoal em profundidade e conduzida por um entrevistador treinado, podendo também ser realizada por telefone. É possível também que o indivíduo responda seu próprio recordatório, listando os alimentos e as bebidas que consumiu. Esta forma de abordagem, no entanto, raramente é usada, por dificultar a obtenção de informação adicional ao consumo.

A qualidade da informação dependerá da memória e cooperação do entrevistado, assim como da capacidade do entrevistador em estabelecer um canal de comunicação do qual se obtenha a informação por meio do diálogo.

A informação obtida por este método está determinada pela habilidade do indivíduo em recordar, de forma precisa, seu consumo de alimentos. Esta habilidade estará influenciada pela idade, sexo, nível de escolaridade, entre outros fatores. A idade é o fator que mais influencia as respostas, sobretudo nas idades extremas, quando se requer que uma pessoa responsável relate a informação. Isto também é válido para pessoas com algum tipo de deficiência. Treiber (1990), Domel et al. (1994) e Frank (1994) assinalam que crianças a partir de 12 ou 13 anos podem responder a entrevistas com precisão, sem ajuda de adultos.

Medidas caseiras

Para a coleta da informação correta por este método é necessária uma etapa fundamental antes da execução do trabalho de campo. O desenho da pesquisa deverá contemplar a elaboração de um manual para treinamento dos trabalhadores de campo. Neste treinamento, o pesquisador ou coordenador deverá passar informações sobre técnicas gerais, apresentação e entrevista. Os entrevistadores deverão possuir amplo conhecimento dos hábitos e costumes da comunidade, assim como dos alimentos e modos de prepará-los. Respostas precisas e não-tendenciosas exigem respeito e atitude neutra diante de hábitos e consumo de alimentos socialmente censurados.

É necessário, portanto, que o sujeito responda detalhadamente sobre o tamanho e o volume da porção consumida. Para isto acontecer, o entrevistador poderá usar de álbuns de fotografias, medidas geométricas ou caseiras. O alimento pode ser registrado em unidades específicas como uma fatia, uma banana média, uma bala, um pacote de biscoito. É importante que se interrogue sobre a quantidade realmente consumida e que se façam perguntas que possibilitem quantificar as sobras, em especial quando o R24h é realizado em crianças.

Indivíduos culturalmente difertentes

Pelo fato de uma cidade estar integrada com indivíduos culturalmente diferentes, é preciso perguntar a forma de preparação (frito, assado, cozido). Uma mesma preparação, embora receba nomes semelhantes, pode ter receita diferente e estar composta de ingredientes diferentes, de acordo com a região do país. Isto é evidente no caso de pessoas migrantes. Exemplo: "cuscuz". Pessoas nascidas na Paraíba, que moram em São Paulo, continuam comendo o cuscuz ao estilo nordestino, feito de farinha de milho, água e sal, enquanto o paulista come o cuscuz ao estilo português, com sardinha, azeitona, entre outros.

Uma das vantagens deste método é a rápida aplicação e o imediato período de recordação, condições que predispõem à maior participação. Tanto o método recordatório de 24 horas como o diário alimentar avaliam a dieta atual e estimam valores absolutos ou relativos da ingestão de energia e nutrientes amplamente distribuídos no total de alimentos oferecidos ao indivíduo. Isto pode ser feito porque o método permite um nível ilimitado de especificidade.

Outras vantagens são: a população estudada não precisa ser alfabetizada e o método é o que menos propicia alteração no comportamento alimentar, desde que a informação seja coletada após o fato.

Limitação da metodologia

A maior limitação recai na memória para identificação e quantificação do tamanho das porções, determinantes críticos da qualidade da informação. O último autor afirma que existe uma tendência dos indivíduos em superestimar as porções pequenas e subestimar as porções grandes, em um fenômeno conhecido como *flat slope syndrome*, em que a inclinação da reta na regressão é menor que 1,0. Esta dificuldade apresenta-se quando o recordatório de 24 horas é realizado sem elementos de ajuda visual.

Krall et al. (1988) encontram que existem outros fatores que afetam a habilidade da pessoa em recordar com exatidão seu consumo passado. Entre estes fatores que influenciam a memória estão a inteligência, o humor, a atenção, a importância da informação e a freqüência da exposição.

No entanto, a maior limitação do método R24h é que um único dia de recordatório provavelmente não representa a ingestão habitual de um indivíduo. Esta limitação deve-se à elevada variabilidade intrapessoal/interpessoal, o que confere ao método R24h pouca representatividade do consumo habitual. Neste sentido, a credibilidade do método dependerá do número de indivíduos avaliados e da variabilidade interpessoal. De forma diferente, quando as medidas são repetidas (mais de duas vezes) a confiabilidade do método dependerá da variabilidade intrapessoal, que por sua vez depende da população e dos nutrientes em estudo. Tais fatos tornam os estudos epidemiológicos altamente difíceis e dispendiosos.

DIÁRIO ALIMENTAR OU REGISTRO DIÁRIO

Da mesma forma que o R24h, o diário alimentar (DA) recolhe informação sobre a ingestão atual de um indivíduo ou de grupo populacional. Este método, chamado também de registro diário, consiste em que o próprio indivíduo ou a pessoa responsável anote, em formulários especialmente desenhados, todos os alimentos e bebidas consumidos ao longo de um dia. Devem considerar-se os alimentos consumidos dentro e fora do lar.

Alimentos e bebidas consumidos

Segundo Thompson e Byres (1994), este método pode ser aplicado durante três, cinco ou sete dias consecutivos. Os autores afirmam, também, que períodos de registro de mais de sete dias são usualmente insatisfatórios, porque levam o respondente à fadiga.

O DA pode ser aplicado de duas maneiras: na primeira, que inclui o uso de uma balança, todos os alimentos devem ser pesados e registrados antes de serem consumidos; na segunda, o participante deverá registrar o tamanho da porção consumida. Em ambos os casos, o indivíduo registrará, de forma detalhada, o nome da preparação, os ingredientes que a conformam, marca do alimento e forma de preparação. No caso do DA com o uso de balança, todos os alimentos terão que ser pesados e logo anotados. No segundo, o participante poderá contar com a ajuda de fotografias de diferentes tamanhos de porções, modelos tridimensionais e representação do que foi consumido em medidas caseiras tradicionalmente usadas, que ajudaram a estimar a porção consumida.

Aplicação do método

Este método é útil quando se deseja quantificar as dietas atual e habitual de um grupo, sempre e quando se planeje um período de tempo e número de dias adequado. Segundo Marr (1971), o DA que inclui o uso de uma balança pode ser considerado um método de avaliação bastante preciso, mas requer treinamento, esforço e muita vontade de colaboração, fatores que fazem com que seja pouco usado, pois é difícil manter as taxas de resposta que garantem a representatividade de uma amostra populacional.

Uma das limitações é a tendência de se modificar os hábitos alimentares, diminuindo o consumo de alimentos para ser mais simples o registro. Outra limitação é que não pode ser usado em pessoas analfabetas. Este método requer uma constante supervisão para se constatar a compreensão das intrusões, o uso da balança e o preenchimento correto dos formulários, os quais terão que ser novamente revisados para constatar a qualidade da informação para posterior tratamento informático, fatos estes que elevam sobremaneira os custos das pesquisas.

Dificuldades da metodologia

O DA por estimativa do peso pressupõe menos incômodo para o indivíduo, porque, em vez de se pesar os alimentos no momento do consumo, calcula-se o peso da porção consumida por estimativa. Este é o motivo que torna esta forma de aplicação do método preferida pelos pesquisadores. Cabe assinalar que uma característica importante é que, pelo fato de registrar a estimativa no mesmo momento do consumo, ele reduz ou "elimina" o viés da memória. Esta característica faz com que seja utilizado como método-padrão em estudo de validação. Além das limitações descritas para o DA por pesada, esta forma de aplicação adiciona o risco de erro da estimativa do peso.

Atualmente este método vem sendo utilizado com fitas magnéticas de reconhecimentos de voz (Audiotaping) como uma alternativa ao lápis e formulário em papel.

QUESTIONÁRIO DE FREQÜÊNCIA ALIMENTAR

Está amplamente documentado, em numerosos estudos prospectivos internacionais, que o questionário de freqüência alimentar (QFA) é muitas vezes considerado como o mais prático e informativo método de avaliação da ingestão alimentar e fundamentalmente importante em estudos epidemiológicos que relacionam a alimentação com a ocorrência de doenças crônicas.

O trabalho precursor dos questionários foi também desenvolvido por Bertha Burke, Universidade de Harvard, na década de 1940. Este instrumento incluía uma lista de questões agrupadas em detalhada entrevista de história alimentar, que constava de: recordatórios de 24 horas, registro dos cardápios de três dias e uma lista de alimentos consumidos no último mês.

Questões agrupadas em entrevista da história alimentar

Durante a década de 1960 foram estabelecidas as bases teóricas para as avaliações dietéticas por meio do QFA, que se fundamentam nos resultados de um grupo de investigadores britânicos, os quais afirmam que o consumo total de alimentos é determinado em primeiro lugar pela freqüência, a qual tem maior influência do que o peso dos alimentos consumidos.

Na mesma época foram desenvolvidos QFA para os primeiros estudos de incidência de câncer. Abramson et al. (1963) concluíram que o método de freqüência alimentar pode ser usado em estudos epidemiológicos por ser uma ferramenta simples, econômica e capaz de distinguir os diferentes padrões de consumo entre os indivíduos.

No final da década de 1960, desenvolveram-se os primeiros questionários de freqüência alimentar com maior rigor metodológico. Hankin et al. (1968), a partir de um banco de dados correspondente a sete dias de diário alimentar, identificaram um total de 23 grupos de alimentos com suas respectivas porções médias. E, fazendo uso de análise de regressão múltipla (*stepwise*), os autores chegaram a equações que explicaram cinco fatores alimentares (energia, carboidrato, proteína, gordura e sódio). Neste estudo, concluiu-se que, antes de se aplicar este método em outra população, é necessário identificar os alimentos e as porções em uma amostra populacional, para depois elaborar o instrumento. Anos depois, em 1973, foi recomendado entre os métodos de avaliação alimentar pela *American Public Health Association*.

A partir desse momento, propõe-se o desenvolvimento de reprodutibilidade e validade, que comparam o QFA com múltiplos diários alimentares, R24h ou marcadores bioquímicos.

Desses esforços, tem-se uma nova geração de instrumentos que foram empregados em muitos estudos de coorte na Europa e nos Estados Unidos.

Informações sobre padrão alimentar de alimentos ou nutrientes específicos

O QFA foi desenhado para obter informação qualitativa ou semiquantitativa sobre o padrão alimentar e a ingestão de alimentos ou nutrientes específicos. Conceitualmente, o método prevê a medição da exposição e sua relação com o tempo, de maneira que reflita características de como começa, quando termina e qual sua distribuição no período de intervenção.

O QFA possui basicamente dois componentes: uma lista de alimentos e um espaço, no qual o indivíduo responderá com que freqüência consome cada alimento. A lista é constituída pelo maior número possível de alimentos que oferecem nutrientes à dieta. Quando se trata da elaboração de um questionário novo, a lista de alimentos pode ser obtida por meio de diferentes estratégias, desde a mais simples até a mais complexa, embora esta última seja sempre a mais apropriada.

Quando o objetivo da pesquisa é analisar um ou alguns nutrientes, a lista de alimentos pode ser elaborada a partir da identificação dos alimentos com maior conteúdo do nutriente em questão. Os alimentos podem ser selecionados por meio de tabelas de composição de alimentos ou solicitando-se a assessoria de um especialista em nutrição. Esta forma de elaboração tem grandes limitações, pois pode incluir alimentos importantes por seu conteúdo, mas pouco relevantes do ponto de vista de consumo pela população.

Quando o objetivo do estudo é estratificar os indivíduos de acordo com seu consumo, a lista de alimentos deve ser cuidadosamente selecionada para que os itens sejam os mais informativos possíveis. Os alimentos selecionados devem cumprir as seguintes características:

a) ser razoavelmente utilizados por uma proporção representativa de indivíduos;
b) apresentar o nutriente de interesse;
c) seu uso deve variar de pessoa para pessoa.

A lista pode ser completada com informações básicas ou procedentes de estudos epidemiológicos, nos quais se verifique a existência de associações entre o consumo de um certo alimento e a presença de doença.

Depois de elaborada a lista, o instrumento terá que ser avaliado em estudo piloto para descartar os alimentos menos freqüentes. Este procedimento, útil e válido, pode conduzir à exclusão de alimentos importantes, devido ao fato de ignorar os nutrientes com alta variabilidade de consumo interpessoal, isto é, alimentos mais informativos do que aqueles que se consome de forma similar (quantidade e freqüência) entre diferentes indivíduos.

Para contornar esta dificuldade, deve-se conduzir análise de regressão múltipla *stepwise* para cada nutriente, em que sua ingestão total é variável-dependente. Neste procedimento, identificam-se os alimentos que explicam a maior variância interpessoal da ingestão do nutriente como variáveis independentes. A inclusão passo a passo dos alimentos e sua contribuição à ingestão total do nutriente se refletirão nas mudanças do $R^{2\,*}$ (quanto mais próximo a 100% melhor). É desejável, portanto, acumular um R^2 de pelo menos 80%.

Algumas precauções devem ser tomadas quando se usa esta técnica para desenhar um formulário do QFA, já que alguns alimentos preditores, não importantes, mas estatisticamente significativos, podem estar presentes na alimentação. Isto pode acontecer porque, ocasionalmente, alguns alimentos têm uma contribuição modesta, não para predizer o conteúdo, mas porque estão correlacionados a outros alimentos ricos em determinado nutriente (exemplo: consumo de milho relacionado com colesterol, não pelo milho em si, mas pelo tipo de óleo).

Cuidados para se usar esta metodologia

Existe ainda uma terceira abordagem, proposta por Block et al. (1986), que é considerada talvez a mais apropriada. Esta consiste na obtenção preliminar de uma lista não restrita de alimentos, que é gerada a partir da aplicação de vários recordatórios de 24 horas ou diários alimentares em uma população objeto de estudo. Esta estratégia, além de fornecer os nomes dos alimentos, proporciona também a descrição do tamanho das porções.

Este procedimento será descrito detalhadamente no capítulo de material e métodos, uma vez que é a técnica escolhida para o desenho do instrumento utilizado nesta pesquisa.

Um dos objetivos implícitos do QFA é conhecer o consumo habitual de alimentos por um grupo populacional; neste sentido, a estrutura do instrumento contempla o registro da freqüência de consumo de alimentos em unidades de tempo. Na maioria dos estudos observa-se que o tipo de alimentação se correlaciona de ano

---

* R^2 = Coeficiente de determinação da reta, expressa a medida de precisão da inclinação da reta.

Objetivo implícito do QFA é conhecer o consumo habitual de alimentos de um grupo populacional

para ano e, portanto, a unidade de tempo mais usada para estimar a freqüência de consumo de alimentos é o *ano precedente*, já que prevê um ciclo completo de estações e as respostas poderiam ser independentes. Outros pontos a serem considerados para eleger a unidade de tempo são os aspectos fisiológicos da doença estudada e do metabolismo do fator dietético que está sendo analisado.

O formato sugerido é o de perguntas simples e fechadas, com não menos de 5 e não mais de 10 opções, deixando um espaço em branco para aqueles itens de alimentos que ultrapassam o consumo previsto. Este leque de opções produz uma grande e detalhada escala de freqüência, o que é importante, pois os alimentos consumidos menos de uma vez por semana podem ter pouca representatividade no total de nutrientes consumido.

A inclusão da informação do tamanho de porção consumida dentro do QFA vem sendo um tópico muito discutido, pois autores encontram que a coleta desta informação não contribui significativamente para melhorar a validade dos QFA. Existem três formas possíveis de se apresentar os questionários: a primeira é a que prevê a coleta da informação sem a adição do tamanho de porções, ou seja, um questionário simples (qualitativo). A segunda possibilidade é especificar o tamanho de uma porção de referência como parte da pergunta. Assim, por exemplo, a pergunta seria "com que freqüência uma xícara de leite é consumida?", em vez de se perguntar "quantas vezes o leite é consumido?" Para alimentos que vêm em unidades — como um ovo, uma banana, um pão — esta especificação adicional pode proporcionar clareza à questão. A terceira possibilidade seria incluir-se um espaço adicional para cada alimento, no qual o entrevistado descreveria o tamanho de porção usualmente consumida, normalmente com a ajuda de instrumentos visuais.

Comparado com outros métodos, como o da História Alimentar ou o R24h, o QFA requer menos especialização do entrevistador e pode ser aplicado em entrevista pessoa a pessoa, auto-administrado e enviado via correio. Estas vantagens traduzem-se em baixo custo, fato que deve ser considerado importante no desenho de estudos epidemiológicos.

Vantagens do questionário de freqüência alimentar QFA

Entre as vantagens que o QFA oferece estão a rapidez da aplicação e a eficiência na prática epidemiológica para identificar o consumo habitual de alimentos. O QFA, comparado a outros métodos, substitui a medição da ingestão alimentar de um ou vários dias pela informação global da ingestão de um período amplo de tempo.

O QFA oferece a possibilidade de uma estratificação correta dos resultados em quartis de consumo de nutrientes para análise de tendências de risco, conforme o grau de exposição e diferenças entre os níveis extremos da ingestão.

Em contrapartida, o pesquisador necessita de um esforço preliminar no desenho do questionário antes de proceder sua utilização no trabalho de campo. Listas pequenas de alimentos não avaliam corretamente, e listas muito grandes favorecem a fadiga ou tédio.

É importante salientar que, para o sucesso de um estudo, não devemos perder de vista os objetivos que se pretendem atingir, assim como o contexto em que se desenvolverá a pesquisa, o tamanho da amostra e as características étnicas e demográficas da população objeto do estudo.

Para finalizar, o QFA pode ser uma ferramenta útil nos estudos epidemiológicos sempre e quando o desenvolvimento do método tenha sido precedido por procedimentos metodológicos cuidadosamente planejados, que posteriormente garantirão maior confiabilidade e precisão dos dados.

AGORA VOCÊ JÁ DEVE SABER

- As diferenças entre alimentação atual e habitual e que esta é um evento altamente aleatório.
- Quando usar métodos prospectivos e retrospectivos para avaliação da alimentação.
- As vantagens e limitações dos principais métodos de avaliação da informação alimentar.
- Quais são os passos para a elaboração de um questionário de freqüência alimentar.
- A importância dos componentes de variabilidade intra e interpessoais da alimentação.

QUESTÕES PARA REFLEXÃO

1. Qual o número mínimo de R24h ou DA necessário para obter a alimentação habitual de um grupo de indivíduos?
2. Quais são as abordagens e os procedimentos metodológicos para a elaboração de um questionário de freqüência alimentar?
3. Em quais tipos de estudos observacionais podem ser usados o R24h e o questionário de freqüência alimentar?
4. Crianças menores de 10 anos podem ser entrevistadas pelos métodos citados?

APLICANDO O QUE VOCÊ APRENDEU

- Utilizando o método diário alimentar de três dias não-consecutivos, estime o consumo habitual de energia e macronutrientes da sua alimentação.

BIBLIOGRAFIA UTILIZADA PARA EDIÇÃO DO TEXTO

▪ Abramson JH et al. Food frequency interview as an epidemiological tool. Am J Pub Health 1963;53:1093-101. ▪ Armstrong BK et al. Principles of exposure measurement in epidemiology. 2nd ed. Oxford: Oxford University Press; 1995. p 21. ▪ Bartrina JA, Peres RC. Dieaio o registro dietético. Métodos de doble pesada. In: Majem LlS et al (eds.). Nutrición y Salud Pública – Métodos, bases científicas y aplicaciones. España: Masson SA; 1995. p 107-31. ▪ Beaton GH et al. Sources of variance in 24-hour dietary recall data: implications for nutrition study design and interpretation. Am J Clin Nutr 1979;32:2546-59. ▪ Beaton GH et al. Source of variance in 24-hour dietary recall data: implications for nutrition study design and interpretation. Carbohydrate sources, vitamins, and minerals. Am J Clin Nutr 1983;37:986-95. ▪ Block G et al. A data-based approach to diet questionnaire design and testing. Am J Epidemiol 1986;124:453-69. ▪ Brown JE et al. Videotape dietary assessment: validity, reliability, and comparison of results with 24-hour dietary recalls from elderly women in a retirement home. J Am Diet Assoc 1990;90:1675-9. ▪ Burke BS. The dietary history as a tool in research. J Am Diet Assoc 1947;23:1041-6. ▪ Buzzard M. 24-hours dietary recall and fod record methods. In: Nutritional Epidemiology. 2nd ed. Oxford: Oxford University Press; 1998. ▪ Closas RG. Historia de la nutrición em la salud pública. In: Majem LlS et al (eds.). Nutrición y Salud Pública – Métodos, bases científicas y aplicaciones. España: Masson SA; 1995. p 48-55. ▪ Domel SB et al. Accuracy of fourth- and fifth-grade students' food records compared with school-lunch observations. Am J Clin Nutr 1994;59(Suppl.):218S-20. ▪ Dunker KLL, Philippi ST. Recordatório alimentar de 24 horas "modificado" – avaliação do consumo alimentar de adolescentes. In: Anais do 1º Congresso Latino-Americano de Nutrição Humana; 1999 jun 24-27; Gramado (RS). Porto Alegre: Plenarium; 1999. p 6. ▪ Faggiano F et al. Validation of a method for the estimation of food portion size. Epidemiol 1992;3:379-8. ▪ Frank G et al. Effects of interviewer recording practices on nutrient intake – Bongalusa heart study. J Am Diet Assoc 1984;84:1432. ▪ Frank GC. Environmental influences on methods used to collect dietary data from children. Am J Clin Nutr 1994;59(Suppl.):207S-11. ▪ Freudenheim JOL et al. Misclassification of nutrient intake of individuals and groups using one, two, three, and seven-day food records. Am J Epidemiol 1987;126:703-1. ▪ Gibson RS. Principles of Nutritional Assessment. Oxford: Oxford University Press; 1990. Food consumption of individuals; p 37-54. ▪ Grande CF. Prólogo. In: Majem SLl et al. (eds.). Nutrición y Salud Pública – Métodos, bases científicas y aplicaciones. España: Masson; 1995. p XI. ▪ Guthrie HA. Selection and qualification of typical food portions by Young adults. J Am Diet Assoc 1984;84:1440-4. ▪ Hankin JH et al. A short dietary method for epidemiological studies – III. Development of questionnaire. Am J Epidemiol 1968;87:285-93. ▪ Jiménez LG, Martín-Moreno JM. Cuestionario de frecuencia de consumo alimentario. In: Majem LlS et al. (eds.). Nutrición y Salud Pública – Métodos, bases científicas y aplicaciones. España: Masson SA; 1995. p 120-5. ▪ Johnson RK et al. Correlates of over- and underreporting of energy intake in healthy older men and women. Am J Clin Nutr 1994;59:1286-90. ▪ Liu K et al. Statistical methods to assess and minimize the role of intra-individual variability in obscuring the relationship between dietary lipids and serum cholesterol. J Chron Dis 1978;31:399-418. ▪ Majem LlS, Bartrina JA. Introducción a la epidemiología nutricional. In: Serra Majem SLl et al. (eds.). Nutrición y Salud Pública: métodos, bases científicas y aplicaciones. España: Masson SA; 1995. p 59-65. ▪ Majem LLS, Barbas LR. Recordatorio de 24 horas. In: Majem LlS et al. (eds.). Nutrición y Salud Pública – Métodos, bases científicas y aplicaciones. España: Masson SA; 1995. p 113-9. ▪ Majem SLl. Tipos de estúdios em epidemiología nutricional. In: Majem SLl et al. (eds.). Nutrición y Salud Pública – Métodos, bases científicas y aplicaciones. España: Masson; 1995. p 66-72. ▪ Marr JW Individual dietary survey: purposes and methods. World Rev Nutr Diet 1971;13:106-64. ▪ McPherson RS et al. Dietary assessment methods among school-age childrem: validity and reability. Prev Med 2000;31(Suppl.):S11-33. ▪ Mela DJ, Aaron JI. Honest but invalid: what subjects say about recording their food intake. J Am Diet Assoc 1997;97:791-3. ▪ Monteiro CA. Saúde e nutrição das crianças de São Paulo: diagnóstico, contrastes sociais e tendências. São Paulo: Hucitec; 1988. ▪ Nelson M. The validation of dietary assessment. In: Margetts B, Nelson M (eds.). Design concepts in nutrition epidemiology. 2nd ed. Oxford: Oxford University Express; 1997. p 241-72. ▪ Nusser SM et al. A semiparametric transformation approach to estimating usual daily intake distribution. J Am Statist Assoc 1996;91:1440-9. ▪ Ocké MC et al. The Dutch EPIC food frequency questionaire. I. Description of the questionnaire, and relative validity and reproducibility for food groups. Intern J Epidemiol 1997;26(Suppl. 1):37S-48S. ▪ Organización Panamericana de la Salud. Una investigación sobre la naturaleza, las causas y la curación del escorbuto. In: Buck C et al. El desafio de la epidemiologia – Problemas y lecturas selecionadas. Washington, DC: 1988. OPS – Publicación científica; 1988. Nº 505, p 20-7. ▪ Pennington JAT. Methods for obtaining food consumption information. In: Macdonald I (ed.). Monitoring Dietary Intakes. New York: Springer-Verlag; 1991. p 4-8. ▪ Pietinen P et al. Reproducibility and validity of dietary assessment instrument. I. Self administered food use questionnaire with a portion size picture booklet. Am J Epidemiol 1988;128:655-66. ▪ Rimm EB et al. Reproducibility and validity of an expanded self-administered semiquantitative food frequency questionnaire among male health professionals. Am J Epidemiol 1992;135:1114-26. ▪ Sampson L. Food frequency questionnaires as a research instrument. Clin Nutr 1985;4:171-8. ▪ Sempos CT et al. Effects of intraindividual and interindividual variation in repeated dietary records. Am J Epidemiol 1985;121:120-30. ▪ Shils M et al. Modern Nutrition in Health and Disease. 8th ed. USA: Lea & Febiger; 1994. 2v. ▪ Thompson FE, Byers T. Dietary assessment resource manual. J Nutr 1994;124(Suppl.):11. ▪ Treiber FA et al. Dietary assessment instruments for preschool children: reability of parental responses to the 24-hour recall and a food frequency questionnaire. J Am Diet Assoc 1990;90(6):814-20. ▪ Whitney NE, Rolfes SR. Understanding Nutrition. Minneapolis/St Paul (USA): West Publishing Company; 1993. p E-7. ▪ Willett WC. Nutritional Epidemiology. 2nd ed. Oxford: Oxford University Press; 1998. ▪ Willett WC et al. Reproducibility and validity of a semiquantitative food frequency questionnaire. Am J Epidemiol 1985;122:51-65. ▪ Willett WC. Diet and nutrition. In: Schottenfeld D, Fraumeni JF (eds.). Cancer Epidemiology and Prevention. 2nd ed. Oxford: Oxford University Press; 1996. p 438-61. ▪ Willett WC. Nutritional Epidemiology. In: Rothman KJ, Greenland S (eds.). Modern Epidemiology. Lippincott (USA): Williams & Wilkins; 1998a. p 623-42. ▪ Zulkifli SN, Yu SM. The food frequency method for dietary assessment. J Am Diet Assoc. 1992;92:681-5.

FOCUS

EPIDEMIOLOGIA NUTRICIONAL

A Epidemiologia Nutricional é uma nova área de estudo dos determinantes de doenças na população. Ela estimula novas possibilidades e pesquisas que podem determinar causas e prevenção de saúde e doenças. Mas é, por outro lado, muito complexa por que muitas das associações entre nutrientes dos alimentos e a patologia das doenças nutricionais são muitas vezes difíceis de serem demonstradas usando métodos epidemiológicos.

Com o aumento de interesse em aspectos de saúde, os resultados de estudos epidemiológicos têm sido mais difundidos ao público de modo geral. Os achados devem, no entanto, ser interpretados com cuidado. As inter-relações encontradas em estudos epidemiológicos são importantes instrumentos para gerar e comprovar novas hipóteses sobre a relação alimentação-doença, mas outras linhas de pesquisas são necessárias para mostrar evidências de que um fator alimentar determina um efeito na saúde.

Aplicada de maneira adequada, a epidemiologia nutricional pode fornecer informações muito importantes para a nutrição/saúde pública.

Ela descreve os métodos mais comuns de estudos na área e explica suas vantagens e fraquezas. Também mostra o problema de se medir adequadamente a ingestão de alimentos, o uso de biomarcadores para avaliar o estado nutricional, as possibilidades e as limitações da metodologia, a aplicação da estatísttica e a interpretação dos resultados.

Autoridades de Nutrição/Saúde Pública, profissionais de Ciências Nutricionais, medicina, cientistas, pesquisadores e o pessoal da indústria de alimentos, jornalistas e consumnidores, não-treinados em Epidemiologia, todos se beneficiarão com a nova Epidemiologia Nutricional.

Com melhor conhecimento das possibilidades e limitações da epidemiologia nutricional, a academia poderá desenvolver estudos e pesquisas encontrando maneiras de melhorar a nutrição e conseqüente a saúde pela prevenção de doenças.

Dutra-de-Oliveira JE. Nutritional Epidemiology: Possibilities and Limitations, by Lillian Langseth, ILSI; 1996.

Avaliando seus conhecimentos

- O que significa avaliação em estado nutricional?
- Quais os objetivos da avaliação do estado nutricional?
- Quais os métodos para avaliação do estado nutricional?

CAPÍTULO 33

Avaliação Antropométrica e Estado Nutricional

Roberta Soares Lara Cassani
André Schmidt
Estela Iraci Rabito
J. E. Dutra-de-Oliveira
Júlio Sérgio Marchini

A avaliação do estado nutricional é fundamental no estabelecimento do diagnóstico nutricional, no qual a adequação da terapêutica nutricional será fundamentada. Esta avaliação constitui ferramenta básica para profissionais ligados à área de nutrição, como por exemplo o(a) Nutricionista e o(a) Nutrólogo(a), e consiste da obtenção de dados alimentares, antecedentes, exames físico, bioquímico e de composição corporal. Assim, o rastreamento nutricional tem como objetivo caracterizar o bom estado nutricional e distúrbios nutricionais que possam identificar pacientes em situação de risco nutricional. A avaliação do estado nutricional deve ser realizada de forma rotineira, pois, atualmente, reconhecer o risco nutricional em indivíduos adultos é pré-requisito básico para garantir um bom estado nutricional, para a prevenção de doenças crônicas e controle de fatores que comprometam uma boa alimentação e nutrição adequada.

ESTADO NUTRICIONAL: DA SUBNUTRIÇÃO À OBESIDADE

Desnutrição

A desnutrição, alteração do estado nutricional – falta, excesso ou desequilíbrio de nutrientes –, é causa de distúrbios físicos e até psíquicos que contribuem para o aumento da morbimortalidade em pacientes ambulatoriais e hospitalizados. Em hospitais é fator importante, influenciando o estado geral, a formação de escaras e fístulas e na elevação da taxa de infecção hospitalar. Tais complicações acarretam maior período de internação hospitalar, elevando custos e até a mortalidade em pacientes cirúrgicos e a evolução de portadores de outras doenças, tais como nefropatas, hepatopatas, portadores de neoplasias, HIV e pacientes geriátricos. A prevalência de desnutrição em ambiente hospitalar tem sido intensamente estudada nos últimos 20 anos e estudos realizados em todo o mundo têm mostrado sua prevalência que varia entre 30 e 50% dos pacientes internados. Em instituições, nos quais o cuidado nutricional é feito de forma rotineira, no que se diz respeito à avaliação da necessidade e ao fornecimento de nutrientes, incluindo o preparo dos alimentos e até a ingestão pelo paciente, uma redução significativa no tempo de internação e no custo hospitalar tem sido observada.

Terapia nutricional adequada reduz significativamente o tempo de internação

Paralelamente, na atualidade, observa-se um intenso processo de modificação, não somente nos perfis demográficos e socioeconômicos, mas nos perfis alimentares e nutricionais, e conseqüentemente no perfil epidemiológico de diferentes grupos populacionais. Assim, nos últimos anos, mediante o crescimento em número e longevidade da população, a associação entre doença degenerativa e sobrepeso tem sido evidenciada. Pré-obesidade e obesidade são fatores de risco associados a uma nutrição inadequada que freqüentemente resulta em distúrbios metabólicos nutricionais, tais como doença arterial coronariana, hipertensão arterial sistêmica, acidente vascular cerebral, *diabetes mellitus* tipo 2, colelitíase, osteoartrite, osteoporose, câncer de mama pós-menopausa, câncer endometrial, esofagite de refluxo, hérnia de hiato e transtornos psicológicos. O aumento de peso médio da população e outras modificações de estilo de vida, tais como ingestão de alimentos mais refinados, com menor teor de fibras, caracterizados por rápida absorção e alta densidade calórica, bem como redução significativa da atividade física, contribuiram para o aumento da incidência de doenças crônico-degenerativas. Em 1999, o *World Health Report* estimou que 78% das doenças não-transmissíveis, ligadas direta ou indiretamente à nutrição, surgem em países subdesenvolvidos ou em desenvolvimento.

Pré-obesidade e obesidade são fatores de risco que podem ser trabalhados com nutrição adequada

Em ambas as situações, a ingestão dietética deficiente ou excessiva, e as alterações do estado nutricional contribuem para aumento da morbimortalidade e do custo de reabilitação do paciente. Dessa forma, a equipe de profissionais ligados à nutrição clínica deve atuar considerando as modificações decorrentes do perfil epidemiológico e nutricional. Os dados resultantes devem ser correlacionados com possíveis situações de risco nutricional, tais como intolerância à glicose, dislipidemias, hipertensão arterial e doença cardiovascular, que atualmente se apresentam associadas com as mudanças socioeconômicas.

A avaliação do estado nutricional, visando à identificação de indivíduos com maior risco, escolha da terapia nutricional adequada, eficácia da intervenção nutricional, prevenção e controle de doenças carenciais e metabólicas, apresenta como objetivos:

A avaliação do estado nutricional deve estar focada nas situações de risco nutricional, tais como intolerância à glicose, dislipidemias, hipertensão arterial e doença cardiovascular, decorrentes do perfil epidemiológico e nutricional vigentes

1. Determinação do bom e desejável estado nutricional.
2. Determinação de indivíduos com maior risco para o desenvolvimento de distúrbios relacionados ao estado nutricional, sendo que, mediante esta identificação, poderiam receber terapia nutricional adequada.
3. Diagnosticar situações de doença nutricional efetiva.
4. Indicar terapia nutricional apropriada.
5. Monitorizar a eficácia de intervenção nutricional, tanto na comunidade como no paciente.
6. Prevenção de doenças carenciais, e atualmente com um foco maior na prevenção e controle de doenças metabólicas e crônico-degenerativas.

MÉTODOS PARA AVALIAÇÃO DO ESTADO NUTRICIONAL

Os métodos utilizados para a avaliação do estado nutricional podem ser considerados tradicionais ou não-tradicionais. Os tradicionais são convencionalmente usados tanto na prática, quanto em estudos epidemiológicos. Os métodos não-tradicionais são caracterizados por sua utilização limitada devido à necessidade de equipamentos de custo elevado e mão-de-obra especializada para sua execução. Estes métodos apresentam maior especificidade e sensibilidade, sendo mais usados por especialistas e em protocolos de pesquisas.

Métodos tradicionais e não-tradicionais

MÉTODOS DE AVALIAÇÃO DO ESTADO NUTRICIONAL

Nesta categoria de avaliação nutricional, seja em pacientes normais e em risco de má nutrição por deficiência ou excesso de nutrientes, o estado nutricional é avaliado por uma abordagem marcadamente individual, baseada em história pregressa (avaliação objetiva global), ingestão alimentar, medidas antropométricas, compartimentos corporais e dados biológicos, constituindo uma avaliação nutricional objetiva e especializada.

Avaliação objetiva global

AVALIAÇÃO SUBJETIVA GLOBAL (ASG)

Este é um método conhecido como sendo subjetivo, entretanto parte de dados objetivos, como por exemplo o peso. Esta avaliação tem sido amplamente utilizada e foi validada ao ser cotejada a outros métodos. Deve ser realizada de forma compacta e permitir, o mais precocemente possível, a triagem de pacientes com maior risco nutricional, em condições ambulatoriais ou enfermaria (Tabela 33.1). O paciente é categorizado, conforme sua história e exame físico, em bem nutrido (A), moderadamente desnutrido ou suspeito de desnutrição (B) e gravemente desnutrido (C). De forma original, Detsky et al. (1987) sugeriram que a classificação final fosse determinada pela avaliação subjetiva do examinador. Entretanto, um resumo de cada categoria da avaliação subjetiva global foi determinado por Ottery (1997) e tem sido muito utilizado por facilitar a pontuação desta avaliação, conforme pode ser observado na tabela 33.2.

Avaliação subjetiva

Na avaliação do estado nutricional, é importante o relato da história social. Esta pode estar relacionada a fatores de risco, tais como condições de moradia, escolaridade, renda familiar, profissão, consumo de bebidas alcoólicas, tabaco e drogas ilícitas, que podem influenciar o estado nutricional.

História social possibilita a observação de fatores de risco que possam interferir na adesão à terapia nutricional proposta

Com relação ao exame físico, os seguintes achados podem ter impacto negativo sobre o estado nutricional: defeitos e/ou alterações na boca, dentes, gengivas, mastigação, deglutição, ossos e pele, além da observação de mudanças no tecido gorduroso subcutâneo, no tecido muscular, edemas e ascite, que são observadas para o somatório de pontos que define a categoria da ASG.

O uso de medicamentos deve ser questionado, pois podem alterar o estado nutricional de diferentes formas, tais como:

O uso de medicamentos pode alterar o estado nutricional

- Diminuição do apetite (furosemida, digitálicos etc.).
- Alteração ou diminuição do paladar (anfetaminas etc.).
- Aumento do apetite (corticosteróides, psicotrópicos etc.).
- Alteração na absorção de nutrientes (antibióticos, anticoncepcionais etc.).

AVALIAÇÃO ALIMENTAR

Os métodos para avaliação de hábitos alimentares são essenciais para a verificação de deficiências e/ou inadequação de vários nutrientes, como zinco, ferro e cálcio em mulheres no período climatérico. Neste contexto, observam-se os padrões usuais de ingestão de alimentos com a utilização de técnicas diversas, sendo a mais comum o recordatório alimentar de 24 horas.

Medida de ingestão alimentar, cálculo da ingestão de nutrientes, adequação dos nutrientes

TABELA 33.1 – Avaliação subjetiva global (ASG).

Selecione a categoria com (x), ou escreva o valor numérico nos lugares indicados

A) História

1. Mudanças de peso
   Perda total nos últimos 6 meses: quantidade = _____ kg % de perda = _____
   Mudanças nas últimas 2 semanas: _____ aumento; _____ inalterado; _____ diminuição
2. Modificações na ingestão alimentar (com relação ao usual)
   _____ sem mudança
   _____ mudança duração: _____ número de semanas
       tipo: _____ subótima; _____ líquida; _____ líquidos hipocalóricos; _____ jejum
3. Sintomas gastrintestinais que persistem por mais de 2 semanas
   _____ nenhum; _____ náuseas; _____ vômitos; _____ diarréia; _____ anorexia
4. Capacidade funcional
   _____ sem disfunção (por exemplo, capacidade total)
   _____ disfunção duração: _____ número de semanas
       tipo: _____ trabalho subótimo; _____ ambulatorial; _____ acamado
5. Doença e demanda metabólica
   Diagnóstico principal (especificar) _____
   Demanda metabólica (estresse): _____ ausente; _____ baixo; _____ moderado; _____ elevado

B) Exame físico (em cada item especificar: 0 = normal; 1 = leve; 2 = moderado; 3 = grave)

_____ perda de gordura subcutânea (peitoral, tricipital)
_____ consumo muscular (quadríceps, deltóide)
_____ edema de tornozelo
_____ edema sacral
_____ ascite

C) Categorias de ASG (selecione uma)

A = bem nutrido
B = moderadamente (ou em risco desnutrido)
C = gravemente desnutrido

Modificado de Detsky et al., 1987.

TABELA 33.2 – Resumo das principais características das categorias da avaliação subjetiva global (ASG) do estado nutricional.

Avaliação subjetiva global

ASG = A	ASG = B	ASG = C
Sem perda de peso ou	Perda de peso entre 5 e 10% nos últimos 6 meses	Sinais óbvios de desnutrição: perda importante de tecido celular subcutâneo e/ou presença de edema
Recuperação recente de peso (não-retenção líquida) e/ou	Sem estabilização ou recuperação do peso nas últimas 2 semanas	Evidências significativas de perda de peso (> 10% do peso habitual, referência de mudança nas roupas etc.)
Melhora na ingestão anteriormente alterada ou	Diminuição nítida da ingestão	Modificações na capacidade funcional (diminuição das atividades físicas cotidianas)
Melhora dos sintomas digestivo/anorexia	Perda moderada de tecido celular subcutâneo	

Adaptada de Ottery, 1997.

Os protocolos de avaliação alimentar devem conter três elementos:

1. Medida da ingestão alimentar, por meio de métodos apropriados para os objetivos a serem estudados.
2. Cálculo da ingestão de nutrientes.
3. Estimativa da adequação destes nutrientes.

A ingestão alimentar, ou avaliação dietética, pode ser mensurada utilizando métodos de avaliação alimentar quantitativos ou qualitativos, dependendo dos objetivos propostos.

Os métodos quantitativos consistem de registros ou recordatórios alimentares designados para medir a quantidade de alimentos individualmente consumidos ao longo do período de um dia.

Recordatório alimentar

Os métodos qualitativos incluem o questionário de freqüência de alimentos e a história alimentar, que são realizados para obter informação retrospectiva sobre o padrão do uso de alimentos, durante um período razoável de tempo. Ao se ter como objetivo a verificação da adequação de nutrientes, alguns pontos devem ser observados (adequação de nutrientes).

Questionário de freqüência de alimentos e história dietética

Avaliação da diversidade alimentar, ingestão de alimentos-fonte de origem animal ou vegetal, porcentagem de energia proveniente de macronutrientes, gorduras saturadas ou insaturadas, seleção dos nutrientes pela sua densidade energética etc.

Outros pontos a serem discutidos são a percepção do entrevistador e a conversão dos dados de ingestão alimentar para a ingestão de nutrientes específicos. As tabelas de composição de alimentos ainda se apresentam incompletas, além da variabilidade bioquímica existente entre o mesmo alimento obtido em vários locais ou colhido em épocas diferentes.

Percepção do entrevistador, conversão dos dados da ingestão alimentar para nutrientes específicos e variabilidade da composição química de alimentos são pontos que precisam de cuidado especial na avaliação da ingestão alimentar

AVALIAÇÃO NUTRICIONAL OBJETIVA

Este tipo de avaliação possibilita que se observe o estado nutricional das pessoas de forma quantitativa, sendo que muitas variáveis devem ser consideradas, para se garantir uma avaliação nutricional fidedigna.

ANTROPOMETRIA: PODEMOS PREDIZER PESSOAS COM MAIOR RISCO NUTRICIONAL POR MEIO DESTE MÉTODO?

A antropometria ou determinação das medidas de dimensão corporal é um método não-invasivo, de baixo custo, reproduzido amplamente e que tem como objetivo medir e caracterizar as dimensões do corpo humano.

A idade deve ser estabelecida, pois as recomendações referentes às medidas antropométricas, bem como os padrões de referência fornecidos pela Nhanes III, 2000, e Who, 1995, são considerados a partir da faixa etária. O gênero constitui, também, um importante fator, pois aceita-se que existam diferenças, tais como acúmulo de gordura visceral na região abdominal para o sexo masculino. Nas mulheres, este acúmulo tende a concentrar-se mais na região gluteofemoral.

É importante salientar que os estudos antropométricos estiveram inicialmente concentrados nas medidas mais convencionais como peso, altura, índice de massa corporal (IMC) e algumas pregas cutâneas. Por muitos anos, a maior preocupação dos profissionais ligados à área de nutrição esteve centrada nas questões relacionadas à restrição nutricional, a subnutrição, em que eram utilizadas pelo organismo reservas nutricionais como a proteína muscular esquelética, a proteína visceral e a gordura. Atualmente, a obtenção e o seguimento de pregas cutâneas centrais, como subescapular, supra-ilíaca, abdominal e as circunferências abdominais (CA) e de quadril (CQ) e sua relação (relação circunferência abdominal/circunferência de quadril – RAQ) são importantes indicadores, respectivamente, de reserva de gordura subcutânea e visceral e podem auxiliar no processo de prevenção e controle de várias doenças.

Avaliação antropométrica deve ser a mais completa possível, pois pode sugerir diferentes condições, tais como consumo de massa muscular e aumento de gordura subcutânea e visceral

É importante ressaltar que as medidas antropométricas a serem realizadas na avaliação nutricional devem respeitar as condições funcionais e metabólicas do paciente e desta forma nem todas as medidas podem ser obtidas em todas as pessoas. Assim, as condições funcionais e metabólicas do indivíduo devem ser respeitadas para a obtenção das medidas antropométricas.

PESO

Estimam-se pelo peso as reservas totais de energia do corpo. Por meio de significativas variações atribuídas ao gênero, estatura, idade e condições socioeconômicas, o peso corporal é freqüentemente usado como um muito bom indicador do estado nutricional e de diferentes condições de morbidade de uma pessoa. Em situações na qual o paciente apresenta limitações para a realização das medidas de peso e altura, as estimativas realizadas por meio de equações podem ser alternativas viáveis. Na tabela 33.3 estão descritas equações de fácil aplicação na prática. Diversas situações são limitantes para se conhecer o peso real de um indivíduo, como por exemplo pela presença de amputações de membros e grandes edemas. Para fazer os ajustes necessários a uma interpretação do peso obtido da forma convencional, podem-se utilizar as tabelas 33.4 e 33.5 que descrevem o valor que será corrigido em cada caso.

TABELA 33.3 – Equações propostas para peso e altura a partir das medidas antropométricas.

Equações para predizer o peso (kg)
$P^a = 0,4808$ (CB) $+ 0,5646$ (CA) $+ 1,3160$ (CP) $- 42,2450$
$P^a = 0,5759$ (CB) $+ 0,5263$ (CA) $+ 1,2452$ (CP) $- 4,8689$ (S) $- 32,9241$
Sexo feminino $P^b = (0,98 \times CB) + (1,27 \times CP) + (0,40 \times DCSE) + (0,87 \times AJ) - 62,35$
Sexo masculino $P^b = (1,73 \times CB) + (0,98 \times CP) + (0,37 \times DCSE) + (1,16 \times AJ) - 81,69$

Equações para altura (cm)
$E^a = 63,525 - 3,237$ (S) $- 0,06904$ (I) $+ 1,293$ (En)
$E^a = 58,694 - 2,9740$ (S) $- 0,0736$ (I) $+ 0,4958$ (CoB) $+ 1,132$ (En)
Sexo feminino $E^c = 84,88 - (0,24 \times I) + (1,83 \times AJ)$
Sexo masculino $E^c = 64,19 - (0,04 \times I) + (0,02 \times AJ)$

[a] Rabito et al., 2006.
[b] Chumlea, 1984 (avaliação realizada em pessoas idosas).
[c] Chumlea, 1988 (avaliação realizada em pessoas idosas).
E = estatura (cm); CB = circunferência do braço (cm); CA = circunferência abdominal (cm); DCSE = dobra cutânea subescapular (mm); Re = resistência (Ω); S = sexo (1 = masculino e 2 = feminino); I = idade (anos); CoB = comprimento do braço (cm); En = meia-envergadura (cm); AJ = altura do joelho (cm).

TABELA 33.4 – Peso estimado para a parte amputada subtraída do peso ideal.

Membro amputado (unilateral)	Peso (%)
Mão	0,8
Antebraço	2,3
Braço até ombro	6,6
Pé	1,7
Perna abaixo do joelho	7,0
Perna acima do joelho	11,0
Perna inteira	18,6

Fonte: Winkler e Lysen, 1993.

TABELA 33.5 – Estimativa de peso com edema.

Edema		Peso (kg)
+	Tornozelo	1
++	Joelho	3-4
+++	Raiz da coxa	5-6
++++	Anasarca	10-12

Fonte: Martins, 2000.

ALTURA

A altura representa o principal indicador do tamanho corporal geral e do comprimento dos ossos. Em condições na qual a altura não pode ser medida da forma convencional, por dificuldades de o indivíduo permanecer em pé ou com problemas na coluna, utiliza-se em adultos jovens a envergadura dos membros superiores na posição em pé ou em decúbito dorsal. Outra forma de avaliação da estatura, para estas situações, é a utilização da medida da altura do joelho. Para a realização desta medida, o paciente deve estar deitado e dobrar o joelho a um ângulo de 90 graus. Verifica-se a medida do calcanhar à superfície anterior da coxa, próxima à patela, por meio de uma régua com escalas. Outra opção para estimar a altura está baseada na meia-envergadura do indivíduo, conforme observado nas tabelas 33.3 e 33.5 (Rabito et al., 2005). Assim como para o peso, existem equações para estimativa da estatura, conforme observado na tabela 33.3.

> Altura é o principal indicador do tamanho corporal geral e do comprimento dos ossos

ÍNDICE DE MASSA CORPORAL (IMC)

A obtenção deste índice consiste em dividir o peso em quilogramas pelo quadrado da altura em metros (Who, 1998). O IMC é uma medida de fácil utilização, simples, prática e de baixo custo; é considerado importante indicador de massa corporal. Correlaciona-se intimamente com a gordura corporal total em adultos e apresenta uma relação linear com a mortalidade. Este índice apresenta algumas limitações, como:

> Índice de massa corporal = kg/m^2

- O IMC não considera a distribuição corporal da gordura, o que atualmente constitui ponto importante como fator de risco cardiovascular emergente dentro da avaliação antropométrica. O IMC não possibilita observar se o indivíduo apresenta a circunferência abdominal aumentada, que é considerada um marcador de risco. A circunferência abdominal acima de 90cm para homens e acima de 80cm para mulheres retrata pontos de corte para o acúmulo de gordura visceral que a caracterizam como um marcador de risco para doença cardiovascular aterosclerótica (DCA). Na prática, isto significa que pacientes com normopeso, de acordo com o IMC, podem apresentar aumento de gordura visceral, conforme os valores observados na circunferência abdominal.
- Relação com a proporcionalidade do corpo: indivíduos com membros inferiores curtos para sua altura apresentaram IMC falsamente aumentado, independentemente da quantidade de gordura corporal.
- Atletas e indivíduos musculosos podem apresentar o IMC nas faixas de sobrepeso. Nesta situação, a realização de outras medidas antropométricas, como pregas cutâneas, circunferências, e a do teste de bioimpedância são necessárias para uma avaliação mais fidedigna.

> Na prática, tanto o IMC como a CA devem ser realizados

A mais recente recomendação para pontos de corte referentes ao IMC, pela OMS, foi realizada em 1998, na qual sua utilização foi preconizada tanto para o diagnóstico de desnutrição, quanto para sobrepeso e obesidade. O uso isolado do IMC como fator discriminatório de obesidade ou magreza tem sido, às vezes, questionado. Em todo caso, os pontos de corte referidos para o IMC (Tabela 33.6) devem ser associados a outros indicadores para a definição do diagnóstico nutricional.

O aumento temporal no IMC pode contribuir para o surgimento de outros fatores de risco cardiovascular, tais como hipertensão arterial, elevação dos níveis glicêmicos, de colesterol e triglicerídeos, além do sobrepeso propriamente.

> O aumento do IMC está associado à elevação de fatores de risco cardiovascular

A medida do peso corporal, por si, não permite a identificação de qual compartimento corporal está alterado, já que o peso se refere à soma de todos os compartimentos corporais. As variações de líquidos corporais, resultantes de edema, ascite, alterações na hidratação corporal, como hiper-hidratação, tratamento com diuréticos e desidratação provenientes de algumas condições patológicas, podem alterar de forma significativa o peso corporal em curtos períodos de tempo. Dessa

Peso em adultos de acordo com o IMC

TABELA 33.6 – Classificação de peso em adultos de acordo com o IMC, conforme classificação da OMS, 1998.

Classificação de peso	IMC (kg/m²)
Magreza grau III (grave)	< 16,0
Magreza grau II (moderada)	16,0-16,9
Magreza grau I (leve)	17,0-18,49
Faixa de normalidade	18,5-24,9
Sobrepeso	≥ 25
Pré-obesidade	25,0-29,9
Obesidade grau I	30,0-34,9
Obesidade grau II	35,0-39,9
Obesidade grau III	≥ 40,0

IMC = índice de massa corporal; OMS = Organização Mundial da Saúde.

forma, algumas situações, como por exemplo o uso intempestivo de diuréticos, podem resultar em falsa "normalização" do IMC em paciente com diferentes níveis de sobrepeso. Portanto, modificações bruscas do peso podem refletir o estado de hidratação.

O IMC não deve ser a única medida antropométrica a ser realizada no paciente hospitalizado

O IMC está associado com maior risco de morbimortalidade em seus dois extremos. Para pacientes hospitalizados, alguns estudos indicam que o IMC, isoladamente, pode não ser um bom indicador do estado nutricional por não distinguir proporções corporais. Neste caso, um paciente de menor peso corporal poderia ser portador de um melhor estado nutricional, em relação àqueles com sobrepeso que podem apresentar desnutrição. De qualquer maneira, o IMC tem uma relação significativa com morbimortalidade, podendo ser utilizado como indicador do estado nutricional em estudos epidemiológicos e em associação com outras medidas antropométricas.

O profissional que realiza a avaliação do estado nutricional deve estar atento à prevenção da obesidade e, conseqüentemente, aos fatores de risco que acompanham esta doença, para tanto o sobrepeso deve ser, preventivamente, observado e trabalhado. Para este fim, alguns aspectos devem considerados:

Outras medidas antropométricas

- Medição de gordura visceral.
- Diferenças substanciais nos percentuais de gordura e massa magra entre indivíduos que apresentem IMC semelhantes, como observado naqueles de países ocidentais e asiáticos. Populações asiáticas parecem apresentar menor quantidade de massa muscular e tecido conjuntivo, o que tem levado à sugestão de menores pontos de corte para sobrepeso e obesidade nestas populações.

PREGAS CUTÂNEAS

Indicação da quantidade de tecido adiposo subcutâneo (cerca de 50% da gordura corporal)

Pregas cutâneas são importantes medidas indicativas da quantidade de tecido adiposo subcutâneo. A gordura subcutânea equivale a aproximadamente 50% da gordura armazenada do corpo e pode indicar de maneira eficiente o conteúdo de gordura corporal total, já que a espessura da gordura é relativamente constante. A validade do método depende da qualidade da técnica de medição, da realização de medidas seriadas e de instrumentos bem calibrados.

A acurácia do método diminui com o sobrepeso, além das limitações provenientes do estado de hidratação do indivíduo. A qualificação do examinador na aplicação do método é ponto relevante para que haja baixa variabilidade intra e interobservador, além da necessidade de um aparelho de boa qualidade e bem calibrado.

A medida da prega cutânea apresenta, portanto, pontos positivos dentro da avaliação nutricional, tais como:

- É uma maneira simples e não-invasiva de determinar a gordura corporal.
- Permite caracterizar a distribuição de gordura subcutânea.

As pregas cutâneas podem ser avaliadas em diferentes localizações, as mais utilizadas na prática são: tríceps, bíceps, subescapular, supra-ilíaca, abdominal e tórax. O somatório de quatro pregas cutâneas (tríceps, bíceps, subescapular e supra-ilíaca) pode garantir boa reprodutibilidade e estimativa da massa total de gordura. Diferentes pregas cutâneas podem ser determinadas e a interpretação poderá ser feita individualmente, comparando-se com valores de referência, como NHANES III, 2000, ou em conjunto.

Recentemente, importantes observações têm sido realizadas sobre a interpretação das pregas cutâneas conforme sua localização, sendo que são consideradas pregas cutâneas centrais a subescapular, supra-ilíaca e abdominal, e periféricas, a tricipital e a bicipital. Pregas centrais parecem apresentar maior associação com fatores de risco cardiovascular do que as cutâneas periféricas.

Pregas cutâneas centrais e periféricas

Pregas cutâneas periféricas e centrais x fatores de risco (FR)

Vários estudos têm apresentado maior preocupação em relacionar a distribuição de gordura corporal e suas possíveis associações a fatores de risco para diferentes doenças. A obesidade, fator de risco reconhecido para inúmeras doenças, apresenta-se relacionada a alterações hormonais que criam um ambiente favorável ao desenvolvimento, por exemplo, de câncer endometrial. Estudos epidemiológicos têm demonstrado importante associação entre excesso de peso, distribuição de gordura corporal, por meio do uso de pregas cutâneas e outras medidas complementares e câncer endometrial, especialmente em mulheres jovens.

Distribuição da gordura corporal e fatores de risco

Associações entre a medida da prega cutânea abdominal e o efeito da obesidade no risco da DCA têm sido evidenciadas. Correlações entre pregas cutâneas centrais e níveis pressóricos foram observadas em estudos, nos quais, em indivíduos do sexo masculino, as pregas centrais apresentaram maior associação. Em estudo epidemiológico recente sobre avaliação da presença de FR para DCA em adultos, as pregas cutâneas foram estudadas em ambos os sexos. Nas mulheres, tanto as pregas cutâneas periféricas quanto as centrais não apresentaram modificação consistente em diferentes faixas etárias ($\leq$ 30 anos até > 50 anos). O mesmo comportamento não ocorreu para indivíduos do sexo masculino, nos quais as pregas cutâneas periféricas não apresentaram variações significativas com o aumento da idade. Em pregas cutâneas centrais, especialmente prega abdominal e subescapular, observou-se incremento constante nas diversas faixas etárias, o que mostra diferenças entre o comportamento do tecido adiposo feminino em relação ao masculino no que se refere a sua localização.

Na prática nutricional, as pregas cutâneas podem ser associadas às alterações bioquímicas relacionadas à doença aterosclerótica, tais como hipercolesterolemia, hipertrigliceridemia e intolerância à glicose. Assim, a avaliação antropométrica não deve restringir-se apenas na obtenção do IMC, especialmente em pacientes que sejam seguidos de forma longitudinal e apresentem IMC sem alterações significativas. Dessa maneira, o IMC pode ser mantido constante ao longo do tempo, enquanto aumentos significativos nas reservas de gordura subcutânea, especialmente nas regiões subescapular e abdominal, possam ocorrer, como mostram as tabelas 33.7 e 33.8.

Associação entre valores de pregas e indicadores bioquímicos

A elevação de pregas cutâneas relaciona-se com o aumento dos níveis de triglicerídeos. O aumento destas pregas difere em relação ao gênero. Em mulheres, o ganho de gordura corporal é mais generalizado, o que ocasiona aumento das pregas periféricas e centrais e nos homens este incremento foi observado apenas nas pregas cutâneas centrais (Tabelas 33.9 e 33.10).

Associações entre pregas cutâneas centrais e alterações do perfil lipídico foram observadas em pacientes com esclerose múltipla, especialmente em relação aos níveis de triglicerídeos, quando comparados a indivíduos saudáveis. Alguns estu-

Colesterol e prega cutânea sexo feminino

TABELA 33.7 – Valores das pregas cutâneas expressos pela média e desvio-padrão, conforme a faixa de colesterol, em trabalhadores do sexo feminino de indústria alimentícia.

Colesterol total (mg/dl) (n)	Pregas				
	Tricipital* (mm)	Bicipital (mm)	Subescapular* (mm)	Supra-ilíaca (mm)	Abdominal (mm)
≤ 150 (95)	21 ± 7	15 ± 7	21 ± 8	19 ± 8	27 ± 11
151 a 200 (26)	18 ± 7	13 ± 6	19 ± 6	17 ± 7	28 ± 12
≥ 201 (13)	25 ± 9	18 ± 7	26 ± 7	23 ± 10	32 ± 13

Fonte: Cassani, 2006.
* ANOVA = P < 0,05; Bonferroni = P < 0,05 entre segunda e terceira faixas de colesterol.
mg/dl = miligramas por decílitro; mm = milimetro.

TABELA 33.8 – Valores das pregas cutâneas expressos pela média e desvio-padrão, conforme a faixa de colesterol, em trabalhadores do sexo masculino de indústria alimentícia.

Colesterol e prega cutânea sexo masculino

Colesterol total (mg/dl) (n)	Pregas				
	Tricipital (mm)	Bicipital (mm)	Subescapular (mm)	Supra-ilíaca (mm)	Abdominal* (mm)
≤ 150 (636)	15 ± 7	11 ± 6	20 ± 7	17 ± 8	29 ± 14
151 a 200 (227)	15 ± 7	11 ± 6	20 ± 8	18 ± 8	32 ± 13
≥ 201 (50)	14 ± 6	11 ± 5	22 ± 7	19 ± 6	35 ± 10

Fonte: Cassani, 2006.
* ANOVA = P < 0,05; Bonferroni = P < 0,05 entre a primeira e terceira faixas de colesterol.
mg/dl = miligramas por decilitro; mm = milimetro.

TABELA 33.9 – Valores das pregas cutâneas expressos pela média e desvio-padrão, conforme a faixa de triglicerídeos, em trabalhadores do sexo feminino de indústria alimentícia.

Triglicerídeos (mg/dl) (n)	Pregas				
	Tricipital* (mm)	Bicipital** (mm)	Subescapular (mm)	Supra-ilíaca*** (mm)	Abdominal§ (mm)
≤ 100 (103)	20 ± 6	14 ± 6	21 ± 8	18 ± 8	26 ± 10
101 a 150 (16)	20 ± 10	15 ± 9	22 ± 8	19 ± 8	30 ± 11
≥ 151 (15)	25 ± 9	20 ± 8	24 ± 8	24 ± 10	35 ± 16

Fonte: Cassani, 2006.
* ANOVA = P < 0,05; Bonferroni = * P < 0,05 entre a primeira e terceira faixas, ** P = 0,02 entre a primeira e terceira faixas, *** P = 0,04 entre a primeira e terceira faixas, § P = 0,009 entre a primeira e terceira faixas de triglicerídeos.
mg/dl = miligramas por decilitro; mm = milimetro.

Pregas e triglicerídeos

TABELA 33.10 – Valores das pregas cutâneas expressos pela média e desvio-padrão, conforme a faixa de triglicerídeos, em trabalhadores do sexo masculino de indústria alimentícia.

Triglicerídeos (mg/dl) (n)	Pregas				
	Tricipital (mm)	Bicipital (mm)	Subescapular (mm)	Supra-ilíaca (mm)	Abdominal* (mm)
≤ 100 (632)	15 ± 7	11 ± 6	20 ± 7	17 ± 8	29 ± 14
101 a 150 (133)	14 ± 7	10 ± 7	19 ± 8	16 ± 8	28 ± 12
151 a 300 (120)	14 ± 7	11 ± 6	21 ± 7	18 ± 8	34 ± 12
≥ 301 (28)	16 ± 7	12 ± 6	22 ± 8	19 ± 7	42 ± 13

Fonte: Cassani, 2006.
* ANOVA = P < 0,001; Bonferroni = P < 0,001 entre a primeira vs. terceira e quarta faixas, segunda vs. terceira e quarta faixas e entre a terceira e quarta faixas.
mg/dl = miligramas por decilitro; mm = milimetro.

dos mostram associação de valores de prega abdominal acima de 20mm e incremento dos níveis de triglicerídeos associado ao ganho de peso. A elevação de pregas cutâneas centrais associa-se ao aumento de gordura visceral, hiperinsulinemia e citocinas inflamatórias, como interleucina-1 e proteína C-reativa, como observado em estudos relacionados à doença auto-imune. Outras doenças que se relacionam a distúrbios hormonais e sistema auto-imune, tais como câncer de colo de útero e lúpus eritematoso, apresentaram relação com o aumento das pregas cutâneas.

A avaliação crítica e a interpretação dos resultados das pregas cutâneas, concomitantemente a outras medidas antropométricas, constituem importante meio de se avaliar a gordura subcutânea e sua distribuição corporal, não apenas em pacientes desnutridos, hospitalizados, submetidos a traumatismo ou portadores de doenças crônicas, mas também na prevenção e controle daqueles com maior risco cardiovascular, pelo incremento da obesidade abdominal, bem como outras doenças metabólicas, tais como hipertensão arterial, intolerância à glicose ou diabetes tipo 2 e dislipidemia. Ao se utilizar somente o IMC, não se teria esta mesma aplicabilidade.

Interpretação das pregas

Como se obter as dimensões das pregas cutâneas?

A obtenção destas medidas deve ser realizada com critério, independentemente do IMC do indivíduo avaliado. Destaca-se a seguir, conforme as normas recomendadas pelo Manual de Procedimentos Antropométricos produzido pelo *National Health and Nutrition Examination Survey* (NHANES) (NHANES III, 2000), como se deve proceder para a obtenção das pregas cutâneas.

Técnicas apropriadas de obtenção das pregas: a importância do treino

Para estas medidas, é necessária a utilização de um compasso, calibrado, normalmente com escala de 0-60mm e pressão constante em 10g/mm². O lado direito do corpo freqüentemente é utilizado para a realização de tais medidas, estando o paciente em pé. No entanto, em pacientes com problemas, por exemplo, ortopédicos, utilizam-se o lado disponível. O importante, nestes casos, é sempre utilizar a mesma posição quando das avaliações futuras. O procedimento para medir a espessura da prega cutânea constitui em segurar firmemente, com o polegar e o indicador de uma das mãos, a dobra de pele e gordura subcutânea na região a ser avaliada, destacando-se o tecido muscular subjacente, seguindo o contorno natural da prega cutânea de gordura. O compasso é, então, aplicado cerca de 1cm abaixo do ponto tomado, entre o ápice e a base da prega cutânea. Ressalta-se que mais importante que uma descrição de uma técnica é seu uso constante e treinamento adequado de quem a usa. Cada medida da prega cutânea deve ser realizada duas vezes, consecutivamente, para melhor fidedignidade dos dados. A leitura do compasso é obtida após alguns segundos da aplicação, com aproximação de 0,5mm. Caso ocorra discrepância maior que 1mm entre as duas medidas, o procedimento deve ser realizado novamente. Alternativamente, com os mesmos cuidados pode-se fazer uma série de medidas, no mínimo 3, e usar a média.

As pregas cutâneas braquiais, quando a doença do paciente permitir, devem ser determinadas com o membro superior completamente relaxado, estendido e ligeiramente afastado do corpo. A prega cutânea do tríceps (Fig. 33.1A) deve ser pinçada na projeção do ponto médio, obtido por fita métrica, entre o processo acromial da escápula e o olécrano, na face posterior do braço e o compasso posicionado transversalmente ao seu eixo longitudinal. A prega cutânea do bíceps (Fig. 33.1B) deve ser obtida na mesma altura da prega cutânea do tríceps, porém na região anterior do braço. Lembrar que em pacientes obesos nem sempre é fácil de se determinar o ponto médio do braço. Nestes casos usar sempre a mesma marcação quando avaliar o mesmo paciente em diferentes ocasiões. A prega cutânea tricipital está associada à reserva de gordura corporal, para tanto é necessário realizar o cálculo de adequação com a medida-padrão para sexo e idade descrita na tabela 33.11.

Pregas cutâneas, tríceps e bíceps

Medidas das pregas cutâneas do tríceps

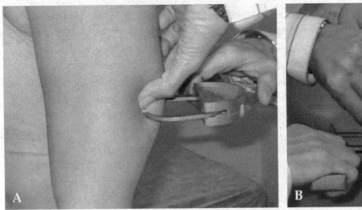

FIGURA 33.1 – Avaliação antropométrica: medida das pregas cutâneas do tríceps (**A**) e bíceps (**B**).

TABELA 33.11 – Valores normais para a prega cutânea tricipital (mm) em percentis, conforme a idade e sexo.

Faixa etária (anos)	Percentil						
	5	10	25	50	75	90	95
Homens
18-24	4,0	5,0	7,0	9,5	14,0	20,0	23,0
25-34	4,5	5,5	8,0	12,0	16,0	21,5	24,0
35-44	5,0	6,0	8,5	12,0	15,5	20,0	23,0
45-54	5,0	6,0	8,0	11,0	15,0	20,0	25,0
55-64	5,0	6,0	8,0	11,0	14,0	18,0	21,5
65-74	4,5	5,5	8,0	11,0	15,0	19,0	22,0
Mulheres
18-24	9,4	11,0	14,0	18,0	24,0	30,0	34,0
25-34	10,5	12,0	16,0	21,0	26,5	33,5	37,0
35-44	12,0	14,0	18,0	23,0	29,5	35,5	39,0
45-54	13,0	15,0	20,0	25,0	30,0	36,0	40,0
55-64	11,0	14,0	19,0	25,0	30,5	35,0	39,0
65-74	11,5	14,0	18,0	23,0	28,0	33,0	36,0

Valores normais da prega tricipital

Pregas cutâneas como indicadores de adiposidade

A obtenção da prega cutânea subescapular (Fig. 33.2) deve ser realizada com o paciente em pé (sempre que possível), curvando o braço para trás, de modo a facilitar o processo de pinçamento. O ponto tomado para a medida desta prega deve localizar-se imediatamente abaixo do ângulo inferior da escápula e o compasso posicionado obliquamente ao eixo longitudinal, tanto em pacientes eutróficos como nos de sobrepeso. A prega supra-ilíaca deve ser determinada no ponto localizado cerca de 1 a 2cm acima da crista ilíaca ântero-superior, na linha axial média. Esta medida deve ser obtida horizontalmente, pinçando a pele e o tecido subcutâneo (Fig. 33.3). A obtenção da prega cutânea abdominal deve ser realizada no ponto localizado 2cm à direita da cicatriz umbilical, na direção do eixo transversal (Fig. 33.4). Os padrões de referência para as medidas de pregas cutâneas podem ser obtidos pelos dados recentes do NHANES III, 2000.

Na realização da avaliação antropométrica, embora a medida das pregas cutâneas em indivíduos com sobrepeso e obesos seja às vezes questionada, ela reflete a gordura subcutânea e é útil, especialmente quando realizada pelo mesmo avaliador e quando se torna parâmetro de referência para si mesma na avaliação nutricional seqüencial deste paciente ou em estudos epidemiológicos. Para pregas cu-

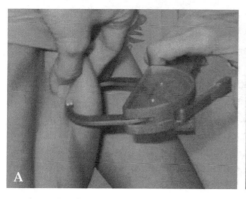 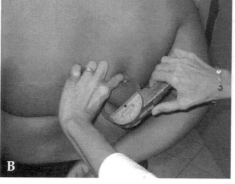

Prega subescapular

FIGURA 33.2 – Avaliação antropométrica: medida da prega cutânea subescapular em paciente eutrófico (**A**) e em obeso (**B**).

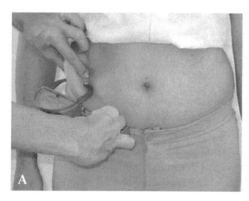 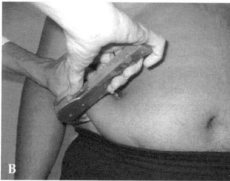

Prega supra-ilíaca

FIGURA 33.3 – Avaliação antropométrica: medida da prega cutânea supra-ilíaca em paciente eutrófico (**A**) e em obeso (**B**).

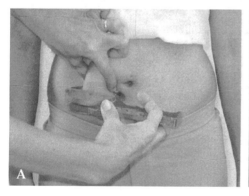 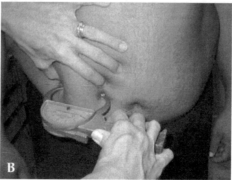

Prega abdominal

FIGURA 33.4 – Avaliação antropométrica: medida da prega cutânea abdominal em paciente eutrófico (**A**) e em obeso (**B**).

tâneas com valores acima de 60mm, o avaliador deve relatar que não foi possível a obtenção desta medida, em função da capacidade limite do aparelho utilizado e que o valor da prega foi maior que 60mm.

CIRCUNFERÊNCIAS CORPORAIS

Essas circunferências podem ser alteradas pela massa de gordura, massa muscular e tamanho ósseo. As mais utilizadas são: circunferência do braço (CB), circunferência muscular do braço (CMB), circunferência abdominal (CA), circunferência do quadril (CQ) e relação circunferência abdominal/circunferência do quadril (RAQ).

Circunferência do braço

Circunferência do braço (CB) e circunferência muscular do braço (CMB)

A circunferência do braço (CB) apresenta ampla utilização na prática nutricional e corresponde à soma das áreas formadas pelos tecido ósseo, muscular e gorduroso do braço. A partir desta fórmula, obtém-se a área muscular do braço (AMB), que representa a área de músculo sem osso. A CMB e a AMB são indicadores antropométricos da massa protéica do músculo esquelético, porém, deve ser considerado que a massa muscular pode ser erroneamente avaliada, pelo fato que a área óssea não pode ser medida pelos métodos antropométricos convencionais. As medidas de CMB e AMB, por serem correlacionadas com a massa muscular total, podem ser úteis no diagnóstico de alterações do estado nutricional protéico. O estado de hidratação do paciente pode influenciar de forma significativa estas medidas.

Estes valores antropométricos podem ser correlacionados, em termos de porcentagem, com os valores de referência sugeridos pelo NHANES III, 2000.

Como se obter a circunferência braquial (CB) e a circunferência muscular do braço (CMB)?

A medida da circunferência braquial deve ser realizada por um mesmo examinador, com treinamento adequado. É uma medida simples, não-invasiva e habitualmente requer medidas seriadas. A CB é realizada obtendo-se o ponto médio entre o acrômio e o olécrano. Juntamente com a medida da prega cutânea do tríceps (PCT), por meio de uma equação matemática, pode ser obtida a CMB, e os padrões de comparação das medidas associados à circunferência do braço estão descritos nas tabelas 33.11 a 33.16.

TABELA 33.12 – Valores de referência para a circunferência do braço (cm) em percentis, conforme idade e sexo.

Percentis	Homens (faixa etária em anos)						Mulheres (faixa etária em anos)					
	18-24	25-34	35-44	45-54	55-64	65-74	18-24	25-34	35-44	45-54	55-64	65-74
5	26,2	27,1	27,8	26,7	25,8	24,8	22,1	23,3	24,1	24,2	24,3	24,0
10	27,2	28,2	28,7	28,1	27,3	26,3	23,0	24,0	25,1	25,6	25,7	25,2
25	28,8	30,0	30,5	30,1	29,6	28,5	24,7	25,6	26,7	27,4	28,0	27,4
50	30,8	31,9	32,6	32,2	31,7	30,7	26,5	27,7	29,0	29,9	30,3	29,9
75	33,1	34,2	34,5	34,2	31,7	32,5	29,0	30,4	31,7	32,8	33,5	32,6
90	35,5	36,2	36,3	36,2	35,5	34,4	31,9	34,2	35,6	36,2	36,7	35,6
95	37,2	37,5	37,4	37,6	36,9	35,5	34,5	36,8	37,8	38,4	38,5	37,3

Fonte: Bishop et al., 1981.

TABELA 33.13 – Valores de referência para a circunferência muscular do braço (cm) em percentis, conforme idade e sexo.

Percentis	Homens (faixa etária em anos)						Mulheres (faixa etária em anos)					
	18-24	25-34	35-44	45-54	55-64	65-74	18-24	25-34	35-44	45-54	55-64	65-74
5	23,5	24,2	25,0	24,0	22,8	22,5	17,7	18,3	18,5	18,8	18,6	18,6
10	24,4	25,3	25,6	24,9	24,4	23,7	18,5	18,9	19,2	19,5	19,5	19,5
25	25,8	26,5	27,1	26,5	26,2	25,3	19,4	20,0	20,6	20,7	20,8	20,8
50	27,2	28,0	28,7	28,1	27,9	26,9	20,6	21,4	22,0	22,2	22,6	22,5
75	28,9	30,0	30,3	29,8	29,6	28,5	22,1	22,9	24,0	24,3	24,4	24,4
90	30,8	31,7	32,1	31,5	31,0	29,9	23,6	24,9	26,1	26,6	26,3	26,5
95	32,3	32,9	33,0	32,6	31,8	30,7	24,9	26,6	27,4	27,8	28,1	28,1

Fonte: Bishop et al., 1981.
Circunferência muscular = CMB = CB − π × PT, todas medidas em cm.

TABELA 33.14 – Valores normais para a área de gordura do braço (mm²) em percentis, conforme idade e sexo.

Faixa etária (anos)	Percentil						
	5	10	25	50	75	90	95
Homens
18-24	594	743	963	1.406	2.231	3.098	3.652
25-34	675	831	1.174	1.752	2.459	3.246	3.786
35-44	703	851	1.310	1.792	2.463	3.098	3.624
45-54	749	922	1.254	1.741	2.359	3.245	3.928
55-64	658	839	1.166	1.645	2.236	2.976	3.466
65-74	573	753	1.122	1.621	2.199	2.876	3.327
Mulheres
18-24	1.046	1.198	1.596	2.166	2.956	4.050	4.896
25-34	1.173	1.399	1.841	2.548	3.512	4.690	5.560
35-44	1.336	1.619	2.158	2.998	3.932	5.093	5.847
45-54	1.459	1.803	2.447	3.244	4.229	5.416	6.140
55-64	1.345	1.879	2.520	3.369	4.360	5.276	6.152
65-74	1.663	1.681	2.266	3.063	3.943	4.914	5.530

Fonte: Frisancho, 1981.
Área do braço = (CB* − [π × DCT])2/4π − (6,5 para mulheres ou 10 para os homens, mm²).
Área de gordura do braço (mm²) = (CB* × DCT)/2 − (π × [DCT]²)/4.
* Valor em mm.

TABELA 33.15 – Valores de referência para a área muscular do braço (mm²) em percentis, conforme idade e sexo.

Faixa etária (anos)	Percentil						
	5	10	25	50	75	90	95
Homens
18-24	4.508	4.777	5.274	5.913	6.660	7.606	8.200
25-34	4.694	4.963	5.541	6.214	7.067	7.847	8.436
35-44	4.844	5.181	5.740	6.490	7.265	8.034	8.488
45-54	4.546	4.946	5.589	6.297	7.142	7.918	8.458
55-64	4.422	4.783	5.381	6.144	6.919	7.670	8.149
65-74	3.973	4.411	5.031	5.716	6.432	7.074	7.453
Mulheres
18-24	2.538	2.728	3.026	3.406	3.877	4.439	4.940
25-34	2.661	2.826	3.148	3.573	4.138	4.806	5.541
35-44	2.750	2.948	3.359	3.783	4.428	5.240	5.877
45-54	2.784	2.956	3.378	3.858	4.520	5.375	5.964
55-64	2.784	3.063	3.477	4.045	4.750	5.632	6.247
65-74	2.737	3.018	3.444	4.019	4.739	5.566	6.214

Fonte: Bishop et al., 1981.
Área do braço = (CB* − [π × DCT])²/4π − (6,5 para mulheres ou 10 para os homens, mm²).
* Valor em mm.

TABELA 33.16 – Área muscular do braço (AMB) (mm²)..

Faixa etária (anos)	Percentil						
	5	10	25	50	75	90	95
Homens								
18-24	26,2	27,2	28,8	30,8	33,1	35,5	37,2
25-34	27,1	28,2	30,0	31,9	34,2	36,2	37,5
35-44	27,8	28,7	30,5	32,6	34,5	36,3	37,4
45-54	26,7	28,1	30,1	32,2	34,2	36,2	37,6
55-64	25,8	27,3	29,6	31,7	33,6	35,5	36,9
65-74	24,8	26,3	28,5	30,7	32,5	34,4	35,5
Mulheres								
18-24	22,1	23,0	24,7	26,5	29,0	31,9	34,5
25-34	23,3	24,0	25,6	27,7	30,4	34,2	36,8
35-44	24,1	25,1	26,7	29,0	31,7	35,6	37,8
45-54	24,2	25,6	27,4	29,9	32,8	36,2	38,4
55-64	24,3	25,7	28,0	30,3	33,5	36,7	38,5
65-74	24,0	25,2	27,4	29,9	32,6	35,6	37,3

Fonte: Frisancho, 1981.
Área do braço = $(CB^* - [\pi \times DCT])^2/4\pi$ – (6,5 para mulheres ou 10 para os homens, mm²).
Área de gordura do braço (mm²) = $(CB^* \times DCT)/2 - (\pi \times [DCT]^2)/4$.
* Valor em mm.

Circunferência abdominal (CA), circunferência de quadril (CQ) e relação circunferências abdominal e do quadril (RAQ)

A medida da circunferência abdominal associa-se à presença de fatores de risco cardiovascular

A obesidade abdominal, central ou visceral, pode ser classificada clinicamente tanto pela relação entre as medidas das circunferências abdominal e do quadril (RAQ) como pela abdominal isoladamente. A medida da circunferência abdominal (CA) é de fácil e rápida obtenção, não associada com a altura, e correlaciona-se intimamente com o IMC e a gordura corporal total. Associa-se com a presença de fatores de risco para DCA de forma independente do IMC, e alterações em seus valores refletem em modificações nos FRs cardiovasculares.

A CA apresenta uma relação mais estreita com gordura visceral do que a RAQ. A RAQ é útil para mostrar a diferença entre obesidade ginecóide e andróide. Em pacientes idosos, a RAQ mostra melhor correlação com eventos cardiovasculares do que a CA, especialmente em mulheres após os 60 anos de idade.

A circunferência de quadril (CQ), em associação com a circunferência abdominal, tem mostrado um efeito protetor sobre os FRs cardiovasculares, por apresentar maior quantidade de musculatura e, dessa forma, permitir melhor tolerância à glicose nos indivíduos com maior CQ.

Valores de referência para CA (IDF, 2005)

A CA apresenta valores de referência de acordo com a OMS (1998). Para mulheres, acima de 80cm identifica-se risco aumentado para a presença de alterações metabólicas e acima de 88cm este risco torna-se mais elevado. Para os indivíduos do sexo masculino, o ponto de corte seria acima de 94cm, acima de 102cm este risco estaria aumentado. De acordo com a *International Diabetes Federation* (2005), os valores de referência para a CA seriam para homens europeus ≥ 94cm e para mulheres européias ≥ 80cm, com valores específicos para outros grupos de acordo com a etnia, conforme observado na tabela 33.17.

Como se obter as circunferências abdominal, de quadril e a relação da circunferência abdominal/circunferência do quadril?

Na prática: como medir?

As circunferências abdominais e de quadril devem ser obtidas com fita métrica inextensível. O examinador deve estar posicionado em frente ao paciente avalia-

TABELA 33.17 – Valores específicos de acordo com a etnia para a circunferência abdominal.

País/grupo étnico	Circunferência abdominal (cm) (como medida de obesidade central)	
Europeus	Masculino	≥ 94
	Feminino	≥ 80
Sul-asiáticos	Masculino	≥ 90
	Feminino	≥ 80
Chineses	Masculino	≥ 90
	Feminino	≥ 80
Japoneses	Masculino	≥ 85
	Feminino	≥ 80
América do Sul e Central	Usam-se recomendações sul-asiáticas até mais dados específicos serem avaliados.	
Africanos Sub-Saara	Usam-se recomendações européias até mais dados específicos serem avaliados.	
Oeste do Mediterrâneo e populações árabes	Usam-se recomendações européias até mais dados específicos serem avaliados.	

Fonte: IDF, 2005.
CA = circunferência abdominal (cm); IDF = *International Diabetes Federation*.
* Em futuros estudos epidemiológicos de populações de origem européia, a prevalência deve ser fornecida usando ambos os pontos de corte, europeus e norte-americanos, para que melhores comparações sejam obtidas.
Para a RAQ, os valores ≥ 1,0 para homens e ≥ 0,8 para mulheres seriam indicativos de obesidade abdominal e, conseqüentemente, risco aumentado de doenças crônicas não-transmissíveis.

Valores específicos de acordo com a etnia

do, que deve permanecer em pé, com os membros superiores ligeiramente afastados do corpo e com os pés unidos, conforme as normas previamente descritas pelo NHANES (2000) e IDF (2005). A circunferência abdominal é medida com a fita métrica posicionada no ponto médio entre a crista ilíaca e o rebordo costal inferior. O abdome deve estar relaxado ao final da expiração. Em literatura mais recente, o IDF (2005) recomenda que a fita métrica deva estar situada em cima da cicatriz umbilical (Fig. 33.5). A escolha da melhor metodologia para a obtenção da circunferência abdominal ainda permanece controversa, entretanto, sugerimos aqui a recomendação feita pela IDF (2005).

A circunferência do quadril é definida como a maior circunferência entre a cintura e os joelhos, medida na altura dos pontos trocantéricos (direito e esquerdo) passando pela proeminência glútea. A figura 33.6 ilustra o procedimento.

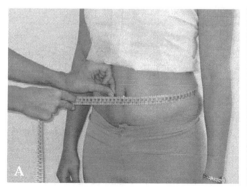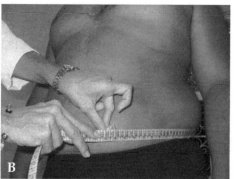

Circunferência abdominal

FIGURA 33.5 – Avaliação antropométrica: medida da circunferência abdominal em paciente eutrófico (**A**) e em obeso (**B**).

Circunferência de quadril

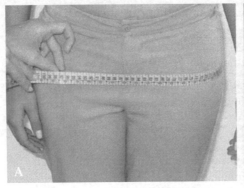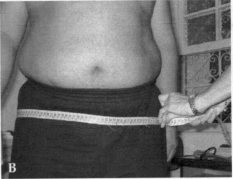

FIGURA 33.6 – Avaliação antropométrica: medida da circunferência de quadril em paciente eutrófico (**A**) e obeso (**B**).

Circunferência abdominal, relação circunferência abdominal/circunferência de quadril e fatores de risco

Gordura visceral

A CA reflete de forma reconhecida a gordura visceral. A avaliação nutricional apresenta um papel importante na identificação de indivíduos com possibilidade de serem portadores de alterações metabólicas (HDL-colesterol baixo, elevação do LDL-colesterol e triglicerídeos). Valores de circunferência abdominal superiores a 102cm e 88cm, respectivamente, para homens e mulheres, mostraram que a prevalência de FR para DCA, tais como presença de resistência à insulina, diabetes e hipertensão arterial, era duas a três vezes maior do que a observada na população geral. No procedimento da avaliação antropométrica, a medição da CA deve ser acompanhada da realização do IMC e da RAQ, pelo fato de que alguns indivíduos podem apresentar perfil metabólico relativamente adequado para FR mesmo na presença de excesso de peso, enquanto outros com menor excesso de peso mas com CA elevada eram caracterizados por complicações metabólicas, com risco aumentado para diabetes tipo 2 e DCA.

Na prática, deve-se salientar a importância de uma avaliação nutricional mais precisa, na qual o examinador esteja atento não só ao peso e à altura, mas a outras medidas antropométricas que possam caracterizar pessoas com maior risco nutricional. Em estudo epidemiológico realizado em indústria alimentícia para avaliação de FR para doença aterosclerótica, a CA e RAQ aumentaram de forma significativa conforme a idade, especialmente nos homens. A pressão arterial apresentou correlação significativa com a CA, principalmente para os indivíduos do sexo masculino, conforme se pode observar na tabela 33.18.

TABELA 33.18 – Valores médios de pressão arterial sistólica e diastólica e percentual de trabalhadores com PA alterada, nas diversas categorias de CA, em trabalhadores do sexo masculino de indústria alimentícia.

Categoria de CA (n)	PAS* (mmHg)	PAD** (mmHg)	Indivíduos com PA alterada (%)
I (523)	126 ± 14	76 ± 11	39
II (223)	133 ± 16	81 ± 12	58
III (167)	137 ± 15	86 ± 11	70

Fonte: Cassani RSL, 2006.
* ANOVA = $P < 0,001$; Bonferroni = $P < 0,001$ entre I e II e entre I e III; $P = 0,01$ entre II e III.
** ANOVA = $P < 0,001$; Bonferroni = $P < 0,001$ entre todas as categorias.
CA = circunferência abdominal; PAS = pressão arterial sistólica; PAD = pressão arterial diastólica; PA = pressão arterial; mm/Hg = milímetros de mercúrio.

Circunferência abdominal e eventos cardiovasculares

Os valores referentes às categorias de CA, conforme o risco para eventos cardiovasculares utilizados na tabela 33.17, foram: I – < 94cm; II – 94 a 101cm; III – ≥ 102cm.

APLICAÇÃO PRÁTICA DA AVALIAÇÃO ANTROPOMÉTRICA NO CONTROLE E PREVENÇÃO DO RISCO CARDIOVASCULAR

Estudos epidemiológicos em indivíduos de diferentes faixas etárias e em ambos os gêneros são importantes para caracterizar situações de risco. Mediante estes estudos, a avaliação nutroclínica pode estabelecer protocolos de atendimentos que possibilitem a triagem de pessoas com risco nutricional. Na prática, profissionais relacionados à área de nutrição devem estabelecer associações entre medidas antropométricas e possíveis alterações metabólicas nutricionais caracterizadas posteriormente pelos exames bioquímicos.

Risco cardiovascular

A avaliação antropométrica seqüencial, seja do ponto de vista epidemiológico seja na prática nutroclínica pode representar um relevante papel na prevenção e controle de diferentes FR cardiovascular que freqüentemente aparecem agrupados. Esta condição apresenta-se diretamente relacionada a comportamentos alimentares inadequados observados atualmente. Desta forma, a esta constelação de FR cardiovasculares denomina-se síndrome metabólica (SM). Entretanto, esta síndrome inicia-se pela inadequação nutricional vigente do processo de transição nutricional encontrado na população e as alterações metabólicas são decorrentes desta inadequação. Indivíduos com esta síndrome apresentam maior probabilidade em desenvolver doença cardiovascular aterosclerótica. A CA tem sido considerada como um marcador para a SM. Recentemente, tem sido observada a diminuição da ingestão de gorduras saturadas, concomitantemente a um aumento da ingestão de carboidratos de alto índice glicêmico (IG), o que tem sido retratado como uma das causas de resposta inadequada de insulina. A facilidade de acesso a estes alimentos, bem como a praticidade em seu preparo, dificuldade em se conciliar refeições fracionadas e adequadas em fibras e fitoquímicos antioxidantes, além do sedentarismo, têm contribuído para o aparecimento de inúmeros distúrbios metabólicos, com aumento de adiposidade visceral, como uma característica marcadamente presente.

Síndrome metabólica

A aplicação prática da avaliação nutricional no controle e prevenção do risco cardiovascular está relacionada ao conhecimento de alterações fisiológicas e metabólicas. A ingestão alimentar inadequada, associada às condições genéticas favoráveis do indivíduo, estimula a produção de insulina na forma de picos que caracterizam uma condição denominada hiperinsulinemia, que, por sua vez, altera o sistema renina-angiotensina e modifica a absorção de sódio pelo organismo. Esta alteração metabólica leva à vasoconstrição, que por sua vez causa a elevação dos níveis pressóricos. Concomitantemente a esta questão, o excesso de insulina na corrente sangüínea aumenta a produção de ácidos graxos pelo fígado e musculatura esquelética, o que caracteriza o aparecimento da dislipidemia, conforme se observa na figura 33.7. A hiperinsulinemia acarreta elevação do tecido adiposo visceral, promovendo o aumento na produção de citocinas inflamatórias (proteína C-reativa, fator de necrose tumoral –TNF, resistina) e redução de citocinas antiinflamatórias (adiponectina), o que eleva o risco cardiovascular. Toda esta cadeia de alterações metabólicas leva à diminuição do óxido nítrico, o que aumenta ainda mais a resistência à insulina. A microalbuminúria, a hiper-homocisteinemia e a hiperuricemia freqüentemente se encontram concomitantes. Assim, a aplicabilidade da avaliação nutricional está em reconhecer, por meio das medidas antropométricas realizadas, indivíduos mais suscetíveis a estas alterações metabólicas descritas, o que possibilitaria a prevenção e controle da doença cardiovascular.

Insulina

Homocisteína, ácido úrico

CA, CQ, RAQ, IMC E SUAS PECULIARIDADES EM IDOSOS

Dados recentes confirmam o baixo peso como um importante fator de risco para a mortalidade em idosos, mesmo quando avaliado naqueles com IMC entre 18,5 e 24,9kg/m². O aumento da mortalidade com menores valores de IMC associa-se com o fato de o IMC não ser o melhor marcador de adiposidade, pois reflete a quantidade de massa gorda e também de massa magra e ambas apresentam associações diferentes na saúde e na longevidade.

Fator de risco em idosos

Alterações metabólicas decorrentes da inadequação nutricional

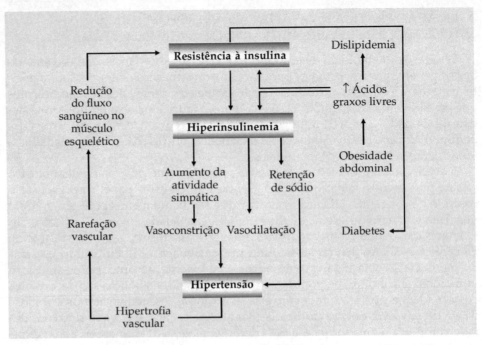

FIGURA 33.7 – Alterações metabólicas decorrentes da inadequação nutricional.

Associação de RAQ e CA e doença cardiovascular em idosos

A RAQ pode indicar um melhor parâmetro de massa de gordura que o IMC em idosos, o que refletiria da melhor forma a associação do incremento da gordura corporal na mortalidade desta faixa etária da população. Em idosos, a CA tem sido relacionada mais com gordura total do que com gordura abdominal, e diante disto é menos associada à mortalidade em idosos. Poucos estudos mostraram a associação de RAQ e CA e doença cardiovascular em idosos. Entretanto, os dados obtidos pelo *Iowa Women's Health Study* em mulheres de 55 a 69 anos mostraram que a RAQ foi observada como precursora preditora de doença cardiovascular. Portanto, a RAQ pode ser uma medida importante, como um parâmetro de distribuição de gordura central na verificação de risco entre idosas em relação à mortalidade total, o que constitui uma peculiaridade para esta faixa etária, embora se deva considerar a variabilidade e a heterogeneidade existentes no processo de envelhecimento.

CIRCUNFERÊNCIA DA PANTURRILHA

Fornece a medida mais sensível para a medida da massa muscular do idoso, sendo superior à CB, embora os valores nos idosos estejam sujeitos a alterações metabólicas. Valores de referência podem ser obtidos no NHANES III, 2000.

CONSIDERAÇÕES FINAIS

Prevenção

Cabe aos profissionais relacionados à nutrição e à nutrologia utilizarem a avaliação nutricional, não somente como um procedimento de prevenção para situações de risco nutricional, mas também para a triagem de indivíduos ou grupos populacionais que apresentem alteração do perfil alimentar. Para tais finalidades, a avaliação do estado nutricional necessita do conjunto de diferentes indicadores, o que permitirá um rastreamento significativo da situação nutricional: história dietética, antecedentes, antropometria, exame físico (nutrólogo) e dados laboratoriais.

O maior desafio da avaliação do estado nutricional está em fornecer subsídios para garantir a integridade e a preservação da saúde, estabelecendo-se um plano alimentar que garanta uma ingestão adequada dos nutrientes necessários, estabelecidos pelas DRIs, aliado a seguridade alimentar, equilíbrio físico e psíquico da pessoa ou dos grupos populacionais em questão.

AGORA VOCÊ JÁ DEVE SABER

- Avaliação subjetiva global é um método de avaliação do estado nutricional que se baseia em dados "objetivos", como por exemplo, alterações de peso.
- Os protocolos de avaliação dietética alimentar devem apresentar três elementos: medida de ingestão alimentar, cálculo da ingestão de nutrientes e estimativa de adequação desses nutrientes.
- A avaliação nutricional objetiva possibilita que se observe o estado nutricional de uma pessoa de forma quantitativa; e para este fim utiliza-se a antropometria.
- A antropometria é uma ferramenta de avaliação do estado nutricional que possibilita predizer indivíduos com maior suscetibilidade de risco nutricional para doenças metabólicas nutricionais, por inadequação na ingestão alimentar, *absorção, metabolismo, incorporação de tecidos, excreção* ou pela presença de doenças de base.

QUESTÕES PARA REFLEXÃO

1. O IMC deve ser utilizado como indicador exclusivo na avaliação do estado nutricional? Justifique sua resposta?
2. As pregas cutâneas são medidas simples e não-invasivas. Na prática, elas podem sugerir a presença de alterações metabólicas? Cite algumas situações.
3. Por que a circunferência abdominal é considerada um marcador importante na avaliação antropométrica?
4. Quais circunferências corporais se relacionam às alterações do estado nutricional prático? Quais situações podem alterar a avaliação destas medidas?

APLICANDO O QUE VOCÊ APRENDEU

- Relacione a importância da avaliação nutricional com a predição de indivíduos com maior risco de doenças nutricionais e metabólicas, tanto em situações de carência como em situações de excesso. Cite exemplos.

BIBLIOGRAFIA UTILIZADA PARA EDIÇÃO DO TEXTO

■ Bosy-Westphal A et al. Value of body fat mass vs anthropometric obesity índices in the assessment of metabolic risks factors. Int J Obes 2005;1(2):1-9. ■ Cassani RSL et al. Medidas antropométricas e sua correlação com fatores de risco coronariano em adultos saudáveis do sexo masculino. Existe alguma melhor? Rev Soc Cardiol S Paulo 2004;14(Suppl. B):84. ■ Cassani RSL et al. Circunferência abdominal como marcador da presença de alterações clínico-laboratoriais indicativas de risco cardiovascular. Estudo epidemiológico. Rev Soc Cardiol S Paulo 2005;15(Suppl. B):132. ■ Cassani RSL et al. Prevalência de síndrome metabólica em industriários. Quais os principais marcadores? Rev Soc Cardiol S Paulo 2006;16(Suppl. B):134. ■ Caterina RE et al. Nutritional mechanisms that influence cardiovascular disease. Am J Clin Nutr 2006;83(2):421S-6S. ■ Grundy SM et al. Diagnosis and management of the metabolic syndrome. Circulation 2005;112(2):1-18. ■ Kawakami N et al. Job stain, worksite support and nutrient intake among employed Japanese men and women. J Epidemiol 2006;(2):79-89. ■ Kim J et al. Skinfold thickness, body mass index, and fatal coronary heart disease: 30 year follow up of the Northwick Park heart study. J Epidemiol Community Health 2006;60(2):275-9. ■ NHANES III. National Health and Nutrition Examination Survey (NHANES III), 2000. National Center for Health Statistics. Disponível em: < http://www.cdc.gov/nchs/data/nhanes/nhanes-01-2/body-measures-year-3pdf. Acessado em: 10 jul. 2007. ■ Vannucchi H et al. Avaliação do estado nutricional. Medicina 1996;29(1):5-18. ■ Zhu S et al. Waist circumference and obesity associated risk factors among whites in third National Health and Nutrition Examination Survey: clinical action thresholds. Am J Clin Nutr 2002;76(2):743-9.

LEITURAS ADICIONAIS

- Detsky AS et al. Predicting nutrition-associated complications for patients under-going gastrintestinal surgery. JPEN 1987;11:440-6.
- Frisancho R. New norms of upper limb fat and muscle areas of assessment of nutritional status. Am J Clin Nutr 1981;34(2):2540-45.
- IDF. International Diabetes Federation. The IDF consensus worldwide definition of the metabolic syndrome. Disponível em: < http://www.idf.org/. Acessado em: 10 julho de 2007.
- Martins C, Cardoso SP. Terapia nutricional enteral e parenteral: manual de rotinas técnicas. Curitiba: Nutroclínica; 2000
- Ottery FD. Nutritional oncology: a proactive, integrated approach to the câncer patient. In: Shikora SA, Blackburn GL (eds.). Nutrition Support: Theory and Therapeutics. New York: Champman & Hall; 1997. p 395-409.
- SBC. Sociedade Brasileira de Cardiologia. Disponível em: < http://www.prevencao.cardiol.br/campanhas/coracoesdobrasil/atlas/default.asp. Acessado em: 10 de julho de 2007.
- WHO. Obesity: Preventing and managing the global epidemic. Report of a WHO. Consultation on obesity. Geneva: World Health Organization; 1998.
- WHO. The World Health Report. Making a difference. Geneva: World Health Organization; 1999.
- WHO. World Health Organization. Physical status: The use and interpretation of antropometry. Report of a WHO Expert Committee. Geneva: World Health Organization; 1995.
- Winkler MF, Lynsen LK. Suggested guidelines for nutrition and metabolic management of adult patients receiving nutrition support. 2nd ed. Chicago: American Dietetic Association; 1993.

FOCUS

TRANSIÇÃO NUTRICIONAL E AVALIAÇÃO DO ESTADO NUTRICIONAL

O excesso de consumo de alimentos, especialmente carboidratos de rápida absorção e alta densidade calórica, pobres em fibras e ricos em gorduras *trans*, bem como a elevação progressiva do sedentarismo encontrado na população como um todo, inclusive em faixas etárias mais jovens (crianças e adolescentes), estabelece condições favoráveis para o aumento de peso e conseqüentemente elevação da CA e demais fatores de risco cardiovascular. Diante de tal situação, encontramo-nos em um momento de transição nutricional, em que, mesmo em populações mais carentes, a presença do sobrepeso é amplamente encontrada e isto não descaracteriza um processo de desnutrição, pois freqüentemente essas pessoas apresentam excesso de gordura corporal, especialmente abdominal, acompanhada de deficiência de ferro, zinco e outros micronutrientes, fundamentais à manutenção da saúde. Estamos perante uma condição caracterizada por desequilíbrio nutricional, no qual encontramos a desnutrição em determinadas camadas populacionais, cuja carência nutricional vem de um problema crônico: condição socioeconômica precária, bem como educação nutricional deficiente, moradia inadequada, saneamento básico inexistente. Como resolver esta questão? Obviamente, este extrato da população é mais suscetível a infecções, hospitalização e maior tempo de internação, bem como co-morbidades. A avaliação nutricional é então realizada procurando indicadores do diagnóstico nutricional, mas a problemática social permanece. O mesmo ocorre para o outro extremo nutricional. O sobrepeso e a obesidade caracterizam uma epidemia. Hábitos alimentares inadequados com um estilo de vida marcado por falta de tempo, sedentarismo, alimentos refinados, nutricionalmente pobres e dificuldade em se estabelecer uma qualidade alimentar adequada. Novamente, a avaliação nutricional é realizada. E além de estabelecermos um diagnóstico nutricional com conhecimento das alterações metabólicas e fisiológicas presentes no processo, precisaremos ir mais além à nutrição clínica. Existe a necessidade emergencial de um processo de reeducação nutricional, cercado de ações educativas para os variados segmentos da população, e com certeza está aí um dos maiores pontos críticos da nutrição clínica. Cabe aos profissionais da área estabelecer formas de que a avaliação e a educação nutricional sejam realizadas em diferentes focos de atendimentos, rede pública e privada, em diferentes faixas etárias e condições socioeconômicas. A avaliação nutricional, em seus diferentes métodos, contribui para a predição de indivíduos com maior risco nutricional, seja pela deficiência de nutrientes, seja, também atualmente, pelo excesso. Os métodos objetivos de avaliação nutricional são ferramentas seguras para que se inicie o tratamento adequado de um indivíduo ou de grupos populacionais em questão. A antropometria fornece medidas que atuam como marcadores para o desenvolvimento de alterações metabólicas, tais como hipertensão arterial, hiperglicemia, dislipidemia, hiperuricemia, entre outras, independentemente do peso ou IMC encontrado, efetivamente, em populações jovens. A anamnese alimentar, por meio de recordatórios e questionários de freqüência, tem demonstrado em estudos nacionais, tais como o IBGE (2004), resultados importantes sobre a participação dos macronutrientes na dieta, na qual 60% das calorias totais foram provenientes de carboidratos, 13% de proteínas e 28% de lipídios, o que sugere adequação da dieta em relação às recomendações nutricionais. Foi observada uma proporção de mais de 50% de proteínas de origem animal, com maior valor biológico e uma quantidade de ácidos graxos saturados próximo ao inferior do limite máximo recomendado (< 10% das calorias totais). O ponto de desequilíbrio evidenciado neste estudo foi a observação de um excesso relativo da fração sacarose dos carboidratos, 14% das calorias totais, sendo que o máximo seria de 10%. O Brasil é um País de grande extensão e de importantes diferenças regionais, entretanto, entre os meios rurais e urbanos, observou-se semelhança no que se refere ao teor de proteínas da dieta, porém, com diferenças significativas em relação às quantidades de carboidratos e lipídios. O processo de transição que se tem verificado mostra que a substituição de calorias de carboidratos por calorias lipídicas no meio urbano não decorreu pela redução do consumo de açúcar, mas pela diminuição do consumo de outras fontes de carboidratos. Nas regiões economicamente mais desenvolvidas, e com maior renda, observou-se consumo inadequado de frutas e hortaliças, ingestão excessiva de carboidratos de rápida absorção e de gorduras em geral, especialmente saturadas e *trans*. Em contraponto, estudos atuais têm mostrado que mudanças de estilo de vida, especialmente as modificações dietéticas, apresentam importante papel no controle e na redução da mortalidade por doenças cardiovasculares, o que intensifica a necessidade de profissionais ligados à nutrição utilizarem diferentes conceitos relacionados a avaliação do estado nutricional, DRIs e de segurança alimentar em sua prática, para a mesma finalidade, ou seja, garantir a integridade e preservação do estado nutricional, estabelecendo-se um plano alimentar que garanta uma ingestão adequada das necessidades nutricionais, aliado a seguridade alimentar, equilíbrio físico e psíquico do indivíduo ou dos grupos populacionais em questão.

Vannucchi H, Unamuno MRL, Marchini JS. Avaliação do estado nutricional. Medicina 1996;29(1):5-18.

Avaliando seus conhecimentos

- O que são radicais livres e estresse oxidativo?
- Defina o que são antioxidantes.
- Qual o papel do estresse oxidativo na etiologia das doenças crônicas?
- Quais são os principais exemplos de fontes alimentares de antioxidantes?
- Que tipo de dieta teria maiores quantidades de vitaminas antioxidantes?
- Explique a relação entre homocisteína, folato e doenças cardiovasculares.
- Cite os principais efeitos benéficos da niacina em pacientes com DAC.
- Escolha um nutriente antioxidante relacionado com as doenças neurológicas (doença de Parkinson e doença de Alzheimer) e discuta quais seriam as vantagens de sua utilização nestas doenças.

CAPÍTULO 34

Antioxidantes, Vitaminas e Dietas

Fernanda Rodrigues de Oliveira Penaforte
Alceu Afonso Jordão Júnior
Paula Garcia Chiarello

Há evidências científicas que mostram que dieta rica em frutas e vegetais pode proteger contra uma série de doenças, entre elas as cardiovasculares, câncer e outras doenças crônicas. Estudos de compostos bioativos presentes nas frutas e vegetais podem ser realizados em culturas de células ou em modelos animais, buscando o entendimento do modo de ação de determinada substância. Estudos em humanos geralmente mostram a influência de um padrão dietético, ou de um estilo de vida, sobre o risco ou a melhora do estado em relação às doenças crônicas. Entre os principais mecanismos de ação dos vegetais e frutas na prevenção e tratamento de doenças podemos citar atividade antioxidante, detoxificação de enzimas, estimulação do sistema imune, diminuição do colesterol e da pressão arterial, e atividade antibacteriana e antiviral. Apesar do crescente uso de suplementos vitamínicos, auxiliado pela noção geral e equivocada de que vitaminas são substâncias inofensivas, mesmo em altas doses, não há evidências científicas consistentes que possam embasar a prescrição de algumas vitaminas, tanto na prevenção quanto no tratamento de certas doenças. Há muita produção científica sobre as associações de vitaminas e suplementos de vitaminas com prevenção de doenças, mas ainda assim não há consenso sobre sua segurança e eficácia. Neste capítulo trataremos da atuação das vitaminas na prevenção e tratamento de algumas doenças, discutindo quais as melhores fontes, doses, usos e segurança, conforme evidências científicas mais recentes.

O estresse oxidativo

Um número considerável de trabalhos científicos relaciona as reações de oxidação como iniciais em um processo que pode culminar na criação de um ambiente dominado pelo chamado estresse oxidativo, quando a quantidade de reações oxidativas ultrapassa a capacidade de defesa antioxidante de nosso organismo e danos em moléculas importantes como o DNA, proteínas e lipídios de membranas celulares, entre outras, são inevitáveis. Radicais livres são substâncias extremamente instáveis e de vida muito curta, que iniciam reações oxidativas em cascata, terminadas apenas com a presença e atividade de substâncias antioxidantes.

A mídia leiga e a indústria farmacêutica às vezes se utilizam de resultados de trabalhos científicos, alguns mal conduzidos e de credibilidade duvidosa, para criarem notícias e venderem seus produtos, inescrupulosamente assumindo a "verdade" de que suplementos vitamínicos em doses muito acima do necessário são essenciais para completar dietas cada vez mais incompletas, fornecendo proteção adicional para prevenção de doenças e retardo do envelhecimento.

De fato, evidências epidemiológicas e laboratoriais indicam que o estresse oxidativo causado por radicais livres é importante na gênese de muitas doenças e no envelhecimento. Também está sedimentado o fato de que dietas equilibradas nutricionalmente e ricas em antioxidantes protegem contra as doenças crônicas, incluindo muitos tipos de câncer e doenças cardiovasculares. Resta ser provado que vitaminas antioxidantes em cápsulas oferecem o mesmo nível de proteção fornecido por dietas ricas em frutas e vegetais.

Radical livre

O radical livre é um átomo ou molécula que contém um ou mais elétrons não-pareados. A presença deste elétron não-pareado altera a reatividade química do átomo ou molécula, tornando-os mais reativos que as espécies não-radicais (com os elétrons pareados). Um radical livre é capaz de existir independentemente. Estas espécies apresentam, em geral, uma grande instabilidade, têm uma vida muito curta e reagem rapidamente com diversos compostos e podem atacar alvos celulares. A natureza autocatalítica das reações com radicais livres é o fator mais importante na deterioração oxidativa de substratos orgânicos.

Radicais livres são espécies químicas altamente instáveis e reativas que geram reações oxidativas em cadeia

Por definição, uma substância antioxidante é aquela capaz de inibir a oxidação, ou então é qualquer substância que, mesmo presente em baixa concentração comparada ao seu substrato oxidável, diminui ou inibe a oxidação daquele substrato. Do ponto de vista biológico, podemos definir antioxidantes como aqueles compostos que protegem os sistemas biológicos contra os efeitos deletérios dos processos ou das reações que levam à oxidação de macromoléculas ou estruturas celulares. Este ponto de vista implica que os diferentes antioxidantes podem atuar em níveis e com modos de ação diferentes.

Estresse oxidativo é o desequilíbrio entre oxidantes e antioxidantes, em favor dos primeiros

O estresse oxidativo pode ocorrer como o resultado da maior geração de radicais livres e/ou diminuição das defesas antioxidantes. Tem sido mostrado que este estresse oxidativo exerce um papel fundamental em doenças como diabetes, doenças cardiovasculares, câncer, catarata, envelhecimento, alcoolismo crônico, doenças inflamatórias, entre outras.

Há muitas explicações biológicas plausíveis para a ação protetora de frutas e vegetais no retardo ou prevenção do aparecimento de doenças crônicas. O grupo é fonte de uma variedade de nutrientes, vitaminas, minerais, fibra dietética e várias outras classes de componentes bioativos. Todos estes fitoquímicos apresentam funções sobrepostas e complementares, incluindo a modulação de enzimas detoxificantes, estimulação do sistema imune, diminuição da agregação plaquetária, modulação da síntese de colesterol, redução da pressão sangüínea, além de ações antioxidantes, antibacterianas e antivirais. Estes efeitos foram comprovados, na maioria das vezes, em estudos experimentais e em culturas de células, mas muitos estudos epidemiológicos e outros sobre o padrão dietético adotado por vários grupos populacionais confirmaram estes potenciais mecanismos de prevenção.

DIETAS RICAS EM FRUTAS E VERDURAS

Na etiologia da maioria das doenças crônicas, incluindo vários tipos de câncer e as doenças cardiovasculares, há dependência da transformação *in vivo* de células, macromoléculas ou carcinógenos em formas reativas oxidadas. Por esse motivo, as ações de saúde na promoção da boa nutrição envolvem o estímulo ao consumo de 5 a 10 porções de frutas e vegetais, sucos de frutas, vinho e chás, que são fontes ricas de micronutrientes antioxidantes, como as vitaminas C, E e β-caroteno. Os diversos antioxidantes presentes em uma alimentação nutricionalmente adequada podem formar uma rede de proteção contra as doenças crônicas, diminuindo sua incidência e contribuindo para menores custos para a saúde pública.

As dietas ocidentais apresentam um padrão caracterizado pelo excesso de açúcares simples, gorduras e álcool, além de serem deficientes em nutrientes essenciais como zinco, selênio, vitaminas antioxidantes E, A e C e vitaminas do complexo B, provocando desequilíbrios em função imune, infecções crônicas, obesidade, aterosclerose, alergias e câncer. Neste ponto de vista, as dietas devem ter sua composição otimizada em busca destes efeitos protetores.

Em contraponto às dietas ocidentais, há a chamada dieta mediterrânea, que erroneamente engloba as dietas de países diferentes em raças, culturas e religiões, sob apenas um padrão alimentar. De fato, há características mais comuns, como a presença de antioxidantes em boa quantidade e outros compostos bioativos, mas os alimentos que oferecem estas substâncias são bastante distintos. A dieta grega, por exemplo, caracteriza-se pelo maior consumo de frutas e vegetais, geralmente de origem nativa, castanhas e cereais, mais na forma de pães e não massas, mais azeite e azeitonas, menos leite e mais queijo, mais peixe e menos carnes vermelhas e quantidade moderada de vinho, mais que em outros países europeus. Este padrão alimentar significará oferta significativa de vitaminas antioxidantes (E e C), selênio, glutationa, ácidos graxos essenciais, fibras e outras substâncias antioxidantes, como o resveratrol do vinho e os polifenóis do azeite de oliva.

Dietas ocidentais possuem mais açúcares simples e gorduras

Em adultos que se alimentam com no mínimo cinco porções de frutas e vegetais durante o dia pode haver menor risco de infarto em 31% dos casos, comparado com aqueles indivíduos que se alimentam com menos de três porções. O menor risco de infarto isquêmico foi encontrado naqueles que ingeriram certos tipos de vegetais como brócolis, couve-flor, couve-de-bruxelas, assim como folhas verdes, frutas cítricas e outras frutas e vegetais ricos em vitamina C. Vegetais crucíferos, como repolho e brócolis, podem reduzir o risco de câncer na vesícula, segundo um estudo feito com 47.000 homens.

Comer mais de cinco porções de frutas e verduras ao dia ajuda na proteção ao câncer e doenças cardiovasculares

Pessoas que se alimentam de salada e vegetais crus com freqüência durante o ano têm risco diminuído em até 80% de desenvolver diabetes tipo 2, comparados com pessoas que ingerem uma quantidade menor de vegetais, este estudo incluiu 1.122 indivíduos com idade entre 40 e 64 anos.

Dietas contendo uma quantidade elevada de frutas e vegetais podem aumentar significativamente a capacidade antioxidante do sangue. Entre três dietas diferentes, uma dieta rica em gordura e pobre em frutas e vegetais, outra pobre em gordura e rica em frutas e vegetais e a terceira rica em gordura, frutas e vegetais, foi medida a produção de etano expirado, um marcador do processo oxidativo celular, sendo esta medida reduzida nas pessoas recebendo dietas ricas em frutas e verduras. Estes participantes também mostraram resistência maior ao dano oxidativo.

Considerando que o grupo das frutas e vegetais abrangem alimentos-fonte de vários micronutrientes importantes na prevenção de doenças, as dietas vegetarianas, especialmente as estritamente vegetarianas, poderiam ser consideradas ideais no fornecimento de vitaminas e fitoquímicos protetores. Deve-se ressaltar, entretanto, que a escolha destes alimentos deve envolver quantidade, qualidade e variabilidade razoáveis para a adequação do fornecimento de outros nutrientes também essenciais. A escolha destas dietas deve ser encorajada, mas sob orientação de um profissional da área, para sua melhor otimização.

O tomate contém licopeno, um carotenóide com atividade antioxidante

Em uma revisão que avaliou 26 estudos sobre câncer de mama, os dados sobre consumo de fruta e vegetais foram comparados ao uso isolado de β-caroteno e de vitamina C. O risco relativo para câncer de mama foi então considerado: consumo de vegetais (0,75), consumo de frutas (0,94), vitamina C (0,80) e β-caroteno (0,82), mostrando que especialmente o maior consumo de vegetais reduz o risco para este tipo de câncer.

Os carotenos são um grupo de compostos altamente coloridos das plantas que podem ser convertidos para vitamina A na parede intestinal e no fígado. O β-caroteno é considerado como a mais elevada atividade de provitamina A; outros carotenóides importantes são a luteína, a zeaxantina, a criptoxantina e o licopeno. Os efeitos benéficos de alguns carotenóides são em parte devidos a sua conversão para vitamina A, mas muitos deles atuam como antioxidantes, protegendo contra danos por radicais livres. As fontes ricas de β-caroteno incluem cenoura, batata-doce, abóbora, espinafre, brócolis e a maioria dos vegetais folhosos verde-escuros. Quanto mais intensa a cor do verde, amarelado ou alaranjado, mais β-caroteno o vegetal ou a fruta contém. As fontes do licopeno incluem tomates, cenouras e pimentas verdes. O espinafre, a páprica, o milho e as frutas são ricos em zeaxantina; e as plantas verdes, o milho, a batata, o espinafre, a cenoura e o tomate são fonte de luteína.

A ingestão elevada de carotenóides pode reduzir a formação de placas ateroscleróticas em homens (−15%) e mulheres (−18%), quando comparados aos que consomem menos carotenóides na dieta. O risco para câncer de mama também foi diminuído com dietas ricas em carotenóides, mas apenas em grupos com longo consumo destas dietas (mais de 20 anos). O licopeno, carotenóide presente especialmente em tomates, aparece em vários trabalhos científicos como substância protetora contra o câncer de próstata e também em doenças cardiovasculares.

VITAMINAS NA DOENÇA CARDIOVASCULAR

Pacientes com doença grave, qualquer que seja a causa, são caracterizados por aumento na produção de radicais livres e diminuição dos níveis circulantes de quase todos os micronutrientes antioxidantes.

Os antioxidantes agem por meio de diferentes mecanismos e em compartimentos diferentes, mas são principalmente neutralizadores de radicais livres: eles reduzem a concentração de peróxido, reparam a membrana oxidada e diminuem a produção de substâncias reativas de oxigênio, via metabolismo do lipídio, ácido graxo de cadeia curta livre e ésteres de colesterol. Outro alvo de radicais livres são as lipoproteínas e sua modificação oxidativa, principalmente a LDL-colesterol, que parece ser muito importante para o desenvolvimento da lesão aterosclerótica.

Dentre os fatores que influenciam a oxidação da LDL-colesterol, destaca-se o conteúdo de moléculas antioxidantes endógenas, principalmente o α-tocoferol, e sua oxidação pode ser diminuída com a suplementação de α-tocoferol, de maneira dose-dependente.

A oxidação de LDL-colesterol contribui para o desenvolvimento de aterosclerose

A vitamina E é o maior antioxidante lipossolúvel e mostra maior atuação na proteção de membranas lipídicas, prevenindo a formação de hidroperóxidos provenientes de ácidos graxos poliinsaturados, além da prevenção da oxidação de LDL-colesterol. A vitamina C, por sua vez, é o maior antioxidante hidrossolúvel, neutralizando espécies reativas no citoplasma e participando na preservação de outras vitaminas, como a vitamina E e o β-caroteno, durante situações de estresse oxidativo. Concentrações plasmáticas de vitamina C dependem somente da ingestão dietética e o uso de suplementos com altas doses de vitamina C (> 1g/dia) está associado a possíveis efeitos colaterais, como cálculo renal, uricosúria ou mesmo câncer.

Apesar da possibilidade de uma ação pró-oxidativa na vigência de doses excessivas de antioxidantes, estas substâncias apresentam, relativamente, poucos efeitos colaterais e podem ter efeitos clínicos benéficos no tratamento de doenças crônicas.

O óxido nítrico derivado do endotélio tem importante papel na manutenção da saúde arterial. A perda de óxido nítrico prejudica esse mecanismo protetor, contribuindo para o desenvolvimento da aterosclerose. Acredita-se que o estresse oxidativo leva a uma disfunção endotelial na aterosclerose coronariana, com aumento da degradação e inibição da síntese de óxido nítrico. Com base nesses achados, pesquisas tentam encontrar uma relação entre vários antioxidantes, especialmente vitaminas C e E, e função endotelial.

A presença de concentrações plasmáticas adequadas de vitamina E pode ser um fator protetor para indivíduos com doença arterial coronariana (DAC), porém sua ação pode ser diferente em situações sob risco oxidativo. Concentrações baixas de α-tocoferol foram associadas com risco aumentado de infarto do miocárdio, indicando o possível papel da vitamina E em indivíduos com estado aumentado de estresse oxidativo, como, por exemplo, pacientes com hipercolesterolemia. Em pacientes com alto risco para eventos cardiovasculares, como a presença de aterosclerose coronariana, o tratamento com α-tocoferol (por 1 ano) parece reduzir as taxas de infarto do miocárdio e mortalidade, porém tais resultados ainda são controversos. Em relação a pacientes com angina, parece que os níveis de vitamina E podem estar reduzidos nesses casos, sugerindo o uso de α-tocoferol e outros antioxidantes em adição às drogas rotineiramente utilizadas para o tratamento de angina instável.

Vitamina E

O uso de vitamina C em altas doses traz mais preocupações quanto a seus efeitos colaterais. Doses maiores que 2g/dia devem ser usadas apenas em tratamentos de curta duração (quatro semanas por exemplo), uma vez que a administração a longo prazo pode levar a efeitos colaterais como cálculo renal, entre outros.

Apesar destes resultados, há muita controvérsia entre os trabalhos, e a "hipótese das vitaminas antioxidantes" ainda não foi confirmada; já existem evidências suficientes que mostram que as vitaminas C e E são inefetivas para a prevenção ou tratamento da aterosclerose coronariana, não sendo recomendada sua suplementação.

As vitaminas C e E auxiliam na proteção da LDL-colesterol contra a oxidação

A homocisteína é um aminoácido não-essencial e seu acúmulo em plasma, a hiper-homocisteinemia, é reconhecido, de forma crescente, como um importante fator de risco cardiovascular. A concentração de homocisteína em pacientes adultos com DAC ou doença vascular periférica é de 30 a 50% maior que em indivíduos normais. Estudos epidemiológicos têm mostrado consistentemente que a alta concentração plasmática de homocisteína é um fator de risco independente para aterosclerose, algo tão importante quanto os níveis de colesterol sérico.

Existe forte relação entre a suplementação com ácido fólico e a diminuição dos níveis de homocisteína. O estado nutricional do folato, a cobalamina e a vitamina B_6 influenciam os níveis de homocisteína, e a suplementação de folato parece levar à redução significativa nos níveis do aminoácido. A associação de homocisteína com risco de doença cardiovascular está bem sedimentada, mas faltam evidências sólidas sobre o impacto da redução da homocisteína no risco cardiovascular. A suplementação com folato, mesmo sem deficiência plasmática da vitamina, é a maneira mais eficiente de diminuir os níveis de homocisteína. A vitamina B_{12} também pode controlar os níveis de homocisteína, embora sua relevância seja menor que a do folato. A suplementação com ácido fólico reduz os níveis plasmáticos de homocisteína e melhora a disfunção endotelial em pacientes com DAC, mas ainda não foram comprovados efeitos benéficos com o uso de vitaminas no controle de homocisteína em doenças cardiovasculares.

Ácido fólico e homocisteína

NIACINA EM DISLIPIDEMIAS

Pacientes com síndrome metabólica (SM) tendem a ter maior proporção de partículas de LDL-colesterol menores e mais densas, menores níveis de HDL-colesterol e níveis elevados de TGL. Essas três anormalidades lipídicas juntas são conhecidas como dislipidemia aterogênica. A dislipidemia aterogênica ocorre geralmente em pessoas com problemas cardiovasculares prematuros e é fortemente associada com a obesidade abdominal e inatividade física. Dentre as vitaminas, a niacina é o agente mais eficaz para tratar os componentes da dislipidemia aterogênica e, administrada sozinha ou combinada com outras drogas lipídio-modificantes, tem-se mostrado eficiente em impedir a progressão e promover a regressão de lesões coronarianas aterogênicas e em melhorar os resultados de pacientes com DAC. Seus efeitos favoráveis estendem-se sobre quase todos os parâmetros lipídicos e, conseqüentemente, são muito úteis no tratamento da maioria das dislipidemias. A niacina abaixa os níveis de LDL-colesterol aproximadamente entre 5 e 25% e dos TGL entre 20 e 50% e aumenta a HDL-colesterol em 15 a 35%, além de reduzir também o colesterol total, a recorrência do infarto do miocárdio, a incidência de eventos cardiovasculares e as taxas de mortalidade de maneira geral.

Niacina e eventos coronarianos

A niacina, combinada com outros agentes lipídios-modificantes (seqüestrantes de ácidos biliares ou com as estatinas), apresenta redução adicional significativa nos riscos cardiovasculares e sua utilização, de maneira combinada ou de forma isolada, demonstrou benefícios, melhorando a função endotelial e reduzindo eventos coronarianos. O uso de altas doses de niacina (1g/duas vezes ao dia) foi relacionado com danos ao fígado, ocorrendo elevações alanina-aminotransferase (53%) e na aspartato-aminotransferase (42%), entretanto, os casos de tais toxicidades parecem ser raros.

VITAMINAS EM CÂNCER

O câncer é um dos principais problemas de saúde pública atuais e a alimentação é considerada um importante fator determinante no seu desenvolvimento. Estudos de migração e a ocorrência natural do câncer sugerem que fatores ambientais têm papel importante na promoção, retardo ou prevenção de vários tipos de câncer, sendo os fatores alimentares um dos mais estudados.

Lesão oxidativa e câncer

O dano oxidativo, promovido em situações de estresse oxidativo, é um dos principais mecanismos promocionais do câncer estudados atualmente. Radicais livres podem danificar o DNA, proteínas estruturais, enzimas e membranas e produzir substâncias tóxicas. A defesa do organismo contra espécies radicais depende fortemente de vitaminas antioxidantes, dentre elas os carotenóides.

O uso de terapias alternativas após o diagnóstico de câncer parece ser prática comum ao longo do período de tratamento, incluindo os complementos nutricionais. Nos EUA, um levantamento com 820 pacientes mostrou que 29% deles utilizavam algum tipo de complemento nutricional sem prescrição médica; dentre todos os suplementos usados, 87% eram vitaminas, e 28,6%, minerais. A escolha por suplementos antioxidantes parece ser a preferida, em busca do alívio de sintomas tóxicos do tratamento ou por resultados melhores na fase de recuperação, mas pouco se sabe sobre a segurança e a eficácia deste uso. Sabe-se que quimioterapia de fato parece comprometer o estado nutricional quanto a antioxidantes plasmáticos durante a fase de tratamento.

Alguns quimioterápicos exercem sua atividade citotóxica por meio da formação de radicais livres e poderiam sofrer interferência de antioxidantes presentes no tecido tumoral sob alvo. As drogas que não dependem do ataque oxidativo são menos suscetíveis à presença de antioxidantes, mas apesar disto recomenda-se cautela no uso de altas doses de antioxidantes ao longo da quimioterapia, sendo mais seguro a busca por fontes alimentares de antioxidantes.

Doses altas de antioxidantes não devem ser usadas durante tratamentos quimioterápicos

Nos últimos anos vem crescendo o número de evidências que sugerem que as vitaminas e outros compostos antioxidantes podem agir como fatores preventivos ou protetores, sendo a associação entre o β-caroteno e o câncer de pulmão uma das mais estudadas.

As pesquisas sobre o β-caroteno e câncer começaram há 30 anos, entre os anos de 1970-1980, com o surgimento das teorias a respeito do papel de radicais livres na indução de numerosos processos patológicos (especialmente carcinogênese e aterosclerose), e o interesse nos nutrientes tais como β-caroteno que, devido ao seu papel antioxidante, poderia impedir tais efeitos prejudiciais. O mecanismo pelo qual o β-caroteno exerceria esse papel protetor contra o câncer seria de que os carotenóides são capazes de "limpar" espécies altamente reativas, como o oxigênio e outros radicais livres, e dessa forma proteger as células contra os efeitos nocivos dessas espécies.

O alto consumo de frutas e vegetais está associado com a diminuição do risco para várias formas de câncer. Altas ingestões ou altas concentrações plasmáticas de β-caroteno no sangue estão associadas com redução no risco de câncer de pulmão e de estômago, entre 10 e 70%.

Consumo de frutas e vegetais

Porém, o uso de suplementação de nutrientes para reduzir o risco de câncer deve ser avaliado criteriosamente. As evidências mais atuais, altamente relevantes e convincentes, têm revelado resultados conflitantes e apresentam um papel importante no desenvolvimento de recomendações nutricionais. A suplementação de β-caroteno em indivíduos fumantes aumenta significativamente a taxa de mortalidade geral e a incidência de câncer de pulmão.

β-caroteno pode aumentar a mortalidade e a incidência de câncer em fumantes

Outra vitamina que tem sido utilizada no tratamento de alguns tipos de câncer, especialmente de próstata e ovário, é a vitamina D em suas formas mais ativas. Entretanto, o uso da 1,25-(OH)$_2$-D$_3$ como droga anticarcinogênica esbarra nas altas doses que devem ser utilizadas para aquisição de eficácia, devido a seus efeitos calcêmicos. São necessárias mais informações para otimizar doses e concentrações de vitamina D ou seus análogos na aplicação contra o câncer.

A vitamina C sempre esteve mais fortemente associada ao tratamento do câncer por ser citotóxica às células tumorais em altíssimas doses. Dois problemas surgem na avaliação da eficácia de vitamina C na indução de crescimento tumoral: como conseguir as altas concentrações plasmáticas necessárias para a toxicidade se manifestar apenas para as células tumorais e como evitar os efeitos pró-oxidativos produzidos por doses altas de antioxidantes, inclusive a formação de espécies radicais de ascorbato. O uso de doses por via intravenosa de vitamina C ainda deve ser bem avaliado quanto a sua segurança e eficácia na toxicidade a células tumorais.

Vitamina C e tumores

Quanto à vitamina E, há a promessa de um novo análogo, o alfa-tocoferil-succinato, um potente agente anticâncer com ação em diferenciação, inibição de proliferação e apoptose em células cancerosas, dependendo da concentração atingida. É metabolizado em α-tocoferol e pode proteger células normais dos efeitos tóxicos do tratamento tradicional. Usado isoladamente ou em conjunto com outros antioxidantes dietéticos, poderá ser útil na terapia anticâncer e na proteção de células normais.

VITAMINAS EM DOENÇAS NEUROLÓGICAS

DOENÇA DE PARKINSON

Vários dados na literatura sugerem que o estresse oxidativo pode ser um fator causador tanto da doença de Parkinson quanto da doença de Alzheimer.

Parkinson e Alzheimer

A etiologia para a doença de Parkinson ainda não é bem compreendida. Uma teoria plausível para a patogênese da doença de Parkinson envolve o estresse oxidativo mitocondrial, que conduz à formação e ao acúmulo de radicais livres responsáveis pela peroxidação lipídica, que, por sua vez, resulta em danos à "substância nigra" do sistema nervoso, conduzindo a danos e/ou à morte de células cerebrais.

A idade é o único fator de risco mais consistente e com o envelhecimento crescente da população a prevalência da doença de Parkinson tende a aumentar no futuro. A mortalidade é de duas a cinco vezes mais elevada entre as pessoas afetadas quando comparadas às que não têm a doença, resultando em diminuição marcante na expectativa de vida com vários prejuízos associados.

Dietas ricas em vitaminas C e E podem proteger contra doenças neurodegenerativas

Muitos antioxidantes, como as vitaminas E e C e carotenóides, podem exercer papel protetor contra o dano oxidativo celular e parecem exercer efeitos protetores contra doenças nas quais o estresse oxidativo está presente, como seria o caso das doenças de Parkinson e Alzheimer.

Assumindo que o estresse oxidativo esteja envolvido na maior parte das alterações neurológicas, características de Parkinson, a vitamina E tem sido uma das mais avaliadas quanto a sua provável contribuição na proteção de neurônios, prevenindo a morte celular. Os favoráveis às altas doses da vitamina argumentam que elas são necessárias para o enriquecimento efetivo da "substância nigra", o que seria uma estratégia para o tratamento da doença de Parkinson.

A vitamina E é um poderoso antioxidante lipossolúvel de membranas biológicas, capaz de interromper reações em cadeia que causam danos celulares. O consumo de vitamina E está associado com redução do risco de desenvolvimento da doença de Parkinson, sendo esta relação dose-dependente. Os efeitos benéficos da vitamina E parecem ser exercidos principalmente pela vitamina E vinda de fontes alimentares ricas neste nutriente, e não de suplementos, sugerindo que outros constituintes dos alimentos ricos nessa vitamina podem ter algum efeito protetor. A contribuição da vitamina E parece estar mais relacionada com a prevenção do que com o tratamento da doença de Parkinson. Efeitos específicos da vitamina E no retardo da progressão da doença, ou mesmo na recuperação funcional, permanecem por ser esclarecidos.

DOENÇA DE ALZHEIMER

A doença de Alzheimer (DA) é uma desordem neurodegenerativa, progressiva e fatal, manifestada pela deterioração cognitiva e da memória, perda progressiva da capacidade de realizar atividades de vida diária e por uma variedade de sintomas neuropisiquiátricos e de distúrbios comportamentais. É uma das formas mais comuns de demência que afeta a população com idade superior a 65 anos. Apesar de a etiologia da DA ser ainda desconhecida, evidências apontam para a hipótese de que o dano oxidativo induzido por radicais livres exerçam um papel no desenvolvimento da doença.

Cérebro e lipídios oxidáveis

O cérebro possui grandes quantidades de lipídios oxidáveis, que precisam de proteção antioxidante. A vitamina E, por ser um poderoso antioxidante em fases lipídicas, supostamente poderia proteger células cerebrais e diminuir a progressão dos sintomas da DA. A terapia antioxidante tem sido recomendada como parte do tratamento para a doença de Alzheimer e a principal estratégia antioxidante envolve o uso da vitamina E (α-tocoferol). A vitamina E parece aumentar de forma significativa a sobrevida de pacientes com DA. As vitaminas E e C, principalmente vindas dos alimentos, assim como a combinação de altas doses das duas vitaminas, parecem ter um efeito protetor no desenvolvimento da demência do Alzheimer. A relação entre ingestão de vitaminas e Alzheimer ainda não está bem esclarecida; doses adequadas ainda não são conhecidas, mas a dieta rica nessas vitaminas pode provavelmente reduzir o risco de demência.

A vitamina E, dentre as antioxidantes, parece ter justificado o papel de melhor eficácia na prevenção, e em alguns tratamentos, de doenças crônico-degenerativas, sem muitos relatos de efeitos adversos no uso de megadoses. Mas, como todas as outras vitaminas, certa cautela deve ser utilizada na escolha de doses maiores. Doses maiores que 400UI/dia por mais de um ano estão associadas a aumento da mortalidade por todas as causas, devendo ser evitada. Como ainda não há comprovação de que os benefícios compensam os riscos de morbidade e mortalidade existentes, os suplementos de vitamina E não devem ser recomendados para a prevenção primária ou secundária da DA. Embora os riscos de se consumir altas doses de vitamina C sejam mais baixos do que os da vitamina E, a falta de dados consistentes da sua eficácia em impedir ou tratar a DA deve desencorajar seu uso rotineiro para esta finalidade.

Outro micronutriente bastante estudado no tratamento da DA é a vitamina B_1 (tiamina), porém seus efeitos benéficos em retardar a progressão da demência causada pela DA ainda não estão comprovados.

O consumo de frutas e vegetais, alimentos-fonte de vitaminas e também de polifenóis devem ser incrementados na dieta, buscando não somente a prevenção de doenças relacionadas ao dano oxidativo em grupos de risco, mas também o retardo na progressão dessas doenças. Este tipo de conduta deve ser assumido ao longo do tratamento de doenças neurológicas, enquanto evidências científicas não esclarecem usos isolados ou combinados de suplementos vitamínicos para o retardo na progressão ou mesmo a recuperação funcional nestas doenças.

Não há comprovação de que doses muita altas de vitamina E possam ser eficazes no tratamento de Alzheimer

IDOSOS

Novos conhecimentos sobre os mecanismos envolvidos no envelhecimento e no aparecimento de doenças crônico-degenerativas trouxeram notoriedade ao uso de vitaminas, especialmente as antioxidantes, como ferramentas de proteção e mesmo cura para o grupo mais suscetível a estas situações, os idosos.

Idosos, doenças degenerativas e vitaminas

Deve-se lembrar que os idosos possuem características especiais adquiridas com as alterações fisiológicas esperadas com o envelhecimento. O aparelho digestório perde paulatinamente certas competências, comprometendo desde ingestão, até absorção, utilização e excreção de nutrientes. Massas corpóreas também vão se modificando e a troca de tecido muscular por tecido adiposo é fenômeno esperado com o passar dos anos. Estas e outras modificações acabam por colocar este grupo em situações de risco nutricional e desnutrição, tanto para a via do excesso, chegando ao sobrepeso e a obesidade, quanto para a via da deficiência, culminando em subnutrição e deficiências específicas de micronutrientes, entre eles os antioxidantes.

A maior freqüência de deficiências dietéticas de vitaminas, especialmente do complexo B, aumentam o risco de acúmulo de um aminoácido não-essencial, a homocisteína, em idosos. Esta situação coloca este grupo em uma faixa de maior risco para doenças cardiovasculares e demências, conduzindo o raciocínio para o uso de doses suplementares de ácido fólico e vitamina B_{12} em busca de redução e controle das concentrações de homocisteína em plasma. Mas vários trabalhos clínicos, avaliando o uso destes suplementos no aparecimento de sinais clínicos de doenças cardiovasculares, não mostram benefícios ou proteção contra estas doenças, em idosos.

Ainda assim, mesmo considerando as prováveis alterações nutricionais em idosos, não há evidência científica que recomende o uso de vitaminas antioxidantes em cápsulas, em doses muito acima do recomendado, para prevenir doenças degenerativas e retardar o processo de envelhecimento. Os idosos devem sim assumir dietas ricas em frutas, legumes, folhas, grãos integrais, leguminosas, nozes e castanhas, as principais fontes de antioxidantes em uma dieta completa e equilibrada.

Os idosos devem adotar dietas ricas em frutas, vegetais, grãos integrais, nozes, legumes e leguminosas

DOENÇAS DA PELE

A pele do ser humano está continuamente exposta a influências internas e externas que podem alterar sua condição e funcionamento. Alguns nutrientes presentes na alimentação podem ser biologicamente relevantes para a manutenção das características da pele. Estes nutrientes podem agir como fotoprotetores, influenciar em respostas imunes e ter alguma ação terapêutica em alterações da pele. Os nutrientes mais estudados são algumas vitaminas (C e E), carotenóides e ácidos graxos poliinsaturados. O uso de suplementação oferece alguma proteção contra raios ultravioleta, mas relativamente pequenos se comparados aos efeitos dos filtros solares disponíveis; o retardo da hipersensibilidades em doenças imunes, especialmente em idosos, parece ser benéfico e o equilíbrio de mediadores

Nutrodermatologia

lipídicos de inflamação pode ser auxiliar no tratamento de doenças inflamatórias da pele. Estas promessas necessitam de mais evidências científicas, inclusive sobre o uso de doses maiores por tempos mais longos, além de informações sobre efeitos em características basais da pele como hidratação, elasticidade e produção sebácea.

O uso tópico de vitaminas em cremes para a pele, visando à proteção contra o envelhecimento ou mesmo à recuperação para peles doentes, vem sendo avaliado e tem mostrado resultados conflitantes ou mesmo nenhum resultado. Os mais utilizados, vitamina C e carotenos, parecem ser seguros quanto a efeitos adversos em concentrações mais altas, mas não há um corpo de evidências que confirmem eficácia nestes usos.

VITAMINA D

A vitamina D está no centro de uma controvérsia que já dura 100 anos e coloca em pólos opostos os riscos da exposição exagerada da pele ao sol e os benefícios estabelecidos da produção cutânea de vitamina D, e ainda outros prováveis efeitos positivos desta vitamina em algumas doenças. Os trabalhos indicam que pode haver certa dificuldade em conseguir, pela dieta, quantidades recomendadas de vitamina D, pelo número muito limitado de alimentos fortificados e ingestão inadequada de alimentos-fonte da vitamina. A suplementação por via oral também não oferece segurança pela possível toxicidade da vitamina D, o que a exposição ao sol não faria. As evidências mais recentes mostram que pessoas jovens e de pele mais clara podem conseguir quantidades adequadas de vitamina D pela dieta usual e pela exposição "acidental" diária ao sol. Para os de mais idade e aqueles altamente protegidos do sol, a suplementação por via oral poderia ser benéfica em doses diárias entre 200 e 1.000UI, não esquecendo o cálcio dietético.

Sol e vitamina D: riscos e benefícios

Além de seu papel na manutenção da homeostase do cálcio e fósforo, a vitamina D está relacionada com a prevenção de muitas doenças crônicas, incluindo diabetes tipo 1, esclerose múltipla, artrite reumatóide, hipertensão, doença cardiovascular e alguns tipos de câncer. Alguns estudos em animais mostraram que a deficiência de vitamina D em ratos levou à hipertensão. Estudos clínicos de intervenção mostraram que a suplementação da vitamina pode reduzir a hipertensão em humanos. Alguns grupos de pesquisadores argumentam que a fortificação de vitamina D em alimentos deveria ser encorajada, buscando a melhor adequação na ingestão e manutenção de concentrações sangüíneas normais.

CONCLUSÃO

Várias evidências científicas têm mostrado o potencial benéfico do consumo de frutas e vegetais, entre outras razões, por sua pronunciada função antioxidante. Entretanto, o uso isolado de altas doses de antioxidantes sintéticos ainda não pode ser recomendado, sendo que, ao contrário destas situações, estes antioxidantes podem assumir uma função pró-oxidante, como no caso da vitamina C e dos flavonóides. Até o presente momento fica a recomendação de uma dieta rica e variada, proporcionando o maior consumo de antioxidantes na sua forma natural, como frutas e verduras.

AGORA VOCÊ JÁ DEVE SABER

- Definir vitaminas.
- Definir radicais livres.
- Sobre a importância de se evitar megadoses de vitaminas.
- O papel da vitamina C no metabolismo do organismo.
- A relação entre vitamina D e os compartimentos do organismo.

QUESTÕES PARA REFLEXÃO

1. Existem evidências de que uma dieta rica em vegetais protege a pessoa contra doenças? Quais?
2. O que acontece com o DNA quando a quantidade de reações oxidativas ultrapassa a capacidade antioxidante do organismo?
3. O que são antioxidantes?
4. Como você caracteriza uma dieta ocidental em relação às vitaminas?

APLICANDO O QUE VOCÊ APRENDEU

1. Adultos que se alimentam com no mínimo cinco porções de frutas e vegetais durante o dia têm menor risco de infarto.
2. Pessoas que se alimentam de salada e vegetais crus com freqüência durante o ano tem risco diminuído em até 80% de desenvolver diabetes tipo 2.
3. Considerando que o grupo das frutas e vegetais abrange alimentos-fontes de vários micronutrientes importantes na prevenção de doenças, as dietas vegetarianas, especialmente as estritamente vegetarianas, podem ser consideradas ideais no fornecimento de vitaminas e fitoquímicos protetores.
4. Os carotenos são um grupo de compostos altamente coloridos das plantas, que podem ser convertidos para vitamina A na parede intestinal e no fígado.

BIBLIOGRAFIA UTILIZADA PARA EDIÇÃO DO TEXTO

• Albanes D. β-carotene and lung cancer: a case study. Am J Clin Nutr 1999;69(Suppl.):1345S-50S. • Alpha-Tocopherol, Beta Carotene Cancer Prevention Study Group. The effect of vitamin E and beta carotene on the incidence of lung cancer and other cancers in male smokers. N Engl J Med 1994;330:1029-35. • American Dietetic Association; Dietitians of Canada. Position of the American Dietetic Association and Dietitians of Canada: vegetarian diets. Can J Diet Pract Res. 2003;64(2):62-81. • Antoniades C et al. Oxidative stress, antioxidant vitamins, and atherosclerosis. Herz 2003;28:628-38. • Azam Mansoor M et al. Redox status and protein binding of plasma homocysteine and other aminothiols in patients with hyperhomocysteinemia due to cobalamin deficiency. Am J Clin Nutr 1994;59:631. • Beer TM et al. Phase I study of weekly DN-101, a new formulation of calcitriol, in patients with cancer. Cancer Chemother Pharmacol 2006:26 (in press). • Beer TM, Myrthue A. Calcitriol in the treatment of prostate cancer. Anticancer Res 2006;26(4A):2647-51. • Berger MM. Can Oxidative damage be treated nutritionally. Clin Nutr 2005;24:172-83. • Boelsma E et al. Nutritional skin care: health effects of micronutrients and fatty acids. Am J Clin Nutr 2001;73(5):853-64. • Boothby LA, Doering PL.Vitamin C and vitamin E for Alzheimer's disease. Ann Pharmacother 2005;39(12):2073-80. • Brown BG et al. Types of change in coronary stenosis severity and their relative importance in overall progression and regression of coronary disease. Observations from the FATS Trial. Familial Atherosclerosis Treatment Study. Ann N Y Acad Sci 1995;748:407-17. • Brown BG et al. Simvastatin and niacin, antioxidant vitamins, or the combination for the prevention of coronary disease. N Engl J Med 2001;345:1583-92. • Bunout D et al. Effects of supplementation with folic acid and antioxidant vitamins on homocysteine levels and LDL oxidation in coronary patients. Nutrition 2000;16:107-10. • Canner PL et al., for the Coronary Drug Project Research Group. Fifteen year mortality in Coronary Drug Project patients: long-term benefit with niacin. J Am Coll Cardiol 1986;8:1245-55. • Carlson LA, Rosenhamer G. Reduction of mortality in the Stockholm Ischaemic Heart Disease Secondary Prevention Study by combined treatment with clofibrate and nicotinic acid. Acta Med Scand 1988;223:405-18. • Carlsson CM. Homocysteine lowering with folic acid and vitamin B supplements: effects on cardiovascular disease in older adults. Drugs Aging 2006;23(6):491-502. • Clarke R et al. Hyperhomcysteinemia: an independent risk factor for vascular disease. N Engl J Med 1991;324:1149. • Cummings JL. Alzheimer's disease. N Engl J Med 2004;351:56-67. • Dai Q et al. Fruit and vegetable juices and Alzheimer's disease: the Kame Project. Am J Med 2006;119(9):751-9. • Darvin M et al. Effect of supplemented and topically applied antioxidant substances on human tissue. Skin Pharmacol Physiol 2006;19(5):238-47. • Davignon J et al. Comparative efficacy and safety of pravastatin, nicotinic acid and the two combined in patients with hypercholesterolemia. Am J Cardiol 1994;73:339-45. • Dutra-de-Oliveira JE. Cooking oil: an effective vehicle for vitamin A or carotene supply to the population. Food And Nutrition Bulletin 2001;22:98-9. • Elmore AR. Final report of the safety assessment of L-ascorbic acid, calcium ascorbate, magnesium ascorbate, magnesium ascorbyl phosphate, sodium ascorbate, and sodium ascorbyl phosphate as used in cosmetics. Int J Toxicol 2005;24(Suppl. 2):51-111. • Etminan M et al. Intake of vitamin E, vitamin C, and carotenoids and the riskof Parkinson's disease: a meta-analysis. Lancet Neurol 2005;4:362-5. • Fahn S. A pilot trial of high dose alpha tocopherol and ascorbate in early Parkinson's disease. Ann Neurol 1992;32(Suppl.):S128-32. • Gandini S et al. Meta-analysis of studies on brest cncer risk and diet: th role of fruit and vegetable consumption and the intake of associated micronutrients. Eur J Cancer 2000;36:636-46. • Giovannucci E. Tomatoes, tomato-based products, lycopene, and cancer: review of the epidemiologic literature. J Natl Cancer Inst 1999;91:317-31. • Halliwell B. Antioxidants in human healty and disease. Ann Rev Nutr 1996;16:33-50. • Hamilton KK. Antioxidant supplements during cancer treatments: where do we stand? Clin J Oncol Nurs 2001;5(4):181-2. • Jialal I, Devaraj S. The role of oxidized low density lipoprotein in atherogenesis. J Nutr 1996;126(4 Suppl):1053S-7S. • Jialal I et al. The effect of alpha tocopherol supplementation on LDL oxidation. A dose response study. Arterioscler Thromb Vasc Biol 1995;15:190. • Joshipura KJ et al. Fruit and vegetable intake in relation to risk of ischemic stroke. JAMA 1999;282:1233-9. • Kontush K, Schekatolina S. Vitamin E in neurodegenerative disorders: Alzheimer's disease. Ann N Y Acad Sci 2004;1031:249-62. • Kostner K et al. Is oxidative stress causally linked to unstable angina pectoris? A study in 100 CAD patients and matched controls. Cardiovasc Res 1997;36:330-6. • Kritchevsky SB et al. Provitamin A carotenoid intake and carotid artery pla-ques: the atherosclerosis risk in communities study. Am J Clin Nutr 1998;68:726-33. • Ladas EJ et al. Antioxidants and cancer therapy: a systematic review. J Clin Oncol 2004;22(3):517-28. • Lampe JW. Health effects of vegetables and fruit: assessing mechanisms of action in human experimental studies. Am J Clin Nutr 1999;70(Suppl.):475s-90s. • Lang AE, Lozano AM. Parkinson's disease, first of two parts. N Engl J Med 1998;15(339):1044-53. • Meister A. On the antioxidant effects of ascorbic acid and glutathione. Biochem Pharmacol 1992;44:1905-15. • Mikawa S et al. Attenuation of acute and chronic damage following traumatic brain injury in copper, zinc-superoxide dismutase transgenic mice. J Neurosurg 1996;85:885-91. • Michaud DS et al. Fruit and vegetable intake and incidence of bladder cancer in a male prospective cohort. J Natl Cancer Inst 1999;91:605-13. • Miller ER et al. Effect of dietary patterns on measures of lipid peroxidation: results from a randomized clinical trial. Circulation 1998;98:2390-5. • Mimori Y et al. Thiamine therapy in Alzheimer's disease. Metab Brains Dis 1996;11(1):89-94. • Nantes JFD et al. Enrichment of the diet with synthetic and natural sources of provitamin A. Arch Latinoamer Nutr 1999;49:34-7. • Neuzil J. Vitamin E succinate and cancer treatment: a vitamin E prototype for selective antitumour activity. Br J Cancer 2003;89(10):1822-6. • Nolan KA et al. A trial of thiamine in Alzheimer's disease. Arch Neurol 1991;48(1):81-3. • Nuttall SL et al. Antioxidant therapy for the prevention of cardiovascular disease. Q J Med 1999;92:239-44. • Parke DV. Nutritional antioxidants in disease prevention: mechanisms of action. In: Basu T et al. (eds.). Antioxidants in Human Health and Disease. New York: CABI Publisher; 1999. p 1-13. • Pham D et al. Vitamin E supplementation in Alzheimer's disease, Parkinson's, disease, tardive dyskinesia, and cataract: Part 2. Ann Pharmacother 2005;39(12):2065-72. • Prasad KN et al. Alpha-tocopheryl succinate, the most effective form of vitamin E for adjuvant cancer treatment: a review. J Am Coll Nutr 2003;22(2):108-17. • Rijk MC et al. Dietary antioxidants and Parkinson disease. The Rotterdam Study. Arch Neurol 1997;54:762-5. • Shoulson I. Datatop: a decade of neuroprotective inquiry. Parkinson Study Group. Deprenyl and tocopherol antioxidative therapy of Parkinsonism. Ann Neurol 1998;44(3 Suppl. 1):S160-6. • Simopoulos AP. The Mediterranean diets: What is so special about the diet of Greece? The scientific evidence. J Nutr 2001;131(11 Suppl.):3065S-73S. • Sprietsma JE. Modern diets and diseases: NO-zinc balance. Under Th1, zinc and nitrogen monoxide (NO) collectively protect against viruses, AIDS, autoimmunity, diabetes, allergies, asthma, infectious diseases, atherosclerosis and cancer. Med Hypotheses 1999;53(1):6-16. • Stahelin HB et al. Carotene and cancer prevention: the basel study. Am J Clin Nutr l99l;53:265S-9S. • Stahhein HB et al. Cancer, vitamins, and plasma lipids: prospective basel study. J Natl Cancer Inst l984;73:l463-8. • Street DA et al. Serum antioxidants and myocardial infarction: are low levels of carotenoids and alpha tocopherol risk factors for myocardial infarction? Circulation 1994;90:1154-61. • Summer AE et al. Elevated methylmalonic acid and total homocysteine levels show high prevalence of vitamin B_{12} deficiency after gastric surgery. Ann Intern Med 1996;124:469. • Tousoulis D et al. Effects of vitamin C on nitric oxide activity in coronary atherosclerosis. Ann Intern Med 1999;131:156-7. • Toutouzas P et al. Nitric oxide synthesis in atherosclerosis. Eur Heart J 1998;19:1504-11. • Tuppo EE, Forman LJ. Free radical oxidative damage and Alzheimer's disease. JAOA 2001;101:2. • Ubbink JB et al. Vitamin requirements for the treatment of hyperhomocysteinemia in humans. J Nutr 1994;124:1927. • Van Poppel G, Goldbohm RA. Epidemiologic evidence for beta-carotene and cancer prevention. Am J Clin Nutr 1995;62(6 Suppl.):1393S-402S. • Vatassery GT et al. High doses of vitamin E in the treatment of disorders of the central nervous system in the aged. Am J Clin Nutr 1999;70:793-801. • Ward JA. Should antioxidant vitamins be routinely recommended for older people? Drugs Aging 1998;12(3):169-75. • Weber CA, Ernst ME. Antioxidants, supplements, and Parkinson's disease. Ann Pharmacother 2006;40(5):935-8. • Williams DEM et al. Day frequent salad vegetable consumption is associated with a reduction in the risk of diabetes mellitus. J Clin Epidemiol 1999;52:329-35. • Wolpowitz D, Gilchrest BA. The vitamin D questions: how much do you need and how should you get it? J Am Acad Dermatol 2006;54(2):301-17. • Zhang X et al. Vitamin D receptor is a novel drug target for ovarian cancer treatment. Curr Cancer Drug Targets 2006;6(3):229-44. • Zhang SM et al. Intakes of vitamins E and C, carotenoids, vitamin supplements, and PD risk. Neurology 2002;59(8):1161-9. • Zittermann A. Vitamin D and disease prevention with special reference to cardiovascular disease. Prog Biophys Mol Biol 2006;92(1):39-48.

FOCUS

A SUPLEMENTAÇÃO DE β-CAROTENO AUMENTA O RISCO DE CÂNCER DE PULMÃO?

Entre os anos 80 e 90 houve um *boom* de estudos epidemiológicos que indicavam associação benéfica entre consumo de carotenóides, principalmente o β-caroteno, e incidência de câncer de pulmão. Porém, tais achados foram contrariados pelos resultados de alguns ensaios clínicos randomizados e controlados de avaliação da suplementação com o β-caroteno e mortalidade e incidência de câncer de pulmão, especialmente em indivíduos fumantes.

Duas grandes experimentações realizadas com este objetivo foram o *The Alpha-Tocopherol, Beta-Carotene Cancer Prevention Study* (ATBC) e o *The Beta Carotene and Retinol Efficacy Trial* (CARET).

O ATBC (1994) teve o objetivo de avaliar os efeitos da suplementação de β-caroteno e vitamina E na incidência de câncer de pulmão e outros tipos de câncer em indivíduos fumantes do sexo masculino. O grupo que recebeu a suplementação com β-caroteno apresentou taxa de mortalidade total 8% maior e aumento significativo de 18% na incidência de câncer de pulmão, quando comparados com aqueles que não receberam. Resultados semelhantes foram encontrados no CARET (1996), que avaliou o efeito da suplementação de β-caroteno e palmitato de retinol em indivíduos fumantes ou expostos à fumaça do cigarro, e verificou que o grupo suplementado apresentou um risco relativo (RR) para câncer de pulmão de 1,28 (IC 95%:1,04-1,57; P = 0,02) e taxa de mortalidade 17% maior, quando comparado com o grupo placebo. O CARET interrompeu sua intervenção depois do aumento na incidência do câncer de pulmão e mortalidade no grupo suplementado. Esses achados contradizem aqueles vistos em muitos estudos epidemiológicos observacionais, que sugerem relação benéfica entre a ingestão de carotenóides e câncer, particularmente o de pulmão. Tais resultados indicam que a suplementação com β-caroteno e vitamina A não apresentaram benefícios e exerceram efeitos adversos graves, aumentando a incidência de câncer de pulmão e o risco de mortalidade geral em indivíduos fumantes ou expostos à fumaça de cigarro.

Penaforte FRO, Jordão Jr AA. PGC, FMRP-USP; 2007.

Avaliando seus conhecimentos

• Qual a importância da nutrição para o desenvolvimento do cérebro?

• Qual é o período de rápido crescimento cerebral no início da vida pós-natal?

• Quais as principais alterações morfológicas no cérebro causadas por desnutrição ou obesidade?

• Quais as principais alterações neurofisiológicas causadas pela desnutrição protéico-calórica?

• Quais as principais alterações neuroquímicas causadas pela desnutrição protéico-calórica?

• Quais as principais alterações comportamentais causadas pela desnutrição e obesidade?

• Quais as principais alterações comportamentais causadas pela deficiência de ferro?

CAPÍTULO 35

Nutrição, Cérebro e Comportamento

Sebastião de Sousa Almeida

A importância de uma dieta adequada e balanceada para o ótimo desenvolvimento biológico dos organismos já é conhecida de longa data. Entretanto, somente mais recentemente os pesquisadores têm-se voltado para a investigação dos efeitos da nutrição sobre o comportamento dos organismos. Esta questão do comportamento é bastante interessante, pois, ao mesmo tempo que influencia tanto o que comemos como a maneira que comemos, este mesmo comportamento é alterado pela dieta que ingerimos. Neste capítulo trataremos dos efeitos de variáveis nutricionais sobre o comportamento dos organismos, em especial dos efeitos da dieta durante a fase de formação e crescimento do sistema nervoso central. Durante os períodos críticos de desenvolvimento dos organismos, a insuficiência ou falta de alguns nutrientes na dieta produz significativas alterações morfológicas, neurofisiológicas e neuroquímicas no cérebro. Aliadas a estas alterações biológicas, diversas alterações comportamentais têm sido relatadas tanto em animais de experimentação quanto em humanos. Embora a maioria dos macronutrientes e micronutrientes tenha algum tipo de efeito no desenvolvimento do cérebro e na expressão comportamental, os nutrientes mais estudados são as proteínas e os carboidratos. Entretanto, não somente a desnutrição produz alterações comportamentais significativas. Por outro lado, também temos a questão da obesidade, que ultimamente tem atraído a atenção dos pesquisadores, uma vez que ela está intimamente ligada a uma série de distúrbios biológicos de interesse do médico e do nutricionista. Mais recentemente, uma série de estudos tem mostrado que, além dos problemas biológicos, a obesidade também está associada a muitas alterações comportamentais importantíssimas para o desenvolvimento da criança e do adolescente, principalmente aquelas que estão ligadas ao desenvolvimento cognitivo. Assim, neste capítulo trataremos dos efeitos tanto da desnutrição quanto da obesidade no desenvolvimento tanto do cérebro quanto do comportamento.

NUTRIÇÃO E DESENVOLVIMENTO CEREBRAL

Desenvolvimento cerebral

O crescimento do cérebro, idêntico ao que ocorre com outras estruturas, envolve períodos de aumento no número (hiperplasia) e no tamanho (hipertrofia) das células. O período denominado rápido crescimento do cérebro (*brain growth spurt*) corresponderia àquele denominado hipertrofia. Durante o desenvolvimento do sistema nervoso ocorre uma série de alterações seqüenciais com alto grau de regulação, incluindo divisão celular (neurogênese e gliogênese), migração celular, diferenciação celular (incluindo a arborização dendrítica, crescimento axonal e formação de circuitos), mielinização, formação de sinapses, síntese e liberação de neurotransmissores, além de morte seletiva de células durante todo o período de desenvolvimento.

Proliferação e organização

Este período inicial de rápida proliferação e organização, relacionado com o surgimento e migração de células cerebrais, é essencial para a organização do cérebro em circuitos funcionais complexos e inicia-se em momentos diferentes entre espécies. No caso dos roedores, o início é pré-natal e se intensifica nas três semanas após o nascimento, coincidindo com o período de lactação (do nascimento até a terceira semana de vida). Em humanos começa na 30ª semana de gestação e prolonga-se até o segundo ano de vida. Alterações na dieta durante este período produz significativas alterações na morfologia, neurofisiologia e neuroquímica do sistema nervoso central. Diferentes regiões do cérebro têm vários períodos críticos de desenvolvimento, de tal forma que a introdução de dietas alteradas em sua composição pode alterar diferentemente várias regiões cerebrais. A neurogênese se dá principalmente no período pré-natal, embora algumas regiões como o cerebelo, hipocampo e bulbo olfatório continuem a ter neurogênese pós-natal. No período pós-natal, há crescimento acelerado e diferenciação das células. Neste período pós-natal estão em curso os processos de diferenciação e crescimento dendrítico, a sinaptogênse e a mielinização.

ALTERAÇÕES MORFOLÓGICAS

Efeito de dieta deficiente em proteína

Do ponto de vista morfológico há relatos clássicos da literatura demonstrando que a dieta hipoprotéica e hipocalórica produz diminuição total de ácido desoxirribonucléico (DNA) e do ácido ribonucléico (RNA). Estas dietas deficientes no início da vida também levam à redução do tamanho e do volume do cérebro. Há também redução no número de células nervosas, além de diminuição no seu tamanho. Este menor número e tamanho das células produzem também um fenômeno que denominamos "empacotamento" do cérebro, ou seja, o cérebro é menor e o espaço entre células é também menor quando comparado com um cérebro que se desenvolveu na presença de dieta adequada e balanceada. A principal redução no número de células ocorre entre as células gliais, embora também haja relatos de diminuição no número de neurônios cerebrais. Além dessas alterações no número e tamanho das células também há diminuição significativa na ramificação dendrítica. Esta redução produz também menor número de contatos sinápticos entre neurônios de várias regiões cerebrais, destacando-se o hipocampo, o cerebelo e o córtex cerebral. Há também redução nas espinhas dendríticas, que são os locais onde se formam as sinapses, resultando em diminuição nos contatos sinápticos entre as células. Dados de estudos neuroanatômicos também mostram que dietas hipoprotéicas causam reduções na extensão e no diâmetro dos axônios, além de diminuição na camada de mielina que recobre esses axônios. Essa camada de mielina mais delgada dos axônios de animais expostos a dietas hipoprotéicas produz, então, alterações na velocidade de condução dos impulsos nervosos gerados pelos potenciais de ação. Mais recentemente também foi descrita redução no número de receptores em terminais sinápticos dos sistemas de neurotransmissão GABA-benzodiazepínico, colinérgico, catecolaminérgico e serotoninérgico de animais expostos a dietas hipoprotéicas no início da vida. Finalmente, tem-se demonstrado que estas dietas deficientes em proteína e carboidratos também afetam a divisão celular causando prolongamento do ciclo de divisão. O tempo total do ciclo celular (fases G1, S e G2) é maior em ratos expostos às dietas deficientes durante os períodos pré e pós-natal.

Embora muito recente, a área de estudo das alterações morfológicas produzidas pela obesidade no início da vida encontra-se em franco crescimento. Foi descrito que ratas geneticamente predispostas para obesidade produzem ninhadas cujos cérebros apresentam aumento do volume de áreas como os núcleos ventromedial e dorsomedial do hipotálamo. Curiosamente, em estudo recente mostrou-se que indivíduos adultos obesos de meia-idade, de ambos os sexos, avaliados pela técnica de imagem por ressonância magnética apresentaram atrofia cerebral. Os dados indicaram que quanto maior o índice de massa corpórea menor o volume cerebral total. Em outro estudo, somente com mulheres seguidas por um período de 24 anos, utilizando tomografia computadorizada, observou-se correlação positiva entre índice de massa corpórea e atrofia cerebral do lobo temporal.

ALTERAÇÕES NEUROFISIOLÓGICAS

Do ponto de vista neurofisiológico, as dietas hipoprotéicas no início da vida causam uma redução da excitabilidade de neurônios e da velocidade de condução das fibras nervosas, além de redução da velocidade de condução de impulsos nervosos no fenômeno da depressão alastrante. Esta menor velocidade de condução deve-se principalmente à menor camada de mielina nos neurônios destes animais.

Neurofisiologia

Também foram relatadas modificações no padrão de eletroencefalograma (EEG), associadas ao comportamento de sono, em animais desnutridos tanto no pré quanto no pós-natal. As principais alterações encontradas estão no padrão do ritmo de onda teta gerado na região CA1 do hipocampo e giro denteado durante o sono MOR (movimentos oculares rápidos), indicando algum grau de prejuízo na maturação do sistema neural envolvido na geração e modulação desse ritmo. Dados recentes de pesquisa também mostraram que a desnutrição protéico-calórica afeta o ciclo sono-vigília em crianças. Após um período de recuperação nutricional, estas crianças aumentaram o tempo total de sono e o tempo de sono MOR.

Prejuízo na maturação do sistema neural

Dietas hipoprotéicas produzem alterações sinápticas que estão na gênese de alterações no fenômeno de potenciação de longo prazo (*long-term potentiation* ou LTP). A LTP é caracterizada por um aumento duradouro da resistência sináptica induzida por uma estimulação de alta freqüência e tem recebido considerável atenção com um correlato neurofisiológico da memória. Esse fenômeno apresenta várias propriedades em comum com a memória: indução rápida, especificidade para um estímulo, manutenção por longos períodos e expressão imediata quando é novamente aplicado o estímulo original. Desnutrição protéica pré-natal produz diminuição na habilidade de adquirir e manter o potencial excitatório pós-sináptico, um componente da LTP.

Um outro fenômeno neurofisiológico alterado por uma dieta deficiente em proteína é o abrasamento. O fenômeno de abrasamento (do inglês *kindling*) refere-se a uma intensificação progressiva de respostas eletrográficas e comportamentais produzidas por atividades convulsivas.

ALTERAÇÕES NEUROQUÍMICAS

Dietas hipoprotéicas ou hipocalóricas, quando utilizadas no início da vida, em que o cérebro está desenvolvendo-se de maneira particularmente rápida, produzem alterações significativas em diversos sistemas de neurotransmissão como o GABA-benzodiazepínico, o dopaminérgico, o noradrenérgico, o serotoninérgico, o colinérgico e o opióide. Estas alterações em sistemas de neurotransmissão têm sido descritas como uma das principais causas de diversas alterações comportamentais e cognitivas tanto em animais de experimentação quanto em crianças que foram expostos a episódios de desnutrição precoce grave.

GABA

Um dos sistemas em que os dados são mais consistentes é o de neurotransmissão GABAérgico. Alterações produzidas pela desnutrição neste sistema são de grande interesse, uma vez que o GABA está envolvido em diversas expressões comportamentais, principalmente aquelas oriundas de situações de ansiedade e medo. A desnutrição protéico-calórica neonatal produz reduções significativas das enzimas glutamato desidrogenase e glutamato descarboxilase que participam na bioquímica do GABA. Este mesmo modelo de desnutrição também produz redução significativa dos níveis totais do próprio GABA. Além disso, a desnutrição protéica produz aumentos de cerca de 20% em receptores benzodiazepínicos, diminuição na densidade numérica de neurônios GABAérgicos na formação hipocampal e giro denteado. Há, também, menor recaptação de GABA pelos terminais pré-sinápticos de neurônios do hipocampo em animais desnutridos no início da vida quando comparados a animais controle bem nutridos. Mais recentemente foram relatados, em diversos estudos, dados que mostram que animais expostos precocemente a dietas hipoprotéicas ou hipocalóricas apresentam hiporreatividade a drogas que agem no sistema de neurotransmissão GABA-benzodiazepínico.

Triptofano

Um outro sistema no qual os dados não são tão consistentes é o de neurotransmissão serotoninérgico. Neste sistema, a exposição dos animais a dietas hipoprotéicas ou hipocalóricas causa aumento dos níveis do próprio neurotransmissor, a serotonina, assim como do seu metabolito, o ácido 5-hidroxiindolacético. Ocorrem aumentos também nos níveis de triptofano e da enzima triptofano hidroxilase, que é a responsável pela conversão de triptofano em 5-hidroxitriptofano. Entretanto, outros autores também têm relatado diminuição dos níveis de serotonina em animais desnutridos. Uma explicação para estas diferenças pode ser os vários modelos de desnutrição e diferenças no tempo de exposição às dietas deficientes. Estas alterações no sistema serotoninérgico têm também levado a várias alterações na responsividade deste sistema a diversas drogas serotoninérgicas que têm ação ansiolítca por meio de suas ações em neurônios serotoninérgicos, assim como uma incapacidade de mudanças adaptativas em sítios serotoninérgicos após um procedimento de estresse crônico. Com relação à obesidade, tem-se relatado menor taxa de renovação (*turnover*) de serotonina no hipotálamo ventromedial de ratos geneticamente predispostos à obesidade. Também foi relatado aumento na ligação específica (*binding*) de receptores serotoninérgicos 5-HT(1A), 5-HT(1B) e 5-HT(2A) do hipotálamo de ratos induzidos à obesidade pela dieta.

Noradrenérgico e dopaminérgico

Os sistemas noradrenérgico e dopaminérgico, embora também sejam alterados pela desnutrição protéica precoce, apresentam resultados bastante inconsistentes. Alguns autores relatam aumentos da atividade destes sistemas, enquanto outros mostram redução de atividade. Novamente aqui a razão das divergências pode estar no tipo, duração e gravidade da desnutrição imposta no início da vida. No caso da obesidade, existem relatos mostrando que ratas geneticamente predispostas a desenvolver a obesidade geram ninhadas com alterações nas ligações específicas (*binding*) de transportadores de noradrenalina e serotonina em áreas do hipotálamo. A obesidade também produz redução significativa do número de receptores dopaminérgicos de tipo D2 no estriato de indivíduos humanos obesos.

No sistema de neurotransmissão colinérgico, a desnutrição protéica precoce causa redução da densidade de receptores M_2 muscarínicos nas células piramidais das regiões CA1 e CA3 do hipocampo, diminuição da ligação específica (*binding*) dos receptores muscarínicos colinérgicos no corpo estriado e hipotálamo e retardo na ontogênese dos receptores muscarínicos do córtex motor de ratos. Em relação à obesidade, pode estar associada a algumas mudanças nas enzimas do sistema colinérgico cerebral. Animais geneticamente predispostos à obesidade têm menores níveis de atividade da colina acetiltransferase no tálamo e hipotálamo. Por outro lado, o córtex cerebral, cerebelo, cérebro médio, tálamo e hipotálamo destes animais têm atividade significativamente maior de acetilcolinesterase.

Finalmente, no sistema de neurotransmissão opióide a desnutrição protéica precoce produz hiporreativade a agonistas e antagonistas opióides em diversos modelos animais de comportamento, tais como atividade locomotora, reatividade a eventos aversivos, aprendizagem e memória. Infelizmente, até o presente não dispomos de dados suficientes para analisar os efeitos da desnutrição em receptores deste sistema de neurotransmissão.

ALTERAÇÕES COMPORTAMENTAIS

Dietas deficientes em proteína ou carboidrato no início da vida produzem uma série de alterações comportamentais a longo prazo na vida adulta, tanto de animais de experimentação quanto de humanos. Algumas destas alterações são reversíveis após um período de recuperação nutricional, embora a maioria delas pareçam ser irreversíveis mesmo após um longo período de recuperação nutricional. A maioria dos pesquisadores acredita que estas modificações comportamentais são resultados das alterações que a desnutrição precoce produz na morfologia, neurofisiologia e neuroquímica do cérebro, especialmente quando este está se desenvolvendo de maneira particularmente rápida no início da vida.

Distúrbios comportamentais em dietas deficientes

Uma das alterações comportamentais mais consistentes após a desnutrição protéica precoce é a diminuição do limiar de resposta a eventos aversivos dolorosos em uma variedade enorme de animais, incluindo o homem. Encontramos relatos na literatura mostrando que ratos, porcos e macacos possuem menor limiar de resposta ao choque quando expostos a dietas hipoprotéicas e hipocalóricas durante períodos críticos de desenvolvimento do cérebro. Da mesma forma, existem relatos mostrando que se uma moeda gelada for colocada no abdome de crianças em fase de amamentação, as expostas à desnutrição choram mais cedo e permanecem chorando por mais tempo quando comparadas àquelas sem história de desnutrição. Estes dados são úteis para mostrar que muito provavelmente a desnutrição no início da vida altera regiões do cérebro responsáveis pelo reconhecimento de situações aversivas naturais ou mesmo artificiais. Este menor limiar de resposta a eventos aversivos dolorosos também produz alterações emocionais bastante significativas tanto em animais de experimentação quanto em humanos. Por sua vez, estas alterações emocionais podem contribuir, juntamente com aquelas alterações na estrutura, neurofisiologia e neuroquímica do cérebro, para importantes modificações cognitivas que comprometerão a aprendizagem e memória de crianças desnutridas. Desta forma, passaremos a descrever a seguir as várias alterações comportamentais encontradas na literatura desta área, sempre agrupadas por tipo de comportamento.

ALTERAÇÕES DE EXPLORAÇÃO DO MEIO AMBIENTE

A desnutrição protéica ou protéico-calórica precoce produz intensas alterações na exploração de ambientes novos e familiares. Quando o ambiente é novo, tanto animais de experimentação quanto crianças mostram bastante timidez na exploração. Ratos desnutridos expostos a uma arena preferem explorar as laterais e os cantos que estão próximos das paredes, onde supostamente estariam mais protegidos, e poucos se aventuram para explorar o centro desta arena, porque supostamente estariam menos protegidos de um possível ataque de um predador. Isto mostra que a desnutrição protéica precoce produziu mais medo de explorar uma região potencialmente perigosa para estes animais.

Exploração do meio ambiente

Curiosamente, crianças desnutridas precocemente apresentam reação bastante parecida com aquela dos ratos. Quando expostas a um ambiente novo, reagem a este com bastante timidez, apresentando menor exploração do ambiente e ficando a maior parte do tempo imóveis em algum canto da sala. Se colocarmos nesta sala uma série de brinquedos coloridos e atrativos, as crianças bem nutridas passarão a maior parte do tempo brincando e pouco tempo dirigindo a sua mãe que estará sentada em um dos cantos da sala. Entretanto, as crianças desnutridas assim que entram na sala se dirigem para suas mães e dali pouco saem para explorar a sala e

Capacidade locomotora e desnutrição

os brinquedos. Uma análise rápida destes dados poderia sugerir que tanto os ratos quanto as crianças exploram pouco o ambiente novo em razão de um possível prejuízo motor produzido pela desnutrição. Entretanto, este parece não ser o caso, uma vez que em um ambiente novo tanto crianças quanto ratos desnutridos apresentam comportamento exploratório mais intenso do que os ratos e crianças bem nutridos. Estes dados sugerem que não é capacidade locomotora dos organismos que está prejudicada pela desnutrição, mas aparentemente a reação destes organismos a um ambiente que, por ser novo, também produz ansiedade ao explorá-los. Um outro dado que contrasta com uma explicação exclusivamente calcada nos prejuízos motores da desnutrição é aquele que mostra que tanto crianças quanto ratos precocemente desnutridos, mas que foram recuperados nutricionalmente, reagem da mesma forma aos ambientes novos quando a questão da energia para a realização de atividades já não seria um problema.

Uma hipótese bastante interessante para explicar estes dados mostra que durante o episódio de desnutrição os organismos fazem de tudo para economizar energia durante a fase de desenvolvimento como forma de garantir a sobrevivência se isolando, assim, do meio ambiente ao redor. Esta hipótese, que é chamada de hipótese do isolamento ambiental, mostra que durante este isolamento do animal do meio ambiente ele deixa de entrar em contato com estímulos ao seu redor e, portanto, de aprender uma série de coisas importantes para aquela fase de desenvolvimento tanto do comportamento quanto do cérebro, o que produzirá, no futuro, uma reação diferenciada deste organismo a ambientes novos e muito estimuladores.

ALTERAÇÕES EM MODELOS DE ANSIEDADE

Estímulos aversivos e comportamento de animais desnutridos

São vários os modelos animais de ansiedade desenvolvidos e validados na literatura, como os modelos animais de ansiedade que utilizam estímulos aversivos dolorosos como o choque elétrico e os modelos animais que utilizam estímulos naturais e são chamados modelos naturalistas de ansiedade. Naqueles modelos com estímulos aversivos dolorosos, o comportamento de animais desnutridos sugere maior ansiedade. Entretanto, o conhecido menor limiar desses animais a estímulos dolorosos pode estar influenciando nestas respostas comportamentais. Assim, como forma de evitar o uso de estímulos aversivos dolorosos, foram desenvolvidos outros modelos experimentais de ansiedade que utilizam estímulos mais naturalistas. Um dos modelos mais utilizados é o do labirinto em cruz elevado. Este modelo é composto de quatro braços em forma de cruz (sendo dois fechados com paredes laterais e dois abertos) e elevado do chão 50 centímetros. Animais sem nenhum tratamento preferem os braços fechados do labirinto, despendendo nestes braços cerca de 70% do tempo contra apenas 30% nos braços abertos.

A explicação desta preferência pelos braços fechados seria a ansiedade de explorar os braços abertos, nos quais os animais estariam mais expostos a perigos do ambiente como altura e possível ataque de predadores. Neste modelo de labirinto em cruz elevado (assim como em outros modelos mais naturalistas), os animais desnutridos no início da vida demonstram comportamentos que sugerem que a desnutrição possa ter afetado estruturas neurais que controlam a inibição comportamental. Assim, estes animais aumentam a exploração dos braços abertos do labirinto e reduzem os comportamentos de avaliação de risco. Enquanto animais bem nutridos fazem vários ensaios antes de entrar em um dos braços abertos, os animais desnutridos entram nestes braços sem nenhum ensaio de avaliação de risco, sugerindo então um possível prejuízo de sistemas de inibição comportamental produzido pela desnutrição no início da vida. Uma das regiões cerebrais bastante estudadas em modelos de desnutrição e que parece ter influência na expressão comportamental alterada em modelos animais de ansiedade é o hipocampo. Sabe-se que a desnutrição protéica precoce altera tanto a morfologia quanto a neuroquímica desta região, o que poderia explicar, ao menos em parte, estas alterações comportamentais encontradas em animais desnutridos.

Como forma de testar possíveis influências das alterações neuroquímicas produzidas pela desnutrição, vários estudos utilizaram drogas ansiolíticas como uma ferramenta farmacológica útil para o estudo da ansiedade nestes modelos. Os dados destes estudos demonstraram que animais desnutridos no início da vida são hiporreativos a drogas ansiolíticas da classe dos benzodiazepínicos como o diazepam. Esta hiporreatividade aos efeitos ansiolíticos do diazepam em animais desnutridos tem sido analisada como resultado de alterações na síntese de GABA, alterações no número de receptores benzodiazepínicos, assim como a afinidade destes receptores pelo neurotransmissor. Mais recentemente outros dados da literatura também têm demonstrado hiporreatividade dos animais desnutridos a drogas que agem no sistema de neurotransmissão serotoninérgica, evidenciando que a desnutrição protéica precoce altera vários sistemas de neurotransmissão envolvidos na expressão de comportamentos de inibição comportamental diante de situações de perigo.

Alterações neuroquímicas na desnutrição

Em humanos, comportamentos pouco saudáveis que levam a transtornos alimentares como bulimia e anorexia nervosa também geram comportamentos indicativos de aumento da ansiedade. Em geral, esta ansiedade vem acompanhada de outras alterações de humor, inclusive aquelas características de depressão. A recuperação nutricional destes pacientes produz melhora rápida e considerável nos sintomas de ansiedade e depressão. Deficiências nutricionais que levam a atraso no desenvolvimento e crescimento de crianças também alteram aspectos emocionais. Estudos conduzidos na Jamaica mostram que crianças com deficiência de crescimento na infância demonstram, mais tarde na adolescência, comportamentos característicos de ansiedade, depressão, hiperatividade, baixa auto-estima e atos anti-sociais.

Com relação aos estudos de obesidade, um único estudo utilizando o modelo de labirinto em cruz elevado em ratos mostrou que animais geneticamente propensos a desenvolver obesidade não diferem de animais eutróficos na medida de ansiedade. Entretanto, a literatura é farta em estudos que relacionam a obesidade com alterações de ansiedade em humanos. A grande maioria dos estudos mostra que há uma relação estreita entre ganho de peso de aumento da ansiedade tanto em crianças quanto em adultos. Em geral, este aumento de ansiedade também é verificado nos pais de crianças e adolescentes obesos, aparentemente como resultado de práticas educacionais e nutricionais adotadas pela família. Outros estudos ainda relacionam ansiedade a comportamentos alimentares que podem predispor ao ganho de peso e à obesidade. É freqüente o relato de indivíduos obesos de que se engajam em comportamentos alimentares como forma de reduzir a sensação de ansiedade. Em geral, esses indivíduos escolhem alimentos com alto teor de açúcar ou de gorduras para serem consumidos durante as crises de ansiedade.

Obesidade e ansiedade

ALTERAÇÕES EM MODELOS DE APRENDIZAGEM

Fatores nutricionais também afetam a aprendizagem dos organismos em uma série de modelos animais. Esta alteração da aprendizagem pode ser evidenciada tanto durante a exposição dos animais às dietas deficientes ou mesmo após um longo período de recuperação nutricional. Dessa forma, efeitos permanentes de uma dieta deficiente em proteína ou carboidrato podem comprometer mecanismos de aprendizagem por toda a vida futura do organismo. Esta questão parece bastante importante, uma vez que em nosso país as estatísticas mostram que um número considerável de crianças é exposto a dietas deficientes em proteína e carboidrato no início da vida. Como resultado, essas crianças poderão ter sérios problemas de desenvolvimento tanto físico como cognitivo ao longo do processo de educação formal. O atraso escolar, a repetência de séries na escola e o baixo desempenho ocupacional no futuro podem ser alguns dos efeitos mais notáveis dos efeitos deletérios da desnutrição infantil.

Aprendizagem nutriconalmente saudável

Aprendizagem de animais desnutridos

Dados experimentais em laboratório evidenciam que ratos que foram desnutridos durante o período de rápido desenvolvimento cerebral mostram sérios déficits de aprendizagem na vida adulta quando já passaram por um longo período de recuperação nutricional.

A grande maioria dos modelos mostra que animais desnutridos têm dificuldades de aprender uma resposta de fuga ou esquiva a eventos aversivos. Além disso, após a aprendizagem desta resposta estes mesmos animais permanecem executando-a por um tempo muito maior que os animais bem nutridos quando um procedimento de extinção desta resposta é colocado em vigor. Estes dados mostram rigidez comportamental dos organismos desnutridos no início da vida, ou seja, uma vez que aprendem a solucionar um problema com um comportamento específico têm dificuldade para alterar a resposta quando esta não é mais efetiva para aquele determinado problema. Esta rigidez comportamental prejudica a utilização de outras respostas alternativas para a solução de um mesmo problema. Esta rigidez comportamental também é evidenciada em procedimentos de aprendizagem espacial no modelo de labirinto aquático de Morris, no qual os animais aprendem a encontrar uma plataforma submersa para fugir da água fria utilizando apenas pistas espaciais. Nesta situação, os animais desnutridos permanecem por um tempo muito maior que os animais bem nutridos nadando nas bordas do labirinto antes de se aventurarem a nadar no centro onde está posicionada a plataforma. Estes animais também demonstram maior latência e maior distância navegada para encontrar esta plataforma, evidenciando déficits de aprendizagem gerados pela desnutrição no início da vida. Esta rigidez comportamental também é evidenciada em vários outros modelos de aprendizagem experimental, sugerindo que realmente alguma alteração produzida pela dieta deficiente no início da vida afeta regiões do sistema nervoso central envolvidas em processos da aprendizagem. Novamente aqui o hipocampo é lembrado por ser uma estrutura sabidamente afetada pela desnutrição precoce e envolvido em processos de aprendizagem e memória. Assim, tanto alterações morfológicas, como neurofisiológicas ou neuroquímicas produzidas pela desnutrição precoce poderiam estar subjacentes aos déficits de aprendizagem observados.

Desnutrição protéico-calórica, aprendizagem e memória

Porém, não somente os animais de experimentação demonstram déficits de aprendizagem após exposição à desnutrição no início da vida, a literatura é rica em trabalhos que mostram que a desnutrição precoce também afeta a aprendizagem de crianças, adolescentes e adultos.

Vários dados mais antigos da literatura, associados a muitos dados recentes, mostram que a insuficiência de proteína e carboidratos na dieta durante o período de rápido crescimento do cérebro produz, a longo prazo, alterações no comportamento, aprendizagem e memória de seres humanos. Há também inúmeros estudos mostrando que a desnutrição protéico-calórica também altera o quociente intelectual de crianças e adolescentes, embora este dado tenha que ser analisado com cuidado, uma vez que uma criança desnutrida em geral provém de um ambiente que também é muito pobre em termos de estimulação. De qualquer forma, vários estudos mostram que crianças desnutridas no início da vida apresentam problemas para aprender tanto em testes controlados de experimentos em laboratório quanto em situações vivenciadas durante o processo de educação formal conduzido nas escolas de ensino fundamental e médio.

Fatores socioeconômicos e intelectuais, nutricionais e desempenho escolar

Em um interessante estudo conduzido no Chile, cerca de 4.500 crianças em idade escolar foram seguidas durante o período de um ano para avaliar diversas variáveis, entre elas a nutricional, sobre desempenho escolar dessas crianças. Os resultados mostraram que, independente de fatores intelectuais, socioeconômicos, socioculturais, familiares e demográficos, a variável nutricional sempre esteve associada ao desempenho escolar. Assim, crianças que foram expostas a deficiências nutricionais, principalmente aquelas relacionadas a deficiências de proteína e carboidratos e que produziram menores circunferências cerebrais durante o desenvolvimento, foram as que piores desempenhos escolares demonstraram. Um outro estudo, também conduzido no Chile, mostra que a desnutrição grave durante o primeiro ano de vida das crianças produziu menor quociente intelectual e menor desempenho escolar quando elas foram testadas muito mais tarde, na idade de 18 anos. Este mesmo estudo utilizou a técnica de imagem por ressonância magnética para avaliar o desenvolvimento cerebral e mostrou menores volumes cerebrais de adultos que foram desnutridos durante o primeiro ano de vida. Estes resultados mostram que a desnutrição no início da vida produz profundas alterações no cérebro e no desempenho escolar a longo prazo. Dados de outros locais como a Jamaica também mostram que a desnutrição no início da vida produz alterações significativas na aprendizagem em situação de sala de aula mais tarde quando estas crianças estavam com 12 anos de idade. No Brasil, também dispomos de dados mostrando que a desnutrição leva a menor rendimento escolar em crianças de 7-8 anos de idade matriculadas em escolas municipais. Entretanto, alguns autores salientam a necessidade de analisar estes dados com cuidado, uma vez que a aprendizagem é influenciada por múltiplos fatores e crianças desnutridas não têm déficits apenas de nutrientes, mas também vivem em ambientes extremamente pobres em estimulação e condições sanitárias, além de serem expostas a ambientes onde as famílias são desestruturadas e algumas vezes até violentas. Embora esta ressalva seja importante, o certo é que um corpo bastante consistente de dados mostra que a desnutrição no início da vida altera processos de aprendizagem tanto em animais de laboratório quanto em humanos.

Com relação à obesidade, encontramos relatos na literatura mostrando que ratos que consomem dieta rica em gordura saturada mostram déficits de comportamento em vários modelos experimentais de aprendizagem, tais como labirinto radial, teste operante em uma tarefa de alternação e vários tipos de labirintos complexos. O interessante é que estes déficits se assemelham bastante aos déficits demonstrados por ratos com lesão de áreas do hipocampo, uma região estreitamente associada às funções de aprendizagem e memória.

No caso de humanos temos alguns poucos trabalhos na literatura mostrando que a obesidade, além de causar uma série de desajustes comportamentais associados a baixa auto-estima, ansiedade, depressão e desesperança em relação ao futuro, também pode estar associada a problemas no desempenho escolar. Trabalhos recentes mostram que crianças desnutridas têm menor escores em testes de matemática e leitura quando comparadas com crianças com peso adequado para a idade e estatura. Se este menor desempenho escolar é resultado da obesidade ou de outros fatores a ela associados, demandará pesquisas futuras.

ALTERAÇÕES EM MODELOS DE MEMÓRIA

A literatura está repleta de dados experimentais mostrando que animais que foram desnutridos no início da vida apresentam déficits de memória na vida adulta. Estes déficits foram demonstrados em uma série de modelos animais de memória, tais como testes de labirinto radial, testes de labirinto aquático de Morris e testes de reconhecimento de objetos. Estes estudos mostraram que estes animais, além da dificuldade para memorizar tarefas, também apresentam dificuldade para consolidar a memória. Assim, tanto a memória a curto quanto a memória a longo prazo estão prejudicadas pela introdução de uma dieta deficiente em proteína e carboidratos. Como a desnutrição afeta tanto a morfologia quanto a neuroquímica do sistema hipocampal, segure-se que estes déficits de memória sejam decorrentes dos efeitos da desnutrição nesta área do sistema nervoso central, uma vez que a integridade do hipocampo é fator indispensável para os processos de aprendizagem e memória. A desnutrição protéico-calórica precoce causa redução na densidade de receptores M_2 muscarínicos nas células piramidais de regiões CA1 e CA3 do hipocampo, diminuição da ligação específica (*binding*) dos receptores muscarínicos colinérgicos no corpo estriado e hipotálamo e atraso na ontogênese dos receptores muscarínicos do córtex motor de ratos.

AGORA VOCÊ JÁ DEVE SABER

- A nutrição afeta o desenvolvimento do sistema nervoso central no início da vida.
- Algumas destas alterações são permanentes e afetam a morfologia, a neurofisiologia e a neuroquímica do cérebro.
- O comportamento do organismo também é alterado pela dieta.
- Tanto a desnutrição protéico-calórica quanto a obesidade alteram os parâmetros biológicos e o comportamento dos organismos.
- A desnutrição protéico-calórica causa rigidez comportamental em vários modelos de aprendizagem.
- A desnutrição protéico-calórica produz déficits de aprendizagem e memória tanto em animais de experimentação quanto em seres humanos.
- A obesidade também pode estar associada a alterações comportamentais tanto em animais de experimentação quanto em seres humanos.

QUESTÕES PARA REFLEXÃO

1. Quais os efeitos da nutrição sobre o desenvolvimento do sistema nervoso central?
2. Quais os efeitos da nutrição sobre o comportamento dos organismos?
3. Qual o período crítico de desenvolvimento do sistema nervoso central em roedores e em humanos e quais os efeitos a longo prazo da oferta de dietas deficientes em proteínas neste período?
4. Descreva o conceito de rigidez comportamental produzida pela desnutrição e em que medida ela afeta a aprendizagem tanto em animais de experimentação quanto em humano.
5. Quais os efeitos da desnutrição protéico-calórica em modelos experimentais de memória?

APLICANDO O QUE VOCÊ APRENDEU

1. Discuta a interação entre as variáveis nutricionais e as ambientais associadas à desnutrição na determinação do comportamento dos organismos.
2. Faça um exercício de observação do comportamento de crianças desnutridas atendidas em Unidades Básicas de Saúde ou em casas de abrigo. Tente observar comportamentos de exploração do ambiente e a rigidez comportamental na execução de tarefas simples.

BIBLIOGRAFIA UTILIZADA PARA EDIÇÃO DO TEXTO

- Almeida SS et al. Malnutrition and reactivity to drugs acting in the central nervous system. Neurosci Biobehav Rev 1996;20:389-402. ▪ Almeida SS et al. Prenatal protein malnutrition behavior of female rats in elevated plus-maze. Physiol Behav 1996;60:675-80. ▪ Burden MJ et al. An event-related potential study of attention and recognition memory in infants with iron-deficiency anemia. Pediatrics 2007;120:e336-45. ▪ Gustafson D et al. A 24-year follow-up of body mass index and cerebral atrophy. Neurology 2004;53:1876-81. ▪ Ivanovic DM et al. Long-term effects of severe undernutrition during the first year of life on brain development and learning in Chilean high-school graduates. Nutrition 2000;15:1056-63. ▪ Ivanovic DM et al. Scholastic achievement: a multivariate analysis of nutritional, intellectual, socioeconomic, sociocultural, familial, and demographic variables in Chilean school-age children. Nutrition 2004;20:879-89. ▪ Levin BE, Dunn-Meynell AA. Maternal obesity alters adiposity and monoamine function in genetically predisposed offspring. Am J Physiol Regul Integr Comp Physiol 2002;283:R1087-93M. ▪ Losoff B et al. Preschool-aged children with iron deficiency anemia show altered affect and behavior. J Nutr 2007;137:683-9. ▪ Morgane PJ et al. Malnutrition and the developing central nervous system. In the vulnerable brain and environmental risks. New York: Plenum Press; 1992. ▪ Morgne PJ et al. Prenatal malnutrition and development of the brain. Neurosci. Biobehav Rev 1993;17:91-128. ▪ Morgane PJ et al. Effects of prenatal protein malnutrition on the hippocampal formation. Neurosci Biobehav Rev 2002;26:471-83. ▪ Scrimshaw NS. Malnutrition, brain development, learning, and behavior. Nutr Res 1998;18:351. ▪ Shaaban SY et al. Sleep-wake cycle disturbances in protein-energy malnutrition: effect of nutritional rehabilitation. East Mediterr Health J 2007;13:633-45. ▪ Ward MA et al. The effect of body mass index on global brain volume in middle-age adults: a cross sectional study. BMC Neurol 2005; 25:23.

LEITURAS ADICIONAIS

- Benton D, Jarvis M. The role of breakfast and a mid-morning snack on the ability of children do concentrate at school. Physiol Behav 2007;90:382-5. ■ Borges NJBG et al. Transtornos alimentares. Quadro clínico. Medicina (Ribeirão Preto) 2006;39:340-8. ■ Campos ALR et al. Quociente de inteligência de crianças e adolescentes obesos através da escala Wechsler. Rev Saúde Públ 1996;30:85-90. ■ Chalouff F. Failure to find behavioral differences between lean and obese Zucker rats exposed to novel environments. Int J Obes Relat Metab Disord 1994;18:780. ■ Corapci F et al. Iron deficiency in infancy and mother-child interaction at 5 years. J Dev Behav Pediatr 2006;27:371-8. ■ Datar A et al. Childhood overweight and academic performance: National study of kindergartners and first-grades. Obes Res 2004;12:58-68. ■ Falkner NH et al. Social, educational, and psychological correlates of weight status in adolescence. Obes Res 2001;9:32-42. ■ Ivanovic DM et al. Nutritional status, brain development and scholastic achievement of Chilean high-school graduates from high and low intellectual quotient and socio-economic status. Br J Nutr 2002;87:81-92. ■ Losoff B et al. Behavior of infants with iron-deficiency anemia. Child Dev 1998;69:24-36. ■ Ohleyerm V et al. Disease-related stress in parents of children who are overweight: relations with parental anxiety and childhood psychosocial functioning. J Child Health Care 2007;11:132. ■ Trombini E. Obesity and adolescence: psychological factors and family relationships. Recenti Prog Med 2007;98:112. ■ Turini TL et al. Desnutrição e aproveitamento escolar – estudo entre escolares da primeira série do primeiro grau da zona urbana periférica de Londrina, PR, Brasil. Rev Saúde Públ 1978;12:44-54. ■ Walker SP et al. Early childhood stunting is associated with poor psychological functioning in late adolescence and effects are reduced by psychosocial stimulation. J Nutr 2007;137:2464-9. ■ Yehuda S et al. Nutritional deficiencies in learning and cognition. J Pediatr Gastroenterol Nutr 2006;43:S22-5.

FOCUS

DEFICIÊNCIA DE FERRO, COMPORTAMENTO E APRENDIZAGEM

Embora a maioria dos dados sobre desnutrição, desenvolvimento do sistema nervoso e comportamento trate da desnutrição protéica ou da desnutrição protéico-calórica, já sabemos que vários micronutrientes também estão associados a algumas alterações comportamentais com conseqüências deletérias em processos de desenvolvimento psicomotor, aprendizagem e memória tanto em animais de laboratório quanto em seres humanos.

Entre os vários micronutrientes de interesse no estudo do comportamento merece destaque o ferro. Dados populacionais mostram que tanto em países desenvolvidos quanto em países em desenvolvimento tem crescido a incidência de anemia tanto entre crianças em idade escolar quanto em adolescentes. As mudanças drásticas dos padrões de comportamento alimentar em nossa sociedade têm favorecido o aumento do consumo de alimentos processados pela indústria alimentícia. Vários desses alimentos possuem alto valor calórico resultante da adição de gorduras e açúcares. O aumento do consumo deste tipo de alimento, associado a um aumento de atividades classificadas como sedentárias, tem produzido elevação da incidência de sobrepeso e obesidade tanto em crianças e adolescentes quanto em adultos. Além da obesidade, preocupa também a incidência de anemia, uma vez que vários relatos da literatura mostram que crianças e adolescentes anêmicos apresentam baixo desempenho escolar, problemas de aprendizagem e apatia comportamental. Também são relatadas alterações significativas no comportamento de interação mãe-criança quando crianças anêmicas são avaliadas. Estas alterações são principalmente menores níveis de atividade física, afeto positivo e verbalizações. Outros dados mostram que crianças e adolescentes anêmicos apresentam menores escores em testes padronizados da matemática.

Merecem destaque os estudos mostrando que a anemia produz alterações em testes de comportamento de atenção conduzidos com crianças em idade escolar. Os dados indicam que a anemia afeta negativamente a alocação de recursos neurofisiológicos para atenção e memória de reconhecimento durante o processamento de informações sobre estímulos familiares e não-familiares. Assim, os déficits de atenção poderiam explicar, em parte, alguns dados de baixo rendimento escolar e déficits de aprendizagem e memória em crianças anêmicas. Estes dados de prejuízos no comportamento, aprendizagem e memória causados por deficiência de ferro são extremamente relevantes quando sabemos que a incidência de anemia tem crescido tanto em crianças pertencentes a famílias de baixa condição socioeconômica quanto em crianças pertencentes a famílias de classe média e até mesmo em famílias de alta renda.

A realidade descrita acima merece de nossos dirigentes uma ação imediata para desenvolver programas governamentais que combatam a anemia na população de crianças em idade escolar. Ações de educação ou reeducação alimentar aliadas à suplementação de ferro em alguns alimentos de consumo popular poderão minimizar este grave problema de saúde pública.

Almeida SS. FFCLRP-USP; 2007.

Avaliando seus conhecimentos

• Qual a diferença entre deficiência de crescimento e baixa estatura?
• Como construir e interpretar uma tabela de crescimento?
• Como classificar o crescimento?
• Doenças crônicas e deficiência de crescimento?
• O papel da gestação no crescimento?
• Má nutrição atual e de longa duração? Outros tipos de má nutrição?
• O pré-escolar e o escolar?
• Como a alimentação se torna um hábito necessário para sobrevivência?

CAPÍTULO 36

Crescimento e Avaliação do Estado Nutricional

Marco Antonio Barbieri
Manoel Romeu Gutierrez
Heloisa Bettiol
Inez Tomita
Luiz Eduardo Arantes de Almeida
Luiz Antonio Del Ciampo

Neste capítulo, discutiremos o processo de crescimento do ser humano e os métodos mais comuns usados para a avaliação do crescimento normal e suas alterações, especialmente a baixa estatura, e do estado nutricional, com base nos princípios da antropometria nutricional e outros indicadores, suas interpretações e as curvas de referência adotadas, internacionalmente, para essas avaliações. Nele são discutidas as técnicas antropométricas, as indicações e o uso de tabelas e curvas de crescimento, o crescimento nas diferentes faixas etárias da criança e do adolescente e os critérios utilizados para a avaliação do estado nutricional. Na segunda parte, apresentamos o conceito e as etiologias da baixa estatura, métodos de avaliação e diagnósticos diferenciais.

É importante salientar que quaisquer dos métodos utilizados pressupõem avaliação aproximada do crescimento e do estado nutricional real da criança, ou da população de crianças. As medidas obtidas são comparadas com determinado sistema de referência. São, portanto, métodos dedutivos, fundamentados em critérios e conceitos estatísticos e matemáticos (probabilísticos). Como tais, encerram controvérsias. Porém, a escolha e a utilização de qualquer um deles, desde que criteriosas e entendidas como método de avaliação de um processo vital (crescimento em distância ou no tempo, e velocidade), e não como aferidores ou indicadores de função orgânica, serão de grande valia, tanto para os pediatras clínicos quanto nutricionistas que tomam as medidas com rigor metodológico e as utilizam para avaliações individuais em seus consultórios, como para epidemiologistas, pesquisadores ou planificadores de políticas de saúde, que as utilizam para avaliar grupos específicos ou populações e como método auxiliar para definirem estratégias de intervenções.

Crescimento e nutrição: o objetivo da Puericultura

A relação entre crescimento, nutrição e qualidade de vida parece, à primeira vista, natural. Porém, os termos crescer e crescimento, nutrir e nutrição encerram conceitos e interpretações muitas vezes ambíguos. Quanto ao primeiro, pode-se entendê-lo como aumentar em tamanho, em altura (estatura ou comprimento), aumentar em número ou em quantidade (de células, massa corpórea, tecido muscular, tecido adiposo). Crescimento, no entanto, do ponto de vista antropomórfico, significa muito mais que o ato ou o efeito de crescer. Assume sentido de processo interativo da criança com seu meio ambiente, sujeito às influências de inúmeros fatores, tais como ecológicos, psicossociais, culturais, econômicos etc. É um processo cujo resultado pode ser investigado e aferido no tempo; comporta uma dimensão quantitativa, mensurável, e outra qualitativa, para a qualidade do produto resultante, ou seja, da adequação da composição corpórea resultante dos processos vitais envolvidos na construção temporal do corpo humano. Do mesmo modo, nutrir pode ser entendido, em sentido genérico, como o ato de prover o organismo de nutrientes que podem ser absorvidos e transformados em substâncias úteis para o crescimento. Neste sentido, nutrição também pode ser entendida como todo processo que resulta no aproveitamento, pelo organismo, dos nutrientes indispensáveis para impulsionar e manter o crescimento a partir da oferta de determinados alimentos. Alimentar, por sua vez, é entendido como o ato de oferecer o que pode ser ingerido pela criança para propiciar nutrientes, muito embora os alimentos nem sempre contenham os mais adequados ou desejáveis para determinada idade. São exemplos os petiscos empacotados (salgadinhos), guloseimas e lanches rápidos, usados indiscriminadamente por crianças e adolescentes que, reforçando a má educação alimentar subjacente, da qual eles já fazem parte, podem comprometer o crescimento a distância.

Alimentação, um hábito para sobrevivência

A alimentação, enquanto ato e hábito necessários para a sobrevivência, é socialmente intermediada por determinantes culturais, educacionais (principalmente da mãe e da família) e econômicos por um lado e, por outro, pela heterogeneidade de práticas e costumes, pela diversidade de alimentos industrializados disponíveis no mercado de consumo e pelo poder de comunicação da mídia. Portanto, alimentar ou dar o que comer a uma criança passou a ter, na concepção cultural popular, o mesmo significado que nutri-la. Confundem-se, amiúde, os aspectos quantitativos da alimentação com os qualitativos da nutrição. Essa forma popular e peculiar de conceber a nutrição conduz, com relativa freqüência, a importantes desvios nutricionais, podendo determinar, a médio e longo prazo, a falta ou o excesso de substâncias fundamentais para a manutenção do crescimento ou da sua harmonia. Essas alterações do crescimento revelam-se pelos desvios, isolados ou associados, de peso e altura ou de outros indicadores, resultando na instalação de diferentes processos de má nutrição, por falta (peso baixo para a idade, baixa altura para a idade, ou desnutrição crônica etc.) ou por excesso (sobrepeso ou obesidade). Ambos, tendo início na infância, terão diferentes conseqüências a médio e longo prazo, na juventude e na vida adulta.

Restrição ou falta de consumo alimentar

A primeira condição, por restrição ou falta, ou por consumo de alimentos com baixo teor protéico, é representada pelas altas incidências de baixa estatura e baixo peso para a idade, observadas nos países não-industrializados. Tem como principais fatores determinantes as condições econômicas (baixos salários) e a baixa escolaridade materna. Na América Latina, por exemplo, como na maioria dos países em desenvolvimento, ambos os fatores predominam. Estima-se que 43% de crianças menores de 5 anos apresentam baixa estatura/idade e cerca de 10% apresentam baixo peso/idade que, por sua vez, estão associados à baixa escolaridade e às dificuldades cognitivas, quando com mais idade. Essas crianças, de ambos os sexos, que apresentam atraso do crescimento acentuado, têm risco aumentado de se tornarem adultos com limitações em suas habilidades biológicas, intelectuais e diminuição da capacidade de trabalho. As mulheres afetadas apresentarão maiores riscos obstétricos, incluindo partos prematuros. Ambos estarão em desvantagens sociais.

A segunda condição, isto é, por excesso de ingestão levando ao sobrepeso e à obesidade, é observada nas classes sociais urbanas com maiores salários. Entretanto, esse fato já pode ser observado, também, nas classes que recebem menores salários, tanto em países desenvolvidos como em não-desenvolvidos, iniciando-se as alterações de alguns indicadores aos 4-5 anos de idade.

Excesso de ingestão alimentar

No Brasil, de 1974 a 1989, houve declínio da subnutrição em adultos e em crianças de todas as classes de renda. Em contrapartida, houve, simultaneamente, aumento da prevalência da obesidade, principalmente entre mulheres de classe média, cujas causas estão bem determinadas. Podem ser atribuíveis, entre outros fatores psicossociais e educacionais, à facilidade de acesso e ao excesso de oferta e consumo (consumismo) de alimentos de qualidade duvidosa (como os de altos teores de ácidos graxos saturados de cadeia longa, sal, e baixos teores de fibras e cálcio) e formação de hábitos alimentares inadequados, reforçando, na maioria das vezes, a predisposição genética. Essas crianças, quando adultas, apresentarão maiores riscos de doenças cardiocirculatórias como hipertensão precoce, coronariopatias, aterosclerose, hipercolesterolemia etc. e doenças crônicas e degenerativas como diabetes não-dependente da insulina, osteoporose, doenças reumáticas etc. cujos substratos fisiopatológicos tiveram início na infância, antes mesmo da idade escolar e adolescência.

Declínio da subnutrição no Brasil

A nutrição adequada oferecida em ambiente harmonioso é prerrogativa básica para otimizar o potencial genético do crescimento da criança e maximizar sua capacidade de adaptação ao seu meio, inclusive imunologicamente, resultando na melhoria da sua qualidade de vida.

Dessa forma, o processo do crescimento, avaliado principalmente pelos seus indicadores peso/idade, altura/idade e peso/altura, reflete e sintetiza, em cada momento da vida da criança, seu estado nutricional e exprime a interação com o meio ambiente ou com os fatores que incidem sobre ela. Também oferece subsídios para uma aproximação às avaliações de riscos (probabilidades de ocorrência) de determinadas doenças, como já referido. Conseqüentemente, são indicadores do estado de saúde, úteis para avaliações tanto individuais como populacionais em creches, parques, escolas etc.

As avaliações periódicas do estado nutricional e do crescimento devem fazer parte do conjunto de informações que auxiliarão o profissional de saúde a identificar, precocemente, a maioria dos desvios nutricionais (qualitativos e quantitativos) e do crescimento e fundamentarão suas orientações ou suas intervenções, sob uma visão prospectiva, para auxiliar os pais e familiares a otimizarem seus recursos domésticos disponíveis para prover a criança com o que dispõem de melhor, respeitando seu contexto cultural.

Qualidade do crescimento, quanto?

AVALIAÇÃO DO CRESCIMENTO

TÉCNICAS ANTROPOMÉTRICAS, TABELAS E CURVAS DE CRESCIMENTO

Antropometria, tabelas e curvas de crescimento

São procedimentos que, como o próprio nome diz, baseiam-se em medidas e proporções do corpo humano, entendidas como variáveis: peso, altura (ou comprimento, medido na posição deitada, até os 2 anos de idade; estatura, medida em pé, a partir de 2 anos), comprimento e/ou diâmetros de membros, perímetros torácico e craniano, comprimento troncocefálico deitado, estatura do indivíduo sentado, diâmetro biacromial e bicrista ilíaca, prega cutânea, índice de massa corpórea (peso/altura^2), composição corpórea por bioimpedância etc. – e suas relações com as respectivas idades (entendidas como "indicadores").

As tomadas dessas medidas têm a vantagem de ser inócuas para a criança, de fácil obtenção e de baixo custo operacional. São menos sensíveis que as técnicas clínicas e bioquímicas para estudos do estado nutricional individual, porém são procedimentos adequados para identificar e selecionar crianças desnutridas ou obesas que necessitam de atenção imediata ou de outros recursos médico-hospitalares. São, também, muito eficazes para identificar, precocemente, qualquer desvio de tendência do crescimento no tempo, durante o acompanhamento ambulatorial individual.

Interpretação de indicadores antropométricos

As interpretações desses indicadores antropométricos, associados ou isolados, fundamentam-se nos desvios das variáveis em relação à idade, quando comparados com os indicadores que seriam esperados para uma população de crianças consideradas saudáveis e antropometricamente normais para a respectiva idade e sexo. A escolha das crianças e suas medidas para comporem as referências, no entanto, é o "nó górdio" da antropometria nutricional e sua questão central. Quais seriam as crianças consideradas normais e quais medidas seriam as mais comuns para estas crianças? Seria um conjunto de crianças de um determinado local ou de uma amostragem mais ampla ou, até, universal? Em torno dessas e de outras proposições similares tem havido muitas discussões e, embora ainda não haja completo consenso, as propostas da Organização Mundial da Saúde têm sido mais aceitas.

Para os objetivos aqui propostos, são aceitas as tabelas e respectivas curvas de crescimento elaboradas pelo National Center for Health Statistics (NCHS) para crianças de 0 a 18 anos. Essas tabelas, atualmente, são consideradas como referências internacionais para avaliações do crescimento de uma criança ou de uma população de crianças em pesquisas e publicações e recomendadas pela WHO.

Tabelas brasileiras de curvas de crescimento

No Brasil, além das tabelas e respectivas curvas são, também, utilizadas as tabelas baseadas em estudos nacionais, como as propostas por Marques e Marcondes para crianças de 3 meses a 12 anos de idade e utilizadas em serviços públicos nacionais de saúde. Essas tabelas diferem entre si pelos critérios de seleção das crianças estudadas, na composição e seleção dos grupos, nos métodos de amostragem, nos métodos matemáticos e estatísticos de construção e "polimento" das respectivas curvas etc., além de terem sido elaboradas em tempos diferentes e com crianças de diferentes países. Porém, do ponto de vista prático, atendem às mesmas finalidades e, como todas as demais tabelas e curvas até então propostas, quer locais, quer nacionais ou não, apresentam limitações.

Tabelas americanas do NCHS

As tabelas do NCHS foram elaboradas a partir de um conjunto de informações coletadas em diferentes períodos e lugares dos Estados Unidos, por diferentes grupos de pesquisadores. Foram compostas de duas fontes: *Fels Longitudinal Study*, cujos dados foram coletados entre 1929 e 1975, que incluiu o estudo longitudinal de 867 crianças de 0 a 3 anos de idade, o que a habilita para ser usada em estudos longitudinais neste limite etário, e dos registros do NCHS coletados de 1963 a 1975 de três estudos transversais. Foram, recentemente, revisadas para torná-las ferramenta clínica mais útil para os profissionais de saúde. A revisão apresenta curvas de referência mais acuradas, com base em bancos de dados mais representativos e com métodos estatísticos mais avançados do que os usados previamente.

Marques e Marcondes colheram dados de mais de 9.000 crianças

As tabelas de Marques e Marcondes foram elaboradas a partir dos dados antropométricos de 9.258 crianças brasileiras residentes em Santo André (SP) (97,5%) e São Bernardo (SP) (2,5%), estratificadas por classes sociais (I a IV) por critério de gasto mensal médio, entre 1968 e 1969, em estudo de modelo transversal. Essas tabelas e suas respectivas curvas foram, inicialmente, apresentadas pela distribuição das médias de peso e estatura e seus respectivos desvios-padrão, por classes sociais e, posteriormente, reapresentadas pela distribuição dos respectivos percentis, incluindo todas as classes sociais.

Em 2006, a Organização Mundial da Saúde publicou novas curvas de crescimento para crianças menores de 5 anos de idade, baseadas em estudos realizados com 8.440 crianças do Brasil, Estados Unidos, Gana, Índia, Omã e Noruega, que obedeceram aos critérios de serem filhos únicos, de mães não-fumantes, sem doenças, nascidas a termo, vivendo em situações adequadas do ponto de vista ambiental, sanitário e econômico e que foram amamentadas exclusivamente ao seio durante todo o primeiro semestre de vida. Estes parâmetros permitem admitir que, se as crianças vivem em condições saudáveis, todas têm o mesmo desenvolvimento, visto que o sexo e a etnia são determinantes menores do crescimento quando comparados com condições adequadas de saúde, nutricional e ambientais. Estas curvas, portanto, fazem parte da nova proposta de acompanhamento do crescimento para crianças, com idades variando do nascimento aos 5 anos.

MÉTODOS DE INVESTIGAÇÃO

A construção de tabelas e curvas de crescimento, para servirem como referências, deve obedecer, necessariamente, aos seguintes requisitos metodológicos:

Construção de tabelas, requisitos metodológicos

1. Devem representar, tão fielmente quanto possível no tempo, o crescimento das crianças da população (princípio da representatividade).
2. Devem ser reprodutíveis em qualquer tempo (princípio da reprodutibilidade).
3. Devem ser de fácil manipulação e leitura (princípio da praticidade).

Nesta circunstância, o ideal é a utilização de curvas construídas pelas medidas corpóreas tomadas em intervalos regulares, de uma população de número infinito de crianças, sempre as mesmas, em datas exatas ou próximas do aniversário natalício, desde o nascimento até os 20 anos de idade, clinicamente saudáveis, de todas as etnias. As medidas devem ser feitas por um único pesquisador e equipamento. Também deve ser considerado o maior número possível de variáveis que, potencialmente, podem interferir no processo de crescimento ou na sua interpretação, isto é, variáveis intermediárias e as geradoras de confusão (relativas ao meio ambiente, aspectos demográficos, perfil socioeconômico, psicoafetivo e comportamental). Este modelo, que é o longitudinal puro, do ponto de vista operacional e para grandes populações, é oneroso, demanda muito tempo (dependendo do intervalo pretendido) e exige procedimentos e análises estatísticas com acentuado grau de complexidade. Sua aplicação deve restringir-se a confecções de curvas locais de crescimento de pequenos grupos de estudo e durante período de tempo relativamente curto. Aplicam-se, também, em estudos e comparações entre grupos com problemas específicos comuns e para estudos de velocidade de crescimento de adolescentes. Para inferências externas ou generalizações, a partir de estudos de pequenos grupos ou grupos específicos, constitui grave erro metodológico!

Outro método para a confecção de curvas de crescimento é aquele em que qualquer criança (unidade amostral) pode entrar e sair do acompanhamento, em qualquer tempo, e outras novas crianças poderão ser admitidas. No final, a amostra será formada por um conjunto de medidas, tanto de crianças que fizeram o seguimento completo no tempo determinado (igual ao método anterior), como de crianças que participaram por certo tempo e contribuíram com poucas medidas, ou mesmo com uma única. Este modelo de estudo é o longitudinal misto. Também exige procedimentos e análises estatísticas especiais.

Modelo longitudinal de curvas de crescimento

O modelo mais comum e facilmente aplicável é o transversal, no qual as crianças, em grande número, e com idades compreendidas em intervalos definidos, são pesadas e medidas uma única vez. As técnicas de confecção das curvas e as análises estatísticas são mais acessíveis, porém essas curvas não se prestam para estudos de velocidade de crescimento nem para o acompanhamento do crescimento em clínicas, pelo menos para as maiores de 9 anos, uma vez que não levam em conta o tempo do crescimento. São adequadas, no entanto, para avaliar o estado nutricional e o crescimento de uma criança observada em estudo populacional, ou vista pela primeira vez em consultório, ou ainda para comparações de diferentes populações ou grupos.

O modelo transversal

INDICAÇÕES E USOS DAS CURVAS

Genericamente, as curvas de crescimento são usadas para monitorar e avaliar, periodicamente ou em seguimento longitudinal, o crescimento e o estado nutricio-

Monitorização do crescimento

Estudos epidemiológicos

nal de crianças, em serviços médicos de atenção primária ou centros de saúde, em clínicas e consultórios. São usadas, também, para comparações entre diferentes populações e suas tendências de crescimento no tempo. Neste caso, são utilizadas geralmente como instrumentos de pesquisas, em estudos epidemiológicos, para avaliações de programas de intervenções em saúde, como por exemplo para o acompanhamento de grupos de risco de desnutrição e/ou programas de suplementação alimentar.

Para cada uma dessas finalidades e para atender aos objetivos da avaliação ou do estudo, no plano individual ou populacional, a escolha da curva mais adequada deve ser judiciosa. O uso de uma curva de referência imprópria pode levar a erros de interpretação.

APRESENTAÇÃO DAS TABELAS, DAS CURVAS E DOS RESULTADOS DAS PESQUISAS

Nas tabelas e curvas de referência de peso, de estatura, de perímetro craniano e de índice de massa corpórea, por idade e sexo, nas quais se baseiam as avaliações do crescimento e do estado nutricional, são apresentadas as distribuições dos percentis, ou das médias e respectivos desvios-padrão das variáveis ou as frações destes (escores z), sempre tomadas de uma população de referência. Conseqüentemente, é oportuno apresentar os princípios e conceitos nos quais se baseiam.

Ordenação e construção de tabela em crianças

Para ilustrar de modo simplificado a construção de uma curva de referência, vamos supor um conjunto de 100 crianças da mesma idade e sexo, tomadas aleatoriamente de uma população. Toma-se, por exemplo, a medida da estatura de cada criança. Colocando-se estas medidas em ordem decrescente, da mais alta até a mais baixa, ou da que ocupa a posição 100 para a que ocupa a posição 1, teremos um conjunto ordenado de valores, contra o qual poderemos comparar qualquer outra criança da mesma idade e sexo, e determinarmos sua posição (por comparação) em relação ao conjunto, com relativa precisão. Cada medida da estatura das 100 crianças, em ordem decrescente, corresponderá a uma das 100 posições possíveis e representará 1/100 do conjunto (x).

Percentil ou centil

Chama-se centil ou percentil o valor de (x) que divide o conjunto ordenado de (n) elementos em 100 partes iguais. Logo, o valor da estatura da criança que ocupou a posição 99, por exemplo, será o percentil 99; ao valor da estatura da que ocupou a posição 90, o percentil 90; da posição 50, o percentil 50, e assim por diante. Se repetirmos o mesmo procedimento para todas as idades de cada sexo, de zero a 18 anos, com número suficientemente grande de crianças (população de referência), provavelmente teremos um número (n) de crianças em cada uma das 100 posições ordenadas para cada idade. Poderemos, assim, traçar uma curva que una as mesmas posições para cada idade sucessiva.

Curvas hipotéticas

O resultado será a construção de 100 curvas para cada sexo, cada uma representando um centil. Obviamente, essas curvas hipotéticas não terão nenhuma praticidade. Se selecionarmos algumas das curvas de centis, poderemos simplificá-las e torná-las mais práticas. Poderemos selecioná-las de 10 em 10 (ou as curvas que representam as posições 10, 20, 30, 40...). São as curvas decis ou que representam o conjunto das 100 curvas, tomadas por intervalos de 10; ou dividir as 100 em quatro intervalos iguais, ou de 25 em 25 (25, 50, 75...) centis. São as curvas quartis. A curva obtida unindo-se as posições 50 de todas as idades será a curva do percentil 50, que por sua vez dividirá o conjunto em duas partes iguais. Esta, por definição, é a curva mediana. Por razões lógicas e probabilísticas, sempre haverá a probabilidade de, em um número infinito de crianças, haver alguma maior do que a que ocupou a posição 100 do conjunto, ou menor do que a que ocupou a posição 1, no exemplo. Assim, não há lógica descrevermos o percentil 100 ou o percentil zero.

Limites percentuais

Para efeitos práticos, consideram-se os percentis 3 e 97 como os limites ou extremos da distribuição. Logo, haverá a probabilidade de haver 3% de crianças menores que as da posição 3 ou maiores que as da posição 97, se a distribuição for simétrica e assintótica. As curvas dos percentis mais importantes para as avaliações propostas são as correspondentes às dos percentis ou das posições 3, 5, 10, 25, 50, 75, 90, 95 e 97. Pode-se concluir que:

1. As curvas das distribuições dos percentis permitem posicionar e comparar as medidas de determinada criança com uma posição de referência. Por exemplo, uma criança que é comparada com o percentil 30 de uma dada curva de referência terá 29% de crianças menores ou 70% de crianças maiores do que ela, da população de referência.
2. Os percentis são indicadores da variável mensurada para uma idade, ou seja, percentil é definido por uma medida condicionada para um dado sexo e idade (variável independente) e sempre será único naquele sistema de referência.
3. Se a variável tiver distribuição gaussiana e simétrica em torno da média (ou distribuição normal e simétrica), os percentis poderão ser calculados a partir da sua curva normal reduzida.

Curvas de distribuição dos percentis

A outra maneira de construir e apresentar as curvas de referência é pela distribuição das médias das variáveis e seus respectivos desvios-padrão. Esta também tem grande aplicação prática. Para breve ilustração, voltamos à seleção das amostras e procedimentos como descritos anteriormente, ou seja, amostras estratificadas por idade, hipoteticamente exatas, de infinitas crianças de uma população. Tomamos as medidas desejadas (peso, estatura etc.) e calculamos suas médias e os respectivos desvios-padrão. Construímos as respectivas curvas de distribuição para cada idade e sexo. Logo, para cada idade, haverá uma distribuição ou uma curva própria, entendida como de referência para esta idade, com média e desvios definidos. Se a variável em estudo tiver distribuição normal (gaussiana), procede-se à redução da curva assim obtida, para uma curva normal reduzida ou padronizada – N(0;1) – com média igual a zero (m = 0) e desvio-padrão igual a um (DP = 1), por meio de uma operação estatística de transformação linear de variável do tipo z = (x-m)/DP, onde z pode ser interpretado, simplesmente, como quantos desvios-padrão o valor observado de x está afastado da média m.

Distribuição de médias das variáveis e seus respectivos desvios-padrão

Este índice é genericamente conhecido como escore z. Desta forma, determinando-se a distribuição da variável em estudo em uma população de referência e sua curva normal reduzida, podemos determinar quanto o peso ou estatura de uma criança estarão afastados da média daquela população de referência.

Índice conhecido como escore z

Os critérios para avaliações do crescimento ou do estado nutricional também podem ser baseados nos afastamentos ou desvios das medianas, expressos em porcentagem. Em última análise, estes desvios representam o quanto uma dada estatura ou peso observados representam do esperado para a referida idade e sexo. A estatura ou peso esperados, assumidos como 100%, correspondem aos do percentil 50 da respectiva curva de referência para a idade. O desvio da mediana de um parâmetro pode ser calculado por uma simples regra de três – desvio percentual da mediana = [estatura (ou peso) observado/estatura (ou peso) esperado] x 100.

Os percentis, os escores z e os desvios percentuais da mediana de peso e estatura por idade e sexo podem ser facilmente calculados com a utilização do software EPINFO do *Centers for Disease Control and Prevention* (CDC), de domínio público, que opera com as curvas de referência do NCHS.

Para apresentações dos resultados de estudos populacionais (modelos transversais), a OMS recomenda que sejam utilizadas tabelas ou curvas com as distribuições percentuais dos percentis em intervalos de 10; ou pelas curvas de freqüências acumuladas dos escores z observados, em relação aos escores esperados. Para apresentações dos resultados de estudos ou registros de avaliações longitudinais individuais, recomenda as curvas percentilares, ou das variações dos escores z.

Tabelas e curvas em intervalos de 10

Para acompanhamento clínico individual de indivíduos de até 18 anos, embora as referências apresentadas – NCHS e Marques e Marcondes – possam ser usadas, preferencialmente, utilizam-se curvas construídas a partir de modelos longitudinais ou longitudinais mistos, como as de Tanner, das quais se derivam as curvas de velocidade de ganho de peso (kg/ano) e estatura (cm/ano). A avaliação da velocidade é um importante instrumento para a detecção de problemas de crescimento e, embora valores médios de incrementos esperados para cada etapa da vida sejam muito utilizados, o uso de curvas com distribuição em percentis aumenta a precisão dessa avaliação. Para minimizar os erros de medidas (são necessárias duas medidas de estatura para cada medida de velocidade) e as variações sazonais (as curvas apresentam valores anuais de incrementos por idade), o intervalo entre as medidas de estatura não deve ser menor que três meses.

ACELERAÇÃO E DESACELERAÇÃO COMPENSATÓRIAS (*CATCH-UP* E *CATCH-DOWN*)

Embora seja esperado que a criança saudável se mantenha na mesma posição dentro da distribuição por idade, tanto do peso como da altura, fenômeno esse conhecido como encadeamento (*tracking*, em inglês), mudanças nesse percurso podem ocorrer ao longo da vida. As expressões *catch-up* e *catch-down*, do original inglês, significam, respectivamente, aceleração e desaceleração compensatórias. Representam fenômeno normal no crescimento infantil. As crianças que nascem pequenas podem acelerar seu crescimento, e as que nascem grandes podem apresentar ritmo menor que lhes seja mais apropriado. O mesmo fenômeno poderá ser observado quando a criança, sendo desnutrida, é submetida à realimentação. Nesse período, em determinado momento, os acréscimos de peso tornam-se maiores inclinando-se a curva, nitidamente, para cima, até adquirir seu próprio ritmo. Neste caso, verificou-se um *catch-up* ou aceleração compensatória. No entanto, relata-se que algumas crianças não o manifestam e, mesmo quando recuperadas, não apresentam peso adequado para a altura.

O *catch-down* foi observado em crianças que tiveram crescimento acelerado, por exemplo, por terapêutica com hormônio do crescimento. Sua suspensão leva a uma desaceleração do crescimento. Também poderá ser observado em obesos que, submetidos a uma dieta alimentar controlada, apresentam desaceleração do peso, atingindo percentis mais baixos em busca de um ritmo que lhes seja mais adequado. O mesmo ocorrerá com crianças eutróficas que, acometidas por processos agudos infecciosos, perdem peso rapidamente e, da mesma forma, o recuperam após tratamento adequado da infecção e cura, apresentando a velocidade de ganho de peso muito acima do esperado para a idade (*catch-up*).

ACOMPANHAMENTO DO CRESCIMENTO NOS DIFERENTES GRUPOS ETÁRIOS

O crescimento estatural em distância e sua velocidade correspondente variam de criança para criança (variação individual) de acordo com a idade e os períodos que se consideram. Porém, cada um destes períodos tem particularidades próprias. Para facilitar a análise destas particularidades, sem contudo perder de vista a continuidade do processo, esses períodos serão divididos em:

1. Neonatal ou de recém-nascido: do nascimento até o final do primeiro mês.
2. Lactente: do primeiro mês aos 2 anos de idade.
3. Pré-escolar e escolar: dos 2 aos 9 anos de idade.
4. Puberdade: dos 9 aos 18 anos de idade.

Recém-nascido (RN)

O controle do crescimento no feto e no neonato é um fenômeno complexo, que envolve fatores genéticos, nutricionais, hormonais e ambientais; mas os estudos epidemiológicos apontam uma importante participação dos fatores genéticos. Os mecanismos moleculares envolvidos na desaceleração ou parada do crescimento fetal e suas conseqüências na vida adulta não são ainda bem compreendidos.

O tamanho da criança ao nascimento correlaciona-se pobremente com a estatura do adulto e é afetado primariamente pelo tamanho da mãe e secundariamente por outros fatores maternos que serão descritos adiante.

O comprimento e o peso do RN a termo é indicador do crescimento intra-uterino, correspondente ao tempo de gestação. Reflete, do mesmo modo, o resultado da interação do feto com seu meio ambiente, o útero, o qual reflete os efeitos de todos os fatores maternos relacionados com o estado de saúde-doença atual e pregresso da mãe.

Este é um período de crescimento rápido (velocidade e aceleração diferentes de zero). É necessária a velocidade média de 68cm/ano para o feto atingir, em média, o comprimento de 51cm ao nascimento.

Uma condição de saúde materna preexistente e desfavorável, ou incidente desde o início da gestação, afetará tanto o comprimento quanto o peso do feto, podendo resultar em um RN pequeno para a idade gestacional, enquanto a mesma condição incidente no final da gestação tenderá a afetar muito mais o peso do que o comprimento.

A avaliação da adequação do crescimento intra-uterino poderá ser feita por meio da comparação do peso com as curvas que consideram essa fase do crescimento, como as de Lubchenco, as de Gairdner e Pearson, as de Willians et al. ou curvas de padrões locais quando disponíveis. Essas curvas, construídas a partir de dados transversais de peso ao nascer de crianças de diferentes idades gestacionais, permitem a eleição de um ponto de corte, geralmente o percentil 10, para averiguar a adequação do peso para a idade gestacional. Os nascidos com peso entre os percentis 10 e 90 são considerados adequados para a idade gestacional; os nascidos com peso abaixo do percentil 10, pré-termo ou não, são pequenos para a idade gestacional, que sofreram desnutrição intra-uterina; e os que nasceram com peso acima do 90º centil, grandes para a idade gestacional. Kramer et al. propuseram o conceito de restrição de crescimento intra-uterino com base na razão do peso ao nascer (RPN), que é a razão entre o peso do RN e o peso médio para a idade gestacional da curva de referência específica para cada sexo. Um RN com RPN ≥ 0,85 é considerado não tendo restrição, e com RPN < 0,85, tendo restrição do crescimento intra-uterino.

Crescimento intra-uterino

Algumas condições influem consistentemente no crescimento e no estado nutricional do RN. Esses aspectos são importantes, pois estudos recentes levantam a hipótese de que a desnutrição intra-útero modifica, permanentemente, a estrutura corpórea, a fisiologia e o metabolismo, favorecendo as doenças crônicas não-transmissíveis do adulto e interferindo na estatura e no índice de massa corpórea no início da vida adulta. As principais condições são:

Condições que influem no crescimento

Fatores genéticos – correspondem a um conjunto de genes ainda não completamente identificado, herdado dos pais pelo indivíduo, que determinará o potencial de crescimento em estatura. Fazem parte dessa herança genética os genes da classe *Homeobox*, sendo que alguns deles atuam diretamente sobre o desenvolvimento do esqueleto, e outros atuam na diferenciação hipofisária e na expressão de genes determinantes da produção hormonal.

Fatores genéticos que influenciam o crescimento

Fatores hormonais – o crescimento fetal é parcialmente influenciado por hormônios não-maternos, especialmente fatores de crescimento insulina-*símile* I (IGF-I, condicionado ao estado nutricional e à secreção de insulina pelo feto) e II (IGF-II, que tem um papel central no crescimento da placenta e na transferência de nutrientes) e é menos dependente do hormônio do crescimento (GH) e dos hormônios tireoidianos. Estes hormônios, além de influenciarem na divisão de nutrientes entre a mãe, a placenta e o feto, também promovem a somatogênese. O IGF-I parece ser o maior regulador de ambos os crescimentos, pré-natal e pós-natal, sendo o mais importante efetor do crescimento somático.

Fatores hormonais

Estado nutricional materno – se o estado nutricional e de saúde da mulher for adequado ou mesmo se ela for obesa, porém sem doenças placentárias ou hipertensão, o crescimento do feto também será adequado na maioria das vezes. No entanto, se durante a gestação a mãe for submetida a restrições alimentares, e estas forem graves ou maiores que suas reservas mobilizáveis, o crescimento fetal poderá ser prejudicado. Se a mulher foi desnutrida na infância (desnutrição pregressa), mesmo apresentando bom estado nutricional durante a gestação, o feto poderá ser pequeno para a idade gestacional em decorrência do pequeno tamanho do útero de sua mãe. Se a mulher apresentar desnutrição crônica por ocasião da gestação, sinalizando, portanto, a existência de desnutrição anterior e de longa duração, reservas diminuídas e/ou má nutrição calórico-protéica, o feto também poderá ter seu crescimento comprometido. Neste caso, o feto poderá ser beneficiado com a suplementação alimentar materna.

Idade materna

Idade materna, número de gestações e tempo intergestacional – nas gestações sucessivas de mulheres com idade inferior a 20 anos, com tempo intergestacional menor que 2 anos, a média de peso dos RN diminui com o aumento da paridade, enquanto nas mais idosas ocorre o inverso, ou seja, observa-se aumento da média do peso de nascimento, com exceção para as grandes multíparas.

Sexo e número de fetos em uma mesma gestação – as crianças do sexo masculino tendem a ter peso e comprimento ao nascer, em média, maiores que as do sexo feminino. O número de fetos em uma mesma gestação tende a limitar o crescimento de cada um deles pela diminuição do espaço útil intra-uterino. Nos casos de gêmeos univitelinos poderá, muito freqüentemente, haver diferenças de crescimento entre eles, chegando mesmo um a apresentar até o dobro do tamanho do outro, pela divisão da circulação/irrigação placentária, pela diferença de oxigenação e distribuição de outros nutrientes.

Tempo de gestação e ordem de nascimento

Tempo de gestação – variações no tempo de gestação podem responder por variações de até 2% do comprimento do feto de uma semana para outra e ultrapassar 10% do peso, principalmente na última semana da gravidez. As crianças prematuras têm, sistemática e proporcionalmente, peso e comprimento menores que as de gestação a termo – com exceção dos filhos de mães diabéticas. As crianças pós-maturas, cujo tempo de gestação é maior que o tempo fisiológico da gestação, também perdem peso, porém não têm comprometimento do seu comprimento.

Ordem de nascimento – em geral, o primeiro filho é menor que os subseqüentes do mesmo sexo. O mesmo pode ocorrer quando houver grandes espaços intergenésicos. Este fato pode ser explicado pela menor perfusão uterina e pelo menor peso placentário.

Nível social – o nível social mais alto, considerado isoladamente, favorece o crescimento fetal e, conseqüentemente, o tamanho da criança ao nascer.

Drogas e agentes poluentes

Uso de drogas e exposição a outros agentes poluentes – as exposições à maconha e ao tabaco (mães fumantes, ativas ou passivas, durante a gravidez) têm sido exaustivamente estudadas. Recém-nascidos de mães fumantes têm peso ao nascer, em média, 142g menor do que os filhos de mães não-fumantes, havendo mesmo relação direta dose-resposta entre o número de cigarros e o risco de atraso do crescimento. O mesmo efeito é observado quando seus parceiros fumam. O efeito do tabagismo materno sobre o peso ao nascer é atribuível à restrição do crescimento intra-uterino, mais do que ao parto pré-termo. Também são observados outros efeitos sobre o desenvolvimento fetal e a qualidade de vida no período neonatal precoce e tardio das crianças.

Lactentes: do primeiro mês ao segundo ano

Lactentes

Este é um período crítico e sensível no processo de crescimento humano e fortemente influenciado por fatores ambientais, mais do que por fatores genéticos. Biologicamente, e em boas condições nutricionais, a aceleração do crescimento é relativamente alta nos primeiros 12 meses de vida e tende a zero na medida em que se aproxima do terceiro ano, resultando em incremento médio de 25cm no primeiro ano, assim distribuídos: 9cm nos primeiros 3 meses, 7cm do 3º ao 6º mês, 5cm do 6º ao 9º mês e 3 a 4cm do 9º ao 12º mês, e 10cm no segundo ano e incrementos progressivamente menores, tanto de comprimento como de peso e de perímetro craniano. Como conseqüência, a velocidade de crescimento tende a ser linear ou uniforme (constante) a partir dessa idade.

É nesse período que cada criança, além de definir a tendência do seu crescimento ulterior, evidencia, com maior sensibilidade, os efeitos da sua interação com os inúmeros fatores do seu meio ambiente e exige, portanto, maior atenção e vigilância para as eventuais variações do seu estado nutricional e do seu desenvolvimento psicoafetivo.

Tendência de crescimento de cada criança

Em virtude da maior exposição ao meio ambiente e maior suscetibilidade às infecções, das rápidas mudanças no seu desenvolvimento neuropsicomotor, com conseqüente aquisição de maior atividade física e liberdade de movimentos, das mudanças de padrões alimentares, ou da transição de uma alimentação assistida para uma particular alimentação familiar, sugere-se que o acompanhamento do crescimento e do estado nutricional seja feito mensalmente até o sexto mês; bimestralmente, até 12 meses; trimestralmente, até o final do segundo ano. Esses intervalos, no entanto, devem ficar a critério do puericultor para cada situação particular. Nas consultas, deve ser feita avaliação da evolução do peso, do comprimento (altura medida com a criança na posição deitada) e dos perímetros craniano e torácico. Para tanto, utilizam-se ou as curvas do NCHS ou as de Marcondes e Marques ou, preferencialmente, as que consideram o crescimento intra-uterino, especialmente quando se tratar de crianças pré-termo, como as de Gairdner e Pearson, fazendo-se a correção para a idade gestacional até os 2 anos de idade.

Pré-escolar e escolar – dos 2 aos 9 anos de idade

Neste período, a velocidade de crescimento em altura, observada individualmente e em intervalos curtos, no mínimo a cada três meses, embora pequena e aparentemente constante (5 a 6cm/ano), ocorre em "pulsos" regulares no tempo (*spurt*), porém a curva em distância resultante que a representa, na prática, pode ser interpretada como linear e estimada pela equação da reta. As curvas derivadas de estudos transversais, de grupos ou mesmo populacionais, minimizam ou mascaram esta característica.

Pré-escolar e escolar

Nessa fase, ao contrário do período anterior, os fatores genéticos manifestam-se mais intensamente e, desde que não ocorram mudanças ambientais ou psicoafetivas significativas, o canal do crescimento, principalmente a partir do terceiro ano de vida, já está definido pela estatura dos pais e deverá ser compatível com o canal familiar estimado a partir da altura dos pais.

A constante "13", da figura 36.1, refere-se ao valor em centímetros na estatura final que os homens têm a mais que as mulheres. Estes centímetros são obtidos devido aos dois anos posteriores no desenvolvimento puberal dos meninos, o que lhes dá 11cm a mais (5,5cm/ano), e os outros 2cm correspondem à diferença no pico máximo de crescimento dos homens em relação às mulheres.

Estatura final dos homens é maior do que a das mulheres

$$\text{Canal familiar (meninas)} = \frac{(\text{Altura do pai} - 13) + (\text{Altura da mãe})}{2} \pm 9$$

$$\text{Canal familiar (meninos)} = \frac{(\text{Altura do pai}) + (\text{Altura da mãe} + 13)}{2} \pm 10$$

FIGURA 36.1 – Cálculo do canal familiar (CF) baseado na altura dos pais (em cm). CF = média da altura corrigida ± 2 desvios-padrão (4,5cm para meninas e 5,0cm para meninos).
Fonte: Fox e Zeller, 1995.

Canal familiar: média corrigida dos pais ± 2 desvios-padrão

Compreende-se o canal familiar como a média corrigida da altura dos pais, mais ou menos 2 desvios-padrão. Deve-se somar ou subtrair 13cm de um dos cônjuges para "igualar" sua altura à do cônjuge que tenha o mesmo sexo do propósito. Os valores máximos e mínimos do canal familiar correspondem, respectivamente, ao extremo superior e inferior do intervalo de confiança (95%). Lembrar que este cálculo só é bom referencial quando usado no período da equação da reta, ou seja, de 2 a 3 anos até 9 a 10 anos de idade.

A partir dessa idade, o canal de crescimento depende do tipo de maturação, se é precoce, na média ou tardio, podendo a criança ficar por algum período fora do canal familiar que irá se restabelecer após o início do estirão pubertário.

A maturação é um processo biológico que comanda as modificações necessárias para as aquisições de habilidades ou de funções do adulto e a rapidez com que esse processo acontece pode diferir entre crianças e adolescentes normais de mesma idade e entre meninos e meninas de mesma idade. A maturação interfere no canal do crescimento porque determina o ritmo do crescimento e o tempo disponível para se atingir a estatura adulta.

Maturação sexual é determinada geneticamente

O ritmo de maturação (precoce, médio ou tardio) é determinado geneticamente, controlado por meio da ação de vários hormônios e os mesmos fatores ambientais que interem no crescimento podem também modificar nesse ritmo.

A nutrição desempenha um importante papel na regulação da maturação e conseqüentemente altera o tempo de crescimento. Na subnutrição, ocorre diminuição no ritmo de maturação, assim como nas doenças crônicas sistêmicas, no hipotireoidismo, na deficiência de hormônio de crescimento (GH) e no hipercortisolismo. Por outro lado, a supernutrição e a obesidade, as doenças com excesso de GH e de hormônios sexuais são condições nas quais há aceleração no ritmo de maturação.

Idade óssea

Para a avaliação da maturação, a medida mais comumente usada é a idade óssea obtida pela radiografia de mão e punho esquerdos e determinada por vários métodos, sendo os dois mais conhecidos os de Greulich-Pyle e o Tanner-Whitehouse. Todos os eventos do desenvolvimento biológico pelos quais as crianças passam estão estreitamente ligados à idade óssea e menos à idade cronológica e, portanto, a determinação da idade óssea permite melhor avaliação do crescimento, da idade de ocorrência da puberdade e da duração do crescimento, já que 100% da maturidade esquelética corresponde à estatura final.

Qualquer criança maior que 36 meses, cuja velocidade de crescimento estiver subnormal (abaixo do percentil 10), ou que estiver com crescimento abaixo do canal familiar, ou com altura para a idade abaixo do 3º percentil ou ≤ 2 z (–2 desvios-padrão), com ou sem correspondência do peso, deve ser avaliada minuciosamente.

Até o final desse período, desde que não haja evidências de puberdade em qualquer sexo, deve-se avaliar o crescimento e o estado nutricional a partir das curvas de referência já citadas. Caso contrário, recomenda-se também o uso das curvas de velocidade de Tanner por sexo, tomando-se o cuidado de reunir o maior número possível de registros anteriores de altura por idade para estimar, aproximadamente, a tendência da velocidade do seu crescimento.

Puberdade

Puberdade: diferenciação entre os sexos

No final do período anterior e na transição para esse período podem começar as diferenciações entre os sexos e algumas meninas poderão apresentar sinais evidentes do início da puberdade caracterizado principalmente pelo desenvolvimento de estroma mamário e aparecimento de pêlos pubianos, e mais tarde pela menarca. Alguns meninos, por sua vez, poderão apresentar aumento dos testículos, sem aumento correspondente do pênis. A ocorrência destas manifestações, que prenunciam o início da puberdade em ambos os sexos, diferenca essas crianças das demais e devem ser avaliados os critérios de Tanner quanto ao seu estadiamento puberal, em correspondência a sua idade óssea.

A idade do início de vários estágios puberais é uma medida de maturação válida, já que todas as crianças normais passam pelos mesmos estágios, mas essa medida só pode ser usada no final do crescimento. Para isso, pode ser usada a distribuição em percentis das idades de ocorrência dos eventos puberais de Tanner e Whitehouse (Figs. 36.2 e 36.3), onde o percentil 97 e o percentil 3 de cada evento representa o limite das idades precoce e tardia, respectivamente. Os maturadores precoces iniciam cada evento em idades anteriores ao percentil 97 e os maturadores tardios após o percentil 3.

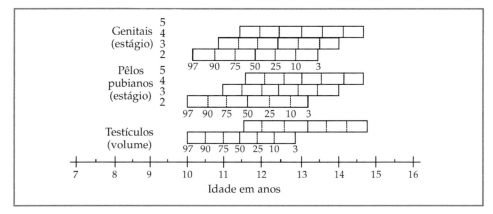

Eventos puberais por sexo/idade, masculino

FIGURA 36.2 – Distribuição em percentis dos eventos puberais por idade, sexo masculino (Tanner e Whitehouse, 1976).

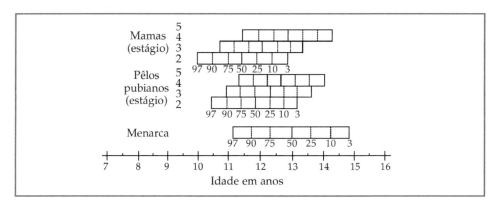

Eventos puberais por sexo/idade, feminino

FIGURA 36.3 – Distribuição em percentis dos eventos puberais por idade, sexo feminino (Tanner e Whitehouse, 1976).

Na puberdade observa-se rápida aceleração do crescimento (estirão da puberdade) que se evidencia pelas mudanças das proporções do corpo em decorrência da diferença da velocidade e sua repercussão sobre a altura, em razão da diferença de crescimento entre os ossos longos e chatos e pelo desenvolvimento dos órgãos genitais e maturação sexual.

Puberdade e aceleração do crescimento

O momento (*timing*) da puberdade é mais estreitamente relacionado com a idade óssea do que com a idade cronológica. Assim, nas meninas, o início do estirão pubertário corresponde ao estágio II de Tanner e idade óssea de aproximadamente 10 anos e 9 meses e elas podem crescer cerca de 20cm. A menarca é um evento que ocorre no fim da puberdade, quando a velocidade está decrescendo, restando um crescimento médio de 7,5cm. Nos meninos, o início do estirão corresponde à idade óssea de aproximadamente 11 anos e 6 meses e testículos com volume médio de 10cm^3, correspondendo ao estágio III de Tanner, pode durar 2 a 4 anos e crescer até 28cm. Embora o início do estirão ocorra mais cedo nas meninas do que nos meninos, seu máximo, isto é, seu pico de velocidade de crescimento em altura é menor, e ocorre aproximadamente aos 11 anos e 6 meses, enquanto nos meninos, ocorre aos 13 anos e 6 meses e é maior e mais duradouro do que naquelas, o que resulta em maior altura final, em média 13cm a mais. A parada do crescimento ou a estatura final coincide com os últimos estágios do desenvolvimento puberal (estágio V) e com a idade óssea aproximada de 16 anos na menina e de 18 anos no menino.

Estas características e a maturação sexual devem ser levadas em conta na escolha do método de avaliação e acompanhamento do crescimento individual. As curvas de modelos de estudos transversais não se prestam para esse procedimento. Portanto, são preferíveis as curvas de modelo longitudinal como as de Tanner e Davies ou de Tanner e Whitehouse.

AVALIAÇÃO DO ESTADO NUTRICIONAL

Desde os anos 1950, principalmente a partir dos trabalhos e das primeiras aproximações de classificação do estado nutricional descritas por Gómez, em 1946, e posteriormente nas décadas seguintes, sobretudo com os avanços das pesquisas de campo na área da nutrologia, epidemiologia, pediatria social e de análises estatísticas apoiadas por novos recursos tecnológicos e computacionais, tem-se procurado por indicadores simples, práticos e reprodutíveis, que dimensionem o estado nutricional do ser humano com aproximação adequada e o relacione hierarquicamente com fatores causais e explicativos do meio ambiente. Contudo, tanto a desnutrição como a obesidade são, na maioria das vezes, representações conjunturais das práticas alimentares cujas causas estão subjacentes às manifestações culturais, educacionais e sociais, que se verificam em uma dimensão qualitativa, adimensional, portanto, nas quais se incluem identificações e decisões de prioridades e juízo de valores.

Logo, a avaliação quantitativa do estado nutricional baseada em índices ou indicadores, dimensional, individual ou epidemiológica, por mais precisa que seja, deve ser relativizada na medida em que cada criança encerra um universo particular. Ela não deve ser uma ação isolada para a solução dos problemas nutricionais, mas apenas uma ferramenta que, no âmbito individual, permite identificar riscos e agravos nutricionais a partir das variações de tendências de crescimento de estatura e peso, tão precocemente quanto possível, dos lactentes, crianças e adolescentes; indica a necessidade de reavaliar as orientações dietéticas até então praticadas; no âmbito populacional, serve como instrumento auxiliar para dimensionar a magnitude do problema nutricional em cada circunstância particular e subsidiar planos e estratégias de intervenções, projetos e ações políticas compatíveis, auxiliando nas tomadas de decisões e nas estratégias para a solução do problema apresentado; e, para os dois âmbitos, uma referência para avaliar a eficácia das intervenções propostas.

Muitos métodos e critérios para a interpretação dos indicadores do estado nutricional, isolados ou associados, baseados na antropometria, têm sido propostos. Embora com sensibilidade e especificidade diferentes, atendem às mesmas finalidades e têm objetivos comuns.

PESO/IDADE

É o indicador mais sensível e freqüentemente usado quando a idade é bem conhecida. É um bom indicador das variações agudas (para mais ou para menos) e representa o estado nutricional atual, principalmente em crianças menores de 3 anos de idade.

Tomando-se as curvas de referência do NCHS, peso abaixo do 5º percentil, ou acima do 95º; menor que 1 escore z (≤ 1 z), ou maior que +2 z; menor que 90% do peso esperado ou, em correspondência, maior que 110% em relação à mediana, podem indicar, respectivamente, falta ou excesso nutricionais. Uma proposta de classificação do estado nutricional, baseada nos critérios de Gómez, é apresentada na tabela 36.1.

TABELA 36.1 – Critérios para avaliação do peso/idade e tipologia do estado nutricional.

Desvio observado = peso observado × 100/peso esperado (50º percentil da referência)	
Desvio observado (% da mediana)	Tipologia do estado nutricional
> 110	Excessivo ou sobrepeso
90-110	Normal
75-90	Desnutrição leve
60-75	Desnutrição moderada
< 60	Desnutrição grave

Adaptado de Gómez et al., 1955.

Peso/idade e tipologia do estado nutricional

A criança cuja curva de peso construída longitudinalmente não seguir um canal definido, ou apresentar inflexões nulas ou negativas em três tomadas sucessivas de peso, com intervalos mensais regulares, ou deflexões para menos, principalmente durante o período do desmame (período de transição e introdução de outros alimentos), deve ter, após minuciosa avaliação clínica, seu histórico alimentar investigado sob os aspectos qualitativos (composição e preparo) e quantitativos (freqüência ou intervalos entre as refeições e volume). Procede-se do mesmo modo quando uma criança em idade escolar apresentar aceleração do peso, ou deflexão positiva em medidas sucessivas com intervalos de até 3 meses, superando rapidamente seu canal previamente definido. É nesta idade que surgem com maior freqüência os desvios nutricionais que poderão levá-la à obesidade primária. Neste caso, deve-se também avaliar seu desenvolvimento psicoafetivo e suas relações familiares.

Na sua avaliação isolada, deve-se ter em mente que, pelo fato de o peso ser composto (estrutura óssea, massa muscular, gordura, líquidos etc.), suas variações podem refletir alterações na composição corpórea, como nos casos de edema ou excesso de gordura, ou denotar alterações do tamanho do corpo, como quando a criança é muito alta, ou baixa, uma vez que, para uma mesma idade, crianças mais altas tendem a ser mais pesadas que as mais baixas. Portanto, não é o melhor indicador para se avaliar sobrepeso ou obesidade.

Avaliação isolada

Outro exemplo pode ser observado na puberdade, quando ocorrem mudanças pronunciadas na composição corpórea. As meninas aumentam a proporção de gorduras, e os meninos, ao contrário, a de massa muscular livre de gorduras. Logo, o peso terá, nessa faixa etária, um significado diferente do que aquele do período pré-puberal.

ESTATURA OU ALTURA/IDADE

Embora a altura/idade seja um indicador do estado nutricional menos sensível que o peso/idade, após o terceiro ano de vida ela é mais reveladora. Assinala as variações do estado nutricional no tempo e na história, isto é, no tempo-idade e na história nutricional e psicoafetiva. É menos afetada por variações nutricionais de curta duração. Assim, uma alta prevalência de baixa altura/idade está freqüentemente associada com condições socioeconômicas adversas, enquanto uma baixa altura/idade em locais de bom nível socioeconômico está mais relacionada com fatores genéticos.

Altura/idade menos sensível que peso/idade

Tal como na avaliação das variações do peso, e sem nenhuma evidência de distúrbios neuroendócrinos e perinatais, uma observação isolada de altura/idade menor que o 3º percentil ou menor que –2 escores z ($\leq 2z$), independentemente do peso, revela possível déficit nutricional de longa duração. Outrossim, uma desaceleração, lentificando e afastando a curva de crescimento observada da curva de referência, ou observando-se incrementos nulos de altura a partir do terceiro ano, ou seja, fugindo do canal de crescimento familiar, pode significar atraso de crescimento de natureza neuroendócrina, e deve ser investigado sempre.

PESO/ALTURA

É o indicador do estado de magreza ou do estado nutricional atual, independente da idade. Contudo, não discrimina as condições em que há atrasos proporcionais de peso e altura. Baseados nas suas variações em relação à mediana de um sistema de referência, McLaren e Reed propuseram classificação para o estado nutricional ou *screening* para desnutridos (Tabela 36.2). É mais freqüentemente utilizado em associação com outros indicadores, como peso/idade e altura/idade. Uma forma particular de se avaliar a relação peso/altura é o índice de massa corpórea, que será discutido com mais detalhes no capítulo Obesidade (Tabela 36.3).

TABELA 36.2 – Critérios para avaliação do peso/altura e tipologia do estado nutricional.

Desvio observado = % da mediana	
Desvio observado	**Tipologia do estado nutricional**
> 110	Excessivo
90-110	Normal
85-90	Desnutrição leve
75-85	Desnutrição moderada
< 75	Desnutrição grave

Adaptado de McLaren e Reed, 1975.

TABELA 36.3 – Indicações e usos dos índices antropométricos.

	Peso/altura	Altura/idade	Peso/idade
Para populção com idade desconhecida	Excelente	Fraco	Fraco
Para identificar crianças desnutridas	Excelente	Fraco	Moderado
Sensível para variações de peso de curta duração	Excelente	Fraco	Bom
Sensível para identificar baixa estatura	Fraco	Excelente	Bom

Adaptado de Gorstein et al., 1994.

CRITÉRIOS PARA AVALIAÇÃO DO ESTADO NUTRICIONAL COM BASE NAS ASSOCIAÇÕES DE ÍNDICES

Para o diagnóstico da instalação do processo de má nutrição em grupos de alto risco, cada criança deverá ser avaliada usando-se parâmetros antropométricos, clínicos e, se necessário, bioquímicos, tomados em intervalos de tempo regular, ou seja, longitudinalmente.

Pode-se assim detectar precocemente qualquer variação dos indicadores. Entretanto, em alguns inquéritos populacionais de modelo transversal, ou em certas situações de pesquisa, os estados de má nutrição médios, moderados ou até mesmo graves, quando vistos pela primeira vez, podem ser diagnosticados mais facilmente interpretando-se o peso e a altura por idade, e a relação peso/altura de modo associado, e comparando-os com os de uma curva ou tabela de referência, adotando-se um limite de normalidade (*cut-off point*) que poderá ser definido pelos percentis 3, 5 ou 10, ou pelo escore z, dependendo da sensibilidade e especificidade que se queira adotar.

Podem-se identificar, basicamente, três grupos de crianças malnutridas comuns em todas as classificações:

a) Má nutrição aguda de curta duração – inclui crianças com altura/idade normal, baixo peso/idade e baixo peso/altura. O baixo peso para a idade traduz um problema nutricional recém-instalado ou de curta duração de qualquer natureza (erro alimentar qualitativo, privação aguda, infecção aguda, diarréia, verminoses etc.) que ainda não se refletiu na altura, faltando evidência de deficiências protéicas de longa duração. A evidência clássica, tanto em relação à curva de distribuição dos percentis como dos escores z, é a inflexão ou deflexão da curva de peso, ou seja, a variação para menos da velocidade de peso sem a correspondente variação da altura em medidas seriadas ou em uma única medida, e a observação do peso desproporcionalmente baixo para a idade ou em relação à altura. O diagnóstico e o tratamento oportunos e a correção adequada do déficit nutricional, obviamente, prevenirão a desaceleração do crescimento em estatura e a cronificação do processo. Esta circunstância é observada com maior freqüência, por exemplo, durante a transição da alimentação predominantemente líquida para alimentação sólida ou semi-sólida com a persistência de um déficit qualitativo.

Diagnóstico e tratamento

b) Má nutrição crônica ou de longa duração – inclui crianças com baixa estatura e baixo peso para a idade, porém com peso/altura normal. Evidencia comprometimento proporcional no tempo ou em distância de ambos os indicadores. Revela uma possível adaptação da criança a uma condição de insuficiência nutricional calórica/protéica crônica (fome crônica). Quando recuperadas, essas crianças poderão voltar a apresentar peso/idade normal e peso/altura superior ao anteriormente observado, porém restará o estigma da baixa altura por idade. Dependendo da duração e da intensidade da privação alimentar, elas crescerão em um canal de estatura inferior ao anteriormente projetado, revelando, portanto, estado de desnutrição pregressa.

c) Má nutrição atual e de longa duração – são crianças que apresentam baixo peso/idade, baixa altura/idade e baixo peso/altura. Além do comprometimento proporcional de peso e altura de longa duração, suficientes para comprometer ambos os parâmetros, estas evidenciam perda adicional de peso, como se houvesse agravamento agudo do estado nutricional superajuntado ou agregado a uma desnutrição anteriormente crônica. A criança tem evidências de deficiência calórica e/ou protéica atual e passada.

Má nutrição de longa duração

PROBLEMAS DE CRESCIMENTO: A BAIXA ESTATURA

A baixa estatura é definida como qualquer estatura menor ou igual a –2 desvios-padrão (DP) da média populacional. De modo similar, define-se como alta estatura aquela superior ou igual a +2 desvios-padrão, e estatura normal as que se situarem dentro desse intervalo. Como a altura por idade tem distribuição gaussiana, –2 DP equivalem aproximadamente ao percentil 3 e +2 DP ao percentil 97; podemos usar esses percentis como pontos de corte para essas definições.

Baixa estatura: um problema de crescimento

A importância de se estabelecer tais pontos de corte é poder estimar a possibilidade de ocorrência de doenças, pois à medida que se distancia da média populacional, isto é, quanto maior o número de desvios-padrão, maior o risco de se encontrar situações patológicas. No caso da baixa estatura, essa possibilidade é de aproximadamente 15 a 20%, portanto a maioria delas representa os extremos da curva sem a presença de doenças.

Em relação à velocidade de crescimento, define-se como deficiência de crescimento quando os incrementos anuais se situam abaixo do percentil 10 e são considerados valores de risco, devendo ser investigadas sem demora, já que 80% dessas crianças apresentam doenças.

A avaliação e o acompanhamento do crescimento das crianças com baixa ou alta estatura têm como objetivo detectar quais delas são portadoras de doenças e tratá-las convenientemente; também visam detectar quais representam os extremos normais e evitar medidas desnecessárias e muitas vezes prejudiciais.

São descritos a seguir os procedimentos necessários para a investigação de crianças com baixa estatura, lembrando que devem ser similares quando elas apresentam alta estatura ou até mesmo estatura normal, mas com suspeita de algum problema de crescimento. Nessas três situações, a diferença principal se refere aos tipos de doenças envolvidas.

AVALIAÇÃO DO CRESCIMENTO NA BAIXA ESTATURA

História clínica

Detectar sintomas de doenças crônicas atuais ou pregressas, particularmente as de comprometimento sistêmico como as de má absorção, hormonais, cardiopatias graves etc. Obter informações sobre as condições e duração da gestação, peso e comprimento ao nascer, intercorrências perinatais, alimentação nos primeiros anos de vida, uso crônico de medicamentos, principalmente corticosteróides. Avaliações prévias de peso e estatura são importantes para investigar o canal de crescimento e a velocidade de crescimento. Histórico familiar de baixa estatura ou de doenças com repercussões sobre o crescimento pode direcionar a investigação.

Exame físico e antropometria

Durante o exame físico atentar para possíveis sinais de doenças mencionadas anteriormente e para a presença de estigmas genéticos, já que as síndromes genéticas constituem importante grupo responsável pela baixa estatura.

O estadiamento puberal é um instrumento indispensável na avaliação do crescimento, pois indica o momento que o estirão deverá ocorrer ou em que fase a criança está.

As medidas antropométricas mais usadas na avaliação da criança com baixa estatura incluem peso, estatura ou comprimento, estatura sentada, perímetro craniano, envergadura. As medidas dos segmentos corpóreos auxiliam no diagnóstico diferencial, principalmente quando há suspeita de displasias ósseas. O segmento superior equivale à estatura sentada e o segmento inferior é encontrando subtraindo-se da estatura o valor do segmento superior. Valores normais da relação segmento superior/inferior variam com a idade. Crianças com maior razão segmento superior/inferior em geral têm o crescimento da extremidade diminuído em relação ao crescimento do tronco, entretanto ambas podem estar alteradas. Por outro lado, o crescimento do tronco é menos afetado do que as extremidades quando se tem anormalmente baixa proporção. Anormalidade na proporção dos segmentos que ocasiona baixa estatura desproporcionada é mais encontrada em doenças ósseas e a com proporções normais, isto é, com baixa estatura proporcional, é mais encontrada em doenças endócrinas crônicas e não-endócrinas. Finalmente, a envergadura dos membros superiores é outro indicador do crescimento das extremidades e usualmente é um pouco menor do que a estatura.

O perímetro braquial e as pregas cutâneas, principalmente tricipital e bicipital, podem também ser usados, mas têm mais indicação para averiguar o tecido celular subcutâneo e com isso a quantidade de gordura do peso corpóreo.

Avaliação do potencial genético de crescimento

A partir dos 2 anos de idade é possível avaliar o potencial genético de crescimento por meio do canal familiar, traçando-se uma trajetória imaginária a partir da estatura atual, seguindo paralela aos percentis da curva de referência, até atingir a estatura adulta. Se a estatura adulta estiver dentro do canal familiar, a estatura da criança está de acordo com seu potencial genético.

Avaliação do ritmo de maturação

O ritmo de maturação pode ser determinado por meio da diferença entre a idade óssea e a cronológica. Se a diferença exceder a +2 DP, considera-se como avanço de idade óssea ou maturação rápida; se for menor que –2 DP, poderá ser idade óssea atrasada ou maturação lenta, e se a diferença estiver no intervalo, a idade óssea será igual à cronológica ou maturação lenta. Os valores dos desvios-padrão variam com a idade.

Como a estatura tem maior correlação com a idade óssea, é útil reavaliar sua relação com a curva de referência e com o potencial genético, considerando a idade óssea em vez da cronológica.

A partir do início da puberdade, o estadiamento puberal fornece informações adicionais sobre o ritmo de maturação.

Avaliação da velocidade de crescimento

A velocidade de crescimento pode ser obtida a partir do acompanhamento da criança com intervalos regulares e é o principal indicador de doenças. Quando a velocidade mantém-se abaixo do limite esperado para a idade, é preciso suspeitar de doenças, esclarecer o diagnóstico e iniciar o tratamento o mais rápido possível, para que o *catch-up* seja completo.

Avaliação do crescimento

Exames laboratoriais

Se a história e/ou exame físico levarem à suspeita de doenças, ou na presença de velocidade de crescimento anormal ou se o canal de crescimento não estiver de acordo com o potencial genético, alguns exames podem ser necessários, como avaliação dos hormônios tireoidianos, cariótipo, dosagem de IGF-I e realização de testes para avaliação do GH, investigação de má absorção (dosagem de anticorpos antigliadina e antiendomísio, teste da D-xilose, gordura fecal, hidrogênio expirado), de erros inatos do metabolismo, estudo do DNA nas doenças gênicas, avaliações das funções renais, hepáticas e pancreáticas, escanometria óssea, tomografia computadorizada, ressonância magnética etc.

CLASSIFICAÇÃO DAS BAIXAS ESTATURAS

Várias propostas de classificação das baixas estaturas têm sido feitas por diferentes autores e até o momento não existe um consenso sobre uma classificação ideal. A maioria das classificações utiliza o critério etiológico separando as crianças normais daquelas com doenças.

Proposta de classificação das baixas estaturas

Variantes normais

São crianças que não apresentam sintomas de doenças crônicas atuais ou pregressas e o exame físico é normal. O canal do crescimento situa-se logo abaixo do percentil 3 e mantém-se estável ao longo dos anos, portanto com velocidade de crescimento normal. Vários nomes têm sido atribuídos a esses casos: baixa estatura idiopática, baixa estatura constitucional, variante normal da baixa estatura, baixa estatura normal. Neste capítulo serão considerados três grupos, de acordo com os fatores genéticos que determinam a baixa estatura.

Baixa estatura familiar

Este diagnóstico é feito quando a criança tem percentil de estatura para a idade menor que 3, a estatura é apropriada para seu canal familiar ou potencial genético e não tem idade óssea atrasada. A criança é baixa porque os pais ou outros parentes próximos são baixos. Os pais e os irmãos compartilham metade dos genes da criança; os avós e tios, apenas um quarto; e os primos, somente um oitavo. O início da puberdade e o estirão puberal ocorrem na idade cronológica normal e a estatura final termina dentro do canal familiar. O tratamento é expectante e os pais devem ser orientados quanto ao padrão normal e genético do crescimento da criança.

Baixa estatura familiar

Baixa estatura constitucional

É causa muito comum de baixa estatura atendida em clínicas de problemas de crescimento. Este diagnóstico é feito quando a criança apresenta percentil de estatura para a idade menor que 3, idade óssea atrasada, velocidade de crescimento normal e sua altura está abaixo do seu potencial genético (canal familiar). Essas crianças nascem com tamanho normal, crescem normalmente por alguns meses e depois ocorre desaceleração do crescimento até que, no final do período de lactente, ficam abaixo do percentil 3. O amadurecimento esquelético decresce de modo paralelo e há atraso do início da puberdade e do estirão de crescimento e, conseqüentemente, continuam a crescer quando seus pares já não estão mais crescendo. O estirão do crescimento pode ser mais lento ou mais amplo, permitindo que se atinja o canal familiar.

Atraso do desenvolvimento

Muitas vezes há história familiar de atraso do desenvolvimento puberal, o que reforça a importância da anamnese. O tratamento é expectante e requer tranqüilidade, mas, em alguns casos, devido ao estresse emocional, é necessário tratamento com esteróides sexuais. Administração de estrógenos para as meninas e testosterona por via parenteral para os meninos podem acelerar o crescimento e iniciar a puberdade. Para isso, estes agentes são muitas vezes usados com baixas doses e em curtos períodos. Entretanto, esses medicamentos devem ser utilizados com cautela porque aceleram a maturidade esquelética, principalmente se doses excessivas forem usadas, comprometendo a estatura final. Outros agentes anabólicos, como oxandrolona, podem acelerar o crescimento e os sinais de puberdade. Não há dados que indiquem o uso de hormônio de crescimento (GH) e/ou esteróides anabólicos para alterar a estatura final.

Baixa estatura constitucional com componente familiar

Esse diagnóstico é feito quando a criança apresenta percentil de estatura para a idade menor que 3, seguindo em direção ao canal familiar, idade óssea atrasada ao menos durante o período pré-puberal, podendo ou não ter atraso puberal. Independentemente da ocorrência do atraso puberal, a estatura final termina dentro do canal familiar. O acompanhamento clínico com orientações sobre a normalidade da situação é a melhor conduta.

Baixas estaturas patológicas

Baixa estatura e estígmas genéticos

Correspondem a aproximadamente 20% das causas de baixa estatura nas crianças e algumas características devem levantar a suspeita de doenças: histórico pré ou pós-natal de doenças, alterações ao exame físico como presença de estigmas genéticos, estar muito abaixo do percentil 3 (= –3 DP), e velocidade de crescimento menor que o percentil 3 em duas ou mais medidas (valores menores que 3cm/ano durante a fase pré-puberal). Para melhor compreensão, as baixas estaturas patológicas são agrupadas de acordo com o tipo de doença envolvida. A trajetória do crescimento está abaixo do canal familiar, a não ser nos casos em que a doença foi herdada de um dos pais, cuja estatura também foi prejudicada.

Síndromes genéticas

Um grande número de síndromes genéticas, resultantes de alterações cromossômicas ou gênicas (síndrome de Turner, Silver-Russell, Noonan, Rubinstein-Taybi, Dubowitz, Bloom, Johanson-Blizzard, Seckel, Cornélia de Lange, Williams etc.), apresenta deficiência de crescimento pondo-estatural que pode ter início no período intra-uterino ou após o nascimento. A presença de deficiência de crescimento precoce (até os 2 anos de idade) sem causa ambiental aparente, acompanhada ou não de atraso no desenvolvimento neuromotor, deve despertar a suspeita de síndromes genéticas e o exame físico deve ser minucioso em busca de estigmas genéticos. São citadas as características das síndromes mais comuns.

Síndrome de Turner

Síndrome de Turner – resultante de alterações cromossômicas (45X), é caracterizada por baixa estatura e disgenesia gonadal. Dependendo do número de células acometidas (mosaicismo), essas podem ser as únicas alterações aparentes (baixa estatura e atraso ou ausência de sinais puberais), porém podem estar presentes vários outros estigmas como pescoço alado, implantação baixa da orelha, cabelo em tridentes na nuca, tórax em "escudo", valgismo cubital e encurtamento do quarto metacarpo, manchas hipercrômicas, unhas hiperconvexas. Além disso, ocorrem com freqüência alterações cardíacas (coartação da aorta), renais ("rins em ferradura" e duplicação ureteral) e possibilidade de se desenvolver tireoidite auto-imune de Hashimoto. Muitas vezes o diagnóstico somente é aventado quando a menina cresce pouco (abaixo do percentil 3) ou quando não há desenvolvimento puberal na adolescência. Aproximadamente metade das meninas com síndrome de Turner são 45X, os outros casos são mosaicos ou têm estrutura anormal do cromossomo X. Devido ao mosaicismo, o fenótipo pode variar muito e esse diagnóstico deve ser suspeitado em toda menina com baixa estatura. Nos mosaicismos que apresentarem fragmentos de cromossomo Y, está indicada remoção cirúrgica dos elementos ovarianos rudimentares, devido ao risco de malignização. A idade óssea está normal na infância, mas começa a desacelerar na puberdade devido à falta do estrógeno. Na idade puberal, os hormônios folículo-estimulante e luteinizante estão aumentados, indicando falha primária do ovário, pois estas meninas apresentam gônadas rudimentares, "em fita fibrosa". O tratamento estrogênico deve ser iniciado quando a velocidade de crescimento começar a estacionar. O tratamento permite obter um surto de crescimento do tipo pubertário, mas o ritmo é muito variável e sempre inferior ao de uma puberdade normal. Recomenda-se iniciar com doses reduzidas de estrógenos para não precipitar a maturação óssea. Administra-se 5 a 10mcg/24 horas de etinilestradiol. Geralmente não há deficiência de GH, mas sua reposição parece determinar um aumento da velocidade de crescimento e da estatura final. Atualmente, o setor de endocrinologia do HCFMRP-USP tem ministrado GH às meninas portadoras de síndrome de Turner, por ter sido verificado que essa terapêutica melhora a estatura final.

Idade óssea normal na infância

Síndrome de Noonan – trata-se de uma anormalidade gênica e não-cromossômica que ocorre em ambos os sexos, em que o paciente tem características clínicas da síndrome de Turner. A síndrome de Noonan apresenta fácies típico (epicanto, ptose palpebral e hipertelorismo ocular), implantação baixa do cabelo e das orelhas, às vezes malformadas, palato ogival, micrognatia, tórax em "escudo", *pectus escavatum*, hipertelorismo mamário, cardiopatia congênita (geralmente estenose pulmonar), *cubitus valgus*, clinodactilia. Anomalias renais e retardo mental ocorrem em 25 a 50% dos casos. Criptorquidismo e microcefalia podem ocorrer. Tem baixa estatura com velocidade de crescimento normal e idade óssea de acordo com a idade cronológica ou discretamente atrasada. A constituição cromossômica é XX na mulher e XY no homem e, como existem vários casos familiares descritos, sugere-se transmissão hereditária de tipo autossômico dominante, com expressividade variável, ou herança multifatorial.

Síndrome de Noonan

Síndrome de Silver-Russell – apresenta restrição do crescimento intra-uterino e mantém-se abaixo do percentil 3 até a vida adulta. Pode apresentar clinodactilia do quinto quirodáctilo com encurtamento da falange média, fácies triangular com fronte saliente, esclera azulada, comissura labial voltada para baixo, macrocefalia aparente (desproporção crânio-face), assimetria de hemicorpo. A idade óssea pode estar atrasada e não é comum o retardo mental. O diagnóstico é apenas clínico, por ser uma doença gênica. Outros grupos de doenças genéticas que cursam com baixa estatura são as osteocondrodisplasias, as doenças de depósito e as congênitas de causas ambientais.

Silver-Russell: restrição de crescimento intra-uterino

Osteocondrodisplasias – geralmente apresentam desproporção tronco-membros, dependendo do segmento corpóreo acometido por deformidades. A acondroplasia é a mais comum e apresenta membros curtos, lordose lombar acentuada, macrocefalia. Na hipocondroplasia, os membros também são curtos, mas a baixa estatura pode ser menos acentuada. Outras displasias ósseas com deformidades variáveis em tronco, principalmente de coluna, podem resultar em baixa estatura. O diagnóstico é feito clinicamente, a partir dos tipos de deformidades presentes.

Osteocondrodisplasias

Doenças de depósito – a deficiência do crescimento e a baixa estatura estão presentes em várias doenças de depósito, particularmente as que permitem vida

Doenças de depósito

mais longa para a criança (síndromes de Hurler, Scheie, Hunter, Sanfilippo, Morquio, Maroteaux-Lamy e outras). O atraso do desenvolvimento neuromotor, a hepatoesplenomegalia e o acometimento de outros órgãos são achados comuns nessas doenças. O diagnóstico é feito por meio das alterações físicas e laboratoriais específicas.

Doenças por agentes ambientais

Doenças congênitas causadas por agentes ambientais – vários agentes ambientais podem afetar o crescimento intra-uterino e, quando a exposição é precoce e prolongada, não há possibilidade de ocorrência de *catch-up*. O álcool é o agente mais importante e causa deficiência do crescimento intra-uterino que se mantém no período pós-natal, atraso do desenvolvimento neuromotor, microcefalia, microftalmia, lábio superior fino, filtro nasal apagado. Outros agentes que causam deficiência do crescimento e do desenvolvimento neuromotor são hidantoína, trimetadiona, aminopterina, metotrexato, PKU materno (altos níveis de fenilalanina materna de mães portadoras de fenilcetonúria).

Doenças hormonais

Endocrinopatias e hipotireoidismo

Cursam com baixa velocidade de crescimento a partir da instalação da doença com desaceleração concomitante da maturação, levando à baixa estatura se não diagnosticadas a tempo. Os três hormônios principais são: hormônio do crescimento (GH), hormônio tireoidiano e cortisol.

Pan-hipopituitarismo – este termo aplica-se somente aos casos em que exista um déficit de GH ou de ACTH, embora o verdadeiro sentido do "pan" signifique que todas as funções da hipófise anterior tenham sido afetadas. Ocorre em geral após a retirada de um craniofaringioma.

Hipotireoidismo – a baixa estatura pode ocorrer no hipotireoidismo congênito, embora o comprometimento maior seja no desenvolvimento neurológico e menos no crescimento intra-uterino. Em geral, é decorrente da disfunção da glândula tireóide por ectopia ou agenesia. A tireoidite auto-imune de Hashimoto ou secundária a lesão supracelar (falência hipofisária) causa baixa estatura e baixa velocidade de crescimento que, no entanto, pode levar muito tempo para ser detectada. Interessante notar que o hipotireoidismo pode ter como única expressão clínica a baixa estatura. O atraso da idade óssea depende do tempo de doença, sendo maior o atraso nos casos de demora diagnóstica. Além das dosagens de T_4 livre (baixas) e de TSH (altas), procura-se a presença de anticorpos dirigidos contra a tireóide. A reposição hormonal acarreta aceleração do crescimento e da maturação (*catch-up*).

Excesso de glicocorticóides

Excesso de glicocorticóides – comprometem intensamente o crescimento por interferirem na ação das IGFs. Na síndrome de Cushing endógena ocorre excesso de produção de cortisol; é causa rara de baixa estatura em crianças. O excesso de glicocorticóide, no geral, ocorre pelo uso dessa substância para o tratamento de outras doenças. De causa endógena ou exógena, o excesso de glicocorticóides ocasiona baixa velocidade de crescimento, atraso da idade óssea e com possível comprometimento da estatura final, mesmo com a normalização dos níveis hormonais (*catch-up* incompleto). O diagnóstico da síndrome de Cushing endógena é realizado com a avaliação de 24 horas da excreção urinária de cortisol livre ou teste de supressão com dexametasona.

Déficit hipofisário de GH – baixa estatura por déficit de GH é incomum. Lindsay et al., em avaliação de 114.000 crianças em idade escolar, encontraram 55 crianças que cresciam pouco e, destas, somente 16 (3%) tinham deficiência de GH. A prevalência na população foi de 1:3.480, sendo que a prevalência para meninos foi de 3:1 meninas. A causa mais comum desta deficiência é idiopática, mas ela pode ocorrer devido a tumor supracelar (craniofaringioma), malformação congênita (displasia do septo óptico), histiocitose, traumatismos, lesão cirúrgica, irradiação, doenças inflamatórias (meningite). A suspeita diagnóstica é realizada quando há baixa velocidade de crescimento (sempre abaixo do percentil 3) e atraso da maturidade óssea associados às características clínicas: peso e comprimento ao nascer geralmente normais; desaceleração do crescimento que se torna mais evidente depois dos 2 ou 3 anos de idade; hipoglicemia em lactentes e crianças; fronte proeminente, face pequena em relação ao crânio, cujo perímetro é normal; ponte nasal baixa; atraso da dentição; tonalidade alta da voz, escleras azuladas (também achadas nas anemias e na osteogênese imperfeita); distribuição centrípeta de gordura corpórea; pênis geralmente pequeno na infância; atraso puberal. O diagnóstico é feito por meio da dosagem de IGF-I, cujo intervalo de valores normais é muito amplo e correlaciona-se mais com a idade óssea do que com a cronológica. Por esse motivo, a confirmação deve ser feita por meio de dois testes de estimulação de GH: por hipoglicemia induzida por insulina, por clonidina ou L-dopa, precedidos por uso de estrógenos conjugados cinco dias antes do teste.

Tipos hereditários de déficit de GH tipos IA e IB – são autossômicos recessivos. O tipo II é autossômico dominante, e o tipo III ligado ao cromossomo X.

Deficiência neurossecretória de GH – os elementos da falta de GH estão presentes: atraso da idade óssea, baixa velocidade de crescimento, achados clínicos compatíveis. Porém, aos testes de estímulo ocorre resposta positiva de GH. Nesses casos, indica-se a colheita de sangue para dosagem de GH de 20 em 20 minutos durante 12 horas noturnas, para se verificar a possível secreção em "picos", que mostraria que, embora a resposta a estímulos farmacológicos seja normal, não ocorre neurossecreção adequada para o crescimento normal.

Insensibilidade ao GH – pode ser primária, como na síndrome de Laron, em que ocorre deficiência nos receptores de GH, ou ainda doenças que cursam com defeitos na transdução do sinal entre o GH e seu receptor, ou deficiência da síntese de IGF-I, deficiência do receptor de IGF-I ou defeito na transdução do sinal entre o IGF-I e seu receptor. Pode ser secundária, devido a anticorpos que inibam a ação do GH, má nutrição, diabetes, uremia e síndrome de Alagille.

Desnutrição protéico-calórica

Está associada à ingestão inadequada ou à má absorção de proteínas, calorias, macro e micronutrientes. A deficiência de crescimento associada à falta de alimento adequado é resultante também de vários outros fatores que normalmente estão presentes quando as condições socioeconômicas são desfavoráveis, como as infecções de vias aéreas e diarréias agudas de repetição. Quanto mais precoce, mais duradoura e grave for a desnutrição, menor a probabilidade de recuperação do crescimento e, por isso, a incidência de baixa estatura na vida adulta é maior em países pobres.

A restrição do crescimento pode ocorrer em doença inflamatória do intestino, caso da doença celíaca e da mucoviscidose. As causas dessa restrição são também multifatoriais, como desnutrição, baixa ingestão de proteínas, má absorção de gordura, anemia crônica e em muitos casos o uso de tratamento com glicocorticóides. Sempre que suspeitadas, devem ser realizadas provas de absorção utilizando a D-xilose e o lipiodol ou a biópsia intestinal.

Outras doenças crônicas

Doenças cardíacas e pulmonares – a hipóxia pode contribuir para a baixa estatura em cardiopatias congênitas e doenças pulmonares. Pacientes com asma e uso de corticoterapia podem ter atraso no crescimento, dependendo da dose usada. O uso intermitente ou a exclusão do uso de corticóide leva a um *catch-up* do crescimento.

Doenças renais – falhas no crescimento são causadas por múltiplos fatores como azotemia, osteodistrofia renal, nutrição inadequada, além do tratamento com glicocorticóides. Esses pacientes não têm déficit de GH. Em pacientes com acidose tubular renal, o tratamento com bicarbonato retoma a velocidade de crescimento.

Anemia crônica – as anemias (ferroprivas ou hemoglobinopatias) constituem também causa de baixa estatura, principalmente em suas formas mais significativas, por determinar prejuízo da oxigenação dos tecidos, tal como ocorre nas cardiopatias.

Nanismo psicossocial

É caracterizado por pouco crescimento, atraso de maturação óssea, sexual e emocional. A criança sofre abuso ou negligência. O diagnóstico é obtido pela história clínica e o teste de GH está com pico anormal, o que pode levar a diagnóstico errado. Colocando a criança em outro ambiente, ela retornará aos níveis normais de GH e ocorrerá o *catch-up* do crescimento.

AGORA VOCÊ JÁ DEVE SABER

- Diagnosticar as deficiências nutricionais e respectivas gravidades.
- Que as técnicas antropométricas se baseiam em medidas e proporções do corpo humano.
- Que genericamente as curvas de crescimento são usadas para monitorizar o crescimento.
- Para apresentar os resultados de estudos populacionais podem ser utilizadas tabelas com distribuição percentual em intervalos de 10.
- Genes herdados determinam o potencial de crescimento em estatura.
- O índice peso/idade é bom indicador das variações agudas do estado nutricional.

QUESTÕES PARA REFLEXÃO

1. Como diagnosticar baixa estatura?
2. Como a deficiência crônica de alimentos influencia o crescimento?
3. Como construir uma tabela de crescimento?
4. Como interpretar o escore z?
5. Como interpretar os critérios para avaliação do estado nutricional com base nas associações de índices?
6. Como avaliar a história clínica em crianças de baixa estatura?
7. Como estadiar o desenvolvimento puberal relacionado ao crescimento?

APLICANDO O QUE VOCÊ APRENDEU

1. A partir de um grupo de crianças, todos pré-escolares, das quais se conhece a estatura, como construir uma tabela representando o peso de todas elas?
2. A partir do conhecimento do peso e da idade, como identificar as variações de peso de curta duração e a estatura?
3. Prepare uma tabela comparando os índices antropométricos.

BIBLIOGRAFIA UTILIZADA PARA EDIÇÃO DO TEXTO

▪ Abel EL. Smoking during pregnancy: a review of effects on growth and development of offspring. Hum Biol 1980;52(4):593-65. ▪ Aggett P et al. Committee report: childhood diet and prevention of coronary heart disease. European Society of Pediatric Gastroenterology and Nutrition. J Pediatr Gastroenterol Nutr 1994;19(3):261-9. ▪ Aidar LS. Size at birth and growth tracjetories to young adulthood. Am J Hum Biol 2007;19:327-37. ▪ Amigo H et al. Comparison between nutritional status of school children of low socioeconomic level from Santiago, Chile and São Paulo, Brazil. Arch Latinoam Nutr 1995;45(1):31-5. ▪ Barbieri MA. Saúde materno-infantil e classe social. Alguns aspectos do período perinatal da mãe e do recém-nascido. Ribeirão Preto, 1985. Tese (Livre-Docência). Faculdade de Medicina de Ribeirão Preto, Universidade de São Paulo. ▪ Barker DJP. Mothers, babies and health in later life. 2nd ed. Edinburgh: Churchill Livingstone; 1998. ▪ Barros Filho AA. Influência de algumas variáveis no peso de recém-nascidos no Hospital das Clínicas de Ribeirão Preto. Ribeirão Preto, 1976. Dissertação (Mestrado). Faculdade de Medicina de Ribeirão Preto, Universidade de São Paulo. ▪ Battaglia FC, Lubchenco LO. A practical classification of newborn infants by birth weight and gestational age. 1967J Pediatr 71(2):159-63. ▪ Batten S et al. Impact of the supplemental food program on infants. J Pediatr 1990;117(part 2):S103-9. ▪ Berkey C et al. Longitudinal height velocity standards for U.S. adolescents. Stat Med 1993;12:403-14. ▪ Bettiol H. Saúde perinatal em Ribeirão Preto: estudo de algumas variáveis sociais e biológicas no perfil reprodutivo de mães adolescentes. Ribeirão Preto, 1990. Dissertação (Mestrado). Faculdade de Medicina de Ribeirão Preto, Universidade de São Paulo. ▪ Bloem M. The 2006 WHO child growth standards. BMJ 2007;332:705-6. ▪ Boulton TJC. The notion of tracking. In: Boulton J et al. (eds.). Long-term consequences of early feeding. Philadelphia: Lippincott-Raven; 1996. p 99-101. (Nestlé Nutrition Workshop Series, vol. 36). ▪ Boulton J et al. Long-term consequences of early feeding. Philadelphia: Lippincott-Raven; 1996 (Nestlé Nutrition Workshop Series, vol. 36). ▪ Briend A. Fetal stunting, fetal wasting and maternal status. In: Aebi H, Whitehead R. (eds.). Maternal nutrition during pregnancy and lactation. New York: Hans Huber Publisher; 1979. p 150-9. ▪ Cakan N, Kamat D. Short stature in children: a practical approach for primary care providers. Clin Pediatr 46(5):379-85. ▪ Cannon G. Infant and child growth and health: standards, principles, practice. Pub Health Nutr 10(1):106-8. ▪ Chandra RK. Primary prevention of cardiovascular disease in childhood: recent knowledge and unanswered questions. J Am Col Nutr 11(Suppl.):3S-7S. ▪ Cuttler L. Safety and efficacy of growth hormone treatment for idiopathic short stature. [Editorial]. J Clin Endocrinol Metab 2005;90(9):5502-4. ▪ Cowell CT. Short stature. In: Brook CGD (ed.). Clinical Pediatric Endocrinology. 3rd ed. Oxford: Blackwell Science; 1995. p 136-72. ▪ Damiani D. Distúrbios do crescimento. Pediatria Moderna 35(11):857-82. ▪ Dangour AD et al. Sitting height and subischial leg length centile curves for boys and girls from Southeast England. Ann Hum Biol 2002;29(3):290-305. ▪ Deaton A. Hieght, health and development. Proc Natl Acad Sci USA 104(33):13232-7. ▪ De Onis M et al. Time for a New Growth Reference. Pediatrics 1997;100(5):E8. ▪ De Onis M, Habicht JP. Anthropometric reference data for international use: recommendations from a World Health Organization Expert Committee. Am J Clin Nutr 1996;64:650-8. ▪ De Onis M et al. The worldwide magnitude of protein energy malnutrition: an overview from the WHO Global Database on Child Growth. Bull World Health Org 1993;71(6):703-12. ▪ D'Ercole AJ, Underwood LE. Regulation of fetal growth by hormones and growth factors. In: Falkner FF, Tanner JM (eds.). Human growth. A comprehensive treatise. 2nd ed. New York: Plenum Press; 1988. p 327-38. ▪ Dibley MJ et al. Interpretation of z-score anthropometric indicators derived from the international growth reference. Am J Clin Nutr 1987;46:749-62. ▪ Dos Anjos LA. Anthropometric indices and nutritional status of low income school children in a municipality of the State of Rio de Janeiro (Brazil): a pilot study. Rev Saúde Públ 198923 (3):221-9. ▪ Doyle E, Feldman RH. Factors affecting nutrition behavior among middle-class adolescent in urban area of Northern region of Brazil. Rev Saúde Publ 1997;31(4):342-50. ▪ Engstrom EM, Dos Anjos LA. Stunting in Brazilian children: relationship with social environment conditions and maternal nutritional status. Cad Saúde Públ 1999;15(3):559-67. ▪ Falkner F. General considerations. In: Falkner F (ed.). Human development. Philadelphia: WB Saunders; 1969. p 10. ▪ Falkner F, Tanner JM. Human Growth. A comprehensive Treatise. 2nd ed. New York: Plenum Press; 1986. ▪ FDA talk paper 2003. FDA approves Humatrope for short stature [US Food and Drug Administration Web Site]. Available at: http://www.fda.gov/bbs/topics/ANSWERS/2003/ANS01242.html. ▪ Fox LA, Zeller WP. Evaluation of short stature. Compr Therap 1995;21(3):115-21. ▪ Fredricks AM et al. Nationwide age references for sitting height, leg length, and sitting height/height ratio, and their diagnostic value for disproportionate growth disorders. Arch Dis Child 2005;90:807-12. ▪ Frydnan R et al. Maternal nutrition and the outcome of pregnancy. In: Aebi H, Whitehead R (eds.). Maternal Nutrition During Pregnancy and Lactation. New York: Hans Huber Publishers; 1979. p 160-6. ▪ Gairdner D, Pearson J. A growth chart for premature and other infants. Arch Dis Child 1971;46:783-7. ▪ Gasser TH et al. Development and outcome of indices of obesity in normal children. Ann Hum Biol 1994;21(3):275-86. ▪ Geleijnse JM et al. Long-term effects of neonatal sodium restriction on blood pressure. Hypertension 1997;29(4):913-7. ▪ Gicquel C, Le Bouc Y. Hormonal regulation of fetal growth. Horm Res 2006;65(Suppl. 3):28-33. ▪ Gillum R et al. Indices of obesity and blood pressure in young men followed 32 years. J Chron Dis 1982;35:211-9. ▪ Gomes UA et al. Saúde perinatal em Ribeirão Preto, SP, Brasil: apresentação de algumas características demógrafo-sociais e da atenção médica da população estudada. Cad Saúde Públ 1990;6(1)7-17. ▪ Gómez F. Desnutrición. Bol Med Hosp Infant 1946;3(4):543-51. ▪ Gorstein J et al. Issues in the assessment on nutritional status using anthropometry. Bull World Health Org 1994;72(2):273-83. ▪ Habicht JP, Yarbrough C. Efficiency in selecting pregnant women for food suplementation during pregnancy. In: Aebi H, Whitehead R (eds.). Maternal Nutrition During Pregnancy and Lactation. New York: Hans Huber Publishers; 1979. p 160-6. ▪ Haeffner LSB et al. Variables affecting the height of young adults: a cohort study. The XV International Scientific Meeting of the International Epidemiological Association, Florence, Italy: 31.08 a 04. 09.1999. Abstract Book 2: 439, 1999. ▪ Haeffner LSB et al. Conditions at birth and body mass index (BMI) at 18 years of age. The Nineth International Congress of Auxology. Turin, Italy: 09.2000. Acta Medica Auxologica 2000;32(1):58. ▪ Hamill PVV et al. Physical growth: National Center for Health Statistics percentiles. Am J Clin Nutr 1979;32:607-29. ▪ Hardy SC, Kleinman RE. Fat and cholesterol in the diet of infants and young children: implications for growth, development, and long-term health. J Pediatr 1994;125(5 Pt2):S69-77. ▪ Harrist RB, Kimball KT. Multilevel analysis for a mixed longitudinal design. In: Hauspie R et al. (eds.). Essays on Auxology. Wewyn Garden City: Castlemead Publications; 1995. p 53-68. ▪ Hasegawa Y et al. High ratios of free to total insulin-like growth factor-1 in early infancy. J Clin Endocrinol Metab 1997;82:156-8. ▪ Haust MD. The genesis of atherosclerosis in pediatric age-group. Pediatr Pathol 1990;10(1-2):253-71. ▪ Heikens GT et al. The Kingston project. I. Growth of malnourished children during rehabilitation in the community, given a high energy supplement. Eur J Clin Nutr 1989;43(3):145-60. ▪ Hindmarsh PC, Brook CGD. Tall stature. In: Brook CGD (ed.). Clinical Pediatric Endocrinology. 3rd ed. Oxford: Blackwell Science; 1995. p 195-209. ▪ Hofman A et al. A randomized trial of sodium intake and blood pressure in newborn infants. JAMA 1983;250(3):370-3. ▪ Jones KL Smith's recognizable patterns of human malformation. 5th ed. Philadelphia: WB Saunders Company; 1997. ▪ Kramer MS. Socioeconomic determinants of intrauterine growth retardation. Eur J Clin Nutr 1998;52(Suppl 1):S29-32. ▪ Kramer MS et al. Are all growthrestricted newborns created equally? Pediatrics 1999;103:599-602. ▪ Kuczmarski RJ et al. CDC growth charts: United States. Advance Data 2000;314:1-28. ▪ Kuh D, Ben-Shlomo Y. A Life Course Approach to Chronic Disease Epidemiology. Oxford: Oxford University Press; 1997. ▪ Lampl M. Longitudinal analysis. In: Ulijaszek SJ et al. (eds.). The Cambridge Encyclopedia of Human Growth and Development. Cambridge: Cambridge University Press; 1998. p 60-1. ▪ Lechtig A et al. Causas de bajo peso al nacer em Latino America. Arch Latinoam Nutr 1977;(Suppl 1):147-77. ▪ Leung S, Davies D. Anthropometric assessment of nutritional status: a need for caution. In: Tanner JM (coord.) Auxology 88. Perspectives in the Science of Growth and Development. London: Smith-Gordon/Nishimura; 1989. p 133-7. ▪ Lob-Corzilius T. Overweight and obesity in childhood. A special challenge for public health. Int J Hyg Environ Health 2007;210(5):585-9. ▪ Lozano de la Torre MJ. Nuevo patrón de cescimiento infantil de la Organización Mundial de la Salud basado em lactantes amamantados. An Pediatr (Barc)

2007;66(2):177-83. ■ Lubchenco LO et al. Intrauterine growth as estimated from liveborn birthweight data at 24 to 42 weeks of gestation. Pediatrics 1963;32(5):793-800. ■ Magnus P. Causes of variation in birth weight: a study of offspring of twins. Clin Genet 1984;25:15-24 ■ Marchini JS et al. Métodos antropométricos para avaliação do estado nutricional. Rev Nutr PUC-CAMP 1992;5:121-42. ■ Marcondes E et al. Estudo antropométrico de crianças brasileiras de zero a doze anos de idade. Anais Nestlé; 1971. p 84. ■ Marques RM et al. Crescimento de niños brasileños; peso y altura en relación con la edad y el sexo y la influencia de fatores socioeconomicos. Publicación Científica nº 309. Washington: OPS/OMS; 1975. ■ Marques RM et al. Crescimento e desenvolvimento pubertário em crianças e adolescentes brasileiros: II – Altura e Peso. São Paulo: Editora Brasileira de Ciência; 1982. ■ Marshall WA. Human Growth and its Disorders. London: Academic Press; 1977. ■ Marshall WA, Tanner JM. Variations in the pattern of pubertal changes in girls. Arch Dis Child 1969;44:291-303. ■ Marshall WA, Tanner JM. Variations in the pattern of pubertal changes in boys. Arch Dis Child 1970;45:13-23. ■ Martinelli Jr CA et al. Fisiologia do crescimento. In: Monte O et al. (eds.). Endocrinologia para o Pediatra. 3ª ed. São Paulo: Atheneu; 2006. p 3-20. ■ Mascie-Taylor CGN. Cross-sectional studies. In: Ulijaszek SJ et al. (eds.). The Cambridge Encyclopedia of Human Growth and Development. Cambridge: Cambridge University Press; 1998. p 57-9. ■ McGill HC. Childhood nutrition and adult cardiovascular disease. Nutr Rev 1997;55(1):S2-11. ■ McLaren DS, Reed WC. Weight/length classification of nutritional status. Lancet 1975;2:219-21. ■ Meredith HV. Relation between tobacco smoking of pregnant woman and body size of their progeny: a compilation and synthesis of published studies. Hum Biol 1975;47(4):451-72. ■ Milani S et al. Individual growth curves and longitudinal growth charts between 0 and 3 years. Acta Paediatr 1989;350(Suppl.):95-104. ■ Miller JE, Korenman S. Poverty and children's nutritional status in the United States. Am J Epidemiol 1994;140 (3):233-43. ■ Monteiro CA et al. The nutrition transition in Brazil. Eur J Clin Nutr 1995;49(2):105-13. ■ Murphy VE et al. Endocrine regulation of human fetal growth: The role of the mother, placenta, and fetus. Endocr Rev 2006;27(2):141-69. ■ Naeye RL. Maternal nutrition and pregnancy outcome. In: Dobing V. (ed.). Maternal Nutrition in Pregnancy – Eating for Two? London: Academic Press; 1981. p 89-111. ■ Nahar S et al. Maternal anthropometry as a predictor of birth weight. Pub Health Nutr 2007;10(7):965-70. ■ Newman WP et al. Autopsy studies in United States children and adolescents. Relationship of risk factors to atherosclerotic lesions. Ann N Y Acad Sci 1991;623:16-25. ■ Nicklas TA et al. Secular trends in dietary intakes and cardiovascular risk factors of 10-y-old children: the Bogalusa Hearth Study (1973-1988). Am J Clin Nutr 1993;57(6):930-7. ■ Orloff DG. 2003 Approval letter: Humatrope Pen injection device and draft package insert. [Food and Drug Administration Center for Drug Evaluation Research Web Site.] Available at: http://www.fda.gov/cder/foi/appletter/2003/19640se1-033ltr.pdf. ■ Ounsted M, Scott A. Association between maternal weight, height, weight-for-height, weight-gain and birth weight. In: Dobing V. (ed.). Maternal Nutrition in Pregnancy – Eating for Two? London: Academic Press; 1981. p 113-29. ■ Owen Al, Owen GM. Twenty years of WIC: a review of some effects of the program. J Am Diet Ass 1997;97(7):777-80. ■ Patton GC, Russell V. Pubertal transitions in health. Lancet 2007;369:1130-9. ■ Radcliffe B et al. Failure to thrive or failure to use the right growth chart? MJA 2007;186(12):660-1. ■ Ricci JA, Becker S. Risk factors for wasting and stunting among children in Metro Cebu, Philippines. Am J Clin Nutr 1996;63(6):966-75. ■ Ricco RG. Estudo longitudinal misto de estatura de crianças de 1 mês a 4 anos de idade, atendidas no Centro Médico Social Comunitário de Vila Lobato. Ribeirão Preto, 1977. Tese (Doutorado). Faculdade de Medicina de Ribeirão Preto, Universidade de São Paulo. ■ Rosso P. Nutrición y intercambio materno-fetal: una perspectiva diferente. Arch Latinoam Nutr 1977;27(Suppl. 1):134-46. ■ Rush D, Cassano P. Relationship of cigarette smoking and social class to birth weight and perinatal mortality among all births in Britain, 5-11 April 1970. J Epidemiol Community Health 1983;37(4):249-55. ■ Santos IS et al. Caffeine intake and pregnancy outcomes: a meta analytic review. Cad Saúde Públ 1998;14(3):523-30. ■ Seoane N, Lathan MC. Nutritional anthropometry in the identification of malnutrition in childhood. Env Child Health 1971;17(3):99-104. ■ Seward JF, Serdula MK. Infant feeding and infant growth. Pediatrics 1984;74(4 Pt 2):728-62. ■ Sexton M, Heber JR. A clinical trial of change in maternal smoking and its effect on birthweight. J Am Med Assoc 1984;251(7):911-5. ■ Shank FR et al. Perspective of Food and Drug Administration on dietary sodium. J Am Diet Assoc 1982;80(1):29-35. ■ Sheard NF. Growth patterns in the first year of life: what is the norm? Nutr Rev 1993;51(2):52-4. ■ Simons-Morton DG et al. Nutrient intake and blood pressure in the dietary intervention study in children. Hypertension 1997;29(4):930-6. ■ Silva AAM et al. Saúde perinatal: baixo peso e classe social. Rev Saúde Públ 1991;25(2):87-95. ■ Silva AAM et al. Associação entre idade, classe social e hábito de fumar maternos com peso ao nascer. Rev Saúde Públ 1992;26(3):150-4. ■ Silva AAM et al. Trends in low birth weight: a comparison of two birth cohort separated by a 15-year interval in Ribeirão Preto, SP, Brazil: Bull World Health Org; 1998;76(1):73-84. ■ Skurse D et al. Psychosocial adversity and growth during infancy. Eur J Clin Nutr 1994;48(Suppl. 1):S113-30. ■ Smith DW. Growth and its disorders. Philadelphia: WB Saunders; 1977. ■ Spagnoli A, Rosenfeld RG. The mechanisms by which growth hormone brings about growth. Endocrinol Metab Clin North Am 1996;25(3):615-31. ■ Stephen CH, Kleinman RE. Fat and cholesterol in the diet of infants and young children: implications for growth, development, and long-term health. J Pediatr 1994;125(5):S69-77. ■ Styne DN. Fetal growth. Clin Perinatol 1998;25:917-38. ■ Tanner JM. Some notes on the reporting of growth data. Human Biol 1951;23:93. ■ Tanner JM. Growth as a target-seeking function. In: Falkner F, Tanner JM (eds.). Human growth. A comprehensive treatise. 2nd ed. New York: Plenum Press; 1986. p 167-9. ■ Tanner JM. Foetus into Man: Physical Growth from Conception to Maturity. 2nd ed. Ware: Castlemead Publication; 1989. ■ Tanner JM, Davies PWS. Clinical longitudinal standards for height and height velocity for North American children. J Pediatr 1985;107(3):317-29. ■ Tanner JM et al. Assessment of skeletal maturity and prediction of adult height (TW2 Method). 2nd ed. San Diego: Academic Press; 1983. ■ Tanner JM et al. Standards from birth to maturity for height, weihgt, height velocity and weight velocity: British children. Arch Dis Child 1966;41:454-71; 613-35. ■ Tanner JM, Whitehouse RH. Clinical longitudinal standards for height, weight, height velocity and weight velocity and the stages of puberty. Arch Dis Child 1976;51:170-9. ■ Tanner JM, Whitehouse RH. Atlas of Children Growth. Normal Variation and Growth Disorders. London: Academic Press; 1982. ■ Togo M, Togo T. Width of the observation interval in longitudinal growth studies In: Tanner JM (coord.). Auxology 88. Perspectives in the Science of Growth and Development. London: Smith Gordon/Nishimura; 1989. p 63-75. ■ Veiga CV et al. Adaptação do critério antropométrico para avaliação do estado nutricional de adolescentes em dois níveis socioeconômicos no município de São Paulo. J Pediatr (Rio J) 1992;68(1/2):26-33. ■ Visser-van Balen H et al. Growing up with idiopathic short stature: psychosocial development and hormone treatment; a critical review. Arch Dis Child 2006;91(5):433-9. ■ Vobecky JS et al. Hypercholesterolaemia in childhood. Europ J Clin Nutr 1993;47(Suppl. 1):S47-56. ■ Well JCK et al. Programming of body composition by early growth and nutrition. Proc Nutr Soc 2007;66:423-34. ■ Williams RL et al. Fetal growth and perinatal viability in California. Obstet Gynecol 1982;59:624-31. ■ Whitten CF, Stewart RA. The effect of dietary sodium in infancy on blood pressure and related factors. Studies of infants fed salted and unsalted diets for five months at eight months and eight years of age. Acta Paediatr Scand 1980;279(Suppl.):1-17. ■ World Health Organization. Working group: use and interpretation of anthropometric indicators of nutritional status. Bull World Health Org 1986;64(6):929-41. ■ World Health Organization. Physical status: the use and interpretation of anthropometry. Report of a WHO Experts Committee. World Health Org Tech Rep Ser 1995;854:1-452. ■ Xavier CC et al. Crescimento de recém-nascidos pré-termo. J Pediatr (Rio J) 1995; 71(1):22-7. ■ Yip R et al. Trends and patterns in height and weight status of low-income U.S. children. Crit Rev Food Sci Nutr 1993;33(4/5):409-21. ■ Zeferino AMB et al. Monitoring growth. J Pediatr (Rio J) 2003;79(Suppl. 1):S23-32.

FOCUS

CURVA DE CRESCIMENTO

As curvas de crescimento podem ser empregadas para situar o crescimento e avaliar o estado nutricional. Embora de fácil uso e de grande utilidade, as curvas merecem cuidados especiais na interpretação das situações por elas reveladas. Assim sendo, a colocação dos pontos dentro dos limites da curva não significa que o crescimento necessariamente esteja satisfatório, embora o estado nutricional, nesta situação, seja considerado adequado. Se o ponto considerado no momento da consulta for ligado a pontos pregressos, poderá revelar a tendência do crescimento, se está fugindo dos canais que podem ser considerados normais, levando a déficit ou excessos. Da mesma maneira, mesmo as crianças que fogem dos limites convencionados como normais podem ser perfeitamente normais, pois estarão seguindo seu canal geneticamente definido, vivendo em ambiente favorável à plenitude do seu crescimento.

Como exposto anteriormente, há várias maneiras de avaliar o crescimento e o estado nutricional de um grupo ou população de crianças ou de uma criança individualmente. É preciso ter em mente que todos esses métodos têm seus pontos vulneráveis que não podem ser desconsiderados sem o risco de prejuízo para a criança. Não se pode prescindir de analisar, em conjunto, os dados antropométricos com os dados clínicos e, em alguns casos especiais, com exames laboratoriais. Portanto, somente a análise conjunta de todas as informações disponíveis poderá tornar mais segura a interpretação do crescimento e do estado nutricional da criança.

Baixa estatura

Pacientes com baixa estatura podem não ser reconhecidos se medidas antropométricas rotineiras e precisas não forem realizadas. Uma precisa avaliação do crescimento requer medições confiáveis e correto uso de referências para avaliação do crescimento. Isto pode ser feito em ambulatório de cuidados primários, anualmente ou em cada visita médica.

Quando se avaliam crianças com baixa estatura, dados prévios de crescimento, história alimentar, história do nascimento, altura dos pais e história do desenvolvimento puberal dos pais são extremamente importantes. Se o diagnóstico da causa não foi feito pela história e exame físico, exames laboratoriais individualizadas para cada paciente podem determiná-lo. Algumas crianças necessitam de testes especializados, como cariótipo ou provas de estímulo para liberação de GH. A terapêutica para baixa estatura depende do entendimento da etiologia. Muitas vezes, a tranqüilidade de todos é necessária.

Em 2003, a agência americana de controle de medicamentos e alimentos (FDA) aprovou o uso de GH biossintético para o tratamento de crianças com "baixa estatura idiopática", ou seja, de etiologia desconhecida, com alturas mais baixas do que 2,5 desvios-padrão da média e com pouca probabilidade de atingir altura adulta normal. Contudo, as incertezas sobre se o tratamento conduz para o bem-estar do paciente e se o ganho em altura é apropriado para o custo e a duração desse tratamento, associados aos conhecimentos ainda limitados sobre a segurança, devem refrear o entusiasmo com o uso dessa droga nesses casos. Não se tem observado melhora do funcionamento psicossocial dessas crianças com o tratamento; o ajuste psicossocial pode ser melhorado focalizando outros fatores além da altura isoladamente.

Barbieri MA, Gutierrez MR, Bettiol H, Tomita I, de Almeida LEA, Del Ciampo LA. FMRP-USP; 2007.

Avaliando seus conhecimentos

• Você conhece e tem familiaridade com o Código de Ética Médica?
• O que entende por "imperícia, imprudência e negligência"?
• De que maneira um agricultor pode estar apresentando uma conduta antiética?
• Quais são os princípios básicos da Bioética? Como se aplicam à Nutrologia?
• Qual a relação entre aflatoxina em alimentos estocados e ética?
• Alocação de recursos é problema bioético? De que maneira?
• A prescrição de medicamentos não liberados para uso no País é livre?

CAPÍTULO 37

Ética, Bioética e Nutrição

Isac Jorge Filho

A busca por alimentos suficientes para manter vidas e populações é tão antiga quanto a própria história do homem. A necessidade crucial de alimentação foi responsável por um grande número de guerras e invasões no passado, mas continua a ocorrer em determinadas situações. A história de sucesso ou de fracasso de muitos povos esteve freqüentemente ligada a sua capacidade de produzir, armazenar ou industrializar alimentos. O crescimento da população mundial ao longo dos séculos tem muito a ver com a oferta maior de recursos alimentares. Por outro lado, foi tomando vulto o conhecimento da importância da boa nutrição para as pessoas enfermas e, certamente, a assistência nutricional é uma das áreas que mais tem avançado a partir dos últimos decênios do século XX. Rapidamente, procedimentos ligados à nutrição clínica ampliaram seus nichos, antes restritos a copas e cozinhas de estabelecimentos hospitalares, invadiram indústrias, farmácias, centros cirúrgicos, unidades de terapia intensiva e, deixando os muros dos hospitais, chegaram aos ambulatórios e atingiram os próprios domicílios dos pacientes. Era de esperar que uma revolução de tal vulto trouxesse consigo problemas éticos novos e acentuassem outros, até então pouco percebidos. A discussão dos problemas éticos e bioéticos ligados à nutrição não é simples, já que tanto a nutrição na saúde quanto a nutrologia envolvem grande variedade de profissionais, cujas visões e compromissos éticos nem sempre são conhecidos ou respeitados.

Infelizmente, ainda hoje, a devastação de populações inteiras pela fome continua ocorrendo, principalmente na África, enquanto outros países vivem na opulência, chegando ao desperdício de alimentos. Este um é problema bioético mundial de extrema gravidade.

Agricultura e outras ações do homem sobre o meio ambiente

A distribuição "humanitária" de alimentos, jogados de helicópteros, constitui um dos mais vergonhosos exemplos da desigualdade entre os países, já que pouco se faz para a prevenção das catástrofes alimentares que dizimam pobres em países africanos.

A morte por falta de alimentos constitui um exemplo de mistanásia, morte evitável, decorrente de problemas socioeconômicos, e que deve envergonhar cada cidadão consciente. A mistanásia está claramente definida nos versos de João Cabral de Mello Netto em "Morte e Vida Severina":

> "E somos Severinos iguais em tudo na vida,
> morreremos de morte igual, da mesma morte Severina.
> Que é a morte de que se morre de velhice antes dos trinta,
> de emboscada antes dos vinte,
> de fome um pouco por dia.
> De fraqueza e de doença é que a morte Severina ataca
> a qualquer idade, e até gente não nascida."

AGRICULTURA E INDÚSTRIA

Agricultura

A produção agrícola de alimentos envolve uma série de problemas éticos, como a utilização de pesticidas potencialmente tóxicos para as pessoas, principalmente quando levados pela chuva para fontes ou cursos d'água. Um outro problema é representado pela agricultura de alimentos modificados geneticamente. A produção de alimentos transgênicos é ainda polêmica, de vez que ainda não estão bem definidas as ações negativas que potencialmente podem trazer para as pessoas que os consomem ou para o meio ambiente. Em ambos os exemplos citados, uma justificativa para o uso (de pesticidas e de transgênicos) é o aumento da produção, com maior oferta para a população. É dilema bioético importante, que deve responder o que pesa mais: alimentar uma população maior ou intoxicar uma população maior (no caso dos pesticidas). A decisão passa por uma consciência maior dos produtores de alimentos buscando racionalizar o uso de pesticidas, minimizando seus riscos. Os alimentos colhidos precisam ser transportados e estocados. Aqui também aparecem problemas. Sabidamente, a estocagem de alimentos como o amendoim fora de critérios bem definidos pode levar à infecção por fungos produtores da aflatoxina que, entre outros efeitos deletérios, é sabidamente um indutor de câncer hepático. Portanto, há claro deslise ético quando o agricultor não busca trabalhar com qualidade, diminuindo as possibilidades de efeitos danosos dos alimentos naturais.

Alimentos naturais e alimentos industrializados

Alimentos que alimentem

A produção de alimentos pela indústria exige também responsabilidade e ética. Dutra-de-Oliveira chama a atenção para a necessidade de que a indústria produza "alimentos que alimentem".

À primeira vista parece óbvio, mas não é. São muitos os alimentos, principalmente líquidos, nos quais a pobreza nutricional chama a atenção. Alguns não passam de soluções adocicadas de água com essências e eletrólitos. Há que se fazer um trabalho conjunto com a indústria buscando o enriquecimento dessas soluções em nutrientes, com cuidado para que não percam suas propriedades organolépticas. Enquanto isso não acontece, é fundamental que as pessoas que utilizam alimentos industrializados sejam claramente esclarecidas com relação aos componentes nutricionais dos alimentos que vão consumir.

NUTRIÇÃO CLÍNICA

Nutrologia

Procedimentos que envolviam tão-somente prescrição médica de dietas artesanais, sua produção pela cozinha do hospital e a oferta aos pacientes, passaram a envolver médicos, enfermeiros, nutricionistas, farmacêuticos e, muitas vezes, psicólogos e fisioterapeutas. Tal diversificação foi tão pronunciada que justificou plenamente a criação das equipes multiprofissionais de terapia nutricional, atestado claro do entendimento das autoridades sanitárias quando a complexidade das ações de cunho nutricional na doença está a exigir trabalho amplo e coordenado de diferentes categorias profissionais.

Os dilemas bioéticos e as transgressões ao Código de Ética são comuns nesta área. Discutir tais problemas não é tarefa simples, já que envolve diferentes Códigos e Conselhos de Ética, sendo aconselhável que estes Conselhos se reúnam para traçar rumos e normas éticas comuns, especificamente para a terapia nutricional.

Bioética

Enquanto isso não acontece, vale considerar os princípios da bioética, que podem perfeitamente nortear muitos dos passos dos profissionais envolvidos com a terapia nutricional, independente da categoria profissional a que pertençam.

O que se espera, em termos bioéticos, dos procedimentos de apoio e de terapia nutricional?

1. Que tragam benefícios para o paciente sob tratamento, obedecendo, assim, o princípio da beneficência.
2. Que não determine efeitos colaterais relevantes e previsíveis, dentro do princípio da não-maleficência.

Não-maleficência

3. Que sejam disponíveis para as diferentes pessoas, independente de qualquer tipo de preconceito, seja de crença, cor, gênero, tendência política ou situação socioeconômica. Dessa maneira, estará sendo cumprido o princípio da justiça. Bioeticamente, esse princípio tem definição melhor como princípio da eqüidade, com entendimento de que os que menos têm devem receber mais, na busca de uma equalização teórica.
4. Que seja utilizado dentro do princípio da autonomia do paciente em aceitar ou não o tratamento proposto.

A teoria dos princípios da Bioética, que preconiza que se uma ação tem boas conseqüências e está dentro de regras estabelecidas ela é eticamente recomendável, é considerada, por muitos bioeticistas, muito simplista, já que nem sempre permite respostas satisfatórias aos problemas bioéticos que se apresentam. É assim também no caso da terapia nutricional, já que, enquanto os princípios da beneficência e não-maleficência são claramente aplicáveis, os princípios da autonomia e, principalmente, da justiça geralmente se chocam com a realidade. É claro, por exemplo, que no Brasil a terapia nutricional não está ao alcance de todos e nem todos os que a recebem tiveram autonomia em aceitá-la. Nesse sentido, a normatização da vigilância sanitária e o credenciamento de equipes multiprofissionais em hospitais abrem espaço para maior justiça na utilização de procedimentos nutricionais a pacientes com baixas condições socioeconômicas, mas ainda há uma grande distância entre essa bela teoria e a dura realidade.

Conselhos profissionais e Câmaras Técnicas

De qualquer forma, os princípios acima citados são bastante úteis nessa fase do desenvolvimento das equipes multiprofissionais, por lidar com aspectos populacionais, como é característico da bioética. Urge agora definir um elenco de normas éticas que diga respeito especificamente à terapia nutricional e que seja incorporado aos Códigos de Ética das diferentes categorias envolvidas.

A Câmara Técnica de Nutrologia do Conselho Regional de Medicina do Estado de São Paulo tem analisado temas importantes e polêmicos da Nutrologia, sendo um deles representado pelos aspectos éticos e bioéticos envolvidos no tratamento dos pacientes com distúrbios nutricionais. É importante que cada profissional envolvido com a terapia nutricional entenda que a assistência à saúde das pessoas envolve muito mais que a simples utilização da tecnologia e da ciência.

VIAGEM PELO CÓDIGO DE ÉTICA MÉDICA

Cada médico deve periodicamente fazer uma viagem pelo Código de Ética médica. Isso lhe permitirá recordar que a Medicina deve ser exercida a serviço da

Código de Ética

saúde do ser humano e da coletividade, sem nenhum tipo de discriminação, sendo o alvo de toda a atenção à saúde daquele ser, empregando para esse fim o melhor da sua capacidade profissional e agindo com absoluto zelo, aprimorando continuamente seus conhecimentos e usando o melhor do progresso científico em benefício do paciente, mantendo sigilo quanto às informações confidenciais de que tiver conhecimento no desempenho de suas funções.

Seu trabalho não pode ser explorado por terceiros, com objetivos de lucro, finalidade política ou religiosa, não podendo a Medicina, em qualquer circunstância, ou sob qualquer forma ou pretexto ser exercida como comércio.

O compromisso com a comunidade e com o meio ambiente

Cada médico deve empenhar-se para melhorar as condições de saúde e os padrões dos serviços médicos, assumindo sua parcela cidadã de responsabilidade em relação à saúde pública, à educação sanitária e à legislação referente à saúde, mesmo que não trabalhe direta e profissionalmente no sistema público de saúde. Não pode deixar de esclarecer o paciente sobre as determinantes sociais, ambientais ou profissionais de sua doença. Quando em função de direção, tem o dever de assegurar as condições mínimas para o desempenho ético-profissional da Medicina. Mas é também dever do médico preocupar-se com o trabalho das pessoas na comunidade, buscando a melhor adequação do trabalho ao ser humano e a eliminação ou controle dos riscos inerentes ao trabalho, devendo denunciar às autoridades competentes quaisquer formas de poluição ou deterioração do meio ambiente, prejudiciais à saúde e à vida. Além disso o médico não pode deixar de esclarecer o trabalhador sobre as condições de trabalho que ponham em risco sua saúde, devendo também comunicar o fato aos responsáveis pelo trabalho, às autoridades e ao Conselho Regional de Medicina de seu Estado.

Responsabilidade profissional

O médico deve preparar-se continuamente para que tenha perícia em seus atos, não ser imprudente executando atos indevidos e deixando de executar ações necessárias para o tratamento do paciente, sendo, assim, negligente. Não pode delegar a outros profissionais atos ou atribuições exclusivos da profissão médica, devendo assumir responsabilidade sobre o procedimento médico que indicou ou participou, mesmo que outros médicos tenham concomitantemente assistido o paciente. Dessa responsabilidade o médico não pode isentar-se, mesmo que o procedimento realizado tenha sido solicitado ou consentido pelo paciente ou por seu representante legal. Por outro lado, não pode assumir responsabilidade por ato médico que não praticou ou do qual não tenha efetivamente participado ou acumpliciar-se com os que exercem a Medicina ilegalmente ou com profissionais ou instituições médicas que pratiquem atos ilícitos. É antiético emitir receitas ou atestados de forma secreta, codificada ou ilegível, assim como assinar em branco folhas de receituários, laudos médicos, atestados ou quaisquer outros documentos médicos. O médico não pode deixar de cumprir a legislação do País, mormente aquela ligada às atividades médicas, não podendo deixar de colaborar com as autoridades sanitárias ou infringir a legislação pertinente. Ele não pode praticar atos médicos desnecessários ou proibidos pela legislação, deixar de cumprir as leis específicas nos casos de transplantes de órgãos ou tecidos, esterilização, fecundação artificial e abortamento.

Publicidade e pesquisa médica

Nunca é demais enfatizar que a atividade médica não pode ter conotações comerciais. Não se divulga um médico como um cantor ou artista de televisão, não se divulga um novo procedimento como uma nova cerveja ou um novo automóvel. A divulgação médica tem normas bastante claras, impedindo que a participação de médicos deixe de ter caráter exclusivo de esclarecimento e educação da coletividade, que tenha conotação sensacionalista, promocional ou de conteúdo inverídico, que o médico faça consultas, diagnósticos ou prescrições, por intermédio de qualquer veículo de comunicação em massa, que participe de anúncios de empresas comerciais de qualquer natureza, valendo-se da profissão. Na mesma linha, o médico não pode divulgar, fora do meio científico, processo de tratamento ou descoberta cujo valor ainda não esteja expressamente reconhecido por órgão competente, anunciar títulos científicos que não possa comprovar ou especialidade para a qual não esteja qualificado, apresentar como originais quaisquer idéias, descobertas e ilustrações que na realidade não o sejam e falsear dados estatísticos ou deturpar sua interpretação científica. Alguns dos médicos denunciados com relação à divulgação tentam justificar alegando que estão realizando uma pesquisa médica. É bom que saibam que pesquisa médica requer protocolo aprovado pelas instituições reguladoras e fiscalizadoras da pesquisa no País (CEP e CONEP) e, no caso de aprovação, é obrigatório o consentimento assinado pelo paciente após amplo esclarecimento quanto à natureza e às conseqüências da pesquisa. Como complemento, vale lembrar que é vedado ao médico usar experimentalmente qualquer tipo de terapêutica ainda não liberada para uso no País, sem autorização dos órgãos competentes e sem o consentimento do paciente ou de seu responsável legal, devidamente informados da situação e das possíveis conseqüências.

Sabidamente, a Medicina é uma profissão de meios, com o compromisso do máximo de zelo e o melhor da capacidade profissional de cada médico. No entanto, não é infreqüente a promessa de resultados brilhantes, sem referências aos riscos e possíveis complicações do procedimento propagado. Nestas situações, quando aparecem resultados diferentes dos prometidos fica difícil, para o médico que fez as promessas, justificá-los, sobrevindo daí as denúncias. Com relação a este fato, infelizmente cada vez mais freqüente, vale a pena lembrar o desserviço que prestam à profissão os que agem assim, já que na esfera judiciária tais promessas levam alguns juízes a entender a Medicina como profissão de resultados e não de meios. Por outro lado, quando as complicações aparecem caberá ao médico provar que agiu com zelo e que é qualificado e atualizado para realizar o procedimento que executou.

Medicina, profissão de meios

CÂMARAS TÉCNICAS DE NUTROLOGIA

Alguns Conselhos Regionais de Medicina, como os dos Estados de São Paulo, Rio Grande do Sul e Rio de Janeiro, criaram Câmaras especiais para a discussão de temas polêmicos na área de nutrologia e assessorar o conselho com informações técnicas atualizadas. As câmaras técnicas de nutrologia são constituídas por médicos com experiência na área e reúnem-se periodicamente para análise das consultas formuladas ao Conselho, debates de temas importantes e respostas a questionamentos técnicos dos conselheiros para andamento de processos e sindicâncias.

Câmara Nutrologia

DENÚNCIAS MAIS COMUNS EM NUTROLOGIA

1. Existem normas legais bem definidas quanto à forma de prescrição, seja quanto à liberação ou não de medicações para uso no País, seja para o uso combinado de mais de uma droga ativa. Infelizmente, nem todos conhecem essas normas, ou, o que é pior, conhecem, mas prescrevem mesmo sabendo que é antiético e ilegal.

Receitas fora das normas

2. Não é incomum que um ou outro médico passe a propor tratamentos "revolucionários" ainda não liberados no País. Na maioria das vezes, trata-se de puro e simples engodo, voltado para a conquista de pacientes e ganhos fáceis. A utilização séria de métodos ainda não liberados no País deve ser interpretada como pesquisa envolvendo seres humanos e passar pelas exigências legais dos Comitês de Ética em Pesquisa (CEP) e Comissão Nacional de Ética em Pesquisa (CONEP).

Utilização de métodos não liberados no País

3. A promessa de resultados para o paciente, a orientação com simplificação da técnica e omissão dos riscos para forçar a aceitação do tratamento por parte do paciente, o aceno com gravidade maior que a real, para valorizar resultados, e a divulgação midiática fora das normas éticas são alguns dos fundamentos para denúncias recebidas pelos Conselhos de Ética.

Publicidade fora das normas

Utilização abusiva de medicamentos anorexígenos

4. Lamentavelmente, drogas anorexígenas têm sido utilizadas abusivamente, não só como coadjuvantes em regimes para emagrecimento, como também por dependentes de drogas. Essas medicações, dentro de um trabalho sério e honesto, têm uso restrito e indicações limitadas. A prescrição fora dessas indicações tem trazido denúncias e levado a punições éticas e, às vezes, criminais.

Cirurgias para redução de peso

Denúncias ligadas às cirurgias bariátricas

5. São muitas as denúncias ligadas às cirurgias para a redução de peso corpóreo. Entre elas as mais comuns são conseqüências de indicações erradas com a operação mais voltada para aspectos estéticos do que para tratamento das conseqüências deletérias de uma obesidade mórbida e da falta de preparo psicológico pré-operatório para entendimento claro das limitações que a operação trará aos hábitos de vida do paciente. Denúncias quanto a complicações inerentes ao ato operatório diminuiriam se houvesse um aprofundamento na relação médico-paciente e fossem exigidos rotineiramente consentimentos livres e esclarecidos.

DILEMAS E DEBATES BIOÉTICOS EM NUTROLOGIA

Apesar da afirmação comum de que "saúde não tem preço", a verdade é que ela pode não ter preço, mas, certamente, tem custos. O grande problema é que na macroalocação de recursos o que se destina para a saúde é um valor limitado. Distribuir esses recursos insuficientes para os diferentes setores da saúde (microalocação) é muito difícil e, por isso, praticamente todos os setores se queixam. É como diz o velho ditado italiano: "Em casa que não tem pão, todos brigam, ninguém tem razão". Na verdade, todos têm razão e é por isso que muitos programas da saúde pública ligados à nutrição acabam não prosperando, por falta de recursos. No entanto, distribuir recursos públicos não é fácil.

Alocação de recursos públicos

O que se procura eticamente é a chamada justiça distributiva baseada em que os recursos devem ser distribuídos com justiça. Mas, o que é justo? Há quem entenda que o justo é atender por merecimento, outros entendem que se deve obedecer ao critério da necessidade, e outros ainda, que se deve buscar o critério do prognóstico ou efetividade. Se considerarmos, por exemplo, a idade, o primeiro critério favoreceria os idosos, o segundo os desfavoreceria e o terceiro limitaria a idade para maior alocação.

Um exemplo seria o da limitação de transplantes ao limite de 65 anos. O fato é que, como os recursos são limitados, é preciso priorizar para ser justo. O bioeticista Paulo Antonio Fortes entende que tal priorização, que é um dilema ético, "refere-se à distribuição de recursos pelas esferas governamentais, mediante políticas públicas de saúde: quais e quanto de recursos devem ser dirigidos à saúde e onde devem ser aplicados, em que ações ou programas", e que o grande dilema do administrador de saúde pública no Brasil é: "Como garantir a universalidade ('saúde é direito de todos e dever do Estado') com eqüidade ('a cada pessoa conforme suas necessidades') otimizando os recursos?"

Custo-benefício

O espanhol Diego Gracia bate forte no que entende ser o justo para alocação de recursos públicos: "Dentro do âmbito sanitário os limitados recursos devem destinar-se às atividades que com um menor custo produzam mais benefício em saúde. Se há de se escolher entre uma campanha de vacinação ou a realização de um transplante cardíaco, não há dúvida de que a relação custo-benefício exige conceder prioridade ao primeiro programa, por mais que este resulte como conseqüência no prejuízo e até na morte de algumas pessoas". Essa visão da precedência do coletivo sobre o individual (regra do bem comum) já havia sido argumentada por Francesco Bellino em 1997: "O interesse do coletivo tem a precedência sobre o interesse individual desde que estejam garantidos a dignidade da pessoa e os direitos humanos". É ainda Paulo Fortes que salienta a necessidade de um controle social no planejamento da alocação de recursos públicos: "Justifica-se, ao se entender a saúde dos indivíduos como um bem público, que não pode ter suas ações e parâmetros éticos decididos unilateralmente por interesses políticos, econômicos, corporativos, por mais bem intencionados que sejam".

Em nutrologia, um dos problemas importantes afeta os pacientes com síndrome do intestino curto. Faltam recursos para programas de manutenção nutricional para pacientes com intestino curto, sem autonomia intestinal, e para o desenvolvimento de transplantes intestinal, recurso que representa a esperança para os portadores dessa doença.

Será que a determinação de produzir cada vez mais alimentos justifica a utilização de qualquer recurso, mesmo que agrida o meio ambiente, como a que ocorre com a substituição de florestas por pastagens, na descarga de substâncias tóxicas derivadas de indústrias no solo ou pelo uso de grandes quantidades de pesticidas? A devastação ambiental tem concorrido para reduções da produtividade de alimentos e verdadeira desertificação de algumas regiões. Desastres ambientais como os de Chernobyl e Exxon Valdez, associados à estúpida destruição de pessoas e do meio ambiente pelas guerras, bem representada por Hiroshima, são algumas conseqüências da ação irresponsável do ser humano sobre a natureza. Também decorrem de ações humanas: o aquecimento global, os desmatamentos, a redução crescente de água potável, a degradação do solo e desertificação. No dizer de Funtowicz e Ravetz: "A maior tarefa coletiva enfrentada pela humanidade diz respeito aos problemas do risco ambiental global e os da falta de eqüidade entre os povos".

A verdade é que pouco se aprendeu desde que, em 1949, o Cardeal W. Schuster sentenciou:

"Deus perdoa sempre;
os homens, algumas vezes;
a natureza, nunca!"

Fome

A desigualdade econômica entre os diferentes países, associada ao crescimento vertiginoso de algumas populações, à custa de seus segmentos mais pobres, tem levado a verdadeiras "epidemias" de fome, como as observadas na Etiópia e Biafra.

É importante que sejam analisados os determinantes para estas devastações populacionais pela fome, mas, certamente, a falta de fraternidade entre os povos ocupa um lugar de destaque entre eles.

Consentimento

Dentro das boas normas de respeito à autonomia do paciente, é indispensável que ele possa, de maneira livre, sem pressões, decidir se deve ou não aceitar o tratamento proposto, especialmente no caso de procedimentos invasivos e de tratamentos novos sujeitos a pesquisa ou com potencial de riscos. Nestas situações, o médico deve explicar clara e honestamente os objetivos, riscos e possíveis complicações, sem nenhuma tentativa de induzir a aceitação do procedimento proposto. O ideal é que o paciente receba o formulário de consentimento livre e esclarecido após as amplas explicações do médico, leve para casa, onde poderá analisar detidamente o que se propõe, e traga-o de volta, devidamente assinado.

O documento não é um salvo conduto para erros e falhas, mas indica com clareza que o paciente foi devidamente informado do procedimento e suas possíveis complicações.

Ressecções intestinais extensas

As necroses intestinais muito extensas por distúrbios vasculares mesentéricos colocam o cirurgião diante de um impasse, já que a ressecção deixará apenas um curtíssimo intestino delgado, incompatível com a autonomia intestinal. O problema é agravado pelo fato de que tais distúrbios ocorrem em pacientes idosos, geralmente apresentando uma série de outros distúrbios relevantes. Tenta-se a ressecção, condenando o paciente, se sair da fase aguda, a depender da terapia nutricional artificial, provavelmente pelo resto da vida, ou entende-se que a probabilidade de sobrevivência com uma vida digna é praticamente inexistente e abdica-se da ressecção? Particularmente, entendo que se deva sempre tentar dar uma chance para o paciente somente não procedendo a ressecção se houver necrose completa de todo o intestino.

Já nas necroses por outras causas, principalmente em crianças, o dilema praticamente inexiste, já que por mais curto que seja o intestino remanescente haverá a possibilidade de manter o paciente em terapia nutricional artificial enquanto se aguarda a adaptação gradativa do intestino curto e a possibilidade de um transplante intestinal.

Nutrição e moda

A "ditadura" da moda no mundo ocidental tem trazido problemas nutricionais na medida em que "elegeu" um perfil de bela estética, caracterizado pela magreza, em completo desacordo com os hábitos alimentares, copiados dos Estados Unidos da América do Norte, que são absolutamente obesogênicos.

Esse paradoxo tem-se associado a muitos distúrbios nutricionais e desvios alimentares, como a bulimia e a anorexia nervosa, principalmente em modelos profissionais, das quais se exige magreza extrema.

Mídia

A mídia tem tido um papel no mínimo discutível na consolidação dos modelos estéticos e alimentares copiados do estrangeiro e na divulgação de propagandas enganosas quanto a alimentos e bebidas. Suplementos vitamínicos que formam superatletas, bebidas alcoólicas associadas a sucesso profissional e a belas mulheres são algumas das muitas inserções em propagandas ou em programas de televisão, como novelas, que acentuam ainda mais a enorme ignorância popular com relação aos alimentos e à nutrição.

Lamentar-se ainda que várias dessas matérias se associem à imagem de ídolos populares que não têm dúvidas éticas ao enganar a população estimulando o uso de pílulas mágicas ou bebidas alcoólicas paradisíacas. Lamentavelmente são poucos os veículos de mídia que usam de seu poderio para colaborar com a educação alimentar das pessoas.

Responsabilidade ética da indústria de alimentos

A produção de alimentos industrializados envolve grande responsabilidade social ética e legal com os consumidores e com o País. É fundamental que haja contínuos debates entre a sociedade, os profissionais da nutrição e os representantes da indústria em torno dessa responsabilidade.

Nessa linha, a Câmara Técnica de Bioética do CREMESP iniciou um trabalho incluindo representantes da indústria de alimentos, da mídia e dos órgãos de defesa do consumidor, cujo objetivo é o de que a indústria aprimore cada vez mais alimentos de boa qualidade nutritiva e que a população seja esclarecida convenientemente a respeito do que come e do que bebe.

A obesidade como problema de saúde pública

A obesidade tornou-se um sério problema de saúde pública no Brasil, com o agravante de atingir principalmente crianças e adolescentes. Dados da Organização Mundial da Saúde mostram que o índice de obesidade dos 6 aos 18 anos de idade passou dos 4% na década de 1970 para 13% em 1997. Um dos fatores relacionados com a verdadeira epidemia de obesidade é representado pelos chamados *fast food*, lanches constituídos por alimentos altamente calóricos, que têm sido relacionados com o aumento da prevalência não só da obesidade, mas também com outras doenças como a hipertensão arterial e o *diabetes mellitus*.

Conflitos de interesses

Imitando os hábitos alimentares dos norte-americanos, estamos adquirindo seus índices preocupantes de obesidade. Um dos lanches mais conhecidos é o MacLanche Feliz. Vendido especialmente para crianças, o lanche é fartamente divulgado em programas televisivos infantis e acompanhado de brindes, principalmente brinquedos de coleções. Graças a essa forte propaganda, associando o lanche com os brinquedos, somente em 2004 foram vendidos cerca de trinta milhões de unidades.

A responsabilidade da prescrição

Prescrever envolve uma responsabilidade que nem sempre tem sido considerada. Estranhamente as complicações decorrentes de uma prescrição não trazem um impacto tão forte na opinião pública, e na dos próprios médicos, quanto o determinado pelas complicações que se seguem aos procedimentos cirúrgicos. Talvez por isso os prescritores não levam em conta prováveis efeitos colaterais, interações entre medicamentos, interações entre medicamentos e alimentos, relação custo/benefício, relação risco/benefício. Na prescrição de dietas para terapia nutricional, esses cuidados também devem estar presentes. As vias de oferta de alimentos devem seguir uma ordem hierárquica que respeite sua efetividade, seus riscos e seus custos.

A decisão de estabelecer terapia nutricional por via exclusivamente parenteral somente será eticamente justificável se a equipe tiver plena condição de entender e agir para substituir os papéis do intestino e do fígado na seleção qualitativa e quantitativa dos nutrientes que chegarão à corrente sangüínea. Os cirurgiões devem entender que a desnutrição aumenta as taxas de morbidade e mortalidade no pós-operatório. Assim, sempre que for possível, devem reservar o momento operatório para uma situação nutricionalmente mais favorável.

Nunca é demais repetir que a figura mais importante nas atividades dos médicos e outros profissionais da saúde é o paciente. Nenhum outro interesse pode conflitar com esse objetivo. Nem sempre o que é bom para o médico é bom para o paciente. Nem sempre o que é bom para a indústria é bom para o paciente.

Em congressos ou outras apresentações públicas, o Conselho Federal de Medicina determina que sempre que houver conflito de interesses o apresentador deve explicitá-lo.

Equipes multiprofissionais e responsabilidade ética

A moderna terapia nutricional não admite trabalhos isolados. A legislação determina, corretamente, a necessidade de equipes multiprofissionais, nas quais médicos, nutricionistas, farmacêuticos, enfermeiros, psicólogos e fisioterapeutas devem trabalhar harmonicamente, tendo como objetivo único o bem-estar e a recuperação dos pacientes. Problemas éticos e bioéticos devem ser discutidos pelo grupo e as possíveis infrações éticas são de domínio dos Conselhos de Ética das diferentes profissões.

Alimentos transgênicos

A discussão envolvendo o plantio e a utilização de alimentos transgênicos e a polêmica sobre a terapia nutricional em pacientes terminais representam outros temas polêmicos a serem discutidos.

O desconhecimento de potenciais efeitos negativos dos alimentos transgênicos e suas possíveis interferências sobre o meio ambiente são alguns dos argumentos utilizados pelos opositores ao seu uso.

Quanto ao uso da terapia nutricional em pacientes terminais, a idéia mais aceita é a de que fazem parte dos cuidados paliativos que se reserva para estes doentes.

AGORA VOCÊ JÁ DEVE SABER

- Responsabilidade ética não se restringe à Nutrologia.
- Agricultores respondem eticamente por cuidados com a produção de alimentos e com a conservação do solo.
- A indústria de alimentos tem a responsabilidade de produzir alimentos nutricionalmente efetivos.
- A conservação correta dos alimentos é obrigação ética dos responsáveis, para evitar sua contaminação ou perda da qualidade nutricional.
- Cada profissional envolvido em nutrição clínica deve conhecer e respeitar seu Código de Ética.

QUESTÕES PARA REFLEXÃO

1. Identificar no item "Viagem pelo Código de Ética" os artigos referidos no texto.
2. Bioética e Ética são sinônimos?
3. Como funciona um Comitê de Ética em Pesquisa (CEP)?
4. No caso de julgamento ético pelo seu Conselho de Ética quais as penas a que podem ser aplicadas?
5. Por que a terapia nutricional por via intravenosa exclusiva acarreta mais riscos de deslises éticos?

APLICANDO O QUE VOCÊ APRENDEU

- Indique, em Nutrologia, exemplos de aplicação dos princípios bioéticos clássicos.

BIBLIOGRAFIA UTILIZADA PARA EDIÇÃO DO TEXTO

- Bioética e Ética na Ciência. Porto Alegre/Brasil. 80 anos de Bioética – 10 anos na Internet. http:/www.bioetica.ufrgs.br/. ▪ Conselho Federal de Medicina. Código de Ética Médica. Resolução nº 1246/88. ▪ Garrafa V, Cordón J. Pesquisas em Bioética no Brasil de Hoje. São Paulo: Editora Gaia; 2006. ▪ Jorge-Filho I. Aspectos éticos e legais da cirurgia bariátrica. Einstein. 2006;(Suppl. 1):S125-9. ▪ Ministério da Saúde. Normas para pesquisa envolvendo seres humanos. Brasília: Conselho Nacional de Saúde; 2000. ▪ Pessini L, Barchifontaine CP. Problemas atuais de Bioética. 7ª ed. São Paulo: Centro Universitário São Camilo, Edições Loyola; 2005. ▪ Post SG. Encyclopedia of Bioethics. 3rd ed. Thomson Gale; 2003.

LEITURAS ADICIONAIS

- Garrafa V. Bioética, saúde e cidadania. In: Saúde em Debate; 1994;43:25-92. ▪ Goldim JR. O consentimento informado numa perspectiva além da autonomia. Rev AMRIGS 2002;46(3,4):109-16. ▪ Singer P. Ética Prática. São Paulo: Martins Fontes; 1994.

FOCUS

DEGRADAÇÃO DO SOLO

Uma ameaça a nossa biodiversidade é a degradação do solo, que nada mais é que uma série de processos que levam à perda de qualidade dos solos ou sua redução quantitativa. A degradação pode ser causada por erosão, salinização, contaminação, excesso de drenagem, acidificação, laterização e perda da estrutura do solo, ou uma combinação desses fatores. O plantio irracional, com fins meramente mercantis, sem uma adequada e sistemática correção do solo, também acarreta essa degradação.

Os processos de degradação mais importantes são os causados pela ação da água, do vento e dos deslocamentos maciços (mais particularmente, a ação destrutiva da passagem continuada de veículos, pessoas e animais). A destruição das camadas ou horizontes superiores, que contêm matéria orgânica e nutrientes, e o estreitamento do perfil do solo provocam redução do rendimento das colheitas nos solos degradados.

O mundo em que vivemos é uma beleza, rico e generoso. Poderá deixar de sê-lo um dia, por causa da ação predadora e irresponsável do ser humano. O mundo foi feito para nós e parece que desconhecemos a necessidade vital de preservá-lo. Se destruirmos a *oikos* (a casa) a nós confiada, estaremos destruindo a vida.

Antônio Mesquita Galvão.
In: "Bioética – A Ética a Serviço da Vida".
Editora Santuário – Aparecida (SP)

Galvão AM. In Bioética – A Ética a Serviço da Vida. Aparecida (SP); Editora Santuário.

Avaliando seus conhecimentos

- O que é a nutrologia?
- A nutrologia é reconhecida como uma especialidade médica?
- Quais são os agentes das doenças nutricionais?
- O cardíaco tem distúrbios nutricionais? E o nefropata?
- Que distúrbios nutricionais podem ser encontrados nas doenças hepáticas.
- Dê exemplos de distúrbios nutrológicos diretamente envolvidos com a fisiopatologia de doenças.

CAPÍTULO 38

Nutrologia – Nutrição Clínica

J. E. Dutra-de-Oliveira
Julio Sérgio Marchini

A Nutrologia é a especialidade médica clínica que estuda a função dos nutrientes na saúde e seus distúrbios nas doenças. Isto implica conhecimentos básicos de fisiologia bioquímica, metabolismo e áreas afins que permitam entendermos digestão, absorção, utilização, armazenamento e excreção das várias substâncias nutritivas, em quantidade e qualidade, responsáveis pelo funcionamento do organismo normal. Conseqüentemente, a Nutrologia e o médico nutrólogo também estudam a fisiopatologia, o diagnóstico, a prevenção e o tratamento das doenças, primárias ou secundárias a distúrbios envolvendo os nutrientes. Alterações nos nutrientes são causas de doenças, e as nutropatias, um dos objetivos mais importantes de estudo e assistência do médico especializado em Nutrologia. Estudam-se as nutropatias, resultantes desde a falta ou excesso de ingestão de nutrientes até e muito importante os distúrbios metabólicos, celulares e moleculares ligados às funções orgânicas dos nutrientes dentro do organismo.

A Nutrologia especialidade médica clínica tem então como função garantir a boa nutrição e conseqüentemente a boa saúde e a boa qualidade de vida das pessoas, por meio da prevenção, do diagnóstico e do tratamento dos distúrbios patológicos nos quais se demonstrou que os nutrientes são parte específica da sua fisiopatologia.

Nutrologia

A Nutrologia estuda as funções normais dos nutrientes no organismo, e a fisiopatologia, o diagnóstico, a prevenção e o tratamento das doenças primárias ou secundárias envolvendo distúrbios de nutrientes. Assim, as doenças nutricionais são aquelas que têm como agentes diretos ou indiretos os nutrientes ou os produtos dos seus metabolitos. Nosso objetivo é mostrar a função específica e transbiológica da Nutrologia/Nutrição Clínica para garantir a boa nutrição e conseqüentemente a boa saúde e qualidade de vida, diagnosticando, prevenindo e tratando distúrbios nos quais os nutrientes são demonstrados estar ligados a sua fisiologia e fisiopatologia.

Disciplina com função específica

À reconhecida presença da má nutrição resultante da falta de alimentos é hoje constatado um grande aumento da prevalência de doenças relacionadas à má alimentação e à nutrição, como, por exemplo, as cardiopatias, a obesidade, o diabetes tipo 2, a hipertensão, a osteoporose, a síndrome metabólica e até certos tipos de câncer, tornando cada vez mais importante e necessário que os médicos e as equipes de saúde tenham mais e melhores conhecimentos e competência na área de Nutrologia. Esta é uma especialidade muitas vezes e ainda pouco cientificamente difundida na área médica clínica. Infelizmente e apesar do reconhecimento muitas vezes superficial da sua importância direta à saúde, muitos médicos prescrevem e tratam "problemas médicos relacionados à nutrição" sem o devido preparo que requer a especialidade. Eles não têm o conhecimento básico nem habilidades práticas para prevenir, diagnosticar e tratar os problemas médicos nutricionais.

Ensino universitário

Não lhes foi ensinado Nutrologia nos seus cursos médicos. Só uma pequena minoria dos cursos médicos do País vem oferecendo, regularmente na graduação, treinamento e cursos específicos de Nutrologia como especialidade dentro do Departamento de Clínica Médica. Programas pioneiros em nutrição clínica vêm sendo desenvolvidos desde 1955, nos quais a Nutrologia é uma Disciplina do Departamento de Clínica na Faculdade de Medicina de Ribeirão Preto da Universidade de São Paulo, nas mesmas condições que a Cardiologia, a Nefrologia etc. A Faculdade de Medicina de Uberaba da Universidade Federal do Triângulo Mineiro tem também um programa semelhante ao nosso. Paralela e especialmente nos últimos anos, verifica-se também que a Nutrologia foi reconhecida como especialidade médica pela Associação Médica Brasileira (AMB), pelo Conselho Federal de Medicina (CFM) e pela Comissão Nacional de Residência Médica (CNRM), resultado do trabalho desenvolvido pela ABRAN – Associação Brasileira de Nutrologia.

ABRAN
AMB
CFM
CNRM

Nos últimos anos e com a participação de muitos colegas nutrólogos, vêm sendo anualmente oferecidos Cursos de Especialização em Nutrologia exclusivamente para médicos. É interessante assinalar que em outros países, como nos Estados Unidos, já existem médicos especialistas em Nutrição Médica, reconhecidos e certificados pelo *American Board of Physician Nutrition Specialist*. Assinala-se também que aumentam e muito nos países mais desenvolvidos como nos Estados Unidos, Europa e em nosso Brasil o reconhecimento e a presença cada vez maior de moléstias ligadas, primária ou secundariamente, aos nutrientes e à nutrição. Distúrbios nutricionais estão presentes em crianças, adultos e idosos. A Nutrologia Pediátrica e a Obstétrica vêm cada vez mais sendo procuradas para mostrar a importância de nutrientes no crescimento e no desenvolvimento das crianças, como também sua importância preventiva no desenvolvimento de cardiopatias e outras moléstias crônicas do adulto. Por outro lado, a influência da alimentação na prevenção e tratamento das dislipidemias ou da hipertensão ou o papel de substâncias funcionais dos alimentos, como a isoflavona da soja em problemas cardíacos, começam a mostrar maior importância e reconhecimento da Nutrologia como especialidade médica clínica. Por outro lado, a situação atual do tratamento cirúrgico indiscriminado da obesidade tem por falta de maiores cuidados nutricionais a vários casos de desnutrições pós-operatórias ou, como já se demonstrou que, em primatas não-humanos, que o diabetes pode ser prevenido pela restrição alimentar adequada, mostrando como o melhor conhecimento da função dos nutrientes vai tornando-se mais importante na área de clínica médica.

Nutropediatria

E o mesmo se diga da importância e melhor conhecimento do uso terapêutico dos alimentos no tratamento clínico. Assim, define-se a Dietologia que engloba a Alimentoterapia e a Dietoterapia como o estudo científico do efeito dos nutrientes dos alimentos no tratamento de diferentes doenças nutricionais. Praticamente todos os pacientes recebem ou deveriam receber uma prescrição alimentar nas consultas e especialmente nos hospitais. Muitas vezes, o papel fundamental da terapia alimentar é pouco percebido pelos médicos e pelos próprios pacientes e é fundamental para o tratamento e recuperação do paciente. Poucos conhecem, entendem e valorizam realmente o tratamento dietético e principalmente a alimentoterapia como um tratamento nutricional hospitalar e domiciliar. Na área da Nutrologia, a Dietologia estuda cientificamente as funções dos nutrientes existentes nos alimentos. Além dos macro e micronutrientes, vitaminas e minerais, os alimentos incluem um grande número de outras substâncias biologicamente ativas, ainda pouco conhecidas em nutrição humana. Outra recente área clínico-nutrológica, que inclui nutracêuticos, nutrofármacos, substâncias funcionais em alimentos, nutroquímicos, vem sendo estudada e pesquisada, procurando identificar presenças e funções de vários produtos naturais biologicamente ativos nos alimentos (novos nutrientes?) que certamente colaborarão para a boa nutrição, prevenção e tratamento de doenças.

Dietologia

A Medicina Nutricional Clínica, a Nutrologia, congrega, como dissemos, os médicos que estudam e se dedicam à prevenção, ao diagnóstico e ao tratamento das doenças nutricionais. Ela vem mostrando ultimamente um importante crescimento, passando a constituir o campo de trabalho de um número crescente de médicos especialistas na área. O médico nutrólogo é um médico generalista que trabalha em todos os aspectos nos quais os nutrientes agem no organismo e dentro da Nutrologia algumas subáreas vem desenvolvendo-se mais e algumas outras já se diferenciando, como é o caso do obesiologista ou o de nutrólogos que já trabalham e se especializaram em terapia/suporte nutricional.

Nutrologia

A Nutrocirurgia é outro campo emergente da Nutrologia, ela requer que seus especialistas tenham conhecimentos básicos de nutrologia ou trabalhem em equipes com nutrólogos. Cada vez mais vem sendo demonstrado que as operações bariátricas indiscriminadas emagrecem as pessoas, mas influenciam e prejudicam o estado nutricional dos pacientes. A literatura vem mostrando, em todo o mundo e mesmo entre nós, a presença de sérios distúrbios nutricionais e de desnutrição em indivíduos a ela submetidos, porque a cirurgia afeta a absorção e o metabolismo de vários nutrientes.

Nutrocirurgia

Em anos recentes, temos chamado a atenção para o advento da Nutrologia Celular e Molecular, a Nutrogenômica, o estudo clínico, metabólico e o nível celular/molecular dos nutrientes ou seus metabolitos. A Nutrogenômica/Nutrologia Molecular estuda as funções dos nutrientes, considerando o genoma, a proteoma e a metabolônica e que, ao lado da nutrogenética, estuda na área celular e molecular os genes e as funções/efeitos dos nutrientes de importância na boa nutrição e na doença.

Nutrogenômica

A Nutrologia cuida então da prevenção, da garantia da boa nutrição e do diagnóstico e tratamento de distúrbios nutricionais. Entende-se desnutrição como alterações de nutrientes, sua falta, seu excesso, seus desequilíbrios metabólicos e suas conseqüências funcionais e anatômicas. Cite-se como exemplo a obesidade, uma das formas atuais mais prevalente e epidêmica de desnutrição e que tem sido objeto de um sem-números de estudos sobre sua etiologia, caracterização e tratamento, incluindo hoje como tratamento até a cirurgia bariátrica. A obesidade é uma doença nutricional e a cirurgia deve ter indicação específica e acompanhamento do nutrólogo. A dietoterapia, a alimentoterapia e a mudança de comportamento alimentar continuam sendo o tratamento mais indicado para essa doença. E para isso o conteúdo em macronutrientes das dietas é importante, as dietas baixas em hidratos de carbono ou altas em proteínas continuam sendo utilizadas, mas e ao mesmo tempo continuam sendo discutidas quanto as suas eficácias e

Nutrólogo

eficiências a longo prazo. Por outro lado, estudos de fatores que interferem no apetite e na saciedade, bem como a demonstração do efeito de peptídeos e hormônios na célula nervosa, no intestino e no cérebro, são pesquisas justificadas para mostrar seu ainda discutido uso e eficácia no tratamento farmacológico da obesidade. O fato é que, à medida que novos conhecimentos sobre a ação, a interação e a importância dos nutrientes, tradicionais e de novos nutrientes, no organismo humano são estudados e aparecem, mais se faz necessária a especialização de profissionais nesta área clínica.

AGORA VOCÊ JÁ DEVE SABER

- Os nutrientes podem estar relacionados à fisiopatologia de doenças específicas.
- Cabe ao nutrólogo estudar a fisiopatologia, o diagnóstico, a prevenção e o tratamento de doenças relacionadas aos nutrientes.
- Na prevenção das doenças relacionadas a nutrientes inclui-se a orientação de alimentação saudável e apropriada em diferentes fase da vida e apropriadas a diferentes atividades, prevenindo-se assim doenças relacionadas ao uso ou utilização inadequada dos nutrientes.

QUESTÕES PARA REFLEXÃO

1. Em que situações o nutrólogo deve ser chamado para atuar?
2. Equipes multiprofissionais, visando aos distúrbios de nutrientes, intra ou extra-hospitalar, devem contar com a participação do nutrólogo? Justifique.
3. Qual a participação do nutrólogo na ANVISA?

APLICANDO O QUE VOCÊ APRENDEU

- Uma equipe multiprofissional na saúde na Medicina de Família necessariamente deve incluir o nutrólogo.
- A dietologia estuda a função dos nutrientes presentes nos alimentos.
- O nutrólogo diagnostica, previne e trata as doenças nutrológicas por causa da relação dos nutrientes em todos os organismos sadios ou doentes.
- A nutrologia é especialidade médica reconhecida pela AMB, CFM, CNRM e está diretamente ligada a ABRAN. O que significa isto?

BIBLIOGRAFIA UTILIZADA PARA EDIÇÃO DO TEXTO

- Dutra-de-Oliveira JE, Marchini JS. Nutrologia, Saúde e Genômica Nutricional. Nutrogenômica. In: Mir L (ed.). Genômica. São Paulo: Atheneu; 2004. - Heimburger DC. Training and certifying physician nutrition specialists: the American Board of Physician Nutrition Specialists (ABPNS). Am J Clin Nutr 2006;83:985S-87S. - Karmali L, Shaffer E. The battle against the obesity epidemic: isbariatrc suegery the perfect weapon? Clin Inv Med 2005;28:147-56. - Kushner RF. Micronutrient deficiencies and bariatric surgery. Curr Op End Diab 2005;13:405-11. - Pereira FA et al. Impact of marked weight loss induced by bariatric surgery on bone mineral density and remodeling. Braz J Med Biol Res 2006;7. - Simopoulus AP, Ordovas JM. Nutrigenetics and nutrigenomics world. Rev Nutr Diet Basel Karger 2004. p 93. - Svacina S. Nutrigenetics and nutrigenomics. Casopis Lekaru Ceskych 2007;146(11):837-9.

LEITURAS ADICIONAIS

▪ Apovian CM, Kushner RF. The expanding role of nutrition in endocrinology and metabolism. Curr Op Endoc Diab 2006;13:403-4. ▪ Fletcher B et al. Managing abnormal blood lipids. A collaborative aproach. Circulation 2005;112;3184-209. ▪ Karmali L, Shaffer E. The battle against the obesity epidemic: is bariatrc suegery the perfect weapon? Clin Inv Med 2005;28:147-56. ▪ Kushner RF. Micronutrient deficiencies and bariatric surgery. Curr Op Endoc Diab 2005;13:405-11. ▪ Mozaffarian D et al. Transfatty acid and cardiovascular diseases. N Engl J Med 2006;354:1601-13. ▪ Muller M, Kersten S. Nutrigenomics:goals and strategies. Nat Rev Genet 2003;4:315-22. ▪ Mutch DM. Identifying regulatory hubs in obesity with nutrigenomics. Curr Op Endoc Diab 2005;13:431-7. ▪ Pereira FA et al. Impact of marked weight loss induced by bariatric surgery on bone mineral density and remodeling. Braz J Med Biol Res 2006. p 7.

FOCUS

NUTROGENÔMICA E NUTROLOGIA MOLECULAR

Os avanços dos conhecimentos genéticos e o estudo de características específicas de padrões hereditários, usando métodos da biologia molecular, estimularam e abriram caminhos para o maior conhecimento da função e do papel dos nutrientes na modulação da expressão genética. Nasceu a genômica, a nutrigenômica ou nutrogenômica (como a chamamos em português, subárea da nutrologia), que é o estudo da função molecular dos nutrientes e seus metabolitos na saúde e na doença. A ciência da alimentação e nutrição vem estudando todos os mecanismos por meio dos quais os organismos vivos recebem e utilizam os nutrientes dos alimentos. Por meio desses estudos chegamos à conclusão de que necessitamos de algumas dezenas de macro e micronutrientes para nascer, crescer, pensar, trabalhar, reproduzir, enfim viver. Determinamos e recomendamos a ingestão de nutrientes dos alimentos para garantir a boa nutrição e prevenir deficiências e moléstias crônicas não-infecciosas. Mas, é importante é que, além da influência dos nutrientes como reguladores da expressão genética, tem sempre que ser considerada a influência dos fatores genéticos, a nutrogenômica, e ambientais. Alimentos também precisam ser reconhecidos não só como fontes dos conhecidos macro e micronutrientes atuais, mas também como uma mistura complexa de muitos milhares de substâncias químicas que agem e interagem entre si e com outras substâncias dentro do organismo. Alimentar quer dizer nutrir mecanismos orgânicos dentro do organismo que garantam sua homeostase e seu bom funcionamento. O grande desafio das ciências nutricionais é "verificar os efeitos benéficos e adversos dos componentes da alimentação". E este é o campo da genômica, da nutrogenômica, o estudo e conhecimento das funções, das interações celulares e moleculares dos nutrientes e mais especificamente dos seus metabolitos na molécula, da eficácia e segurança dos diversos componentes dos alimentos, de aspectos toxicológicos e farmacológicos de substâncias presentes nos alimentos e que são introduzidos no organismo pela alimentação. As tecnologias "ômicas", como a proteômica, a transcriptômica, a metabolômica, vão permitindo melhor conhecimento da homeostase nutricional orgânica. Micronutrientes, por exemplo, exercem um papel muito importante na programação metabólica das células, um fator fundamental no controle da homeostase. A genômica funcional está cada vez mais importante na avaliação não só dos benefícios, mas também dos efeitos adversos dos nutrientes e seus metabolitos. O atual e grande aumento da disponibilidade e o alto consumo de alimentos fortificados e suplementos nutricionais levantaram, por exemplo, a questão das suas seguranças de como ela possa e deve ser avaliada. A nutrogenômica será cada vez mais usada nessa avaliação do risco/benefício de macro e micronutrientes. Efeitos adversos surgem pela ingestão diminuída de nutrientes (deficiência), bem como pelo seu consumo aumentado (toxicidade). Por outro lado, a ingestão de uma dose recomendada precisa também considerar o nível mais baixo da ingestão que determinaria efeitos adversos. A genômica pode ser a ponte entre os parâmetros usados pelos nutricionistas (RDA) e os toxicologistas (NOAEL). Para recomendar nutrientes, seria então necessário que seja incluído o impacto da variação genética e considerar as necessidades de cada um dos nutrientes, dando-lhes um perfil genômico específico. Essa estratégia envolve determinar as conseqüências de interações gênicas individuais e múltiplas com todos os aspectos da função do nutriente e ao mesmo tempo avaliar a habilidade da suplementação do nutriente de modificar os alelos deletérios, ao mesmo tempo que se minimize a ocorrência de resultados indesejáveis. A nutrição celular e molecular, a nutrogenômica e o estudo da função do metabolismo de nutrientes, ao lado do maior conhecimento da fisiologia e fisiopatologia dos nutrientes, passam a constituir um grande e mais recente desafio dos profissionais da área de Ciências Nutricionais: a Nutrologia Molecular.

Dutra-de-Oliveira JE. 2008.

ANEXO I

Sinonímia Brasileira de Alimentos

Atualização realizada por:
Carlos Alberto Nogueira de Almeida
Camila Aparecida João
Carolina Regina João

Alimento	Nome científico	Nome em inglês	Sinonímia
Abacate	*Persea gratissima*, Gaertn.	Avocado	Abacado
Abacate roxo	*Persea americana*, Mill., var. *Drymifolia*	Avocado, coyo	–
Abacaxi	*Ananas sativus*	Pineapple	Ananás, nanás
Abiu	*Lucuma caimito*, Roem.	Abiu	Abi-yba, caimito
Abóbora, abobrinha verde	*Cucurbita pepo*, Linneu.	Pumpkin, summer squash	Chilicaiota, jeremum, jirimum, jirimu
Abóbora-branca	*Benincada hispida*, Cogn.	Waxgourd	Abobrinha, abóbora-d'água
Abóbora-cheirosa ou melão	*Cucurbita moschata*, Duch.	Cushaw	Almíscar, catinga, melão, abóbora-da-Índia
Abóbora-d'água	*Lagenaria vulgaris*, Ser.	–	Abóbora-branca, benincasa, colondro, abobrinha
Abóbora-doce	*Cucurbita maxima*, Duch., var. *Melopepo*	Bush squash	Barrete-de-padre, empadão, abóbora-de-coroa
Abóbora-menina	*Cucurbita maxima*, Linneu.	Winter squash	Gigante, abóbora-de-pescoço, abóbora-de-guiné
Abóbora-moranga	*Cucurbita máxima*	Pumpkin moranga	Abóbora-muranga, muranga, abóbora-carneira, abóbora-de-porco, abóbora-porqueira, abóbora-de-carneiro
Abricó	*Mimusops elengi*, Linneu.	Mammee-apple, south american apricot	Abricó-do-mato, amarelo, abricoteiro-do-brasil
Abricó-do-pará	*Mammea americana*, Linneu.	Mamey, mammeapple	Abricote, – das-antilhas, – de-são-domingos
Açafrão	*Crocus sativus*, Linneu.	Saffron	Açaflor
Açafroa	*Curcuma longa*, Linneu		Açafrão-bastardo, açafrão-espúrio, sultana, gengibre-amarelo, cúrcuma, açafrão-da-terra, batatinha-amarela, manga-rataia, mangaratiá
Açaí	*Euterpe oleracea*, Linneu.	Euterpepalm, assai	Palmito, jussara, uaçaí, jiçara
Acará	*Geophagus* spp.		Acará, cará
Acari	*Loricaria typus*, Bleck.		Acarari-amarelo, acari-cachimbo, acari-espada, acari-roncador, acari-chicote, acari-laranja, cari, acari-preto, acari-pintado, acari-mole

Acelga	*Beta vulgaris, Linneu., var. Cicla, Moq.*	Swiss chard	Beterraba-branca, celga, campestre
Adlai	*Coix lacryma jobi, Linneu.*	Jobs-tears, adlay	Capiá, capim-de-contas, arroz adlai, biurá
Agrião	*Masturtium officinale, R. Br.*	Watercress	Agrião-d'água
Aguapé	*Heteranthera reniformis, R. Br.*	Mudplantain	Golfinho, gigóia, santa-luzia, flor 'água
Aguapé-branco	*Nymphaea elegans, Linneu.*		Golfo-de-cor-branca, lírio-da-lagoa mururé, orelha-de-burro, lis-da-lagoa
Agulha	*Strongylura timucu, Walb.*		Agulha-timucu, peixe-agulha, carapiá, acarapindá, petimbuaba, agulha-branca
Agulhão-de-vela	*Istiophorus americanus, Pacep.*	Agulhão of candle	Agulhão-bandeira, bicudo, guebuçu
Aipim	*Manihot dulcis, J. F. Gmel.*	Sweet cassava	Macaxeira, mandioca-mansa, doce e manteiga
Aipo	*Apium graveolens, Linneu.*	Wild celery	Celeri, ache, aipo-da-água e dos-pântanos
Albacora	*Germo alalunga, Gem.*	–	Valcória, cororó, coatá, atum branco, germão
Alcachofra	*Cynara scolymus, Linneu.*	Globe or french artichoke	Cínara, cardo hortense, alcachofra-hortense
Alcachofra-de-jerusalém	*Helianthus tuberosus, Linneu.*	Jerusalem artichoke	Batata-tupinambá, girassol-batateiro
Alcaparra	*Capparis spinosa, Linneu.*	Shrub caper	Alcaparreira
Alface	*Lactuca sativa, Linneu. var. Romana, Hort.*	Lettuce	Alfaça, alface-das-hortas
Alface-repolhuda ou capitata	*Latuca sativa, var. Capitata, Linneu.*	Repolhuda lettuce	Alface-repolhuda, alface-romana, alface-maça-de-ouro
Alface-romana	*Latuca sativa, var. romana, Linneu.*	Lettuce roman	Alface-orelha-de-mula
Alfafa	*Medicago sativa, Linneu.*	Alfafa	Alfafa-de-flor-roxa, luzerna
Alfafa-de-sementes-espinhosas	*Medicago disciformis, D. C.*	–	Melga-dos-campos
Alfafa-gigante	*Medicago arborea, Linneu.*	–	Alfafa-sempre-verde, luzerna arborescente
Alfarrobeira	*Ceratonia siliqua, Linneu.*	–	Figueira-do-egito, fava-rica
Alfavaca	*Ocimum basilicum, Linneu.*	–	Erva-real, manjericão-de-molho
Algarobo	*Prosopis juliflora, D. C.*	–	Algarobia
Alho	*Allium sativum, Linneu.*	Garlic	Alho-hortense, alho-manso
Alho-porro	*Allium porrum, Linneu.*	Leek	Alho-macho
Almécega	*Protium icicariba, March.*	–	Breu-branco, almescla, árvore-do-incenso
Almeirão	*Chicorium intybus, Linneu.*	Common chicory	Chicória-amarga, chicória-do-campo
Alpiste	*Phalaris canariensis, Linneu.*	Birdseed	Alpista
Amaranto	*Amarantus spp.*	Amaranth	Celósia-branca, crista-de-galo
Ameixa	*Prunus domestica, Linneu.*	Plum	–
Ameixa amarela	*Prunus domestica, Linneu.*	Yellow plum	Ameixa-do-canadá, ameixa-do-japão
Ameixa-rainha-cláudia	*Prunus salicina, Lindl.*	Japanese plum	Abrunho, ameixa-caranguejeira
Ameixa-do-japão	*Eriobotrya japonica, Lindl.*	Loquat	Ameixa-amarela, nêspera-do-japão
Ameixa-de-madagascar	*Flacourtia ramontchi, L'Hér.*	–	–
Ameixa-do-pará	*Ximenia americana, Linneu.*	Plum of Pará	Ameixa-da-bahia, ameixa-da-terra, ameixa-do-brasil, ababuí, ameixa-de-espinho
Ameixa-da-pérsia	*Prunus cerasifera murobalana, C. schneid.*	Myrobalan plum	–
Ameixa-de-porto-natal	*Carisa carandas, Linneu.*	–	Caranda, caratem
Amêndoa doce	*Prunus amydalus, var. Dulcis, Stok.*	Almond	–
Amêndoa européia	*Amydalus commumis, Linneu.*	–	–
Amêndoa tropical	*Terminalia catappa, Linneu.*	Terminalia, almond tropical	Noz-da-praia, chapéu-do-sol
Amendoim-roxo	*Arachis prostrata, Benth.*	–	Amendoim-do-maranhão, amendoim rajado

Anexo I – SINONÍMIA BRASILEIRA DE ALIMENTOS

Amendoim	*Arachis ripogaea*, Linneu.	Peanut	Mandubi, mindobi, jinguba, mendubim
Amora	*Morus* sp.	Mulberry	–
Amora-branca	*Morus alba*, Linneu.	–	–
Amora-preta	*Morus nigra*, Linneu.	Blackberry	Nhamburi
Amora-vermelha	*Morus rubra*, Linneu.	–	–
Amora-silvestre	*Rubus urticaefolius*, Poir.	Raspberry, dewberry	–
Ananás	*Bromelia ananas*, Linneu.	Pineapple	Ananás-de-caraguatá, pita, ananás-do-mato
Ançarinha-branca	*Chenopodium album*, Linneu.	Lambsquarters, goosefoot	Ançarinha
Araçá	*Psidium cattleyanum*, Sabine.	–	Araçá-vermelho, araçá-pêra, araçá-do-mato
Araruta	*Maranta arundinacea*, Linneu.	Arrowroot, Bermuda	Adeira, agutiguepe
Araticum	*Annona muricata*, Linneu.		Anona, graviola, araticum-de-comer, araticum-manso
Araticum-apé	*Anona reticulata*, Linneu.	Bullock's heart, custard apple	Pinha, coração-do-boi, araticum-do-mato
Araticum-do-brejo	*Anona glabra*, Linneu.	Pondapple, alligator-apple	Anona, mulolô, cortiça, maçã-de-cabra
Ardísia	*Clupea harengus*, Linneu.		Ardísia
Arraia	*Rhinobatis percellens*	Welb.	Raia, raia-viola, arraia-viola, guitarra, cação-viola
Arenque	*Clupea harengus*, Linneu.	Herring	–
Arroz	*Orysa sativa*, Linneu.	Rice	–
Arroz-miúdo-do-peru	*Chenopodium quinoa*, Willd.	Quinoa	Quínoa, milho-miúdo
Arroz-selvagem	*Zizania aquatica*, Linneu.	–	Abatiapé
Aspargo	*Asparagus officinalis*, Linneu.	Garden asparagus	Espargo, aspárago
Atum	*Thynnus vulgaris*.	Tuna fish	Atum-vermelho, albacora
Aveia	*Avena sativa*, Linneu.	Oats	–
Avelã	*Corylus avalana*, Linneu.	Filbert nut, hazel nut	–
Azedinha	*Oxalis repens*, Thumb.	Wood sorrel	Trevo-azedo, três-corações
Azedinha-crespa	*Rumex crispus*, Linneu.	Curludock	Azeda-comum-das-hortas
Azedinha-da-horta	*Rumex acetosa*, Linneu.	–	Azeda-brava
Azeitona	*Olea europaea*, Linneu.	Olive	–
Babaçu	*Orbignia martiana*, Barr. Rodr.	Babaçu nut	Anassu, coco-de-macaco, palha-branca
Bacaba	*Oenocarpus bacaba*, M.	–	Bacaba-açu, bacabão
Bacalhau	*Gadus morhua*, Linneu.	Cod fish	–
Bacuri	*Platonia insignis*, Pl. e Tr.	Guianaorange, bakuri	Bacuriuba, ibacopari, pacuru, ibacuri
Badejo	*Mycteroperca* sp.	Rock cod	Abadejo, abadiva, serigado
Baga-da-praia	*Coccoloba uvifera*, Jacq.	Seagrape	Uva-da-praia, guajabara, tangará guassu
Bagre	*Pseudopimelodus fasciatum*, Lecepeds.	Bagre	Guri, jundiá, mandi, nhandiá
Baiacu	*Lagocephalus laevigatus*, Linneu.		Sapo-do-mar, baiacuará
Baleia	*Ballena australis*, Linneu.	Whale	Pirapuã
Bambu	*Bambusa arundinacea*, Willd.	Thorny bamboo	Bambu-cana
Banana	*Musa sapientum*, Linneu.	Common banana	Pacova
Banana-d'água	*Musa cavendischii*, Lamb.	Banana of água	Banana-nanica, banana-da-china, banana-de-italiano, d'água, catarina, chorona, casca-verde, cambota, tatu, petiça, farta-velhaco, banana-comprida
Banana-da-terra	*Musa paradisiaca*, var. Normalis, Kuntze.	Plantain	Pacova, caiena, comprida
Banana-de-sementes	*Musa rosacea*, Jacq.	India banana	Banana-mãe
Banana-maçã	*Musa chinensis*, Sweet.	–	–

Banana-nanica	*Musa cavendishii, Lam.*	Banana, var.	Banana-anã, banana-d'água, meia-pataca
Banana-ouro	*Musa sapientum, Shum.*	Common banana	Ouro, dourada, bananinha
Banana-prata	*Musa sapientum, Shum.*	Common banana	–
Banana-são-tomé	*Musa vittata, W. Ackm.*	–	–
Barbado	*Polynemus virginicus, Linneu.*	Bearded	Barbudo, parati-barbado
Bardana-maior	*Arctium lappa, Linneu.*	–	–
Batata-aipo	*Arracacia xanthorrhysa, Bancroft.*	Arracacha	Cenoura-branca
Batata-baroa	*Chasrophyllum bulbosum, Linneu.*	–	Batatinha, mandioquinha, batata-suíça
Batata-doce	*Convolvulus batata, Linneu.*	Sweet potato	Jetica, batata-da-ilha, jetuca, munhata
Batata-doce-amarela	*Convolvulus batata, Linneu,* var. *Xanthorrhysa*	Yellow sweet potato	–
Batata-doce-branca	*Convolvulus batata, Linneu,* var. *Leucorrhysa*	White sweet potato	–
Batata-doce-roxa	*Convolvulus batata, Linneu,* var. *Porphyrorrhysa*	Purple sweet potato	–
Batata-inglesa	*Solanum tuberosum, Linneu.*	Potato	Batatinha, papa
Batata-japonesa	*Stachys sieboldii, Miq.*	–	–
Bate-testa	*Physalis peruviana, Linneu.*	Groundcherry, Peruvian cape, gooseberry	Timbó-do-rio-de-janeiro, camapu, juá
Beijupirá	*Rachycendron canadus, Linneu.*		Bejupirá, bijupirá, cação-de-escamas, beiupirá, chancarona, peixe-rei, canado, pirambiju, pirambeju, beijopirá, chacarona, parabeiju, parambeiju, torambiju, parandiju
Beldroega	*Portulaca, oleracea, Linneu.*	Common purslane	Caapongá, ora-pro-nobis, porcelana
Beldroega-grande	*Talinum triangulare, Jacq.*	Philippine spinach	Espinafre-da-nova-zelândia
Beringela	*Solanum melongena, Linneu.*	Garden eggplant	Beringela
Beringela-branca	*Solanum ovigerum, Dum.*	–	Ovo vegetal
Bertalha	*Basella rubra, Linneu.*	Red vine spinach	Bretalha, bahiana, espinafre-da-china
Besugo	*Sparus acarne, Linneu.*	–	Acarne
Beterraba	*Beta bulgaris, Linneu,* var. *Crassa, Alef.*	Beet	–
Bicuda	*Sphyraena picudilla, Poey.*		Guebuçu, zé-buçu, milonga
Biquara	*Haemulon parrai, Desm.*		Cambuba, negra-mina, abiquara, corcoroca
Biru-manso	*Canna edulis, Ker-Gawl.*	Canna edible	Beri, imbiri, meru, araruta-bastarda
Bodião	*Sparisoma frondosum, Agass.*	Wrasse	Bodiano, budião-batata, bodião-batata, gudião, godião, bobo
Boi	*Bos taurus, Linneu.* Ox	–	
Bonito	*Thynnus pelamis, Linneu.*	–	Bonito-de-barriga-riscada
Bredo	*Amaranthus graecizans, Linneu.*		Bledo, caruru-de-porco, bredo-verdadeiro
Bredo-de-espinho	*Amarantus spinosus, Linneu.*	Amaranth	Bledo-do-chile, caruru-bravo, crista-de-galo
Bredo-verdadeiro	*Amarantus graecizans, Linneu.*	–	Bredo, caruru-de-porco
Brócolis	*Brassica oleracea, Linneu,* var. *Botrytis*	Brocoli	Brócolos, brocos, grelo
Bucha	*Luffa cylindrica, Roen.* Bushing		Bucha-dos-campistas, bucha-dos-paulistas, bucha-de-coco, bucha-de-pescador, fruta-dos-paulistas, buchinha, guimbombô-grandre, esfregão, esponja-vegetal, pepino-bravo, gonçalinho, pepino-do-pará
Buriti	*Mauritia vinifera, Linneu.*	Wine mauritia	Muriti, boriti, muritim, carandá-guaçu
Butiá	*Cocos eriospatha, Rod.*		–
Búzio	*Strombus spp.*		Búzio

Anexo I – SINONÍMIA BRASILEIRA DE ALIMENTOS   713

Cabaça	*Lagenaria vulgaris, Ser.*		Cabaça-amargosa, cabaça-purunga, cocombro, cuitizeira, taquera cabaceira-amargosa, abóbora-de-carneiro, cabaça-verde, porongo
Cabeluda	*Eugenia tomentosa, Camb.*		Cabeludeira, cabeludinha
Cabrito	*Capra hircus, Linneu.*	Kid	Bode
Cação	*Carcharias aethalorus, Linneu.*	Shark	Tubarão, lixa
Cacau	*Theobroma cacao, Linneu.*	Cacao	Cacau-del-monte
Café	*Coffea arabica, Linneu.*	Coffee	–
Caieté	*Omphalsa diandra, Linneu.*	–	Castanha-de-peixe, purgativa, de acaaté
Caimito-branco	*Chrysophyllum cainito, Linneu.*	Star apple, caimito	Abio-do-pará
Cajá-manga	*Spondias dulcis, Forst.*	Sweet mombin	Acajá, tapiribá-açu, taperebá-do-sertão
Cajá-mirim	*Spondias lutea, Linneu.*	–	Acajaíba, munguegue, acaiá-mirim
Cajá-vermelho	*Spondias purpurea, Linneu.*		Ciriguela, ceriguela, siriguela
Caju	*Anacardium occidentale, Linneu.*	Common cashew	Acaju, anacardio-do-ocidente, caju-manso
Calabura	*Muntigia calabura, Linneu.*	Jamaica cherry	Pau-de-seda
Camapu	*Physalis angulata, Linneu.*	–	Juá-de-capote, alquequenje amarelo, juapoca
Camarão	*Penaeus squilla, Linneu.*	Shrimp	Poti
Camboatã-branca	*Matayba guyanensis, Aubl.*	–	Mama-de-porca, paricá, jatuaúba, pau-de-espeto
Cambucá	*Marlierea edulis, Ndz.*		Cambucazeiro
Camurupim	*Tarpon atlanticus, Val.*		Camarupim, camurupi, canjurupim, cangurupi, camuripim, camaripim, pirapema, pema, camuripema, canjupiri, parapema, cangoá, pomboca, larga-escama, cangurupim, perapema, tarpão
Cana-de-açúcar	*Saccharum officinarum, Linneu.*	Sugar cane	–
Candiru	*Hemicetopis candiru, Linneu.*		Candiru-piranga, candiru-açu, candiru-vermelho, candiru-caju
Canela	*Nectandra lanceolata, Linneu.*	Cinnamon	Bago-de-louro amarelo, embuia amarela
Canhanha	*Archosargus unimaculatus, Bloch.*		Frade, sargo, guatucapá-juba, mercador, salema, sambuio, sabulho, guatupajuba
Canopi	*Melicocca bijuga, Linneu.*	Mamoncillo, genip, spanish lime	–
Capim	*Gramínea*		Capim-comum
Capuchinha-tuberosa	*Tropaeolum tuberosum, R. e P.*	Nasturtium, tuber	Sapatinho-do-diabo
Caqui	*Diospyrus ebenaster, Betz.*	Bot persimmon	Kaki, caqui-chocolate
Cará	*Dioscorea spp.*	Yam	Erva-das-folhas-miúdas
Cará-da-terra	*Dioscorea polygonoides, Humb. e Bonph.*	–	–
Cará-de-angola	*Dioscorea alata, Linneu.*	Winged yam	Cará-inhame
Cará-barbado	*Dioscorea dodecandra, Vell.*	–	–
Cará-branco	*Dioscorea hastata, Vell.*	–	Cará-branco, cará-coco
Cará-caratinga	*Dioscorea piperifolia, var. Triangularis, Vell.*	–	Cará-de-pele branca, inhame-cará
Cará-caratinga-bravo	*Dioscorea crenata, Vell.*	–	Cará-bravo
Cará-guiné	*Dioscorea alata, Linneu.*	Winged yam	Cará-inhame
Cará-inhame	*Dioscorea adenocarpa, Roxb.*	–	Cará-branco, inhame-coriolá, cará-guiné
Cará-japonês	*Dioscorea batata, Linneu.*	–	–
Cará-mandioca	*Dioscorea atropurpurea, Roxb.*	–	–

Cará-mimoso	*Dioscorea trifida, Linneu.*	Cushcush yam	Cará-doce, nhambu
Cará-moela	*Dioscorea bulbifera, Linneu.*	Air potato yam	Cará-do-ar
Cará-roxo	*Dioscorea purpurea, Roxb.*	–	–
Cará-sapeteiro	*Dioscorea, bulbifera, Linneu.*	Air potato yam	–
Cará-trepadeira	*Dioscorea bulbifera, Linneu.*		Cará-moela, cará-sapateiro, inhame-casco, cará-do-ar, batata-do-ar, batata-de-rama
Caraguatá-acanga	*Bromelia pinguin, Linneu.*	Bromelia, penguin	Pingüim, curaua, craguatá, coroatá
Carambola	*Averrhoa carambola, Linneu.*	Carambola	–
Caranguejo-do-mar	*Carcinus maenas, P.*	Sea crab	–
Caranguejo-de-rio	*Astacus gluvialis, Linneu.*	River crab	–
Carapeba	*Diapterus rhombus, Cuv.*		Acarapeba, cara-suja, mulatinha, carapeva, acarapeva
Cardo	*Cynara cardunculus, Linneu.*	Cardoon	Mandacaru, coalha-leite, alcachofra-brava
Cardo-ananás	*Hylocereus undatus, B. e R.*	Pitahaya	Pitaiaiá, cardo-da-praia, cardo-ananá
Cardo-branco	*Cynara cardnunculus, Linneu.*	Cardoon	–
Cardo-de-ouro	*Scolymus spanicus, Linneu.*	–	–
Cardo-rosa	*Hylocereus undatus, B. e R.*	Pitahaya	–
Cardosa	*Sardinella brasiliensis*		Sardinha-verdadeira, maromba, sardinha-do-reino, sardinha-aromba, charuto, sardinha-de-lata, sardinha-charuto, peixe-mané, peixe-mirim
Carpa	*Carpicides meridionalis, Günther.*	Carp	–
Caruru	*Amaranthus deflexus, Linneu.*	–	Bredo-macho, caruru-de-porco, miúdo
Caruru-azedo	*Hibiscus sabadariffa, Linneu.*	Roselle	Azedinha, orvalhinha, rosela, quiabo-roxo
Castanha-d'água	*Trapa natans, Linneu.*	–	Tríbulo-aquático
Castanha-da-índia	*Assoulus hippocastaneum, Linneu.*	–	–
Castanha-do-maranhão	*Paquira aquatica, Aubl.*	–	Cacau-selvagem, uiquá, embiruçu, embiranta
Castanha-do-pará	*Bertholletia excelsa, Linneu.*	Brazil nut	Juviá, tucá, nhã, tocari, inia, turiri
Castanha-européia	*Castanea vesca, Gaert.*	–	–
Cavala	*Scomberomos cavalla, Cuv.*	Mackerel, horse	Guarapucu, cavala-perna-de-moça, preta
Cavalo	*Equus caballus*	Horse	–
Cebola	*Allium cepa, Linneu.*	Common onion	Cebola-de-todo-ano, cebola-de-cheiro
Cebolinha	*Allium fistulosum, Linneu.*	Chive	Cebola-branca, chalota-das-cozinhas, echalota, alho-de-escalão
Cebolinha-branca	*Allium ascalonicum, Linneu.*	Shallot	Alho-de-escalão, cebola-brava-do-pará
Cebolinho	*Allium shoenoprasum, Linneu.*	Chive	Ceboletas-de-frança
Cenoura	*Daucus carota, Linneu.*	Carrot	Cenoira
Centeio	*Secale cereale, Linneu.*	Rye	Centeio-espigado
Cereja	*Prunus cerasus, Linneu.*	Cherry	Cereja-da-europa
Cereja-amarga	*Prunus ceraus, Linneu.*	Sour cherry	–
Cereja-doce	*Prunus cerasus, Linneu, var. Avium*	Sweet cherry	–
Cereja-da-jamaica	*Malpighia glabra, Linneu.*	Cherry of Jamaica	–
Cereja-do-pará	*Malpighia punicifolia, Linneu.*	West indian cherry	–
Cevada	*Hordeum sativum, Linneu.*	Barley	Orge
Chá	*Thea cinnensis, Linneu.*	Tea	–
Chameadorea	*Chamaedorea graminifolia, Wendt.*	Pacaya, monkeytail	–
Cherimólia	*Annona cherimolia, Mill.*	Cherimoya	Coração-de-rainha

Anexo I – SINONÍMIA BRASILEIRA DE ALIMENTOS   715

Cherne	*Epinephelus morio, Cuv. e Val.*	–	Cherua, chermote
Chicória	*Cichorium endivia, Linneu.*	Chicory, endive	Almeirão-da-terra
Chocalho ou cascavel	*Crotalaria verrucosa*	Rattle or rattlesnake	Cascavel, chocalho-de-cascavel, xique-xique, guiso-de-cascavel, maracá
Chuchu	*Sechium edule (Jacq.) SW.*	Bot chayote	Caxixe, maxixe-francês, machuchu, machucho, chocho
Chuchu branco	*Sechium glaucocarpa, Swartz.*	Chayote, white-vegetable pear	Caxixe
Chuchu verde	*Sechium edule, Swartz.*	Chayote, green-vegetable pear	Caxixe
Cidra	*Citrus medica, var. Macrocarpa, Risso.*	Citron	Laranja-toranja
Cobió-do-pará	*Solanum sessilliflorum*		Cúbios
Coco-babaçu	*Orbignia martiana, Barb. Rod.*		Auçu, aguaçu, baguaçu, banaçu, coco-de-macaco, coco-de-palmeira, coco-pindoba, ouaçu, guaguaçu, palha-branca
Coco-da-baía	*Coco nucifera, Linneu.*	Coconut	Coco
Coco-de-catarro	*Acrocomia screrocarpa, M.*	–	Cacaíba, macajuba, bacaiúva, mucajá-mocamba
Coco-catolé	*Attalea oleifera, Bar. Rodr.*	–	Anajá-mirim, pindoba, palmeirinha
Coco-tucum	*Bactris setosa, Mart.*	Coconut tucum	Tucum, coco-de-ticum, coco-de-natal, marajá
Cocoroca	*Ortopristes ruber, Cuv. e Val.*	–	Cocoroca-jurumim
Codorniz	*Nothura maculosa, Temm.*	Quail	Cadorna, codorna
Coduaçu	*Theobroma bicolor, Humb, e Bonpl.*	Chocolate tree, Nicaragua	Cacau-do-peru, granada, cupuaçu
Coentro	*Coriandrum sativum, Linneu.*	Coriander	Coentro-das-hortas
Coentro-de-caboclo	*Eryngium foetidum, Linneu.*	Eryngo	Coentro-bravo, nhambi, coentro-da-colônia
Cogumelo	*Agaricus spp.*	Mushroom	Champinhão
Cola	*Cola acuminata, Barb. Rodr.*	Cola nut, Sudan	Obi, coleira, colateira, orobó
Colorau	*Bixa orellana, Linneu.*	Anatto tree	–
Cominho	*Cuminum cyminum, Linneu.*	Cumin	Cuminho
Concro	*Conger conger, Linneu.*	–	–
Condessa	*Rollinia deliciosa, Safford.*	–	Biribá, gruta-de-condessa
Congro	*Conger orbignyanus, Val.*		Safio-grande, corongo, muriongo, congro-negro
Congro-rosa	*Genipterus blacodes – Bloch e Schn.*		Congro, congro-róseo, corongo
Corcoroca	*Haemulon steidachneri, Jord. e Gilb.*		–
Corvina	*Micropogen fournieri. Desmarest.*	Sea eel	–
Couve	*Brassica oleracea, Linneu., var. acephala*	Cabbage	Couve-manteiga, couve-repolhuda, couve-crespa, couve-palmito, couve-de-folhas
Couve-chinesa	*Brassica chinensis, Linneu.*	Chinese sprouts	Couve-da-china, repolho-chinês
Couve-de-bruxelas	*Brassica oleracea, Linneu, var. Gemifera, D. C.*	Wild sprouts	Couve-sabóia-de-olhos-repolhudos
Couve-flor	*Brassica oleracea botrytis, Linneu.*	Cauliflower	Couve-flor
Couve-manteiga	*Brassica oleracea, Linneu, var. Acephala, D. C.*	Butter sprouts	–
Couve-nabo	*Brassica campestrie, Linneu, var. Brassica, D. C.*	–	Nabo-redondo, turnepo
Couve-rapa	*Brassica oleracea, Linneu, var. Caule-rappa, D. C.*	–	–
Couve-tronchuda	*Brassica oleracea, Linneu, var. Acephala, D. C.*	–	–

Cruá	*Sicana odorifera, Maud.*	–	Coruá, curuá, melão-caboclo, crauá, morango
Cruz-de-malta	*Juassiaea repens, Linneu.*	–	Mururé, erva-aquática
Cuieira	*Crescentia cujete, Linneu.*	–	Cuitê, cuia, cabuceiro-cujeté
Cumandatiá	*Dolichos lablab, Linneu.*	Hyacinth of field bean	Feijão-da-índia, mangalô, fava-cumandália
Cumari	*Astrocaryum vulgaris, M.*	–	Tucum-bravo, tucumã, piranga, cumaxim, aiará
Cuncunda	*Bathygobius soporator, Val.*		Barrigudinho, guru, cospe-cospe, bobó, a peito-de-moça
Cupuaçu	*Theobroma bicolor, Humb e Bompl.*		Cacau-da-nova-granada, cacau-do-peru
Curimã	*Mugil cephalus, Linneu.*		Cambira, tainha, tainhota, tapuji, tamatarana, tapiara, urichoca, saúna, curumã, tanhota, uriacica, sajuba, virote, tainha-urichoca, saúba
Curubá	*Passiflora millisima*		Guatindiba
Damasco	*Prunus armeniaca, Linneu.*	Apricot	Abricoque, albricoque
Dendê	*Elaeis guineensis, Linneu.*	Palm african oil	Dendém, avoira
Dente-de-leão	*Taraxacum officinale, Weber.*	Dandelion greens	Amor-dos-homens, taraxaco
Dourado	*Salminus maxillosus, Cuv. e Val.*	–	Piraju, piraiu, doirado, pirajuba
Durião	*Durio zibethinus, Murray.*	Durian, civet	Jaca
Enchova	*Pomatomus saltatrix, Linneu.*	Anchovy	Anchova, enchovinha
Enchovinha	*Anchoviela epsetus, Jord e Seale.*	–	Enchova
Enguia	*Anguilla vulgaris, Linneu.*	–	–
Erva-doce	*Pimpinella anisum, Linneu.*	Grass candy	Anis, funcho
Erva-moura	*Solanum nigrum, Linneu.*	Black nightshade	Erva-do-bicho, caraxixu, bracainha, maria-preta
Ervilha	*Pisum sativum, Linneu.*	Garden peas	Ervilha-anã, ervilha-galega
Ervilha-d'água	*Lemna minor, Linneu.*	Common duckweed	Flor-d'água
Ervilhaca	*Vicia hirsuta, Kock.*	Tare, vatch	Gisirão
Escarola	*Cichorium endivia, Linneu.*	Endive	Endiva, endívia
Escorcioneira	*Scorzonera hispanica, Linneu.*	–	Salsifis, cercefim
Espada	*Trichiurus lepturus, Linneu.*	Sword	Peixe-espada, catana, embira, imbira, juvira
Espinafre	*Spinacea oleracea, Linneu.*	Spinach	Espinafre-da-europa, armolão
Espinafre-chinês	*Chrysanthemus segetum, Linneu.*	Chinese spinach	Estrela-de-ouro, espinafre-pequeno, pampilho-das-searas
Espinafre-da-nova-zelândia	*Tetragonia tetragonioides (Pall.)*	Kuntze Spinach of the New Zelândia	Beldroega-de-folha-grande
Espinafre-das-filipinas	*Tetragonia spansa*	Spinach of the Phillipino	Beldroega-grande, carne-gorda
Estrela-de-ouro	*Chrysanthemum segetum, Linneu.*	Corn marigola	Espinafre-pequeno, pampilho-das-searas
Esturjão	*Arcipenser sturio, Linneu.*	Sturgeon	Acipenser, solho, bordalo, peixe-da-cola
Falsa glicínia	*Glycine apios, Linneu.*	–	Castanha-da-terra
Fava	*Vicia faba, Linneu.*	Broad bean	Fava-do-brejo, fava-ordinária
Faveleiro	*Jatropa physacalanta, Muell.*		Favela, faveleira, angico-de-minas, angico-vermelho-do-campo, brincos-de-sagüim, orelha-de-negro, soja-chinesa, feijão-japonês
Feijão-adzuki	*Phaseolus radiatus, Linneu.*	–	Feijão-da-china, feijão-rajado
Feijão-amarelo	*Phaseolus vulgaris, Linneu.*	Yellow beans	Feijão-amarelinho

Anexo I – SINONÍMIA BRASILEIRA DE ALIMENTOS

Feijão-arroz	*Phaseolus calcaratus*, Roxb.	Rice bean	–
Feijão-branco-graúdo	*Phaseolus vulgaris*, Linneu.	Kidney bean	–
Feijão-chumbinho	*Phaseolus ellipticus*, Linneu.	–	Chumbinho
Feijão-da-flórida	*Phaseolus etizolobium deerungianum*, Bort.	–	Feijão-do-gado, mucuna-vilosa
Feijão-da-índia	*Phaseolus mungo*, Linneu.	–	Feijão-colubrino
Feijão-de-lima	*Phaseolus lunatus*, Linneu, var. *Macrocarpus*, Benth	Lima bean, sieva	Fava-de-belém, mangalô-amargo, feijão-farinha
Feijão-de-porco	*Canavalia ensiformis*, D. C.	Common jackbean	Fava-branca, feijão-espada, holandês, bravo
Feijão-de-vaca	*Vigna catjang*, Walp.	–	Feijão-chicote, de-boi, de-frade, da-china
Feijão-enxofre	*Phaseolus spherious sulfureus*, Martens.	–	–
Feijão-espada	*Canavalia ensiformis*, D.C.	Common jackbean	–
Feijão-fradinho	*Vigna sinensis*, Endl., var. *Mana chalis*	–	Feijão-de-metro, careta, de-corda, aspargo
Feijão-guandu	*Cajanus indicus*, Spreng.	–	Ervilha-de-angola, cuandu, tantaraga
Feijão-gurgutuba	*Vigna catjang*, Walp.	–	Feijão-gurutuba, feijão-bacamarte
Feijão-macassa	*Vigna sinensis*, Endl.	–	–
Feijão-manteiga	*Phaseolus vulgaris*, Linneu.	Beans butter	Manteiguinha
Feijão-mulatinho-grande	*Phaseolus oblongus*, Savi.	–	Mulatinho
Feijão-mungo	*Phaseolus mungo*, Linneu.	–	Feijão-da-china
Feijão-negro-do-méxico	*Phaseolus vulgaris*, Linneu.	Kidney bean	–
Feijão-preto-chato	*Phaseolus compressus niger*, Martens.	–	–
Feijão-trepador	*Phaseolus multiflorus*, Willd, var. *Albiflorus*, D. C.	–	Feijão-flor, feijão-da-espanha
Feijão-vermelho	*Phaseolus coccineus*, Linneu.	Red beans	Feijão-vermelho
Figo	*Ficus carica*, Linneu.	Fig	–
Figo-da-barbaria	*Opuntia* spp.	Prickly pear	–
Figo-da-índia-amarelo	*Hilocereus undatus*, Brit e Rose.	Pitahaya	–
Framboesa	*Rubus idaeus*, Linneu.	Raspberry	Framboesa-vermelha, amora-vermelha, silva-vermelha, sarça-idéia
Framboesa-preta	*Rubus occidentalis*, Linneu.	Black raspberry	–
Framboesa-vermelha	*Rubus idaeus*, Linneu.	Red raspberry	Amora-vermelha, sarça-ideia, silva, framboesa
Fruta-do-conde	*Annona squamosa*, Linneu.	Sweetsop, sugar apple	Ata, pinha, pitaiá, milolô, araticutitaia
Fruta-pão	*Artocarpus incisa*, Linneu.	Breadfruit	Fruta-de-pão, rima, artocarpo
Funcho	*Foeniculum vulgare*, Mill., var. *Dulce*, Alef.	Fennel	Anis-doce, erva-doce
Galo	*Vomer seppinis*, Mitch.	Rooster	Galo-branco, galo-peixe-galo, galo-da-costa, galo-do-morro, galo-de-rebanho, galinho, aracorana, doutor, zebucaí, fralda-rota, peixe-galinha, galo-verdadeiro, galo-legítimo, galo-de-testa
Garoupa	*Epinephelus gigas*, Linneu.	Grouper	Garoupa-verdadeira, piracuca, garoupa-preta, garoupa-crioula
Garoupa-de-são-tomé	*Epinephelus morio*, Valenc.	–	Garoupa-bichada, garoupa-de-abrolhos
Garoupa-verdadeira	*Epinephelus guaza*, Linneu.	–	Garoupa-crioula
Gengibre	*Zinziber officinale*, Roscoe.	Common ginger	Mangarataia, maçaratiá
Gergelim	*Sesamum orientale*, Linneu.	Hedge-mustar, sesame	Gingelim, gerzelim, sésamo
Girassol	*Helianthus annuus*, Linneu.	Sunflower	Mirassol
Glicéria	*Festusoa fluitans*, Linneu.	–	–
Goiaba	*Psidium guajava*, Linneu.	Common guava	Guaiaba
Goiaba-amarela	*Psidium guajava*, Linneu.	Yellow guava	–

718 CIÊNCIAS NUTRICIONAIS

Goiaba-branca	*Psidium guajava, Linneu,* var. *Pyrifera*	–	–
Goiaba-vermelha	*Psidium guajava, Linneu,* var. *Pomifera*	–	Araçá-açu
Grão-de-bico	*Cicer arientinum, Linneu.*	Chickpeas	Chícharo, ervanço, granvanço
Grape-fruit	*Citrus decumana, Linneu.*	–	Grepe, pomelo, toranja, pamplemussa
Gravatá	*Bromelia* spp.		Caroatá, caraguatá, coroatá, croá, curuá
Gravatá-açu	*Agave americana, Linneu.*		Caraguatá-piteira
Gravatá-de-gancho	*Bromelia Karata, Linneu.*		Caraguatá
Graviola	*Annona muricata, Linneu.*	Soursop, guanabana	Jaca, ata, araticum-manso, graviola-do-norte
Groselha-branca	*Ribes grossularia, Linneu.*	White currant	Groselha-espinhosa, pitanga-branca
Groselha-da-índia	*Phyllanthus acidus, Skoels.*	Otaheite-gooseberry	Ginja, pitangueira-branca, quija
Groselha-preta	*Ribes nigrum, Linneu.*	–	–
Groselha-vermelha	*Ribes rubrum, Linneu.*	–	–
Grumixama	*Myrtus grumixama, Vell.*	–	Cumbixaba, ibaporoiti
Guabiroba	*Campomanesia* spp.		Guavirova, guabiraba, gabiraba, guabirobeira, araçá-rasteiro, guabiroba-lisa, cinco-folhas, ipê-do-córrego
Guajuru	*Chrysobalanus icaco, Linneu.*	Cocoplum, icaco	Gajuru, gajeru, apioba, guajeru
Guando	*Cajanus cajan, Linneu.*		Feijão-guando, feijão-andu, fava-guiné, fava-de-sete-camadas, guandu, fava-crista, andu, ervilha-de-sete-anos, cuando, ervilha-do-congo
Guaraná	*Paullinai cupana, H. B. K.*	–	Uaraná
Hortelã	*Menta piperita, L.*	Mint	Hortelã-das-cozinhas, hortelã-comum, hortelã-romana
Halibut	*Hippoglossus americanus, Linneu.*	Halibut	–
Ingá	*Inga affinis, D. C.*	–	Abaremo, ingá, cipó, abaramotemo
Inhame	*Arum esculentum, Linneu.*	Yam	–
Jabuticaba	*Myrciaria cauliflora, Berg.*	Jaboticaba	–
Jaca	*Artocarpus integrifolia, Forst.*	Jack, durin	Longal
Jacaré	*Caiman* spp.	Alligator	Jacaré-de-papo-amarelo, ururá, ururau, jacaré-tinga, jacaré-açu
Jacundá	*Crenicla lacustris, Castel.*		Guenza, maria-guenza, joana-guenza, michola, cabeça-amarga, mixome
Jacutupé	*Pachyrhyzus erosus, (Linneu.) Urban.*		Feijão-batata, feijão-jacutupé, jacatupá, jocotupá
Jambo	*Eugenia jambos, Linneu.*	–	–
Jambo-rosa	*Eugenia jambos, Linneu.*		Jambo-amarelo, jambo-cheiroso, jambo-comum, jambo-da-índia, jambo-moreno, jambo-verdadeiro
Jambo-vermelho	*Eugenia malaccensis, Linneu.*	–	Jambo-encarnado, jambolão, caju-japonês
Jambu	*Spillanthus acmella, Murr.*		Jambuaçu, agrião-do-pará, agrião-do-brasil, abecedária, jamborana
Jamelão	*Eugenia jambolana, Lam.*	–	Jambolão, jalão
Jataí	*Hymenaea altissima, Ducke.*		Jabotá, pão-de-ló-de-mico, jatóva, jutaí
Jatobá	*Humenaea courbaril, Linneu.*		Jataí, jataí-açu, jataíba, jataí-pororoca, jataí-d'anta, jatobá-de-porco, jataí-roxo, jutaí-café, jutaí-catinga, jutaí-peba, olho-de-boi

Anexo I – SINONÍMIA BRASILEIRA DE ALIMENTOS 719

Jenipapo	*Genipa americana, Linneu.*	–	Jenipapo, jenipá, jenipaba
Jiló	*Solanum gilo, Linneu.*	–	–
Juá	*Zizyphus joazeiro, Mart.*		Melancia-das-praias, jurubeba-do-campo, joá, juá-fruta
Jujuba	*Zizyphus jujuba, Miller.*	Common jujube	Açofeira, macieira-de-anáfega
Jujuba-chinesa	*Zizyphus jujuba, Miller.*	Jujuba chinese	Jujuba-da-china, jujuba-açofrita, anáfega-menor, macieira-de-anáfega
Junça	*Cyperus esculentus, Linneu.*		Capiscaba-mirim
Jurubeba	*Solanum paniculatum, Linneu.*		Juá-bravo, jumbeva, juribeba, jurumbeba, juvena, jouveva, jurubeba-verdadeira
Labaça	*Rhumex crispus, Linneu.*		Língua-de-vaca
Lagosta	*Panulirus vulgaris, Linneu.*	Lobster	–
Lagostim	*Penaeus membranaceus, Linneu.*	Prawn	Ástaco, pitu
Lambari	*Astyanax fasciatus, Cuv.*		Lambari-comum, lambariguaçu, alambari, lambari-baianinha, lambari-taquari, lambari-catarina, lambari-banana
Laranja	*Citrus aurantium, Risso.*	Orange	Laranja
Laranja-da-baía	*Citrus aurantium,* var. *brasiliensis*	Orange of the Bahia	Laranja-do-cabula, laranja-umbigo, laranja-sem-caroços, laranja-umbigada
Laranja-da-china	*Citrus sinensis, Linneu.*	Sweet orange	–
Laranja-da-terra	*Citrus aurantium, Linneu,* var. *amara*	Orange	Laranja-azeda, laranja-amarga
Laranja-lima	*Citrus aurantium, Linneu.,* var., *lumia, Lin.*	Orange rasps	Laranja-docinha, laranja-serra-d'água, laranja-açúcar, laranja-do-céu, laranja-celeste, laranja-mimo, laranja-ilhoa, laranja-mel, laranja-parati
Laranja-pêra	*Citrus pyriforme, Linneu.*	–	–
Laranjinha-japonesa	*Fortunella japonica (Thunb) Swingle*	Laranjinha Japanese	Kinkam, kunquat
Lentilha	*Lens esculenta, Moench.*	Lentil	–
Lentilha-d'água	*Lemna minor, Linneu.*	Common duckweed	Nadabau, golfo, santa-luzia, alface-d'água
Lima	*Citrus limetta, Risso.*	Lime sweet	–
Lima-da-pérsia	*Citrus bergemia, Risso*		–
Lima-de-umbigo	*Citrus medica, Linneu,* var. *Limon, Linneu.*	Citron	–
Limão	*Citrus limoniam, Osbeck.*	–	Iraxim
Limão-caiana	*Averrhoa bilimbi, Linneu.*	Caiana Lemon	Limão-caiena, bilimbi, bilimbino, carambola-amarela, limão-de-caiena
Limão-doce	*Citrus limetta, Risso.*	Sweet lime	Limão-siciliano
Limão-galego	*Citrus medica,* var. *limon, Linneu.*	Galician lemon	Limão-verdadeiro, limão-bergamota, limão-balão, limão-boi, laranja-sangüínea
Limão-francês	*Triphasia aurantiola, Lour.*	French lemon	Limão-cravo, laranja-vinagreira
Linhaça	*Linum usitatissimum L.*		–
Lingüado	*Solea solea, Linneu.*	Flounder	Pescado-real
Lírio-chinês	*Lillium brownii, Port.*	Lily	–
Lisa	*Chaenomugil proboscideus, Gunther.*	–	–
Lótus	*Nelumbo nucifera, Gaertn.*	–	Loto-índico, loto-do-nilo, loto-do-egito
Louro	*Laurus nobilis, Linneu.*	Grecian laurel	–
Lúcio	*Esox lucius, Linneu.*	Pike, luce	
Lula	*Lorigo vulgaris, Lank.*	Squid	Calamar, calmar-choco, mãe-de-camarão

Maçã	*Malus silvestris, Mill.*	Apple	Maçã-branca, maçã-doce, maçã-ácida
Maçã-branca	*Malus sylvestris, Mill.*	Common apple	–
Macambira	*Bromelia laciniosa, Mart.*	–	–
Macaúba	*Acrocomia sclerocarpa, Mrt.*		Coco-de-catarro, coco-baboso, coco-de-espinho, bocaiúva, macaíba, macaúba, macajuba, mucajá, mucaiá, mocajá, mocajuba
Malagueta	*Capsicum frutescens, Lin.*		Comarim, pimenta-malagueta, pimenta-de-cumari, pimenta-madeira, pimentinha, pimenta-branca, pimenta-lambari
Malva	*Malva silvestris, Lin.*	Mauve	Malva-das-boticas, malva-grande, malva-silvestre, malva-de-casa, malva-das-hortas, malva-selvagem, malva-maior
Mamão	*Carica papaya, Linneu.*	Papaya	Amabapaia, papaia
Mamão-do-equador	*Carica candamarcensis, Hook F.*	Mountain papaya	–
Mamão-do-mato	*Carica cardamacensis, Linneu.*	Papaya of the weeds	Mamão-bravo, mamão-rana, mamota, ibirupu, chamburu
Mandacaru	*Cereus peruvianus, Mill.*		Urumbeva, jamacaru
Manjuba	*Anchovia clupeoides, Sw.*		Manjuva, alerta, pitatinga, pitatainga, xangó, ginga
Manga	*Mangifera indica, Linneu.*	Mango	Amba
Mangaba	*Honcornia specciosa, Muell. Arg.*		Manga
Mangarito	*Xanthosoma sagittifolium, Schott.*	Malanga	Mangará-mirim
Mangarito-roxo	*Xanthosoma violaceum, Schott.*	Malanga	–
Mangustão	*Garcinia mangostana, Linneu.*	–	Mangostá, mangusta, mangusto
Mapará	*Hypophtalmus edentatus, Spix.*		Mapurá, mandi-peruano, oleiro, laulau, peixe-gato, olho-de-gato, mapará-de-cameta, bico-do-mato, braço-de-moça, braço-de-mulata, sarda-braço-de-moça, surubim-bico-de-pato
Maracujá	*Passiflora alata, Dryand.*	Passion fruit	Maracujá-grande, maracujá-amarelo, maracujá-comprido, maracujá-mamão, maracujá-melão, maracujá-comum
Maracujá-de-estalo	*Passiflora ovalis, Linneu.*	Passion of snap	Maracujá-de-cacho
Maracujá-grande	*Passiflora alata, Ait.*	Large passionflower	Granadilha, -açu, -comprido, -melão, -de-caiena
Maracujá-mirim	*Passiflora edulis, Linneu.*	Small passionflower	Maracujá, -suspiro, -amarelo, -peroba
Maracujá-vermelho	*Pssiflora incarnata, Linneu.*	Passion red	Maracujá-encarnado, maracujá-mirim
Marimbá	*Diplodus argenteus, Cuv. e Val.*		Pinta-no-cabo
Marisco	*Cordium edule, Linneu.*	Shellfish	–
Marmelo	*Cydonia vulgaris, Pers.*	Quince	
Mastruço	*Chenopodium ambrosioides, Linneu.*		–
Mate	*Ilex paraguariensis, Linneu.*	Paraguay tea	Congonha
Maxixe	*Cucumis anguria, Linneu.*	–	–
Medronho	*Rheedia madruno, H. B. K.*	Rheedia, madrone	–
Melancia	*Citrullus vulgaris, Sohrad.*	Watermelon	Angúria
Melancia-da-praia	*Solanum arrebenta, Vell.*	Watermelon of the beach	Babá, arrebenta-cavalo
Melão	*Cucumis melo, Linneu.*	Muskmelon, cantaloupe	–
Melão-de-são-caetano	*Momordica charantia, Linneu.*	Balsam pear	Cacateira, caramelo, fruta-de-cobra
Merluza	*Merlucius biliniaris, Mitchill.*	Haddock	–
Mero	*Stereolepis gigas, Ayres.*	–	–
Mexilhão	*Mytillus edulis, Linneu.*	Mussel	Mexelhão

Milhete ou painço	*Panicum milliaceum, Linneu.*		Milho-branco, milho-de-angola, milho-da-costa, milho-painço, painço-comum
Milho	*Zea mays, Linneu.*	Corn	Abati
Milho-dente-de-cavalo	*Zea mays, Linneu,* var. *Indurata*	Corn	–
Milho-doce	*Zea mays, Linneu,* var. *Saccharata*	Sweet corn	–
Milho-mole	*Zea amylacea, Linneu.*	Corn	–
Milho-mole-doce	*Zea amylacea – saccharata, Linneu.*	Corn	–
Milho-pipoca	*Zea everta, Linneu.*	Popcorn	–
Morango	*Fragaria vesca, Linneu.*	Strawberry	Frutilha
Moréia	*Muraena helena, Linneu.*		Moréia-comum
Mostarda	*Brassica nigra, Linneu.*	Mustard	–
Mostarda-chinesa	*Sinapis sinensis, Linneu.*	Chinese mustard	–
Mucunã	*Mucuna utilis, Wallick*	–	Mucuna
Murici-do-campo	*Byrsonima crassifolia, Dee condolle.*	Byrsonima	Muruçi-do-campo
Nabiça	*Raphanus raphanistrum, Linneu.*		Saramago, rabanete-de-cavalo
Nabo	*Brassica rapa, Linneu,* var. *Rapigera, Metzg*		Turnip Túrnepo-branco
Namorado	*Pseudopercis numida, Ribeiro.*	–	–
Nêspera	*Eriobotrya japonica, (Thunb.), Linneu. dl.*		Nêspera-do-japão, ameixa-amarela, ameixa-do-canadá, ameixa-do-japão
Niquim	*Scorpaena brasiliensis, Cuv. e Val.*		Beatriz, beatinha, mangangá-de-espinho, mangangá-niquim, niquim-de-pedra, moreiatim, miquim, sarrão,tinga, mamangaba, saltão-mangangá
Nopal	*Nopalea cochinellifera, Salm. Dick.*	Nopalcactus, cochineal	Urumbeba, caa-chabi, tunal
Nozes	*Juglans regia, Linneu.*		Nuts, Nozes
Noz-de-cola	*Cola nitida, Chev.*	–	Cola, obi
Noz-européia	*Juglans regia, Linneu.*	Persian walnut	–
Oea	*Oxalis tuberosa, Molina.*	–	Oea
Oiti	*Licania tomentosa; Bth.*		Oiti-da-praia, oiti-cagão, oiti-mirim, oiti-grande, guali
Olho-de-boi (vegetal)	*Nephelium longana, Camb.*	Ox eyes	Mucuna-do-mato, longona, olho-de-dragão
Olho-de-boi (peixe)	*Seriola lalandi, Cuv. e Val.*		–
Ora-pro-nobis	*Pereskia aculeata, Mill.*		Jumbeba, beldroega-pequena, mata-velha, groselha-branca
Orégão	*Origanum vulgare, Lin.*		Orégão, ouregão, manjerona-selvagem, orégano
Ostra	*Ostrea edulis, Linneu.*	Oyster	Papelota
Oveva	*Larinus breviceps, Cuv. e Val.*		Ubeba, pirucaia, obeba, camanguá, boca-torta, cabeça-dura, relógio, corvina-boca-torta, pescada-boca-torta, boca-mole, uveva
Paca	*Agouti paca paca, Lin.*		Paca
Pacu-branco	*Myletis discoideus*	–	Pacutinga, caranha
Palma	*Nopalea cochenillifera, Salm-Dick*	Palm	Palma-doce, palmatória-doce
Palmatória	*Opuntia monacantha, Haw.*		Palma-santa, palmatória-espinhosa
Palmito	*Euterpe frigida, H. B. K.*	Heart-of-palm	Palmito-doce, amargo
Palombeta	*Palometa media, Peters.*	–	Palometa
Pampo	*Citula dorsalis, Gill.*	–	Peixe-pombo

Papa-terra	*Menticirrhus americanus*, Linneu.	Pope land	Papa-terra-de-assobio, papa-terra-de-mar-grosso, pescada-cachorro, judu, betara, carametara, sambetara, tambetara, tremetara, caramutava, corvina-cachorro, imbetara, pirá-siririca, tembetara, chupa-areia-embetara, pomba-de-cachorro, sinhará
Pargo	*Pagrus pagrus*, Linneu.		Roncador, sargo, pagro, pargo-rosa, pargo-olho-de-vidro, pargo-róseo, calunga
Pargo-vermelho	*Lutjanus purpureus*, Poey.		Pargo-vermelho, pargo-cachucho
Parreira-brava	*Cissampelos parreira*, Vell.	Brave trellised vine	Parreira-do-mato
Pastinaga	*Pastinaca sativa*, Linneu.	–	Pastinaca, bisnaga, chirivia
Pato	*Anas boschas domesticus*, Linneu.	Duck	Pato-dosmético
Pato-selvagem	*Anas boschus*, Linneu.		Pato-selvagem
Pecan	*Juglans pecan*, Linneu.	Pecan	–
Peixe-agulha	*Belone tosniata*, Linneu.	Hornbeak	Carapiá, agulha, timuçu
Peixe-batata	*Lopholatilus vilarri*, Ribeiro.	–	–
Peixe-boi	*Tricheous inunguris*, Pelzeln.	–	Guaraguá, manatim, lamatim, vaca-marinha
Peixe-espada	*Xiphias gladius*, Linneu.	Swordfish	Peixe-agulha, agulhão-comum, juvira, cachorro
Peixe-galo	*Lepidorhombus bosoili*, Risso.	–	Abacatuaia, alfaquim, peixe-cavalo, abacatúxia
Peixe-gordinho	*Pecrilus paru*	–	Paru
Peixe-mapará	*Serrasalmo denticulatus*, Cuv.	–	Laulau, mapurá
Peixe-parati	*Mugil tricodon*	–	Mondego, sajuba, saúna, pratiqueira, pirati
Peixe-rei	*Apareiodon davisi*, Fowler.	Kingfish	Atorina
Peixe-serra	*Scomberomorus maculatus*, Mitch.	Sawfish	–
Peixe-vermelho	*Trigla lineata*, Linneu.	Redfish	Pimpão
Pepino	*Cucumis sativus*, Linneu.	Cucumber	Cogambro
Pepino-do-mato	*Solanum maricatum*, Ait.	Melon pear, pepino	Molongo
Pequi	*Coryocar brasiliensis*, S. Hil.	–	Piqui, pequiá
Pêra	*Pyrus communis*, Linneu.	Pear	–
Perdiz	*Rhyncotus rufescens rufescens*, Temp.		Inhambuapé, inhampupê, inhapupê, nhampupê, napopé, napupé
Peru	*Maleagris gallopavo*, Linneu.	Turkey	Peru
Pescada	*Gadus merluccius*, Linneu.	Whiting	Pexota
Pescadinha	*Cynoscion leiarchus*, Linneu.	–	Perna-de-moça
Pescadinha-de-alto-mar	*Macrodon ancylodon*, Bloch e Schneider	–	–
Pêssego	*Amygdalus persica*, Linneu.	Peach	–
Piau	*Leporinus piau*, Fowl.		Piau-verdadeiro
Pimenta	*Capsicum* spp.	Pepper	Pimenta
Pimenta-camapu	*Physalis pubescens*, Linneu.		Camapu, pimenta-camapu, balãozinho, joá-de-capote, bata-besta
Pimenta-cumari	*Capsicam frutescens*, Linneu, var. Baccatum	Tabasco red pepper	Comari, quecimirim, cumari
Pimenta-malagueta	*Capsicum frutescens*, Linneu.	Tabasco red pepper	Quirijá-apuá
Pimenta-do-reino	*Piper nigrum*, Linneu.	Pepper of the kingdom	Pimenta-branca, pimenta-da-índia
Pimenta-vermelha	*Capsicum baccatum*, Linneu.	Sweetbell red pepper	Pimenta-de-caiena, malagueta, muacara
Pimentão	*Capsicum annum*, Linneu.	Pimiento	Pimenta
Pimentão-doce	*Capsicum tetragonum*, Linneu.	Sweet pimiento	Pimentão-catalão

Pimentão-miúdo	*Capsicum annumm, Linneu.* var.		Pimenta-do-diabo, pimenta-urariquena
Pinhão	*Araucaria brasiliana, Lamb.*	Pine kernel	Malva-do-campo
Pirajica	*Kyphosus sectatrix, Linneu.*	–	–
Piramutaba	*Brachyplatystoma vaillanti, Cuv. e Val.*		Piramutá, barbado, barba-chata, mulher-ingrata, piramutaná
Pirarucu	*Arapaima gigas, Cuvier.*	–	Arapaima, bodeco
Pistache	*Pistacia vera, Linneu.*	Pistachio	Alfóstigo, pistacha, pistacho
Pitanga	*Eugenia uniflora, Linneu.*	Pitanga, surinam-cherry	Comum, vermelha, da-praia, ubá
Pitomba	*Eugenia luschnathiana*	–	Curuiri, pitoma
Pitu	*Macrobraquium carcinus, Linneu.*	Prawn	Camarão-de-água-doce, lagostim
Polvo	*Octopus vulgaris, Linneu.*	Octopus	–
Pombo	*Columba* spp.	Pigeon	Pomba, pomba-santa-cruz, pomba-amargosa
Pratiqueira	*Mugil curena, Cuv. e Val.*		Parati, filhote-de-tainha, parati-olho-de-fogo, mondego, paratibu, pratibu, caíca, tainha tainha-chata, tainha-de-olho-amarelo
Porco	*Sus scrofa, Linneu.*	Pig	Porco
Preá	*Cavia aperea, Erxl.*		Preá, bengo
Pupunha	*Guilielma speciosa, Mart.*	–	Babunha, verde-amarela, piranga
Quati	*Nasua nasua, Linneu.*		Quanti-de-bando, quati-de-vara, quatimundei
Quiabo	*Hibiscus esculentus, Linneu.*	Okra	Abelmosco, calalu, quimbombó, gombô
Quínua	*Chenopodium quinoa, Willd.*		Quinoa, espinafre-do-peru
Rã	*Rana palpies, Spix.*	Frog	Rã-verdadeira, jia
Rabanete	*Raphanus sativus, Linneu,* var. *Aradicula*	Radish	Rábano-curto
Rábano	*Raphanus sativus, Linneu.*	Radish	Rabão
Rábano-branco	*Raphanus sativus, Linneu. Val.*	Longipinatus	Rábano-comprido
Rábano-silvestre	Armoracia lapathifolia, *Linneu.*		Rábão-rústico, rábano-bastardo, armorácia
Raia	*Ordem rajia*	Ray fish	Arraia
Raia-viola	*Rhinobatis percelleus, Waulbaum.*	–	–
Repolho	*Brassica oleracea, Linneu,* var. *Capitata*	Common cabbage	Couve-repolho, couve-repolhuda
Repolho-chinês	*Brassica pekinensis, Bailey.*	Chinese cabbage	Couve-da-china
Rinchão	*Sisymbrium officinale, Scop.*	–	Rinchão-das-boticas
Robalo	*Sciaena wieneri, Saw.*	Robalo	Peixe-branco
Rodovalho	*Paralichthys brasiliensis, Ranz.*		Linguado, língua, peixe-língua, catraio
Romã	*Punica granatum, Linneu.*	Pomegranate	Romeira, romeira-doce
Rúcula	*Eruca sativa, Linneu.*	–	–
Ruibarbo	*Rheum rhaponticum, Linneu.*	Rhubarb	Rapôncio
Rutabaga	*Brassica campestris, Linneu.*		Rutabaga
Sagu	*Metroxyllon Sagu, Kon.*	Sago	Sagum, cagueiro
Salmão	*Salmo solar, Linneu.*	Salmon	–
Salmonete	*Mullus barbatus*	Surmellet	Salmonejo, pirametara
Salsa	*Petroselinum sativum, Hoffm.*	Parsley	Cheiro
Salsifi	*Tragopogon porrifolius, Linneu.*	Vegetable-oyster, salsify, oyster plant	Salsifis-de-espanha, cerfifim, cercifi
Samambaia-das-taperas	*Pteridium aquilinum, Kuhn.*	Fern	Samambaia-dos-terrenos-incultos
Sapota	*Lucuma mammosa, Gaertn.*	–	–

Sapota-branca	*Casimiroa edulis, La Slave.*	White sapote, casimiroa, Mexican apple	–
Sapoti	*Achras zapota, Linneu.*	Sapodilla	Sapota, sapotilha
Sapucaia	*Lecythis zapucayo*	–	Quatetê, sapucaieira
Sarnambi	*Mesodesma metriodes*		Cernambi
Sardinha	*Sardinella brasiliensis*	Sardine	Sardinha-verdadeira, maromba, sardinha-do-reino, sardinha-aromba, sardinha-de-lata, sardinha-charuto, cardosa, peixe-maré, peixe-mirim
Sardinha-verdadeira	*Sardienlla aurita, Cuv. e Valenc.*	Sardine	–
Saúna	*Mugil curema, Cuv. e Val.*		Saúna-de-olho-preto, saúna-olho-de-fogo, saúna-rolha, parati, pratiqueira, solé, mondego, paratibu, pratibu, caica, sardinha-chata, tainha, sassaiúba
Savelha	*Brevoortia* spp.	Yellowtail	Saboga, savoca, savaleta, coitadinho, levanta-a-saia, saravé, sardela
Serra	*Scomberomosus maculatus, Mitchill*	Mountain range	Serra-pinima, serra-pina, sororoca, cavala-pintada, escalda-mar, sarda
Serralha	*Sonchus loevis*	Sow-thistle	Serralha-do-brasil
Siriguela	*Spondias purpurea, L.*		Ceriguela, ciriguela
Siri	*Callonectes exasperatus*	–	–
Soja	*Glycine maxima*	Soybean	Feijão-soja, feijão-chinês
Sorgo	*Sorghum saccharatum, Pres.*	Sorghum	Milho-zaburro
Sumaúma	*Ceiba pentandra, Gaertn.*	–	Samaumeira, samaúma
Surubi	*Platystora tigrinus*	–	Surubim, pintado, piracambu, loango
Sururu	*Mytollus sp.*	–	Siriri
Tainha	*Mugil brasiliensis, Agas.*	Mullet	Targana, pratibu, mugem, tenca, mugueira
Taioba	*Xanthosoma violaceum, Shott.*	Malanga	Taiá, tarro, talo, pé-de-bezerro, taiova
Tâmara	*Phoenix dactylifera, Linneu.*	Date	Datil
Tamarindo	*Tamarindus indica, Linneu.*	Tamarind	Jubaí, tamarino
Tangerina	*Citrus nobilis, Lourd., var. Deliciosa, Swingle.*	Mandarin	Laranja-cravo, bergamota, mexerica
Tartaruga	*Podocnamys expansa*	Turtle	Aiaçá, cabeçuda
Tomate	*Solanum lycopersicum, Linneu.*	Tomato	–
Tomate-francês	*Physalis pubescens, Linneu.*	Groundcherry	Tomate-chimango, tomate-de-árvore, da-serra
Toranja	*Citrus decumana, Linneu.*	Grapefruit	Toranja, turíngia, laranja-melancia
Tremoço-amarelo	*Lupinus luteus, Linneu.*	Lupine seed	Tremoço-de-flor-amarela
Trigo	*Triticum vulgaris, Linneu.*	Wheat	Fagópiro-trigo-mouro, trigo-preto
Trufa	*Tuber melanopsorum, Witt.*	–	Túbera
Truta	*Eriscion nebulosus, Cuv. e Valenc.*	Trout	–
Tubarão	*Squalus carcharia*	Shark	Esqualo, cação
Uchi	*Sacsoglotis uchi, Hub.*	–	Uxipuçu, uchipuçu
Umbu	*Spondias tuberosa, Arr.*	–	Imbu, acaia, ameixa-de-espanha
Urucum	*Bixa orellana, Linneu.*	Anatto tree	Urucu, arnota, rocu, açafroa
Uva	*Vitis vinifera, Linneu.*	Grape, European	–
Uvaia	*Eugenia uvalha*	–	Uvalha, ubaia

Vagem	*Phaseolus vulgaris*, Linneu.	Kidney bean, string bean	Feijão-verde, baje, bagem
Vagem-metro	*Vigna sinensis*, Endl. var. *Sesquipedalis*, Korn.	Cowpea, yardlong	–
Veado	*Mazama americana*, Erxl.	Deer	Veado-pardo, veado-mateiro, veado-vermelho, suaçupita, guatapará, catingueiro, guaçupita
Vermelho	*Lutjanus aya*, Bloch.	Red	Acarapitanga, carapitanga-dentão, vermelho-do-fundo, caranha, acaraaia, carapu caraputanga, cherne-vermelho, papa-terra-estrela
Vieura	*Pecten* spp.		–
Vinagreira	*Hibiscus sabdariffa*, L.		Cuxá, carumá-da-guiné, caruru-de-angola, rosela, caruru-azedo, azedinha, quiabo-azedo, quiabo-róseo, quiabo-roxo
Viola	*Rhinobatins percellens*, Walb.		Raia-viola, arraia-viola, guitarra, cação-viola
Voador	*Exocoetus volitans*	Flyer	Peixe-voador
Xerelete	*Caranx chrysos*, Mitchill.	–	Guaracu
Xixarro	*Trachurus* spp.		Xixarro-pintado

ANEXO II

Glossário

Compilação original (1ª edição) realizada por:
Eva Donelson Wilson
Avany Corrêa Santos
Hélio Vannucchi

Atualização e complementação realizada por:
Carlos Alberto Nogueira de Almeida
Carolina Regina João
Camila Aparecida João

Ablactação: Fase final da lactação; desmame (geralmente no sexto mês).

Absorção: Transporte ou passagem de nutrientes, por diferentes mecanismos, através da mucosa gastrintestinal.

Absorção de Nutrientes: Processo mediante o qual os nutrientes são levados, em condições especiais, até o sangue ou à circulação linfática.

Abstinência: Jejum, dieta, capacidade de abster-se, privação voluntária.

Ação de poupança: É quando ocorre a presença de um nutriente não-essencial na alimentação que, assim, diminui a necessidade por um nutriente essencial, como ocorre na presença da tirosina não-essencial que poupa a fenilalanina essencial.

Ação térmica do alimento, ADE: É o aumento da produção de calor do corpo humano, acima do nível basal, depois da ingestão de alimentos que contêm glicídios e lipídios, cuja utilização eleva o calor do corpo em repouso em cerca de 5%; a ingestão e a degradação de proteínas aumentam a energia de 20 a 30%. Essa energia adicional teria a função de metabolizar os resíduos formados, contendo carbono dos aminoácidos desaminados, não convertidos em glicose, glicogênio e lipídios. Outra hipótese sobre a elevação da ADE é atribuída ao custo energético da síntese protéica. No passado este termo era conhecido como Ação Dinâmica Específica do Alimento.

Acarbose: Potente enzima inibidora da amilase pancreática, da sucrase e da maltase.

Acetona: Aparece no sangue e nas secreções, quando não há oxidação completa das gorduras (*diabetes mellitus*); o indivíduo adquire hálito com odor de frutas. É considerado um corpo cetônico sendo eliminado pela urina, produzindo acetonúria.

Acetonemia: Presença de grande porcentagem de corpos cetônicos no sangue.

Acetonúria: Presença de corpos cetônicos na urina.

Ácidos graxos: Ácidos resultantes da hidrólise de lipídios.

Ácidos graxos de cadeias médias: São ácidos graxos que possuem de oito a dez carbonos. Dão origem a triglicerídeos de cadeia média, que não necessitam sofrer digestão normal das gorduras (formação de quilomícrons e penetração no sistema linfático).

Ácidos graxos essenciais: Imprescindíveis à dieta por não serem sintetizados no organismo (ácido linoléico).

Ácidos graxos livres: Resultam da liberação por triglicerídeos sujeitos à rancidez hidrolítica.

Acloridria: Ausência de ácido clorídrico na secreção gástrica.

Acoria: Fome intensa, bulimia, insaciabilidade.

Actina: Elemento protéico da fibrila muscular que, junto com a miosina, intervém no mecanismo de contração muscular.

Este glossário mostra uma série de termos diretamente relacionados às Ciências Nutricionais.

Açúcares: Sacarídeos, carboidratos, glicídios. Os açúcares, principalmente a glicose, formam a principal fonte de energia, por oxidação, do organismo.

Açúcar invertido: Mistura de igual porcentagem entre a glicose e a frutose.

Adefagia: Apetite insaciável, voracidade.

Adenosina difosfato (ADP): Participa dos mecanismos energéticos do metabolismo muscular. Atua nas oxidações celulares, na contração muscular e nas reações de síntese, usando a adenosina trifosfato.

Adenosina trifosfato (ATP): Atua no metabolismo celular, na contração muscular e na síntese dos hormônios adrenocorticais. Os dois últimos fosfatos são unidos pela denominada ligação fosfato, rica em energia, que, na hidrólise, forma energia para a atividade muscular.

Adequação alimentar: Consiste na adaptação dos alimentos e preparações fisiopatológicas às situações fisiológicas sadias e do paciente enfermo e das características de sua doença. O processo de adequação alimentar tem por finalidade: atender às necessidades nutritivas do indivíduo; curar ou melhorar as perturbações funcionais orgânicas; considerar a especificidade das enfermidades, de seus quadros evolutivos e de suas complicações. Além da adequação às características do indivíduo e de sua enfermidade, deve ser feita a adequação ao seu aparelho digestório, levando em consideração a presença de suas lesões funcionais ou orgânica.

Adipócito: Célula de armazenagem de gordura.

Adipólise: Digestão ou dissolução de gorduras.

Adipsia: Falta de sede.

Afagia: Incapacidade de deglutir, prejudicando a alimentação.

Agalactasia: Deficiência ou insuficiência do leite após o parto.

Albuminas: Proteínas ricas em enxofre. Dividem-se em 1. Albuminas animais: seroalbumina (soroalbumina), lactoalbumina e ovoalbumina. 2. Albuminas vegetais: leucosina e legumelina. São sintetizadas no fígado. Atuam como transportadoras de bilirrubina, ácidos graxos, oligoelementos e vários medicamentos.

Alergênicos (alimentos alergênicos): Substâncias quaisquer que em contato com o organismo geram alergia, também chamada de antígeno. Alguns alimentos possuem substâncias nutritivas (geralmente proteínas) produtoras de alergia, as quais geram produção principalmente de IgE. Os alimentos mais comuns e que maior alergenicidade demonstram são: leite, peixes e frutos do mar, ovo, trigo, laranja, chocolate, milho, pepino, morango, tomate, batata, alguns legumes e condimentos.

Alimentação: Ação de proporcionar ou receber alimentos.

Alimentação complementar adequada e oportuna: Iniciada como complemento ao aleitamento materno, a partir dos seis meses de vida com dietas adequadas em quantidade e qualidade (consistência, nutrientes e calorias).

Alimentação suplementar: Alimentação rica em um ou mais nutrientes além da necessidade considerada normal, visando suprir falhas alimentares ocorridas em virtude de perdas orgânicas ocasionais.

Alimento: Do ponto de vista fisiológico: material nutritivo que recebe um organismo e que satisfaz suas necessidades de manutenção, crescimento, trabalho e restauração dos tecidos. Do ponto de vista psicológico: material biológico que um indivíduo ou grupo de indivíduos considera apropriado para cumprir as funções acima descritas e que habitualmente se consome com esses fins e, às vezes, por motivos sociais ou de outro tipo.

Alimento básico: Alimento de consumo habitual e que propicia ao país ou à comunidade em questão uma parte importante da oferta calórica total (no mínimo 25% da oferta calórica total).

Alimento *diet*: Alimento industrializado em que determinados nutrientes como proteína, carboidrato, gordura, sódio, entre outros, estão ausentes ou em quantidades muito reduzidas, não resultando, necessariamente, em um produto com baixas calorias.

Alimento fortificado: Alimento ao qual se adicionam nutrientes essenciais para atender aos seguintes objetivos: a) reforçar o valor nutritivo; b) prevenir ou corrigir deficiência demonstrada em um ou mais nutrientes da alimentação da população ou em grupos específicos.

Alimento integral: Alimento pouco ou não-processado e que mantém em perfeitas condições o conteúdo de fibras e nutrientes.

Alimento *light*: Alimento produzido de forma que sua composição reduza em, no mínimo, 25% o valor calórico e/ou os seguintes nutrientes: açúcares, gordura saturada, gorduras totais, colesterol e sódio, comparado com o produto tradicional ou similar de marcas diferentes.

Aminoacidúria: Presença de aminoácidos na urina em grandes quantidades, devido a anormalidades do transporte dos aminoácidos nas células.

Anemia nutricional: Estado patológico no qual a concentração de hemoglobina, o hematócrito ou o número de hemácias são inferiores aos valores normais como resultado da carência de um ou mais nutrientes essenciais, qualquer que seja a causa.

Anorexia: Ausência patológica de apetite ou das características da conduta própria da fome em presença de necessidades energéticas manifestas e de disponibilidade adequada de alimentos.

Anorexia parcial ou seletiva: Falta de fome para determinados alimentos, causada por transtornos psíquicos; é freqüente em cancerosos e enfermos crônicos do aparelho digestório (aversão a carnes, ovos etc.).

Apetência: Apetite, desejo de comer.

Apetite: Conjuntos de sensações até certo ponto agradáveis ou pelo menos não-desagradáveis, pelo qual o organismo percebe o desejo de ingerir alimentos gratos ao paladar.

Apositia: Repulsa ou aversão à comida.

Assimilação: Processo pelo qual os alimentos, depois de digeridos e absorvidos sob forma de nutrientes, são utilizados pelos tecidos para a produção de energia, crescimento e reposição.

Assitia: Abstinência, perda de apetite, anorexia.

Antivitamina: Qualquer substância que impede a ação metabólica normal das vitaminas.

Atrofia: Redução no tamanho de um órgão ou de uma célula.

Baixo peso ao nascer: Classificação dada às crianças nascidas vivas com menos de 2.500 gramas.

Balanço clínico: Relação entre a ingestão e a excreção.

Balanço energético: Equilíbrio entre o gasto e o armazenamento de energia no organismo que é regulado por um complexo sistema neuroendócrino composto por um sistema aferente, o qual fornece informações de fome e saciedade.

Balanço de nitrogênio: Exprime a relação entre as entradas e saídas de proteína (nitrogênio) no organismo. O balanço pode ser: equilibrado, negativo e positivo.

Bem-estar nutricional: Estado orgânico em que as funções de consumo e de utilização de energia alimentar e de nutrientes se fazem de acordo com as necessidades biológicas do indivíduo.

Beribéri: Enfermidade carencial por falta de vitamina B_1 (tiamina). É caracterizado, clinicamente, por complicações nervosas, circulatórias, sensitivas e secretoras. Manifesta-se principalmente nos alcoólatras desnutridos e pessoas mal alimentadas.

Betacaroteno: É um precursor lipossolúvel da vitamina A, encontrado em gorduras, folhas e vegetais amarelos e verdes. O betacaroteno é convertido em vitamina A no organismo.

Bilirrubina: Pigmento hepático que se forma a partir da porção heme da hemoglobina dos eritrócitos; é liberada para o sangue, no qual se combina com as proteínas do plasma (principalmente com a albumina). É transportada nessa combinação por todo o sangue e fluidos intestinais. Eventualmente é absorvida pelas células hepáticas, sendo retirada da combinação protéica, e combina-se com outras substâncias, principalmente ácido glicurônico, que torna a bilirrubina altamente solúvel. Nessa forma solúvel é excretada na bile.

Bilirrubinemia: Bilirrubina no sangue (icterícia).

Biofagia: Hábito de alimentar-se de matéria viva, ou seres vivos.

Bócio: Aumento anormal da tireóide, por deficiência de iodo (bócio endêmico), por hipertireoidismo; doença familiar na síntese dos hormônios da tireóide; tumores benignos e malignos.

Bócio endêmico: Ocorre em zonas em que a alimentação é deficiente em iodo.

Bradifagia: Comer devagar; ocorrência de lentidão para a ingestão de alimentos.

Bulimia: Excessiva sensação de fome e necessidade de ingerir grande quantidade de alimentos, relacionados com transtornos metabólicos, cerebrais e funcionais.

Bulimia nervosa: Distúrbio de conduta alimentar caracterizado por episódios recorrentes de compulsão alimentar periódica (como mínimo duas vezes por semana durante três meses) com comportamento compensatório inadequado e recorrente para prevenir o aumento de peso.

Cacofagia: Perversão do apetite, em que o indivíduo enfermo tende a comer coisas repugnantes.

Cacogeusia: Mau sabor; presença de um gosto desagradável na boca.

Cacositia: Náuseas, enjôo, aversão a alimentos.

Cacotrofia: Sinônimo de desnutrição calórico-protéica.

Cadeia alimentar: Interação entre os que produzem e consomem e os que decompõem os alimentos. A relação entre seres que se alimentam e servem de alimentos é denominada cadeia alimentar.

Cafeína: Uma das xantinas solúveis em água e álcool, e obtidas do café, chocolate, Coca-Cola, chá e do mate. A cafeína estimula o sistema nervoso central, tem efeito diurético nos rins; estimula o músculo estriado; e tem uma variedade de efeitos no sistema cardiovascular.

Cálcio: Metal branco, prateado, brilhante, de acentuada afinidade pelo oxigênio. De todos os minerais orgânicos, o Ca é o de maior representação; seu teor no adulto gira em torno de 2% do peso corpóreo. Dos 1.200g existentes no organismo do indivíduo adulto, 99% em forma de sais se encontram formando a rígida estrutura de ossos e dentes. Participa também da contração muscular e auxilia o controle do ritmo cardíaco. Relaciona-se também com a coagulação do sangue e com os impulsos nervosos. Sua falta obriga o organismo a retirá-lo dos ossos, tornando-os mais fracos.

Calcipenia: Deficiência de cálcio.

Calcitonina: Hormônio secretado pelas glândulas paratireóides e tireóide; a secreção varia com a concentração de cálcio do soro, aumentando na hipercalcemia, restaurando dessa forma os níveis de cálcio circulante; acelera a transferência de cálcio do sangue para os ossos.

Calciúria: Presença de cálcio na urina.

Caloria (kcal): Unidade de calor usada em nutrição para indicar um equivalente energético. Corresponde à quantidade de calor necessária para elevar em um grau (14,5°C a 15,5°C) a temperatura de um litro de água sob pressão atmosférica ao nível do mar. Várias organizações internacionais têm recomendado que se siga o Sistema Internacional de Unidades e que todas as formas de energia sejam expressas quantitativamente em joules (J). O joule (J) é a energia gasta quando 1kg é deslocado 1 metro, com a força de 1 Newton. Uma quilocaloria equivale a 4,184 quilojoules (kJ).

Caloria vazia: É a quantidade de energia fornecida por alimentos pobres ou isentos de nutrientes plásticos e/ou reguladores. Exemplos: açúcar, bebidas alcoólicas, óleos etc.

Calorimetria: Medida de calor obtida por meio de calorímetros usados para avaliar o calor perdido ou ganho, durante trocas físicas e químicas, ocorridas em alimento ou organismo. Método utilizado para medir a produção de calor animal.

Calorimetria direta: Medida da produção de calor no homem, ou pela combustão do alimento, diretamente por meio da elevação da temperatura externa, por meio de uma bomba calorimétrica.

Calorimetria indireta: Medida de energia indireta por consumo de oxigênio e a produção de dióxido de carbono.

Caquexia: Estado de miséria orgânica, com perda de peso, enfraquecimento; aparece especialmente no câncer, na tuberculose, na desnutrição e em outros estados patológicos.

Cardápio: Lista de alimentos que se pode servir.

Carência: Falta ou deficiência de um ou mais elementos imprescindíveis ao equilíbrio orgânico e à normalidade das funções biológicas. Esgotadas as reservas orgânicas, os tecidos utilizam seus próprios elementos, disso resultando o aparecimento de lesões características da desnutrição. A carência pode ser de um só nutriente, mas geralmente de vários deles (pluricarencial).

Carotenemia: Presença de caroteno no sangue, por ingestão excessiva de cenoura, tomate e outros vegetais contendo caroteno que causa uma coloração amarelada da pele.

Caroteno: Precursor da vitamina A; o processo de transformação realiza-se no fígado. Pigmento tetraterpênico, lipolítico, de cor vermelho-alaranjada, do qual originam-se as xantofilas. Originam-se das cenouras, laranjas e outros vegetais.

Catabolismo: Processo de decomposição, realizado no organismo, de substâncias complexas em mais simples, geralmente com produção de energia.

Catecolaminas: Grupo de compostos semelhantes, de ação simpatomimética (produzem efeitos semelhantes ao sistema nervoso simpático). Tais compostos incluem dopamina, norepinefrina e epinefrina.

Cibofobia: Aversão mórbida a alimentos.

Ciclitóis: Condição em que o indivíduo não gosta de comida.

Cirrose: Doença crônica e progressiva do fígado, de caráter inflamatório. Caracteriza-se pela proliferação de tecido conjuntivo, degeneração e morte de células parenquimatosas, e regeneração das mesmas células parenquimatosas com distorção da arquitetura lobular hepática.

Cissa: Desejo não-natural por alimentos.

Citroxantina: Pigmento amarelo carotenóide da casca da laranja, tem atividade de vitamina A.

Coenzima: Substância associada a uma enzima e sua ativadora; grupo protético de uma enzima.

Colesterol: Substância existente normalmente no sangue, no cérebro e em todos os outros tecidos do organismo, assim como na maior parte dos alimentos de origem animal.

Colostro: O primeiro líquido segregado pelas glândulas lactíferas logo e depois do parto. Alimento do recém-nascido. O colostro diferencia-se do leite materno definitivo por ser mais rico em proteínas e minerais, mais pobre em gordura, mais alcalino e de ligeira ação laxativa.

Composição dos alimentos: Descrição do valor nutritivo dos alimentos e de substâncias específicas existentes neles, como vitaminas, minerais e outros princípios.

Conalbumina: Uma das proteínas da clara do ovo.

Concentrado protéico: Produto comestível que contém, pelo menos, 50% de proteínas resultantes da retirada, parcial ou completa, de gordura e de outros componentes de certos alimentos, como sementes oleaginosas e pescado.

"Congies": Água do cozimento do arroz, rica em tiamina e ácido nicotínico; utilizada como bebida.

Conjuntivite: Inflamação da conjuntiva (membrana que recobre a parte anterior do globo ocular).

Constipação: Síndrome do retardamento da evacuação fecal de qualquer etiologia; os intestinos são esvaziados em intervalos espaçados e com dificuldade (prisão de ventre).

Creatinina: Produto nitrogenado, resultante do metabolismo da creatina que, em taxa constante, é excretado pela urina, assim, serve de referência para avaliação da função renal e, esporadicamente, como índice da massa corpórea magra (músculos).

Creofagia: Hábito de alimentar-se principalmente de carnes.

Cretinismo: Retardo mental resultante da ação adversa da deficiência de iodo na maturação do sistema nervoso da criança.

Deficiência de ferro: A carência desse micronutriente ocorre quando: o consumo alimentar de ferro biodisponível é baixo; as perdas de sangue são elevadas; há aumento das necessidades por processos infecciosos e/ou febris; ou, ainda, quando ocorrem simultaneamente essas duas condições, diminuindo a reserva corpórea de ferro, podendo resultar no aparecimento de anemia.

Deficiência de micronutrientes: Estado orgânico, caracterizado pela carência, em miligramas ou microgramas de princípios nutritivos, tais como vitamina A, ferro, iodo e zinco.

Deficiência nutricional: Estado orgânico que resulta de um processo em que as necessidades fisiológicas de nutrientes não estão sendo atendidas.

Definhar: Emagrecer, desnutrir, atrofiar, enfraquecer, debilitar, consumir-se.

Deglutição: Ação de deglutir; ato neuromuscular para mandar o bolo alimentar da boca ao estômago por meio do esôfago e do mecanismo constituído pelos músculos voluntários que promovem o peristaltismo esofagiano.

Depósito metabólico: Grupo de nutrientes disponíveis no meio orgânico, a todo o momento, para atender às necessidades metabólicas.

Descalcificação: Redução do conteúdo de cálcio tecidual do organismo (por falta de vitamina D, por exemplo). Pode ocorrer nos ossos, nos dentes e em outros tecidos que têm o cálcio participando da sua constituição.

Desidratação: Perda de água e sais minerais do corpo ou de alimentos.

Desmame: Processo de adaptação nutricional no qual outros alimentos são introduzidos gradualmente na alimentação do lactente, primeiro para complementar o leite materno e progressivamente para substituí-lo.

Desmame precoce: Em casos especiais, o desmame pode ocorrer mais precocemente, por dificuldades de amamentação, por enfermidade ou trabalho, por razões fisiológicas relacionadas à mãe e ao filho e principalmente quando houver cessação da secreção láctica na nutriz, nestes casos a introdução de novos alimentos em condições adequadas na alimentação do lactente (educação nutricional) pode ser iniciada do terceiro mês em diante.

Desoxirribose ($C_5H_{10}O_4$): Açúcar produzido pela hidrólise do DNA.

Desnutrição: É um distúrbio da nutrição, pode resultar da falta, excesso ou distúrbios de nutrientes. É o desequilíbrio que ocorre entre a ingestão e o consumo de nutrientes, provocando alterações da estrutura e das funções de células e tecidos; estado caracterizado pelo predomínio da desassimilação sobre a assimilação. "Estado patológico originado do consumo deficiente de alimentos e de ingestão calórica inferior às necessidades durante período prolongado" (FAO/OMS). A desnutrição pode ser: primária – por insuficiência de nutrientes; secundária, por excessiva demanda de nutrientes (metabolismo aumentado), por excreção anormal de nutrientes (nefrose e outras eliminações, sem a reposição dos nutrientes perdidos).

Desnutrição protéico-calórica: Conjunto de processos patológicos causados pela falta simultânea de proteínas, calorias e outros nutrientes em proporções variáveis; é observada com mais freqüência entre lactentes, crianças de tenra idade e comumente está associada a processos infecciosos. Sinônimos: má nutrição protéico-calórica, deficiência protéico-calórica. Desnutrição pluricarencial. Abreviação: DPC. Marasmo.

Desnutrição secundária: Estado patológico causado habitualmente por condições não relacionadas diretamente com a ingetão de nutrientes.

Dextrose: Mais conhecida como glicose, é um monossacarídeo dextrógiro obtido por hidrólise do amido. É importante intermediário no metabolismo glicídico.

Diabetes: É uma síndrome caracterizada pela elevação do nível sangüíneo de glicose (hiperglicemia) devido a uma alteração hormonal global decorrente da deficiência, grande diminuição ou inadequação na utilização da insulina.

Diarréia: Emissão freqüente de fezes fluidas, de menor consistência e de grande volume (ultrapassa a 200ml/dia). O paciente perde água e eletrólitos pelas fezes, com produção de alterações do equilíbrio osmótico e acidobásico. Em diarréias intensas, as perdas de sódio provocam modificações do equilíbrio acidobásico e conseqüente acidose.

Dieta: 1. Conjunto de alimentos sólidos e líquidos prescritos por profissionais habilitados, expresso em média para um determinado período. 2. Plano especial de comidas e bebidas prescrito por médico, destinado a satisfazer as necessidades nutricionais próprias de um paciente ou de um grupo de pacientes portadores de determinada doença. Sinônimos: regime alimentar, regime dietético. Diferente de alimentação e comida

Dieta equilibrada: Dieta que contém diferentes alimentos em proporções adequadas para satisfazer as necessidades dos nutrientes.

Dietoterapia: Terapêutica dietética por meio de alimentos, com os seguintes objetivos: tratar e curar a enfermidade, prevenir as alterações orgânicas ligadas aos processos nutritivos, recuperar a nutrição ao estado normal, quando ela estiver modificada.

Dietoterápicos: Alimentos dietoterápicos são aqueles que, por suas peculiaridades, composição química, caracteres organoléticos e funções que exercem no organismo, são prescritos com finalidade dietoterápica, isto é, com objetivo terapêutico. As necessidades e os estados orgânicos dos indivíduos não podem ser apreciados de modo generalizado, pois cada um deles mostra propriedades especiais e reações próprias, de duração transitória ou permanente.

Difusão: Movimento contínuo de partículas (íons moleculares, partículas coloidais) em líquidos ou em gases através de membranas que separam locais de maior concentração para os espaços próximos com menor concentração. As substâncias podem difundir-se através das membranas por dois métodos diferentes: 1. dissolvendo-se no lipídio e difundindo-se através deles; e 2. difundindo-se através dos poros diminutos que passam diretamente pela membrana a intervalos espaçados sobre a superfície.

Digestão: Processo realizado em vários segmentos do tubo digestório, no qual os alimentos, desintegrados por fenômenos mecânicos, por agentes químicos e enzimáticos, adquirem forma assimilável. Os fenômenos mecânicos da digestão são mastigação, deglutição e movimentos peristálticos. Os fenômenos químicos e enzimáticos da digestão são constituídos por insalivação, quimificação e quilificação.

Digestibilidade (de uma proteína): Proporção de nitrogênio da proteína do alimento que se absorve.

Dipeptidase: Enzima que desdobra dipeptídeos em aminoácidos.

Dipeptídeos: Junção de duas moléculas de aminoácidos, resultante da condensação de ácidos ou da hidrólise de proteínas.

Dipsa: Alimentos causadores de sede intensa.

Dipsofobia: Medo intenso da ingestão de bebidas, principalmente as alcoólicas.

Dipsomania: Impulso periódico para a ingestão de grandes quantidades de bebida alcoólica.

Dipsorexia: Período inicial do alcoolismo crônico, anterior aos déficits neurológicos ou gerais.

Dipsoterapia: Terapia de determinadas doenças através da redução da ingestão de líquidos.

Disemesia: Vômito doloroso.

Disfagia: Dificuldade ou incapacidade de deglutir, de causa orgânica ou psíquica.

Disgeusia: Anormalidade, alteração do paladar.

Dislipidemia: Alteração, quase sempre por excessos, nos teores de lipídios ou gorduras do sangue, como o colesterol e os triglicerídeos.

Dismasesia: Dificuldade na mastigação.

Disorexia: Alteração do apetite, tanto para aumento quanto para diminuição.

Dispepsia: Desconforto ou dificuldade na digestão.

Distitia: Dificuldade ou incapacidade de aleitamento materno.

Distribuição calórica: É a distribuição das calorias totais feitas em percentuais fixados pelos nutrientes dos alimentos. Cálculo da distribuição calórica obtido para serem conhecidas as calorias por grama em um macronutriente; para isso, assume-se que: 1g de glicídio produz quatro calorias; 1g de protídeo, quatro calorias; 1g de lipídio produz nove calorias.

Doença nutricional: Estado anormal do organismo resultante de uma alimentação que não satisfaz as necessidades fisiológicas ou da utilização inadequada dos alimentos ingeridos.

Edema de fome: Surge em pacientes desnutridos ou caquéticos.

Edema de sal: Conseqüência de dieta hipercloretada.

Endógeno: Produzido dentro, devido a causas internas.

Endotélio: Epitélio simples, escamoso, que forra o coração, os vasos sangüíneos e os linfáticos.

Elementos-traços: Minerais de importante função no organismo no qual são encontrados em quantidades diminutas: cádmio, cobalto cobre, cromo, estanho, ferro, flúor, iodo, manganês, molibdênio, selênio, silício, vanádio, zinco.

Eliminação: Processo fisiológico pelo qual o organismo lança para o meio externo substâncias que lhe são nocivas ou inúteis.

Emaciação: Emagrecimento, desgaste do corpo.

Emagrecimento: Perda de peso produzida pelo consumo das reservas orgânicas, em conseqüência de uma alimentação insuficiente. No decorrer de convalescenças, por enfermidades crônicas e infecciosas, por perda constitucional de peso, por regime alimentar.

Emese: Ato de vomitar.

Endemias carenciais: Doenças carenciais que ocorrem com freqüência regular, praticamente constante, e com prevalência acima dos limites tolerados como normais.

Energia: Capacidade do indivíduo para produzir trabalho. São diversas as formas de energia: química, cinética, calórica, luminosa, nuclear etc. As unidades mais difundidas para definir a energia são: caloria e joule.

Energia metabólica: Referente aos constituintes da dieta, oxidados como fonte energética metabólica: proteínas, glicídios e álcool.

Enfermidades de nutrição: São aquelas que ocorrem por má realização de qualquer tempo da nutrição (alimentação, metabolismo e excreção).

Enriquecimento de alimentos: Adição de determinados nutrientes a alimentos com baixo conteúdo em relação a determinados princípios nutritivos.

Eructação: Expulsão ruidosa de ar, gases, ou ácido do estômago. Quando se come demasiada ou apressadamente, ou se fala muito durante a refeição, há tendência para engolir ar juntamente com os alimentos, que é expelido.

Ensaio biológico: Experiência que se faz quando o crescimento (ou outro parâmetro) em animais é usado para determinar o valor nutritivo ou a quantidade de um ou mais componentes de um alimento ou de uma dieta.

Episódios de compulsão alimentar: Episódios de ingestão de quantidade excessiva de alimentos em curto intervalo de tempo seguido de sensação de perda de controle sobre o comportamento alimentar.

Equilíbrio dinâmico: É a composição, praticamente permanente, da estrutura corpórea, embora o organismo sofra transformações de degradação e síntese, ininterruptamente. O organismo, por meio do equilíbrio dinâmico, tem possibilidade de reagir aos ataques externos e de recuperar-se com certa facilidade.

Equilíbrio hídrico: Ocorre quando há equilíbrio entre a ingestão e a excreção de água.

Equipe multiprofissional: Equipe de profissionais com diferentes níveis de conhecimentos especializados que, de forma integrada e com objetivos comuns, prestam a assistência de saúde necessária à população.

Ergotismo: Intoxicação aguda ou crônica por ingestão de farinha contaminada com ergotoxina do fungo do esporão (*ergot*) de centeio (*Claviceps purpurea*).

Eritropoese: Formação de eritrócitos.

Escorbuto: Enfermidade carencial por ausência ou deficiência na alimentação de vitamina C (ácido ascórbico).

Estado nutricional: Situação do organismo resultante da ingestão de alimentos, de sua assimilação e utilização, assim como da ação de fatores tais como agentes infecciosos ou parasitários que interferem com estes processos.

Estaquiose: Oligossacarídeo (açúcar) não-digerível por enzimas digestivas, constituído de uma unidade de frutose, duas de galactose e uma de glicose. É um tetracarbonado extraído do *Stachys* tuberífero e de sementes de leguminosas (feijões, soja, tremoços e tubérculos) que quando ingerido é absorvido no intestino grosso após ser metabolizado por bactérias locais produzindo gases (responsáveis por flatulência).

Esteatorréia: Eliminação de fezes com teor anormalmente alto de gordura.

Esterilização de alimentos (por irradiação): Tratamento dado aos alimentos com radiações ionizantes, com feixes de elétrons rápidos ou raios gama, com o objetivo principal de aumentar sua duração e conservação mediante inibição do crescimento microbiano ou supressão de processos fisiológicos, tais como a maturação e a germinação. Compreende também a desinfecção de cereais por exposição a tais radiações.

Estomatite angular: Fissura superficial nos cantos da boca.

Estresse: Estado em que o organismo submetido a estímulos adversos capazes de romper a homeostase do organismo, com diferentes impactos físicos, psíquicos e nutricionais.

Eutrofia: Estado nutricional adequado.

Exame clínico: Conjunto de procedimentos de investigação ou pesquisa para diagnóstico. É composto pela anamenese, exame físico e exames complementares.

Exame clínico nutricional: É o exame direto do paciente cujo objetivo final é determinar o seu estado nutricional.

Excreção: É a eliminação dos produtos finais do metabolismo dos elementos de origem exógena (nutrientes, fármacos) e dos elementos endógenos (resíduos orgânicos) pelos canais excretores.

Exógeno: Que foi produzido ou desenvolvido externo ao organismo.

Extravasamento: Passagem de um líquido para fora de seu recipiente normal, por exemplo, do sangue para os tecidos circunvizinhos após a ruptura de um vaso.

Fagofobia ou sitofobia: Aversão e medo mórbido, irracional, desproporcional e persistente de engolir, de se alimentar, de alimento ou de ser comido (antropofagia).

Fagomania: Transtorno de conduta alimentar, caracterizada por fome insaciável (mania mórbida por alimento) e preocupação excessiva por questões gastronômicas.

Fagoterapia: Tratamento de doenças pela alimentação ou superalimentação.

Farinha multimistura: Mistura de alimentos típicos de cada região criada pela Pastoral da Criança para combater a desnutrição em crianças. Os nutrientes dos alimentos mais comuns usados para fazer a multimistura são: farinha de trigo, de aveia, de milho (fubá) e de outros cereais – rica em amido, gordura e proteína; sementes – ricas em gordura, proteína, vitaminas e minerais; farelos de trigo e de arroz – ricos em vitaminas, ferro, cálcio, zinco e fibras; folhas verde-escuras – ricas em vitamina A, ferro, cálcio e outros nutrientes; casca de ovo – rica em cálcio. Seu valor nutritivo e sua contaminação dependem da disponibilidade de alimentos e produção e é questionável.

Fator: 1. Substância, fato, condição, elemento que influi no desencadeamento ou desenvolvimento de reação, de enfermidade ou de qualquer fenômeno. 2. Vitamina ou outro elemento essencial.

Fatores de conversão de nitrogênio: O conteúdo de proteínas dos alimentos é calculado a partir do conteúdo de nitrogênio, determinado pelo método de Kjeldahl, multiplicado por um fator de conversão. Obtém-se o valor das "proteínas cruas" multiplicando-se o conteúdo de nitrogênio por 6,25. O verdadeiro conteúdo de proteínas pode ser diferente desse valor, por isso, no caso de alimentos nos quais se conhece com certeza essa diferença, utilizam-se fatores específicos para converter o nitrogênio em proteínas.

Fatores que influenciam os alimentos: São aqueles que podem interferir no valor nutritivo do alimento e, conseqüentemente, em seu aproveitamento orgânico: cultivo e criação; colheita e matança; escolha; compra; preparo; distribuição.

Fatores de influência sobre o gasto calórico e o VCT: Individuais: sexo, idade, altura, peso atual, peso teórico, momentos biológicos e raça. Do meio ambiente: ar livre ou confinado, diferentes latitudes e períodos estacionais. Climáticos: interferem no estado do indivíduo exigindo maior ou menor número de calorias diante de intempéries e umidade. Temperatura: com temperaturas extremas (frio ou calor), o gasto calórico se eleva; com excessivo calor, as perdas salinas e de água ocorrem acentuadamente, principalmente com o aumento de esforço físico. Sociais: tipos de trabalho e outras atividades.

Fatores de Rubner: Empregados para determinar, em calorias, o teor de energia em alimentos, depois da dedução de perdas de nitrogênio por urina, mas não a absorção incompleta. Protídeos e glicídios: 4,1. Lipídios: 9,3.

Fatores que interferem na absorção: São os seguintes: acloridria; doenças biliares (icterícia obstrutiva); aceleração do trânsito intestinal e redução da superfície de absorção (ressecções); tratamento com vaselina líquida, absorventes coloidais; interações; deficiências vitamínicas.

Febre alimentar: Provocada pela ingestão e absorção de certos alimentos.

Febre de sal: Provocada em lactente por ingestão inadequada e retenção de cloreto de sódio. Essa presença salina mobiliza certa quantidade de água, que é desviada de sua função de regulação térmica.

Febre de sede: Elevação térmica intensa e transitória em recém-nascido (geralmente em época de calor), de três a quatro dias. Está ligada à absorção insuficiente de água.

Férrico: Ferro sob forma bivalente. Íon do ferro oxidado. Contém o íon férrico ou o ferro com valência 3 (Fe^{+++}).

Ferritina: Complexo ferro-proteína; uma das formas em que o ferro é armazenado nos tecidos; em certos aspectos, semelhante à hemossiderina. Proteína da maior importância no armazenamento de ferro, normalmente aparece em pequenas quantidades no soro.

Ferroso: Ferro em forma divalente. Íon do ferro reduzido. Contém o íon ferroso ou o ferro com valência 2 (Fe^{++}).

Fibra: Indigerível vegetal. Existem as fibras solúveis que diminuem o colesterol sangüíneo e o colesterol da alimentação e os ácidos biliares, também esvaziam o estômago lentamente atenuando o aumento de glicose e a diminuição da secreção de insulina e as fibras insolúveis que são benéficos à função do cólon.

Fisiopatologia da nutrição: Informa sobre o funcionamento normal das funções orgânicas ligadas à alimentação e à nutrição e suas alterações pelas enfermidades.

Fisiose: Distensão abdominal por gases no aparelho digestório; flatulência, ou seja, excesso de gases e meteorismos no aparelho gastrintestinal.

Fitófago: Que ingere vegetais (vegetariano).

Flatulência: Formação de gases, em excesso, no estômago e intestinos.

Fluoração: Adição de fluoretos à água potável, visando à proteção anticárie e às doenças periodontal que acometem a cavidade bucal.

Fluorose: Intoxicação por ingestão excessiva de flúor durante a formação dos dentes, sendo caracterizada pela presença de manchas esbranquiçada no esmalte dentário, já nos casos mais graves assume uma coloração acastanhada ou marrom.

Fome: Instinto cuja finalidade é a conservação do indivíduo; aparece quando faltam alimentos, os tecidos perdem nutrientes ou não os podem ser utilizados e se exteriorizam por sintomas gerais e locais, auto consomem-se e sente necessidade de comer na fome aguda.

Fome oculta (desnutrição oculta): Termo utilizado para designar a deficiência de vitaminas e minerais, resultado de uma alimentação desequilibrada em quantidade e qualidade. Pode levar a carências nutricionais, como, por exemplo, a anemia por falta de ferro ou hipovitaminoses.

Fontanela: Zona amolecida no crânio incompletamente ossificado; espaço membranoso entre os ossos do crânio na vida fetal e na fase de lactação.

Fontes de energia: O teor de glicídios, lipídios e protídios é considerado fonte de energia orgânica ou conteúdo energético de uma ração alimentícia. Para que seja feita a avaliação das quantidades dos nutrientes que deve compor a ração de indivíduo, foi determinado o valor calórico de cada grama dos citados nutrientes: 1g de glicídios = 4 calorias, 1g de lipídios = 9 calorias, 1g de protídios = 4 calorias. Os glicídios ou hidratos de carbono constituem a fonte principal de energia pelo fato de serem elementos encontrados com facilidade na natureza (amido, açúcares), mais baratos e aceitos com facilidade pelos indivíduos. Os lipídios ou gorduras são de alto valor energético, mas não podem ser consumidos em altas doses, pois, além de apresentarem fácil saciedade, resultam como produtos finais elementos prejudiciais ao organismo, como os corpos cetônicos. As proteínas são empregadas como fonte de energia quando os glicídios e os lipídios encontram-se em déficit (alimentações insuficientes) e quando o organismo encontra-se em desnutrição (desnutrição simples e graves, como marasmo e kwashiorkor).

Fortificação de um alimento: Adição de nutrientes, especialmente micronutrientes, aos alimentos para manter ou melhorar a qualidade da alimentação de um grupo, uma comunidade ou uma população.

Fosfatase alcalina: Enzima que hidrolisa os ésteres monofosfóricos com liberação do fosfato inorgânico, encontrado nos ossos, no fígado, nos rins, nos leucócitos, no córtex renal e/ou em outros tecidos; é ativa em meio alcalino.

Fosforilação: Acréscimo de fosfato a um composto orgânico (tal como glicose, para produzir monofosfato de glicose) através da ação da enzima fosforilase.

Fosforismo: É a intoxicação crônica provocada pelo fósforo.

Fracionamento de alimentos: Operações por meio das quais se divide um alimento sem modificar sua composição original.

Frugívoro: Que se alimenta de frutas. Alguns apresentam a dieta somente de frutos e outros apresentam uma dieta mista, os frutos compõem uma parte da refeição.

Função dos nutrientes: Os nutrientes desempenham no organismo as seguintes funções: a) energética: glicídios, protídios, lipídios; b) plástica: protídios; minerais; vitaminas; água; c) reguladora: protídios; minerais; vitaminas; celulose; oxigênio.

Fucose ($C_6H_{12}O_5$): Metilpentose encontrada na goma de alcatira e em algas (usada como agente engrossante de alguns alimentos).

G

Galactocrasia: Deficiência ou anormalidade do leite materno.

Galactófago: Que se alimenta de leite.

Galactólise: Perda de peso por longa lactação.

Galactopoese: Formação de leite.

Galactosemia: Distúrbio hereditário do metabolismo glicídico, caracterizado pela incapacidade hepática de transformar a galactose-1-fosfato em glicose-1-fosfato, por falta da enzima galactose-1-fosfato uridiltransferase. Com a ausência dessa enzima, acumula-se no sangue a galactose-1fosfato (produto intermediário do metabolismo da galactose) considerada responsável pela sintomatologia do dismetabolismo. A não-exclusão da galactose (e, conseqüentemente, lactose e produtos lácticos) da dieta provoca cataratas, cegueira e, às vezes, retardamentos mental e físico.

Gastrite: Inflamação aguda ou crônica do estômago.

Gastropilorospasmo: Enfermidade dos vômitos habituais, em lactentes; conseqüente a contraturas espasmódicas do piloro. Comum em lactentes.

Gavagem: Alimentação realizada em crianças, por sonda nasogástrica, em casos de falta ou fraqueza de sucção, de má deglutição e para impossibilitar a aspiração de leite ou de outros líquidos.

Geofagia: Perversão do paladar caracterizada por vontade e/ou hábito de ingerir terra ou argila.

Glicemia: Presença normal de glicose sangüínea. Revela as condições metabólicas dos glicídios; a manutenção de seu nível está condicionada às entradas e às saídas de glicose no sangue.

Glicogênese: Síntese de glicogênio a partir da glicose.

Glicogênio: Dá origem à glicose; usado especialmente em conexão com aqueles aminoácidos que, quando administrados a animais nos quais foi extraído o pâncreas, resulta em glicosúria.

Glicogenólise: Conversão de glicogênio à glicose por hidrólise.

Glossite: Inflamação na língua, comumente causada por deficiência nutricional. A falta exagerada de niacina, de riboflavina, vitamina B^{12}, ácido fólico ou ferro origina a inflamação, com resultante língua avermelhada, lisa, inflamada e dolorosa.

Glúten: Proteína da mistura de gliadina e glutenina, encontrada em cereais e que confere consistência aos pães.

Glutonice: Indivíduo que se alimenta excessivamente, gula.

Grupo de alimentos: Conjunto de alimentos *in natura* ou processados que são agrupados de acordo com os principais nutrientes que os compõem. De acordo com o Guia Alimentar para a população brasileira, os alimentos são classificados em cinco grupos principais: a) cereais, tubérculos e raízes, fontes preferenciais de carboidratos; b) frutas, legumes e verduras, ricos em fibras alimentares, vitaminas e minerais; c) feijões e outros alimentos vegetais ricos em proteínas e fibras; d) leite e derivados, carnes e ovos, fontes de proteína animal; e) gorduras, açúcares e sal.

Grupos vulneráveis: Setores da população especialmente predispostos a sofrer distúrbios nutricionais. Pode compreender algumas das seguintes categorias: a) crianças durante o período de crescimento; b) gestantes e nutrizes; c) pessoas que executam trabalhos manuais pesados; d) idosos; e) pessoas desalojadas; e f) pessoas muito pobres.

H

Hábitos alimentares: Tipos de escolha e consumo dos alimentos por um indivíduo, ou grupo, em resposta a influências fisiológicas, psicológicas, culturais e sociais.

Hematêmese: Vômito sangüíneo que pode ser originado do estômago, do esôfago, de sangue deglutido etc.

Hemeralopia: Diminuição de adaptação visual no escuro, por carência de vitamina A (ambliopia crepuscular – cegueira noturna).

Hemiageusia: Abolição do paladar em metade da língua.

Hemocromatose: Doença crônica que se caracteriza por depósitos de ferro no organismo, principalmente na pele e em alguns órgãos internos – em especial no fígado e no pâncreas – que por isso tornam-se fibrosos.

Hepatopatia alcoólica: Doença resultante de ingestão excessiva do álcool e caracterizada por fígado gorduroso (esteatose hepática), hepatite ou cirrose.

Heparina: Polissacarídeo encontrado no fígado e em outros tecidos; impede a coagulação do sangue, sendo usada terapeuticamente para esse fim.

Hidremia: Aumento excessivo de água no sangue, anemia de diluição.

Hidrúria: 1. Presença de água em excesso na urina. 2. Eliminação de urina límpida, de pouca densidade e composição próxima à da água.

Hipercalcemia: Quantidade excessiva de cálcio no sangue.

Hipercalcinúria: Eliminação excessiva de cálcio pela urina.

Hiperfagia: Ingestão abundante de alimentos.

Hiperlipidemia: Aumento da quantidade global de qualquer fração lipídica predominante: lipoproteínas (colesterol, fosfolipídios, triglicerídeos) ou ácidos graxos livres.

Hipermetabolismo: Qualquer estado em que há aumento do metabolismo basal.

Hipernatremia: Elevação do nível de sódio sangüíneo.

Hiperproteinemia: Teor elevado anormal de proteína sangüínea.

Hipemia: Anemia.

Hipervitaminose: Distúrbios devidos à ministração excessiva de vitaminas.

Hiperqueratose folicular: Lesão da pele que consiste em espessamento da sua camada externa em torno do orifício do folículo piloso. Formam-se placas, dando um aspecto de espinha (acne). É facilmente detectada pela sensação que produz ao se passar a palma da mão sobre a área da pele afetada (cheia de pontas, eriçada). Sua distribuição característica é freqüentemente confinada na região glútea, na face lateral dos braços e das pernas, nos joelhos e nos cotovelos. Há um tipo semelhante em aparência, porém os orifícios do folículo piloso contêm sangue ou pigmento que aparece geralmente no abdome.

Hipoalimentação: Ingestão alimentar com valores plásticos, energéticos e reguladores abaixo dos requerimentos do organismo.

Hipofagia: Período de menor consumo de alimentos.

Hipogeusia: Redução de sensações gustativas.

Hiponatremia: Redução do nível de sódio sangüíneo.

História dietética: Descrição detalhada, de preferência quantitativa, da alimentação habitualmente consumida por um indivíduo; obtém-se mediante uma entrevista a cargo de um especialista e baseia-se numa lista de perguntas e comprovações conforme uma ordem previamente estabelecida.

Homeostase: Manutenção de estados constantes no organismo por processos fisiológicos coordenados que envolvem os diversos aparelhos e sistemas.

Hormônio paratireóideo: Hormônio secretado pelas glândulas paratireóides, que são geralmente em número de quatro, localizadas uma na extremidade superior e outra na inferior dos dois lóbulos da glândula tireóide.

Icterícia: Revelada por coloração amarela da pele e mucosas, de intensidade variável, que indica impregnação de bilirrubina (hiperbilirrubinemia). Pode estar acompanhado de anemia, bradicardia, adinamia.

Ictiofobia: Aversão mórbida a peixes.

Ictiossarcotoxina: Substância tóxica de pescado comestível.

Imunoglobulina: Proteína animal que atua como anticorpo. Designação de várias globulinas do grupo gamaglobulinas, presentes no soro sangüíneo e em certos humores.

Inanição: Resultado da privação total ou da redução drástica de alimentos que, quando ocorre por longos períodos, tem graves conseqüências fisiológicas, funcionais ou na conduta.

Incidência: Número de casos novos de enfermidades ou de pessoas doentes durante determinado período em uma dada população.

Índice de massa corpórea (IMC): Indicador de saúde utilizado para avaliar a adequação entre peso e altura corpóreos e sua relação com o risco para doenças crônicas não-transmissíveis. Corresponde ao peso em quilogramas dividido pelo quadrado da altura em metros (kg/m^2).

Indigestão: Distúrbios de funções digestivas que ocorrem subitamente, originados por causas externas ou internas, psíquicas, emotivas etc.

Ingestão hídrica: Quantidade de líquidos ingeridos em determinado período de tempo.

Ingestão recomendada: Constituída de nutrientes básicos em condições qualitativas, quantitativas e adequadas para garantir a saúde do indivíduo pela realização normal de suas atividades biológicas.

Intolerância por alimentos: Na medida do possível, o indivíduo procura ingerir os alimentos de sua predileção, fazendo da ação de comer um ato de prazer. Ao contrário, essa sensação agradável deixa de existir pela presença de alimentos intolerados por qualquer aversão ou problemas de saúde do indivíduo.

Intoxicação alimentar: Efeitos nocivos que seguem à ingestão de alimentos devido a: 1. presença de produtos tóxicos procedentes de fungos e bactérias; 2. contaminação com bactérias patogênicas; 3. reação alérgica a certas proteínas ou outros componentes dos alimentos; 4. contaminação com substâncias químicas.

In vitro: Realizado fora do organismo vivo.

In vivo: Realizado dentro de organismo vivo.

Inulina: Forma de armazenamento de glicídio encontrado em tubérculos, raízes, alcachofra, dália e dente-de-leão. Polissacarídeo (amido) que, sendo hidrolisado, fornece frutose. Não é digerido pelo homem e por alguns mamíferos.

Isolado protéico: Produto comestível puro, ou quase puro, que contém aproximadamente 90% ou mais de proteínas obtidas da elaboração por diferentes métodos, de sementes oleaginosas, folhas e outros materiais biológicos.

Isomerismo (espaço ou estéreo): Compostos de mesma composição percentual e mesmo peso molecular, porém com um arranjo espacial atômico diferente na molécula. No caso da ligação dupla > C=C <. Os isômeros são diferenciados pelos prefixos *cis* e *trans*, se dois grupos dados ou átomos estão no mesmo lado ou em lados opostos do plano da ligação dupla.

Isótopo: Elemento com o mesmo número atômico de outro, porém com peso atômico diferente.

Jejum: Abstenção total ou parcial da alimentação por via oral.

Joule: Unidade de energia definida como a quantidade de energia gasta para deslocar um quilo à distância de um metro com a força de um Newton (força necessária para deslocar a massa de um quilo a uma aceleração de um metro por segundo). 1 caloria é 4.186 joules e 1kJ = 0,239 caloria.

Quilojoule: Unidade calórica equivalente a 0,239 calorias.

Kwashiorkor: Forma clínica grave de desnutrição, cuja causa principal, segundo a história clínica do paciente, o inquérito alimentar e os parâmetros bioquímicos, é a deficiência de aminoácidos necessários para a síntese protéica. A isto se agrega, comumente, um déficit calórico como fator contribuinte. Ocorre com maior freqüência em crianças de 1 a 3 anos de idade, durante ou após o desmame; inclui alguns ou todos os seguintes sinais: parada de crescimento, edema, atrofia muscular, dermatose, alterações dos cabelos, hepatomegalia, diarréia, apatia e depressão psíquica. O nível sérico da albumina é baixo. Com freqüência, a síndrome é provocada por infecções que aceleram o catabolismo dos tecidos protéicos e às vezes reduzem a ingestão de proteínas. Nota: a palavra "kwashiorkor" é originária de um dialeto na África Ocidental onde se utiliza para descrever "a doença de uma criança quando nasce o irmão seguinte".

Kwashiorkor marasmático. Tipo de kwashiorkor em que, além da falta protéica, existe valor calórico muito baixo (desnutrição protéico-calórica). Também torna muito vulnerável às infecções bacterianas viróticas.

Lactância: Alimentação da criança por meio de leite.

Lactosemia: Lactose no sangue.

Lactosúria: Presença de lactose na urina.

Lactulose: Denominada fator bífido. Cetose dissacarídea presente no leite humano e que favorece o desenvolvimento do *Lactobacillus bifidus* no intestino de lactentes alimentados com leite materno.

Laxativo: Agente acelerador do trânsito do alimento pelo intestino, por diferentes efeitos.

Leis de alimentação: Preceitos objetivando orientar a alimentação e nutrição do indivíduo, sistematizando, em termos biológicos, a ingestão de alimentos básicos e adequados.

Lêvedo de cerveja: Produto constituído de microrganismos, com predomínio de *Saccharomyces cerevisae*. Empregado nutricionalmente por ser fonte de proteínas e complexo vitamínico B.

Levedura: Células de muitas espécies de *Saccharomyces*. Algumas delas são empregadas como fonte de proteínas e algumas vitaminas do complexo B.

Levulose: O mesmo que frutose. Encontrada no mel e em várias frutas, principalmente no figo. Faz parte da sacarose e é importante na dieta de diabéticos, pois seu metabolismo não depende da insulina.

Lienteria: Diarréia que apresenta fezes contendo alimentos mal digeridos.

Lipócito: Célula em que é depositada a gordura no organismo, especializada para armazenar gordura.

Lipodistrofia: Distúrbio provocado por alteração de células gordurosas no tecido subcutâneo.

Lipogênese: Formação de gordura.

Lipogênico: Produtor de gordura.

Lipólise: Desdobramento da gordura em seus componentes, ácido graxos e glicerol.

Lipomatose: Presença de grande quantidade de gorduras nos tecidos; obesidade.

Má absorção: Deficiência de absorção de nutrientes no tubo digestório.

Macronutrientes: Nutriente necessário ao organismo em grande quantidade em relação aos micronutrientes. Os macronutrientes são especificamente os carboidratos, as gorduras e as proteínas vastamente encontrados nos alimentos.

Magreza: Pode ser constitucional ou conseqüente à falha na ingestão de alimentos. A constitucional é aquela em que o indivíduo, embora receba a quota alimentar correta, não consegue modificar sua constituição física. Em relação à ingestão de alimentos, a magreza pode ser devido a diversas causas: por razões nervosas ou doenças nervosas, em que o indivíduo deixa de ingerir alimentos; quando, por desconhecimento do valor alimentar dos alimentos, a ingestão se faça erroneamente, com deficiência de calorias e de nutrientes necessários; por ingestão equilibrada correspondente a seu biotipo, porém insuficiente em virtude de excesso de exercícios físicos, trabalho exagerado e pouco repouso.

Mancha de Bitot: Mancha encontrada na xeroftalmia (avitaminose A); mancha nacarada localizada na conjuntivite bulbar.

Má nutrição: Oferta de princípios nutritivos inferior aos requerimentos orgânicos. São fatores predisponentes da má nutrição: 1. Ingestão inadequada de nutrientes. 2. Distorção de hábitos alimentares contínuos. 3. Anorexia, limitando a ingestão de alimentos. 4. Transtornos que dificultam o aproveitamento de nutrientes.

Marasmo: Condição que se produz como conseqüência de um marcado déficit pluricarencial durante um período de tempo prolongado, acompanhado por oferta insuficiente de proteínas e outros nutrientes; caracteriza-se por atrofia muscular, perda da gordura subcutânea e baixo peso corpóreo. Outras condições, como infecção, processos inflamatórios, desempenham freqüentemente um papel importante como fatores causais. Sinônimos: desnutrição global, caquexia nutricional e atrofia nutricional.

Mastigação: Manobra voluntária, que, por sua rotina, torna-se subconsciente. De sua complexa função, tomam parte os seguintes órgãos: dentes, mandíbula inferior, língua, músculos mastigadores, paredes da cavidade bucal, véu do paladar e lábios. Pela mastigação, os alimentos, depois de triturados, transformam-se em mistura pastosa, pela participação da saliva (secreções salivares e outros elementos), ficando aptos para ser deglutidos (bolo alimentar ou quimo).

Megadose: Grande quantidade de um medicamento ou micronutriente administrada de uma só vez.

Megaloblasto: Precursor anormal das células vermelhas do sangue que aparece em certos estados patológicos de distúrbios da síntese de nucleoproteínas, como na anemia perniciosa e deficiência de ácido fólico; eritrócito imaturo (eritroblasto) de tamanho grande.

Melena: Fezes escurecidas devido à presença de sangue.

Melitúria: Presença de açúcar na urina.

Metabolismo: Soma de todas as modificações físicas e químicas ocorridas no organismo, incluindo síntese e decomposição de matéria para dar energia, continuar o crescimento e o funcionamento orgânico.

Metabolismo basal: Quantidade de energia requerida pelo indivíduo quando em repouso muscular e mental, suficiente apenas para a atividade de órgãos internos, para manter a temperatura corpórea; em jejum de 12 a 14 horas, sem ingerir protídeos durante 24 horas e em local com temperatura acerca de 20ºC.

Metabolismo energético: Processo pelo qual a energia química se transforma em outros tipos de energia, de importância para o funcionamento orgânico.

Metabolito: Substância de transformação produzida durante o metabolismo.

Micela: Partícula formada por um agregado de moléculas. O complexo micelar bile-gordura forma-se pela combinação dos sais biliares, monoglicerídeos e fosfolipídios.

Micronutriente: Nutriente necessário ao organismo em pequenas quantidades (em miligramas ou microgramas) em relação aos macronutrientes.

Miliequivalente (mEq): Unidade de medida usada para os eletrólitos em uma solução; é calculada dividindo-se a concentração em mg por cento pelo peso molecular.

Minerais: Apesar de sua insignificante participação percentual nos organismos animais e vegetais, os minerais, pelas funções que desenvolvem, são nutrientes indispensáveis. Pela importância hierárquica de suas funções, alguns minerais (Ca, P, Na, K e Fe) são considerados essenciais; os minerais dividem-se em macro e micronutrientes.

Mielina: Substância gordurosa, branca, que forma a bainha de algumas fibras nervosas.

Mínimo protéico: É a quantidade mínima de proteínas que o indivíduo deve ingerir diariamente em regime suficiente para manter normal o balanço de nitrogênio.

Monofagia: Desejo por um só alimento.

Monoglicerídeo: Lipídio resultante da esterificação do glicerol por ácidos graxos.

Mononucleotídeo: Composto obtido pela ação hidrolítica do ácido nucléico. Nele estão presentes o ácido fosfórico, uma pentose (ribose ou desoxirribose) e uma base púrica ou pirimídica.

Mucocutâneo: Referente à mucosa e à pele; é a linha onde elas se encontram, como no nariz.

Mucopolissacarídeo: Substância amplamente distribuída no corpo animal, no tecido conjuntivo; cada molécula contém uma hexoseamina N-acetilada e um monossacarídeo ou um derivado de monossacarídeo.

Mucoproteínas (mucóides): Proteínas conjugadas em que o grupo prostético (não-aminoácido) é um carboidrato, um polissacarídeo complexo.

NADH (nicotinamida-adenina-dinucleotídeo): Uma das importantes coenzimas da cadeia respiratória.

Nanismo nutricional: Nanismo devido à restrição nutricional crônica.

Nanograma (ng): Igual a 10^{-9}g.

Necessidades energéticas: Necessidades calóricas totais do indivíduo adulto. Dependem do seu metabolismo basal, de sua atividade física e da ação dinâmica específica do alimento.

Necessidades nutricionais: Quantidade de energia e nutrientes baseados em valores médios diários que satisfaz as necessidades de grupos de indivíduos sadios, relativos ao crescimento e às funções normais do organismo.

Necessidades vitamínicas: Requerimentos vitamínicos para o funcionamento ideal das funções orgânicas de um indivíduo. Podem ser maiores nos seguintes casos: 1. aumento do metabolismo por maior consumo de energia; 2. excesso catabólico; 3. enfermidades crônicas; 4. estados biológicos: crescimento e gestação; e 5. convalescença.

Nictúria: Excreção urinária com mais freqüência e intensidade noturna. É um sinal de insuficiência renal.

Nitrogênio metabólico: Nitrogênio fecal procedente de fonte endógena; é constituído de sucos digestivos não-absorvidos e de bactérias intestinais. Esse nitrogênio é excretado pelas fezes, independentemente de regime sem proteína.

Nível de atividade física: Dispêndio energético médio durante 24 horas e expresso pela taxa de metabolismo basal. É a soma do esforço físico multiplicado pelo tempo gasto para cada atividade durante o dia.

Nutracêutico: É um alimento funcional que, além de suas propriedades nutritivas, possui ação fisiológica na prevenção de doenças ou na reversão de desequilíbrios no metabolismo.

Nutrição: Conjunto de processos por meio dos quais todos os organismos vivos recebem e utilizam os nutrientes necessários para sua manutenção, desenvolvimento e funcionamento orgânico normal.

Nutriente funcional: Tem propriedade de reduzir o percentual de gordura corpórea pelo aumento da sensibilidade à insulina, promovendo melhor aproveitamento dos ácidos graxos e da glicose pelas células musculares. Isso resulta em melhora muscular. Atua como coadjuvante em dietas de emagrecimento e também protege contra doenças.

Nutriente: Qualquer composto orgânico ou inorgânico contido nos alimentos que são metabolizados normalmente no organismo. Em geral os nutrientes são: hidratos de carbono, gorduras, proteínas, vitaminas, minerais, água e fibra.

Nutrologia: É uma especialidade médica clínica voltada ao diagnóstico, prevenção e tratamento de enfermidades nutricionais, exercida pelo nutrológo.

Nutrólogo: Médico especialista que cuida do diagnóstico, fisiopatologia e tratamento das doenças nutricionais. Também orienta sobre a alimentação para a melhora energética, correção do peso e aumento da longevidade, estudando os benefícios e malefícios para a saúde, dos nutrientes existentes nos alimentos.

Obesidade: Acúmulo excessivo de tecido gorduroso no organismo.

Obstipação: Prisão de ventre (constipação); dificuldade no esvaziamento do intestino.

Odinofagia: Deglutição dolorosa; disfagia.

Organela: Estrutura especializada no citoplasma da célula, como, por exemplo, uma mitocôndria, o aparelho de Golgi e outras.

Oligodipsia: Redução anormal da sensação de sede.

Oligotrofia: Nutrição deficiente.

Oligúria: Diminuição da quantidade de urina eliminada.

Omofagia: Hábito de alimentar-se de alimentos crus, principalmente carnes cruas.

Orexigênico: Tudo que estimula o apetite.

Orientação alimentar: Orientação que visa a escolha, preparação, conservação doméstica de alimentos e seu consumo. A orientação alimentar considera o valor nutritivo do alimento e as indicações específicas das condições do indivíduo, a saber: a) condições fisiológicas, tais como crescimento, gravidez, lactação; b) condições patológicas, tais como, desnutrição, obesidade, diabetes, doenças carenciais; c) condições socioeconômicas, tais como acesso aos alimentos, preferências alimentares, cultura alimentar, relação valor nutritivo *versus* custos.

Ortorexia nervosa: Termo utilizado para descrever um quadro de recente aparição, caracterizado por uma obsessão para comer saudável (*ortho*: correto, e *orexis*: apetite). As pessoas com este quadro apresentam uma preocupação excessiva com a qualidade da alimentação, limitando a variedade, e acabam excluindo certos grupos como carnes, laticínios, gorduras, carboidratos sem fazer a substituição adequada, podendo levar a quadros de carências nutricionais ou a um quadro completo de distúrbio da conduta alimentar. Não é classificada como uma doença autônoma, mas considera-se variante sintomático dos distúrbios alimentares.

Osmolaridade: Propriedade de uma solução que depende da concentração do soluto por unidade do volume total da solução.

Osmose: Passagem de um solvente, como a água, através de uma membrana que separa soluções de diferentes concentrações. A água atravessa a membrana da área de concentração mais baixa do soluto para aquela de concentração mais elevada, que tende a equalizar as concentrações das duas soluções.

Oxicalorímetro: Instrumento que mede o oxigênio consumido e o dióxido de carbono formado, quando o alimento é queimado.

Oxigeusia: Agudeza do sentido do gosto.

Pagofagia: Ato de comer gelo em abundância, associado à ausência de ferro, com ou sem anemia. Variedade de pica.

Papilas gustativas: Constituídas pelas papilas filiformes, caliciformes e fungiformes que são responsáveis pelos sabores amargo, doce, salgado e ácido.

Parageusia: É a ocorrência da perversão do paladar.

Parepitimia: É a sensação de apetite anormal.

Parenteral: Por outros meios que não através do canal alimentar; refere-se especialmente à introdução de substância nutritiva (ou outras como medicamentos) nas veias e nos tecidos muscular ou subcutâneo.

Parorexia: Distúrbio do apetite. Desejo de substâncias não adequadas para a alimentação.

Pelagra: Doença nutricional devido à deficiência de ácido nicotínico e triptofano, comum nas populações pobres que se alimentam especialmente de milho. Apresentam dermatite escamosa pigmentar se ficarem expostas ao sol. Os sintomas da pelagra são: diarréia, dermatite e demência.

PER (*protein efficiency ratio*): Coeficiente de eficiência de uma proteína. Aumento de peso corpóreo por grama de proteína consumida. Estes valores são determinados usando-se ratos de 21 dias de idade que são alimentados em condições normais com uma dieta completa contendo 10% da proteína. Este é um índice de qualidade de uma proteína quando se determina em condições adequadas: a ingestão de calorias deve ser suficiente e a proteína deve ser fornecida em quantidades adequadas durante determinado período. É o método mais simples para determinar a qualidade de uma proteína e não requer dosagens químicas. Uma possível fonte de erro pode ser o fato de que o aumento ponderal possa não ser proporcional ao aumento das proteínas no organismo.

Percentil: Medida estatística proveniente da divisão de uma série de observações em 100 partes iguais, estando os dados ordenados do menor para o maior, em que cada ponto da divisão corresponde a um percentil.

Peristalse: Onda de contração progressiva vista em órgãos tubulares providos de fibras musculares longitudinais e transversais. Consiste na contração e no encurtamento de um segmento que, em seguida, relaxa, enquanto a porção se torna mais curta e contraída. Graças a esses movimentos, verifica-se a progressão do conteúdo do tubo em direção a sua abertura.

Peso atual: Peso que o indivíduo apresenta de acordo ou não com os índices determinados para o peso normal.

Peso ideal: Peso de acordo com índices determinados para o indivíduo normal relacionando altura e peso e que confere sensação de bem-estar e aptidão para suas atividades físicas.

Petéquia: Pequena mancha hemorrágica, arredondada, na superfície da pele, mucosa, serosa ou na secção de um órgão.

pH: Logaritmo da recíproca concentração hidrogeniônica. Se o pH de uma solução for 5, sua concentração hidrogeniônica será 10^{-5}. A concentração hidrogeniônica da água pura é 10^{-7}; dessa forma, o pH da água é 7. Um pH de 7 constitui o ponto neutro entre um ácido e uma base. As substâncias com um pH menor que 7 são ácidas; e com um pH maior que 7, bases.

Pica: Desejo de ingerir substâncias que não sejam alimentos.

Picograma (pg): Igual a 10^{-12} do grama.

Pirose: Sensação de ardência ou queimação retroesternal que pode estender-se para o epigástrio, o esôfago, até a garganta, com a presença de eructação e regurgitação de líquido ácido e irritante (azia).

Plano de dieta: A execução de um plano nutricional para o êxito da prescrição e realização do regime dietoterápico é imprescindível. As características do paciente na anamnese alimentar e a avaliação nutricional devem ser conhecidas e levadas em conta, para que a dieta, além de correta, seja aceita pelo paciente.

Plaqueta: Componente sangüíneo que funciona como outros formadores da rede de fibrina durante a coagulação sangüínea. Seu número oscila entre 180.000 e 250.000mm³ nos indivíduos normais.

Plasma: Parte líquida do sangue, compõe-se de uma mistura de proteínas em solução cristalóide e correspondente ao líquido intersticial do organismo.

Polidipsia: Sede insaciável, exagerada.

Polifagia: Ingestão compulsiva de alimentos com ausência do sentido de saciedade.

Polineurite: Inflamação de muitos nervos de uma só vez; neurite periférica múltipla.

Poliúria: Aumento fora do normal da secreção urinária.

Prebiótico: Grupo de alimentos que não são digeridos pelas enzimas digestivas normais, porém estimulam seletivamente o crescimento e/ou a atividade de bactérias benéficas no intestino que melhoraram a saúde do hospedeiro.

Precursor: Que dá origem a qualquer coisa; um composto intermediário em processo sintético ou metabólico.

Pregas cutâneas: Medidas feitas em algumas partes do corpo verificadas com o auxílio de um aparelho tipo "pinça" chamado adipômetro, para quantificar a gordura corpórea.

Proteinase: Enzima do subgrupo das proteases, ou enzimas proteolíticas, que atua diretamente sobre as proteínas nativas na primeira fase de sua conversão a substâncias mais simples.

Proteína-padrão: Proteína de alto valor biológico com uma composição determinada de aminoácidos completamente utilizável para propósitos anabólicos e de manutenção.

Proteinúria: Ocorrência na urina de proteínas originadas do soro sangüíneo, de vias excretoras urinárias e de tecidos.

Proteólise: Fragmentação das proteínas em compostos mais simples.

Provitamina: Precursor de uma vitamina. Aquilo que adquire atividade de vitamina por ativação ou reação química no organismo.

Ptialina: Enzima diastática, presente na saliva, que hidrolisa o amido em dextrina, maltose e glicose e a sacarose em glicose e frutose.

Purgativo ou purgante: Agente que promove a aceleração do trânsito intestinal, provocando a evacuação das fezes.

PYY: Hormônio secretado pelo intestino após a refeição e que produz sensação de saciedade.

Quelante: Agente que forma complexos solúveis com metais polivalentes, como por exemplo, o cálcio, o ferro e o cobre. O quelante contém (apreende) os iontes metálicos de tal modo que se torna quimicamente inerte; o agente quelante forma com o metal, de que o organismo quer livrar-se, um composto solúvel, não ionizado, não nocivo, estável e de fácil excreção renal. O quelante EDTA (derivado do ácido etilenodiaminotetracético) tem sido empregado em certas intoxicações por chumbo, cromo, mercúrio ou cobalto, em estados de hemossiderose, de hipercalcemia etc.

Queratinas: Proteínas protetoras de tecidos; encontradas na pele, unhas, chifre, casco; são componentes do tecido cartilaginoso.

Queratomalacia: Doença progressiva do olho por deficiência de vitamina A, que se caracteriza por xerose ou sequidão da córnea e posterior ulceração com infiltração, amolecimento e perfuração, com inevitável cegueira.

Quilocaloria (kcal): Energia necessária para elevar em um grau centígrado a temperatura de um quilograma de água.

Quilorréia: Diarréia aquosa.

Quimo: Massa alimentar gástrica, líquida e viscosa, parcialmente digerida antes de sua evacuação para o duodeno.

Quimotripsina: Atua como pepsina. Tem atividade sobre polipeptídeos, transformando-os em polipeptídeos de cadeias menores.

Raquitismo: Resulta de transtorno do metabolismo fosfocálcico devido à carência de vitamina D, às vezes ligada à insuficiência de exposição solar.

Recomendação dietética: Quantidade de energia e nutrientes que permite manter em bom estado nutricional uma população sadia de todas as idades, com certa margem de segurança para cobrir as variações individuais.

Regime alimentar: É aquele que possibilita fazer chegar ao organismo o material plástico, energético e regulador necessário à nutrição do indivíduo, para que ele mantenha íntegras suas funções de crescimento, desenvolvimento e manutenção.

Regime alimentar normal: É aquele que, cumprindo as quatro leis de alimentação, permite ao indivíduo perpetuar por várias gerações seus caracteres biológicos e os de sua espécie. Tem por finalidade planejar e disciplinar a função e a ação dos alimentos ingeridos, digeridos e metabolizados pelo indivíduo sadio. A prescrição é realizada pela receita dietética (fórmula sintética ou prescrição dietética).

Regulação do metabolismo da água: A água em excesso é perdida lentamente; a reparação fisiológica é feita pela ingestão provocada pela sede. Em sua absorção, trânsito e eliminação, o sistema nervoso e os neuromas humorais desempenham importantes funções. Os órgãos reguladores são os rins, o intestino e o fígado, e como fatores importantes, o equilíbrio acidobásico e os íons. Os órgãos eliminadores são: rins, pele, pulmões e intestino. Também as glândulas endócrinas são importantes na regulação da água; a neuro-hipófise pelo hormônio antidiurético; pela supra-renal; pelos mineralocorticóides.

Regurgitação: Vômitos sem esforço que se verificam nos lactentes ou em certas doenças do esôfago e do estômago.

Relação atividade física x gasto de energia: Referente à energia gasta por atividade física, expressada pelo metabolismo basal.

Relação sódio-potássio: Relação que corresponde à quantidade de sódio e potássio existente no organismo que contém, normalmente, cerca de três vezes mais potássio que sódio.

Repleção: Sensação de plenitude gástrica, de "estar cheio".

Requerimento alimentar: Quantidades diárias dos princípios nutritivos exigidos pelo organismo nas diversas faixas e momentos biológicos.

Reticulócito: Eritrócito jovem contendo retículo granuloso ou filamentoso, demonstrável pelo corante cresol azul; indica imaturidade.

Ribose ($C_5H_{10}O_5$): Açúcar-pentose presente no ácido ribonucléico; está presente em todas as células vegetais e animais.

Saciedade: Estado de satisfação fisiológica entre o necessário e o desejado, ocorrendo assim uma repleção alimentar.

Escore químico: O conteúdo de cada aminoácido essencial da proteína de um alimento expressa-se em porcentagem do conteúdo do aminoácido na mesma quantidade de uma proteína usada como padrão. O aminoácido que fornece a menor porcentagem se chama aminoácido limitante e esse valor percentual é o escore químico.

Secreção gástrica: Constituída por substâncias (água, muco, ácido clorídrico e enzimas digestivas – pepsina, lípase gástrica e renina) secretadas por glândulas epiteliais e ainda por outros componentes produzidos por outros mecanismos.

Serotonina: Amina presente em quase todo o organismo, especialmente no sangue e no tecido nervoso. Deriva do triptofano, de início degradado nas células cromafins do intestino e depois no fígado e rins, é veiculada por plaquetas sangüíneas. Parece ter ação sobre processos nervosos e vasculares; estimula a contração de vários músculos lisos (influencia a motilidade intestinal).

Sialorréia: Excesso de secreção salivar; salivação; ptialismo.

Sibutramina: Fármaco da classe das anfetaminas que age no centro da fome no hipotálamo induzindo a saciedade. Usado principalmente no transtorno do comer compulsivo.

Sideremia: Presença aumentada do nível de ferro no soro sangüíneo.

Síndrome da depleção de sal: Quando as dietas de redução exagerada de sal, ou mesmo restrição, permanecem durante muito tempo. Pode surgir tanto com o funcionamento normal dos rins quanto nos casos de insuficiência cardíaca congestiva, quando se usa de diuréticos potentes e, nos cirróticos, conseqüente a grandes perdas de líquidos pelas paracenteses repetidas e uso de diuréticos. Surge, também, quando a retirada de sal (com redução do sódio) é feita em pacientes com capacidade de reabsorção renal prejudicada. Caracteriza-se por astenia progressiva, náuseas, perda de apetite, vômitos, confusão mental, cólicas, dores musculares e abdominais, convulsões, morte por uremia.

Síndrome de Boerhaave: Deglutição dolorosa e penetração das substâncias contidas no estômago na região cervical, mediastínica e torácica, ocasionada pela ruptura completa do esôfago.

Síndrome de carência múltipla: Aparece em criança de tenra idade, geralmente depois do desmame, em famílias de baixa renda e em regiões tropicais e subtropicais. A alimentação dessas crianças é insuficiente em proteínas qualitativa e quantitativa.

Síndrome do comer noturno (transtorno alimentar noturno): Síndrome que apresentam alguns pacientes obesos e caracteriza-se por episódios de compulsão alimentar que aparecem à noite e coexistem com insônia e anorexia matinal.

Síndrome de Cushing: Obesidade centrípeta, face arredondada, acne, estrias abdominais, intolerância à glicose, catabolismo protéico, amenorréia, hirsutismo feminino resultante do aumento da secreção de cortisol pelo córtex adrenal.

Síndrome de má absorção: Diarréia, má absorção de gorduras, fezes volumosas e fétidas, ricas em ácidos graxos, astenia, edema, lassidão, inapetência, perda de peso, palidez, parestesias, cãibras musculares. Pode ser de origem intestinal e extra-intestinal.

Síndrome metabólica: A síndrome metabólica é uma constelação de anormalidades metabólicas vinculadas à obesidade abdominal, tendo como via comum a resistência periférica à insulina, que inclui glicose elevada em jejum, cintura com circunferência grande, dislipidemia aterogênica (baixa HDL-colesterol ou altos índices de triglicerídeos) e pressão sangüínea elevada, todas elas associadas com alto risco de doença cardiovascular.

Síndrome de Plummer-Vinson: Conhecida como disfagia sideropênica. Caracterizada pela ocorrência de disfagia (degeneração muscular do esôfago), glossite, atrofia das papilas linguais, acloridria e anemia hipocrômica microcítica resultante de deficiência férrica.

Sistema digestório: Longo tubo musculoso, ao qual se associam glândulas e órgãos com a finalidade de participarem da digestão dos alimentos ingeridos. São regiões desse sistema: boca, faringe, esôfago, estômago, duodeno, jejuno, íleo, intestino grosso e ânus.

Sitapófase: Rejeição de alimentos por influência de doença mental.

Sitofobia: Horror, medo, aversão anormal por comida.

Soro: Líquido de cor âmbar que exsuda do sangue coagulado à medida que o coágulo se retrai.

Substância fundamental: Material líquido, semilíquido ou sólido nos tecidos conjuntivos, nas cartilagens e nos ossos que preenche parte ou o total do espaço entre as células e as fibras.

Substrato: Substância sobre a qual atua uma enzima.

Suplementação alimentar: Cota adicional de alimentos destinada a prevenir ou corrigir deficiências nutricionais.

Tabela de composição químico-nutricional: Tabela que informa o conteúdo dos alimentos em proteínas, gorduras, carboidratos, vitaminas e minerais de interesse da nutrição humana.

Tabu alimentar: Atitude negativa permanente, imposta pela sociedade e/ou pela religião a um indivíduo ou a um grupo social, relativa à manipulação e ao consumo de determinados alimentos; a não-observação dessa regra leva a "castigos" religiosos ou mágicos.

Taquifagia: Ingestão rápida, prejudicando a mastigação.

Taxa de reciclagem (*turnover*) protéica: Representa a velocidade de renovação de proteínas individuais nos tecidos, visando ao equilíbrio dinâmico das proteínas do organismo, sujeitas a quebras de velhas e síntese de novas. A rapidez dessa renovação varia conforme a constituição das substâncias protéicas.

Taxa metabólica basal: É a taxa expressa em calorias que representa o metabolismo básico (TMB).

Tecido adiposo: Este tecido é constituído de adipócitos, além de importante função como reservatório energético corpóreo, secreta inúmeros compostos protéicos e não-protéicos que agem sobre os próprios adipócitos e outros tecidos do organismo. Desta forma, estes fatores modulam o comportamento funcional do tecido adiposo e outros, ao mesmo tempo que criam mecanismos de *feedback* entre eles.

Terapia nutricional: Terapia ao paciente, parte do tratamento, que direciona a atenção para as condições nutricionais do paciente, seja por via oral, seja enteral ou parenteral. Tem como objetivo evitar a desnutrição, bem como suas complicações ser coadjuvante no tratamento global do paciente. Terapia dietética, específica, por via oral que visa evitar a desnutrição em certas doenças, bem como suas complicações. Exemplo terapia nutricional na síndrome do intestino curto.

Termofagia: Hábito de ingerir alimentos muito quentes.

Tolerância à glicose: Resposta à glicose ingerida. Existe um teste-padrão de tolerância à glicose quando uma dose de 100g de glicose é dada a um indivíduo em jejum. O nível de açúcar sangüíneo retorna, em uma pessoa normal, ao nível de jejum entre 2 e 2 horas e meia.

Tonsonianismo: Tratamento alimentar de doentes, com vegetais.

Trabécula óssea: Colunas de compostos de cristais de cálcio que se estendem da superfície mais interna do extremo da cavidade óssea em direção ao centro, de modo a atuar como travessas de fortalecimento da extremidade do osso. É um local de depósito do cálcio.

Transição nutricional: Fase onde se caracteriza a mudança alimentar, seja ela abrupta, seja gradual. Exemplo, a transição nutricional do lactente a partir dos 4 a 6 meses de idade, em que ocorre a introdução de novos alimentos.

Transtorno alimentar: Distúrbio que se refere à nutrição e ao comportamento anormal de indivíduos em relação à ingestão de alimentos.

Transtorno do comer compulsivo (transtorno da compulsão alimentar periódica): Distúrbio da conduta alimentar caracterizado por episódios de ingestão exagerada e compulsiva de alimentos (pelo menos duas vezes por semana durante seis meses) sem estar associado a uso regular ou inapropriado de comportamento compensatório. O critério diagnóstico foi publicado no Manual de Diagnóstico da Associação Psiquiátrica Americana (DSM-IV, apêndice, 1994).

Transtornos da deglutição: Resultantes de disfunções orgânicas ou lesões de componentes do tudo digestório superior (boca, faringe e esôfago).

Transtornos de mastigação: Verificam-se por: falta e falhas dentárias; dores; infecções; causas tróficas; causas genéticas; peças protéicas inadequadas; deslocamentos da mandíbula etc.

Transporte ativo: Movimento de partículas contra um gradiente de concentração (contra um gradiente elétrico ou de pressão) (Guyton) ou mecanismo para o movimento de solutos através de uma membrana, utilizando energia. A energia é fornecida pela célula. Às vezes, é necessária uma substância transportadora.

Triglicerídeos: Associação de glicerol com três ácidos graxos diferentes.

Tripsina: Enzima proteolítica originada da ação da enterocinase do suco intestinal sobre o tripsinogênio secretado no suco pancreático. Catalisa a hidrólise de oligopeptídeos, amidas e ésteres nas ligações em que atuam os grupos carboxílicos da 1-lisna ou 1-arginina, resultando em peptídeos de peso molecular mais reduzido. Ataca a parte da molécula protéica que não foi digerida pela pepsina, transformando em peptídeos menores.

UI – Unidade internacional: Antigamente a potência de vitaminas e outras substâncias purificadas era medida arbitrariamente e padronizada por unidades de atividades biológicas.

Úlcera péptica: Denominação genérica de úlcera não específica, resultante da perda circunscrita de tecido que atinge especialmente a mucosa, a submucosa e a camada muscular do tubo digestório, em contato com o suco gástrico e de maior teor de pepsina. A lesão ocorre na parte baixa esofagiana, no estômago e, com maior freqüência, no duodeno.

UPL – Utilização protéica líquida (*net protein utilization* – NPU): Proporção do nitrogênio consumida que é retirada ou o produto do valor biológico pela digestibilidade. Para sua determinação, a proteína é administrada em quantidades iguais ou menores que as necessárias para a manutenção. No homem, o valor da UPL obtém-se, por meio do balanço de nitrogênio, enquanto no animal pode-se medir também por dosagem direta dos tecidos.

Utilização biológica dos alimentos: Processo que envolve a cadeia digestão-absorção-metabolismo-excreção ou ressíntese parcial dos alimentos nos organismos vivos.

Urobilinogênio: Pigmento formado nas fezes e presente na urina, proveniente de pigmentos biliares, que, por sua vez, são formados da hemoglobina. Oxidado pelo ar, transforma-se em urobilina.

Uropoiese: Relacionado com a produção e excreção da urina.

Urorragia: Excesso de urina (ex.: *diabetes insipidus*).

Urotoxina: Substâncias tóxicas eliminadas pela urina. Intoxicação por substâncias tóxicas da própria urina devido à alta concentração de sais ou sua alteração metabólica culminando na toxina.

Valor biológico: Proporção do nitrogênio absorvida que é retirada do organismo para manutenção e crescimento.

Valor biológico protéico: É a porcentagem de nitrogênio fixada sobre o total absorvido; indica a capacidade da função plástica da proteína.

Valor calórico total (VCT): Total em calorias da quantidade de energia necessária para repor o material energético gasto pelo indivíduo em suas atividades durante 24 horas. Representa a soma dos cálculos obtidos na determinação do valor calórico líquido, ao qual foram acrescentados os valores das seguintes correções: ação dinâmica específica (ADE) e a não-absorção. A determinação do VCT é feita por vários procedimentos, entre os quais se destacam procedimentos de recomendações nutricionais, Escudero, normograma de Boothby e Berkson.

Vanilismo: Intoxicação conseqüente à ingestão de determinadas preparações contendo baunilha.

Vasoconstrição: Constrição ou redução do diâmetro interno dos vasos sangüíneos.

Vegetais e seu conteúdo de glicídeos: Conforme a quantidade de glicídios que apresentam, os vegetais são divididos em três grupos: vegetais A – abobrinha, acelga, aipo, alface, agrião, chicória, chuchu, couve, couve-flor, espinafre, ponta de aspargo, tomate etc.; vegetais B – abóbora, alcachofra, beringela, beterraba, cenoura, ervilha, jiló, maxixe, nabo, quiabo, vagem etc.; vegetais C – batata-inglesa, batata-doce, cará, inhame, mandioca, milho verde etc. Os vegetais do grupo A contêm até 5% de glicídios; os do grupo B, de 5% até 10%; e os do grupo C, de 10% até 20% de glicídeos.

Vigorexia (transtorno dismórfico muscular): Distúrbio caracterizado por uma obsessão para realizar atividade física de forma exagerada, especialmente nas academias.

Vitâmero: Todo fator nutritivo ou dietético que, em determinada espécie, é capaz de produzir efeito semelhante ao da vitamina; por exemplo, o caroteno que na espécie humana produz o efeito da vitamina A.

Vitamina: Substância que, em quantidade diminuta, é indispensável para o equilíbrio vital que deve ser levada ao organismo pelos alimentos, por não ser sintetizada pelo organismo em quantidades adequadas e que cuja carência causa perturbações específicas denominadas avitaminoses. Distinguem-se em dois grupos: hidrossolúveis (B_1; B_2; ácido fólico; ácido pantotênico; biotina; colina; inositol; niacina; piridoxina; B_{12}; vitamina C) e lipossolúveis (A; D; E; K).

Vômito: Expulsão, pela boca, de conteúdo gástrico. *Tipos*. Alimentício: produzido depois da comida. Ocorre geralmente nas gastrites comuns. Ácido: comumente tardio e abundante, por ser acompanhado de suco gástrico; deixa sabor ácido na boca. Bilioso: líquido de cor amarelo-esverdeada, amargo e comum em afecções vesiculares e duodenais. Pituitoso: vômito aquoso, mucoso, como água espessa; comum em alcoólatras e em afecções da vesícula biliar. Hemorrágico ou hamatêmese: vômito de sangue proveniente do estômago.

World Food Programme: Programa Mundial de Alimentação, ligado à Organização de Alimentação e Agricultura das Nações Unidas (*Food and Agriculture Organization of the United Nations*). O auxílio internacional é feito por meio de alimentos doados quando há uma situação de emergência.

Xantina: Produto intermediário no metabolismo de ácido nucléico.

Xantoma: Massa amarela encontrada no tecido subcutâneo, ossos, tendões e pele, formada de lipídios (colesterol) e localizada difusamente.

Xantomatose: Doença devido à alteração no metabolismo do colesterol que gera uma distribuição de massas amarelas ou alaranjadas, formadas pelo acúmulo de material lipóide na pele, nas células reticuloendoteliais e nos órgãos internos.

Xerofagia: Hábido de ingerir alimentos secos ou dessecados, geralmente devido a práticas religiosas.

Xeroftalmia: Síndrome oftalmológica que acompanha a carência de vitamina A e que inclui a queratomalacia.

Xerose: Ressecamento da pele e das mucosas devido ao início do envelhecimento e da conjuntiva dos olhos por causa da queratinização desta camada (primeira fase da xeroftalmia).

Xerostoma ou xerostomia: Secura da boca por deficiência de saliva devido à atrofia ou hipoplasia das glândulas salivares, carência de vitamina A, desidratação ou ação da radiação.

Yersinia enterocolitica: Bactéria gram-negativa, do gênero *Yersinia*, filiada à família Enterobacteriaceae. É agente causal de infecções alimentares no homem provocando diarréia. Os sorotipos correspondentes a infecções registradas em várias regiões não são os mesmos; em nosso país, os sorotipos encontrados com maior freqüência são os 03 e 05. A contaminação da *Yersinia* por via oral é admitida por meio da água e de outros alimentos.

Zimoidrólise: Hidrólise por ação enzimática.

Zimógeno: Precursor de uma enzima que, em reação com a quinase adequada, libera a enzima em forma ativa.

Zoófago: Que ingere alimento animal.

Zoopsia: Alucinação freqüente no decurso de uma intoxicação alcoólica em que o enfermo julga ver animais (*delirium tremens*).

ANEXO III

Normas da Boa Alimentação Fundação SIBAN – Fundação Simpósio Brasileiro da Alimentação e Nutrição

Os especialistas e os profissionais da área de Ciências Nutricionais vêm há anos estudando, determinando e recomendando a quantidade e a qualidade de nutrientes que as pessoas devem ingerir pela alimentação, para suprir as suas necessidades orgânicas nutricionais. E esses estudos têm levado organismos internacionais, como a Organização Mundial da Saúde (OMS) e a Organização das Nações Unidas para a Alimentação e Agricultura (FAO), a sugerirem que os países traduzam esses dados científicos, qualitativos e quantitativos a respeito de nutrientes, em alimentos para serem usados pela população. E nós queremos salientar que essa alimentação deve levar em conta além dos aspectos biológicos também os culturais, os hábitos, as tradições, a idade enfim outras características sociais, educacionais e econômicas, que direta ou indiretamente influenciam o consumo de alimentos. É por isso muito importante que essas recomendações informem, ensinem e façam com que as pessoas aprendam a se alimentar adequada e conscientemente de acordo com os conhecimentos existentes a respeito do assunto. Para isso é preciso também que o método de ensinar/aprender, os aspectos sociais, econômicos, as figuras, os símbolos, a linguagem sejam levados mais em consideração e cada vez mais apropriados para se conseguir os objetivos desejados. O excessivo uso de termos profissionais, a cópia de modelos, métodos e símbolos de outros países especialmente dos economicamente mais desenvolvidos, e a utilização de nomes científicos, normas, medidas e tecnologias a serem utilizados, sejam cuidadosamente adaptados ao nível socioeconômico do público-alvo. Considero que a falta de uma análise e consideração mais profunda desses diferentes aspectos, tem dificultado a introdução da prática de uma desejável e boa alimentação por um grande número de pessoas. E é então com o objetivo de se fazer com que as pessoas aprendam melhor o que constitui uma boa alimentação que nós incluímos também nesta edição as Normas da Boa Alimentação da Fundação SIBAN (Fundação Simpósio Brasileiro de Alimentação e Nutrição). Elas foram publicadas pela primeira vez em 1988, e espero que possam facilitar um melhor entendimento e estimular o consumo de uma melhor alimentação e estarem adaptadas a diferentes condições culturais, sociais e econômicas das populações-alvo. Nosso símbolo quer ser um prato de comida onde se distribuem diversos alimentos tradicionais, contemplando aspectos biológicos/nutricionais, mas também sociais e econômicos da nossa realidade cultural brasileira.

NORMAS DA BOA ALIMENTAÇÃO (FUNDAÇÃO SIBAN)

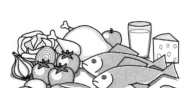

Alimentação variada em diversas refeições

1. **Coma diversos tipos de alimentos em pelo menos três refeições diárias: café da manhã, almoço e jantar.**

Uma alimentação variada é importante para se manter ou melhorar a saúde. As normas da boa alimentação recomendam que se coma vários alimentos, pois cada um deles é formado de substâncias que devem estar à disposição do nosso organismo todos os dias. Uma alimentação só com carne ou só com uma verdura, por exemplo, não dá ao organismo todas as substâncias de que ele necessita.

Essa alimentação variada deve estar distribuída em, pelo menos, três refeições diárias: café da manhã, almoço e jantar. Não se deve deixar de comer em nenhuma dessas principais refeições. Nosso organismo precisa de alimentos e por isso devemos comer em intervalos regulares.

Uso de alimentos locais e disponíveis

2. **Use alimentos locais, tais como arroz, feijão, farinha, pão e leite, como base de suas refeições.**

Além da *variedade* de alimentos, é necessário, também, comer *quantidade* razoável de comida.

A **mistura de arroz com feijão** torna a alimentação bastante equilibrada em proteína e energia, além de fornecer, também, alguns minerais, vitaminas e fibras.

O **pão** de trigo, principalmente se feito com mistura de outras farinhas, como a de mandioca ou a de milho, é boa fonte de energia e fibras.

O **leite** é fonte de energia, proteínas, minerais e vitaminas para pessoas de todas as idades. O leite de vaca deveria ser mais consumido no Brasil, por todas as camadas sociais. Para os recém-nascidos até os seis meses de idade, o mais recomendado é o leite materno. Ele é considerado o alimento completo para o bebê.

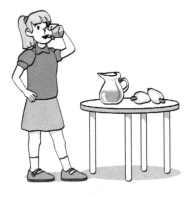

Frutas e hortaliças são boas fontes de vitaminas e minerais

3. **Coma sempre frutas e verduras da época.**

As **hortaliças** e as **frutas** fornecem ao organismo vitaminas, minerais e fibras. Esses alimentos são necessários diariamente e podem ser obtidos com relativa facilidade. As Secretarias da Agricultura e do Abastecimento têm estimulado e orientado a implantação de hortas caseiras e comunitárias. Os terrenos baldios de nossas cidades poderiam ser usados para hortas, principalmente com hortaliças de folhas. É preciso acostumar as nossas crianças a comerem hortaliças todos os dias.

Lembramos, também, que as frutas e as hortaliças de época são as mais baratas.

4. **Use carnes, sal e açúcar, em quantidades moderadas.**

Muita gente acha que para uma boa alimentação é preciso comer carne todos os dias. As **carnes** são boas fontes de proteínas, vitaminas e minerais, mas essas substâncias existem também nos ovos, queijo, soja e carnes magras (aves e pescado).

A gordura animal está muito relacionada a doenças cardiovasculares, portanto, o uso de carne deve ser moderado.

O **sal** precisa ser usado com moderação. Ele fornece sódio e cloro ao organismo, mas a maioria dos alimentos contém essas substâncias. Doenças dos rins, do coração e pressão alta melhoram com a diminuição do sal.

O **açúcar** fornece energia (calorias) ao organismo. Não causa obesidade nem diabetes, mas aumenta a freqüência de cárie dental se consumido em excesso e, especialmente, entre as refeições. Devido à falta de calorias na alimentação da maioria dos brasileiros, seu consumo diário, com moderação, deve ser mantido. Por isso considera-se até prejudicial a sua substituição por adoçantes artificiais ou naturais, que não fornecem energia ao organismo.

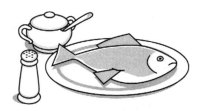

Carnes, sal e açúcares devem ser ingeridos com moderação

5. Utilize óleo vegetal no preparo da comida e diminua o consumo de gorduras animais.

No preparo da comida, procure utilizar óleos de origem vegetal, como os de soja, de arroz, de milho e outros que fornecem energia (calorias), e outras substâncias essenciais ao organismo. Os óleos vegetais também facilitam a utilização de certas vitaminas.

O consumo exagerado de gordura de origem animal e de colesterol tem sido considerado como um fator importante no desenvolvimento das doenças cardiovasculares. Os alimentos que mais contêm essas substâncias nocivas são: carnes gordas, lingüiças, presuntos, certos queijos e cremes. Coma menos desses alimentos.

Assim sendo, use menos gordura animal (banha ou toucinho) para preparar sua comida e diminua as frituras.

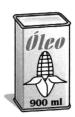

Óleos vegetais são preferidos numa alimentação nutricionalmente adequada

6. Tome, diariamente, bastante água.

A água é muito importante para o corpo humano. Mais da metade do nosso peso é formada por água. Ela ajuda na digestão, no funcionamento dos rins, dos intestinos e regula a temperatura do corpo. A perda de água está em torno de dois litros por dia. Devemos, pois, tomar bastante líquido diariamente. O leite, os sucos de frutas (naturais), além de serem boas fontes de água, fornecem ao organismo outras substâncias essenciais. Use água filtrada ou fervida, especialmente para as crianças.

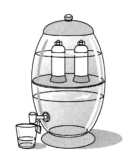

Água é um nutriente importantíssimo

7. Prepare sempre a alimentação com bastante higiene.

As pessoas que manipulam alimentos devem estar sempre atentas na hora de preparar as refeições, pois até resfriados e gripes podem ser transmitidos através da alimentação.

As mãos devem ser lavadas com água e sabão e as unhas também devem ser cortadas bem rentes. Esses hábitos ajudarão a assegurar a saúde das pessoas. Por outro lado, nunca se deve deixar os alimentos lavados e limpos em contato com aqueles que ainda não foram higienizados. Os alimentos devem estar sempre cobertos, para evitar moscas, e as latas de lixo sempre tampadas.

As frutas e hortaliças devem ser bem lavadas em água corrente e na incerteza de sua origem deve-se comê-las descascadas ou cozidas.

Ao adquirir alimentos prefira aqueles da época e que estejam em boas condições sanitárias. Isso evita desperdício e preserva a saúde de quem os utiliza.

Outro cuidado importante é quanto aos alimentos armazenados. Lembre-se que alimentos armazenados inadequadamente podem conter insetos.

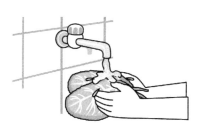

A higiene das pessoas e dos alimentos é fundamental para a boa alimentação

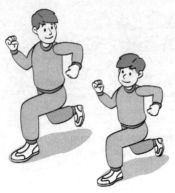

Alimentação e exercício físico

8. Mantenha o seu peso, controlando a ingestão de alimentos e fazendo exercício físico.

O controle periódico de seu peso é uma maneira prática de verificar se você está comendo pouco ou muito. Quando a pessoa não está doente, ela tem um peso médio para a sua idade e sexo, semelhante ao encontrado em diversas tabelas de referência. No indivíduo adulto, esse peso deve também se manter mais ou menos constante. Os dois fatores mais importantes na determinação do peso são a ingestão da comida e a atividade física. Se você come muito e faz pouco exercício, ficará gordo e se faz muito exercício ou trabalha muito e come pouco, você emagrece. Procure equilibrar a quantidade de comida com a quantidade de exercício através do controle periódico do seu peso. Anote-o em uma caderneta.

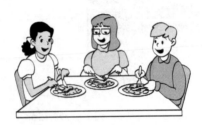

Influência do ambiente na alimentação

9. Faça das refeições um encontro agradável.

O aproveitamento dos alimentos é favorecido por condições agradáveis e ambientes calmos. A vida moderna, as dificuldades de transporte, os horários, as correrias, as preocupações têm prejudicado e dificultado o consumo da comida. As refeições rápidas, embora saudáveis do ponto de vista higiênico e nutricional, não oferecem o ambiente apropriado e a desejável pausa para uma boa alimentação.

Procuremos, sempre que possível, sentar-nos à mesa com a família e com os amigos para as refeições. Procuremos também valorizar as comidas tradicionais da nossa casa e região.

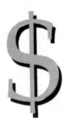

Em qualquer situação econômica é possível comer melhor

10. Coma melhor e gaste menos.

Para comer, é preciso produzir ou comprar comida. Quem tem pouco ou não tem dinheiro, tem dificuldade em manter uma alimentação adequada. Já falamos também que muitos dos que têm dinheiro estão comendo mal e prejudicando a sua própria saúde.

É necessário, então, saber o que comer, saber quais são os alimentos disponíveis, saber quais os alimentos produzidos na região e suas épocas, saber quais são as misturas de alimentos mais apropriadas para as crianças e para os adultos. É preciso, também, ficar sabendo que comida cara não significa, necessariamente, que seja boa para a saúde.

Essa orientação alimentar do que comprar e do que comer pode ser semanalmente dada pelo Governo por meio das Secretarias da Agricultura, do Abastecimento e da Saúde.

Para que essa Campanha dê resultados, é preciso garantir ao trabalhador o direito a um salário suficiente para poder comprar seus alimentos. Bem orientado, o povo vai comprar mais comida e gastar menos.

ANEXO IV

Tabelas de Composição de Alimentos[1]

Compilação realizada pelas Nutricionistas:
Lina Maria de Oliveira Azoubel
Rosa Wanda Diez Garcia
Maria Margareth Veloso Naves

SÍMBOLOS E ABREVIATURAS

Tr – Abreviatura da palavra "traço", usada para indicar valores menores que a metade da unidade.
0 – Indica que o alimento não contém o nutriente.
( ) – O valor do nutriente foi calculado a partir de um alimento similar.
(0) – A quantidade do constituinte provavelmente é nula ou pequena para ser medida.
— – Indica falta de informação.

INFORMAÇÕES COMPLEMENTARES

1. **Água** – os dados da coluna de água da tabela foram calculados por diferença dos macronutrientes (proteína, gordura e carboidratos, incluindo as fibras) em 100g do alimento.
2. **Sódio** – os valores de sódio para todos os alimentos foram retirados da tabela correspondente à referência "b", por falta de informações nas demais referências consultadas.
3. **Calorias** – o valor energético dos alimentos indicados nesta tabela foi obtido por método calorimétrico. Uma quilocaloria é a quantidade de calor necessária para elevar a temperatura de 1 quilograma de água em 1°C (de 15°C a 16°C). Nos últimos anos, a caloria é substituída pelo joule (energia desprendida quando 1kg é movido a uma distância de 1 metro por uma força de 1 Newton), a unidade para todas as formas de energia do sistema métrico é aceita internacionalmente para uso nos campos da Física e da Química. Uma quilocaloria equivale a 4,184 quilojoules (recomendado 4,2 para uso prático).

---

[1] Existem atualmente Tabelas Brasileiras bem atualizadas, disponíveis em HTTP:/, sobre Composição de Alimentos. Os dados das tabelas anexadas foram compilados de referências internacionais, ENDEF e Guilherme Franco. As Tabelas Brasileiras poderão ser acessadas nos seguintes sites:
TBCA/FCF/USP: www.fcf.usp.br/tabela
TACO/NEPA/UNICAMP: www.unicamp.br/nepa
Virtual Nutri – FSP/USP: www.fsp.usp.br

RECOMENDAÇÃO DE ENERGIA E NUTRIENTES PARA A POPULAÇÃO BRASILEIRA

Grupo de idade	Peso corporal kg	Energia* kcal	Energia* MJ	Proteínas g	Vitamina A Eq. Retinol mcg	Vitamina A UI	Vitamina D mcg	Vitamina D UI	Tiamina mg	Ribofla-vina mg	Equiva-lente de niacina mg	Vitamina B₁₂ mcg	Folato livre mcg	Ácido ascórbico mg	Cálcio mg	Ferro mg
0-½ ano	6,0	810	3,4	16	420	1.400	10	400	0,30	0,40	5,3	0,3	40	20	300	5
½-11/12 ano	9,0	1.100	4,6	24	300	1.000	10	400	0,40	0,60	7,2	0,3	60	20	450	10
1-3 anos	11,7	1.600	6,7	30	250	830	10	400	0,64	0,88	10,6	0,9	100	20	450	10
4-6 anos	16,7	2.000	8,3	36	300	1.000	10	400	0,80	1,10	13,6	1,5	100	20	450	10
7-9 anos	22,8	2.300	9,6	40	400	1.333	2,5	100	0,92	1,27	15,2	1,5	100	20	450	10
Homens																
10-12 anos	29,4	2.800	11,7	48	575	1.920	2,5	100	1,12	1,54	18,5	2,0	100	20	650	10
13-15 anos	41,0	3.150	13,1	59	725	2.400	2,5	100	1,26	1,73	20,8	2,0	200	30	650	18
16-19 anos	54,6	3.350	14,0	66	750	2.500	2,5	100	1,34	1,84	22,1	2,0	200	30	450	9
20-39 anos	63,0	2.898	12,1	68	750	2.500	2,5	100	1,15	1,59	19,1	2,0	200	30	420	9
40-49 anos	63,0	2.753	11,5	68	750	2.500	2,5	100	1,10	1,51	18,2	2,0	200	30	450	9
50-59 anos	63,0	2.608	10,9	68	750	2.500	2,5	100	1,04	1,43	17,2	2,0	200	30	450	9
60-69 anos	63,0	2.318	9,7	68	750	2.500	2,5	100	0,93	1,27	15,3	2,0	200	30	450	9
70 e mais	63,0	2.029	8,5	68	750	2.500	2,5	100	0,81	1,12	13,4	2,0	200	30	450	9
Mulheres																
10-12 anos	31,8	2.630	11,0	48	575	1.920	2,5	100	1,05	1,45	17,4	2,0	100	20	650	10
13-15 anos	44,3	2.830	11,8	56	725	2.400	2,5	100	1,13	1,56	18,7	2,0	200	30	650	24
16-19 anos	49,6	2.680	11,2	52	750	2.500	2,5	100	1,07	1,47	17,7	2,0	200	30	550	28
20-39 anos	52,0	2.080	8,7	52	750	2.500	2,5	100	0,83	1,14	14,2	2,0	200	30	450	28
40-49 anos	52,0	1.980	8,3	52	750	2.500	2,5	100	0,79	1,10	13,3	2,0	200	30	450	28
50-59 anos	52,0	1.870	7,8	52	750	2.500	2,5	100	0,75	1,03	12,3	2,0	200	30	450	9
60-69 anos	52,0	1.670	7,0	52	750	2.500	2,5	100	0,67	0,92	11,0	2,0	200	30	450	9
70 e mais	52,0	1.460	6,2	52	750	2.500	2,5	100	0,58	0,80	9,6	2,0	200	30	450	9
Adicional para:																
- gravidez	—	350	1,5	30	100	333	10	400	0,14	0,19	2,3	1,0	200	20	750	0
- lactação	—	550	2,2	30	450	1.500	10	400	0,22	0,30	3,7	0,5	100	20	750	0
Pessoa/dia		2.370	9,9	52	616	2.050	4,4	176	0,94	1,31	16,0	1,8	171	27	530	14

* Calculada para o percentil 97% da população, para os grupos etários de zero a 19 anos.

TABELA DE COMPOSIÇÃO DE ALIMENTOS

Composição por 100g de alimentos

Item nº	Alimentos e descrição	Cal.[3]	Prot. g	Gord. g	C.H. g	Fibra g	Água[1] %	Ca mg	P mg	Fe mg	Na[2] mg	A mcg	B₁ mg	B₂ mg	Niacina mg	C mg	Ref.
1	Abacate	167	2,1	16,4	6,3	1,6	73,6	10	42	0,6	4,0	87	0,11	0,20	1,6	14	b
2	Abacaxi	52	0,4	0,2	13,7	0,4	85,3	18	8	0,5	1,0	15	0,08	0,04	0,2	61	a
3	Abiu	95	2,1	1,1	22,0	3,0	71,8	96	45	1,8	–	46	0,02	0,02	3,4	49	c
4	Abóbora (moranga)	30	0,6	0,2	7,6	0,7	90,9	19	22	0,5	1,0	920	0,04	0,04	0,5	15	a
5	Abóbora-verão madura	30	0,6	0,2	7,6	0,7	90,9	19	22	0,5	1,0	95	0,04	0,04	0,5	15	a
6	Abóbora-inverno madura	35	1,7	0,2	8,1	0,9	89,1	32	24	2,3	1,0	1.145	0,07	0,05	0,8	11	a
7	Abobrinha verde com casca	24	1,0	0,2	5,5	0,4	92,9	19	32	0,6	–	5	0,05	0,04	0,5	19	c
8	Abricó	47	0,6	0,2	12,1	1,0	86,1	13	12	0,4	1,0	30	0,03	0,05	0,4	16	c
9	Acarajé	278	13,1	15,6	22,3	1,8	47,2	51	224	3,7	–	15	0,30	0,13	1,4	3	c
10	Açaí	247	3,8	12,2	36,6	16,9	30,5	118	58	11,8	–	–	0,36	0,01	0,04	9	c
11	Acelga	27	1,6	0,4	5,6	1,0	91,4	110	29	3,6	–	875	0,03	0,09	0,4	34	a
12	Açúcar granulado	384	0,0	0,0	99,1	0,0	0,9	5	1	0,1	1,0	0	0,00	0,00	0,0	0	b
13	Açúcar-mascavo	373	0,0	0,0	96,4	0,0	3,6	85	19	3,4	3,0	0	0,01	0,03	0,2	0	b
14	Açúcar refinado	385	0,0	0,0	99,5	0,0	0,5	0	0	0,1	1,0	0	0,00	0,00	0,0	0	b
15	Agrião	22	2,8	0,4	3,3	1,1	92,4	117	76	1,9	–	1.105	0,12	0,10	1,0	44	a
16	Aguardente	231	–	–	–	–	100,0	–	–	–	–	–	–	–	–	–	c
17	Alcachofra	65	2,2	0,1	16,5	0,8	80,4	32	–	0,6	–	5	0,20	0,05	0,1	6	a
18	Alface-crespa	13	1,0	0,1	2,7	0,5	94,8	16	23	0,4	9,0	–	0,05	0,03	0,3	7	a
19	Alface lisa	15	1,3	0,2	2,9	0,7	94,9	43	34	1,3	9,0	260	0,08	0,08	0,4	12	a
20	Algas marinhas	48	1,8	0,2	11,5	0,5	86,0	510	12	56,0	–	25	–	0,03	0,5	–	c
21	Alho	137	6,2	0,2	30,8	1,5	61,3	29	202	1,5	19	Tr	0,25	0,08	0,5	15	b
22	Almeirão	20	1,7	0,2	4,1	0,9	93,1	79	–	1,7	–	790	0,07	0,12	0,4	11	a
23	Ameixa-amarela	47	0,6	0,2	11,9	0,4	87,3	8	15	0,4	2	40	0,03	0,04	0,5	6	a
24	Ameixa-preta seca	255	2,1	0,6	67,4	1,6	31,0	51	79	3,9	8	480	0,09	0,17	1,6	3	b
25	Amêndoa	547	18,6	54,1	19,6	2,7	0,5	254	475	4,4	4	0	0,25	0,67	4,6	Tr	a
26	Amendoim cru com película	543	25,5	44,0	21,3	4,3	4,9	66	393	3,0	5	10	0,91	0,21	17,6	1	a
27	sem película	560	26,7	47,3	17,5	1,7	6,8	46	466	3,2	5	5	0,86	0,22	18,8	1	a
28	Amendoim torrado com película	572	26,5	46,7	22,0	3,4	1,4	72	400	3,4	5	Tr	0,25	0,26	16,8	1	a
29	sem película (salgado)	566	28,8	46,9	18,1	1,5	4,7	36	415	3,2	418*	Tr	0,24	0,14	19,0	1	a
30	Amido arroz	351	0,5	0,2	87,0	–	12,3	–	–	–	Tr	–	–	–	–	–	d
31	Amido de milho (maisena)	357	0,6	0,2	85,6	0,4	13,2	8	16	–	Tr	0	0,00	0,20	0,0	0	a
32	Amora	53	1,7	0,4	12,2	0,9	84,8	30	32	3,7	1	2	0,03	0,06	0,7	5	c
33	Araçá	62	1,5	0,6	14,3	5,2	78,4	48	33	6,3	–	48	0,06	0,04	1,3	326	c

1, 2, 3 – Informações complementares para toda a tabela na pág.: 749.
* Valor de sódio relativo, varia conforme a preparação.

Composição por 100g de alimentos

Item nº	Alimentos e descrição	Cal.[3]	Prot. g	Gord. g	C.H. g	Fibra g	Água[1] %	Ca mg	P mg	Fe mg	Na[2] mg	A mcg	B₁ mg	B₂ mg	Niacina mg	C mg	Ref.
34	Araruta	125	1,7	0,2	29,5	2,0	66,6	15	18	1,9	–	–	0,13	0,02	0,5	7	c
35	Araticum	52	0,4	1,6	10,3	3,8	83,9	52	24	2,3	–	50	0,04	0,07	0,6	21	c
36	Arroz: – integral	357	7,2	1,5	77,6	0,8	12,9	14	231	2,6	9	0	0,22	0,05	4,0	0	a
37	– polido cru	364	7,2	0,6	79,7	0,6	11,9	9	104	1,3	5	0	0,08	0,03	1,6	0	a
38	– polido cozido	109	2,0	0,1	24,2	0,1	73,6	10	28	0,2	374*	0	0,02	0,01	0,4	0	b
39	– farinha	364	7,2	0,6	79,7	0,6	11,9	9	104	1,3	–	0	0,08	0,03	1,6	0	a
40	Aspargo	22	2,0	0,2	4,4	1,2	92,2	27	43	1,2	2	285	0,12	0,10	0,5	8	a
41	Aveia: – grão	370	11,6	3,1	73,8	3,5	8,0	64	264	4,9	8	0	0,50	0,09	1,0	0	a
42	– farinha	390	14,2	7,4	68,2	1,2	9,0	53	405	4,5	1	(0)	0,60	0,14	1,0	(0)	a
43	– flocos	384	14,6	4,2	72,3	0,7	8,2	50	360	3,5	1	(0)	0,35	–	–	(0)	b
44	Avelã	647	10,8	63,2	19,8	2,3	3,9	254	319	3,6	–	65	0,46	0,55	5,0	7	a
45	Azedinha	21	1,5	0,3	4,1	–	94,1	74	56	5,6	–	1.385	0,06	0,08	0,4	30	a
46	Azeites	884	–	100,0	0,0	0,0	0,0	0	0	0,0	–	0	0,00	0,00	0,0	0	a
47	Azeitona (enlatada)	116	1,4	12,7	1,3	1,3	83,3	61	17	1,6	2.400**	90	–	–	–	–	b
48	Babaçu	334	3,9	19,5	13,3	–	63,3	30	40	1,0	–	–	–	–	–	–	d
49	"Bacon" (curado)	631	9,1	65,0	1,6	0,0	24,3	13	108	0,8	680	(0)	0,38	0,12	1,9	0	a
50	Bacuri	105	1,9	2,0	22,8	7,4	65,9	20	36	2,2	–	30	0,04	0,04	0,5	33	c
51	Bambu (broto)	28	2,5	0,3	5,3	1,2	90,7	17	47	0,9	–	2	0,11	0,09	0,6	9	c
52	Banana-d'água	87	1,2	0,4	22,2	0,6	75,6	27	31	1,5	1	27	0,05	0,09	0,6	8	c
53	Banana-maçã	100	1,7	0,2	25,7	0,5	71,9	6	22	1,2	1	5	0,05	0,03	0,6	13	c
54	Banana-prata	89	1,3	0,3	22,8	0,4	75,2	15	26	2,0	1	10	0,04	0,05	0,6	14	c
55	Batata-inglesa: – crua	76	2,1	0,1	17,1	0,5	80,2	7	53	0,6	3	Tr	0,10	0,04	1,5	20	b
56	– cozida	65	1,9	0,1	14,5	0,5	83,0	6	42	0,5	2***	Tr	0,09	0,03	1,2	16	b
57	– frita	274	4,3	13,2	36,0	1,0	45,5	15	111	1,3	6***	Tr	0,13	0,08	3,1	21	b
58	– purê com leite	65	2,1	0,7	13,0	0,4	83,8	24	49	0,4	301****	6	0,08	0,05	1,0	10	b
59	Batata-doce crua	114	1,7	0,4	26,3	0,7	70,9	32	47	0,7	10	2.642	0,10	0,06	0,6	21	b
	Bebidas alcoólicas:																
60	Cerveja (3,6g álcool)	42	0,3	0,0	3,8	–	95,9	5	30	Tr	7	–	Tr	0,03	0,6	–	b
61	Vinho (9,9g álcool)	85	0,1	0,0	4,2	–	95,7	9	10	0,4	5	–	Tr	0,01	0,1	–	b
62	Gim, rum, vodca, "whiski": 33,4g álcool	231	–	–	Tr	0,0	100,0	–	–	–	1	–	–	–	–	–	b
63	36,0g álcool	249	–	–	Tr	0,0	100,0	–	–	–	1	–	–	–	–	–	b
64	42,5g álcool	295	–	–	Tr	0,0	100,0	–	–	–	1	–	–	–	–	–	b
65	Conhaque 249	–	–	0,8	–	100,0	–	–	–	–	–	–	–	–	–	c

* Este valor corresponde à análise do alimento preparado com sal, sendo assim, é relativo, varia conforme a preparação.
** Valor de sódio relativo, varia conforme a marca do produto.
*** Valor de sódio analisado a partir do alimento preparado sem sal. O sódio do alimento preparado com sal é estimado em média 236mg de Na/100g.
**** Valor de sódio relativo ao alimento preparado com sal. É variável em função da quantidade de sal utilizada na preparação.

Anexo IV – TABELAS DE COMPOSIÇÃO DE ALIMENTOS 751

Composição por 100g de alimentos

Item nº	Alimentos e descrição	Cal.[3]	Prot. g	Gord. g	C.H. g	Fibra g	Água[1] %	Ca mg	P mg	Fe mg	Na[2] mg	A mcg	B₁ mg	B₂ mg	Niacina mg	C mg	Ref.
66	Licores	342	–	–	25,4	–	100,0	–	–	–	–	–	–	–	–	–	c
67	Batidas	252	0,5	0,5	17,9	–	100,0	17	13	–	–	6	–	0,02	–	1	c
68	Beiju	359	1,8	0,5	86,9	1,9	8,9	158	111	5,8	–	–	0,09	0,08	1,7	15	c
69	Beringela	27	1,0	0,3	6,3	1,2	91,2	23	31	0,8	2	Tr	0,04	0,04	0,8	5	a
70	Beterraba	42	1,7	0,1	9,5	1,0	87,7	14	38	0,8	–	2	0,01	0,04	0,2	5	c
71	Biscoito doce	407	9,0	7,8	74,1	0,5	8,6	22	67	1,5	60	–	0,18	0,05	0,4	–	c
72	Biscoito de polvilho	436	2,7	10,2	79,6	0,1	7,4	18	38	0,8	365	–	0,02	0,05	–	–	c
73	Biscoito salgado (tipo "cream cracker")	369	7,4	17,0	45,8	0,2	29,6	121	175	1,6	626*	Tr	0,21	0,21	1,8	Tr	b
74	Bolo de milho	290	5,1	6,7	54,3	0,4	33,5	32	97	1,1	628	68	0,10	0,07	0,5	1	c
75	Bredo	46	5,5	0,3	8,0	–	86,2	800	50	2,3	–	–	–	–	–	–	e
76	Brócolis	39	4,5	0,6	6,4	1,6	86,9	166	81	1,3	15	560	0,12	0,18	1,1	94	a
77	Buriti	144	2,6	11,0	13,1	7,6	65,7	156	54	5,0	–	6.000	0,03	0,23	0,7	26	c
78	Cabeluda	75	1,8	0,5	18,0	8,5	71,2	18	22	2,1	–	30	0,04	0,04	0,5	33	c
79	Cacau – pó	71	2,8	0,3	16,5	1,1	79,3	6	41	0,7	6	32	1,80	0,15	3,2	21	c
80	Café: – bebida sem açúcar	2	0,3	0,1	0,8	0,0	98,8	5	5	0,2	1	0	0,01	0,01	0,9	0	a
81	– grão torrado	226	12,6	14,8	63,4	7,6	1,6	148	198	(2,9)	72	–	0,07	(0,05)	17,0	–	a
82	Cajá-manga	46	0,2	0,1	12,4	1,1	86,2	56	67	0,3	–	34	0,05	0,02	1,4	30	c
83	Caju	46	0,8	0,2	11,6	1,5	85,9	4	18	1,0	–	40	0,03	0,03	0,4	219	c
84	Caldo de carne	57	3,2	2,2	5,8	0,1	86,9	6	40	0,7	764	15	0,04	0,05	0,9	1	b
85	Camarão cru	91	16,1	0,8	1,5	–	81,6	63	166	1,6	140	–	0,02	0,03	3,2	–	b
86	Cana-de-açúcar	63	0,4	0,2	15,0	–	84,4	21	10	0,6	–	–	–	–	–	–	d
87	Canjica (munguzá)	100	2,2	1,7	19,6	0,2	76,3	31	52	0,2	–	14	0,04	0,05	0,3	–	c
88	Caqui	77	0,7	0,4	19,7	1,6	77,6	6	26	0,3	6	813	0,03	0,02	0,1	11	b
89	Cará	100	2,0	0,2	24,3	0,6	72,9	14	43	1,3	–	0	0,13	0,02	0,4	3	a
90	Carambola	36	0,5	0,3	8,8	0,9	89,5	5	18	0,4	2	90	0,04	0,02	0,3	35	a
91	Caranguejo cozido	93	17,3	1,9	0,5	–	80,3	43	175	0,8	–	652	0,16	0,08	2,8	2	b
92	Carne: – Cabrito	165	18,7	9,4	0,0	–	71,9	11	–	2,2	–	0	(0,17)	0,32	(5,6)	0	a
93	– Carneiro	253	18,2	19,4	0,0	0,0	62,4	7	190	2,5	75	0	0,07	0,15	2,0	0	a
94	– Cavalo	118	18,1	4,1	0,9	0,0	76,9	10	150	(2,7)	–	–	0,07	0,12	(4,3)	–	a
95	– Coelho	159	20,4	8,0	(0,0)	0,0	71,6	18	210	2,4	43	0	0,04	0,18	10,0	0	a
96	– Galinha crua	130	20,6	4,7	0,0	0,0	74,7	13	188	1,5	67	45	0,08	0,20	5,2	–	b
97	– Galinha cozida	176	28,0	6,3	0,0	0,0	65,7	13	229	1,7	86	45	0,07	0,23	5,6	–	b
98	– Galinha (coração)	157	20,5	7,0	1,6	0,0	70,9	23	142	1,7	79	10	0,12	0,91	5,2	–	b
99	– Ganso cru	354	16,4	31,5	0,0	0,0	52,1	15	188	1,8	86	–	0,10	0,24	5,6	0	a
100	– Lebre	135	21,0	5,0	0,0	–	74,0	12	157	3,2	–	–	–	–	–	–	b

* Valor de sódio relativo varia conforme a marca do produto.

752 CIÊNCIAS NUTRICIONAIS

Composição por 100g de alimentos

Item nº	Alimentos e descrição	Cal.[3]	Prot. g	Gord. g	C.H. g	Fibra g	Água[1] %	Ca mg	P mg	Fe mg	Na[2] mg	A mcg	B₁ mg	B₂ mg	Niacina mg	C mg	Ref.
101	Carne: – Ovelha – magra	136	19,0	6,1	(0,0)	0,0	74,9	7	180	2,2	–	0	0,09	0,21	2,9	0	a
102	– semigorda	253	18,2	19,4	0,0	0,0	62,4	7	190	2,5	–	0	0,07	0,15	2,0	0	a
103	– gorda	292	15,6	25,0	0,0	0,0	59,4	5	170	2,1	–	0	0,07	0,17	1,9	0	a
104	– fígado	128	20,3	4,2	0,9	0,0	74,6	14	287	6,6	52	15.000	0,20	3,02	12,9	18	a
105	– Pato	326	16,0	28,6	0,0	0,0	55,4	15	188	1,8	74	–	0,10	0,24	5,6	(0)	a
106	– Peru – branca crua	116	24,6	1,2	0,0	0,0	74,2	–	–	1,0	51	–	0,06	0,11	11,3	–	b
107	– branca assada	176	32,9	3,9	0,0	0,0	63,2	–	–	1,2	82	–	0,05	0,14	11,1	–	b
108	– escura crua	128	20,9	4,3	0,0	0,0	74,8	–	–	2,0	81	–	0,09	0,18	4,7	–	b
109	– escura assada	203	30,0	8,3	0,0	0,0	61,7	–	–	2,3	99	–	0,04	0,23	4,2	–	b
110	– Pomba	279	18,6	22,1	0,0	0,0	59,3	17	411	1,8	–	–	0,10	0,24	5,6	0	a
111	– Porco – lombo assado	362	24,5	28,5	0,0	0,0	47,0	11	256	3,2	65*	(0)	0,92	0,26	5,6	–	b
112	– pernil cru	308	15,9	26,6	0,0	0,0	57,5	9	178	2,4	70**	–	0,77	0,19	4,1	–	a
113	– pernil assado	374	23,0	30,6	0,0	0,0	46,4	10	236	3,0	65*	(0)	0,51	0,23	4,6	–	b
114	– fígado	140	19,2	5,4	2,5	0,0	72,9	12	306	5,3	73	4.200	0,29	2,55	13,7	14	a
115	– presunto (conserva)	394	21,9	33,3	0,0	0,0	44,8	10	225	2,9	–	(0)	0,49	0,22	4,4	–	b
116	– chouriço	232	19,5	15,1	3,3	0,3	62,1	39	190	2,4	–	–	0,93	0,26	5,1	–	c
117	– lingüiça crua	498	9,4	50,8	Tr	–	39,8	5	92	1,4	–	0	0,43	0,17	2,3	–	b
118	– lingüiça frita	476	18,1	44,2	Tr	–	37,7	7	162	2,4	–	0	0,79	0,34	3,7	–	b
119	– de-sol (carne seca)	441	42,0	29,0	–	–	29,0	93	161	9,7	–	–	0,08	0,95	2,8	–	c
120	– Tatu	172	29,0	5,4	(0,0)	0,0	65,6	30	208	10,9	–	0	0,10	0,40	6,0	0	a
121	– Vaca – gorda	297	16,0	25,4	(0,0)	0,0	58,6	8	210	2,6	65	0	0,06	0,16	3,2	0	a
122	– semigorda	244	18,7	18,2	(0,0)	0,0	63,1	4	207	3,2	65	0	0,06	0,17	4,3	0	a
123	– magra	113	21,4	2,4	(0,0)	0,0	76,2	16	179	4,0	65	0	0,07	0,20	2,9	(0)	a
124	– coração	115	17,0	3,4	3,0	0,0	76,6	10	187	5,4	86	15	0,32	0,88	5,0	Tr	a
125	– fígado	134	19,8	3,9	3,6	0,0	72,7	11	278	5,1	136	8.660	0,26	2,37	8,9	11	a
126	– língua	191	16,0	13,2	0,9	0,0	69,9	16	142	1,5	173	0	0,08	0,31	3,1	0	a
127	– rim	124	16,8	5,0	1,8	0,0	76,4	13	260	5,7	176	300	0,34	1,82	5,3	10	a
128	– costela	401	14,8	37,4	0,0	0,0	47,8	9	151	2,2	–***	21	0,06	0,13	3,6	–	a
129	– carne seca	317	64,8	4,5	(0,0)	0,0	30,7	93	161	(9,7)	4.300	–	0,02	0,25	14,8	0	a
130	– estômago	90	14,0	2,7	1,4	0,3	81,6	60	50	2,2	–	70	0,01	0,09	0,6	(0)	a
131	– miolos	134	10,4	9,6	0,8	0,0	79,2	12	200	3,2	125	175	0,15	0,23	3,1	14	a
132	– Veado	146	29,5	2,2	(0,0)	–	68,3	20	264	3,5	0	0	0,37	0,28	7,4	0	a
133	– Vegetal – soja	106	13,1	3,2	8,7	0,4	74,6	15	42	0,8	–	–	0,04	0,02	2,3	–	c
134	– Vitela crua	128	18,9	5,9	–	–	75,2	14	220	2,4	–	–	–	–	–	–	d
135	Carambola	35	0,7	0,5	8,0	0,9	89,9	4	17	1,5	2	363	0,04	0,02	0,3	35	b

* Valor correspondente ao conteúdo médio de sódio da carne de porco (qualquer tipo) preparada.
** Valor correspondente ao conteúdo médio de sódio da carne de porco (qualquer tipo) crua.
*** Valor médio para 100g de carne de vaca crua (qualquer parte) é 65mg.

Anexo IV – TABELAS DE COMPOSIÇÃO DE ALIMENTOS   753

Item nº	Alimentos e descrição	Cal.[3]	Prot. g	Gord. g	C.H. g	Fibra g	Água[1] %	Ca mg	P mg	Fe mg	Na[2] mg	A mcg	B₁ mg	B₂ mg	Niacina mg	C mg	Ref.
136	Caruru	23	1,1	0,3	4,4	–	94,2	538	76	3,8	–	–	–	–	–	–	d
137	Caseína em pó	315	78,7	–	–	–	21,3	–	–	–	–	–	–	–	–	–	d
138	Castanha-de-caju (sem sal)	561	17,2	45,7	29,3	1,4	6,4	38	373	3,8	15	100	0,43	0,25	1,8	–	b
139	Castanha-do-pará	640	13,2	60,3	20,5	1,2	4,8	166	660	3,2	1	20	1,09	0,12	7,7	10	a
140	Cebola	38	1,5	0,1	8,7	0,6	89,1	27	36	0,5	5	12	0,03	0,04	0,2	10	b
141	Cenoura crua	42	1,1	0,2	9,7	1,0	88,0	37	36	0,7	47	3.300	0,06	0,05	0,6	8	b
142	Cenoura cozida	31	0,9	0,2	7,1	0,6	91,2	33	31	0,6	33	3.150	0,05	0,05	0,5	6	b
143	Centeio – farinha	330	13,2	2,6	71,2	2,4	10,6	54	450	4,5	1	(0)	0,61	0,22	2,7	(0)	a
144	Cereja	63	1,8	0,4	14,8	1,0	82,0	34	32	0,3	0,2	30	0,05	0,01	0,2	15	a
145	Cevada – grão	348	9,7	1,9	75,4	6,5	6,5	55	341	4,5	3,0	5	0,38	0,20	7,2	Tr	a
146	Chá-preto – bebida sem açúcar	2	0,1	–	0,4	–	99,5	5	4	0,2	–	–	–	0,04	0,1	–	c
147	Chicória (escarola)	20	1,7	0,2	4,1	0,9	93,1	79	–	1,7	0,0	790	0,07	0,12	0,4	11	a
148	Chocolate simples sem açúcar	248	3,8	16,8	75,1	1,0	3,3	46	150	2,8	5,0	5	0,05	0,09	0,5	0	c
149	Chocolate em pó	362	11,7	33,5	45,3	2,4	7,1	70	387	7,5	268,0	2	0,15	0,15	17,2	–	c
150	Chocolate tablete	528	4,4	35,1	57,9	0,5	2,1	94	142	1,4	–	3	0,02	0,14	0,3	–	c
151	Chouriço	232	19,5	15,1	3,3	0,3	61,8	39	190	2,4	–	–	0,93	0,26	0,3	–	c
152	Chuchu	28	0,6	0,1	7,1	0,7	91,5	13	26	0,5	5,0	20	0,03	0,03	0,4	19	b
153	Chucrute	19,8	1,1	0,2	3,4	–	95,3	46	31	0,5	–	–	–	–	–	–	d
154	Coalhada	62	3,0	3,4	4,9	0,0	88,7	111	87	Tr	47,0	45	0,03	0,16	0,1	1	b
155	Coca-Cola	43	(0,0)	(0,0)	11,0	(0,0)	89,0	–	–	–	–	(0)	(0,00)	(0,00)	(0,0)	(0)	b
156	Cocada	548	3,6	39,1	53,2	4,1	–	16	112	2,0	–	–	0,04	0,03	0,4	–	c
157	Coco: – maduro	296	3,5	27,2	13,7	3,8	51,8	13	83	1,8	23,0	0	0,04	0,03	0,6	4	a
158	– água-de-coco	18	0,2	0,1	4,1	0,0	95,6	20	11	0,4	25,0	0	0,00	0,01	0,1	2	a
159	– leite industrializado	240	3,2	24,9	5,2	–	66,7	16	132	1,6	–	–	0,05	0,02	0,4	2	a
160	Cogumelo	28	2,7	0,3	4,4	0,8	91,8	6	116	0,8	15,0	Tr	0,10	0,46	4,2	3	b
161	Couve: – crua	44	4,5	0,7	7,5	1,3	86,0	252	66	2,2	20,0	2.015	0,16	0,24	1,2	125	a
162	– cozida	22	2,3	0,2	4,1	1,0	92,4	21	42	0,7	14,0	60	0,09	0,08	0,6	55	b
163	Couve-flor – crua	33	2,8	0,4	6,5	1,0	89,3	33	58	1,0	13	10	0,09	0,11	0,7	82	a
164	Creme de leite industrializado	300	2,5	31,3	3,6	0,0	62,6	85	67	Tr	32	310	0,02	0,12	0,1	1	b
165	"Chantilly" – creme	443	6,7	37,4	22,2	0,0	33,7	50	21	0,2	46	307	0,02	0,09	0,1	1	b
166	Damasco – fresco	57	0,8	0,6	13,8	1,1	83,7	30	32	1,1	1	670	0,04	0,06	0,4	10	a
167	Doce à base de leite	103	2,6	2,8	17,2	–	77,4	72	73	0,3	–	50	0,03	0,10	0,1	1	c
168	Doce à base de ovos	125	2,0	2,3	24,7	–	71,0	7	32	0,4	–	53	0,02	0,03	0,1	–	c
169	Doce de batata-doce	238	1,1	0,4	59,0	0,6	38,9	18	30	0,4	–	470	0,05	0,03	0,3	–	c
170	Doce de frutas (em calda – caseiro)	78	0,3	0,3	19,2	0,5	79,7	10	8	0,4	12	11	0,02	0,02	0,2	13	c
171	Doce de frutas (em calda – industrializado)	72	0,4	0,1	18,7	0,4	80,4	10	11	0,4	–	46	0,02	0,02	0,4	7	c
172	Doce de frutas (em pasta – caseiro)	305	0,3	0,1	78,5	0,2	20,9	5	4	0,2	–	12	0,01	0,03	0,2	5	c

754 CIÊNCIAS NUTRICIONAIS

Composição por 100g de alimentos

Item nº	Alimentos e descrição	Cal.[3]	Prot. g	Gord. g	C.H. g	Fibra g	Água[1] %	Ca mg	P mg	Fe mg	Na[2] mg	A mcg	B₁ mg	B₂ mg	Niacina mg	C mg	Ref.
173	Doce de frutas (em pasta – industrializado)	249	0,5	0,1	74,1	0,9	24,4	18	8	0,9	–	1	0,01	0,03	0,2	4	c
174	Ervilha: – crua	84	6,3	0,4	14,4	2,0	76,9	26	116	1,9	2	192	0,35	0,14	2,9	27	b
175	– cozida	71	5,4	0,4	12,1	2,0	80,1	23	99	1,8	1	162	0,28	0,11	2,3	20	b
176	Espinafre – folha e talo	30	2,8	0,7	4,9	0,6	91,0	60	30	3,2	71	1.170	0,06	0,17	0,6	46	a
177	Fanta	54	–	–	14,5	–	85,5	11	6	0,3	–	–	–	–	–	1	c
178	Fava	118	9,3	0,4	20,3	3,8	66,2	31	140	2,3	–	20	0,28	0,17	1,7	28	c
179	Fécula de batata	332	0,1	0,1	82,1	–	17,7	10	38	1,5	–	–	0,42	0,14	3,4	19	c
180	Feijão-branco: – cru	340	22,3	1,6	61,3	4,3	10,5	144	425	7,8	19,0	0	0,65	0,22	2,4	0	b
181	– cozido	118	7,8	0,6	21,2	1,5	68,9	50	148	2,7	7,0*	0	0,14	0,07	0,7	0	b
182	Feijão – broto	62	7,7	1,8	8,0	0,7	81,8	52	58	1,1	–	4	0,19	0,15	0,8	10	c
183	Feijão-vermelho: – cru	343	22,5	1,5	61,9	4,2	9,9	110	406	6,9	10,0	6	0,51	0,20	2,3	0	b
184	– cozido	118	7,8	0,5	21,4	1,5	68,8	38	140	2,4	3,0*	Tr	0,11	0,06	0,7	0	b
185	Feijão-preto – cru	339	22,3	1,5	61,2	4,4	10,6	135	420	7,9	25,0	9	0,55	0,20	2,2	0	b
186	Feijoada caseira	152	8,6	8,6	10,5	0,7	71,6	22	77	2,3	–	1	0,13	0,08	1,1	1	c
187	Fígado de qualquer animal	136	19,9	3,8	4,4	–	71,9	10	318	8,2	102,3	8.551	0,24	3,01	13,0	26	c
188	Figo: – verde	42	1,6	0,2	9,8	1,9	86,5	52	34	0,7	2,0	100	0,04	0,07	0,4	20	a
189	– maduro	62	1,2	0,2	15,6	1,6	81,4	50	30	0,5	2,0	30	0,04	0,05	0,4	4	a
190	– seco	274	4,3	1,3	69,1	5,6	19,7	126	77	3,0	34,0	24	0,10	0,10	0,7	0	b
191	Framboesa	73	1,5	1,4	15,7	5,1	76,3	30	22	0,9	1,0	Tr	0,03	0,09	0,9	18	b
192	Fruta-do-conde	96	1,6	0,2	24,6	1,6	72,0	28	36	1,8	–	–	0,11	0,15	0,9	35	c
193	Fruta-pão	81	1,3	0,5	20,1	1,8	76,3	27	33	1,9	15,0	Tr	0,10	0,06	0,7	29	a
194	Fubá	368	7,8	2,6	76,8	0,7	12,1	6	164	1,8	1,0	102	0,20	0,06	1,4	(0)	b
195	Gelatina (pó)	335	85,6	0,1	00,0	0,0	14,3	0	0	0,0	–	0	0,00	0,00	0,0	0	b
196	Geléia de frutas	238	0,1	0,1	61,6	–	38,2	18	6	1,3	17,0	1	0,01	0,03	0,2	3	c
197	Geléia de mocotó**	147	3,0	–	35,0	–	68,0	18	6	1,3	–	–	0,32	0,34	1,2	–	c
198	Gemada	210	6,4	6,0	33,5	–	54,1	64	123	1,3	–	233	0,06	0,18	–	–	c
199	Goiaba	69	0,9	0,4	17,3	5,3	76,1	22	26	0,7	4	84	0,04	0,04	1,0	218	a
200	Gordura vegetal (coco)	883	–	99,9	–	–	0,1	2	3	–	–	–	–	–	–	–	c
201	Gordura porco (banha)	816	3,0	89,0	0,0	–	8,0	–	–	–	–	(0)	–	–	–	–	a
202	Grão-de-bico: – cozido	124	6,6	2,0	22,9	1,3	67,2	78	127	2,3	–	5	0,46	0,16	1,7	1	c
203	– cru	360	20,5	4,8	61,0	5,0	8,7	150	331	6,9	26	15	0,31	0,15	2,0	–	b
204	*Grape-fruit*	38	0,6	0,2	9,6	0,2	89,4	18	21	0,5	–	3	0,05	0,02	0,2	43	c
205	Graviola	60	1,0	0,4	14,9	1,1	82,6	24	28	0,5	–	2	0,07	0,05	0,9	26	c
206	Guaraná – refrigerante	31	–	–	8,0	–	92,0	–	–	–	–	–	–	–	–	–	c
207	Inhame	100	2,0	0,2	24,3	0,6	72,9	14	43	1,3	–	Tr	0,13	0,02	0,4	3	a

* Os valores de sódio são para o alimento preparado sem sal, e analisados sem a água de cocção.
** Proteínas, glicídeos e vitaminas foram retirados do rótulo da geléia de mocotó Colombo®; minerais retirados da geléia de frutas.

Anexo IV – TABELAS DE COMPOSIÇÃO DE ALIMENTOS   755

Composição por 100g de alimentos

Item nº	Alimentos e descrição	Cal.[3]	Prot. g	Gord. g	C.H. g	Fibra g	Água[1] %	Ca mg	P mg	Fe mg	Na[2] mg	A mcg	B₁ mg	B₂ mg	Niacina mg	C mg	Ref.
208	Jabuticaba	46	0,1	0,0	12,6	0,1	87,2	6	9	0,5	–	0	0,02	0,02	0,2	23	a
209	Jaca	98	1,3	0,3	25,4	1,0	72,0	22	38	–	2	–	0,03	–	0,4	8	b
210	Jambo	50	0,8	0,2	12,8	1,1	85,1	26	13	1,4	–	25	0,02	0,03	0,6	22	c
211	Jenipapo	113	5,2	0,3	25,7	9,4	59,4	40	58	3,6	–	30	0,04	0,04	0,5	33	c
212	Jiló	38	1,4	1,1	7,0	1,2	89,3	22	34	1,0	–	66	0,07	0,07	1,0	27	c
213	Lagosta cozida	95	18,7	1,5	0,3	–	79,5	65	192	0,8	210	–	0,10	0,07	–	–	b
214	Laranja: – fruta	42	0,8	0,2	10,5	0,4	11,9	34	20	0,7	1	40	0,09	0,03	0,2	59	a
215	– suco	40	0,4	0,3	9,3	0,0	90,0	11	15	0,7	1	40	0,05	0,02	0,2	53	a
216	Leite: – vaca integral	65	3,5	3,5	4,9	0,0	88,1	118	93	Tr	50	42	0,03	0,17	0,1	1	b
217	– desnatado	36	3,6	0,1	5,1	0,0	91,2	121	95	Tr	52	Tr	0,04	0,18	0,1	1	b
218	– pó integral	502	26,4	27,5	38,2	0,0	7,9	909	708	0,5	405,0	339	0,29	1,46	0,7	6	b
219	– pó desnatado	363	35,9	0,8	52,3	0,0	11,0	1.308	1.016	0,6	532,0	9	0,35	1,80	0,9	7	b
220	– condensado	321	8,1	8,7	54,7	0,0	28,5	262	206	0,1	112,0	108	0,08	0,38	0,2	1	b
221	– creme de leite	340	2,3	36,6	2,1	0,0	59,0	77	66	0,1	34,0	365	0,03	0,11	0,1	2	a
222	– cabra	92	3,9	6,2	5,4	0,0	84,5	190	129	0,2	34,0	25	0,06	0,19	0,3	1	a
223	– humano	77	1,1	4,0	9,5	0,0	85,4	33	14	0,1	16,0	72	0,01	0,04	0,2	5	b
224	– soja	38	3,0	1,4	3,8	0,0	91,8	36	30	0,4	–	10	0,05	0,04	0,2	0	a
225	– vaca pasteurizado	61	3,6	3,0	4,9	0,0	88,5	123	96	0,1	–	33	0,04	0,18	0,1	1	c
226	Lentilha: – cozida	106	7,8	Tr	19,3	1,2	71,7	25	119	2,1	–	6	0,07	0,06	0,6	0	b
227	– crua	340	24,7	1,1	60,1	3,9	10,2	79	377	6,8	30,0	237	0,37	0,22	2,0	–	b
228	Levedo de cerveja	283	38,8	1,0	38,4	1,7	20,1	210	1.753	17,3	121,0	Tr	15,61	4,28	37,9	Tr	b
229	Levedura	86	(12,1)	0,4	11,0	–	76,5	13	394	4,9	16,0	Tr	0,71	1,65	11,2	Tr	b
230	Lima	32	0,4	1,4	7,0	0,3	90,9	24	14	0,4	2,0	5	0,03	0,02	0,2	40	a
231	Limão	29	0,6	0,6	8,1	0,6	90,1	41	15	0,7	2,0	5	0,06	0,02	0,1	51	a
232	Limão – suco	22	0,3	0,2	7,7	0,0	91,8	10	10	0,4	1,0	5	0,03	0,01	0,2	51	a
233	Lingüiça	304	12,1	27,5	1,1	–	59,3	7	128	1,8	997,6	–	0,16	0,22	2,6	–	c
234	Macarrão: – seco (enriquecido)	369	12,5	1,2	75,2	0,3	10,8	27	162	2,9*	2,0	(0)	0,88*	0,37*	6,0*	(0)	b
235	– pré-cozido	148	5,0	0,5	30,1	0,1	64,3	11	65	1,1*	1,0	(0)	0,18*	0,10*	1,4*	(0)	b
236	– espaguete cozido	148	5,0	0,5	30,1	0,1	64,3	11	65	1,1	1,0	(0)	0,18	0,10	1,4	(0)	a
237	Macarronada	243	8,0	12,0	27,4	0,5	52,1	57,0	133	0,9	543**	58	0,13	0,10	1,2	4	c
238	Maçã	58	0,3	0,3	15,2	0,7	83,5	0,7	10	0,4	1	10	0,03	0,05	0,2	6	a
239	Maionese industrializada	384	1,1	36,8	13,9	–	48,2	9,0	30	0,4	–	34	0,02	0,03	–	–	c
240	Mamão	59	1,1	0,2	19,9	1,4	77,4	12,0	20	0,6	3	25	0,05	0,02	0,7	5	a
241	Mandioca: – raiz crua	132	1,0	0,4	32,8	1,0	64,8	40,0	34	1,4	14	Tr	0,05	0,04	0,6	19	a
242	– farinha	320	1,7	0,5	81,0	1,8	15,0	148,0	104	5,4	–	0	0,08	0,07	1,6	14	a
243	– cozida	119	0,6	0,2	28,9	0,8	69,5	28,0	37	0,9	–	2	0,05	0,03	0,6	31	c

* Valor baseado na análise do produto com o mínimo de enriquecimento.
** Valor relativo varia conforme a preparação. Neste caso, foi utilizado macarrão enriquecido e queijo.

756 CIÊNCIAS NUTRICIONAIS

Composição por 100g de alimentos

Item nº	Alimentos e descrição	Cal.[3]	Prot. g	Gord. g	C.H. g	Fibra g	Água[1] %	Ca mg	P mg	Fe mg	Na[2] mg	A mcg	B₁ mg	B₂ mg	Niacina mg	C mg	Ref.
244	Mandioquinha (batata-baroa)	126	1,5	0,3	29,7	0,6	67,9	45,0	62	3,6	–	22	0,09	0,05	1,0	24	c
245	Manga	59	0,5	0,2	15,4	0,8	83,1	12,0	12	0,8	7	630	0,05	0,06	0,4	53	a
246	Mangaba	43	0,7	0,3	10,5	0,8	87,7	41,0	18	2,8	–	30	0,04	0,04	0,5	33	c
247	Manteiga: – sem sal	743	1,0	84,0	0,0	0,0	15,0	19,0	18	0,2	10	840	Tr	0,01	0,0	0	a
248	– com sal	716	0,6	81,0	0,4	0,0	18,0	20,0	16	0,0	987	990	–	–	–	0	b
249	Mariscos	50	7,6	1,2	1,6	–	89,6	52,0	160	12,7	36	430	0,02	0,12	2,0	–	c
250	Maracujá	90	2,2	0,7	21,2	–	75,9	13,0	64	1,6	28	210	Tr	0,13	1,5	30	b
251	Margarina	720	0,6	81,0	0,4	0,0	18,0	3,0	13	0,3	987	–***	0,00	0,00	0,0	0	a
252	Marmelo	63	0,6	0,3	16,3	2,2	80,6	6,0	15	0,6	4	10	0,03	0,03	0,4	17	a
253	Marmelada	278	0,5	0,3	70,8	0,6	27,8	12,0	12	0,3	14	0	0,02	0,02	0,2	6	a
254	Mel de abelha	306	0,2	0,0	78,0	0,1	21,7	20,0	16	0,8	5	Tr	0,01	0,07	0,2	4	a
255	Melado	284	0,5	0,2	72,6	0,5	26,2	70	42	1,2	–	0	0,02	0,06	0,4	3	a
256	Melancia	22	0,5	0,1	5,3	0,2	93,9	6	7	0,2	1	70	0,02	0,03	0,2	5	a
257	Melão	25	0,5	0,1	6,2	0,5	92,7	15	15	1,2	12	350	0,04	0,03	0,6	29	a
258	Milho:– grão cru	348	8,9	3,9	72,2	2,0	13,0	22	268	2,1	1	147	0,37	0,12	2,2	0	b
259	– farinha	368	7,8	2,6	76,8	0,7	12,1	6	164	1,8	1	102	0,20	0,06	1,4	0	b
260	– cozido enlatado	82	2,1	0,6	20,0	0,5	76,8	3	56	0,6	236*	99	0,03	0,05	1,0	5	b
261	– curau	120	3,3	0,7	26,2	0,2	69,6	2	56	0,6	436**	12	0,07	0,02	0,5	–	c
262	Mingaus	136	3,6	3,4	22,7	0,2	70,1	116	107	0,4	–	3	0,06	0,13	0,2	1	c
263	Morango	36	0,8	0,3	8,5	1,3	89,1	29	29	1,0	1	10	0,03	0,04	0,4	70	a
264	Mortadela	315	20,4	25,0	0,6	0,0	54,0	12	238	3,1	–	–	–	–	–	–	b
265	Mostarda	27	2,6	0,4	4,8	1,0	91,2	80	40	4,0	32	610	0,07	0,21	6,2	62	a
266	Nabo	27	0,8	0,2	5,7	0,8	92,5	32	26	0,4	49	Tr	0,03	0,03	0,5	28	a
267	Nectarina	64	0,6	–	17,1	0,4	81,9	4	24	0,5	–	165	0,02	0,05	1,0	13	c
268	Nêspera	44	0,2	0,6	10,7	0,8	87,7	18	14	0,8	–	43	0,02	0,05	0,3	10	c
269	Nescau®	215	19,2	12,7	50,2	5,2	12,7	152	686	10,7	–	2	0,11	0,46	2,4	–	c
270	Nhoque	118	4,4	1,9	21,4	0,4	71,9	38	86	0,9	–	31	0,12	0,08	1,6	13	c
271	Noz	664	13,7	67,2	13,2	2,0	3,9	92	379	3,3	2	25	0,27	0,51	3,0	0	a
272	Óleo (todos os tipos)	884	0,0	100,0	0,0	0,0	0,0	0	0	0,0	0	–	0,00	0,00	0,0	0	b
273	Ovomaltine®	393	8,5	2,8	83,9	–	4,8	225	300	3,1	–	482	1,01	1,70	11,5	4	c
274	Ovo de galinha inteiro:cru	163	12,9	11,5	0,9	0,0	74,7	54	205	2,3	122	354	0,11	0,30	0,1	0	b
275	clara crua	51	10,9	Tr	0,8	0,0	88,3	9	15	0,1	146	0	Tr	0,27	0,1	0	b
276	gema crua	348	16,0	30,6	0,6	0,0	52,8	141	569	5,5	52	1.020	0,22	0,44	0,1	0	b
277	gema cozida	163	12,9	11,5	0,9	0,0	75,0	54	205	2,3	122	354	0,09	0,28	0,1	0	b
278	omelete	173	11,2	12,9	2,4	0,0	73,5	80	189	1,7	257	324	0,08	0,28	0,1	0	b

* Este produto foi analisado com enriquecimento de vitamina A. Quando é enriquecido, o valor de vitamina A corresponde a aproximadamente 991mcg.
** Valor médio baseado na adição de sal na qualidade de 0,6% do produto final.
*** Valor relativo varia conforme a preparação.

Anexo IV – TABELAS DE COMPOSIÇÃO DE ALIMENTOS 757

Composição por 100g de alimentos

Item nº	Alimentos e descrição	Cal.[3]	Prot. g	Gord. g	C.H. g	Fibra g	Água[1] %	Ca mg	P mg	Fe mg	Na[2] mg	A mcg	B₁ mg	B₂ mg	Niacina mg	C mg	Ref.
279	Ovo de galinha inteiro:"poached"	163	12,7	11,6	0,8	0,0	74,9	55	203	2,2	271	351	0,08	0,25	0,1	0	b
280	frito	173	11,2	12,9	2,4	0,0	73,5	80	189	1,7	338	324	0,08	0,28	0,1	0	b
281	Palmito	26	2,2	0,2	5,2	0,6	91,8	86	79	0,8	20	Tr	0,04	0,09	0,7	17	a
282	Pão-doce	274	7,5	1,4	56,3	0,3	34,5	12	70	1,2	507*	0	0,10	0,03	0,7	0	c
283	Panqueca	243	8,0	12,0	27,4	0,5	52,1	57	133	0,9	–	58	0,13	0,10	1,2	4	c
284	Pão: – integral	286	9,4	1,5	57,5	1,0	30,6	49	209	3,6	527*	0	0,19	0,13	2,2	0	a
285	– francês	317	10,8	1,8	63,1	0,4	23,9	32	101	1,8	507*	0	0,08	0,06	1,2	0	a
286	– centeio	261	9,2	0,7	53,4	1,2	35,5	38	178	2,8	557*	0	0,19	0,08	1,1	0	a
287	Passas de uva	282	2,5	0,3	75,2	1,0	21,0	50	73	3,0	27	0	0,12	0,13	0,4	12	a
288	Pamonha	254	4,4	7,6	42,9	–	45,1	18	140	0,4	–	270	0,03	0,20	0,1	4	c
289	Patê	414	10,0	40,2	2,2	–	47,6	27	105	4,4	–	–	0,09	0,55	4,0	–	c
290	Pé-de-moleque	418	7,4	14,1	70,5	0,1	7,9	45	147	2,3	–	2	0,25	0,08	4,9	1	c
291	Pescados ou peixes: – anchovas	95	21,5	0,4	(0,0)	–	78,1	20	220	1,4	–	40	0,20	0,51	–	–	a
292	– arenque	142	19,0	6,7	–	0,0	74,3	101	272	1,1	74	–	0,02	0,15	3,6	–	a
293	– atum em conserva (em azeite)	288	24,2	20,5	–	0,0	55,3	7	294	1,2	800	20	0,04	0,10	11,1	–	a
294	– bacalhau fresco	77	17,5	0,3	–	0,0	82,2	10	194	0,4	70	–	0,06	0,07	2,2	2	a
295	– bacalhau seco	130	29,0	0,7	0,0	0,0	70,3	255	–	–	810**	–	–	–	–	–	b
296	– bagre	136	17,6	16,8	(0,0)	0,0	65,6	32	194	0,6	–	–	0,04	0,08	1,6	0	a
297	– camarão fresco	91	18,1	0,8	1,5	–	79,6	63	166	1,6	140	–	0,02	0,03	3,2	–	b
298	– camarão seco (salgado)	293	63,0	2,2	1,0	–	33,8	684	779	4,9	–	–	0,10	0,08	7,2	0	a
299	– camarão frito***	225	20,3	10,8	10,0	–	58,9	72	191	2,0	186	–	0,04	0,08	2,7	–	b
300	– caranguejo fresco	93	17,3	1,9	0,5	–	80,3	43	175	0,8	–	650	0,16	0,08	2,8	2	a
301	– corvina	100	20,8	1,2	(0,0)	–	78,0	38	198	1,1	–	50	0,04	0,14	3,1	1	a
302	– farinha de peixe	336	78,0	0,3	0,0	–	21,7	4.610	3.100	4,0	170	–	0,07	0,62	2,2	–	b
303	– lagosta – crua	88	16,2	1,9	0,5	0,0	81,4	40	184	0,5	–	–	0,13	0,06	1,9	–	a
304	– cozida	95	18,7	1,5	0,3	–	79,5	65	192	0,8	210	–	0,10	0,07	–	–	b
305	– linguado	87	19,0	0,5	(0,0)	0,0	80,5	49	303	0,7	237	15	0,07	0,05	1,5	–	a
306	– ostra	44	5,8	0,5	3,5	–	90,2	133	76	6,8	73	–	0,04	0,38	7,1	–	a
307	– peixe-rei	87	18,8	0,8	(0,0)	–	80,4	105	311	0,7	–	–	0,01	0,05	4,5	0	a
308	– pescado	99	19,6	1,7	(0,0)	0,0	78,7	27	197	0,8	–	–	0,04	0,08	3,0	0	a
309	– polvo	56	12,6	0,3	(0,0)	–	87,1	39	109	2,5	–	–	0,02	0,07	1,3	–	a
310	– sardinha enlatada (em azeite)	311	20,6	24,4	0,6	–	54,4	354	434	3,5	510	55	0,02	0,17	4,4	–	a

* Valores analisados a partir do produto preparado com sal.
** Valor relativo varia conforme a quantidade de sal utilizada na preparação.
*** Alimento passado no ovo e farinha de pão antes da fritura.

758 CIÊNCIAS NUTRICIONAIS

Composição por 100g de alimentos

Item nº	Alimentos e descrição	Cal.[3]	Prot. g	Gord. g	C.H. g	Fibra g	Água[1] %	Ca mg	P mg	Fe mg	Na[2] mg	A mcg	B₁ mg	B₂ mg	Niacina mg	C mg	Ref.
311	– sardinha enlatada (em tomate)	196	18,7	12,2	1,7	1,7	65,7	449	478	4,1	510*	10	0,01	0,27	5,3	–	a
312	Pepino	15	0,7	0,1	3,4	0,4	95,4	16	24	0,6	6	5	0,03	0,04	0,2	14	a
313	Pêra	56	0,3	0,2	14,8	1,9	82,8	6	10	0,5	2	5	0,02	0,03	0,2	5	a
314	Pêssego (com casca)	52	0,8	0,2	13,3	0,9	84,8	12	26	1,1	1	5	0,03	0,06	0,4	28	a
315	Picles	146	0,7	0,4	36,5	–	62,4	12	16	1,2	–	90	Tr	0,20	Tr	6	b
316	Pimentão – verde cru	38	1,9	0,6	8,0	2,2	87,3	20	28	1,7	–	470	0,09	0,13	1,5	91	a
317	Pinhão	634	15,3	61,3	16,8	2,2	4,4	14	515	4,4	–	10	0,76	0,23	9,8	1	a
318	Pipoca preparada	402	12,7	5,0	76,7	–	5,6	11	281	2,7	–	–	–	–	–	–	d
319	Pitanga	51	0,8	0,4	12,5	0,6	85,7	9	11	0,2	–	635	0,03	0,06	0,3	14	c
320	Pitomba	34	0,4	0,1	8,8	2,0	88,7	15	9	0,8	–	30	0,04	0,04	0,5	33	c
321	*Pizza* – com queijo**	236	12,0	8,3	28,3	0,3	51,1	221	195	1,0	702*	195	0,06	0,20	1,0	8	b
322	Presunto	308	15,9	26,6	0,0	0,0	57,5	9	178	2,4	70***	(0)	0,51	0,23	4,6	–	b
323	Queijo: – comum ("Cheddar")	398	25,0	32,2	2,1	0,0	40,7	750	478	1,0	700	393	0,03	0,46	0,1	(0)	b
324	– minas fresco	243	18,0	19,0	–	–	63,0	685	430	0,4	–	270	0,03	0,20	0,1	–	c
325	– parmesão	393	36,0	26,0	2,9	0,0	35,1	1.140	781	0,4	734	318	0,02	0,73	0,2	(0)	b
326	– prato	392	28,3	30,6	0,6	–	40,5	840	630	0,6	–	240	0,04	0,50	0,4	–	c
327	Quiabo cozido	29	2,0	0,3	7,6	1,0	89,1	92	51	0,6	3	156	0,17	0,21	1,0	31	a
328	Rabanada	300	9,5	8,0	50,3	0,2	32,0	110	163	1,2	–	130	0,09	0,22	0,7	–	c
329	Rabanete	25	1,1	0,0	5,5	0,7	92,7	28	26	0,6	18	Tr	0,02	0,06	0,5	46	a
330	Rábano: – folha	52	2,8	0,5	9,9	1,3	85,5	238	44	2,8	18	1.645	0,14	0,26	0,6	122	a
331	– raiz	23	0,9	0,1	5,0	0,7	93,3	26	30	1,2	–	Tr	0,03	0,03	0,3	28	a
332	Rapadura	356	0,4	0,5	90,6	0,1	8,4	51	44	4,2	Tr	Tr	0,02	0,11	0,3	2	a
333	Repolho	28	1,7	0,2	6,1	1,0	91,0	43	36	0,7	20	30	0,06	0,04	0,3	43	a
334	Requeijão	106	13,6	4,2	2,9	0,0	79,3	94	152	0,3	229	(51,0)	0,03	0,25	0,1	(0)	b
335	Romã	67	0,8	0,7	16,2	2,0	80,3	10	34	0,6	3	0	0,07	0,03	0,9	8	a
336	Ruibarbo – talos	18	0,7	0,2	4,1	0,7	95,2	62	16	0,3	2	15	0,02	0,02	0,2	11	a
337	Sagu	157	2,4	0,1	39,0	1,9	56,6	20	24	3,2	–	0	0,08	0,03	0,7	9	a
338	Salada de frutas	115	0,6	0,9	27,9	0,5	70,1	16	14	0,6	–	22	0,04	0,03	0,2	32	c
339	Salame	450	23,8	38,1	1,2	0,0	36,9	14	283	3,6	–	–	0,37	0,25	5,3	–	b
340	Salsa	43	3,2	0,6	8,5	1,3	86,4	195	52	3,1	–	1.820	0,12	0,24	1,0	146	a
341	Salsicha enlatada (tipo Viena)	240	14,0	19,8	0,3	0,0	65,9	8	153	2,1	–	–	0,08	0,13	2,6	–	b
342	Sapoti	96	0,7	0,1	25,9	9,9	63,4	29	6	1,2	–	4	0,01	0,01	0,2	13	c
343	Siri	100	17,9	2,0	1,3	–	78,8	107	192	1,8	–	36	0,05	0,08	3,0	1	c

* Valor relativo varia conforme a marca do produto ou o tipo de preparação.
** Valores são baseados no produto feito com farinha não enriquecida. Com farinha enriquecida, valores por 100g são acrescidos de aproximadamente: ferro, 0,8mg; B₁, 0,12mg; B₂, 0,08mg; niacina, 0,9mg.
*** Valor médio por 100g de qualquer tipo de carne de porco crua.

Anexo IV – TABELAS DE COMPOSIÇÃO DE ALIMENTOS 759

Composição por 100g de alimentos

Item nº	Alimentos e descrição	Cal.[3]	Prot. g	Gord. g	C.H. g	Fibra g	Água[1] %	Ca mg	P mg	Fe mg	Na[2] mg	A mcg	B₁ mg	B₂ mg	Niacina mg	C mg	Ref.
344	Sirigüela ou cirigüela	83	0,9	0,1	22,0	0,4	76,6	22	40	0,6	–	10	0,07	0,03	1,0	45	c
345	Soja: – grão cru	398	33,4	16,4	35,5	5,7	9,0	222	730	11,5	5	Tr	0,88	0,27	2,2	–	a
346	– farinha	335	42,8	3,3	39,0	1,7	13,2	225	668	8,8	1	–	0,59	0,24	1,6	0	a
347	– cozida	160	14,0	7,1	12,8	1,7	64,4	90	218	3,4	–	1	0,26	0,09	0,9	–	c
348	Sopas	42	1,2	1,5	5,2	0,2	91,9	7	19	0,4	–	13	0,04	0,02	0,5	6	c
349	Sorgo – grão	342	8,8	3,2	76,3	2,3	9,4	19	299	3,7	–	10	0,41	0,12	3,2	0	a
350	Sorvete cremoso*	222	2,6	16,1	18,0	0,0	63,3	78	61	Tr	33***	198	0,02	0,11	0,1	1	b
351	Sorvete de frutas**	78	0,4	Tr	32,6	Tr	67,0	Tr	Tr	Tr	Tr	0	Tr	Tr	Tr	1	b
352	Suco de fruta (tipo refresco)	51	0,4	0,1	12,5	0,1	86,9	8	11	3,0	–	11	0,07	0,02	0,3	26	c
353	Suspiro	366	1,7	0,1	92,6	–	5,6	2	2	0,1	–	–	0,05	–	–	–	c
354	Tamarindo	272	3,1	0,4	71,8	3,0	21,7	54	108	1,0	–	20	0,44	0,16	2,1	60	a
355	Tangerina	43	0,7	0,2	10,9	0,4	87,8	30	16	0,4	2	40	0,08	0,03	0,3	33	a
356	Tomate: – maduro	21	0,8	0,3	4,6	0,6	93,7	7	24	0,6	3	180	0,06	0,05	0,7	23	a
357	– verde	21	1,2	0,2	4,6	0,6	93,4	6	20	0,6	3	45	0,06	0,04	0,4	18	a
358	– extrato	39	1,7	0,2	8,9	0,4	88,8	13	34	1,7	399	160	0,09	0,05	1,4	33	c
359	– suco ("cocktail")	19	0,9	0,1	4,3	0,2	94,5	7	18	0,9	200	80	0,05	0,03	0,8	16	c
360	Torradas	313	10,4	2,6	62,0	0,6	24,4	105	152	1,3	630	Tr	0,11	0,11	1,5	Tr	b
361	Torresmo	602	11,3	61,4	–	–	27,3	40	227	–	–	–	0,13	2,25	1,8	–	c
362	Toucinho: – cru	665	8,4	69,3	1,0	0,0	21,3	13	108	1,2	680	(0)	0,36	0,11	1,8	–	b
363	– frito	611	30,4	52,0	3,2	0,0	14,4	14	224	3,3	1.021	(0)	0,51	0,34	5,2	–	b
364	– defumado	631	9,1	65,0	1,6	0,0	24,3	13	108	0,8	–	(0)	0,38	0,12	1,9	0	a
365	Trigo: – grão integral	330	14,0	2,2	69,1	2,3	12,4	36	383	3,1	(3)	(0)	0,57	0,12	4,3	(0)	b
366	– farinha	365	11,8	1,1	74,7	0,3	12,1	16	95	0,9	2	(0)	0,08	0,06	1,0	(0)	b
367	Umbu	44	0,6	0,4	10,6	1,5	86,9	20	14	2,0	–	30	0,04	0,04	0,5	33	c
368	Uva	68	0,6	0,7	16,7	0,5	81,5	12	15	0,9	3	Tr	0,05	0,04	0,5	3	a
369	Uvaia	34	1,7	0,4	6,8	1,1	90,0	10	15	2,6	–	30	0,04	0,04	0,5	33	c
370	Vagem	36	2,0	0,2	6,6	1,2	90,0	55	45	1,7	7	110	0,08	0,11	0,6	18	a
371	Vatapá	126	8,5	6,2	9,4	0,5	75,4	22	124	1,0	–	463	0,05	0,04	1,6	1	c
372	Vinagre	12	0,0	–	(5,0)	–	95,0	7	10	0,5	1	–	–	–	–	–	a
373	Vísceras salgadas	240	36,0	7,7	4,2	–	52,1	70	451	10,6	–	–	0,15	3,22	15,9	–	c
374	Vitamina de fruta (com leite)	96	3,5	3,3	15,5	0,2	77,5	77	69	0,4	–	30	0,03	0,13	0,4	4	c
375	Vitamina de fruta (sem leite)	90	0,8	0,8	20,6	0,4	77,4	11	13	0,6	–	14	0,03	0,03	0,2	16	c
376	Iogurte	62	3,0	3,4	4,9	–	88,7	111	87	Tr	47	140	0,03	0,16	0,1	1	b
377	"Wafles"	379	9,3	9,8	37,5	0,1	43,3	113	173	0,9	475	99	0,05	0,18	0,4	Tr	b

* Produto preparado com aproximadamente 16% de gordura.
** Produto preparado com água, gelo, limão e açúcar.
*** Valor para "preparação" sem estar adicionado sal.

REFERÊNCIAS BIBLIOGRÁFICAS

▪ Leung Wood-Tsuen, Flores M. Food Composition Table for Use in Latin America, Guatemala: INCAP/ICNND; 1961. ▪ Watt BK, Merril AL. Composition of Foods: Raw, Processed, Prepared, Whashington: Agricultural Research Service (Agricultura Handbook 8); 1963. ▪ Estudo Nacional da Despesa Familiar: Tabela de Composição de Alimentos. Rio de Janeiro: Fundação Instituto Brasileiro de Geografia e Estatística – ENDEF; 1977. ▪ Franco G. Tabela de Composição de Alimentos. 5ª ed. Rio de Janeiro: Atheneu; 1978.